Checkliste Arbeits- und Betriebsmedizin

Hans-Joachim Seidel, Peter Michael Bittighofer

unter Mitarbeit von M. Glatzel, B. Bauer

65 Abbildungen, 170 Tabellen

1997
Georg Thieme Verlag
Stuttgart · New York

Zeichnungen: Joachim Hormann, Stuttgart

Umschlaggrafik: Cyclus DTP Loenicker, Stuttgart

Die Deutsche Bibliothek – CIP-Einheitsaufnahme

Seidel, Hans-Joachim:
Checkliste Arbeits- und Betriebsmedizin : 170 Tabellen / Hans-Joachim Seidel ; Peter Michael Bittighofer. Unter Mitarb. von M. Glatzel ; B. Bauer – Stuttgart ; New York : Thieme, 1997
(Checklisten der aktuellen Medizin)
NE: Bittighofer, Peter Michael:

Wichtiger Hinweis:

Wie jede Wissenschaft ist die Medizin ständigen Entwicklungen unterworfen. Forschung und klinische Erfahrung erweitern unsere Erkenntnisse, insbesondere was Behandlung und medikamentöse Therapie anbelangt. Soweit in diesem Werk eine Dosierung oder eine Applikation erwähnt wird, darf der Leser zwar darauf vertrauen, daß Autoren, Herausgeber und Verlag große Sorgfalt darauf verwandt haben, daß diese Angabe dem **Wissensstand bei Fertigstellung des Werkes** entspricht.

Für Angaben über Dosierungsanweisungen und Applikationsformen kann vom Verlag jedoch keine Gewähr übernommen werden. **Jeder Benutzer ist angehalten,** durch sorgfältige Prüfung der Beipackzettel der verwendeten Präparate und gegebenenfalls nach Konsultation eines Spezialisten festzustellen, ob die dort gegebene Empfehlung für Dosierungen oder die Beachtung von Kontraindikationen gegenüber der Angabe in diesem Buch abweicht. Eine solche Prüfung ist besonders wichtig bei selten verwendeten Präparaten oder solchen, die neu auf den Markt gebracht worden sind. **Jede Dosierung oder Applikation erfolgt auf eigene Gefahr des Benutzers.** Autoren und Verlag appellieren an jeden Benutzer, ihm etwa auffallende Ungenauigkeiten dem Verlag mitzuteilen.

Printed in Germany

Satz und Druck: Druckhaus Götz GmbH, Ludwigsburg
Gesetzt auf CCS Textline (Linotronic 630)

ISBN 3-13-103411-4 1 2 3 4 5 6

Die Checkliste „Arbeits- und Betriebsmedizin" wurde als Hilfe für den betriebsärztlich tätigen Arzt konzipiert, der sich täglich mit Fragen aus sehr unterschiedlichen Bereichen seines weiten Berufsfelds konfrontiert sieht.

Grundlage seiner beruflichen Tätigkeit ist sein in Studium und klinischer Weiterbildung erworbenes medizinisches Wissen, über das im Betrieb nur er verfügt und in dessen Anwendung er weisungsfrei handelt. Hinzu kommen arbeitshygienische und arbeitsmedizinische Erkenntnisse, die in einem modernen Sozialstaat in vielfältigen Regularien, überwiegend europaweit gültig, ihren Niederschlag gefunden haben. Oft wird seine Tätigkeit durch sie gestaltet und begründet, manchmal eingeengt, meistens jedoch auch erleichtert bzw. schlicht gefordert. Auf ihre Darstellung wurde deshalb großer Wert gelegt, wie auch auf die Schilderung mancher technischer Hintergründe. Die Benutzung der Checkliste soll den Betriebsarzt vom ständigen Suchen in verstreuten Spezialwerken, Richtlinien, Loseblattsammlungen u. ä. befreien.

Dieses Buch ist kein Lehrbuch der Arbeitsmedizin, vielmehr soll es eine Ergänzung der verschiedenen schon vorhandenen systematischen Lehrbücher sein. Es setzt theoretische arbeitsmedizinische Kenntnisse voraus und versucht, sie für den betriebsärztlichen Alltag umzusetzen. Die Betonung der praktischen betriebsärztlichen Tätigkeit hatte zur Folge, daß die Berufskrankheiten und ihre Begutachtung in diesem Buch nicht einzeln aufgeführt werden, vom Verfahren an sich abgesehen. Themen, denen in der arbeitsmedizinischen Literatur breiter Raum gegeben wird, wie z. B. die arbeitsmedizinische Toxikologie oder Leistungsphysiologie, werden schon wegen des gebotenen Umfangs des Buchs nicht oder nur in Auswahl behandelt.

Ausführlich ist hingegen die Darstellung der wichtigsten chronischen Krankheiten, ihre Auswirkungen im Erwerbsleben und die sich daraus ergebende betriebsärztliche Beurteilung. Ebenso ausführlich werden die wichtigsten Funktionsprüfungen, Arbeitsformen sowie Auswirkungen äußerer Arbeitsplatzfaktoren betrachtet.

Weitere Schwerpunkte des Buchs sind die Darstellung von Arbeitsbedingungen, Einwirkungen am Arbeitsplatz, der Anforderungen an Arbeitsstätten und des persönlichen Arbeitsschutzes. Hier ist ein Kompendium der modernen Arbeitshygiene entstanden. Dies erschien den Autoren besonders wichtig, um den Betriebsarzt hierin zu einem kompetenten Partner bei der Erfüllung seiner Aufgaben zu machen, zum Partner der Beschäftigten und ihrer Vertretung, der Betriebsführung und auch derjenigen, die sich im und außerhalb des Betriebs mit dem Arbeitsschutz befassen. Sicherheitsfachkräfte werden ebenfalls aus der Checkliste wegen der sonst nur mit Aufwand erreichbaren Informationen zur Arbeitshygiene Gewinn ziehen können.

Die Autoren wünschen den Lesern einen möglichst großen Nutzen beim täglichen Gebrauch. Dank sei allen denen gesagt, die den Autoren mit fachlichem Rat zur Seite standen: Herrn Prof. Dr. E. David und Dr. J. Reißenweber (Forschungsstelle Elektropathologie der Universität Witten/Herdecke) für die Kapitel Elektromagnetische Felder und Nichtionisierende Strahlen, Herrn Dipl.-Biol. Dr. G. Emmerling (igi – Niedermeyer Institute, Institut für Arbeits- und Sozialmedizin, Westheim) für das Kapitel Schweißen, Frau MedDir Dr. C. Grüner (Landesgesundheitsamt Baden-Württemberg, Abteilung Arbeitsmedizin, Staatlicher Gewerbearzt) für die Kapitel Biologische Noxen, Hautuntersuchung, Hand- und Hautschutz, Herrn MinRat Dipl.-Ing.

R. Hofmann (Ministerium für Umwelt und Verkehr Baden-Württemberg) für die Kapitel Recht und Zusammenarbeit, Herrn Dr. T. Kinzelmann (Betriebsarzt GKN, Neckarwestheim) für die Kapitel ionisierende Strahlung und Atemschutz, Herrn Prof. Dr. J. Kobloch (Institut für Tropenmedizin der Universität Tübingen) für das Kapitel Aufenthalt in den Tropen, Herrn Prof. Dr. R. Nolden (Poliklinik für Zahnerhaltung und Parodontologie der Universität Bonn) für das Kapitel Zähne und Mundhöhle, Herrn LMedDir Dr. W. Wurster (Ärztlicher Dienst der Bereitschaftspolizeidirektion Göppingen) für die Kapitel Druckluftverordnung, Über- und Unterdruck.

Großen Verdienst am Zustandekommen der Checkliste in einem nicht-kurativen Fach haben auch Frau Dr. Hansen und Frau Dr. Kohlhaußen vom Thieme Verlag, denen an dieser Stelle für die gute und geduldige Zusammenarbeit besonders gedankt sei.

Ulm/Stuttgart, Feb. 1997

Prof. Dr. H. J. Seidel
Dr. P. M. Bittighofer

Prof. Dr. med. Hans Joachim Seidel
Arzt für Arbeitsmedizin; Umweltmedizin
Institut für Arbeits- und Sozialmedizin
Universität Ulm
D-89070 Ulm

Dr. med. Peter Michael Bittighofer
Arzt für Arbeitsmedizin; Umweltmedizin
Ltd. Medizinaldirektor
Leiter Abt. Arbeitsmedizin, Staatl. Gewerbearzt
Landesgesundheitsamt Baden-Württemberg
70182 Stuttgart

Dr. med. Manfred Glatzel
Arzt für Arbeitsmedizin; Umweltmedizin
Ltd. Medizinaldirektor
Leitender Betriebsarzt der Stadt Karlsruhe
76187 Karlsruhe

Dr. med. Bernd Bauer
Arzt für Arbeitsmedizin; Umweltmedizin
Leitender Arzt Zentrum Tübingen
BAD – Gesundheitsvorsorge und Sicherheitstechnik GmbH
72074 Tübingen

Grauer Teil: Gesetzliche Regelungen, Untersuchungen, Funktionsprüfungen

Recht ... 1
Grundlagen ... 1
Europäische Union (EU) ... 3
Arbeitsschutzgesetz (ArbSchG) ... 7
Arbeitssicherheitsgesetz (ASiG) ... 10
Gewerbeordnung (GewO) ... 14
Arbeitsstättenverordnung (ArbStättV) ... 16
Druckluftverordnung (DruckluftV) ... 17
Unfallversicherungsrecht (SGB VII) ... 19
Berufskrankheitenverordnung (BeKV) ... 22
Unfallverhütungsvorschriften (UVV) ... 24
Betriebsverfassungsgesetz (BetrVG) ... 26
Schwerbehindertengesetz (SchwbG) ... 28
Arbeitszeitgesetz (ArbZG) ... 30
Gerätesicherheitsgesetz (GSG) ... 33
Chemikaliengesetz (ChemG) ... 36
Giftinformationsverordnung (ChemGiftInfoV) ... 39
Gefahrstoffverordnung (GefStoffV) ... 41
Technische Regeln für Gefahrstoffe (TRGS) ... 48
Jugendarbeitsschutzgesetz (JArbSchG) ... 52
Mutterschutzgesetz (MuSchG) ... 55

Rechtsstellung und Aufgaben ... 57
Voraussetzungen („Qualitätssicherung") ... 57
Bestellung des Betriebsarztes ... 63
Organisation ... 67
Aufgaben des Betriebsarztes ... 70
Begehung ... 73
Planung ... 76
Arbeitsschutzausschuß (ASA) ... 78
Haftung ... 80
Kosten-Nutzen-Analyse ... 82
Fortbildung ... 84
Literatur ... 86

Zusammenarbeit ... 90
Unternehmer ... 90
Betriebsrat ... 93
Sicherheitsfachkraft ... 95
Sicherheitsbeauftragter ... 98
Selbsthilfegruppen im Betrieb ... 100
Aufsichtsbehörde ... 101
Gewerbearzt ... 104
Unfallversicherungsträger (UVT) ... 106

Untersuchungsformen und -normen ... 110
Übersicht Untersuchungen ... 110
Einstellungsuntersuchung ... 120

Allgemeine arbeitsmedizinische Vorsorgeuntersuchung (AAV) 122
Spezielle arbeitsmedizinische Vorsorgeuntersuchung (SAV) 124
Ermächtigung 129
Pflichten und Rechte 131

Meß- und Analysemethoden 135
Arbeitsbereichanalyse 135
Biologisches Monitoring 144
Messung von Gasen und Dämpfen 145
Messung von Stäuben 151
Klimamessung 153
Lärmmessung 155
Licht- und Beleuchtungsmessung 157

Funktionsprüfungen 159
Spirometrie 159
Ergometrie 165
Optometrie 171
Audiometrie 176
Geruchsprüfung 180
Zähne und Mundhöhle 185
Haut 190

Epidemiologie 202
Grundlagen der Epidemiologie 202
Healthy worker effect 203
Risikoziffern und Zusammenhangsmaße 204
Gesundheitsberichterstattung (GBE) 206

Blauer Teil: Berufskrankheiten, chronische Krankheiten, Rehabilitation und Prävention

Berufskrankheiten 209
Berufskrankheiten-Verfahren 209
Berufskrankheiten-Liste 213
Hautarzt-Verfahren 218

Chronische Krankheiten 220
Diabetes mellitus 220
Zerebrale Anfallsleiden 223
Herz-Kreislauf-Krankheiten: Herzkrankheiten 229
Herz-Kreislauf-Krankheiten: Arterielle Hypertonie 233
Krankheiten der Lunge und der Atemwege 237
Hautkrankheiten: Allergie, Atopie, Photosensibilisierung, Psoriasis 242
Leberkrankheiten 250
Alkoholabhängigkeit 263
Drogenmißbrauch 270
Chronische Nierenkrankheiten 275
Krankheiten des Bewegungsapparates 278

Rehabilitation und Prävention 283
Grundlagen der Rehabilitation 283

Einrichtungen und Ablauf der Rehabilitation 285
Maßnahmen und Leistungen der Rehabilitation 288
Mitwirkung des Betriebsarztes am Rehabilitationsprozeß 289
Grundlagen der Prävention 290
Betriebliche Prävention 292

Roter Teil: Noxen, Arbeitsplatzhygiene und Arbeitsschutzmaßnahmen

Lärm 297
Schalltechnische Begriffe 297
Gesundheitliche Auswirkungen 299
Ultraschall 303
Infraschall 305
Technischer Lärmschutz 307

Vibration 309
Schwingungstechnische Begriffe 309
Gesundheitliche Auswirkungen 313
Schutzmaßnahmen 318

Chemische Noxen 320
Kühlschmierstoffe (KSS) 320
Organische Lösemittel 325
Schweißen 331
Asbest und Asbestersatzstoffe 343

Physikalische Noxen 351
Statische Felder 351
Technische Felder 354
Radiowellen, Mikrowellen 358
Infrarot 362
Ultraviolett 364
Ionisierende Strahlung 368
Unterdruck 377
Überdruck 379

Biologische Noxen 385
Grundlagen 385
Viren 394
Bakterien 397
Pilze 404
Bioorganische Stäube 407
Schutzimpfungen 411

Arbeitsformen 418
Zeitliche Organisation der Arbeit: Schicht- und Nachtarbeit 418
Arbeitsstrukturierung, Arbeitsgestaltung 422
Pausen 423
Schwerarbeit 425
Heben und Tragen 428

Hitzearbeit ... 434
Kältearbeit ... 437
Bildschirmarbeitsplatz (BSA) ... 439
Fahr-, Steuer- Überwachungstätigkeiten (FSÜ-Tätigkeiten) ... 450
Aufenthalt in den Tropen ... 458

Arbeitsstättengestaltung ... 471
Allgemeine Regeln ... 471
Arbeitsräume ... 477
Wasch- und Toilettenräume ... 480
Umkleideräume ... 483
Pausen- und Liegeräume ... 487
Betrieb ... 490
Kantinenverpflegung ... 492

Grundbegriffe der Ergonomie ... 499
Grundlagen, Arbeitsplatzgestaltung ... 499
Arbeitsmittel ... 505
Farbgestaltung ... 507

Licht, Beleuchtung ... 512
Licht, lichttechnische Begriffe ... 512
Lampen ... 517
Beleuchtung ... 519
Gestaltungsgesichtspunkte ... 521
Gesundheitliche Aspekte ... 524

Klima ... 526
Klima, Bewertung ... 526
Raumlufttechnische Anlagen (RLT-Anlagen) ... 530
Sick Building Syndrome (SBS) ... 534

Persönliche Schutzausrüstungen (PSA) ... 536
Grundlagen ... 536
Augen- und Gesichtsschutz ... 541
Gehörschutz ... 544
Atemschutz ... 548
Kopfschutz ... 555
Handschutz ... 557
Fußschutz ... 563
Körperschutz ... 566
Hautschutz ... 573

Erste Hilfe ... 579
Erste Hilfe ... 579

Arbeitspsychologie ... 585
Arbeitspsychologie ... 585

Sachverzeichnis ... 589

Vorbemerkung

- Die Zahl der staatlichen Regelungen (Gesetze, Verordnungen, Technische Regeln) und der Regelungen von Seiten der Unfallversicherungsträger (Unfallverhütungsvorschriften, Sicherheitsregeln, Richtlinien, Merkblätter, Grundsätze etc.) ist seit dem ersten grundlegenden Gesetz, der Gewerbeordnung von 1869, fast unübersehbar geworden. Für den Betriebsarzt ist zwar nur eine Auswahl wichtig, aber auch diese ist noch umfänglich genug und erfordert eingehende Beschäftigung mit einer ungewohnten Materie.
- Im folgenden werden die für den Betriebsarzt wichtigsten Gesetze dargestellt. Es wird dabei fast vollständig auf das Zitieren von Paragraphen verzichtet. Stattdessen wird versucht, den Inhalt der Regelungen darzustellen und die für den Betriebsarzt wichtigen Stellen besonders zu betonen, unter Weglassung der für die Arbeit des Betriebsarztes weniger wichtigen Stellen. Die Lektüre der Übersichten ersetzt nicht das Studium der Regelungstexte, sondern gibt nur Anhaltspunkte für Sachverhalte, die für den Betriebsarzt wichtig sein können.
- Zuerst wird der Zweck jeder Regelung kurz dargestellt, danach der Inhalt nach wichtigen Stichworten. Es folgt eine Aufstellung der sich aus dem Gesetz ergebenden Aufgaben für den Betriebsarzt. Fast alle Regelungen haben nicht den Betriebsarzt als Adressaten (meistens den Arbeitgeber), indirekt können jedoch seine besonderen Aufgaben daraus abgeleitet werden.

Normenhierarchie

- **Verfassung:** Alle Gesetze haben die Verfassung als Rechtsgrundlage und dürfen nicht im Widerspruch zu ihr stehen. Die grundgesetzliche Basis, auf der die Arbeitsschutzgesetzgebung ruht, ist das Grundrecht „auf Leben und körperliche Unversehrtheit" (Art. 2[2] GG).
- **Gesetze:** Rechtsnormen, welche allgemeine Festlegungen für ein bestimmtes Rechtsgebiet zu einem bestimmten Zweck treffen. Sie enthalten häufig Ermächtigungen für die Regierung oder einzelne Ministerien, Verordnungen zu im Gesetz genau umschriebenen Teilgebieten ohne Einschaltung des Parlaments zu erlassen.
- **Verordnungen:** Hier finden sich konkrete Festlegungen für das Teilgebiet. Unfallverhütungsvorschriften, erlassen von den Unfallversicherungsträgern, sind Satzungsrecht und gelten für die versicherten Betriebe in ähnlicher Weise wie Verordnungen.
- **Richtlinien, Technische Regeln und Anleitungen, Durchführungsverordnungen, Grundsätze:** Regelung von Details, konkrete Handlungsanleitungen. Sie werden von Fachgremien ausgearbeitet, dem zuständigen Fachministerium (oder Unfallversicherungsträger) vorgeschlagen und von diesen veröffentlicht. Sie stellen Zielvorgaben dar, wobei das Ziel auch auf andere Weise erreicht werden kann.
- **Allgemein anerkannte Regeln, gesicherte arbeitsmedizinische Erkenntnisse:** Auf der untersten Stufe der Normenhierarchie finden sich die „allgemein anerkannten Regeln" der Technik, der Hygiene oder der Arbeitsmedizin, DIN-, VDI-, VDE-Normen und „gesicherte arbeitsmedizinische/arbeitswissenschaftliche Erkenntnisse" (von der Mehrzahl der Experten anerkanntes Wissen oder Erfahrungen, Lehrbuchwissen). Vorteil dieser Hierarchie: Im Rahmen von Gesetzen und vor allem Verordnungen lassen sich Regeln und Richtlinien ohne großen Aufwand schnell an den aktuellen Erkenntnis- und Erfahrungsstand anpassen.

Arbeitsschutzregelungen (Auswahl)

Tabelle 1 Allgemeine Arbeitschutzregelungen

Gesetze	Verordnungen/UVV
Arbeitsschutzgesetz (ArbSchG) Gewerbeordnung (GewO) und	Arbeitsstättenverordnung (ArbStättV) u. a. spezielle Verordnungen
Sozialgesetzbuch (SGB VII)	Berufskrankheitenverordnung (BeKV) Unfallverhütungsvorschriften (UVV)
Arbeitssicherheitsgesetz (ASiG)	UVV „Betriebsärzte" UVV „Sicherheitsfachkräfte"
Arbeitszeitgesetz (ArbZG)	

Tabelle 2 Besondere gefahrenbezogene Arbeitsschutzregelungen

Gesetze	Verordnungen
Chemikaliengesetz (ChemG)	Gefahrstoffverordnung (GefStoffV) Chemikalienverbotsverordnung (ChemVerbotsV) Giftinformationsverordnung (ChemGiftInfoV) u. a.
Atomgesetz (AtomG)	Strahlenschutzverordnung (StrlSchV) Röntgenverordnung (RöV)
Gerätesicherheitsgesetz (GSG)	Medizingeräteverordnung (MedGV) u. a. Dampfkesselverordnung (DampfkV) u. a.

Tabelle 3 Besondere personenbezogene Arbeitsschutzregelungen

Gesetze	Verordnungen
Jugendarbeitsschutzgesetz (JArbSchG)	Jugendarbeitsschutzuntersuchungsverordnung (JArbSchUV)
Mutterschutzgesetz (MuSchG)	
Fahrpersonalgesetz (FPersG)	Fahrpersonalverordnung (FPersV)

Grundlagen

- Die Rechtsetzung der Europäischen Gemeinschaft (EU) gewinnt immer stärker Einfluß auf die nationale Gesetzgebung. Dadurch sollen die nationalen Rechtssysteme einander angeglichen und Mindestvorgaben europaweit erfüllt werden. Dies dient der Freizügigkeit der Menschen in Bezug auf Bewegung und Niederlassung und ist Voraussetzung für den freien Austausch von Waren.
- **Normhierarchie auf EU-Ebene:** Die verschiedenen Arten der EU-Rechtsakte haben unterschiedliche Bedeutung für EU-Bürger bzw. Mitgliedsstaaten:
  - *EU-Verordnungen:* Eine Art von Gesetzen der EU, die unmittelbar für jeden EU-Bürger gelten und nicht in nationales Recht umgesetzt werden müssen. Es entstehen dadurch Pflichten und einklagbare Rechte. Sie haben Vorrang vor gültigem nationalen Recht.
  - *EU-Richtlinien:* Rahmenvorschriften, die von jedem EU-Mitgliedsstaat in nationales Recht umgesetzt werden *müssen* (dazu werden i.a. Fristen gesetzt). Sie sind also nicht unmittelbar geltendes Recht, letztendlich sind aber ihre Auswirkungen – nach Umsetzung – mit EU-Verordnungen vergleichbar.
  - *EU-Entscheidungen:* Rechtsverbindliche Einzelfallregelungen, die einzelne EU-Länder oder auch nur einzelne Bürger betreffen und diesen bekanntgemacht werden, z. B. um EU-Recht durchzusetzen oder gegen Verstöße vorzugehen.
  - *EU-Informationen:* Mitteilungen, Bekanntmachungen und Empfehlungen ohne Rechtsverbindlichkeit für die EU-Länder. Sie sollten in nationales Recht umgesetzt (und damit national verbindlich) werden.

EWG-Vertrag

- **Grundlagen:** Artikel 100, 100 a und 118 a des EWG-Vertrags:
  - *Art. 100:* Richtlinien zur Angleichung von Rechtsvorschriften für den Gemeinsamen Markt. Zweck der Bestimmung ist es, Handelshemmnisse abzubauen und einen freien Markt zu gewährleisten. Dazu ist jedoch auch ein Mindeststandard an Produktsicherheit erforderlich. Eine Reihe von Richtlinien nach Art. 100 über elektrische Betriebsmittel, Gesundheitsschutz vor chemischen, biologischen und physikalischen Einwirkungen, vor Asbest, Blei, Vinylchlorid, Lärm wurden verabschiedet (s. u.).
  - *Art. 100 a:* Richtlinien zum Schutz von Gesundheit, Sicherheit, Umwelt- und Verbraucherschutz. Die Sicherheit von Geräten und Produkten soll einen *einheitlichen* europäischen Standard haben (kein Mindeststandard mit national höheren Standards!). Seit 1986 wurden dazu eine Reihe von Richtlinien erlassen, die mit dem Gerätesicherheitsgesetz (GSG, S. 33) und seinen dazu erlassenen Verordnungen (1.–9. GSGV, MedGV) umgesetzt wurden.
  - *Art. 118 a:* Richtlinien zum Schutz der Gesundheit und Gewährleistung der Sicherheit von Beschäftigten in ihrer Arbeitsumwelt. Die Richtlinien haben den Charakter von Mindestvorschriften, die durch nationale Bestimmungen erweitert werden können. Die dazu erlassenen Richtlinien lassen sich 3 Bereichen zuordnen: Arbeitsumwelt (Gesundheitsschutz, Arbeitsgestaltung und -organisation, Tab. 4), Gefahrstoffe (Tab. 5) und sozialer Arbeitsschutz (Tab. 6).

Europäische Union (EU)

➤ **EU-Richtlinien nach Art. 118 a:** Siehe Tabellen 4, 5, 6.

Tabelle 4 Verbesserung der Sicherheit und Gesundheit der Arbeitnehmer am Arbeitsplatz

EU-Richtlinie		**Umsetzung in deutsches Recht** (teilweise)
89/391/EWG	Durchführung von Maßnahmen zur Verbesserung der Sicherheit und des *Gesundheitsschutzes der Arbeitnehmer* bei der Arbeit (Rahmenrichtlinie)	ArbSchG (GewO) (ASiG)
89/654/EWG	Mindestvorschriften für Sicherheit und Gesundheitsschutz in *Arbeitsstätten*	ArbStättV
89/655/EWG	Mindestvorschriften für Sicherheit und Gesundheitsschutz bei der Benutzung von *Arbeitsmitteln* durch Arbeitnehmer bei der Arbeit	GSG GSGV (viele UVV)
89/656/EWG	Mindestvorschriften für Sicherheit und Gesundheitsschutz bei Benutzung *persönlicher Schutzausrüstungen* bei der Arbeit	PSA-BV
90/269/EWG	Mindestvorschriften bezüglich der Sicherheit und des Gesundheitsschutzes bei der *manuellen Handhabung von Lasten* (Gefährdung der Lendenwirbelsäule)	LasthandhabV
90/270/EWG	Mindestvorschriften bezüglich der Sicherheit und des Gesundheitsschutzes bei der Arbeit an *Bildschirmgeräten*	BildscharbV
90/394/EWG	Schutz der Arbeitnehmer gegen Gefährdung durch *Karzinogene* bei der Arbeit	GefStoffV VBG 113
90/679/EWG 93/88/EWG	Schutz der Arbeitnehmer gegen Gefährdung durch *biologische Arbeitsstoffe* bei der Arbeit Änderungsrichtlinie dazu	fehlt (GefStoffV) (GenTSV) (VBG 102, 103)
92/57/EWG	Mindestvorschriften bezüglich der Sicherheit und des Gesundheitsschutzes auf zeitlich begrenzten oder ortsveränderlichen *Baustellen*	fehlt
92/58/EWG	Mindestvorschriften für die *Sicherheits- und/oder Gesundheitskennzeichnung* am Arbeitsplatz	(GefStoffV) VBG 125
Weitere Richtlinien zum Schutz bei Bohrungen, Bergbau, auf Fischereifahrzeugen und zur medizinischen Versorgung auf Seeschiffen		

Tabelle 5 Schutz vor gefährlichen Arbeitstoffen am Arbeitsplatz

EU-Richtlinie		Umsetzung in deutsches Recht (teilweise)
80/1107/EWG	Schutz der Arbeitnehmer vor der Gefährdung durch *chemische, physikalische und biologische Arbeitsstoffe* bei der Arbeit (Rahmenrichtlinie)*	ChemG (GefStoffV) (StrlSchV, RöV) (versch. UVV)
88/642/EWG	Änderungsrichtlinie dazu	
78/610/EWG	Schutz der Gesundheit von Arbeitnehmern, die *Vinylchloridmonomer* ausgesetzt sind	GefStoffV
82/605/EWG	Schutz der Arbeitnehmer gegen Gefährdung durch *Asbest* am Arbeitsplatz	GefStoffV
91/382/EWG	Änderungsrichtlinie dazu	
86/188/EWG	Schutz der Arbeitnehmer gegen Gefährdung durch *Lärm* am Arbeitsplatz	VBG 121 (ArbStättV)
88/364/EWG	Schutz der Arbeitnehmer durch *Verbot bestimmter Arbeitsstoffe und/oder Arbeitsverfahren*	GefStoffV
91/322/EWG	Festsetzung von *Richtgrenzwerten*	GefStoffV

* Zum Schutz von Arbeitnehmern und der Bevölkerung wurde im Juni 1996 eine Eurotom-Richtlinie verabschiedet (96/29/Euratom). Sie entspricht ungefähr dem Inhalt der StrlSchV und RöV.

Tabelle 6 Sozialer Arbeitsschutz, Schutz bestimmter Personengruppen

EU-Richtlinie		Umsetzung in deutsches Recht (teilweise)
92/85/EWG	Durchführung von Maßnahmen zur Verbesserung der Sicherheit und des Gesundheitsschutzes von *schwangeren Arbeitnehmerinnen, Wöchnerinnen und stillenden Arbeitnehmerinnen* am Arbeitsplatz	MuSchG (GefStoffV) (DruckluftV) (StrlSchV, RöV)
91/383/EWG	Ergänzung der Maßnahmen zur Verbesserung der Sicherheit und des Gesundheitsschutzes von Arbeitnehmern mit *befristetem Arbeitsverhältnis* oder *Leiharbeitsverhältnis*	fehlt (ArbSchG)
93/104/EG	Bestimmte Aspekte der *Arbeitszeitgestaltung*	ArbZG
94/33/EG	*Jugendarbeitsschutz*	JArbSchG

- **Weitere geplante Richtlinien:**
  - Schutz von Arbeitnehmern bei Arbeit in Transportmitteln.
  - Schutz vor chemischen Arbeitsstoffen.
  - Schutz vor physikalischen Einwirkungen (einschließlich Lärm).
  - Erleichterte Beförderung von Behinderten.
  - Sicherheit in der Landwirtschaft.
  - Änderungen von Richtlinien über Benutzung von Arbeitsmitteln, Karzinogene, biologische Arbeitsstoffe, Grenzwerte, Verbot und Begrenzung bestimmter Arbeitsstoffe und Arbeitsverfahren.
- **Geplante Verordnung:** EU-Verordnung zur Errichtung einer *Europäischen Agentur für Sicherheit und Gesundheitsschutz am Arbeitsplatz.*

Empfehlung der Kommission

Tabelle 7 Empfehlung der Kommission

EU-Empfehlung		**Umsetzung in deutsches Recht** (teilweise)
90/326/EWG	Empfehlung der Kommission betreffend die Annahme einer *Europäischen Liste der Berufskrankheiten*	(BeKV)

Aufgaben des Betriebsarztes

- Aus den Richtlinien lassen sich keine Aufgaben ableiten. Sie dienen dem nationalen Gesetzgeber zuerst als Vorlage für eigene Regelungen. Sie geben jedoch Hinweise auf zu erwartende Vorschriften und deren voraussichtlichen Inhalt.

Zweck

- Zusammenfassung der Grundpflichten des Arbeitgebers im innerbetrieblichen Arbeitsschutz. Dieses Gesetz gilt einheitlich für *alle* Arbeitgeber (keine Beschränkungen wie in der Gewerbeordnung). Damit werden die europäischen Rahmenrichtlinien zum Arbeitsschutz in nationales Recht umgesetzt und auch die gesetzliche Grundlage für die Umsetzung von EU-Einzelrichtlinien geschaffen.
- Das Gesetz ist eingebunden in ein „Arbeitsschutz-Artikelgesetz", welches das Arbeitsschutzgesetz einführt und einige Gesetze abändert. Mit dem Gesetz werden EU-Richtlinien in deutsches Recht umgesetzt.

Inhalt

- **Begriffsbestimmungen** (§ 2):
  - *Arbeitsschutz:* Maßnahmen zur Verhütung von Arbeitsunfällen und Gesundheitsgefahren *und* Maßnahmen zur menschengerechten Gestaltung von Arbeitsplätzen.
  - *Beschäftigte:* Hierzu zählen Arbeitnehmer, Auszubildende, Beamte, Richter, Soldaten, arbeitnehmerähnliche Personen, Beschäftigte in Behindertenwerkstätten, *nicht* jedoch Heimarbeiter, Hausangestellte, Beschäftigte in Betrieben, die der Bergaufsicht unterliegen (hier gibt es eigene Regelungen).
  - *Betriebe:* Hierzu zählen auch Einrichtungen des öffentlichen Dienstes sowie öffentlicher Körperschaften und des öffentlichen Rechts, der Streitkräfte, Gerichte.
- **Allgemeine Aufgaben des Arbeitgebers** (§ 3,4): Der Arbeitgeber ist (wie bei anderen Arbeitsschutzregelungen) Normadressat. Er ist für den Arbeitsschutz verantwortlich (ggf. sein gesetzlicher Vertreter, Betriebsleiter u. a., siehe Unternehmer, S. 90). Er kann aber zuverlässige und fachkundige Personen schriftlich beauftragen, Arbeitsschutzaufgaben in eigener Verantwortung wahrzunehmen.
  - *Beurteilung von Arbeitsplätzen, Schutzmaßnahmen:* Arbeitsplätze sind unter dem Gesichtspunkt des Arbeitsschutzes zu beurteilen, entsprechend ihrem Gefahrenpotential sind geeignete Schutzmaßnahmen zu ergreifen. Dazu arbeitet der Arbeitgeber mit den Beschäftigten, Arbeitnehmervertretung und Arbeitsschutzfachkräften (z. B. Betriebsarzt) zusammen. Die Beschäftigten müssen informiert und unterwiesen werden. Dabei wird nach folgenden Prinzipien verfahren:
    - Gestaltung der Arbeit so, daß Gesundheitsgefährdungen möglichst vermieden und verbleibende Gefahren möglichst klein gehalten werden.
    - Bekämpfung der Gefahren an der Quelle. Individuelle Schutzmaßnahmen sind nachrangig zu anderen (technischen) Schutzmaßnahmen.
    - Anwendung des Standes der Technik, der Arbeitsmedizin, der Hygiene und der arbeitswissenschaftlichen Erkenntnisse.
    - Berücksichtigung sozialer und umweltorientierter Gesichtspunkte bei der Maßnahmenplanung.
    - Berücksichtigung von Schutzbedürfnissen besonderer Personengruppen (z. B. Schwangerer oder Jugendlicher). Geschlechtsspezifische Regelungen nur dort, wo sie aus biologischen Gründen zwingend geboten sind.
    - Den Beschäftigten sind geeignete Anweisungen zu erteilen.

- **Gefährdungsermittlung** (§ 5, Beurteilung der Arbeitsbedingungen): Dadurch soll festgestellt werden, welche Arbeitsschutzmaßnahmen erforderlich sind. Dabei sind zu berücksichtigen: Gestaltung, Einrichtung, biologische chemische und physikalische Einwirkungen, Schutzausrüstungen, Arbeitsmittel, -stoffe, -verfahren, -zeit, Kenntnisse der Beschäftigten. Bei der *Übertragung von Aufgaben* ist auf die Befähigung der Beschäftigten dafür zu achten.
- Regelungen über Arbeitsschutzmaßnahmen bei *Zusammenarbeit mehrerer Arbeitnehmer* (§ 8, Leiharbeiter, Fremdfirmen-Beschäftigte). Abstimmung und gegenseitige Unterrichtung bzw. Unterrichtung der Arbeitnehmer.
- Beschäftigte müssen vor Arbeiten, die mit *besonderen Gefahren* (§ 9) verbunden sind, unterrichtet und angewiesen werden; sie müssen bei unmittelbarer Gefahr Entscheidungen selbst treffen und ggf. Arbeitsplatz verlassen können (Ausnahme: bei gesetzlichen Pflichten, z. B. Feuerwehr, Soldaten, Polizei).
- Planung von *Notfallmaßnahmen* (§ 10), wie Erste Hilfe, Brandbekämpfung und Evakuierung. Genügend geeignete und geschulte Personen müssen zur Verfügung stehen.
- **Arbeitsmedizinische Versorgung** (§ 11): Den Beschäftigten ist es *auf Wunsch (!)* zu ermöglichen, sich regelmäßig arbeitsmedizinisch untersuchen zu lassen, wenn wegen ihrer Tätigkeit mit einer Gesundheitsgefährdung zu rechnen ist. (Die Verpflichtung zu speziellen arbeitsmedizinischen Vorsorgeuntersuchungen nach anderen Vorschriften (z. B. GefStoffV, UVV „Arbeitsmedizinische Vorsorge") wird dadurch nicht berührt, auf der anderen Seite entfällt aber das Recht des Beschäftigten auf Vorsorgeuntersuchungen, wenn mit einer tätigkeitsbedingten Gesundheitsgefährdung *nicht* zu rechnen ist.
- **Dokumentationspflicht** (§ 6): Arbeitsunfälle, alle Gefährdungsuntersuchungen, Schutzmaßnahmen, Ergebnisse und deren Überprüfung müssen dokumentiert werden (ausgenommen Kleinbetriebe).
- **Unterweisungspflicht** (§ 12): Bei Aufnahme der Tätigkeit, bei Veränderungen, Einführung neuer Arbeitsmittel und -verfahren, regelmäßige Wiederholung.
- **Pflichten der Beschäftigten** (§§ 15,16): Sie müssen für ihre Sicherheit und Gesundheit Sorge tragen, nach ihren Möglichkeiten und entsprechend den Informationen durch Arbeitgeber. Arbeitsmittel, -stoffe und Schutzausrüstung sind bestimmungsgemäß zu verwenden. Eine unmittelbare erhebliche Gefahr ist unverzüglich zu melden. Unterstützung des Arbeitgebers in Fragen des Arbeitsschutzes, zusammen mit Betriebsarzt und Sicherheitsfachkraft (z. B. durch Mängelmitteilung).
- **Rechte der Beschäftigten** (§ 17): Vorschlagsrecht in Fragen der Sicherheit und des Gesundheitsschutzes. Bei aus ihrer Sicht konkreten Gefahren können sie sich nach Ausschöpfung aller innerbetrieblichen Möglichkeiten auch an die Aufsichtsbehörde wenden.
- Zusätzliche Paragraphen für Regelungen im öffentlichen Dienst, Aufsichtsbehörden, Bußgeldvorschriften. Die Überwachung des Arbeitsschutzes ist staatliche Aufgabe. Staatliche Behörden (Gewerbeaufsicht, Ämter für Arbeitsschutz, S. 101) überwachen und beraten die Arbeitgeber. Die gesetzlichen Unfallversicherungen (Berufsgenossenschaften) werden im Rahmen ihrer Aufgaben nach Sozialgesetzbuch VII tätig. Beide Stellen arbeiten eng zusammen. Weitere Inhalte siehe Gewerbeordnung (S. 14).

- **Verordnungen:** Gesetzgeber ist ermächtigt, Arbeitsschutzverordnungen zu erlassen (§ 18, EU-Richtlinien § 19). Folgende Verordnungen wurden bereits erlassen:
  - *PSA-Benutzungsverordnung* (PSA-BV; S. 536).
  - *Lastenhandhabungsverordnung* (LasthandhabV; S. 428).
  - *Bildschirmarbeitsverordnung* (BildscharbV; S. 443).
- **Änderungen des ASiG:**
  - § 2(2) wird ergänzt um die Unterrichtung des Betriebsarztes über *Beschäftigte mit befristetem Arbeitsvertrag* und *Leiharbeitnehmer*.
  - Der Aufgabenkatalog in § 3(1) wird ergänzt durch „die *Beurteilung von Arbeitsbedingungen*".
  - Die Pflicht zur Zusammenarbeit mit anderen Personen nach § 10 wird ergänzt durch *Beauftragte für technische Sicherheit*, für *Gesundheits-* und für *Umweltschutz*.
  - Veränderungen beim Arbeitsschutzausschuß (§ 11): Bildung nur in Betrieben mit > 20 Beschäftigten.

Aufgaben des Betriebsarztes

- Das Gesetz ist praktisch ein Spiegelbild für die Aufgaben des Betriebsarztes nach § 3 (und der Sicherheitsfachkraft nach § 6) ASiG: Hier werden die Pflichten des Arbeitgebers in Fragen des Arbeitsschutzes formuliert, zu denen er nach § 3 bzw. 6 beraten werden soll. Die gegenseitige Zusammenarbeit wird festgelegt. Das Gesetz enthält mit Ausnahme der Vereinheitlichung der Arbeitsschutzpflichten des Arbeitgebers und der rechtlichen Grundlage für eine ganze Reihe von Arbeitsschutzvorschriften „im Wartestand" (nicht umgesetzte EU-Richtlinien) für den Betriebsarzt keine wesentlichen Neuerungen.

Regelungen

- **89/391/EWG:** EU-Richtlinie über die Durchführung von Maßnahmen zur Verbesserung der Sicherheit und des Gesundheitsschutzes der Arbeitnehmer bei der Arbeit.
- **91/383/EWG:** EU-Richtlinie zur Ergänzung der Maßnahmen zur Verbesserung der Sicherheit und des Gesundheitsschutzes von Arbeitnehmern mit befristetem Arbeitsverhältnis oder Leiharbeitsverhältnis.
- **ArbSchG:** Gesetz über die Durchführung von Maßnahmen des Arbeitsschutzes zur Verbesserung der Sicherheit und des Gesundheitsschutzes der Beschäftigten in den Betrieben (Arbeitsschutzgesetz).

Arbeitssicherheitsgesetz (ASiG)

Zweck

- Voraussetzungen für eine fachkundige Beratung durch Bestellung von Betriebsärzten und Fachkräften für Arbeitssicherheit. Beschreibung der Aufgaben der Ärzte und Sicherheitsfachkräfte, ihrer Stellung und Zusammenarbeit mit anderen innerbetrieblichen Arbeitsschutzinstitutionen, aber auch der Pflichten des Arbeitgebers ihnen gegenüber. Ansatz für ein innerbetriebliches Arbeitsschutzsystem.

Inhalt

- **Verpflichtung des Arbeitgebers:** Der Arbeitgeber wird verpflichtet, Betriebsärzte und Fachkräfte für Arbeitssicherheit zur praktischen Anwendung von Arbeitsschutz- und Unfallverhütungsvorschriften und darüber hinaus von gesicherten arbeitsmedizinischen und sicherheitstechnischen Erkenntnissen unter den besonderen Verhältnissen des Betriebs zu bestellen.
- **Voraussetzungen für die Aufgabenwahrnehmung des Betriebsarztes** (§2) bzw. der Sicherheitsfachkraft (§5):
  - *Bestellung und Aufgabenübertragung:* Sie muß schriftlich erfolgen. Der Arbeitgeber muß sich um Erfüllung der übertragenen Aufgaben kümmern;
  - *Technische Voraussetzungen:* Vom Arbeitgeber muß Hilfspersonal, Räume, Einrichtungen, Geräte etc. zur Verfügung gestellt werden.
  - *Fortbildung:* Die Durchführung muß sichergestellt und dem Betriebsarzt bzw. der Sicherheitsfachkraft dafür Gelegenheit und Zeit gegeben werden (siehe Fortbildung, S. 84).
- **Aufgabenbeschreibung:** Beratung des Arbeitgebers in Fragen der Arbeitssicherheit (= Arbeitsschutz und Unfallverhütung), für den Betriebsarzt zusätzlich in Fragen des Gesundheitsschutzes (§3) bzw. für die Sicherheitsfachkraft in Fragen der Ergonomie (§6). Dies geschieht durch Wahrnehmung von Aufgabenfeldern, die zum großen Teil für Betriebsarzt und für Sicherheitsfachkraft identisch formuliert sind. Darüber hinaus sind beide zur Zusammenarbeit verpflichtet (§10).
- **Gemeinsame Aufgaben des Betriebsarztes und der Sicherheitsfachkraft:**
  - Beratung des Arbeitgebers bei der Planung, Ausführung und Betrieb von Betriebsstätten, insbesondere sozialen und sanitären Einrichtungen, bei der Beschaffung von Arbeitsmitteln (Maschinen, Geräten, Betriebseinrichtungen), bei der Auswahl und Erprobung von persönlicher Schutzausrüstung.
  - Regelmäßige Durchführung von Begehungen und Arbeitsplatzanalysen, Mitteilung von Mängeln an den Arbeitgeber. Gemeinsam soll auch auf die Benutzung des Körperschutzes geachtet werden.
  - Information der Beschäftigten bezüglich Beachtung von Gefahren, Einhaltung der Regeln für sicheres Arbeiten, Nutzung der betrieblichen Möglichkeiten der Arbeitssicherheit.
- **Besondere Aufgaben des Betriebsarztes** (§3):
  - Beratung des Arbeitgebers in arbeitsmedizinischen Fragen und ihrer praktischen Anwendung auf betriebliche Belange (Arbeitsphysiologie, Arbeitspsychologie, Ergonomie).
  - Untersuchung und arbeitsmedizinische Beratung von Arbeitnehmern, Zusammenfassung und Auswertung der Ergebnisse (innerbetriebliche Epidemiologie). Nicht zu den Aufgaben des Betriebsarztes gehört es, Krankmeldungen auf ihre Richtigkeit zu überprüfen.

- Beratung in Fragen der beruflichen Rehabilitation von Behinderten.
- Untersuchung der Ursachen von arbeitsbedingten Erkrankungen.
- Mitwirkung und Beratung bei Organisation der Ersten Hilfe, Einsatzplanung und Schulung der Ersthelfer und des medizinischen Hilfspersonals.

➤ **Besondere Aufgaben der Sicherheitsfachkraft:**
- Sicherheitstechnische Überprüfung von technischen Arbeitsmitteln und von Arbeitsverfahren, besonders, *bevor* sie eingesetzt werden.
- Untersuchung von Arbeitsunfällen und deren Ursachen, Vorschlag von Möglichkeiten zur Verhinderung.
- Mitwirkung bei der Schulung von Sicherheitsbeauftragten (S. 98).

➤ **Fachkunde:** Zur Ausübung der Tätigkeit als Betriebsarzt bzw. Sicherheitsfachkraft wird bei diesen eine qualifizierende Fachkunde vorausgesetzt:
- *Betriebsarzt:* Approbation als Arzt oder gleichwertige Erlaubnis und arbeitsmedizinische Fachkunde. Diese wird in der UVV „Betriebsärzte" (VBG 123) näher erläutert (siehe Bestellung Betriebsarzt, S. 63).
- *Sicherheitsfachkraft:* Es bestehen mehrere Stufen der Qualifikation. Voraussetzung ist in der Regel ein abgeschlossener technischer Beruf als Ingenieur, Techniker oder Meister und zwei Jahre praktische Erfahrung in diesem Beruf. Ein Ausbildungslehrgang (staatlich oder berufsgenossenschaftlich) muß erfolgreich abgeschlossen werden. Nähere Erläuterungen in UVV „Sicherheitsfachkräfte" (VBG 122) (siehe Sicherheitsfachkraft, S. 95).

➤ **Einsatzzeiten:** Das ASiG enthält keine Vorgaben, sondern nur die Benennung der Faktoren, welche Einsatzzeiten bestimmen (§ 5; Berechnungsmöglichkeiten finden sich in den UVV „Betriebsärzte" bzw. „Sicherheitsfachkräfte"):
- Art des Betriebs: Daraus ergeben sich Unfall- und Gesundheitsgefahren.
- Zahl und Zusammensetzung der Arbeitnehmerschaft.
- Betriebliche Besonderheiten (Betriebsorganisation).

➤ **Durchsetzung:** Der Arbeitgeber bestellt nicht nur den Betriebsarzt bzw. die Sicherheitsfachkraft und schafft die notwendigen Voraussetzungen für deren Arbeit, er muß auch aktiv für die Erfüllung der Aufgaben sorgen. Dazu gehören die Unterstützung bei der Arbeit, d. h. Anhörung, Abwägung und ggf. Eingehen auf deren Vorstellungen zur Erreichung ihres in § 1 beschriebenen Arbeitsziels bezüglich Arbeitssicherheit.
- *Berichterstattung* (S. 61): Zwar sind Betriebsarzt und Sicherheitsfachkraft in der Ausübung ihrer Fachkunde weisungsfrei. Der Arbeitgeber hat jedoch dafür zu sorgen, daß die Aufgaben entsprechend § 3 auch erfüllt werden. Wesentliche Möglichkeiten des Arbeitgebers bestehen in der Verpflichtung von Betriebsarzt und Sicherheitsfachkraft zu bestimmten Formen der Berichterstattung, z. B. durch Erstellung
  - eines jährlichen Arbeitsplans, in dem die geplanten Aktivitäten für das kommende Jahr aufgestellt werden. Dies sollte in gegenseitiger Zusammenarbeit erfolgen.
  - eines Jahresberichts über die Aktivitäten im abgelaufenen Jahr (siehe auch § 5 UVV „Betriebsärzte" [VBG 123], S. 61).
  - von Einzelberichten über bestimmte Tätigkeiten, wie Begehungsprotokolle, Berichte über die Ergebnisse von Arbeitsplatzuntersuchungen etc.
  - Berichten im Rahmen des Arbeitsschutzausschusses (z. B. Ergebnisse innerbetrieblicher Epidemiologie, arbeitsbedingter Erkrankungen, Organisation der Ersten Hilfe etc.).

Arbeitssicherheitsgesetz (ASiG)

- **Unabhängigkeit bei der Anwendung der Fachkunde** (§8): Arbeitgeber oder andere dienstliche Vorgesetzte dürfen dem Betriebsarzt bzw. der Sicherheitsfachkraft keine Vorgaben für fachliche Aussagen oder fachlich begründete Handlungsweisen (z.B. Inhalt von Vorsorgeuntersuchungen) machen. Beiden dürfen auch keine Nachteile entstehen, wenn sie sich fachlich im Rahmen ihrer Aufgaben äußern.
- **Dienstliche Unterstellung** (§8): Betriebsärzte und Sicherheitsfachkräfte bzw. deren fachliche Leiter unterstehen direkt dem *Betriebsleiter* (Betrieb kann ein Unternehmen sein, ein Unternehmen kann aber auch aus mehreren Betriebseinheiten bestehen, die innerhalb des Unternehmens relative Autonomie genießen). Bei Dissens mit diesem über Maßnahmen zur Arbeitssicherheit haben Betriebsarzt bzw. Sicherheitsfachkraft das Recht, ihr Anliegen unmittelbar dem Arbeitgeber vorzutragen. Sollte dieser die Vorschläge ablehnen, so muß er das schriftlich begründen.
- **Arbeitnehmervertretung:**
  - Betriebs- oder Personalrat haben wichtige Aufgaben im Arbeitsschutz (siehe BetrVG, S. 26). Daraus ergibt sich Pflicht zur Zusammenarbeit (siehe Betriebsrat, S. 93). Dies geschieht durch:
    - Gemeinsam ausgeführte Begehungen.
    - Gemeinsame Arbeitsschutzausschußsitzungen.
    - Information in wichtigen Angelegenheiten der Arbeitssicherheit, insbesondere bei direktem Vortrag beim Arbeitgeber (§8).
    - Beratung in Fragen der Arbeitssicherheit auf Wunsch der Arbeitnehmervertretung.
  - Bestellung und Abberufung eines Betriebsarztes bzw. einer Sicherheitsfachkraft kann nur mit „positiver" Zustimmung der Arbeitnehmervertretung (Betriebsrat) erfolgen. Bei Ver- und Entpflichtung eines nebenberuflichen Betriebsarztes bzw. Sicherheitsfachkraft oder eines überbetrieblichen Dienstes ist die Arbeitnehmervertretung dazu zu hören.
- **Arbeitsschutzausschuß** (§11): Bildung und regelmäßige Einberufung (mindestens 4 mal im Jahr) eines Arbeitsschutzausschusses (siehe Arbeitsschutzausschuß, S. 78).
- **Aufsichtsbehörde** (§§12,13,18): Im allgemeinen das Gewerbeaufsichtsamt (Amt für Arbeitsschutz) (S. 101), jedoch nicht für die öffentliche Verwaltung. Rechte und Aufgaben der Aufsichtsbehörde:
  - Besichtigung von Betrieben, Einholen von Auskünften vom Arbeitgeber bezüglich ASiG.
  - Im Einzelfall schriftliche Anordnung von Maßnahmen zur Erfüllung des Gesetzes mit Fristsetzung. Davor Anhörung von Arbeitgeber, Arbeitnehmervertretung und Unfallversicherungsträger.
  - Zulassung von Ausnahmen bei der Bestellung von Betriebsärzten bzw. von Sicherheitsfachkräften.
- **Ausführungsbestimmungen für das ASiG:** Nicht durch staatliche Rechtsverordnung, sondern durch Unfallverhütungsvorschriften (UVV) der Unfallversicherungsträger (UVV „Betriebsärzte" und „Sicherheitsfachkräfte") festgelegt!
- **Öffentliche Verwaltung:** Hier ist ein dem Gesetz gleichwertiger Arbeitsschutz zu gewährleisten. Dies ist durch Erlaß entsprechender Vorschriften inzwischen weitgehend geschehen.
- **Überbetriebliche Dienste** (§19, S. 68): werden als Alternative zur Bestellung von haupt- oder nebenberuflichen Betriebsärzten bzw. Sicherheitsfachkräften genannt.

Aufgaben des Betriebsarztes

- Das ASiG ist eine Art „Grundgesetz" für den Betriebsarzt bzw. die Sicherheitsfachkraft, da hier die wesentlichen Aufgaben beschrieben werden. Der Betriebsarzt muß sich mit den Aufgaben, Pflichten und Rechten nach diesem Gesetz eingehend bekannt machen.

Regelungen

- **89/391/EWG:** EU-Richtlinie über die Durchführung von Maßnahmen zur Verbesserung der Sicherheit und des Gesundheitsschutzes von Arbeitnehmern bei der Arbeit (Rahmenrichtlinie). Hier besonders die Artikel 7 und 14.
- **ASiG:** Gesetz über Betriebsärzte, Sicherheitsingenieure und andere Fachkräfte für Arbeitssicherheit (vom 12. Dezember 1973).
- **VBG 122:** Unfallverhütungsvorschrift „Sicherheitsingenieure und andere Fachkräfte für Arbeitssicherheit".
- **VBG 123:** Unfallverhütungsvorschrift „Betriebsärzte" (die UVV einzelner Unfallversicherungsträger sind inhaltlich nicht übereinstimmend. Dies betrifft insbesondere die Berechnung der Einsatzzeiten, aber z.B. Regelungen zur Fortbildung).
- **UVV 1.2:** UVV „Sicherheitstechnische und arbeitsmedizinische Betreuung" der Landwirtschaftlichen Berufsgenossenschaften (Entwurfsstadium).

Gewerbeordnung (GewO)

Zweck

- Garantiert *Gewerbefreiheit* für jedermann, legt aber auch Einschränkungen und Ausnahmen fest. Gilt für Gewerbe, nicht aber für bestimmte Wirtschafts- und Berufszweige (aufgezählt in §6): Urproduktion, Gesundheits-und Erziehungswesen, Rechts- und Steuerprüfungswesen, Seeschiffahrt, Bergbau, Versicherungen. Staatliche und diesen gleichgestellte Einrichtungen („Öffentlicher Dienst") fallen ebenfalls nicht unter die allgemeinen Bestimmungen der GewO.
- Regelungen für stehendes und ambulantes Gewerbe, Messen, Märkte, Ausstellungen. Enthält *auch* Arbeitsschutzregeln (z.B. Sonntagsruhe, Sanitärräume, Gemeinschaftsunterkünfte) und konstituiert Aufsichtsbehörde (Gewerbeaufsicht). Viele Regelungen sind in das Arbeitsschutzgesetz (S. 7) übernommen worden.

Inhalt

- In 11 Titeln werden die Bedingungen genannt bzw. Einschränkungen definiert, unter welchen Gewerbebetriebe unterhalten werden dürfen. Hier kann nur auf Arbeitsschutz-Regelungen eingegangen werden.
- **Überwachungsbedürftige Anlagen** (§§24–25): Sind schon Bestandteil des (europakonformen) Gerätesicherheitsgesetzes (S. 33) geworden.
- **Titel VII, Gewerbliche Arbeitnehmer** (§§ 105–139 m):
  - *Arbeiten an Sonn- und Feiertagen:* Grundsätzliches Verbot von gewerblicher Arbeit. Ausnahmen werden für bestimmte Gewerbezweige, Berufsgruppen, Tätigkeiten und Umstände (wie Notfälle, Instandhaltung, produktionsbedingte Notwendigkeiten) festgelegt.
  - *Betriebssicherheit* (§ 120 a[1]): Aufgehoben, jetzt § 3 ArbSchG. Entsprechende Regelungen finden sich auch im Bürgerlichen Gesetzbuch (BGB §§618,619; Pflicht zu Schutzmaßnahmen) und im Handelsgesetzbuch (HGB § 62, Fürsorgepflicht).
  - Regeln über *Arbeitsstättengestaltung, Maschinenschutz, Verhalten der Beschäftigten* (§ 120 a) finden sich jetzt im ArbSchG.
  - *Sozial- und Sanitärräume* (§ 120 b): Allgemeine Aussagen, die in ArbStättV spezifiziert werden (s. Sanitärräume, S. 480 und Arbeitsstättengestaltung, S. 471); Besondere Regelungen bei Arbeiten in Druckluft und beim Umgang mit Gefahrstoffen.
  - *Aufsichtsbehörde* (§ 139 b): Schaffung der Gewerbeaufsichtsämter (Ämter für Arbeitsschutz, S. 101).

Aufgaben des Betriebsarztes

- Der Betriebsarzt wird nicht direkt angesprochen, muß jedoch die in der GewO verbliebenen Reste von Arbeitsschutzregelungen kennen. Wichtig sind dabei die nach § 120 e erlassenen Verordnungen: ArbStättV (S. 16) und DruckluftV (S. 17).

Regelungen

- **GewO:** Gewerbeordnung (vom 21. Juni 1869).
- **GSG:** Gerätesicherheitsgesetz (§§ 4, 11).
- **ArbSchG:** Arbeitsschutzgesetz.
- **ArbStättV:** Arbeitsstättenverordnung.
- **DruckluftV:** Druckluftverordnung.
- Verordnung über besondere Arbeitsschutzanforderungen bei Arbeiten im Freien.

Arbeitsstättenverordnung (ArbStättV)

Zweck

- Festlegung von Mindestanforderungen an die Gestaltung von Arbeits- und dazugehörigen Nebenräumen sowie an Arbeitsstätten im Freien und auf Baustellen.
- Sicherheitstechnische und arbeitshygienische Gesichtspunkte, Größe, Zugang, technische Einrichtungen, Ruhe-, Sozial-, Sanitär- und Sanitätsräume, Betrieb und Instandhaltung.
- Siehe auch Arbeitsstättengestaltung (S. 471).

Geltungsbereich

- Die Arbeitsstättenverordnung ist eine Verordnung der GewO (S. 14) und des ArbschG (S. 7). Im öffentlichen Dienst gilt die Verordnung jetzt ebenso (Regelung für Beamte durch Landesrecht!). Für spezielle Bereiche (Feuerwehr, THW, Bundeswehr, Zoll etc.) bestehen Sonderregelungen.

Inhalt

- **Allgemeine Anforderungen:** Neben dieser Verordnung sind auch alle sonst dazu geltenden Arbeitsschutzvorschriften und -erkenntnisse zu beachten. Die Anforderungen betreffen:
  - *Arbeitshygiene:* Lüftung, Raumtemperaturen, Beleuchtung.
  - *Gestaltung:* Beschaffenheit von Böden, Wänden, Decken, Fenstern, „Sichtverbindung nach außen".
  - *Sicherheit:* Mechanischer Schutz, Schutz vor Bränden, gefährlichen Stoffen, Lärm und anderen Einwirkungen.
  - *Verkehrswege:* Sichere Gestaltung (Türen, Tore, Fahrwege etc.).
- **Besondere Anforderungen:** Über die allgemeinen Anforderungen hinausgehende oder abweichende Anforderungen an *Arbeitsräume, besondere Arbeitsplätze* (im Freien, Baustellen, Verkaufsstände, Wasserfahrzeuge in der Binnenschiffahrt), *Ruheräume* (Pausen-, Bereitschafts-, Liege-, Gymnastikräume), *Sanitärräume* (Toiletten, Wasch- und Duschräume, Umkleideräume und deren räumliche Zuordnung zueinander), *Sanitätsräume* und Erste Hilfe-Einrichtungen.
- **Betrieb:** Instandhaltung, Reinigung, Flucht-/Rettungspläne.
- **Arbeitsstättenrichtlinien (ASR):** Aufführung von Details zu den Bestimmungen. Benannt nach Paragraph und Absatz, auf den sie Bezug nehmen.

Regelungen

- **89/654/EWG:** EU-Richtlinie über Mindestvorschriften für Sicherheit und Gesundheitsschutz in Arbeitsstätten.
- **GewO:** Gewerbeordnung (§§ 6, 120 e).
- **ArbSchG:** Arbeitsschutzgesetz (§ 18).
- **GefStoffV:** Gefahrstoffverordnung.
- **DruckluftV:** Druckluftverordnung.
- Verordnung über besondere Arbeitsschutzanforderungen bei Arbeiten in der Zeit vom 1. November – 31. März.
- **ASR:** Arbeitsstättenrichtlinien.

Zweck, Geltungsbereich

- Schutz der Beschäftigten bei Tätigkeiten in Druckluft ($> 0{,}1\,kp/cm^2 \approx 1\,N/cm^2$, $10\,kN/m^2$). Aufführung der technischen, organisatorischen und medizinischen Maßnahmen, die bei Einrichtung und Betrieb von Arbeitsplätzen in Druckluft erfüllt werden müssen.
- Die Verordnung gilt für Arbeits- und Krankendruckluftkammern, Personen- und Materialschleusen (§§ 1,2).
- Novellierung in Vorbereitung.

Inhalt

- **Voraussetzungen:** Vor Beginn der Nutzung (§§ 3 – 8):
  - Anzeige bei der Behörde (Gewerbeaufsichtsamt).
  - Erfüllung der Sicherheitsvoraussetzungen gemäß Anhang 1 und ggf. zusätzlicher Anforderungen von der Behörde.
  - Prüfung der Anlage durch Sachverständige.
- **Fachkräfte:** Müssen beim Betrieb anwesend sein (§ 18). Diese Fach- und Sachkundigen müssen Befähigung bzw. Sachkunde nachweisen:
  - *Fachkundiger* (und Stellvertreter): Zur Leitung und Überwachung der Arbeit in der Druckkammer.
  - *Sachkundige:* Zur Prüfung der elektrischen Anlage, zur Brandbekämpfung, als Schleusenwärter.
  - *Betriebshelfer:* Zur Ersten Hilfe bei Unfällen und Drucklufterkrankungen. Sie müssen in Erster Hilfe ausgebildet (S. 579) und von einem ermächtigten Arzt in Erster Hilfe für Druckluftkranke unterwiesen worden sein.
- **Information:** Die Beschäftigten müssen über Einrichtungen, Gefahren beim Betrieb der Anlage und Maßnahmen zur Abwendung von Unfällen und Gesundheitsgefahren informiert werden (§ 20):
  - Wiederholung mindestens alle 6 Monate.
  - Merkblätter mit Informationen in der Sprache der Beschäftigten.
- **Betrieb der Anlage** (§ 4): Regeln dazu in Anhang 1:
  - Beschaffenheit der Anlage: Arbeitskammer, Schleusen, Meßgeräte, elektrische und drucktechnische Anlagen, Beleuchtung und Belüftung.
  - Betrieb der Anlage: Schleusung und Sprengung (siehe auch Anhang 3 und Überdruck, S. 379).
  - Sozial-, Sanitärräume, Krankendruckluftkammer.
- **Einsatz-, Schleusungs-, Wartezeiten** (§ 21):
  - Arbeitszeit einschließlich Schleusungs- und Wartezeiten 8 Stunden pro Tag (40 Stunden pro Woche).
  - Pause von 30 Minuten bei Einsatzzeit > 4 Stunden.
  - Ruhezeit von mindestens 12 Stunden zwischen zwei Arbeitsschichten.
  - Ausschleusungszeiten und Wartezeiten gemäß Anhang 2 (Tabellen).
- **Beschäftigungsverbote** (§ 9):
  - *Allgemeines Verbot:* Bei Druckluft von $> 360\,kN/m^2$ Überdruck.
  - *Besonderes Verbot:* Für Arbeiten im Überdruck von Arbeitnehmern < 21 und > 50 Jahren sowie für Schwangere und stillende Mütter.

Druckluftverordnung (DruckluftV)

Arbeitsmedizinische Vorsorge (§§ 10 – 16)

- **Vorsorgeuntersuchung:** Inhaltlich entsprechend BG-Grundsatz 31 (Überdruck). Untersuchung durch staatlich ermächtigten Arzt vor Aufnahme und in regelmäßigen Abständen während der Tätigkeit:
  - *Erstuntersuchung:* Bis zu 12 Wochen vor Tätigkeitsaufnahme.
  - *Nachuntersuchung:* Höchstens jährlicher Abstand bis zu 6 Wochen vor Fristablauf.
  - *Inhalte der Untersuchung:* Blutduck, Ergometrie, Spirometrie, Röntgen-Thorax. Laboruntersuchungen überwiegend nach ärztlichem Ermessen, physische Untersuchung und Anamnese.
  - *Ausschlußkriterien:* Allgemeine Leistungseinschränkungen (Körperschwäche, Übergewicht), Organ- und Stoffwechselkrankheiten, soweit sie eine besondere Gefährdung des Beschäftigten bei seiner Arbeit darstellen, psychiatrische und Sucht-Krankheiten, Allergien (Pollinosis), übertragbare Krankheiten, Endoprothesen, Seh-, Hörschwäche. Wichtig ist die Beurteilung der Nasennebenhöhlen und der Tubendurchgängigkeit.
- **Verfügbarkeit des ermächtigten Arztes:** Zur Behandlung drucklufterkrankter Beschäftigter oder zur Prävention muß der Arzt bei Arbeiten in Drücken von 50 – 200 kN/m^2 während des Betriebs jederzeit zur Verfügung stehen bzw. bei Drükken > 200 kN/m^2 an der Arbeitsstelle anwesend sein.
- **Vorstellung von gefährdeten Arbeitnehmern beim ermächtigten Arzt:** Bei Druckluftkrankheit, Arbeitsunfähigkeit von > 1 Tag Dauer, Erkältungskrankheiten und Unwohlsein hat sich der Arbeitnehmer beim Arzt vorzustellen, der über die Tauglichkeit befindet und den Befund bescheinigt.

Aufgaben des Betriebsarztes

- In Betrieben, die häufig Arbeiten in Druckluft ausführen, ist der Betriebsarzt i.a. auch zur ärztlichen Vorsorge ermächtigt. Möglichkeiten zur Einflußnahme:
  - Beratung des Arbeitgebers in Fragen der praktischen Umsetzung der Regelungen unter den besonderen Arbeitsbedingungen (z.B. Organisation der Notfallhilfe, Rettungskette, aber auch Pausenregelung, Verpflegung).
  - Prüfung von medizinischen Vorsorgeeinrichtungen, Erste Hilfe-Material.
  - Spezielle Ausbildung der Betriebshelfer in Erster Hilfe unter den Bedingungen der Druckluftkammer, Behandlung von Druckluftkranken.
  - Verfügbarkeit bzw. Anwesenheit an der Arbeitsstelle; dies gilt auch für die Untersuchung der aktuellen Tauglichkeit von Beschäftigten bei Infekten, Unwohlsein oder nach Krankheiten (s.o.).

Regelungen

- **DruckluftV:** Verordnung über Arbeiten in Druckluft (vom 4. Oktober 1972).
- **VBG 100:** UVV „Arbeitsmedizinische Vorsorge".
- **ZH 1/587:** Merkblatt für die Behandlung von Erkrankungen durch Arbeiten in Überdruck.
- **G 31:** Berufsgenossenschaftlicher Grundsatz für arbeitsmedizinische Vorsorgeuntersuchungen „Überdruck".
- **Bekanntmachung des BMA:** Bekanntmachung des Bundesministeriums für Arbeit vom 26.10.1994 (IIIb2 – 34 572 – 2) über Aufenthalts- und Ausschleusungszeiten für Arbeiten in Druckluft (Bundesarbeitsblatt 12/1994, S. 52 ff).

Zweck

- Das Sozialgesetzbuch (SGB) konstituiert gesetzliche Versicherungen (Kranken-, Renten-, Unfallversicherung) als öffentlich-rechtliche Einrichtungen, ihre Aufgaben und Rechte. Das SGB VII löst die Reichsversicherungsordnung (RVO) bezüglich Unfallversicherung (3. Buch) und Verfahrensregelungen (5. Buch) zum 1. Januar 1997 ab. Das SGB VII ist Bestandteil des Unfallversicherungs-Einordnungsgesetzes (UVEG), in der das SGB VII eingeführt und andere Gesetze geändert werden.

Inhalt

- **Kapitel:** Das SGB VII umfaßt 10 Kapitel, in denen umfassend Aufgaben, Möglichkeiten und Leistungen der Unfallversicherungsträger (UVT) dargestellt werden:
  - *1. Kapitel:* Aufgaben, Versicherte, Versicherungsfall.
  - *2. Kapitel:* Prävention.
  - *3. Kapitel:* Versicherungsleistungen.
  - *4. Kapitel:* Unternehmerhaftung.
  - *5. Kapitel:* Organisation der UVT.
  - *6. Kapitel:* Aufbringung der Mittel.
  - *7. Kapitel:* Zusammenarbeit mit anderen Leistungsträgern und Dritten.
  - *8. Kapitel:* Datenschutz.
  - *9. Kapitel:* Bußgeldvorschriften.
  - *10. Kapitel:* Übergangsrecht.
- **Unfallversicherungsträger** (UVT; 5. Kap., §§ 114 – 120, s. auch UVT, S. 106):
  - Gewerbliche Berufsgenossenschaften (BG).
  - Landwirtschaftliche Berufsgenossenschaften (LBG).
  - Bundesausführungsbehörde für Unfallversicherung.
  - Unfallkassen der Länder (die gegenwärtig noch in jedem Bundesland bestehenden Landesausführungsbehörden für Unfallversicherung).
  - Gemeindeunfallversicherungen (GUV).
- **Versicherte** (Kap. 1, §§ 2 – 6): Neben Arbeitsverhältnissen sind auch eine Reihe von Kasualien versichert. Auswahl:
  - Beschäftigte, Auszubildende, Behinderte in Behindertenwerkstätten, Heimarbeiter, Landwirte und mitarbeitende Familienangehörige.
  - Arbeitslose bei Erfüllung der Meldepflicht bzw. angeordneter Maßnahmen.
  - Entwicklungshelfer, deutsche Beschäftigte in deutschen Dienststellen im Ausland.
  - Hilfeleistende im Zivilschutz, bei Unglücks- und Notfällen, Blut- und Organspender.
  - Personen, die aufgrund von Arbeitsschutzvorschriften (z. B. UVV 100, GefStoffV) arbeitsmedizinisch untersucht werden.
  - Ehrenamtlich in staatlichen Einrichtungen oder öffentlichen Körperschaften Tätige.
  - Kinderschüler, Schüler, Studenten.
  - Kranke und Rehabilitanden der gesetzlichen Versicherungen während Behandlungs- oder Rehabilitationsmaßnahmen.
  - Gefangene.
  - Freiwillig versicherte Unternehmer.

Unfallversicherungsrecht (SGB VII)

➤ **Nicht versichert** sind u.a. Beamte, Richter, Angehörige von geistlichen Orden und Gemeinschaften, weiterhin selbständig tätige Apotheker, Ärzte, Heilpraktiker, Tier- und Zahnärzte (Möglichkeit der freiwilligen Versicherung).

➤ **Leistungsfall** (§§ 7 – 13): Tritt unabhängig vom Verschulden des Unfalls ein. Von der Versicherung ausgeschlossen sind jedoch vorsätzlich herbeigeführte und u.U. auch durch grobe Fahrlässigkeit zustandegekommene Unfälle.
- *Arbeitsunfall:* Körperschädigung durch plötzlich auftretende Einwirkung auf den Körper von außen. Der Unfall muß bei versicherter Tätigkeit auftreten. Die Schädigung muß kausal auf Einwirkung zurückzuführen sein (z.B. Fraktur eines Unterarms bei einem Sturz; nicht Herzinfarkt bei besonderer körperlicher Belastung).
- *Wegeunfall:* Weg von Wohnung zur Arbeitsstelle und zurück (und einige Sonderfälle) sind wie Arbeitsunfall versichert.
- *Unfall bei Heilbehandlung, Berufshilfemaßnahmen*: Untersuchung und Wege zur Behandlungsstelle und zurück.
- *Berufskrankheit:* Beruflich bedingte Krankheit, die in der Berufskrankheitenliste im Anhang 1 der Berufskrankheitenverordnung (BeKV) aufgeführt ist. Zur Anerkennung muß in jedem Einzelfall der Zusammenhang zwischen versicherter Tätigkeit, schädigender Einwirkung und Krankheit wahrscheinlich gemacht werden (siehe BeKV, S. 22 und Berufskrankheitenverfahren, S. 209).

➤ **Prävention** (Kap. 2, §§ 14 – 25): Verhinderung von Unfällen und Berufskrankheiten ist wesentliche Aufgabe der UVT. Dazu steht folgendes Instrumentarium zur Verfügung:
- *Unfallverhütungsvorschriften (UVV):* Müssen vom Bundesarbeitsministerium genehmigt werden. Sind verbindlich für versicherte Betriebe. Sie gelten auch für ausländische Unternehmen in Deutschland (siehe UVV, S. 24, Unfallversicherungsträger, S. 106).
- *Aufsichtsperson:* (Siehe Unfallversicherungsträger, S. 106).
- *Sicherheitsbeauftragte* (S. 98): In Betrieben mit > 20 Beschäftigten.
- *Arbeitsmedizinische und Sicherheitstechnische Dienste* (§ 24): UVT können solche Dienste bilden, denen sich dann versicherte Unternehmer anschließen müssen, wenn sie keine adäquate Betreuung nachweisen können (siehe Organisationsform, S. 67).
- *Erste Hilfe* (S. 579): Muß im Betrieb sichergestellt sein.
- *Aus- und Fortbildung* (S. 84): Angebot an alle im Betrieb für den Arbeitsschutz verantwortlichen Personen. Kostenübernahme, Freistellung von der Arbeit.

➤ **Leistungen** (Kap. 3, §§ 26 – 103): Werden so früh wie möglich nach Arbeitsunfällen und Berufskrankheiten (auch drohenden) gewährt:
- *Medizinische Leistungen (Heilbehandlung):* Stationär oder ambulant mit dem Ziel, die Verletzungsfolgen so weit wie möglich zu beseitigen oder zu bessern und Unfallfolgen zu mildern.
- *Berufsfördernde Leistungen (Berufshilfe):* Wenn eine vor dem Unfall ausgeübte Tätigkeit nicht mehr oder nur mit besonderen Hilfsmitteln ausgeübt werden kann.
- *Entschädigungen (Geldleistungen):* In Form von Verletztengeld bei Heilbehandlung, Übergangsgeld bei Berufshilfe, Verletztenrente abhängig vom Grad der Minderung der Erwerbsfähigkeit (MdE), Sterbegeld und Hinterbliebenenrente.

➤ **Mitgliedschaft** (Kap. 6, §§ 150 – 187): Jeder Unternehmer muß Mitglied eines UVT sein. Die Mitgliedschaft beginnt mit Eröffnung des Unternehmens. Versichert sind die Beschäftigten, der Unternehmer kann sich freiwillig versichern. Die Beiträge bezahlt allein der Unternehmer. Sie richten sich nach Größe des Unternehmens, Gefahrenklasse (legt UVT fest) und relativer Häufigkeit von Arbeitsunfällen bzw. Berufskrankheiten.

➤ **Zusammenarbeit** (Kap. 7, §§ 188 – 198):
- Krankenkassen sind in Bezug auf Krankheiten, die für den Versicherungsfall von Bedeutung sind, auskunftspflichtig. Der Versicherte muß jedoch darüber informiert werden.
- Anzeigepflicht von Arbeitsunfällen und Berufskrankheiten durch Unternehmer. Arbeitnehmervertretung, Sicherheitsfachkraft und Betriebsarzt müssen Kenntnis darüber erhalten.

➤ **Datenschutz** (Kap. 8, §§ 199 – 208): Festlegung von Möglichkeiten und Beschränkungen für die UVT, Daten zu erheben, zu übermitteln und auszuwerten. Unter anderem auch Datenerhebung und Auskunftspflicht für Ärzte:
- Über Behandlung und Zustand von Patienten im Rahmen einer Heilbehandlung.
- *Anzeigepflicht* bei begründetem Verdacht auf das Vorliegen einer Berufskrankheit (§ 202; siehe Berufskrankheitenverfahren, S. 209).
- *Auskunftspflicht*, soweit dies für Behandlungen oder Leistungserbringung erforderlich ist (auch z. B. bei Ermittlungen im Rahmen einer BeK-Anzeige). Der Versicherte muß auf Wunsch darüber unterrichtet werden (§ 203).

Aufgaben des Betriebsarztes

➤ Keine direkten Aufgaben für den Betriebsarzt; Adressaten sind die UVT und Unternehmer. Indirekt ergeben sich jedoch einige wichtige Aufgaben:
- Unternehmeranzeigen über Berufskrankheiten und Arbeitsunfälle müssen dem Betriebsarzt zur Kenntnis gebracht werden (siehe BeKV, S. 22).
- Beratung der Sicherheitsbeauftragten.
- Zusammenarbeit mit den Aufsichtspersonen des UVT, soweit dies die betriebsärztliche Vertrauensstellung erlaubt.
- Handlungen, die sich aus den Rechtsfolgen des SGB VII ergeben, z. B. Vornahme von arbeitsmedizinischen Vorsorgeuntersuchungen.
- Wahrnehmung von Fortbildungsangeboten der UVT.

Regelungen

➤ **SGB VII:** 7. Buch Sozialgesetzbuch; Gesetzliche Unfallversicherung (vom 7. August 1996; Inkrafttreten am 1. Januar 1997).

➤ **RVO:** Reichsversicherungsordnung (vom 15. Dezember 1924), 3. und 5. Buch treten am 1. Januar 1997 außer Kraft.

➤ **ZH 1/1:** Merkblatt über die gesetzliche Unfallversicherung (auch GUV 20.1).

Berufskrankheitenverordnung (BeKV)

Zweck

➤ Bezeichnung der Berufskrankheiten, Regelung der Anzeigepflicht und des Verfahrens. Verpflichtung des Unfallversicherungsträgers (UVT) zur Prävention drohender oder wiederauflebender Berufskrankheiten (BeK).

Inhalt

➤ **Berufskrankheitenliste:** Anhang 1 der BekV führt alle Krankheiten oder Krankheitsgruppen auf, die entschädigt werden können (siehe Berufskrankheitenliste, S. 213). Voraussetzung ist jedoch in jedem Einzelfall der Kausalitätsnachweis, d. h. es muß wahrscheinlich gemacht werden, daß bei der versicherten Tätigkeit eine schädigende Einwirkung bestand und daß diese Einwirkung die Krankheit hervorgerufen hat (siehe auch Berufskrankheitenverfahren, S. 209).

➤ **Pflicht zur Anzeige** (§§ 4, 5): Jeder Arzt oder Zahnarzt, der den begründeten Verdacht hat, daß eine BeK vorliegt (entsprechend BeK-Liste), ist zur Anzeige an UVT oder Gewerbearzt verpflichtet. Diese tauschen Anzeigen aus. Dies erklärt sich aus dem öffentlichen Interesse, welches an der Aufklärung eines Verdachtfalls besteht (Gefährdung weiterer Beschäftigter, grundsätzliches Interesse an Zusammenhängen von beruflicher Belastung und Krankheit). Anzeigenformular in Anlage 3. Unternehmer sind ebenfalls zur Anzeige verpflichtet (wie bei Arbeitsunfall). Anzeigenformular in Anlage 2 BeKV.

➤ **Verfahren** (§ 7): Wird für den Versicherten vom UVT ausgeführt: Ermittlungen über frühere berufliche Tätigkeiten und dabei aufgetretene möglicherweise schädigende Belastungen, Krankheiten des Versicherten. Einschaltung des Gewerbearztes für gutachterliche Stellungnahme zum Vorliegen einer BeK und zur Prävention bzw. Rehabilitation (siehe auch Berufskrankheitenverfahren, S. 209). Die Entscheidung fällt im Rentenausschuß des UVT. Der Versicherte erhält einen rechtsfähigen Bescheid, gegen den er Widerspruch einlegen kann. Danach ist die Einleitung eines sozialgerichtlichen Verfahrens möglich.

➤ **Prävention und Rehabilitation** (§ 3, siehe auch Rehabilitation, S. 283): Schon wenn das Auftreten oder eine Verschlimmerung einer BeK drohen, sind geeignete Maßnahmen vom UVT einzuleiten. Dazu zählen medizinische (Heilbehandlung), insbesondere aber berufsfördernde Leistungen (Berufshilfe). Diese können bestehen in:
  - *Technischen Verbesserungen am Arbeitsplatz:* z. B. Absaugung, Wechsel von Arbeitsstoffen, Änderung von Arbeitsverfahren;
  - *Organisatorischen Verbesserungen:* Dadurch geringere Belastung des Versicherten.
  - *Persönliche Schutzmaßnahmen:* z. B. Hautschutz, geeignete Schutzkleidung.
  - *Aufnahme einer anderen Tätigkeit:* Ggf. mit Nachschulung.
  - *Versetzung an einen anderen Arbeitsplatz:* Im bisherigen oder einem anderen Betrieb.
  - *Umschulung auf eine andere nicht schädigende Tätigkeit* (neuer Lehrberuf): Hierzu sind vorangehende Beratung, Berufsfindungsmaßnahmen und Eignungsprüfung erforderlich, außerdem muß auch wahrscheinlich sein, daß der Umschüler hinterher einen Arbeitsplatz im neuen Beruf findet.
  - *Medizinische Rehabilitation.*
  - *Finanzielle Leistungen:* In Form von Übergangsleistungen und Minderverdienstausgleich (maximal 5 Jahre).

Aufgaben des Betriebsarztes

- Der Betriebsarzt wird in der BeKV nicht genannt. Trotzdem kommen ihm wichtige Aufgaben im Erkrankungsfall zu. Grundsätzlich erhält der Betriebsarzt von Anzeigen (Unternehmer) so bald wie möglich Kenntnis (§ 193 SGB VII).
- Untersuchung der Krankheitsursachen:
  - Belastungen am Arbeitsplatz (zusammen mit Sicherheitsfachkraft).
  - Bericht an UVT (wird von diesem im allgemeinen angefordert, gewünscht werden Ergebnisse von Vorsorgeuntersuchungen und Begehungsberichte).
- Prüfung, ob weitere Beschäftigte an gleichen oder ähnlichen Arbeitsplätzen ebenfalls gefährdet sind.
- Vorstellung und ggf. engmaschigere Untersuchung des Erkrankten.
- Beratung des Arbeitgebers:
  - Zur Verbesserung der arbeitshygienischen Verhältnisse am Arbeitsplatz.
  - Über Möglichkeiten der beruflichen Rehabilitation des Erkrankten.
- Beratung der Arbeitnehmervertretung (Betriebs-/Personalrat) über präventive Maßnahmen. Die Arbeitnehmervertretung erhält grundsätzlich Unfall- wie BeK-Anzeige zur Gegenzeichnung!
- Beratung des Erkrankten selbst über zukünftiges Verhalten am Arbeitsplatz zur Verhinderung weiterer Gesundheitsschäden.

Regelungen

- **90/326/EWG:** Empfehlung der Kommission betreffend die Annahme einer Europäischen Liste der Berufskrankheiten.
- **SGB VII:** Sozialgesetzbuch VII.
- **BeKV:** Berufskrankheitenverordnung (vom 20. Juni 1968).
- **Merkblätter:** Merkblätter zu den Berufskrankheiten nach Anlage 1 der BeKV. (Bekanntmachungen des Bundesarbeitsministeriums, veröffentlicht im Bundesarbeitsblatt (siehe auch Literatur, S. 86).

Unfallverhütungsvorschriften (UVV)

Zweck

- Vorschriften zur Verhütung von Arbeitsunfällen und Berufskrankheiten durch technische, medizinische und organisatorische Maßnahmen. Sie werden von Unfallversicherungsträgern (UVT) erlassen und sind für die versicherten Unternehmer verbindlich. Gegenwärtig bestehen bei den gewerblichen UVT (Berufsgenossenschaften) über 130 UVV. Rechtsgrundlage ist § 15 SGB VII.

Inhalt

- **Grundsätzliche Regeln:** Betreffen allgemeines Verhalten, Unfallverhütung, arbeitsmedizinische Vorsorge, Erste Hilfe, Pflichten und Rechte von Unternehmern und Beschäftigten;
- **Besondere Regeln:** Betreffen besondere sicherheitstechnische und organisatorische Maßnahmen zum Betrieb bestimmter Arbeitsmittel und Anlagen sowie Anwendung bestimmter Techniken:
  - Ein großer Anteil der UVV befaßt sich mit Benutzung bestimmter Geräte (z. B. Leitern, Schußwaffen), Maschinen (z. B. Erdbaumaschinen, Zentrifugen), Anlagetypen (z. B. Elektrische Anlagen, Gleise) oder ganzen Einrichtungen (z. B. Wärmekraftwerke, Steinbrüche) und Technologien bzw. Tätigkeitsfeldern (Biotechnologie, Gesundheitsdienst).
  - Umgang mit Gefahrstoffen (z. B. Klebstoffe, Flüssiggas, krebserzeugende Gefahrstoffe).
  - Einwirkung von physikalischen Noxen (z. B. Lärm, Laserstrahlen).
  - Ausführung bestimmter gefahrenträchtiger Tätigkeiten (z. B. Schweißen, Bauarbeiten).

Aufgaben des Betriebsarztes

- Die UVV wenden sich nicht direkt an den Betriebsarzt, Adressat ist immer der Unternehmer. Trotzdem ist zumindest ein Teil der UVV außerordentlich wichtig für den Betriebsarzt (Beratung, Arbeitsschutzausschuß, Begehungen).
- **Erforderlich für den Betriebsarzt:** Kenntnis der UVV, die für seine(n) Betrieb(e) gelten, darüber hinaus aber auch folgende:
  - *VBG 1* (GUV 0.1): UVV „Allgemeine Vorschriften" mit allgemeinen Pflichten für Unternehmer und Versicherte und einer Reihe von Regelungen über Arbeitsstätten.
  - *VBG 100* (GUV 0.6): UVV „Arbeitsmedizinische Vorsorge" mit Festlegung der rechtlichen Umstände für den Ablauf von Vorsorgeuntersuchungen und Liste der speziellen Untersuchungen (S. 113).
  - *VBG 109* (GUV 0.3): UVV „Erste Hilfe" mit Verpflichtung zur Aus- und Fortbildung einer genügenden Anzahl von Ersthelfern, Bereitstellung von Material und Räumen und der Ersten-Hilfe-Organisation (s. Erste Hilfe, S. 579).
  - *VBG 123* (GUV 0.5): UVV „Betriebsärzte" mit Regeln zur Festsetzung der Einsatzzeit, Fachkunde, Fortbildung (S. 57).

Regelungen

- **Unfallverhütungsvorschrften** werden von den einzelnen Berufsgenossenschaften erlassen und haben z. T. ein eigenes Nummernverzeichnis. Für die gewerblichen Berufsgenossenschaften und die Gemeindeunfallversicherungsverbände gibt es jedoch Gesamtverzeichnisse:

  - *VBG-Vorschriften-Verzeichnis* der gewerblichen Berufsgenossenschaften (Verband der Berufsgenossenschaften), herausgegeben vom Hauptverband der gewerblichen Berufsgenossenschaften (HVBG) in St. Augustin. Wird jährlich neu herausgegeben.
  - *Druckschriften-Verzeichnis* der Gemeindeunfallversicherungsverbände (GUV 40.0).
- ➤ Eine große Zahl von **Merkblättern, Richtlinien, Sicherheitsregeln und Grundsätzen** sind zu den UVV erlassen worden. Verzeichnisse:
  - *ZH/1-Verzeichnis* der gewerblichen Berufsgenossenschaften (Zentralstelle des Hauptverbandes), herausgegeben vom Hauptverband der gewerblichen Berufsgenossenschaften (HVBG) in St. Augustin. Wird jährlich neu herausgegeben.
  - *GUV 40.0* (Druckschriftenverzeichnis).

Betriebsverfassungsgesetz (BetrVG)

Zweck

➤ Legt das Recht und die Pflicht der Arbeitnehmer eines Betriebs fest, sich eine Vertretung zu wählen. Regelt die Rechte, Aufgaben und Pflichten dieser Arbeitnehmervertretung (Betriebsrat). Ein wichtiger Teil des Gesetzes befaßt sich mit den Aufgaben des Betriebsrats im Arbeitsschutz. Der Betriebsrat hat das Recht zur Überwachung der Einhaltung aller Arbeitsschutzvorschriften im Betrieb.

Inhalt

➤ **Mitbestimmung:** Regelt die Mitbestimmung der Arbeitnehmer im Betrieb. Dies geschieht durch Schaffung einer Arbeitnehmervertretung. Festlegung des Wahlverfahrens. Gremien:
- Betriebsrat (ab 5 Beschäftigten, von denen mindestens 3 wählbar sein müssen).
- Gesamtbetriebsrat, Konzernbetriebsrat.
- Jugendvertretung.

➤ **Zusammenarbeit:** Regelt die Zusammenarbeit von Betriebsrat und Arbeitgeber (§ 74). Dies geschieht durch:
- Regelmäßige Besprechungen (monatlich).
- Friedliche Lösung von Streitfragen (Konsensfindung).
- Diskriminierungsverbot.
- Einigungsstelle bei Streitfragen.
- Aufstellung von Betriebsvereinbarungen zur verbindlichen Regelung innerbetrieblicher Probleme.

➤ **Arbeitnehmerrechte:** Festlegung von Arbeitnehmerrechten:
- Schutz der Betriebsratsmitglieder vor Behinderungen in ihrer Tätigkeit.
- Unterrichtungspflicht des Arbeitgebers über Aufgabe und Verantwortung des Arbeitnehmers, Art seiner Tätigkeit und deren Einordnung in den betrieblichen Arbeitsablauf, über Unfall- und Gesundheitsgefahren und Abwehrmaßnahmen (§ 81).
- Anhörungsrechte des Arbeitnehmers zu Angelegenheiten, die seine Person, die Gestaltung des Arbeitsplatzes und des Arbeitsablaufs betreffen (§ 82).

➤ **Aufgaben des Betriebsrats:** Definition (§ 80):
- Überwachung der Einhaltung aller Gesetze, Regeln, Vorschriften und Vereinbarungen, die zugunsten der Arbeitnehmer im Betrieb gelten.
- Bindeglied zwischen Arbeitnehmern und Arbeitgeber bei Weitergabe von Anregungen der Arbeitnehmer, Beantragung von dem Betrieb und den Arbeitnehmern dienlichen Maßnahmen.
- Förderung der Eingliederung von Schwerbehinderten und weiteren schutzbedürftigen Personen.
- Mitbestimmungsrechte (Arbeitszeit, Urlaubsplan, Überwachung von Arbeitnehmern, Akkord, Lohngestaltung, Betriebswohnungen, Vorschlagswesen u. a.).

➤ **Aufgaben in Fragen des Arbeitsschutzes:**
- *Mitbestimmungsrecht* bei Regelungen über die Verhütung von Arbeitsunfällen und Berufskrankheiten sowie über den Gesundheitsschutz im Rahmen der gesetzlichen oder Unfallverhütungsvorschriften (§ 87[1]).

- *Unterstützung* der für den Arbeitsschutz zuständigen Behörden (Gewerbeaufsicht), Unfallversicherungsträger (Berufsgenossenschaften) bei der Bekämpfung von Unfall- und Gesundheitsgefahren. Dies geschieht durch Anregung, Beratung, Auskunft (Recht des direkten Zugangs zu Aufsichtsbehörden!, § 89[1]).
- *Einsatz* für die Durchführung der Arbeitsschutz- und Unfallverhütungsvorschriften. Damit zusammenhängend das Recht, bei allen mit dem Arbeitsschutz und der Unfallverhütung in Zusammenhang stehenden Besichtigungen und Besprechungen herangezogen und gehört zu werden. Auflagen und Anordnungen der Aufsichtsbehörden müssen ihm mitgeteilt werden (§ 89).
- *Teilnahme an Besprechungen* mit Sicherheitsbeauftragten (§ 89[3]). Nach ASiG auch Teilnahme am Arbeitsschutzausschuß.
- Kopien der *Protokolle* von Besprechungen, Besichtigungen etc. im Rahmen des Arbeitsschutzes (§ 89[4]).
- Unterschriftspflicht auf *Unfallanzeigen* (§ 89[5]).
- *Unterrichtungs- und Beratungsrechte* (§ 90) bei der Planung von Betriebsstätten (Neu-, Umbau), technischen Anlagen, Arbeitsverfahren, Arbeitsplätzen. Dabei sollen gesicherte arbeitswissenschaftliche Erkenntnisse über menschengerechte Arbeitsplatzgestaltung berücksichtigt werden. Dieses Recht tritt auch dann ein und wird durch Mitbestimmungsrecht ergänzt, wenn durch Änderungen am Arbeitsplatz, Arbeitsablauf die obengenannten Erkenntnisse offensichtlich verletzt werden (§§ 90,91).

Aufgaben des Betriebsarztes

- Nach ASiG besteht Pflicht zur Zusammenarbeit mit der Arbeitnehmervertretung. Der Betriebsarzt findet im BetrVG zwar keine Erwähnung, im Zusammenhang mit dem ASiG ergeben sich jedoch daraus die Aufgaben:
  - Beratung der Arbeitnehmervertretung in allen Fragen des Arbeitsschutzes und der Unfallverhütung im Rahmen der „offiziellen" Veranstaltungen, wie Begehungen und Arbeitsschutzausschußsitzungen.
  - Beratung bei Besprechungen der Arbeitnehmervertretung als „Experte" in Fragen der Gesundheit am Arbeitsplatz.
  - Vorstellung, Referate und Teilnahme an Diskussionen bei Betriebsversammlungen.
  - Teilnahme an Besprechungen zur (Wieder-)Eingliederung von Behinderten und von chronisch Kranken im Betrieb.
- Es zählt *nicht* zu den Aufgaben des Betriebsarztes, den Betriebsrat über die Ergebnisse von arbeitsmedizinischen Untersuchungen nach GefStoffV, UVV „Arbeitsmedizinische Vorsorge" u. a. Vorschriften zu unterrichten; dies ist Aufgabe des Arbeitgebers. Was die Verteilung von Protokollen betrifft (z. B. Begehungsprotokolle), so sollte vorher Konsens mit allen Beteiligten hergestellt werden.

Regelungen

- **BetrVG:** Betriebsverfassungsgesetz (vom 15. Januar 1972).

Schwerbehindertengesetz (SchwbG)

Zweck

- Förderung der Behinderten in der Arbeitswelt durch Verpflichtung für Arbeitgeber, vorrangig Schwerbehinderte zu beschäftigen. Kündigungsschutz und institutionelle Unterstützung (Hauptfürsorgestelle, Bundesanstalt für Arbeit) bei der Einrichtung eines behindertengerechten Arbeitsplatzes. Errichtung und Förderung von Behindertenwerkstätten.
- Förderung in der Gesellschaft durch unentgeltliche Beförderung im öffentlichen Verkehr (wenn sich die Behinderung auf den Bewegungsapparat bezieht) und andere den Behinderten entgegenkommende Regelungen (Behindertenausweis).

Inhalt

- **Behinderung** (§ 2): Dauernde (mindestens 6 Monate währende) Funktionsbeeinträchtigung, die auf einem regelwidrigen altersuntypischen Körper-, Geistes- oder Seelenzustand beruht.
- **Schwerbehinderte** (§ 1): Personen mit einem Grad der Behinderung (GdB) von mindestens 50%.
- **Gleichgestellte** (§ 2): Behinderte mit einem GdB von mindestens 30%, die Schwerbehinderten gleichgestellt werden, wenn sie sonst einen geeigneten Arbeitsplatz nicht er- oder behalten können.
- **Feststellung der Behinderung** (§ 4): Auf Antrag des Behinderten durch Versorgungsämter. Hier wird der Gesamtgrad der Behinderung festgelegt, unabhängig davon, welche und wie viele Gründe vorliegen. Als Nachweis der Behinderung kann ein Ausweis ausgestellt werden, der neben dem GdB auch besondere Behinderungsmerkmale nennt. Überprüfung alle 3 Jahre.
- **Beschäftigungspflicht** (§§ 5, 6): In Betrieben (auch der öffentlichen Hand) mit mehr als 16 Arbeitsplätzen müssen auf mindestens 6% der Plätze Schwerbehinderte beschäftigt werden:
  - „In angemessenem Umfang“ sollen schwerbehinderte Personen beschäftigt werden, welche:
    - eine Hilfskraft benötigen;
    - außergewöhnliche Aufwendungen (am Arbeitsplatz) erfordern;
    - eine wesentlich verminderte Arbeitsleistung erbringen;
    - geistig oder seelisch behindert sind oder unter zerebralen Krampfanfällen leiden;
    - keine abgeschlossene Berufsausbildung besitzen;
    - über 50 Jahre alt sind.
  - Auch unter Auszubildenden sollten in „angemessenem Umfang“ Schwerbehinderte sein.
- **Arbeitsplätze** (§ 7): Alle Stellen, auf denen Beschäftigte mit einem Arbeitsverhältnis tätig sind, mit Ausnahme von Rehabilitanden, Beschäftigten, die aus karitativen oder religiösen Beweggründen tätig sind, Geistlichen, Beschäftigten aus arbeitstherapeutischen Gründen, ABM-Kräften (Arbeitsbeschaffungsmaßnahmen), gewählten Personen, kurzzeitig Beschäftigten (< 8 Wochen).
- **Besetzung eines Arbeitsplatzes** (§ 14[1]): Der Arbeitgeber muß prüfen, ob er einen nicht besetzten Arbeitsplatz mit einem Schwerbehinderten besetzen kann. Bei Bewerbungen von Schwerbehinderten muß mit Schwerbehindertenvertretung geprüft werden, ob einer der Bewerber geeignet ist, und das Ergebnis

der Arbeitnehmervertretung mitgeteilt werden. Ein geeigneter Schwerbehinderter muß vorrangig eingestellt werden.

- **Arbeitsplatzgestaltung** (§ 14[3]): Arbeitsplätze, Maschinen und Geräte sind so zu gestalten und zu betreiben, daß mindestens die vorgeschriebene Mindestzahl von Schwerbehinderten dauernd beschäftigt werden kann. Der Arbeitsplatz eines Behinderten ist, soweit für den Arbeitgeber zumutbar, mit den nötigen technischen Arbeitshilfen auszustatten. Der Arbeitgeber erhält ggf. (auch finanzielle) Unterstützung vom Arbeitsamt oder der Hauptfürsorgestelle.
- **Fortbildung** (§ 14[2]): Förderung der Fähigkeiten und Kenntnisse des Schwerbehinderten. Bevorzugte Berücksichtigung bei innerbetrieblichen und Unterstützung bei außerbetrieblichen Fortbildungsmaßnahmen.
- **Schwerbehindertenvertretung** (§ 25): Berät Schwerbehinderte im Betrieb und vertritt deren Interessen gegenüber dem Arbeitgeber. Zusammenarbeit mit der Arbeitnehmervertretung durch regelmäßige Teilnahme an Sitzungen, insbesondere wenn Interessen von Schwerbehinderten berührt werden. Wahl der Vertretung durch Schwerbehinderte. Sie kann Versammlungen der Schwerbehinderten einberufen.
- **Hauptfürsorgestelle** (§ 31): Überwacht Einhaltung des Gesetzes und erhebt Ausgleichsabgabe. Verwendung zur Finanzierung von besonderen Arbeitsmitteln oder zur Arbeitsplatzgestaltung, soweit dies nicht durch Arbeitgeber geschehen kann. Sie unterstützt die schwerbehinderten Beschäftigten am Arbeitsplatz. Sie muß Kündigungen zustimmen (§ 15).
- **Weitere Vergünstigungen für Schwerbehinderte am Arbeitsplatz:**
  - Mehrurlaub von 5 Tagen im Jahr.
  - Können Mehrarbeit verweigern.
  - Kündigungsschutz mit Kündigungsfrist von mindestens 4 Wochen, zustimmungspflichtig durch Hauptfürsorgestelle.

Aufgaben des Betriebsarztes

- Der Arbeitgeber kann sich bezüglich seiner Pflichten und Aufgaben vom Betriebsarzt beraten lassen. Dies betrifft insbesondere:
  - Anpassung eines Arbeitsplatzes an die Behinderung eines Beschäftigten oder Bewerbers.
  - Fragen der gesundheitlichen Tauglichkeit eines schwerbehinderten Bewerbers oder auch bei der Weiterbeschäftigung eines behindert gewordenen Beschäftigten für (s)einen Arbeitsplatz (S. 289).
  - Arbeitsmedizinische Beratung der Arbeitnehmer- und Schwerbehindertenvertretung.

Regelungen

- **SchwbG:** Gesetz zur Sicherung der Eingliederung Schwerbehinderter in Arbeit, Beruf und Gesellschaft (Schwerbehindertengesetz).

Arbeitszeitgesetz (ArbZG)

Zweck

➤ Regelung über Arbeitszeit, Pausen und Ruhezeiten, Schutz der Sonn- und Feiertage für Arbeitnehmer. Bestimmungen über Schicht- und Nachtarbeit und die gesundheitliche Betreuung der Nachtarbeiter. Das Gesetz will Rahmenbedingungen für Tarif- und Betriebsvereinbarungen über die Arbeitszeit schaffen und sieht deshalb viele Ausnahmemöglichkeiten zur betrieblichen Arbeitszeitgestaltung vor.

Inhalt

➤ **Arbeitszeit** (§§ 3,7): Zeit vom Beginn bis zum Ende der Arbeit ohne Ruhepausen. Regelarbeitszeit maximal 8 Stunden pro Tag. *Ausnahmen*, sofern Zeitausgleich gewährt wird:
- Verlängerung auf maximal 10 Stunden, wenn innerhalb 24 Wochen (6 Monaten) ein Ausgleich erfolgt. Auch andere Ausgleichsmöglichkeiten.
- Verlängerung auf über 10 Stunden pro Tag möglich, wenn regelmäßig und in erheblichem Umfang Arbeitsbereitschaft in die Arbeitszeit fällt (Bereitschaftsdienst).
- Verlängerung auf maximal 10 Stunden pro Tag an maximal 60 Tagen im Jahr ohne Ausgleich möglich.
- Sonderregelungen für Landwirtschaft, Gesundheitswesen, öffentlichen Dienst, Kirchen entsprechend Tarifvereinbarungen.

➤ **Nacht- und Schichtarbeit** (§§ 6,7, siehe auch S. 418): Nachtarbeit ist Arbeit zur Nachtzeit (zwischen 23 – 6 Uhr). Es müssen mehr als 2 Stunden in dieser Zeit gearbeitet werden. Nachtarbeitnehmer ist derjenige Arbeitnehmer, der normalerweise Nachtarbeit in Wechselschicht oder an mindestens 48 Tagen im Jahr leistet. Nachtarbeit muß nach gesicherten arbeitswissenschaftlichen Erkenntnissen festgelegt werden. Arbeitszeit 8, maximal 10 Stunden pro Tag bei Ausgleich innerhalb von 4 Wochen (1 Monat). Ausgleich für Nachtarbeit in freien Tagen. *Ausnahmen:*
- Verlängerung auf über 10 Stunden pro Tag ohne Ausgleich möglich, wenn regelmäßig und in erheblichem Umfang Arbeitsbereitschaft in die Arbeitszeit fällt (Bereitschaftsdienst).
- Es können auch andere Ausgleichszeiträume festgelegt werden.
- Der Beginn der 7 stündigen Nachtzeit kann zwischen 22 – 24 Uhr festgelegt werden.
- Sonderregelungen für Landwirtschaft, Gesundheitswesen, öffentlichen Dienst, Kirchen entsprechend Tarifvereinbarungen.

➤ **Ruhepausen** (§§ 4,7, S. 423): Kurzzeitige Pausen in einer Arbeitsschicht, zählen nicht zur Arbeitszeit (Ausnahme: Bergbau, Arbeiten in Druckluft). Mindestpausen: 30 Minuten bei mehr als 6 Stunden Arbeit, 45 Minuten bei mehr als 9 Stunden Arbeit. Mindestdauer der Pausen 15 Minuten. *Ausnahmen:*
- In Schicht- und Verkehrsbetrieben kleine Stückelung möglich.
- Andere Regelungen in Krankenhäusern, Pflegeeinrichtungen, öffentlichem Dienst, Kirchen möglich.

➤ **Ruhezeit** (§§ 5,7): Erholungszeit für Arbeitnehmer zwischen 2 Arbeitsschichten. Sie muß ununterbrochen mindestens 11 Stunden betragen. *Ausnahmen:*

- Krankenhäuser, Pflegeeinrichtungen: Bereitschaftsdienst/Rufbereitschaft sind prinzipiell Ruhezeit, soweit die Inanspruchnahme in dieser Zeit kleiner als 50% ist. Die Dauer der Inanspruchnahme muß zu anderer Zeit ausgeglichen werden. Bei Inanspruchnahme von mehr als 50% wie normale Arbeitszeit.
- Gastronomie, Verkehrsbetriebe, Rundfunk, Landwirtschaft: Nur 10 Stunden, wenn Ausgleich innerhalb 4 Wochen (1 Monat) erfolgt (dann mindestens 12 Stunden).
- Kraftfahrer und Beifahrer, soweit EU-Vorschriften geringere Ruhezeiten zulassen (Verkehrsgewerbe).
- Durch Tarif- oder Betriebsvereinbarungen ist eine Kürzung auf 9 Stunden möglich, wenn erforderlich und Ausgleich erfolgt; bei Bereitschaftsdiensten/Rufbereitschaft in besonderen Gewerbezweigen (s. o.).
- Arbeiten in Druckluft: Mindestruhezeit 12 Stunden.

➤ **Sonntags- und Feiertagsruhe** (§§ 10–12): Prinzipiell keine Arbeit an Sonn- und gesetzlichen Feiertagen. *Ausnahmen* (§ 10): Bei Gewährung eines Ausgleichs (§ 11):
  - Mindestens 15 Sonntage im Jahr beschäftigungsfrei.
  - Ersatzruhetag in unmittelbarer zeitlicher Verbindung zur Sonntagsarbeit.

➤ **Grundsätzliche Ausnahmen** (§§ 13–15): Über die schon genannten Ausnahmen hinaus bestehen noch weitere Ausnahmen in außergewöhnlichen Fällen wie z. B. Vermeidung eines unverhältnismäßigen Schadens, Pflege von Menschen u. a. Die Aufsichtsbehörde hat Ermessensspielraum, wann Ausnahmen in welchem Umfang genehmigt werden.

➤ **Aufsichtsbehörde** (§ 17): In der Regel Gewerbeaufsicht. Zugangs- und Auskunftsrecht zu Fragen der betrieblichen Arbeitszeitgestaltung.

➤ **Sonderregelungen** (§§ 18–21): Das Gesetz gilt nicht für leitende Angestellte, Dienststellenleiter (und Vertreter), Haushaltsgemeinschaften, liturgischen Bereich der Kirchen.

➤ **Andere Regelungen für bestimmte Bereiche:** Jugendliche Arbeitnehmer, Bäcker, staatliche Hoheitsträger, Flugdienst, Binnen- und Seeschiffahrt.

Arbeitsmedizinische Vorsorge (Nachtschicht)

➤ **Arbeitsmedizinische Untersuchung** (§ 6[3,4]): Im Arbeitszeitgesetz vorgesehen. Die Untersuchung folgt den üblichen Regeln für arbeitsmedizinische Vorsorgeuntersuchungen. Ein wesentlicher Unterschied ist die *Freiwilligkeit* der Untersuchung („Arbeitnehmer ist berechtigt").
  - *Gesetzlich festgelegte Einzelheiten:*
    - Untersuchung höchstens alle 3 Jahre, ab 50 Jahre jährlich.
    - Kosten für die Untersuchung trägt der Arbeitgeber.
  - *Umsetzung auf geeigneten Tagarbeitsplatz:* (Nur dann möglich, wenn keine dringenden betrieblichen Belange entgegenstehen. Bei Uneinigkeit muß der Betriebs-/Personalrat gehört werden und hat Vorschlagsrecht).
    - Wenn gesundheitliche Bedenken gegen Nachtarbeit bestehen.
    - Kinder des Arbeitnehmers im Alter von ≤ 12 Jahren oder pflegebedürftiger Angehöriger des Arbeitnehmers, der nur von ihm selbst betreut werden kann.

Arbeitszeitgesetz (ArbZG)

➤ **Inhalte der Untersuchung:** (Siehe auch BMA – „Anhaltspunkte"). Sie sind aufgebaut wie ein BG-Grundsatz. Zusätzlich ist eine Beratung erforderlich:
  - *Untersuchungsinhalt:* Anamnese; physische und klinisch-chemische Untersuchung nach ärztlichem Ermessen; Blutzucker; Ergometrie bei kardialen Risikofaktoren.
  - *Beurteilung:* Bedenken bei chronischen Organkrankheiten, die Einschränkung der spezifischen Leistungsfähigkeit mit sich bringen (Magen, Darm, Herz-Kreislauf, Nieren, Leber), ZNS-Funktionsstörungen, Nachtblindheit (wenn für die ausgeübte Arbeit von Bedeutung) u. a. Die Beurteilung muß tätigkeits- und arbeitsplatzbezogen erfolgen!
  - *Beratung:* Der Arbeitnehmer soll über allgemeine und besondere individuelle Gesundheitsgefahren und deren Prävention beraten werden. Dabei muß auch sein soziales Umfeld (z. B. Wohnsituation) berücksichtigt werden.
  - *Mitteilung:* Eine Mitteilung an den Arbeitgeber erfolgt nur auf Wunsch des Arbeitnehmers (Ausnahme: Erhebliche konkrete Gefährdung des Arbeitnehmers oder Dritter bei Verbleib am Arbeitsplatz).

Weitere Aufgaben des Betriebsarztes

➤ **Beratung:** Aufgrund der vielen Möglichkeiten des Betriebs bei der Gestaltung von Arbeitszeit und Schichtsystemen besteht großer Beratungsbedarf:
  - Beratung des Arbeitgebers gemäß § 3 ASiG zu Fragen der Arbeitszeitgestaltung und Pausenregelung, Randbedingungen der Schicht- und Nachtarbeit, wie Verpflegung, Überwachung (Einzelarbeitsplätze), Ruhezeiten.
  - Beratung des Arbeitgebers in Fragen der Einsetzbarkeit von Arbeitnehmern, bei denen Bedenken gegen einen Einsatz in Nachtschicht bestehen (Rehabilitation, S. 283).
  - Beratung des Betriebs-/Personalrats in Fragen der Arbeitszeit.

Regelungen

➤ **93/104/EG:** Richtlinie über bestimmte Aspekte der Arbeitszeitgestaltung.
➤ **ArbZG:** Arbeitszeitgesetz vom 8. Juni 1994.
➤ **DruckluftV:** Druckluftverordnung.
➤ **BMA:** Bekanntmachung des Bundesarbeitsministeriums vom 22. August 1995: Anhaltspunkte zur Durchführung arbeitsmedizinischer Untersuchungen bei Nachtarbeitnehmern gemäß § 6(3) ArbZG.
AZ: II b 8 – 36 607 – 4/7(37 135), Bundesarbeitsblatt 10/1995, Seite 79.
➤ **BAU:** Amtliche Mitteilungen der Bundesanstalt für Arbeitsschutz 1/96 (Sonderausgabe): Bilanzierung arbeitswissenschaftlicher Erkenntnisse zur Nacht- und Schichtarbeit.

Zweck

➤ Grundsatzregelung über sicherheitstechnische Anforderungen, die technische Arbeitsmittel und andere Geräte zum Schutz der Anwender oder Dritter erfüllen müssen.

Inhalt

➤ **Arbeitsmittel** (§4): Dazu zählen insbesondere verwendungsfähige
- Werkzeuge.
- Arbeitsgeräte.
- Maschinen.
- Beförderungsmittel (Ausnahmen: Eisenbahn, Verkehrsmittel [StVZO]).
- Auch Teile und Vorprodukte zählen dazu, wenn aus ihnen mit einfachen Mitteln ein verwendungsfähiges Endprodukt gemacht werden kann.

➤ **Weiterhin zählen dazu:**
- Persönliche Schutzausrüstungen (Schutzkleidung, -stücke).
- Beleuchtungs-, Be- und Entlüftungs-, Heiz- und Kühleinrichtungen.
- Haushaltsgeräte.
- Sport-, Freizeit-, Bastelgeräte und Spielzeug.

➤ **Überwachungspflichtige Anlagen** (§11): Diese waren bisher Gegenstand der Gewerbeordnung (§24). Es sind Anlagen, bei deren Betrieb Unfallgefahren entstehen und deren technischer Zustand deshalb regelmäßig geprüft werden muß. Zu den verschiedenen Anlagearten sind spezielle Verordnungen und Technische Regeln erlassen worden (siehe Tab. 8).

Tabelle 8 Überwachungspflichtige Anlagen

Anlageart	Verordnung
Dampfkesselanlagen	DampfkV
Druckbehälteranlagen, Gasbefüllungsanlagen	DruckbehV
Leitungen zur Beförderung gefährlicher Gase und Flüssigkeiten mit Überdruck	Gashochdruckleitungsverordnung
Aufzugsanlagen	AufzV
Explosionsgefährdete elektrische Anlagen	ElexV
Acetylenanlagen, Calciumcarbidlager	AcetV
Anlagen zur Lagerung, Abfüllung und Beförderung von brennbaren Flüssigkeiten	VbF
Getränkeschankanlagen	Getränkeschankanlagenverordnung

Gerätesicherheitsgesetz (GSG)

➤ **Schutzmaßnahmen:** Technische Arbeitsmittel dürfen nur in Verkehr gebracht werden, wenn sie bestimmte sicherheitstechnische Anforderungen erfüllen. Diesen Anforderungen zum Schutz der Anwender und Dritter genügen die Arbeitsmittel, wenn die Regelungen nachweisbar erfüllt werden:
- *Verordnungen zum GSG (GSGV):* (siehe Tab. 9).

Tabelle 9 Verordnungen zum GSG (GSGV)

Geräte und Arbeitsmittel	Verordnungen
Medizingeräte	MedGV
Spielzeuge	Spielzeugsicherheitsverordnung
Information über Maschinenlärm	3. GSGV
Schutzaufbauten	4. GSGV
Kraftbetriebene Flurförderzeuge	5. GSGV
Einfache Druckbehälter	6. GSGV
Gasverbrauchseinrichtungen	7. GSGV
Persönliche Schutzausrüstung	8. GSGV
Maschinensicherheit	9. GSGV
Sportboote	10. GSGV
Explosionsschutz	11. GSGV

- Arbeitsschutz- und Unfallverhütungsvorschriften, allgemein anerkannte Regeln der Technik.
- *CE-Zeichen:* Konformitätszeichen entsprechend den Rechtsverordnungen auf der Grundlage von EU Regelungen (vorgeschrieben).
- *GS-Zeichen:* Zeichen „GS" („Geprüfte Sicherheit"), welches von bestimmten, von Aufsichtsbehörden akkreditierten Zertifizierungsstellen vergeben wird, wenn Bestimmungen über Sicherheit des Arbeitsmittels erfüllt werden. Damit sind auch Produktkontrollen verbunden (freiwillig).

a

b

Abb. 1 GS-Zeichen (a), CE-Zeichen (b).

- *Sonderregelungen:* Für überwachungsbedürftige Anlagen (s. o.), die regelmäßige Prüfungen vorsehen.

➤ **Aufsichtsbehörde:** Gewerbeaufsichtsämter oder andere Landeseinrichtungen für den Arbeitsschutz. Sie können bei Personengefährdung die Benutzung von Arbeitsmitteln einschränken oder verbieten. Anlaß dazu sind insbesondere Berichte des Technischen Aufsichtsdienstes der Berufsgenossenschaften oder Unfälle. Unter Umständen auch Warnung der Öffentlichkeit.

➤ **Ausschuß für Technische Arbeitsmittel:** Bestehend aus Sachverständigen beim Bundesarbeitsministerium zur Beratung bei der Durchführung des Gesetzes (Erlaß von Verordnungen und Technischen Regeln).

Aufgaben des Betriebsarztes

➤ Direkt ergeben sich keine Aufgaben, indirekt nur in beschränktem Ausmaß, da dieses Gesetz sich mit technischer Sicherheit befaßt (Bedeutung für Sicherheitsfachkraft). 2 Verordnungen sind jedoch auch für den Betriebsarzt von Bedeutung:

➤ **Medizingeräteverordnung (MedGV):** Legt sicherheitstechnische Anforderungen an medizinisch-technische Geräte einschließlich Laborgeräte fest. Einteilung entsprechend der möglichen Gefährdung, die vom Gerät für Patienten oder Anwender ausgeht, in 4 Gruppen. Es werden aber auch Regeln zu Inbetriebnahme (Gebrauchsanweisung in deutscher Sprache, Einweisung), Gebrauch und ggf. regelmäßiger Überwachung (Defibrillator) aufgestellt.

➤ **Verordnung über Persönliche Schutzausrüstung** (8. GSGV): Festlegung von Anforderungen an Schutzkleidung und Schutzstücke (s. Persönliche Schutzausrüstung, Grundlagen, S. 536). Kenntnis wichtig im Rahmen der Beratung des Arbeitgebers.

Regelungen

➤ **89/686/EWG:** EU-Richtlinie zur Angleichung der Rechtsvorschriften der Mitgliedsstaaten für persönliche Schutzausrüstungen (aktualisiert durch Änderungsrichtlinie 93/95/EWG).

➤ **GSG:** Gesetz über technische Arbeitsmittel, Gerätesicherheitsgesetz (vom 23. Oktober 1992).

➤ **GSGV:** Verordnungen zum Gerätesicherheitsgesetz. Bisher 11 Verordnungen (s. o.). Wichtig für den Betriebsarzt sind:
  - *MedGV:* Medizingeräteverordnung.
  - *8. GSGV:* Persönliche Schutzausrüstungen.

➤ **Überwachung:** Gemäß § 11 GSG (überwachungsbedürftige Anlagen), bisher 10 Verordnungen (s.o).

➤ **UVV:** Die meisten Unfallverhütungsvorschriften befassen sich mit technischem Schutz vor Gefahren durch Geräte und Anlagen.

Chemikaliengesetz (ChemG)

Zweck

- Schutz von Menschen und Umwelt vor Chemikalien. Dabei kommt der Vorbeugung ein besonderer Rang zu. Das Gesetz schafft eine Grundlage für eine Reihe von Verordnungen über Inverkehrbringen (Hersteller, Händler, Einführer) und Umgang (Betrieb) mit Gefahrstoffen. Im Gesetz selbst wird der Gefahrstoffbegriff umrissen, die Regeln zur Anmeldung und Prüfung von neuen Stoffen und die Mitteilungspflicht von Herstellern bzw. Einführern über neue Stoffe sowie von Ärzten bei Verdacht auf Vergiftungen festgelegt. In den Anhängen befaßt sich das Gesetz mit den Voraussetzungen für Prüflabors (GLP-Labors).

Inhalt

- Bei der Darstellung des Gesetzes wird nicht auf Bestandteile des Gesetzes eingegangen, die für die betriebsärztliche Aufgabe nicht von Belang sind.
- **Gefahrstoff** (§§ 2,3,3 a,19[2]): Der Begriff wird von anderen für gefährliche Stoffe abgegrenzt, für die es andere Regelungen gibt (z. B. Abfälle, Arzneimittel).
  - *Definition von Begriffen*, z. B.:
    - Stoff: Element, Verbindung inklusive Hilfsstoffen und Verunreinigungen.
    - Zubereitung: Gemenge, Gemische, Lösungen.
    - Erzeugnisse: Produkt aus Gefahrstoff, bei dem aber Oberfläche, Form und Gestalt die Funktion mehr bestimmen als die chemische Zusammensetzung.
    - Herstellen, Inverkehrbringen (EU) und Verwenden etc.
  - *Benennung gefährlicher Eigenschaften:* (Siehe Tabelle 10).

Tabelle 10 Eigenschaften von Gefahrstoffen

nach § 3a sicherheitstechnische	toxikologische	nach § 19(2)
explosionsgefährlich brandfördernd hochentzündlich leichtentzündlich entzündlich umweltgefährdend	sehr giftig giftig gesundheitsschädlich ätzend reizend sensibilisierend krebserzeugend fortpflanzungsgefährdend erbgutverändernd	explosionsfähig erfahrungsgemäß Krankheitserreger übertragend sonstige chronisch schädigende Eigenschaften

Gefahrstoffe nach § 9(2) sind auch Stoffe nach § 3a und zusätzlich Stoffe, Zubereitungen, Erzeugnisse, aus denen erst durch Bearbeitung etc. Gefahrstoffe nach § 3a freigesetzt werden können (z. B. Quarzfeinstaub beim Strahlen von Sandstein).

➤ **Anmeldung und Prüfung neuer Stoffe** (§§4 – 12): z.B. erforderlich ab 10 bzw. 100 kg (zu wissenschaftlichen Untersuchungen) Produktion oder Einfuhr jährlich europaweit(!).
- *Angaben:* Der Hersteller oder Einführer muß mit der Anmeldung Angaben über den Stoff machen:
  - Zusammensetzung, Analytik.
  - Angaben zur Herstellung, Verwendung, zum Verbleib.
  - Toxikologische Daten, Einstufung.
  - Notfallmaßnahmen (Unfall, Störfall).
  - Entsorgung.
- *Prüfnachweise:* Der Hersteller oder Einführer muß mit der Anmeldung Prüfnachweise erbringen. Je größer die Menge des Stoffes, die in Verkehr gebracht werden soll, um so umfangreicher und weitgehender sind die Prüfnachweise. Die geforderten Stoffprüfungen (Grundprüfung, 1. und 2. Zusatzprüfung) bauen aufeinander auf. Sie müssen von amtlich dafür zugelassenen und geprüften Labors (GLP = Good Laboratory Practice, S. 38) ausgeführt werden. Hierbei spielt es keine Rolle, in welchem Land in EU-Europa das GLP-Labor seinen Sitz hat.

➤ **Anmeldestelle:** Für Deutschland ist die Bundesanstalt für Arbeitsschutz (BAU) in Dortmund (§ 12) zuständig.

➤ **Einstufung, Kennzeichnung und Verpackung** (§§ 13 – 15): Die Stelle, die den Stoff in Verkehr bringt, ist verpflichtet, diesen entsprechend den Prüfergebnissen zu kennzeichnen und zu verpacken. Dazu sind in der GefStoffV zahlreiche Details aufgeführt.

➤ **Mitteilungspflichten** (§§ 16 – 16 e): Weitere Mitteilungspflichten bestehen, anstelle der schon genannten oder darüber hinausgehend, für:
- *Stoffe, die von Anmeldepflicht ausgenommen sind:* z.B. verfügbare toxikologische Daten, vorgeschlagene Kennzeichnung etc.
- *Stoffe, die außerhalb der EU in Verkehr gebracht werden sollen:* In eingeschränktem Maße.
- *Altstoffe* (d.h. Stoffe, die schon vor Inkraftsetzung des ChemG in Verkehr gebracht worden waren, also die allermeisten Stoffe): Dazu existiert eine regelmäßig aktualisierte europäische Liste für Altstoffe (EINECS = European Inventory of Existing Chemical Substances). Diese Altstoffe sollen entsprechend ihrer Bedeutung nach und nach wie neue Stoffe untersucht und bewertet werden.
- *Zubereitungen* mit Verdacht auf besondere schädliche Wirkungen.
- *Stoffe und Zubereitungen, die für Endverbraucher bestimmt sind:* Mitteilung an das Bundesinstitut für gesundheitlichen Verbraucherschutz und Veterinärmedizin (BgVV) in Berlin. Hier werden zentral Informationen über gefährliche Handelsprodukte gesammelt, die dazu an Behandlungsstellen für Vergiftungen weitergegeben werden. Leider gilt dies nur für nach GefStoffV zu kennzeichnende Zubereitungen (Einzelheiten siehe ChemGiftInfoV, S. 39). Gemeldet werden vom Inverkehrbringer:
  - Handelsnamen,
  - Angaben über Zusammensetzung,
  - Kennzeichnung,
  - Verwendungshinweise,
  - Vorsichtsmaßnahmen und Erste Hilfe
- *Meldepflicht für Ärzte:* Bei Verdacht auf Vergiftungen, ebenfalls an BgVV (siehe ChemGiftInfoV, S. 39).

Chemikaliengesetz (ChemG)

- **Ermächtigungen:** Die Bundesregierung ist zum Erlaß von Rechtsverordnungen mit besonderen Schutz- und Verbotsvorschriften (§§ 17 – 19) ermächtigt. Rechtliche Grundlage zum Erlaß der GefStoffV und ChemVerbotsV.
- **Gute Labor Praxis** (GLP; §§19 a– 19 d): Verpflichtung von Prüflabors, daß Stoffprüfungen unter Einhaltung der GLP vorgenommen werden. Die Grundsätze der GLP sind in den Anhängen zum ChemG festgehalten und umfassen Labor-Organisation und Bedingungen für Prüfungsablauf, Dokumentation und Berichtspflichten. Die als GLP-Labors akkreditierten Stellen unterliegen amtlicher Kontrolle.

Aufgaben des Betriebsarztes

- Es ergeben sich keine direkten Aufgaben. Über die allgemeine Übersicht hinaus ist Kenntnis des Gesetzes hinsichtlich folgender Faktoren wichtig:
  - *Begriffsbestimmungen:* Stoffbegriff, Gefährlichkeitsmerkmale;
  - *Mitteilungspflicht des Arztes:* Pflicht jeden Arztes bei Vergiftungsverdacht bei einem Patienten;
  - *Mitteilungspflicht beim Inverkehrbringen:* Über Zusammensetzung eines Handelsprodukts mit einer als gefährlich einzustufenden Zubereitung an BgVV für zielgerechte Behandlung von Vergiftungen.

Regelungen

- **67/548/EWG:** EU-Richtlinie zur Angleichung der Rechts- und Verwaltungsvorschriften für die Einstufung, Verpackung und Kennzeichnung gefährlicher Stoffe. Dazu in den folgenden Jahren eine Reihe von Ergänzungs-, Angleichungs- und Änderungsrichtlinien.
- **ChemG:** Gesetz zum Schutz vor gefährlichen Stoffen (vom 14. März 1990).
- **ChemPrüfV:** Prüfnachweisverordnung.
- **ChemVerbotsV:** Chemikalien-Verbotsverordnung.
- **ChemGiftInfoV:** Giftinformationsverordnung.
- **ChemKostV:** Chemikalienkostenverordnung.
- **ChemStrOWiV:** Chemikalienstraf- und Bußgeldverordnung.
- **GefStoffV:** Gefahrstoffverordnung.
- FCKW-Halon-Verbots-Verordnung.

Zweck

- Sammlung und Weitergabe von Informationen über die Zusammensetzung von gefährlichen Handelsprodukten zur Behandlung von Vergiftungen.
- Sammlung und Auswertung von Informationen über Verdachtsfälle von Vergiftungen, deren Zustandekommen und Behandlung, um neue bzw. besser fundierte Kenntnisse darüber zu erhalten.

Inhalt

- **Bundesinstitut für gesundheitlichen Verbraucherschutz und Veterinärmedizin (BgVV):** Adressat der Anmeldung von Stoffen und der Mitteilung von Ärzten über Vergiftungsfälle. Von dort sind auch Formulare zu erhalten.
  - *Postanschrift:* Bundesinstitut für gesundheitlichen Verbraucherschutz und Veterinärmedizin, Postfach 330013, 14191 Berlin.
- **Regelung der Anmeldeformalitäten für kennzeichnungspflichtige Handelsprodukte:** Abzugeben vom Einführer, Händler oder Hersteller. Erforderlich sind folgende Angaben:
  - Genaue Adresse und Telefonnummer mit Nennung des Auskunftverantwortlichen.
  - Handelsnamen.
  - Inhaltsstoffe (auch von der Gefahrstoffliste nicht erfaßte Stoffe).
  - Kennzeichnung und Einstufung.
  - Verwendungszweck und -art.
  - Angaben zur Verpackung und Gebindeart(en).
  - Vorsichtsmaßnahmen und Empfehlungen zur Ersten Hilfe.
  - Angaben über Aussehen, pH Wert, Konsistenz, Analytik u. a.
- **Ärztliche Mitteilung über Vergiftungen:** Wurde gesetzlich geregelt, um Informationen über Vergiftungen zentral zu sammeln und auszuwerten. Damit sollen neue Erkenntnisse über vorkommende Vergiftungen, deren Behandlung und Verlauf gewonnen werden. Man schätzt die Zahl der jährlich auftretenden Vergiftungsfälle auf ca. 200000 mit ca. 4000 Todesfällen in Deutschland. Leider wird die Mitteilungspflicht nicht sehr ernst genommen, und die sowieso geringe Anzahl von Mitteilungen (maximal ca. 800 pro Jahr) schrumpft gegenwärtig wieder.
  - *Verpflichtung zur ärztlichen Mitteilung:* Es besteht Mitteilungspflicht, allerdings ohne Nennung von Namen des Patienten und ohne eine andere Möglichkeit zur Identifikation des Patienten. Das BgVV geht der Mitteilung nach und nimmt Kontakt mit dem meldenden Arzt auf.
  - *Inhalt der Mitteilung:*
    - Alter, Geschlecht des Patienten.
    - Vermutetes auslösendes Produkt (Stoff, Zubereitung) mit Nennung des Handelsnamens.
    - Art der Exposition (oral, inhalativ etc.).
    - Umstände der Exposition (unbeabsichtigt, beruflich, privat etc.).
    - Therapie und Krankheitsverlauf, ggf. anonymisierte Befunde, Epikrisen.

Giftinformationsverordnung (ChemGiftInfoV)

- *Zeitpunkt der Mitteilung:* Die Mitteilung muß unverzüglich erfolgen:
  - Bei akuten Erkrankungen nach Abschluß der Behandlung.
  - Bei chronischen Krankheiten nach Stellung der Diagnose.
  - Bei einer Beratung nach deren Abschluß.
  - Bei Erkrankung mit Todesfolge nach Abschluß der Obduktion, soweit eine solche erfolgt ist.
- Für eine Mitteilung an das BgVV werden keine Unkosten erstattet. Trotzdem sollten in Hinblick auf den Zweck und das Ziel Mitteilungen gemacht und weitere gewünschte Informationen an das BgVV weitergegeben werden.

Aufgaben des Betriebsarztes

➤ **Mitteilungspflicht:** Besteht wie für jeden Arzt auch für den Betriebsarzt:
- Auch beruflich verursachte Vergiftungen sind zu melden (viele Mitteilungen kommen von Betriebsärzten).
- Möglicherweise ist zusätzlich eine Berufskrankheitenanzeige zu erstatten.
- Eine Information an Betriebsleiter oder Arbeitgeber über die Mitteilung ist sinnvoll.
- Eine Untersuchung des Vergiftungsvorgangs ist notwendig.

Regelungen

➤ **ChemGiftInfoV:** Verordnung über die Mitteilungspflichten nach § 16 e des Chemikaliengesetzes zur Vorbeugung und Information bei Vergiftungen (vom 31. Juli 1996).

Zweck

➤ Schutz des Menschen und der Umwelt vor Gefahrstoffen. Dem Entstehen von Schäden vorzubeugen und Gefahren erkennbar zu machen, ist ein wichtiges Anliegen der Verordnung. Besondere Zielgruppe sind Menschen, die beruflich mit Gefahrstoffen umgehen, Adressaten sind Hersteller, Einführer, Händler und insbesondere Arbeitgeber. Der Umgang mit Gefahrstoffen soll auf das notwendigste begrenzt werden. Schutzmaßnahmen sollen eine Exposition soweit wie möglich verringern, die Beschäftigten sollen geschützt und über Gefahren informiert werden.

Inhalt

➤ Seitenreiche Verordnung mit Verordnungstext und Anhängen. Dazu ein umfangreiches Regelwerk (TRGS = Technische Regeln für Gefahrstoffe, siehe S. 48), das ständig fortgeschrieben wird. Hier kann nur auf betriebsärztlich relevante Regelungen eingegangen werden.

Tabelle 11 Aufbau der Gefahrstoffverordnung

Verordnungstext		Anhänge	
1	Zweck, Anwendungsbereich, Begriffsbestimmungen	I	Allgemeine Bestimmungen für gefährliche Stoffe und Zubereitungen
2	Einstufung	II	Bestimmungen für gefährliche Zubereitungen
3	Kennzeichnung und Verpackung	III	Zusätzliche Kennzeichnungsvorschriften für bestimmte Stoffe, Zubereitungen und Erzeugnisse
4	Verbote und Beschränkungen	IV	Herstellungs- und Verwendungsverbote
5	Allgemeine Umgangsvorschriften	V	Besondere Vorschriften für bestimmte Gefahrstoffe und Tätigkeiten
6	Zusätzliche Vorschriften für Kanzerogene und Mutagene	VI	Liste der Vorsorgeuntersuchungen
7	Behördliche Anordnungen und Entscheidungen		
8	Straftaten und Ordnungswidrigkeiten		
9	Schlußvorschriften		

➤ **Begriffsbestimmungen:** Bezugnahme auf die Begriffsbestimmungen des ChemG (Gefährlichkeitsmerkmale, S. 36) und weitere Begriffserläuterungen (siehe auch Arbeitsbereichsanalyse, S. 135).

Gefahrstoffverordnung (GefStoffV)

- **Gefährlichkeitsmerkmale von Stoffen** (siehe §§ 3 a,19[2] ChemG): Nähere Erläuterungen dazu finden sich in Anhang I: Einstufungskriterien (bei toxikologisch klassifizierten Stoffen nach den Ergebnissen von streng standardisierten Tierversuchen), Gefahrensymbole und -bezeichnungen, Gefahrenhinweise (R-Sätze), Sicherheitsratschläge (S-Sätze) und Angaben über Sicherheitsdatenblatt.
- Beachte: Eine Gefahrstoffliste findet sich in der GefStoffV nicht mehr. Hier wird auf EU-Richtlinien und deren Veröffentlichung im Bundesanzeiger verwiesen (Liste nach § 4 a GefStoffV). Sie umfaßt ca. 1200 Stoffe. Liste enthält Klassifizierung der Stoffe, Gefahrenhinweise, Sicherheitsratschläge und weitere Informationen zu jedem Stoff.
- **Gefährlichkeitsmerkmale von Zubereitungen** (§ 4 b): Sie werden rein rechnerisch nach Konzentration und toxikologischer Einstufung der Einzelbestandteile ermittelt (Anhang II); toxikologische Erfahrungen gibt es dazu nicht.
- **Kennzeichnung und ausreichende Verpackung von Stoffen und Zubereitungen** (§§ 5 – 12): Entsprechend Einstufung. Aufgabe des Herstellers oder Händlers.
  - *Erforderliche Angaben:*
    - Chemische Bezeichnung des Stoffes (bzw. der gefährlichen Stoffe bei einer Zubereitung).
    - Handelsnamen oder Bezeichnung der Zubereitung.
    - Gefahrensymbole und zugehörige Gefahrenbezeichnungen.
    - Gefahrenhinweise und Sicherheitsratschläge.
    - Vollständige Adresse mit Namen und Telefon-Nummer des Herstellers, Händlers oder Einführers sowie weitere Angaben.
  - *Sonderregelungen:* Zusätzlich für bestimmte Zubereitungen und Erzeugnisse (Anhang III). Art und Größe der Kennzeichnungen sind ebenso vorgeschrieben wie allgemeine Verpackungsregeln.
- **Sicherheitsdatenblatt:** Für einen Gefahrstoff oder kennzeichnungspflichtige Zubereitung ist vom Hersteller oder Händler ein Sicherheitsdatenblatt dem Anwender zur Verfügung zu stellen (Ausnahme: private Abnahme, hier Sonderregelungen in § 13). Bei neuen Erkenntnissen über den Gefahrstoff oder Bestandteile der Zubereitung ist dies dem Anwender bis zu 12 Monaten nach der letzten Lieferung mitzuteilen. Das Sicherheitsdatenblatt wird kostenlos abgegeben; es muß das Datum der Erstellung oder der letzten Änderung tragen und in deutscher Sprache abgefaßt sein. Die Einzelheiten dazu finden sich in der TRGS 220. Das Sicherheitsdatenblatt enthält (kursiv die für den Betriebsarzt wichtigen Informationen):
  - Stoff-/Zubereitungs- und Firmenbezeichnung.
  - *Zusammensetzung* und Angaben zu den Bestandteilen.
  - Mögliche *Gefahren*, die von dem Produkt ausgehen.
  - *Erste-Hilfe-Maßnahmen.*
  - Maßnahmen zur Brandbekämpfung.
  - Maßnahmen bei unbeabsichtigter Freisetzung.
  - Handhabung und Lagerung.
  - Expositionsbegrenzung und *persönliche Schutzausrüstung.*
  - Physikalische und chemische Eigenschaften, Stabilität, Reaktivität.
  - *Toxikologische Angaben.*
  - Ökologische Angaben.
  - Hinweise auf Transport und Lagerung.
  - sonstige Angaben, Vorschriften.

➤ **Herstellungs- und Verwendungsverbote** (§ 15): Wurden für eine Reihe von Stoffen bzw. Stoffgruppen (gegenwärtig 20) erstellt. Verwendung nur unter einschränkenden und definierten Bedingungen. Im Anhang IV werden für jeden der Stoffe bzw. -gruppen die Ausnahmen zur Verwendung dargestellt.

➤ **Allgemeine Beschäftigungsverbote** (§ 15 a): Für bestimmte besonders krebserzeugende Stoffe (gegenwärtig 14) gibt es ein Expositionsverbot (kein Verwendungsverbot!), auch hierzu eine Reihe von Ausnahmen (z. B. Asbestfasern bei Abbruch- und Sanierungsarbeiten) und zusätzliche Regelungen zu Schutzausrüstung und Arbeitszeit.
- *Ausgesetzt sein* (§§ 15 a, 15 b): „Beschäftigte sind einem Gefahrstoff ausgesetzt, wenn eine über die ubiquitäre Luftverunreinigung („Hintergrundsbelastung“) hinausgehende Exposition vorliegt.“ TRGS 101 (Juli 1995).

➤ **Besondere Beschäftigungsverbote für bestimmte Personengruppen** (§ 15 b): Betrifft Jugendliche und Schwangere bzw. Stillende.
- *Jugendliche:* Dürfen nur dann mit Gefahrstoffen umgehen, wenn sie von Fachkundigen beaufsichtigt werden. Beim Umgang mit gesundheitsschädlichen, ätzenden oder reizenden Stoffen muß sich die Notwendigkeit aus dem Ausbildungsziel ergeben. Bei sehr giftigen, giftigen, kanzerogenen, mutagenen und reproduktionstoxischen Stoffen darf die Auslöseschwelle (S. 135) nicht überschritten werden. Jugendliche dürfen nicht mit Material umgehen, bei dessen Umgang sie Krankheitserregern ausgesetzt sind. Zuvor muß bei den letztgenannten Stoffen eine ärztliche Untersuchung stattgefunden haben, bei Stoffen, die im Anhang VI aufgeführt werden, von einem dazu ermächtigten Arzt. Auch bei Untersuchungen zu anderen Stoffen ist es sehr zweckmäßig, wenn die Untersuchung von einem arbeitsmedizinisch fachkundigen Arzt ausgeführt wird.
- *Schwangere:* Dürfen nicht sehr giftigen, giftigen oder gesundheitsschädlichen Stoffen ausgesetzt sein, soweit die Auslöseschwelle (in der Regel MAK-Wert) überschritten wird. Kanzerogenen, mutagenen und reproduktionstoxischen Stoffen dürfen sie grundsätzlich nicht ausgesetzt sein (keine Grenzkonzentration). Verbot besteht auch für den Umgang mit Material, durch welches Krankheitserreger übertragen werden können. Schwangere dürfen den Krankheitserregern nicht ausgesetzt sein (siehe Biologische Noxen, S. 385; MuSchG, S. 55).
- *Stillende Mütter:* Tätigkeitsverbot bei Exposition oberhalb der Auslöseschwelle. Krankheitserreger wie bei Schwangeren.
- *Gebärfähige Frauen:* Beschäftigungsverbot beim Umgang mit Blei, Quecksilberalkylen und Zubereitungen, die diese Stoffe enthalten, wenn die Auslöseschwelle nicht unterschritten wird.

➤ **Begasungen** (§ 15 d): Für die 5 zugelassenen Begasungsstoffe bestehen Anwendungs- und Umgangsregeln, die im Anhang V, Nr. 5 präzisiert werden:
- *Begasungsmittel (§ 15 d):*
  - Brommethan (Fungizid, Insektizid).
  - Cyanwasserstoff (Schädlingsbekämpfung, Nagetiere) und Substanzen, aus denen CN freigesetzt wird.
  - Ethylenoxid (Kaltsterilisation).
  - Formaldehyd (Kaltsterilisation, Desinfektion) und Substanzen, aus denen CH_3OH freigesetzt wird.
  - Phosphorwasserstoff (Insektizid) und Substanzen, aus denen PH_3 freigesetzt wird.

Gefahrstoffverordnung (GefStoffV)

- *Anwendungserlaubnis:* Wird nur für Antragssteller und Betreiber erteilt, die einen Befähigungsschein besitzen. Der Befähigungsschein wird von der zuständigen Behörde (i.a. Gewerbeaufsichtsamt) ausgestellt, wenn folgende Voraussetzungen erfüllt sind:
  - Alter über 18 Jahre, gegebene *Zuverlässigkeit.*
  - Nachweis der erforderlichen *Sachkunde* (erfolgreich besuchter Sachkundelehrgang).
  - Nachweis ausreichender Erfahrung durch Beteiligung bei Begasungen.
  - Vorlage eines *ärztlichen Zeugnisses* über körperliche und geistige Tauglichkeit (Geruchs- und Sehtest, ggf. Atemschutztauglichkeit) und Nachweis über ausreichende Kenntnisse in Erster Hilfe bei Vergiftungen mit Begasungsmitteln. Der untersuchende und prüfende (!) Arzt muß dazu ermächtigt sein (siehe Geruchsprüfung, S. 180).

➤ **Umgangsvorschriften:** Sie haben für den beratenden Arzt besondere Bedeutung. Die Verpflichtungen des Arbeitgebers beginnen schon vor der Verwendung von Gefahrstoffen mit der Ermittlungspflicht. Aus der allgemeinen Schutzpflicht lassen sich spezielle Aufgaben ableiten (Tab. 12).

Tabelle 12 Schutzmaßnahmen beim Umgang mit Gefahrstoffen

Paragraph	Schutzmaßnahmen
§ 17	Allgemeine Schutzpflicht
§ 16	Ermittlungen über Gefahrstoffe (vor Einsatz), Kataster
§ 18	Überwachung zur Einhaltung von Grenzwerten (Messung, andere Ermittlungen)
§ 19	Minimierungsgebot, Rangfolge der Schutzmaßnahmen
§§ 20, 21	Betriebsanleitung, Unterweisung, Unterrichtung der Arbeitnehmervertretung
§ 22	Hygienemaßnahmen
§§ 23, 24	Innerbetriebliche Verpackung und Kennzeichnung, Aufbewahrung und Lagerung
§§ 28 – 34	Arbeitsmedizinische Vorsorgeuntersuchungen

➤ **Ermittlungspflicht:** Vor Einsatz eines Gefahrstoffs ist zu prüfen, ob ein weniger gefährlicher Stoff verwendet werden kann. Das Verfahren muß so gestaltet werden, daß es möglichst emissionsarm ist. Besondere Aufgaben:
- *Gefahrstoffkataster:* Über alle im Betrieb verwendeten Gefahrstoffe muß ein Verzeichnis mit Bezeichnung, Einstufung, Mengen (z. B. Monats- oder Jahresverbrauch, Lagerungsmengen) und den Arbeitsbereichen, in welchen die Stoffe eingesetzt werden, erstellt werden.
- *Vorsorge:* Schon vor Einsatz der Gefahrstoffe müssen mögliche Gefahren beurteilt und die zu ergreifenden Maßnahmen festgelegt sein.

➤ **Allgemeine Schutzpflicht:** Zu beachten sind:
- Die dazu erlassenen Vorschriften der Gefahrstoffverordnung.
- Alle für den Betrieb geltenden Arbeitsschutz- und Unfallverhütungsvorschriften.

- Allgemein anerkannte sicherheitstechnische, arbeitsmedizinische und hygienische Regeln (siehe TRGS 003, S. 49).
- Gesicherte arbeitsmedizinische Erkenntnisse („Lehrbuchwissen").
- Maßnahmen zur Abwehr unmittelbarer Gefahren sind unverzüglich zu treffen.

➤ **Überwachungspflicht:** Bei Expositionsverdacht (Auftreten eines Stoffes in der Luft am Arbeitsplatz ist nicht sicher auszuschließen) sind Ermittlungen über Einhaltung der Grenzwerte anzustellen (MAK-, TRK-, BAT-Wert, Auslöseschwelle, Hautkontakt; S. 135). Geschieht durch Arbeitsbereichsanalyse mit *rechnerischer Ermittlung* (freiwerdende Menge und Luftumsatz) oder durch *Messungen* (siehe TRGS 402; Meßstrategien, S. 139) an den Arbeitsplätzen. Ausführung durch anerkannte Meßstellen (siehe TRgA 400, S. 50). Aus dem Ergebnis einer Arbeitsbereichsanalyse ergibt sich die Notwendigkeit eines Kontrollmeßplans. Über Ergebnisse der Messung müssen Arbeitnehmervertretung und ggf. auch betroffene Arbeitnehmer unterrichtet und angehört werden. Es besteht dazu ein Vorschlagsrecht der Arbeitnehmervertretung. Eine Reihe von Sonderregelungen betreffen das Überschreiten der Grenzwerte. Der Betriebsarzt sollte von den Ergebnissen unbedingt Kenntnis erlangen, auch wenn dies nicht in der GefStoffV steht.

➤ **Hygienemaßnahmen:** Über die üblichen Hygienemaßnahmen hinaus (siehe ArbStättV, S. 16) müssen bei besonders gefährlichen Stoffen besondere bauliche Maßnahmen (z. B. Schwarz-Weiß-System, S. 484; Schutzkleidung mit Reinigung, S. 539, 571) vorgesehen werden.

➤ **Verpackung, Kennzeichnung, Lagerung:** Für innerbetriebliche Anwendung bestehen eigene sicherheitstechnische Regeln, die verhindern sollen, daß Verwechslungen auftreten oder Unbefugte an besonders gefährliche Stoffe herankommen.

➤ **Sicherheitstechnik und Störfälle:** Bei Schutzmaßnahmen ist der Stand der Technik anzuwenden. Darüber hinaus sind vorsorglich für Störfälle besondere Maßnahmen zu treffen.

➤ **Vorsorgeuntersuchungen:** Notwendig bei Exposition gegenüber Stoffen, die im Anhang VI aufgeführt werden, wenn die Auslöseschwelle überschritten wird.
- *Zusätzlich (Ausnahmen):*
  - Jugendliche: s. o. (Besondere Beschäftigungsverbote).
  - Auf Anordnung der Behörde (Gewerbeaufsicht; § 41[1]).
- *Vorzeitige Nachuntersuchungen erforderlich:*
  - Verkürzung der Nachuntersuchungsfrist durch untersuchenden Arzt.
  - Auf Wunsch des Arbeitnehmers, weil er einen Zusammenhang zwischen Exposition am Arbeitsplatz und seiner Erkrankung vermutet.
- Einzelheiten zu Vorsorgeuntersuchungen, Ergebnismitteilung und daraus zu ziehenden Konsequenzen für Arbeitgeber siehe Spezielle Arbeitsmedizinische Vorsorgeuntersuchung, S. 124 und Pflichten und Rechte, S. 131.

➤ **Zusätzliche Vorschriften für krebserzeugende und erbgutverändernde Stoffe** (§§ 35 – 40):
- Krebserzeugende (kanzerogene) oder erbgutverändernde (mutagene) Stoffe:
  - Stoffe der Kategorien 1 und 2 entsprechend Einteilung des Anhangs I (1.4.2.1 und 1.4.2.2).

- Zubereitungen, wenn sie mehr als 0,1% kanzerogene (§35[3]) oder mutagene (§35[6]) Stoffe enthalten. Für einzelne Stoffe sind auch andere Konzentrationsgrenzen festgelegt. Näheres zu dem etwas komplizierten Sachverhalt findet sich in den Anhängen I (1.4) und II (1.5.6). Konzentrationsgrenzen für einzelne Stoffe sind auch in der Gefahrstoffliste nach §4a und im §35(3) selbst festgelegt.

– *Ermittlungs- und Schutzvorschriften:* Für krebserzeugende und erbgutverändernde Stoffe bestehen eine Reihe von verschärften Ermittlungs- und Schutzvorschriften, die sich zusammenfassend und vereinfacht so darstellen lassen:
  - Ersetzungsgebot: Ersatz, wenn möglich, durch andere, nicht kanzerogene/mutagene Stoffe.
  - Minimierungsgebot: Vermeidung der Exposition durch Kapselung bzw. Ausbreitungsbegrenzung der Stoffe und Unterschreitung der TRK-Werte.
  - Begrenzung in der Anzahl der exponierten Beschäftigten.
  - Besondere Kennzeichnungspflichten.
  - Besondere Abfallentsorgung und Reinigung.
  - Keine Luftrückführung (Umluft) bei Raumlufttechnischen Anlagen.
  - Anzeige bei der Behörde (Gewerbeaufsicht) mit einer Reihe von behördlichen Entscheidungsmöglichkeiten (s. u.).
  - Sonderregelungen für Abbruch- und Sanierungsarbeiten (z. B. Umgang mit Asbest).

➤ **Behördliche Anordnungen und Entscheidungen** (§§41 – 44):

– *Befugnisse:* Einige Befugnisse sind für den Betriebsarzt von Bedeutung, weil sie unmittelbar ärztliche Belange betreffen, auch wenn Generaladressat der GefStoffV der Arbeitgeber ist:
  - Anordnung einer Untersuchung im Einzelfall, wenn Gefahr für die Gesundheit eines Beschäftigten besteht.
  - Verkürzung oder Verlängerung von Untersuchungsfristen.
  - Unterrichtung der Behörde über Konzentrationen von Arbeitsstoffen in biologischem Material bei untersuchten Arbeitnehmern (in anonymisierter Form).
  - Einholung von ärztlichen Gutachten auf Kosten des Arbeitgebers.
  - Ermächtigung von Ärzten zur Vornahme von speziellen arbeitsmedizinischen Vorsorgeuntersuchungen (siehe Ermächtigungen, S. 129).

– *Weitere behördliche Möglichkeiten:* Weiterhin kann die Behörde zusätzliche Ermittlungen anordnen, hat Möglichkeiten, Verbote auszusprechen und kann zu im einzelnen beschriebenen Sachverhalten Ausnahmegenehmigungen erteilen.

➤ **Ausschuß für Gefahrstoffe** (AGS; §52): Bildung durch den Bundesarbeitsminister, gegenwärtig 41 Mitglieder aus Gewerkschaften, Industrie, Handel, Fachbehörden, Fachverbänden und Wissenschaft. Der Ausschuß legt dem Bundesarbeitsminister Vorschläge zu Regeln für den Umgang mit Gefahrstoffen vor, welche dieser dann als *„Technische Regeln für Gefahrstoffe“* (TRGS, S. 48) erläßt. Sie werden im Bundesarbeitsblatt veröffentlicht. Für die Abfassung der Regeln bestehen eine Reihe von ständigen Unterausschüssen und vorübergehenden Arbeitskreisen aus Fachleuten.

Aufgaben des Betriebsarztes

- Die GefStoffV wendet sich an den Arbeitgeber. Wegen der Fülle und dem Detailreichtum an Vorschriften (Verordnungstext, Anhänge, TRGS) und der ständigen Aktualisierung besteht erheblicher Beratungsbedarf bei der Umsetzung und Anwendung der Regeln im Betrieb. Deshalb ist eine ausreichende Kenntnis der Verordnung auch für den Betriebsarzt notwendig. Die hier erfolgte Darstellung kann nicht mehr als einen ersten groben Überblick geben und ersetzt keineswegs die Lektüre der GefStoffV!
- **Beratung:** Wesentliche Aufgabe für den Betriebsarzt ist die Beratung unter Berücksichtigung der besonderen betrieblichen Verhältnisse:
  - Beratung über *Gesundheitsgefahren* beim Umgang mit Gefahrstoffen im Betrieb (allgemein und bezogen auf besondere Arbeitsplätze und Arbeitnehmer).
  - Beratung über *Präventionsmaßnahmen*, die im Betrieb zu ergreifen sind.
  - Beratung in Fragen eines *Beschäftigungsverbots* oder -beschränkung.
  - Beratung im Rahmen der *Ermittlungspflicht* (Schutzmaßnahmen, Maßnahmen bei Stör- und Unfällen).
  - Mitwirkung bei der Erstellung von *Betriebsanweisungen.*
  - Mitwirkung bei Vorarbeiten zu *Arbeitsbereichsanalysen* (S. 135).
  - Durchführung von ärztlichen *Untersuchungen.*
  - Mitwirkung bei Planung und Durchführung von *Hygienemaßnahmen.*

Regelungen

- **GefStoffV:** Verordnung zum Schutz vor gefährlichen Stoffen (Gefahrstoffverordnung vom 26. Oktober 1993, seitdem mehrfach geändert).
- **Weitere Regelungen:** Mit der GefStoffV werden 18 EU-Richtlinien umgesetzt; es bestehen Verbindungen zu:
  - *HAG:* Heimarbeitsgesetz.
  - *JArbSchG:* Jugendarbeitsschutzgesetz (S. 52).
  - *MuSchG:* Mutterschutzgesetz (S. 55).
- **Unfallverhütungsvorschriften:** Ein großer Teil der Unfallverhütungsvorschriften befaßt sich mit Gefahrstoffen. Diese Vorschriften werden durch viele Merkblätter, Sicherheitsregeln, Richtlinien etc. ergänzt. Sie werden zusammengefaßt in der *TRGS 003:* Allgemein anerkannte sicherheitstechnische, arbeitsmedizinische und hygienische Regeln.

Technische Regeln für Gefahrstoffe (TRGS)

Zweck, Inhalt

- Regelwerk mit Ausführungsbestimmungen bei Anwendung von Gefahrstoffen (Inverkehrbringen, Umgang) zum Vollzug der Gefahrstoffverordnung. Es enthält Ausführungsanweisungen, die üblicherweise so erfüllt werden sollten. Von ihnen kann abgewichen werden, wenn das Schutzziel auf andere Weise erreicht wird.
- Die TRGS werden vom Ausschuß für Gefahrstoffe (AGS) formuliert und vom Bundesarbeitsminister verabschiedet (siehe GefStoffV, S. 41):
- **Gliederung** (Aufbau des Regelwerks): Siehe Tab. 13.

Tabelle 13 Gliederung (Aufbau des Regelwerks) der TRGS

TRGS-Nr.	Inhalte
001–099	Allgemeines, Aufbau und Anwendung
100–199	Begriffsbestimmungen
200–399	Inverkehrbringen
400–699	Umgang mit Gefahrstoffen
700–799	Gesundheitliche Überwachung (nicht besetzt; s. BG-Grundsätze, S. 113)
900–999	Richtlinien, Bekanntmachungen des Bundesarbeits- und -umweltministers

- **Benennung:** Neben den TRGS bestehen noch einige alte Regeln mit der Bezeichnung „Technische Regeln für gefährliche Arbeitsstoffe" (TRgA), welche aus dem Regelwerk der „Arbeitsstoffverordnung" (Vorgängerin der GefStoffV) übernommen worden sind.
- **Einzelne Regeln:** Ein großer Teil der TRGS befaßt sich mit sicherheitstechnischen und organisatorischen Sachverhalten und hat für den Betriebsarzt keine oder geringe Bedeutung. Von besonderer Wichtigkeit sind die in Tabelle 14 genannten Regeln.

Tabelle 14 Wichtige Technische Regeln für Gefahrstoffe (TRGS)

TRGS	Inhalte
TRGS 002	„Übersicht über den Stand der Technischen Regeln für Gefahrstoffe“. Liste über alle augenblicklich geltenden TRGS, wichtig wegen der ständigen Veränderungen.
TRGS 003	„Allgemein anerkannte sicherheitstechnische, arbeitsmedizinische und hygienische Regeln“. Nimmt Bezug auf § 7 GefStoffV (Allgemeine Schutzpflicht). Enthält Aufstellung über Regelungen, die beim Umgang mit Gefahrstoffen zu beachten sind: – 51 Unfallverhütungsvorschriften – 149 ZH 1-Richtlinien und -Sicherheitsregeln – 13 Merkblätter der BG-Chemie – 36 BG-Grundsätze für arbeitsmedizinische Vorsorgeuntersuchungen, darunter auch G 23 (obstruktive Atemwegserkrankungen) und G 24 (Hautkrankheiten), die nicht Bestandteil der UVV Arbeitsmedizinische Vorsorge“ sind – 11 VDI-Richtlinien und VDE-Bestimmungen.
TRGS 101	„Begriffsbestimmungen“. Die Begriffe „Auslöseschwelle“ und „Ausgesetzt sein“ werden hier definiert.
TRGS 102	„Technische Richtkonzentrationen für gefährliche Stoffe“. Sehr umfangreiche TRGS, enthält TRK-Wert-Liste mit zur Zeit 78 Stoffen, Erläuterungen zu den Kurzzeitwerten (s. auch Anlage 1). Wissenschaftliche Begründungen zu Stoffen mit TRK-Wert, aber auch zu Stoffen, für die gegenwärtig kein Richt- oder Grenzwert besteht und Stoffe, die noch MAK-Werte haben. Inzwischen ca. 70 Begründungen, wozu arbeitsmedizinische, epidemiologische und toxikologische Erfahrungen herangezogen werden, weiter Angaben zur Verwendung des Stoffs, zur Analytik und zur Literatur.
TRGS 150	„Unmittelbarer Hautkontakt mit Gefahrstoffen“. Stoffe, die über die Haut aufgenommen werden können, besonders Stoffe mit MAK-Wert, die in der MAK-Liste (TRGS 900) mit „H“ gekennzeichnet sind. Weiterhin Stoffe, die krebserzeugend und als solche gekennzeichnet sind (TRGS 905, 102), ausgenommen solche, die nur in atembarer Form krebserzeugend sind. Angaben zum unmittelbaren Hautkontakt, zur Überschreitung der Auslöseschwelle und die dann zu ergreifenden Maßnahmen. Aufzählung von Stoffgruppen, die besonders hautresorptiv sind, und Bedingungen, unter welchen die Hautresorption verstärkt wird (siehe S. 573).
TRGS 220	„Sicherheitsdatenblatt“. Angaben über Aufbau und Inhalte, Hinweise zur Erstellung. Für Betriebsarzt interessant, da er bei den Hinweisen für die Erstellung erkennen kann, welche Informationen zu Stoffen bzw. Zubereitungen angegeben werden müssen.

Technische Regeln für Gefahrstoffe (TRGS)

Tabelle 14 Fortsetzung

TRGS 222	„Gefahrstoffverzeichnis". Angaben und Hinweise zur Erstellung eines betriebsinternen Schadstoffkatasters, der auch dem Betriebsarzt bekannt und zugänglich sein sollte.
TRgA 400	„Anforderungen an Meßstellen zur Durchführung der Messungen gefährlicher Stoffe in der Luft am Arbeitsplatz". Beschreibung der personellen, organisatorischen und sachlichen Anforderungen an Meßstellen mit aktueller Liste der anerkannten Meßstellen.
TRGS 402	„Ermittlung und Beurteilung der Konzentration gefährlicher Stoffe in der Luft in Arbeitsbereichen" (siehe S. 135).
TRGS 403	„Bewertung von Stoffgemischen in der Luft am Arbeitsplatz".
TRGS 404	„Bewertung von Kohlenwasserstoffdämpfen in der Luft am Arbeitsplatz". Mit Grenzwerten für Stoffgemische(!).
TRgA 415	„Tragezeitbegrenzungen von Atemschutzgeräten und isolierenden Schutzanzügen ohne Wärmeaustausch für die Arbeit" (s. auch Persönl. Schutzausrüstung). Mit Angaben über Einsatzzeiten und Erholungsdauer (siehe S. 530).
TRGS 420	„Verfahrens- und stoffspezifische Kriterien (VSK) für die dauerhaft sichere Einhaltung von Luftgrenzwerten". Erläuterungen zu den Bedingungen und Regeln zur Erstellung von VSK, um wiederholte Arbeitsbereichsanalysen nach TRGS 402 vermeiden zu können (siehe S. 139).
TRGS 512	„Begasungen". Enthält Angaben zu den Voraussetzungen zur Durchführung von Begasungen (Sachkundige, und Befähigte, Begasungsleiter), organisatorische und sicherheitstechnische Angaben zur Durchführung einer Begasung und über arbeitsmedizinische Vorsorgeuntersuchung (Kap.11). Im Anschluß an die TRGS eine Empfehlung zur Durchführung der Eignungsuntersuchung von Befähigungsscheinbewerbern gemäß § 15 d GefStoffV. Diese Empfehlung kann auch auf die arbeitsmedizinischen Untersuchungen gemäß Kap.15 der TRGS 513 und Kap.12 der TRGS 522 angewendet werden.
TRGS 519	„Umgang mit Asbest bei Abbruch- und Sanierungsarbeiten", S. 343.
TRGS 531	„Gefährdung der Haut durch Arbeiten in feuchtem Milieu (Feuchtarbeit)" Bei Feuchtarbeit mehr als 2 Stunden pro Schicht. Regelung zu Ersatzstoffprüfung, Schutzmaßnahmen, Hautschutzplan (S. 577), Hygiene, persönlichem Schutz (S. 557, 573), Vorsorgeuntersuchung (G24, S. 190).
TRGS 900	„Grenzwerte in der Luft am Arbeitsplatz (MAK und TRK)". Mindestens einmal jährlich aktualisierte Liste von Grenzwerten. Nicht mit der MAK-Liste der DFG verwechseln! Zwar sind die DFG-MAK-Werte hier auch enthalten, darüber hinaus jedoch auch Werte aus anderen Quellen. Neben allgemeinen Erläuterungen Liste mit Grenzwerten zu ca. 480 Stoffen mit Kategorisierung für Spitzenbegrenzung und Bemerkungen (H = hautresorptiv, Y = nicht fruchtschädigend).

Tabelle 14 Fortsetzung

TRGS 903	„Biologische Arbeitsstofftoleranzwerte (BAT-Werte)". Liste von Stoffen, zu denen wissenschaftliche Erkenntnisse über die Toxikokinetik bestehen, um gesicherte Aussagen über Zusammenhänge der äußeren und inneren Belastung zu machen. Gegenwärtig 36 BAT-Werte. Für jeden BAT-Wert Angaben zum Untersuchungsmaterial (Alveolarluft, Vollblut, Erythrocyten, Urin, Plasma, Serum) und zum Probenahmezeitpunkt.
TRGS 905	„Verzeichnis krebserzeugender, erbgutverändernder oder fortpflanzungsgefährdender Stoffe". Neben Hinweisen auf besondere Stoffgruppen (krebserzeugende Arzneimittel, Passivrauchen, Faserstäube) Listen mit insgesamt 316 Stoffen und Einstufung in eine von jeweils drei Kategorien als krebserzeugend, erbgutverändernd oder reproduktionstoxisch. Kategorie 1-Stoffe: – krebserzeugend: 28 Stoffe; – die Fortpflanzungsfähigkeit beeinträchtigend: 4 Stoffe; – fruchtschädigend: 11 Stoffe.
TRGS 906	„Begründungen zur Bewertung von Stoffen der TRGS 905 ". Bisher wissenschaftliche Begründung erst zu anorganischen Faserstäuben.
TRGS 910	„Begründungen für die Einstufung krebserzeugender Gefahrstoffe in Gefährdungsgruppen". Umfangreiche wissenschaftliche Begründung zu 94 Einzelstoffen bzw. Stoffgruppen mit Literaturangaben.

Jugendarbeitsschutzgesetz (JArbSchG)

Zweck

- Gesetz zum Schutz von Jugendlichen bei der Arbeit (14. bis zur Vollendung des 18. Lebensjahres) mit besonderen Regeln über Dauer der Arbeits- und Freizeit, Beschäftigungsbeschränkungen, soziale Betreuung und ärztliche Untersuchungen.

Inhalt

- **Verbot der Beschäftigung von Kindern** (d.h. vor Vollendung des 14. Lebensjahres) (§§5,6). *Ausnahmen:* Landwirtschaft, Sport, Theater, Musik, künstlerische Aufführungen, jeweils mit besonderen Auflagen.
- **Mindestalter für Beschäftigung** (§7): 15 Jahre.
- **Höchstarbeitszeit** (§8): 8 Stunden täglich (maximal 8,5 Stunden, 40 Stunden wöchentlich). *Sonderregelungen:* In der Landwirtschaft und bei Schichtarbeit ausnahmsweise bis zu 11 Stunden.
- **Ruhezeiten** (§§11 – 19):
  - *Ruhepausen:* 30 Minuten bei Beschäftigungszeiten von 4,5 – 6 Stunden, 60 min bei > 6 Stunden. Freizeit zwischen Arbeitsschichten mindestens 12 Stunden.
  - *Nachtruhe:* Von 20 – 6 Uhr (Ausnahme für Landwirtschaft, Bäckereien, Gast- und Schausteller-Gewerbe, Schichtbetriebe).
  - *Samstags-, Sonntags- und Feiertagsruhe:* 5-Tage-Woche.
  - *Urlaubsregelungen:* Urlaub von maximal 30 Tagen mit zunehmendem Alter auf 25 Tage im Jahr abnehmend.
- **Arbeitsplatzgestaltung** (§28): Die Arbeitsplatzgestaltung hat so zu erfolgen, daß bei der Arbeit keine Gefahren für Gesundheit und Entwicklung des Jugendlichen entstehen (Ergonomie). Auf das noch nicht so ausgeprägte Sicherheitsbewußtsein des Jugendlichen muß Rücksicht genommen werden.
- **Unterweisung über Gefahren am Arbeitsplatz** (§29): Regelmäßige Durchführung.
- **Beschäftigungsverbote und -beschränkungen** (§§22 – 27):
  - Arbeiten, welche die körperliche Leistungsfähigkeit (schwere oder einseitige Arbeit) überfordern oder zu hohe Verantwortung aufladen.
  - Arbeiten, die sittliche Gefahren mit sich bringen (siehe dazu auch Verbotsverordnung bei sittlich gefährdenden Tätigkeiten).
  - Tätigkeiten mit Gesundheitsgefährdung durch außergewöhnliche Hitze, Kälte, Nässe.
  - Arbeiten, die mit erhöhten Unfallgefahren verbunden sind.
  - Arbeiten mit schädlichen Einwirkungen von Lärm, Vibrationen, Strahlen (§56[2,3] StrlSchV, §22[2] RöV), Gefahrstoffen (§15b [1–5] GefStoffV).
  - Akkordarbeit, Arbeiten unter Tage.
  - Beschäftigung bei straffällig gewordenen Personen.
  - *Ausnahmen:* Insbesondere bei Arbeiten, die zur Erreichung des Ausbildungsziels notwendig sind sowie Arbeit unter Fachaufsicht.
- **Behördliche Aufsicht:** Zuständig für den Vollzug des Gesetzes sind die Bundesländer. Die zuständige Behörde ist daher die Gewerbeaufsicht (Amt für Arbeitsschutz). Sie hat Recht zur Besichtigung und auf Auskünfte (§51), kann Beschäftigungsverbote und -beschränkungen aussprechen (§27).

➤ **Ausschüsse auf Landesebene:**
- *Landesausschuß für Jugendarbeitsschutz:* Setzt sich aus Arbeitgeber-, Arbeitnehmer- und Behördenvertretern zusammen. Dazu gehört ein Arzt und ein Vertreter des Landesjugendrings. Aufgaben sind die Beratung der obersten Landesbehörden über Durchführung des Jugendarbeitsschutzes und Information über das Gesetz.
- *Ausschuß für Jugendarbeitsschutz bei der Aufsichtsbehörde:* Setzt sich ähnlich zusammen wie Landesausschuß; auch ihm gehört ein Arzt an, weiterhin ein Berufsschullehrer. Aufgaben sind die Beratung der Aufsichtsbehörde über Durchführung des Jugendarbeitsschutzes und Information über das Gesetz.

Gesundheitliche Betreuung (§§ 32–46)

➤ Jugendliche dürfen nur nach Erstuntersuchung beschäftigt werden. Untersuchung üblicherweise durch den Hausarzt (kennt Jugendlichen und soziales Umfeld am besten), aber auch durch Betriebsarzt möglich (kennt Arbeitsplatz und Belastungen am besten). Häufig wiederholt der Betriebsarzt eine Erstuntersuchung als allgemeine arbeitsmedizinische Vorsorgeuntersuchung, um Tauglichkeit festzustellen. Die Dokumentation der Untersuchung ist in JArbSchUV festgelegt. Hier findet sich auch ein Muster für den Erhebungsbogen.

➤ **Untersuchungsarten:** Die Untersuchungen beschränken sich auf das Lebensalter von 15–18 Jahren. Sie finden jährlich statt. Die Untersuchungen müssen jeweils für den Arbeitgeber bescheinigt werden, ohne Bescheinigung besteht ein Beschäftigungsverbot! Auch bei einem Arbeitsplatzwechsel ist die Bescheinigung vorzulegen. Der Jugendliche muß für die Untersuchung vom Arbeitgeber freigestellt werden.
- *Erstuntersuchung:* Durchführung vor Aufnahme der Tätigkeit. Der Untersuchungstermin darf bis zu 14 Monate vor Tätigkeitsbeginn zurückliegen.
- *Erste Nachuntersuchung:* Durchführung höchstens 3 Monate vor Ablauf der Jahresfrist. Sollte bis spätestens 14 Monate nach Erstuntersuchung trotz Mahnungen des Arbeitgebers noch keine Bescheinigung vorliegen, besteht Beschäftigungsverbot.
- Weitere *Nachuntersuchungen:* Durchführung in jährlichem Abstand. Es handelt sich hierbei um freiwillige Untersuchungen.
- *Außerordentliche Nachuntersuchung:* Sie wird vom untersuchenden Arzt angeordnet bei Auffälligkeiten in der Entwicklung, bei Gesundheitsschäden oder wenn Auswirkungen auf Entwicklung oder Gesundheit des Jugendlichen zu befürchten sind.
- *Ergänzungsuntersuchung:* Zusatzbefunde durch fachärztliche Untersuchungen können erforderlich sein. Der untersuchende Arzt kann Ergänzungsuntersuchung veranlassen, muß dies jedoch schriftlich begründen.

➤ **Untersuchungsinhalte:** Aufgeführt in den Erhebungsbögen der JArbSchUV.

➤ **Zweck der Untersuchung:** Beurteilung einer möglichen Gefährdung der Gesundheit oder Entwicklung durch die vorgesehene Beschäftigung (§ 15 b[4] GefStoffV)! Beurteilung der Notwendigkeit besonderer präventiver Maßnahmen sowie einer außerordentlichen Nachuntersuchung.

➤ **Dokumentation:** Alle Befunde, Maßnahmen und Anordnungen sind auf dem Erhebungsbogen zu dokumentieren. Die Möglichkeit, die Unterlagen einzusehen, besteht für eine Reihe von Ärzten (§ 45).

Jugendarbeitsschutzgesetz (JArbSchG)

- **Mitteilung an Eltern** (oder vergleichbare Person): Diese enthält Ergebnis, Hinweise auf Gefährdungen, empfohlene Maßnahmen und ggf. die Anordnung einer außerordentlichen Untersuchung.
- **Bescheinigung an Arbeitgeber:** Setzt den Arbeitgeber über die Durchführung der Untersuchung in Kenntnis und enthält Vermerke über eine evtl. Gefährdung. Daraus resultiert Beschäftigungsverbot oder -beschränkung. Die Mitteilung geht an die Aufsichtsbehörde.
- **Untersuchungskosten:** Die Kosten der Untersuchung trägt das jeweilige Bundesland, häufig ist das Gewerbeaufsichtsamt auch Abrechnungsstelle.

Aufgaben des Betriebsarztes

- Der Betriebsarzt hat keine unmittelbaren, sich aus dem Gesetz herleitenden Aufgaben. Mittelbar können jedoch folgende Aufgaben anfallen:
  - *Beratung des Arbeitgebers im Rahmen der Aufgaben nach ASiG § 3:* Hier kann es z. B. um die Einsetzbarkeit eines Jugendlichen für eine bestimmte Arbeit gehen, um Bewertung der Arbeit in Hinblick auf Beschäftigungsverbote, bei Regelungen der Pausen- und Ruhezeiten.
  - *Beratung des Betriebsrats im Rahmen der Aufgaben nach ASiG § 9.*
  - *Durchführung (oder Wiederholung) von Untersuchungen nach JArbSchG:* Unter Berücksichtigung arbeitsmedizinischer Aspekte, insbesondere zur Frage einer möglichen gesundheitlichen Gefährdung vor Aufnahme einer Ausbildung. Begründet wird diese Aufgabe mit allgemeinen arbeitsmedizinischen Kenntnissen über den erstrebten Beruf und spezifischen Kenntnissen der Arbeitsplätze. Bei einem vom Urteil des Hausarztes abweichenden Urteil kann es zu Konflikten kommen (Hausarzt, Eltern!). Konsens anstreben, Beratung des Jugendlichen.
  - *Durchführung von speziellen arbeitsmedizinischen Vorsorgeuntersuchungen gemäß GefStoffV (§ 15 b[4]):* Bei Beschäftigung mit giftigen, sehr giftigen und kanzerogenen, mutagenen und reproduktionstoxischen Stoffen, soweit im Anhang VI der GefStoffV aufgeführt, auch ohne Überschreitung der Auslöseschwelle!

Regelungen

- **94/39/EG:** EU-Richtlinie über den Jugendarbeitsschutz
- **JArbSchG:** Gesetz zum Schutze der arbeitenden Jugend (Jugendarbeitsschutzgesetz vom 12. April 1976).
- **JArbSchUV:** Verordnung über die Untersuchung nach dem JArbSchG (Jugendarbeitsschutzuntersuchungsverordnung von 1990).
- Verordnung über das Verbot der Beschäftigung von Personen unter 18 Jahren mit sittlich gefährdenden Tätigkeiten.
- **ASiG:** Arbeitssicherheitsgesetz (§§ 3, 9).
- **GefStoffV:** Gefahrstoffverordnung (§ 15 b).
- **RöV:** Röntgenverordnung (§ 22).
- **StrlSchV:** Strahlenschutzverordnung (§ 56).

Zweck, Geltungsbereich

- Schutz der werdenden und stillenden Mutter und des Kindes vor Gefahren, welche durch die und bei der beruflichen Tätigkeit bestehen oder auftreten können. Schutz wird durch besondere Vorkehrungen am Arbeitsplatz oder gegebenenfalls durch Beschäftigungsverbote gewährleistet. Besondere Rechte der Schwangeren und Stillenden, wie Kündigungsverbot, Möglichkeit von Arztbesuchen, Stillzeiten und finanzielle Leistungen.
- Das Mutterschutzgesetz gilt für Schwangere und Stillende, die in einem Arbeitsverhältnis stehen, nicht für Schülerinnen, Studentinnen, Selbständige. Für Beamtinnen gelten Sonderregelungen.

Inhalt

- **Arbeitsplatzgestaltung** (§ 2):
  - Sitzgelegenheit bei Steharbeitsplätzen (siehe auch § 25 ArbStättV, S. 16, 477).
  - Arbeitsunterbrechungen bei Sitzarbeitsplätzen.
  - Bereitstellung von Liegeräumen (siehe auch § 31 ArbStättV, S. 16, 487).
- **Beschäftigungsverbote** (§§ 3,4, 8):
  - Im Einzelfall entsprechend ärztlichem Attest.
  - 6 Wochen vor Entbindungstermin.
  - Für schwere körperliche Arbeit.
  - Bei Einwirkung von gefährlichen Stoffen, Stäuben, Gasen, Dämpfen (§ 15 b GefStoffV), Krankheitserreger übertragende Stoffe (§19 ChemG; siehe Biologische Noxen, Grundlagen, S. 385). Bei Stoffen mit MAK-Wert Orientierung an der Auslöseschwelle (S. 135). Bei krebserzeugenden und reproduktionstoxischen Stoffen keine Exposition (§ 15 b[6, 7] GefStoffV).
  - Bei Einwirkung von Strahlen (Tätigkeiten im Kontrollbereich [§ 56[1] StrlSchV, § 22 [2] RöV], Umgang mit offenen Radionukliden).
  - Bei Einwirkung von Hitze, Kälte, Nässe. Bei Einwirkung von Vibrationen, Lärm (Grenze bei 80 dB(A) wegen Stress!).
  - Beim Heben und Tragen von Lasten (> 5 kg oder gelegentlich < 10 kg) ohne mechanische Hilfsmittel.
  - Zu Arbeiten im Stehen (> 4 h) nach dem 5. Schwangerschaftsmonat; Arbeiten, die mit häufigem erheblichen Strecken, Beugen oder dauerndem Hokken, Bückhaltung verbunden sind.
  - Beim Bedienen von Maschinen mit Fußantrieb, Holzschälen.
  - Zu Tätigkeiten, bei denen Berufskrankheiten entstehen können, soweit Schwangere einem vergleichsweise erhöhten Krankheitsrisiko bezügl. Entstehung und Verlauf ausgesetzt sind (wichtig für Haut-, Wirbelsäulen-, Infektionskrankheiten, führt deshalb im Gesundheitsdienst zu erheblichen Einschränkungen der Einsetzbarkeit).
  - Zu Tätigkeiten auf Beförderungsmitteln nach dem 3. Schwangerschaftsmonat; weder Fahrtätigkeit noch Begleitung.
  - Zu Tätigkeiten mit erhöhter Unfallgefahr (Sturzunfälle).
  - Zu Akkordarbeit und Fließbandarbeit. Im weiteren Sinne zählen auch Arbeiten dazu, bei welchen Arbeitstempo von außen bestimmt wird, als z. B. Arbeiten mit Notfallcharakter (Not-, Rettungsdienst, Intensivstation).
  - Für Mehrarbeit (bei Erwachsenen > 8,5 Stunden/Tag, > 90 Stunden in Doppelwoche). Sonderregelungen für Haus- und Landwirtschaft.

- Für Nachtarbeit (20–6 Uhr). Sonderregelung für Landwirtschaft, Gastronomie, Verkehrswesen u.a.

- **Kündigungsverbot** (§9): Besteht während der Schwangerschaft bis 4 Monate nach der Entbindung.
- **Leistungen** (§§11–16): z.B. Arbeitsentgelt bei Beschäftigungsverboten, Mutterschaftsgeld, Erledigung von erforderlichen Arztbesuchen während der Arbeitszeit ohne Gehaltseinbußen.
- **Auskunftspflicht des Arbeitgebers** (§§5,19): Nach Vorlage der ärztlichen Bescheinigung über die Schwangerschaft ist der Arbeitgeber gegenüber der Aufsichtsbehörde zur Mitteilung verpflichtet.
- **Aufsicht:** Erfolgt durch Gewerbeaufsicht oder Amt für Arbeitsschutz (Mutterschutzdienste).

Aufgaben des Betriebsarztes

- Der Betriebsarzt wird im Mutterschutzgesetz nicht erwähnt. Aufgaben ergeben sich jedoch aus der Beratungspflicht gegenüber Arbeitgeber und Beschäftigten. Der Betriebsarzt sollte Möglichkeiten zur Mitwirkung haben.
  - Unterrichtung über Schwangerschaft (z.B. in Form einer Kopie der Bescheinigung an die Aufsichtsbehörde).
  - Stellungnahme über Möglichkeiten der Weiterbeschäftigung bzw. Notwendigkeit eines Beschäftigungsverbots.
  - Beratung der Schwangeren oder Stillenden zu Fragen ihrer Tätigkeit und des damit verbundenen Risikos für sie und das Kind.
  - Teilnahme an Besuchsterminen der Aufsichtsbehörde.
  - Allgemeine Beratung des Arbeitgebers über Möglichkeit der Beschäftigung von Schwangeren an den Arbeitsplätzen im Betrieb.
- Die Frage nach einer Schwangerschaft ist im Rahmen einer speziellen arbeitsmedizinischen Vorsorgeuntersuchung nicht verboten, dort wo für Schwangere Beschäftigungsverbote bestehen, sogar geboten. Die Schweigepflicht gegenüber dem Arbeitgeber ist jedoch zu beachten.

Regelungen

- **92/85/EWG:** EU-Richtlinie über die Durchführung von Maßnahmen zur Verbesserung der Sicherheit und des Gesundheitsschutzes von schwangeren Arbeitnehmerinnen, Wöchnerinnen und stillenden Arbeitnehmerinnen am Arbeitsplatz.
- **MuSchG:** Gesetz zum Schutz der erwerbstätigen Mutter (Mutterschutzgesetz vom 18. April 1968).
- **HAG:** Heimarbeitsgesetz.
- **GefStoffV:** Gefahrstoffverordnung.
- **ArbStättV:** Arbeitsstättenverordnung.
- **StrlSchV:** Strahlenschutzverordnung.
- **RöV:** Röntgenverordnung.

Definition

- Bestimmte Voraussetzungen müssen erfüllt sein, um eine qualifizierte, dem Geist des Arbeitssicherheitsgesetzes genügende betriebsärztliche Versorgung *aller* Betriebe, auch der mittleren und kleinen, zu gewährleisten. Diese Voraussetzungen betreffen die Arbeitgeber-Seite wie auch die betriebsärztliche Seite; sie umfassen neben personellen Voraussetzungen (Betriebsarzt, Hilfspersonal) die Ausstattung, die Organisation und die Kooperationsmöglichkeiten im Betrieb sowie die Aufgabenwahrnehmung.
- Dieses Kapitel beschreibt zusammenfassend die Voraussetzungen, unter welchen der Betriebsarzt tätig werden soll. In den folgenden Kapiteln werden einzelne Aspekte ausführlicher dargestellt.

Personelle Voraussetzungen

- **Verantwortlicher Betriebsarzt:** Leitender Betriebsarzt, leitender Arzt eines überbetrieblichen betriebsärztlichen Zentrums (ÜBZ), nicht leitende selbständig tätige Betriebsärzte im Angestelltenverhältnis in einem Betrieb oder ÜBZ, selbständiger Arbeitsmediziner in freier Praxis, nebenberuflich betriebsärztlich tätiger niedergelassener oder angestellter Arzt.
  - *Formale Qualifikation*: Die selbständige betriebsärztliche Versorgung kann in der Regel nur von Ärzten für Arbeitsmedizin oder von Ärzten mit der Zusatzbezeichnung „Betriebsmedizin" gemäß der Weiterbildungsordnung durchgeführt werden. Die regelmäßige Fortbildung muß gewährleistet sein.
  - *Betriebs- und gewerbespezifische Erfahrung*: Der Betriebsarzt sollte berufsspezifische Erfahrungen in der Gewerbeart gesammelt haben, für die er tätig werden will. Liegt diese Erfahrung nicht vor bzw. wechselt er in eine andere Gewerbeart, sollte ein regelmäßiger Erfahrungsaustausch mit Fachkollegen angestrebt werden, die über einschlägige Erfahrungen verfügen. An den leitenden Arzt eines ÜBZ sind besondere Anforderungen an die Erfahrungen in den Gewerbearten zu stellen, für die das ÜBZ tätig ist.
  - *Weiterbildung*: Der ermächtigte Arzt ist verpflichtet, die Weiterbildung persönlich zu leiten sowie zeitlich und inhaltlich entsprechend der Weiterbildungsordnung zu gestalten. Wird die Ermächtigung mehreren Ärzten an einer Weiterbildungsstätte gemeinsam erteilt, so muß die ordnungsgemäße Durchführung und Überwachung der Weiterbildung durch diese sichergestellt sein.
- **Nachgeordnete Ärzte:** Die betriebsärztliche Tätigkeit von Ärzten, die nicht die Gebietsbezeichnung „Arbeitsmedizin" oder die Zusatzbezeichnung „Betriebsmedizin" führen, kann nur unter Aufsicht und in Verantwortung des zuständigen hauptberuflichen Betriebsarztes durchgeführt werden. Nur ein fachkundiger Arzt kann selbständig Begehungen durchführen oder den Unternehmer beraten. Spezielle arbeitsmedizinische Vorsorgeuntersuchungen können nur mit der erforderlichen berufsgenossenschaftlichen oder staatlichen Ermächtigung durchgeführt werden. Die betriebsärztliche Tätigkeit von Ärzten, die als niedergelassene oder angestellte Ärzte nebenberuflich tätig werden, kann nur persönlich ausgeführt werden, sie ist nicht auf Kollegen in der Arztpraxis delegierbar.

Voraussetzungen („Qualitätssicherung")

- **Hilfspersonal:**
  - *Medizinisches Hilfspersonal (Fachpersonal):*
    - Arbeitsmedizinische Assistenten.
    - Krankenschwestern, -pfleger.
    - Medizinisch-technische Laboratoriumsassistenten.
    - Medizinisch-technische Radiologieassistenten.
    - Arzthelferinnen.
    - Betriebssanitäter.
  - *Nichtmedizinisches Hilfspersonal:*
    - Sekretärinnen.
    - Sachbearbeiter.
  - *Zusammenarbeit*: Jedem Betriebsarzt muß zur Erfüllung seiner Aufgaben im erforderlichen Umfang medizinisches und, z. B. für Dokumentation, Registratur und Schriftverkehr, nichtmedizinisches Hilfspersonal zur Verfügung stehen. Dieser Personenkreis ist über die Einhaltung der Schweigepflicht und die Erfordernisse des Datenschutzes eingehend zu belehren. Für die erforderliche Fortbildung des Hilfspersonals muß gesorgt werden. Hilfspersonal soll nur dann zu Untersuchungen (z. B. bestimmte Funktionstests) eingesetzt werden, wenn es ausreichend dazu geschult und eingewiesen ist und überwacht wird.

Ausstattung

- Siehe auch die vom Hauptverband der gewerblichen Berufsgenossenschaften herausgegebenen Grundsätze über Hilfspersonal, Räume, Einrichtungen, Geräte und Mittel für Betriebsärzte im Betrieb, für Überbetriebliche Betriebsärztliche Dienste und für freiberuflich tätige Betriebsärzte (ZH 1/529 und ZH 1/528).
- **Räumlichkeiten:**
  - *Untersuchungsräume:* Sie sollen von ausreichender Größe, gut belüftet, beheizbar und beleuchtet sein. Sie sollten mit fließend warmem und kaltem Wasser und Telefonanschluß (Amtsanschluß) ausgestattet sein.
  - *Sprechzimmer:* Für die im Betrieb wahrzunehmenden Aufgaben muß dem Betriebsarzt ein als Sprechzimmer geeigneter und ausgestatteter Raum zur ausschließlichen Benutzung zur Verfügung stehen. Ist ein Erste-Hilfe-Raum eingerichtet, so kann dieser als Sprechzimmer dienen. Soweit die Aufgaben des Betriebsarztes außerhalb des Betriebs erfüllt werden, müssen dort entsprechend Einrichtungen, Geräte und Mittel zur Verfügung stehen.
  - *Räume für Hilfspersonal:* Für das Assistenzpersonal müssen Arbeitsplätze und die dazu gehörigen Einrichtungen, Geräte und Mittel in ausreichendem Umfang zur Verfügung stehen.
- **Laborleistungen:** Der Betriebsarzt muß nachweisen können, daß sein Labor oder das von ihm beauftragte Labor an Qualitätskontrollen bezüglich der von ihm in Anspruch genommenen Leistungen regelmäßig mit Erfolg teilnimmt.

Organisatorische Einbindung in den Betrieb

- **Bestellung des Betriebsarztes** (S. 63): Der Betriebsarzt muß schriftlich bestellt sein. Der Bestellungsvertrag muß Aufgabenbeschreibung und Einsatzstunden des Betriebsarztes pro Jahr enthalten. Der Vertrag muß regelmäßig an die Veränderungen im Betrieb (Einsatzzeit) angepaßt werden. Die Freiheit des Betriebsarztes in der Ausübung seiner Fachkunde muß gewährleistet sein.

➤ **Einsatzzeiten** (S. 65): Die Einsatzzeiten gemäß der jeweiligen Unfallverhütungsvorschrift „Betriebsärzte“ dürfen nur mit Zustimmung der zuständigen Berufsgenossenschaft oder des zuständigen Gewerbeaufsichtsamtes unterschritten werden.

- *Untersuchungen außerhalb der Einsatzzeiten:* Einstellungsuntersuchungen, Untersuchungen nach dem Jugendarbeitsschutzgesetz, nachgehende Untersuchungen von anderen als Betriebsangehörigen sowie Gesundheits-„check-ups“.
- *Nachweis der Einsatzstunden:* Die im Betrieb erbrachten Einsatzstunden müssen nachgewiesen werden können. Außerhalb der festgelegten Anwesenheitszeiten im Betrieb sollte der Betriebsarzt kurzfristig (innerhalb eines Arbeitstages) für spezielle akute Probleme (Störfälle) erreichbar sein.
- *Aufteilung der Einsatzzeit des Betriebsarztes:* Die Anpassung der Arbeitszeitanteile erfolgt entsprechend den innerbetrieblichen Belangen. Als Anhalt für eine Zeitplanung können die in Tab. 15 dargestellten Zeitanteile gelten (siehe auch „Drittelregel“, S. 70).

Tabelle 15 Arbeitszeitanteile (Hettinger 1977)

Tätigkeit	Arbeitszeitanteil (%)
Gestaltung des Arbeitsplatzes einschließlich Betriebsbegehungen	35
Ärztliche Untersuchungen	25
Fortbildung	15
Beratung des Unternehmers in allen arbeitsmedizinischen Fragen, Arbeitsschutzausschuß	10
Organisation der Ersten Hilfe, Beratung Betriebs-/Personalrat, Fortbildung Assistenzpersonal, Information von Beschäftigten, ärztliche Hilfe bei Unfällen und akuten Krankheitsfällen im Betrieb, Fragen zum Körperschutz	10
Sonstiges	5

- *Überbetriebliche betriebsärztliche Zentren*: Der Unternehmer sollte prüfen, wie hoch der Anteil der vom Betriebsarzt im Betrieb verbrachten Stunden an der vereinbarten Einsatzzeit ist. Der überwiegende Teil der zu erbringenden Einsatzzeit muß im Betrieb während der Betriebsstunden erbracht werden. Finden Vorsorgeuntersuchungen im Betrieb statt, so sollten mindestens 75% der Einsatzzeit im Betrieb verbracht werden.
- *Nebenberuflich tätige Betriebsärzte*: Das Führen einer freiberuflichen Praxis erfordert eine hohe Präsenzpflicht; eine nebenberufliche Tätigkeit als Betriebsarzt, die üblicherweise zu gleichen Tageszeiten wie die Praxistätigkeit stattfindet, kann daher nicht mehr als insgesamt 500–700 Stunden pro Jahr betragen. Entsprechendes gilt für angestellte Ärzte.

Voraussetzungen („Qualitätssicherung")

- **Einbindung in innerbetriebliche Entscheidungs- und Informationsabläufe:**
  - Der Betriebsarzt soll entsprechend dem Arbeitssicherheitsgesetz in die betrieblichen Planungen und in die innerbetrieblichen Entscheidungsabläufe (z.B. Planung von Betriebsstätten und -anlagen, S. 76; Beschaffung von Arbeitsmitteln und Gefahrstoffen) eingebunden werden. Die Zusammenarbeit mit Betriebs- bzw. Personalrat, Sicherheitsfachkraft, Sicherheitsbeauftragten und anderen Stellen im Betrieb, die Aufgaben im Gesundheitsschutz haben, muß gewährleistet sein.
  - Der Betriebsarzt, soweit er angestellt ist, untersteht unmittelbar dem Leiter des Betriebs (siehe Organisation, S. 67). Es muß gewährleistet sein, daß der Betriebsarzt, unabhängig von der Form der betriebsärztlichen Versorgung, unmittelbaren Zugang zum Unternehmer haben muß, wenn ein Problem aus seiner Sicht anders nicht lösbar ist.
- **Arbeitsschutzausschuß** (S. 78): Ein Arbeitsschutzausschuß, in dem alle Arbeitssicherheitsprobleme des Betriebs regelmäßig diskutiert werden, muß gebildet werden. Unabdingbare Mitglieder sind neben Unternehmer und Betriebs- oder Personalrat der Betriebsarzt, die Sicherheitsfachkraft und der Sicherheitsbeauftragte.
- **Weitere betriebliche und außerbetriebliche Aktivitäten:** Der Betriebsarzt sollte in regionale Aktivitäten der Gesundheitsämter, Krankenkassen und anderer Stellen, die für den Gesundheitsschutz am Arbeitsplatz zuständig sind, eingebunden sein und auch selbst Veranstaltungen zur Gesunderhaltung am Arbeitsplatz durchführen. Darüber hinaus soll er sich um die Fortbildung der Ersthelfer im Betrieb insbesondere bezüglich spezieller Gefährdungen und besonderer Kenntnisse bei der Erste-Hilfe-Leistung kümmern.
- **Honorar:** Das ärztliche Honorar kann nur für tatsächlich betriebsärztlich erbrachte Stunden erhoben werden. Die Höhe orientiert sich am landesüblichen Durchschnitt. Abweichungen von mehr als 30% nach beiden Richtungen sollten schriftlich begründet werden.

Aufgabenwahrnehmung

- **Arbeitsplatzbegehungen/Arbeitsplatzanalysen** (S. 73, 135):
  - Alle Arbeitsplätze sollten in der Regel einmal pro Jahr begangen werden. Nach schweren Krankheiten eines Beschäftigten sollte der Arbeitsplatz hinsichtlich seiner Belastung für den Beschäftigten und dessen Beanspruchbarkeit beurteilt werden. Arbeitsmedizinische Einzelarbeitsplatzbeurteilungen erfordern grundsätzlich eine Arbeitsplatzbegehung.
  - Der Betriebsarzt sollte in der Lage sein, einfache arbeitshygienische Parameter (Klima, Beleuchtung, Lärm, Gefahrstoffe) zur Gefährdungsabschätzung selbst überschlägig zu bestimmen. Arbeitsplatzanalysen sollten grundsätzlich in Zusammenarbeit mit dem Betriebsarzt erstellt werden.
- **Beratung:**
  - *Beratung des Unternehmers*: Der Betriebsarzt soll den Unternehmer gemäß Arbeitssicherheitsgesetz, §3, beraten. Diese Beratung umfaßt Stellungnahmen zur Planung von Betriebsstätten, bei der Beschaffung von Arbeitsmitteln und Arbeitsstoffen sowie zu Arbeitsverfahren. Ein wichtiger Aspekt ist die Beratung bei der Beschaffung und Anwendung von Körperschutzmitteln. Der Betriebsarzt berät den Unternehmer bei der Gestaltung von Arbeitsplätzen, der Arbeitsumgebung sowie des Arbeitsablaufs, aber auch bei der Organisa-

tion der Arbeit (Arbeitszeit, Arbeitsrhythmus, Pausenregelung). Die Organisation der Ersten Hilfe und Fragen der beruflichen Wiedereingliederung von Behinderten zählt ebenfalls zu seinen Aufgaben.

- *Beratung der Arbeitnehmer*: Der Betriebsarzt berät auch die Arbeitnehmervertretung zu betriebsspezifischen Problemen der Arbeitssicherheit. Im Rahmen der arbeitsmedizinischen Vorsorgeuntersuchungen sowie unmittelbar am Arbeitsplatz berät er die Arbeitnehmer über gesundheitliche Fragen im Zusammenhang mit der Tätigkeit.
- *Unterstützung in der Beratungstätigkeit*: Dem Betriebsarzt sollen aktuelle Belastungskataster und Kataster über Gefahrstoffe im Betrieb zur Verfügung stehen. Der Betriebsarzt muß über die Einführung und Anwendung von neuen Gefahrstoffen im Betrieb informiert werden; ihm muß Gelegenheit zur Stellungnahme über die gesundheitliche Gefährdung durch die neuen Stoffe gegeben werden (s.o.). Betriebsanweisungen müssen vom Betriebsarzt vor ihrer Bekanntmachung überprüft werden können.

➤ **Vorsorgeuntersuchungen** (S. 110): Vorsorgeuntersuchungen werden im allgemeinen entsprechend den berufsgenossenschaftlichen (BG-Grundsätze für arbeitsmedizinische Vorsorgeuntersuchungen) und anderen Empfehlungen ausgeführt. Der Betriebsarzt muß aber die Freiheit haben, diese Untersuchungen von Fall zu Fall entsprechend den Notwendigkeiten inhaltlich zu verändern und zu ergänzen. Die Voraussetzungen zur Durchführung der Vorsorgeuntersuchungen müssen erfüllt sein (Ermächtigung des Arztes, Geräte, Raum, ggf. Personal).

- *Voraussetzungen*: Vorsorgeuntersuchungen sind erforderlich, wenn bestimmte Belastungskriterien erfüllt sind (Überschreitung der Auslöseschwelle, Vorliegen der Auswahlkriterien), wenn der Beschäftigte dies wünscht, wenn dies von staatlichen Stellen oder der Berufsgenossenschaft gefordert wird, oder im Rahmen der betrieblichen Vereinbarung.
- *Handhabung*: Einbestellung der Beschäftigten zu Untersuchungen und das Führen der Gesundheitskartei ist Aufgabe des Unternehmers.
- *Schweigepflicht*: Die Schweigepflicht muß gewahrt bleiben. Der Unternehmer hat nur Anspruch auf eine ärztliche Bescheinigung, aus der die Beurteilung der Gesundheit des Beschäftigten hinsichtlich seines Einsatzes am (vorgesehenen) Arbeitsplatz und das Datum der nächsten Untersuchung hervorgeht. Die Gesundheitsakte darf nur dem Betriebsarzt und seinem Assistenzpersonal zugänglich sein. Dieses muß schriftlich zur Verschwiegenheit verpflichtet werden.

➤ **Dokumentation:** Gesundheitsakten über jeden Beschäftigten, der an einer Vorsorgeuntersuchung teilgenommen hat, müssen vom Betriebsarzt geführt werden. Betriebsbegehungen müssen protokolliert und die Protokolle allen im Betrieb für den Arbeitsschutz Zuständigen zugänglich gemacht werden, ebenso für den Betrieb erstellte spezielle Gefährdungskataster und Meßprotokolle.

- *Jahresbericht*: Einmal im Jahr hat der Betriebsarzt für jeden von ihm versorgten Betrieb einen Bericht zu erstellen, aus dem die betriebsärztlichen Aktivitäten des abgelaufenen Jahres umfassend hervorgehen (§5 UVV „Betriebsärzte“). Aus diesem Bericht kann sich in Verbindung mit Daten der Krankenkassen ein Gesundheitsbericht für den Betrieb (siehe S. 207) entwickeln.
- *Jahresplan*: Auf Wunsch des Unternehmers legt der Betriebsarzt zu Beginn des Jahres einen Zeitplan über alle beabsichtigten Aktivitäten vor.

Voraussetzungen („Qualitätssicherung")

- **Fortbildung** (S. 84): Dem Betriebsarzt ist innerhalb der Einsatzzeit ausreichend Zeit zur Fortbildung zu gewähren (s. oben). Die Fortbildung kann in Form von Kongreß-, Tagungs- und Seminarbesuchen bestehen. Eine finanzielle Beteiligung des Unternehmers muß im einzelnen festgelegt werden. Weiterhin kann sich der Arzt mit Hilfe von Fachzeitschriften und Fachlehrbüchern fortbilden. Eine finanzielle Unterstützung oder die Kostenübernahme durch den Unternehmer sind wünschenswert, insbesondere bei Literatur, die direkte Bedeutung für die betriebsärztliche Tätigkeit im Betrieb hat. Nachschlagewerke und Vorschriftensammlungen sollen zur Verfügung gestellt werden.

Regelungen

- **CODE OF ETHICS:** International Code of Ethics for Occupational Health Professionals, aufgestellt von der International Commission on Occupational Health (ICOH). In deutscher Sprache erschienen in der Schriftenreihe der Bundesanstalt für Arbeitsmedizin (Übersetzung 4, 1995) unter dem Titel: Internationaler Kodex der Ethik für Fachleute des medizinischen Arbeitsschutzes (Wirtschaftsverlag NW, Bremerhaven).
- **Prüfkriterien:** Prüfkriterien für die betriebsärztlichen Aufgaben aus der Sicht der Bundesländer (Entwurf des Länderausschusses für Arbeitssicherheit [LASI]).
- **Ratgeber:** Ratgeber für die betriebsärztliche Betreuung nach dem Arbeitssicherheitsgesetz (Bundesministerium für Arbeit und Sozialordnung).
- **ZH 1/528:** Grundsätze über Hilfspersonal, Räume, Einrichtungen, Geräte und Mittel für Betriebsärzte im Betrieb.
- **ZH 1/529:** Grundsätze über Ärzte, Hilfspersonal, Räume, Einrichtungen, Geräte und Mittel für überbetriebliche arbeitsmedizinische Dienste.

Definition

➤ Rechtsverbindliche schriftliche Übertragung von betriebsärztlichen Aufgaben nach dem Arbeitssicherheitsgesetz (ASiG) durch den Arbeitgeber an fachkundigen Arzt. Bei Übertragung der Aufgaben an ein überbetriebliches betriebsärztliches Zentrum (ÜBZ) wird dieses verpflichtet, die betriebsärztlichen Aufgaben durch seine Ärzte wahrnehmen zu lassen („Verpflichtung").

Voraussetzungen

➤ **Betriebsart:** Nicht jeder Arbeitgeber muß einen Betriebsarzt im Sinne des ASiG bestellen. Sonderregelungen (§ 17) gibt es für:
  - *Private Haushalte*: Hier entfällt die Pflicht zur Bestellung.
  - *Seebetriebe (Schiffe):* Andere Regelungen (z.B. Seetauglichkeitsverordnung) ersetzen das ASiG. Dieses hat jedoch Geltung für die Landbetriebe von Schifffahrtsunternehmen.
  - *Bergbetriebe*: Soweit in der Berggesetzgebung (z.B. Berggesundheitsverordnung, Allgemeine Bundesbergverordnung) schon Regelungen getroffen sind, haben diese Gültigkeit. Das ASiG gilt subsidiär.
  - *Erfordernis*: Eine Bestellung erfolgt nur, wenn erforderlich (z.B. Betriebe mit bestehenden Gesundheits- und Unfallgefahren; Notwendigkeit durch Betriebsorganisation, Zahl und Zusammensetzung der Arbeitnehmer gegeben). Mit Hinweis auf §2 ASiG bedürfen bestimmte Arbeitsplätze (z.B. Verwaltungsstellen) unter der Voraussetzung, daß keine besonderen Gesundheitsgefährdungen bestehen und spezielle arbeitsmedizinische Vorsorgeuntersuchungen nicht erforderlich sind, keiner betriebsärztlichen Betreuung. Die notwendige Beratung kann von der Sicherheitsfachkraft erbracht werden (Kommentar zum ASiG von Nöthlichs, 1989).

➤ **Betriebsgröße:** Gegenwärtig werden die meisten Betriebe noch nicht betriebsärztlich betreut. Die Durchführungsanweisungen des ASiG, die VBG 122 (UVV „Sicherheitsfachkräfte") und VBG 123 (UVV „Betriebsärzte") sehen erst bei einigen Unfallversicherungsträgern (UVT) sicherheitstechnische und betriebsärztliche Betreuung aller Betriebe vor. Bei anderen UVT erfolgt eine Betreuung zum Teil erst ab 200 Beschäftigten eines Betriebs. Der Begriff „Betrieb" ist dabei nicht als durch unternehmerische Verfassung (organisatorisch-rechtlich) definierte Größe zu sehen, sondern als praktisch-technische Größe. Der Betrieb ist eine im räumlichen und arbeitstechnischen Zusammenhang stehende Einheit. Ein Unternehmen kann aus vielen kleinen Betrieben ohne Bestellungs„zwang" bestehen. Zukünftig wird die Bestellung von Betriebsärzten für (fast) alle Betriebe erforderlich sein (ArbSchG). Zur Zeit werden schon viele UVV der neuen gesetzlichen Regelung angepaßt.

➤ **Fachkunde:** Voraussetzung zur Bestellung ist *Fachkundigkeit:* Neben der Approbation als Arzt (oder vergleichbarer Erlaubnis) gehören arbeitsmedizinische Fachkenntnisse dazu. Diese können als gegeben betrachtet werden, wenn eine der folgenden Bedingungen erfüllt ist:
- Gebietsbezeichnung „Arzt für Arbeitsmedizin".
- Zusatzbezeichnung „Betriebsmedizin".
- Arzt in Weiterbildung zum Arbeitsmediziner oder Betriebsmediziner, wenn ein Teil der Weiterbildung absolviert ist (1/3 des theoretischen Kurses, klinische Weiterbildung; siehe §3[3] VBG 123).

- Sogenannte „kleine Fachkunde" in Form einer Bescheinigung der zuständigen Ärztekammer über Mindestausbildung und -erfahrung (Tab. 16). Die Bescheinigung muß bis zum 31.12.1996 erteilt sein!
- *Beachte:* ÄiP oder Ärzte ohne Fachkunde können nicht oder nur unter *direkter (!)* Anleitung betriebsärztliche Aufgaben übernehmen.

Tabelle 16 Voraussetzungen zur Erlangung der „Kleinen Fachkunde" (VGB 123)

Vor dem 1. Januar 1985 1 Jahr klinisch/poliklinisch tätig gewesen. Arbeitsmedizinischen Einführungslehrgang besucht. Bis 31. Dezember 1985 mindestens 500 Stunden pro Jahr betriebsärztlich tätig gewesen.
oder
Vor dem 1. Januar 1985 1 Jahr klinisch/poliklinisch tätig gewesen. Arbeitsmedizinischen Einführungslehrgang besucht. Bis 31. Dezember 1987 einen 3monatigen theoretischen Kurs über Arbeitsmedizin besucht.

- **Arbeitnehmervertretung (Betriebs- oder Personalrat):**
  - *Angestellter und freiberuflicher Betriebsarzt*: Der Betriebsrat muß der Bestellung positiv zustimmen, soweit ein hauptberuflicher Betriebsarzt bestellt wird. Kommt keine Einigung zwischen Arbeitgeber und Betriebsrat zustande, so kann Spruch einer Einigungsstelle nach § 7 BetrVG die Zustimmung des Betriebsrates ersetzen.
  - *Überbetrieblicher arbeitsmedizinischer Dienst*: Nur Anhörungsrecht der Arbeitnehmervertretung.

Bestellung

- **Schriftform:** Die Bestellung muß schriftlich erfolgen. In der Bestellung muß geregelt sein:
  - *Tätigkeit als Betriebsarzt:* Der Arzt kann daneben auch weitere (ärztliche) Funktionen im Betrieb haben, die arbeitsvertraglich geregelt sein können.
  - *Art der vertraglichen Bindung:* Entweder Arzt als Arbeitnehmer mit Arbeitsvertrag oder freiberuflich tätiger Arzt mit Dienstvertrag.
  - *Aufgabenbeschreibung*: Aufgaben nach § 3 ASiG, die betriebsbezogen ergänzt (z.B. Vornahme von Einstellungsuntersuchungen, andere ärztliche Aufgaben) oder verringert werden können (z.B. Vornahme bestimmter spezieller arbeitsmedizinischer Vorsorgeuntersuchungen durch einen anderen Arzt).
  - *Verpflichtung des Arbeitgebers:* Unterstützung des Betriebsarztes bei der Erfüllung seiner Aufgaben (§ 2 ASiG);
  - *Einsatzzeit* (s. u.): Zeitlicher Umfang, in welchem der Arzt tätig wird. Dabei kann auch (bei freiberuflich oder in Teilzeit tätigen Ärzten) eine Anwesenheitszeit festgelegt werden. Die Aktualisierung der Einsatzzeit sollte geregelt werden.

- *Honorierung*: Als Vertragsbestandteil zwar nicht zwingend erforderlich, gehört jedoch logischerweise in den Vertrag. Ebenso Regelungen über Bezahlung von Zusatzleistungen, Fahrtzeiten, Beauftragung von Dritten (Labor, Röntgen etc.) und Zahlungsmodalitäten.
- *Stellung*: Zuordnung des Betriebsarztes zu einer Stelle innerhalb der Organisation des Betriebs. Der Betriebsarzt hat aufgrund seiner beratenden Funktion eine Stabsstelle inne und untersteht mindestens direkt dem Betriebsleiter, oder auch einer höheren Organisationsebene (z.B. Arbeitgeber, Unternehmensleitung). Die Anbindung an eine nachgeordnete Stelle (z.B. Personal-, Technische Leitung) ist nicht gesetzeskonform (§8[2] ASiG).
- *Raum, Einrichtung, Personal:* Zweckmäßig sind hier Absprachen, entweder im Vertrag oder als „Protokollnotiz". Wesentliche Elemente von Raum (z.B. fließend warmes und kaltes Wasser, Telefonanschluß), Einrichtung (z.B. Funktionsmeßgeräte, Notfallgeräte, Tresor) und Personal (z.B. Qualifikation, zeitlicher Umfang, Beauftragungsbefugnisse) sollten festgehalten werden.
- *Zusatzleistungen:* Leistungen außerhalb der Aufgaben nach §3 ASiG sollten mit zeitlichem Aufwand extra festgelegt werden. Dazu gehören z.B. Einstellungsuntersuchungen, Unterricht in Erster Hilfe für Ersthelfer, allgemeine Gesundheitsförderung.
- *Beauftragung Dritter*: Ärztliche Leistungen, die der Betriebsarzt nicht selbst erbringen kann oder will (z.B. Funktionstests, Röntgenuntersuchungen) werden schriftlich festgehalten. Sie können allerdings Einsatzzeit-mindernd sein!

➤ **Einsatzzeit:** Bestimmung durch den jeweiligen Unfallversicherungsträger (UVT) nach eigenen Regeln.
  - *Allgemeine Richtlinien:* Die Einsatzzeit ist von der Zahl der Beschäftigten und dem Gefährdungsgrad im Betrieb abhängig. Einzelne UVT sind dazu übergegangen, Vorsorgeuntersuchungen nicht mehr als Bestandteil der Einsatzzeit zu betrachten.
  - *Klein- und Kleinstbetriebe:* Hier werden andere Berechnungsweisen der Anwesenheitszeit des Betriebsarztes diskutiert (z.B. Erfüllung von Aufgabenkatalogen).
  - *Besonderheiten*: Die Einsatzzeit kann von UVT entsprechend dem Unfall- oder Berufskrankheitengeschehen herauf- oder herabgesetzt werden, wenn erhebliche Abweichungen vom Branchendurchschnitt vorkommen. Werden Leistungen von anderen Ärzten erbracht, so kann die Einsatzzeit entsprechend gekürzt werden. Dies gilt jedoch nicht für Laborleistungen, die als technische Leistung von medizinischen Fachkräften unter Überwachung durch Laborärzte erbracht werden. Die Beurteilung im Kontext mit einer Untersuchung obliegt dem fachkundigen Betriebsarzt.

Überbetriebliche Dienste

➤ **Definition:** Arbeitsmedizinischer Dienst, der Betrieben betriebsärztliche Betreuung im Rahmen eines Dienstvertrags zusagt (Verpflichtungsvertrag, §19 ASiG). Im allgemeinen nicht an Person eines bestimmten Arztes gebunden (siehe auch Organisationsform S. 67). Stellung und Aufgabenerfüllung entsprechen der des „bestellten" Betriebsarztes.

➤ **Verpflichtungsinhalte:**
- Bestellung von fachkundigen Ärzten, d.h. keine AiP, Ärzte anderer Fachrichtungen oder Ärzte zu Beginn ihrer Weiterbildung (s.o.). Diese können nur unter Anleitung eines fachkundigen Arztes tätig werden (z.B. Bewertung der Untersuchungsbefunde, Anwesenheit bei Beratung, Begehung).
- Festlegung des zeitlichen Umfangs der Anwesenheit des Arztes im Betrieb (z.B. 75% der Einsatzzeit) und der Tätigkeiten, die außerhalb des Betriebs verrichtet werden (z.B. Auswertung, Protokolle, Schriftverkehr, Vorsorgeuntersuchung).
- Umfang der nichtärztlichen Dienste (Hilfspersonal) und Leistungen, die vom überbetrieblichen Dienst erbracht werden.

Öffentlicher Dienst

➤ In Betrieben, die dem öffentlichen Recht unterliegen, muß eine „gleichwertige" betriebsärztliche Betreuung wie im gewerblichen Bereich bestehen (§ 16 ASiG).

➤ Einzelregelungen werden durch die Träger der jeweiligen Körperschaft (Richtlinien oder Erlasse) festgelegt, die sich im allgemeinen auf ASiG und die GUV 0.5 (UVV „Betriebsärzte, Sicherheitsingenieure und andere Fachkräfte für Arbeitssicherheit") beziehen. Die Einsatzzeit wird nach dem hier festgelegten Betriebsartenverzeichnis berechnet.

➤ Die gesetzlichen Unfallversicherungsträger der öffentlichen Hand (GUV) sind hier nur Ausführungsbehörden. Es erfolgt keine Kontrolle durch die Gewerbeaufsicht, Kontrolleur ist die oberste Dienststelle („Selbstkontrolle"). Änderung durch SGB VII zu erwarten (S. 19).

Regelungen

➤ **ASiG:** Arbeitssicherheitsgesetz.

➤ **BetrVG:** Betriebsverfassungsgesetz (§ 87).

➤ **VBG 123:** UVV „Betriebsärzte".

➤ **GUV 0.5:** UVV „Betriebsärzte, Sicherheitsingenieure und andere Fachkräfte für Arbeitssicherheit".

➤ **UVV 1.2:** UVV „Sicherheitstechnische und arbeitsmedizinische Betreuung" (Entwurf der Landwirtschaftlichen BG und Gartenbau-BG).

➤ Richtlinie für den betriebsärztlichen und sicherheitstechnischen Dienst in den Verwaltungen und Betrieben des Bundes (1978).

Grundlagen

- **Definition:** Form der Inanspruchnahme betriebsärztlicher (und sicherheitstechnischer) Arbeitskraft durch vertragliche Verpflichtung. Es besteht die Wahl zwischen mehreren Lösungen:
  - *Arbeitsvertragliche („interne") Lösung:* Bestellung eines hauptberuflichen Betriebsarztes.
  - *Freiberufliche („externe") Lösung:* Bestellung eines niedergelassenen Arztes, der nebenberuflich betriebsärztlich tätig wird.
  - *Überbetriebliche Lösung:* Verpflichtung eines betriebsärztlichen Zentrums (ÜBZ).
  - *Anschlußlösung:* Anschluß an Arbeitsmedizinischen Dienst (AMD) des zuständigen Unfallversicherungsträgers (UVT) gemäß § 24 SGB VII.
- **Wahl der Organisationsform:** Prinzipiell steht dem Betrieb frei, mit welcher Organisationsform die betriebsärztliche Betreuung erfolgt, wenn sie nur den Erfordernissen des Arbeitssicherheitsgesetzes (ASiG) entspricht. Einige UVT haben Präferenz für den Anschluß an ihre AMD, bei Nachweis einer ausreichenden Betreuung kann der Betrieb jedoch auch eine andere Lösung finden (siehe auch Kosten-Nutzen-Analyse, S. 82).
- **Größe des Betriebes:** Die Organisationsform richtet sich nach den Wünschen und Bedürfnissen des Betriebes. Im allgemeinen spielt die Größe des Betriebs und, davon abhängig, die Einsatzzeit für den Betriebsarzt (s. u.) eine Rolle:
  - *Großbetriebe:*
    - Arbeitsvertragliche Lösung.
    - Überbetriebliche Lösung.
  - *Mittelbetriebe:*
    - Überbetriebliche Lösung.
    - Freiberufliche Lösung (bis ca. 700 Stunden Einsatzzeit).
  - *Kleinbetriebe:*
    - Überbetriebliche Lösung.
    - Freiberufliche Lösung.
    - Anschlußlösung.
- **Orientierungswert (Einsatzzeit):** Die Jahres-Regelarbeitszeit eines Angestellten (38-Stunden-Woche, 6 Wochen Urlaub, 2 Wochen Krankheit) beträgt ca. 1600 Stunden. Dieser Wert kann zur Abschätzung des personellen Umfangs der betriebsärztlichen Betreuung herangezogen werden.

Organisationsformen

- **Arbeitsvertragliche Lösung:**
  - Der Betrieb stellt einen arbeitsmedizinisch fachkundigen Arzt ein und bestellt ihn gleichzeitig zum Betriebsarzt. Es besteht ein Arbeitsvertrag *und* ein Bestellungsvertrag. Organisatorische Unterstellung des Betriebsarztes unter den Betriebsleiter.
  - Diese Lösung ist geeignet für Betriebe mit mindestens 750 – 800 Stunden Einsatzzeit (Teilzeitbeschäftigung). Eine Kombination mit anderen Lösungen (z. B. hauptberuflicher Betriebsarzt und für restliche Einsatzzeit ÜBZ) ist möglich.

- Ist die Einstellung mehrerer Betriebsärzte erforderlich, so kann ein Betriebsarzt die leitende Funktion übernehmen. Die Weisungsfreiheit des einzelnen (auch des nachgeordneten) Betriebsarztes in fachlichen Dingen bleibt allerdings davon unberührt!

➤ **Freiberufliche Lösung**:
- Ein Arzt (niedergelassener oder angestellter Arzt) wird nebenberuflich als Betriebsarzt tätig. Voraussetzung ist jedoch die arbeitsmedizinische Fachkunde. Wegen der Präsenzpflicht des niedergelassenen Arztes in seiner Praxis sollte die regelmäßige Abwesenheit über 2 – 3 Halbtage pro Woche nicht hinausgehen. Die betriebsärztliche Einsatzzeit muß während der Betriebsstunden erbracht werden, also im allgemeinen während der Praxisöffnungszeiten. Vertraglich geregelt werden muß die Erbringung und Abrechnung von speziellen Leistungen (Labor, Röntgen etc.).
- Diese Lösung kann bei Einsatzzeiten < 700 Stunden sinnvoll sein.

➤ **Überbetriebliche Lösung**:
- Der Betrieb verpflichtet den Träger eines ÜBZ zur Erbringung der errechneten Einsatzzeit durch einen fachkundigen Arzt (keine Bestellung). Das ÜBZ stellt einen Arzt (oder mehrere Ärzte) ab, sorgt für Vertretung und übernimmt oder regelt besondere Leistungen (z. B. Labor, Röntgenuntersuchung, Funktionstests, Messungen). Zweckmäßig ist die Betreuung eines Betriebes durch immer denselben Arzt (s. u., Vertrauensbildung, eingehende Kenntnisse, Erfahrungen).
- Diese Lösung eignet sich praktisch für jede Betriebsgröße.
- Verschiedene Organisationsformen des ÜBZ:
  - Das ÜBZ kann als Gesellschaft (GmbH) oder als Verein gebildet sein, der seine Dienste anbietet.
  - Mehrere Betriebe bilden einen Verein, der den betriebsärztlichen Dienst seinen Mitgliedern zur Verfügung stellt.
  - Der betriebsärztliche Dienst eines größeren Betriebes (mit hauptberuflichen Betriebsärzten) bietet kleineren Betrieben seinen Dienst an.

➤ **Anschlußlösung**:
- Durch Verfügung des Unfallversicherungsträgers (UVT) als Regellösung erforderlicher Anschluß eines Betriebes an einen von der UVT errichteten und getragenen arbeitsmedizinischen Dienst, der damit praktisch als ÜBZ tätig wird oder andere ÜBZ beauftragt (§ 24 SGB VII).
- Lösung insbesondere für Kleinbetriebe, die damit auch jeder organisatorischen Schwierigkeit enthoben werden.
- Ein Betrieb kann jedoch als Alternative dazu Befreiung von der Anschlußpflicht beantragen, wenn er eine ausreichende betriebsärztliche Betreuung durch einen von ihm gewählten Arzt oder ÜBZ nachweist. Der Nachweis muß im allgemeinen durch (gebührenpflichtige!) Bestätigung des zuständigen Gewerbeaufsichtsamtes erbracht werden.

Kontinuität

➤ **Vorteile der kontinuierlichen Betreuung:** Unabhängig von der Organisationsform ist es wichtig, daß möglichst immer derselbe Arzt Betrieb und Beschäftigte betreut. So können Erfahrung und betriebsspezifische Kenntnisse des Betriebsarztes wachsen, von denen letztlich der Betrieb profitiert. Des weiteren kann ein Vertrauensverhältnis zu Arbeitsschutzverantwortlichen des Betriebs und zu den Beschäftigten entstehen („unser Betriebsarzt“).

- **Hauptberuflicher Betriebsarzt:** In der Regel unbefristetes Anstellungsverhältnis, welches mit der Bestellung zum Betriebsarzt verknüpft ist. Hier können langfristig Aufgaben angegangen und das notwendige Beziehungsgeflecht aufgebaut werden.
- **Nebenberuflicher Betriebsarzt:** Nach „Erprobung" erfolgt die Bestellung in der Regel unbefristet. Die Lösung eines Bestellungsvertrages ist jedoch leichter, da dieser nicht mit einem Arbeitsvertrag verknüpft ist.
- **Überbetrieblicher Dienst:** In der Regel befristete Verträge (z.B. auf 5 Jahre). Dies erschwert unter Umständen die Aufgabenerfüllung des Betriebsarztes, wenn kostenträchtige Empfehlungen gegeben werden sollten oder verschiedene Auffassungen bestehen. Hier fehlt auch der „Schutz" durch die Arbeitnehmervertretung, da das ÜBZ nur verpflichtet wird (Anhörung der Arbeitnehmervertretung, kein Mitbestimmungsrecht).

Regelungen

- **ASiG:** Arbeitssicherheitsgesetz.
- **SGB VII:** Sozialgesetzbuch VII, Gesetzliche Unfallversicherung.
- **VBG 123:** UVV „Betriebsärzte".

Aufgaben des Betriebsarztes

Definition

- Beratung der Arbeitsschutzverantwortlichen, in erster Linie des Arbeitgebers, im Betrieb in allen Fragen des Arbeitsschutzes im Sinne des Arbeitssicherheitsgesetzes (ASiG). Der Betriebsarzt hat dabei kein Weisungsrecht, sondern erfüllt Stabsfunktion. Über die Aufgaben nach ASiG hinaus können dem Betriebsarzt noch weitere zusätzliche Aufgaben übertragen werden, soweit sie nicht im Widerspruch zu den Aufgaben nach § 3 ASiG stehen.

Aufgabenwahrnehmung

- **Zielsetzung:** Verantwortung für den Arbeitsschutz hat allein der Arbeitgeber. Für Beratung und Unterstützung stehen ihm Betriebsarzt und Sicherheitsfachkraft zur Seite. *Beratung und Unterstützung des Arbeitgebers* sind daher primäre Aufgaben des Betriebsarztes. Die Aufgaben, die für andere (Beschäftigte, Arbeitnehmervertretung, Ersthelfer etc.) geleistet werden, lassen sich davon ableiten. Ziel ist es, mit Rat und Tat des Betriebsarztes die aktuellen Regeln und Erkenntnisse des Arbeitsschutzes und der Arbeitsmedizin betriebsbezogen bis zu einem Optimum anzuwenden. Medizinischer Arbeitsschutz sollte möglichst in einer Hand bleiben. Eine Verteilung der betriebsärztlichen Aufgaben (z. B. Vorsorgeuntersuchungen, Beratung, Begehung) auf verschiedene Ärzte bedeutet Verschlechterung der Qualität betriebsärztlicher Betreuung.
- **Aufteilung der Einsatzzeit:** Es gibt weder verbindliche Regeln noch einen allgemeingültigen Plan. Die Aufteilung der Einsatzzeit muß sich nach den betrieblichen Notwendigkeiten richten. Als Faustregel gilt z. B. die Drittelregel (Tab. 17). Ein Vorschlag zur „idealen" Aufteilung stammt von Hettinger (siehe Voraussetzungen S. 59). Bei „untersuchungsintensiven" Betrieben wird sich der Anteil der Vorsorgeuntersuchungen ausweiten. Langfristiges Ziel des Betriebsarztes muß es jedoch sein, die spezielle arbeitsmedizinische Vorsorgeuntersuchung bei Einwirkung (chemisch, physikalisch, biologisch) durch Beseitigung ihrer Notwendigkeit so weit wie möglich abzuschaffen.

Tabelle 17 „Drittelregel" für die Aufteilung der Einsatzzeit

Einsatzzeit	Aufgaben
1/3	Begehungen, Arbeitsplatz-Untersuchungen
1/3	Vorsorgeuntersuchungen, Arbeitnehmer-Beratung
1/3	Restliche Aufgaben: Beratung, Arbeitsschutzausschuß, Erste Hilfe, Fortbildung etc.

- **Kontaktwahrnehmung, Stellung:** Die Einflußmöglichkeiten des Betriebsarztes beruhen im wesentlichen auf seinen Kenntnissen, Erfahrungen und seiner Kommunikationsfähigkeit. Er muß auf Neutralität bedacht sein (kein „Arbeitgeber-Arzt" oder „Betriebsrats-Arzt") und seine Autorität auf seinen Kenntnissen und seiner Argumentationsfähigkeit aufbauen. Die Wahrung strikter Neutralität im Beziehungsgeflecht des Betriebes wird ihm langfristig den Respekt von beiden Seiten verschaffen.

Aufgabenfelder

- **Arbeitsmedizinische Beratung des Arbeitgebers und/oder der Verantwortlichen für den Arbeitsschutz:** Dies umfaßt das gesamte Gebiet der Arbeitsmedizin und angrenzender Gebiete. Der Katalog des § 3 ASiG ist nicht abschließend, sondern kann ergänzt werden. Beratung in folgenden Bereichen:
  - *Planung, Ausführung und Unterhaltung von Betriebsanlagen:* Arbeitsräume und dazugehörige Nebenräume (siehe auch Planung S. 76, Arbeitsstättengestaltung S. 471).
  - *Beschaffung von Maschinen, Geräten, Instrumenten, Einrichtungsgegenständen:* Betriebsbezogene Prüfung der Gerätesicherheit ist in erster Linie Aufgabe der Sicherheitsfachkraft, jedoch können bei Fragen der Belastung von Beschäftigten auch arbeitsmedizinische Aspekte auftreten. Bei Anwendung von *Arbeitsstoffen* (Ermittlung nach § 16 GefStoffV) treten toxikologische Fragen auf. Komplexe Belastungen durch *Arbeitsverfahren* und *Arbeitsbedingungen* müssen ebenfalls vom Betriebsarzt beurteilt werden.
  - *Auswahl von Körperschutzmitteln:* Siehe Persönliche Schutzausrüstung, S. 536.
  - *Arbeitsphysiologische, arbeitspsychologische, ergonomische und arbeitshygienische Fragen:* Die praktische Anwendung ist der Inhalt dieses Buches. Aufgabe des Betriebsarztes ist es, dem Laien die Problematik und Lösungsansätze, bezogen auf die betriebliche Situation, verständlich zu machen.
  - *Berufliche Rehabilitation:* Bei chronisch Kranken bzw. bei Verunfallten unter Berücksichtigung der betrieblichen Möglichkeiten und der Leistungsfähigkeit der Beschäftigten.
- **Vorsorgeuntersuchungen:** Der Betriebsarzt soll Beschäftigte untersuchen und arbeitsmedizinisch beraten (siehe auch Untersuchungen S. 110).
- **Arbeitsplatzuntersuchungen:** Regelmäßige Begehung der Arbeitsplätze (siehe auch Begehung S. 73), Untersuchung von Arbeitsplätzen nach arbeitsmedizinischen und arbeitswissenschaftlichen Gesichtspunkten bei Problemen, Vorschlag von betriebsbezogenen Lösungen.
- **Erste Hilfe** (S. 579): Beratung des Arbeitgebers bezüglich Organisation, Mitwirkung an der Schulung der Ersthelfer, Fortbildung von Betriebssanitätern.
- **Information der Beschäftigten:** Der Betriebsarzt soll auf arbeitsschutzgerechtes Verhalten der Beschäftigten „hinwirken". Dies kann mit individuellen Informationen (z. B. bei Vorsorgeuntersuchungen oder bei Begehungen) oder durch gruppenbezogene Informationen (Gesundheitszirkel, Unterrichtung [§ 20 GefStoffV], Broschüren, Mitteilungsblätter, Betriebsversammlung) geschehen.
- **Epidemiologie** (S. 202) **und betriebliche Gesundheitsberichterstattung** (S. 206): Untersuchungsergebnisse sollen erfaßt und ausgewertet, weiterhin arbeitsbedingte Krankheiten untersucht und deren Ergebnisse ebenfalls erfaßt und ausgewertet werden. Dies bedeutet, daß sowohl die bei Vorsorgeuntersuchungen festgestellten Ergebnisse, wie auch Ergebnisse gezielter, belastungsorientierter Untersuchungen evaluiert werden sollen. Der Betriebsarzt darf Einzelergebnisse nicht nur individuell betrachten und gegebenenfalls Schlüsse für den einzelnen Probanden daraus ziehen, sondern soll die Daten gruppenbezogen als Basis für Beratung des Arbeitgebers auswerten. Branchenbezogene Auswertung durch Kooperation von Betriebsärzten oder über ÜBZ.

Aufgaben des Betriebsarztes

- **Arbeitsunfähigkeit:** Bescheinigung der Arbeitsunfähigkeit ist Aufgabe des behandelnden Arztes. Der Betriebsarzt hat die Prüfung der Bescheinigungen auf ihre Berechtigung zu unterlassen (§ 3[3] ASiG). Dies ist Aufgabe des Medizinischen Dienstes der Krankenversicherungen. Es verbietet sich auch deshalb, weil der Betriebsarzt auf diese Weise schnell das Vertrauen der Beschäftigten verlieren und damit in ihren Augen „Arbeitgeber-Arzt“ werden kann. Bei häufiger Krankheit eines oder mehrerer Beschäftigter in einem Gefährdungsbereich kann jedoch durchaus die Frage auftreten, ob hier evtl. arbeitsplatz- oder tätigkeitsbezogene Belastungen zu gehäuften Arbeitsausfällen führen. Dies zu untersuchen ist wiederum Aufgabe des Betriebsarztes (s. o.).

Regelungen

- **ASiG:** Arbeitssicherheitsgesetz.
- **VBG 123:** UVV „Betriebsärzte“.
- Ratgeber für die betriebsärztliche Betreuung nach dem ASiG (Herausgeber: Bundesministerium für Arbeit und Sozialordnung).

Definitionen

- **Begehung:** Gemeinsame Besichtigung von Arbeitsplätzen durch Zuständige und Verantwortliche des innerbetrieblichen Arbeitsschutzes. Die Arbeitsplätze sollen in Hinblick auf Unfallgefahren, gesundheitliche Gefährdung und Belastung von Beschäftigten beurteilt werden. Auch außerbetriebliche Fachleute können herangezogen werden.
  - *Betriebsbegehung:* Begehung eines Betriebs oder Betriebsbereichs nach vorheriger Absprache oder gemäß dem Jahresarbeitsplan mit Teilnahme aller daran zu beteiligenden Personen (s. u.).
  - *Arbeitsplatzbegehung:* Besichtigung eines einzelnen Arbeitsplatzes oder einer Reihe vergleichbarer Arbeitsplätze wegen gesundheitlicher Probleme von Beschäftigten. Eine Arbeitsplatzbegehung kann nach Vorsorgeuntersuchungen, durch Beschwerden eines Arbeitnehmers oder durch Anfrage des Arbeitgebers „spontan“ zustandekommen.

Ziel und Zweck

- **Ziel von Begehungen:** Erreichen eines möglichst hohen Standes der Arbeitssicherheit im Betrieb.
- **Zweck von Begehungen:**
  - *Feststellung von Mängeln bei der Arbeitssicherheit:* Diese Mängel müssen dem Arbeitgeber in geeigneter Form mitgeteilt werden.
  - *Erhalt von Kenntnissen und Informationen über die Arbeitsplätze:* Dabei sollen Belastungen und gesundheitliche Gefährdungen, Ergonomie der Arbeitsplätze und arbeitshygienische Bedingungen kennengelernt werden. Dient nicht nur der Verbesserung der Arbeitsplätze, sondern gibt dem Betriebsarzt Informationen über den Arbeitsplatz. Dies ist für Fragen der gesundheitlichen Tauglichkeit oder zur beruflichen Rehabilitation von Bedeutung.

Vorbereitung

- **Zeitaufwand im Rahmen der Einsatzzeit:** Siehe Aufgaben, S. 70.
- **Anmeldung:** Erforderlich bei „offiziellen“ Begehungen aufgrund Terminabsprachen (Beteiligung anderer Personen, s. u.). Informelle Arbeitsplatzbesichtigungen durch den festangestellten Betriebsarzt sind jederzeit möglich, eine vorherige Information des Abteilungsleiters ist jedoch ratsam. Bei nebenberuflichen Betriebsärzten oder Ärzten aus externen Zentren ist eine Voranmeldung und Terminabsprache immer erforderlich. Allerdings darf der Arbeitgeber eine Begehung nicht grundsätzlich verhindern! Die Festlegung der Termine erfolgt im Jahresarbeitsplan.
- **Häufigkeit:** Nicht festgelegt, in der Regel sollte jedoch jeder Arbeitsplatz 1× jährlich begangen werden. Bei Arbeitsplätzen, die größere Mängel aufweisen oder gesundheitliche Probleme oder Beschwerden von Seiten des Arbeitnehmers verursachen, nach Bedarf häufiger. Arbeitsplätze ohne gesundheitliche Gefahren, bei denen keine Probleme auftreten und keine Veränderungen vorgenommen wurden, können auch in größeren Zeitabständen begangen werden. Länger als maximal 2 Jahre sollten die Abstände jedoch nicht sein.

Durchführung

➤ **Teilnehmer:**
- *Obligat:*
  - Arbeitgeber (z.B. Betriebsleiter) oder Beauftragter für Arbeitsschutz, eventuell ergänzt durch Bereichsvertreter (Abteilungsleiter, Bereichsmeister).
  - Betriebsrat (Personalrat).
  - Betriebsarzt.
  - Sicherheitsfachkraft.
  - Zuständiger Sicherheitsbeauftragter.
- *Fakultativ:* Beamte der Gewerbeaufsicht, Aufsichtsperson der Berufsgenossenschaft, Gewerbeärzte oder andere Fachleute. Die Teilnahme sollte vorher abgesprochen sein.

➤ **Begehungsbereich:** Die Festlegung sollte vor Beginn erfolgen. Der Umfang der Begehung sollte nicht zu groß sein, um die Konzentrationsfähigkeit der Teilnehmer nicht überzubeanspruchen. Eine Begehung verlangt Stehvermögen, Dauer von 2, maximal 3 Stunden.

➤ **Vorbesprechung:** Sie sollte immer stattfinden und folgende Themen beinhalten:
- Arbeitsinhalte (Produkte, Verfahren, Dienstleistungen).
- Beschäftigte (Anzahl, Geschlecht, Altersverteilung, Ausbildung, Fluktuation).
- Gefährdungen (Stoffe, Arbeitsgeräte, äußere Einflüsse, körperliche Beanspruchung).
- Unfallgeschehen, Krankenstand.
- Arbeitsschutzmaßnahmen (Veränderungen seit letzter Begehung).

➤ **Protokollführung:** Festlegung vor der Begehung.

➤ **Persönlicher Arbeitsschutz:** Er sollte, falls für die Begehung erforderlich, unbedingt getragen werden.

➤ **Meßgeräte für die Begehung:** Ist mit Grenzwertüberschreitungen von arbeitshygienischen Parametern zu rechnen, sollten geeignete Meßgeräte zur Verfügung stehen. Direkt gemessene Werte sind immer ein schlagendes Argument! Der Umgang mit den Geräten sollte allerdings bekannt sein. Die verwendeten Geräte sollten klein, leichtgewichtig und leicht handhabbar sein. Sie ersetzen jedoch keineswegs nach Meßvorschriften standardisierte Messungen!
- *Meßgeräte:*
  - Schallpegelmesser (mit Spitzenwertfeststellung, Integrator über beliebigen Zeitraum, Einstellung „slow/quick").
  - Beleuchtungsmesser.
  - Klimameßgerät (Temperatur, Luftgeschwindigkeit, Luftfeuchtigkeit).
  - Gasspürröhrchen, Handpumpe, Rauchröhrchen.
- *Meßprotokoll:* Die Ergebnisse der Messungen sollten auf vorbereiteten Kurzprotokollen vermerkt werden, weil später bestenfalls noch die Ergebniswerte bekannt sind, nicht aber die Meßumstände. Dazu zählen:
  - Meßgerät (Type, Nr. des Gasspürröhrchens).
  - Meßort (genaue Stelle des Messens).
  - Wirksam werdende technische Schutzmaßnahmen bei der Messung (Belüftungsanlage, Absaugungen, Blendvorrichtungen, Schallschutz u.a.).
  - Tätigkeit (bei welchem Arbeitsvorgang wurde gemessen, Spitzenbelastung, gemittelte Belastung, Stoffe).
  - Zeitdauer der Messung.

➤ **Besichtigung:** Die Teilnehmer der Begehung sollten sich Arbeitsräume zeigen lassen, Arbeitsvorgänge (es kommt dabei auf den Vorgang, weniger auf das Ergebnis an) und die Verwendung von Stoffen und Geräten erklären lassen. Unangebracht ist Scheu vor Kontakt mit den Beschäftigten. Im Gespräch läßt sich auch nach gesundheitlichen Beschwerden und arbeitsplatzbezogenen Problemen fragen, nötigenfalls unter vier Augen. Trotzdem sollte versucht werden, den Begehungskreis zusammenzuhalten, damit am Ende alle Teilnehmer über den gleichen Informationsstand verfügen.

Nachbereitung

➤ **Nachbesprechung:** Abschließende Besprechung zur Klärung noch offener Fragen zu Stoffen, Techniken oder Verfahrensabläufen. Eindrücke zum Arbeitsschutz sollten geäußert und Hinweise auf notwendige Maßnahmen gegeben werden (z.B. Vorsorgeuntersuchungen, weitere Arbeitsplatzanalysen, technische Schutzmaßnahmen).

➤ **Protokoll:** Es ist von großer Wichtigkeit, da es einen schriftlichen Bericht über evtl. vorgefundene Arbeitsschutzmängel (Mängelbericht) darstellt. Es kann als Formprotokoll (tabellarisch mit stichwortartiger Mängelaufzählung) oder freies Protokoll verfaßt werden. Letzteres ist vorzuziehen, da es später anschaulicher und für Dritte (Nachfolger im Amt) leichter verständlich ist. Trotzdem sollten bestimmte Formalien eingehalten werden:
- Aufzählung der Teilnehmer und deren Funktion.
- Begangener Betrieb/Betriebsteil.
- *Mängeldarstellung:* Beschreibung und Abhilfe, Arbeitsschutzvorschrift oder Empfehlung mit Begründung, zuständige Stelle zu deren Beseitigung, Meßergebnisse, Veränderungen zu vorhergehenden Begehungen, Fristvorschlag.
- Datum, Unterschrift.
- *Adressaten:*
  - Arbeitgeber, Arbeitsschutzverantwortlicher.
  - Betriebs-/Personalrat; Sicherheitsfachkraft.
  - Betriebsarzt; andere Beteiligte.

➤ **Arbeitsschutzausschuß (ASA**, S. 78): Die Begehung wird anhand des Protokolls besprochen, Argumente und Meinungen dazu können ausgetauscht und praktische Lösungsvorschläge erarbeitet werden.

Planung

Grundlagen

➤ **Planungsumfang:** Mitwirkung des Betriebsarztes bei der Planung von Betriebsanlagen, sozialen und sanitären Einrichtungen. Die Planung umfaßt:
- Bau neuer Betriebsanlagen.
- Umbau bestehender Anlagen.
- Erneuerung/Sanierung bestehender Anlagen.
- Neunutzung bzw. -ausstattung einzelner Räume (neue Arbeitsplätze, neue Techniken).

➤ **Gesetzlicher Auftrag:** Nach § 3(1) ASiG gehört zu den gesetzlichen Aufgaben des Betriebsarztes die Beratung bei „der Planung, Ausführung und Unterhaltung von Betriebsanlagen und von sozialen und sanitären Einrichtungen". Dies bedeutet Beratung in folgenden Bereichen:
- Gesundheitsschutz und allgemeine Hygiene.
- Schutz sittlichen Empfindens.
- Menschengerechte und menschenwürdige Gestaltung der Arbeitsplätze (Humanisierung der Arbeitswelt).
- Einhaltung der Mindestanforderungen nach verbindlichen Regeln und allgemein anerkannten Facherkenntnissen.

➤ **Mitwirkende:**
- *Innerbetrieblich:* In Bezug auf die Arbeitssicherheit wirken bei der Planung mit:
  - Arbeitgeber und/oder damit beauftragte Personen oder Institutionen (z. B. Planungs- und Bauabteilungen im Großbetrieb).
  - Sicherheitsfachkraft.
  - Betriebsarzt.
  - Betriebsrat.
- *Außerbetrieblich:* Neben kommunalen Genehmigungsbehörden sind ggf. die Wasserwirtschaftsämter, Umweltämter, Gewerbeaufsicht und Gesundheitsämter an der Planung mitbeteiligt.

Vorgehen

➤ Betriebsarzt und Sicherheitsfachkraft sind häufig nicht an der Planung beteiligt, da Verantwortliche oft von diesem Aufgabenbereich nichts wissen bzw. nichts wissen wollen. Betriebsarzt und Sicherheitsfachkraft sollten daher (z. B. im Arbeitsschutzausschuß, ASA) folgende Ziele und Ansatzpunkte verfolgen:
- Wiederholt signalisieren, daß die Beteiligung zu ihren Aufgaben zählt, schon bevor konkrete Bauabsichten bestehen.
- Hinweisen auf den praktischen Sinn dieser Regelung: Einbeziehung von Arbeitssicherheits-Aspekten bei der Planung ist wesentlich kostengünstiger und zweckmäßiger als eine Nachbesserung nach Bauabschluß.
- Langfristig darauf hinarbeiten, automatisch als eine Anlaufstelle in den Planungsablauf mit einbezogen zu werden (in großen Betrieben) bzw. vom Arbeitgeber gefragt zu werden.
- Kompromißfähigkeit (bezüglich der Möglichkeiten) und Einfühlungsvermögen (in die Lage des Arbeitgebers, z. B. bei Kosten-Nutzen-Rechnung) zeigen, wenn man bei der nächsten Planung wieder beteiligt sein möchte.

- Bei konkreten Bauabsichten nach Zweck und Aufgabe des Neubaus/der Veränderungen fragen und allgemeine Empfehlungen geben (sollten im Protokoll des ASA aufgeführt werden). Auf diese Weise können beide sich in die Planung „einschleichen".
- Zu einer späteren Planungsphase Einsicht in Baupläne und Baubeschreibungen nehmen, praktische und umsetzbare Vorschläge machen. Dies geschieht am effektivsten in einer gemeinsamen Besprechung zusammen mit Bauverantwortlichen, Betriebsrat und Sicherheitsfachkraft. Hier können im Dialog unter Heranziehung der Pläne praktische Empfehlungen gegeben werden. Lösungen sollten schriftlich fixiert (Stichworte) und im ASA nochmals vorgestellt werden.

Arbeitsplatzgestaltung

➤ Praktische Empfehlungen im Rahmen dieses Buches können nur allgemein sein, denn Umfang und Zweck des (Um-)Bauvorhabens, Wünsche und Vorstellungen der Beteiligten und finanzielle Möglichkeiten sind sehr unterschiedlich.
➤ Hinweise für die Beratung bei der Planung finden sich in den Hauptkapiteln Arbeitsstättengestaltung (S. 471), Beleuchtung (S. 519), Klima (S. 526), Lärm (S. 307) und in anderen Teilen des Buches.

Regelungen

➤ **ArbStättV:** Arbeitsstättenverordnung mit Arbeitsstättenrichtlinien (ASR).
➤ **VBG 1:** UVV „Allgemeine Vorschriften".

Arbeitsschutzausschuß (ASA)

Definition

- Ausschuß aus Unternehmer(-vertreter) und Personen, die für den innerbetrieblichen Arbeitsschutz zuständig sind. Die Bildung wird durch § 11 Arbeitssicherheitsgesetz geregelt. ASA hat die Aufgabe, praktische Anliegen des Arbeitsschutzes im Betrieb zu besprechen und den Unternehmer dazu zu beraten.

Zusammensetzung

- **Ständige Mitglieder des ASA:**
  - Unternehmer oder dessen Vertreter (z.B. Bevollmächtigter für Arbeitsschutzaufgaben).
  - 2 Vertreter des Betriebsrats (Personalrats).
  - Fachkraft für Arbeitssicherheit.
  - Betriebsarzt.
  - Sicherheitsbeauftragte(r).
- **Gäste:** Zu ASA-Sitzungen können auch Gäste geladen werden, z.B. Vertreter aus bestimmten Abteilungen, Aufsichtsbeamte des Unfallversicherungsträgers (der zuständigen Berufsgenossenschaft), der Gewerbeaufsicht, der Gewerbearzt, aber auch Gäste zu speziellen Themen, z.B. Vertreter von Firmen, die Arbeitsschutzartikel herstellen.

Organisation

- **Geschäftsordnung:** Der ASA ist frei in der Aufstellung der Themen und der Gestaltung des Ablaufs einer Sitzung. Es ist jedoch sehr zweckmäßig, eine Geschäftsordnung aufzustellen. Dort sollte die Frage des Vorsitzes (häufig der Unternehmer), der Protokollierung, der Aufstellung der Tagesordnung, Terminierung der Einladung, Einladung von Gästen etc. geregelt werden.
- **Bildung, Tagungshäufigkeit:** § 11 Arbeitssicherheitsgesetz regelt die Bildung des ASA, die erst bei Betrieben mit > 20 Beschäftigten erforderlich ist und legt 4 Tagungen pro Jahr als *Mindesthäufigkeit* fest.

Aufgaben

- **Aufgabenschwerpunkte:** Abhängig von den Gegebenheiten und Problemen im Betrieb. Grundsätzliche Aufgaben können sein:
  - Diskussion der Begehungen (anhand der Protokolle), der festgestellten Mängel und der möglichen Verbesserungen.
  - Maßnahmen zum Arbeitsschutz für bestimmte Personengruppen (Jugendliche, Frauen, Schwangere, Schwerbehinderte, ausländische Arbeitnehmer).
  - Diskussion um Investitionen für den Arbeitsschutz. Dazu gehört auch die Diskussion um Arbeitsschutzaspekte bei der Beschaffung von Maschinen, Gerät und Arbeitsstoffen oder bei Neu- und Umbaumaßnahmen, bei der Einführung neuer Arbeitsverfahren.
  - Beobachtung des Unfallgeschehens durch regelmäßige Auswertung der Unfallanzeigen.
  - Berichte der Sicherheitsbeauftragten über Mängel und Auffälligkeiten in ihrem Beobachtungsbereich.
  - Analyse der Wirksamkeit durchgeführter Arbeitsschutzmaßnahmen.

- In größeren Betrieben Planung von Schwerpunktprogrammen zum Arbeitsschutz, z. B. beim innerbetrieblichen Transport, über Sitzgelegenheiten, Hebe- und Tragetechnik etc.. Untersuchung des Erfolgs solcher Programme.
- Beobachtung der Organisation der Ersten Hilfe und ihrer Wirksamkeit.
- Beteiligung an überbetrieblichen Arbeitsschutzmaßnahmen.

➤ **Weitere Aufgaben:** Im Einzelfall ergeben sich darüber hinaus eine Menge von Diskussionsthemen, die in einem solchen Forum besprochen werden können. Der ASA hat zwar nur beratende Funktion und kann dem Unternehmer nichts anordnen. Da der Unternehmer jedoch im ASA-Kreis vertreten ist (meistens als Vorsitzender) und im allgemeinen ein Überzeugungskonsens angestrebt wird, werden die Vorschläge des ASA in der Regel umgesetzt. Die Teilnehmer sollten sich jedoch bemühen, ihre Vorschläge an der Betriebsrealität zu orientieren.

Regelungen

➤ **ASiG:** Arbeitssicherheitsgesetz § 11 (Arbeitsschutzausschuß).

➤ **Bundesarbeitsgemeinschaft für Arbeitssicherheit (BASI):** Der Arbeitsschutzausschuß in Betrieb und Verwaltung - Anregungen und Hinweise.

Definition

- Verantwortlichkeit für die Folgen betriebsärztlichen Fehlhandelns oder Unterlassung von Handlungen im zivil- und strafrechtlichen Sinne (Schadenswiedergutmachung, Strafe, Buße).

Verantwortlichkeit

- **Aufgabe des Betriebsarztes:** Beratung (Stabsfunktion) des Arbeitgebers, der die volle Verantwortung für Arbeitsschutz trägt. Für den Betriebsarzt besteht zwar Weisungsfreiheit, die Beratung muß sich jedoch auf geltende Regelungen, gesicherte fachliche (arbeitsmedizinische, hygienische, arbeitswissenschaftliche) Erkenntnisse stützen, die auf Betriebsbelange bezogen angewendet werden sollen. Ebenso muß ärztliches Handeln unter Beachtung ärztlicher Regeln und des aktuellen Wissenstands erfolgen. Die Aufgaben, die ihm laut Bestellungs- (oder Verpflichtungs-) Vertrag zukommen, müssen erfüllt werden (§3[1] ASiG; Prüfpflicht des Arbeitgebers, §2[2] ASiG) und können bei Verletzung unter Umständen zur Änderung oder gar Aufhebung des Vertrags führen.

Zivilrechtliche Haftung

- **Definition:** Haftung aufgrund von Verletzung von Pflichten (§§276, 278 BGB) aus dem Arbeitsvertrag (§832[1] BGB) und schuldhafter Verletzung von Arbeitsschutzgesetzen (§832[2] BGB). Schuldhaft bedeutet, daß durch vorsätzliches oder fahrlässiges Handeln eine Rechtsverletzung herbeigeführt wurde. Das Verschulden muß nachgewiesen werden.
- **Bedeutung für den Betriebsarzt:**
  - *Unzureichende oder sachlich falsche Beratung*: Haftung, falls durch nachweislich unzureichende oder falsche Beratung (mündlich, schriftlich) dem Arbeitgeber, der guten Glaubens den Ratschlägen gefolgt ist, ein Schaden entsteht.
  - *Falsche Beurteilung bei Vorsorgeuntersuchung*: Kommt der Arbeitnehmer durch falsche Beurteilung zu Schaden (z. B. falsch „positiv" bei Bescheinigung von Untauglichkeit, wenn Tauglichkeit besteht, oder falsch „negativ" im umgekehrten Fall), so kann der Arzt für Schäden, die Arbeitnehmer und/oder Arbeitgeber entstanden sind, verantwortlich gemacht werden.
  - *Beschädigung:* Haftung bei Beschädigung von Einrichtung und Gegenständen, die dem Unternehmer oder Dritten gehören.
- **Haftung bei Arbeitsunfällen oder Berufskrankheiten:** Soweit diese nicht grob fahrlässig oder vorsätzlich herbeigeführt wurden, übernimmt der *Unfallversicherungsträger* (§104 SGB VII) für den Arbeitgeber und verantwortliche Betriebsangehörige die Haftung. Ein angestellter Betriebsarzt ist Betriebsangehöriger, nicht jedoch nebenberuflicher Betriebsarzt oder überbetriebliches Zentrum. Hier empfiehlt sich dringend Abschluß einer Berufshaftpflichtversicherung!

Strafrechtliche Haftung

- **Definition:** Haftung bei Verstößen gegen das Strafgesetz zur Ahndung von ethisch verwerflichem Handeln, unabhängig von der zivilrechtlichen Haftung.
- **Bedeutung für den Betriebsarzt:**
  - *Fahrlässige Körperverletzung* (§230 StGB): Haftung bei fahrlässiger Körperverletzung im Rahmen einer Vorsorgeuntersuchung (z. B. Schädigung aus

Nichtbeachtung von Kontraindikationen bei Ergometrie, Komplikationen nach Punktion zur Blutentnahme bei Nichtbeachtung hygienischer Regeln); fahrlässige Tötung (§ 222 StGB).
  - *Verletzung der Schweigepflicht* (§ 203 StGB): Haftung bei Offenbarung von Betriebsgeheimnissen oder zum persönlichen Lebensbereich gehörigen Geheimnissen („ärztliche Schweigepflicht"), z. B. bei Untersuchung und Beratung der Arbeitnehmer.
- **Strafrechtliche Verantwortung bei Schädigung eines Arbeitnehmers** (Arbeitsunfall, Berufskrankheit): Entfällt, wenn der Betriebsarzt keine *„Garantenstellung"* hat, d. h. wenn keine Rechtspflicht zum Handeln bestand. Garantenstellung besteht nur bei entsprechender Pflichtenübertragung oder als angestellter Betriebsarzt, dem weitere Beschäftigte unterstellt sind.
- **Ordnungswidrigkeiten:** Ahndung nach Ordnungswidrigkeitengesetz (OWiG) durch Geldbuße. Adressat der Regelungen ist hier im allgemeinen der Arbeitgeber. Für den Betriebsarzt nur von Bedeutung, soweit er Angestellter ist, da er sonst keine Garantenstellung hat.

Regelungen

- **ASiG:** Arbeitssicherheitsgesetz.
- **BGB:** Bürgerliches Gesetzbuch.
- **OWiG:** Ordnungswidrigkeitengesetz.
- **SGB VII:** Sozialgesetzbuch VII, Unfallversicherung.
- **StGB:** Strafgesetzbuch.

Grundlagen

- **Betriebsärztliche Betreuung:** Auf die betriebsärztliche Betreuung kann aus Gründen einer Kostenreduktion nicht verzichtet werden, sie ist gesetzlich vorgeschrieben:
  - *Einsatzzeiten* (S. 65): Die Mindesteinsatzzeiten für einen Betriebsarzt sind in der VGB 123 (Gesundheitsdienst) festgelegt, gestaffelt nach dem Gefährdungsgrad der Beschäftigten in den verschiedenen Branchen und Tätigkeiten.
  - *Aufgabenkatalog* (S. 71): Festgehalten in § 3 des ASiG.
  - *Organisationsform* (S. 67): Der Arbeitgeber kann unter betriebswirtschaftlichen Gesichtspunkten über die Organisationsform der betriebsärztlichen Vorsorgung („intern"/„extern") entscheiden.
- **Betriebsärztliche Tätigkeit:** Sie geht in der Regel, insbesondere bei der „internen" Lösung, weit über den Katalog des § 3 ASiG hinaus. Viele Tätigkeiten (s. u.), die dort nicht spezifiziert sind, werden doch vom Betriebsarzt – sinnvollerweise – erwartet. Sie müssen bei einer „externen" Lösung ausdrücklich vereinbart und auch bezahlt werden.
- **Ergebnisse deutschen Kosten-Nutzen-Analysen** (Ford-Werke, 1967, Autor Eiff; Studie der Friedrich-Ebert-Stiftung, Autor Pfeiffer et al.; Pfaff-Werke, 1985, Autor Magnus; Bosch 1993, Autor Kentner): Die vorliegenden Analysen zeigen übereinstimmend, daß sich grundsätzlich, d. h. in der Gesamtrechnung eines Betriebes, die betriebsärztliche Betreuung der Arbeitnehmerschaft „lohnt". Die betriebsärztliche Betreuung ist nicht nur ein Kostenfaktor, sie trägt vielmehr zu einem positiven Betriebsergebnis bei.

Kosten

- **In Betrieben anfallende Kosten:**
  - Kapitalkosten (Räume, Abschreibungen, Steuern, Versicherung).
  - Sach- und Dienstleistungskosten.
  - Personalkosten.
- **Erhebung der Kosten:** Aufgabe des Unternehmers und selbstverständlicher Teil des betriebswirtschaftlichen Rechnungswesens.
- **Berechnung:** Meist werden diese Kosten „pro Kopf" berechnet, sie liegen bei 150 – 300 DM pro Beschäftigten und Jahr. Unterschiede im erforderlichen Aufwand (Bergbau und Schwerindustrie einerseits, reine Dienstleistungsunternehmen wie Banken und Versicherungen andererseits) werden größtenteils durch die unterschiedlichen Einsatzzeiten wieder ausgeglichen.

Nutzen/Einsparungen

- **Tätigkeitsfelder des Betriebsarztes:**
  Grundlage von Berechnungen sind die nachfolgend genannten Tätigkeitsfelder:
  - *Einstellungsuntersuchungen:* Die Untersuchung wird außerhalb des § 3 ASiG vom Arbeitgeber veranlaßt. Ziel ist es, vorhersehbare Belastungen des Betriebs aufgrund der Einstellung ungeeigneter Arbeitnehmer zu vermeiden. Entsprechend ergeben sich Einsparungen durch:
    - Untersuchung „im Haus" (keine Honorarkosten).
    - Nicht anfallende Krankheitskosten.
    - Nicht anfallende Anlernkosten für Ersatzeinstellungen.

- *Jugendarbeitsschutz-Erstuntersuchung:*
  - Nicht anfallende Krankheitskosten.
  - Nicht anfallende Anlernkosten für Ersatzeinstellungen.
- *Rechtzeitige Veranlassung eines Arbeitsplatzwechsels auf Grund einer drohenden gesundheitlichen Beeinträchtigung:*
  - Nicht anfallende Krankheitskosten.
  - Nicht anfallende Anlernkosten für Ersatzeinstellungen.
- *Vorsorgeuntersuchungen:*
  - Zeitersparnis bei Durchführung „im Haus".
  - Verhütung von Berufskrankheiten.
- *Versorgung von Bagatellverletzungen* (z. B. Splitter im Auge): Zeitersparnis bei Durchführung „im Haus".
- *Reduktion der Zahl der Ersthelfer nach Antrag:* Gebührenersparnis bei der Aus- und Weiterbildung.
- *Betriebsärztliche Sprechstunde:* Suchen Beschäftigte mit leichteren und möglicherweise nur vorübergehenden gesundheitlichen Beschwerden oder Beeinträchtigungen (Befindlichkeitsstörungen), die keine Arbeitsunfähigkeit zur Folge haben, die betriebsärztliche Ambulanz auf und erhalten dort Hilfe, entstehen geringere Ausfallzeiten. Dies gilt auch für einfache therapeutische Maßnahmen wie z. B. physikalische Therapie, wenn sie dort durchgeführt werden kann, sowie Grippe-Prophylaxe und Impfungen vor Auslandsaufenthalten.
- *Prävention* (S. 290): Programme der betrieblichen Prävention, z. B. zur Reduktion der Risikofaktoren von Herz-Kreislauferkrankungen, können meßbare Erfolge vorweisen. Ein Betrieb kann beispielsweise Kosten in Höhe von 50 000 – 100 000 DM einsparen, wenn in der Belegschaft 1 Herzinfarkt weniger auftritt.
- Leistungserhöhung: Als Folge der Verbesserung der Ergonomie (Arbeitsplatzgestaltung, S. 499) und Organisation (z. B. Pausengestaltung, S. 423) an Arbeitsplätzen. Verminderung der Ausfallzeiten durch Arbeitsunfähigkeit.

Folgerungen

➤ **Kosten und Nutzen der betriebsärztlichen Versorgung:** Betriebswirtschaftliche Analysen sind möglich. Bisher vorliegende Untersuchungen mit realistischen Annahmen zu den oben genannten Punkten mit konkreten Berechnungen der Kosten für Arbeitsausfälle (Wegezeit, Arbeitsunfähigkeitszeiten, vorzeitige Berentung) zeigen eine Relation von 1 : 1,85 (Kentner) oder 1 : 1,12 (Magnus) für jede eingesetzte Mark. Nicht quantifizierbar ist der Beitrag eines Betriebsarztes im Rahmen der gesamten Unternehmensphilosophie (corporate identity, Erhöhung der Arbeitszufriedenheit u. a.).

➤ **Vergleich „interne"/„externe" Lösung:** Dies ist vom Unternehmer zu entscheiden. Die wenigen berechneten Beispiele scheinen zu zeigen, daß ab einer Betriebsgröße, die nach den Einsatzzeiten eine volle betriebsärztliche Stelle erfordert, die „interne" Lösung günstiger ist, vor allem wohl wegen der dann über die bloße Erfüllung der VBG 123 hinausgehenden Tätigkeiten des BÄD.

Fortbildung

Definition

- Gesamtheit aller Maßnahmen, die dem persönlichen Erkenntnisfortschritt und der Wissensvermehrung des fachkundigen Betriebsarztes auf dem Gebiet der Arbeitsmedizin und den betriebsärztlichen Aufgaben dient.

Pflicht zur Fortbildung

- **Allgemeiner Fortbildungsauftrag:** Nach der ärztlichen Berufsordnung Pflicht für jeden Arzt. Die Fortbildung hat in dem Maße zu erfolgen, wie es der Erhalt und die Fortentwicklung seines Fachwissens erfordert. Die Ärztekammer kann Nachweise über Fortbildungsmaßnahmen verlangen.
- **Spezieller Fortbildungsauftrag:**
  - Im Arbeitssicherheitsgesetz (ASiG) findet sich kein direkter Fortbildungsauftrag, wohl aber sehr deutliche Hinweise auf die Pflicht zur Fortbildung:
    - § 2(2) verpflichtet den Arbeitgeber, sich um die Erfüllung der Aufgaben des Betriebsarztes zu sorgen. Dazu zählt die Vermittlung und Anwendung gesicherter arbeitsmedizinischer und arbeitswissenschaftlicher Erkenntnisse („Stand des Wissens", § 1).
    - § 2(3) verpflichtet den Arbeitgeber, dem Betriebsarzt die zur Erfüllung seiner Aufgaben *erforderliche* Fortbildung zu ermöglichen.
  - Der Betriebsarzt muß also immer auf dem Stand des Wissens sein; dies erreicht er durch eine adäquate regelmäßige Fortbildung.
- **Zeitlicher Aufwand:** Nach Hettinger sind ca 15% der Einsatzzeit für Fortbildungsmaßnahmen einzusetzen. Bezieht man alle der möglichen Formen von Fortbildung darin ein (s. u.), ist diese Zahl nicht zu hoch gegriffen.

Verpflichtung des Arbeitgebers

- **Arbeitsmedizinische Fortbildung:** Der Arbeitgeber ist verpflichtet, dem Betriebsarzt Fortbildung unter Berücksichtigung betrieblicher Belange zu ermöglichen. Schwerpunkt der Fortbildung muß daher arbeitsmedizinisches Wissen sein, welches im Betrieb angewendet werden kann. Fortbildung kann auch nur dann gewährt werden, wenn dem betriebliche Belange nicht entgegenstehen.
- **Branchenbezogene Fortbildung der BG:** Der Unternehmer hat sicherzustellen, daß der Betriebsarzt für seinen Betrieb maßgebliche branchenbezogene Fortbildung der BG absolviert hat. Diese Forderung ist in der UVV „Betriebsärzte" (VGB 123) einiger Berufsgenossenschaften aufgenommen.
- **Kostenübernahme:** Der Arbeitgeber hat Kosten der Fortbildung des bei ihm angestellten Betriebsarztes zu tragen.
- **Freistellung:** Der Arbeitgeber hat den bei ihm angestellten Betriebsarzt für die Fortbildungsmaßnahmen bei vollen Bezügen freizustellen. Der Arbeitgeber hat auch nicht bei ihm eingestellte Betriebsärzte (freiberuflich, überbetriebliches Zentrum) für die Zeit der Fortbildung freizustellen. Auch hier gilt für den Inhalt das oben Gesagte.

Formen der Fortbildung

- **Kongresse:** Insbesondere sind die Jahrestagungen der Deutschen Gesellschaft für Arbeits- und Umweltmedizin und des Verbandes der Betriebs- und Werksärzte zu nennen. Daneben spezielle Vereinigungen, wie z. B. Verband der Strahlenschutzärzte, die regelmäßige Tagungen veranstalten.

- **Seminare und Tagungen:** Es gibt eine Reihe von überregionalen, regionalen und lokalen Veranstaltern von Fortbildungen:
  - *Ärztliche Fortbildungsakademien*: In dem großen Angebot sind gelegentlich auch arbeitsmedizinische Themen vertreten.
  - *Sozial- und Arbeitsmedizinische Akademien*: Weiter- und Fortbildungsstätten für Arbeits-, Sozial- und Umweltmedizin. Die 5 deutschen Akademien haben insgesamt ein großes Fortbildungsprogramm mit regelmäßigen Veranstaltungen zu speziellen arbeitsmedizinischen Themen.
  - *Technische Akademien und Fortbildungseinrichtungen*: Diese speziell für berufliche Fort- und Weiterbildung geschaffenen Einrichtungen haben auch Themen im Angebot, die für Betriebsärzte von Bedeutung sein können; die Teilnahme ist allerdings recht teuer.
  - *Universitätsinstitute für Arbeits- und Sozialmedizin:* Regelmäßige Fortbildungen (Tages- oder Halbtagsveranstaltungen) für regional ansässige Betriebsärzte.
  - *Unfallversicherungsträger:* Veranstaltung von Fortbildungen in eigenen Zentren, allerdings weniger für Betriebsärzte als für Sicherheitsfachkräfte oder -beauftragte. Daneben werden Veranstaltungen der jeweiligen Landesverbände der BG meist kostenlos angeboten.
  - *Staatliche Gewerbeärzte*: Regionale Unterschiede, jedoch zeichnet sich auch hier eine Entwicklung zu immer mehr Fortbildungsveranstaltungen ab. Die Teilnahme ist im allgemeinen kostenlos.
  - *Betriebsärzte* oder *überbetriebliche Dienste:* Regionales oder lokales Fortbildungsangebot. Betriebsärzte bilden sich oft „selbsttragend" fort, d. h. reihum in Form von Besichtigungen betreuter Betriebe, bei überbetrieblichen Diensten als größere Veranstaltungen mit eingeladenen Referenten (mäßige Tagungskosten). Weiterhin lokale „Stammtische" von Betriebsärzten zum Meinungsaustausch.
- **Bücher und Zeitschriften**: Siehe Literatur, S. 86.
- **Konsultationen:** Konsultation von betriebsärztlichen Kollegen, von Universitätsinstituten oder bei Staatlichen Gewerbeärzten zu bestimmten Themen; dazu können auch Arbeitsplätze besichtigt werden.
- **Information:** Selbständige Fortbildung über ein spezielles Thema durch Literaturstudium in Bibliotheken oder Datenbanken.

Regelungen

- **ASiG:** Arbeitssicherheitsgesetz (§ 2).
- **VBG 123:** UVV „Betriebsärzte" (§ 4).

Literatur

Grundlagen/Bewertung

- **Vorbemerkungen:** Nachfolgende Liste kann nur eine Auswahl aus der reichhaltigen arbeitsmedizinischen Literatur sein. Es existiert darüber hinaus eine umfangreiche Literatur zu Spezial- und Randgebieten der Arbeitsmedizin. Stand der Zusammenstellung ist Oktober 1995. Loseblattwerke sind ohne Jahresangabe genannt, da eine ständige Aktualisierung üblich ist.
- **Bewertung:** Die Bewertung mit Hinblick auf Notwendigkeit ist natürlich nicht allgemeingültig. Aus eigenem subjektiven Empfinden der Autoren wird trotzdem versucht, eine einfache Bewertung vorzunehmen.
- **Bewertungsschema:**
  G *Grundlagenwissen*, für Weiterbildung und Vorbereitung zur Facharztprüfung/zum Fachgespräch geeignet.
  E Über Grundlagenwissen hinausgehendes *ergänzendes Wissen*, zur Fortbildung in Arbeitsmedizin geeignet.
  B Wissen und Informationen für die *betriebsärztliche Tätigkeit.*

Tabelle 18 Literaturliste

Allgemeine Arbeitsmedizin		
Konietzko, Dupuis Handbuch der Arbeitsmedizin 3 Bände, Loseblattwerk, 2500 Seiten	ecomed-Verlag Landsberg/Lech	E G
Reichel, Bolt, Hettinger et al. Grundlagen der Arbeitsmedizin 1. Auflage, 556 Seiten	Kohlhammer-Verlag Stuttgart (1985)	G
Florian, Stollenz, Valentin, Zober (eds) Arbeitsmedizin aktuell 7 Bände, Loseblattwerk, 4500 Seiten (kann nur zur Fortsetzung bezogen werden)	G.Fischer-Verlag Stuttgart	E
Florian, Franz, Zerlett Handbuch Betriebsärztlicher Dienst 3 Bände, Loseblattwerk, 1600 Seiten	ecomed-Verlag Landsberg/Lech	B
Norpoth Einführung in die Arbeitsmedizin 1. Auflage, 450 Seiten	ecomed-Verlag Landsberg/Lech (1990)	G
Parmeggiani et al. Encyclopaedia of Occupational Health and Safety 3. Auflage, Nachdruck 1989, 2400 Seiten Neuauflage 1997	Intern. Labour Organization International Publishing Service Genf (1983)	B E
Baumgartner (ed) Angewandte Arbeitsmedizin 1. Auflage, 3 Bände, 1688 Seiten jeder Band einzeln käuflich	Verlag Wilhelm Maudrich Wien (1986)	B G
Griefahn Arbeitsmedizin 3. Auflage, 204 Seiten	Enke-Verlag Stuttgart (1996)	G

Tabelle 18 Fortsetzung

Arbeitsmedizinisches Fachpersonal		
Schulte, Zerlett Handbuch für das arbeitsmedizinische Fachpersonal Loseblattwerk, 450 Seiten	Hofmann Verlag Augsburg	
Tschirner Arbeitsmedizin - eine Einführung 1. Auflage, 388 Seiten	Bardtenschlager Verlag München (1985)	
Ergonomie/Arbeitsphysiologie		
Grandjean Physiologische Arbeitsgestaltung – Leitfaden der Ergonomie 4. Auflage, 388 Seiten	ecomed-Verlag Landsberg/Lech (1991)	E
Berufskrankheiten		
Zerlett, Giesen Berufskrankheiten und medizinischer Arbeitsschutz 2 Bände, 7. Aufl., Loseblattwerk, 1702 Seiten	Kohlhammer-Verlag Stuttgart	B
Schönberger, Mertens, Valentin Arbeitsunfall und Berufskrankheit 5. Auflage, 1112 Seiten	Erich Schmidt-Verlag Berlin (1993)	B
Zerlett Die entschädigungspflichtigen Berufskrankheiten 300 Seiten	ecomed-Verlag Landsberg/Lech (1993)	B
Gefahrstoffe/Toxikologie		
Kühn, Birett Merkblätter Gefährliche Arbeitsstoffe 9 Bände, Loseblattwerk, 9100 Seiten	ecomed-Verlag Landsberg/Lech	B
Müller, Lohs Toxikologie 2. Auflage, 167 Seiten	UTB - G. Fischer-Verlag Stuttgart (1992)	G
Amdur, Doull, Klaassen Casarett and Doull's Toxicology - The Basic Science of Poisons 4. Auflage, 700 Seiten	Pergamon Press New York, Oxford (1991)	E
Marquardt, Schäfer (eds) Lehrbuch der Toxikologie 1. Auflage, 1004 Seiten	B I Wissenschaftsverlag Mannheim, Leipzig (1994)	E
Spezielle Bereiche		
Scholz, Wittgens Arbeitsmedizinische Berufskunde 2. Auflage, 1340 Seiten	Gentner-Verlag Stuttgart (1992)	B

Tabelle 18 Fortsetzung

Schneider Recht des Arbeits- und Gesundheitsschutzes 2. Auflage, 280 Seiten	Haefner-Verlag Heidelberg (1993)	B
Die Sicherheitsinformation Gefährliche Stoffe, Lärm, Alkohol, Personenschutz, Sicherheitsarbeit, Ergonomie, Licht, Fußböden, Ex Schutz, Atemschutz, ArbStättV, UVV 1, Klima jeweils ca. 70 Seiten	ecomed-Verlag Landsberg/Lech	B
Ast Verordnung über Arbeitsstätten 13. Auflage, 320 Seiten	Kohlhammer-Verlag Stuttgart (1994)	B
Hofmann Betriebsarzt im Krankenhaus: Infektionsprophylaxe – Begehungen – Ergonomie 120 Seiten	ecomed-Verlag Landsberg/Lech (1993)	B
Hofmann Infektionsschutz in der Arbeitswelt 140 Seiten	ecomed-Verlag Landsberg/Lech (1995)	
Vorsorgeuntersuchungen		
Hauptverband der Gewerblichen Berufsgenossenschaften Berufsgenossenschaftliche Grundsätze für arbeitsmedizinische Vorsorgeuntersuchungen 614 Seiten	Gentner-Verlag Stuttgart (1994)	B
Kempf, Leichsenring Unfallverhütungsvorschrift „Arbeitsmedizinische Vorsorge – VBG 100“ 5. Auflage, 480 Seiten	BG Feinmechanik und Elektrotechnik, Köln (1995) Direktbestellung: G.-Heinemann-Ufer 130 50968 Köln	B
Titze, Grassl Arbeitsmedizinische Vorsorge Loseblattwerk, 600 Seiten	ecomed-Verlag Landsberg/Lech	B
Schnellbächer Ergometrische Untersuchungen Schriftenreihe Ergo-Med, 116 Seiten	Haefner-Verlag Heidelberg (1986)	B
Schnellbächer Lungenfunktionsprüfungen in der arbeitsmedizinischen Praxis Schriftenreihe Ergo-Med, 52 Seiten	Haefner-Verlag Heidelberg (1982)	B
Fischer Auge und Arbeitsplatz - Ein Leitfaden für Assistenzpersonal in arbeitsmedizinischen Dienststellen Schriftenreihe Ergo-Med, 148 Seiten	Haefner-Verlag Heidelberg (1994)	B

Tabelle 18 Fortsetzung

Griefahn Audiometrie 116 Seiten	Enke-Verlag Stuttgart (1988)	B G
Zeitschriften		
Arbeitsmedizin, Sozialmedizin, Umweltmedizin (monatliche Erscheinung)	Gentner-Verlag Stuttgart	B E
Zentralblatt für Arbeitsmedizin, Arbeitsschutz und Ergonomie (monatliche Erscheinung)	Haefner-Verlag Heidelberg	E
Ergo-med (2 monatliche Erscheinung)	Haefner-Verlag Heidelberg	B E

Unternehmer

Definition

➤ Natürliche oder juristische Person, die auf eigene Rechnung und Gefahr ein wirtschaftliches Unternehmen führt und Arbeitnehmer beschäftigt (Arbeitgeber). Als Unternehmer gilt der Eigentümer eines Betriebs, bei Aktiengesellschaften (AG) der Vorstand, bei Gesellschaften mit beschränkter Haftung (GmbH) und bei Kommanditgesellschaften (KG) der Geschäftsführer, bei offenen Handelsgesellschaften (oHG) die Gesellschafter. Vergleichbar im staatlichen Bereich ist der Dienststellenleiter (Amtsleiter), bei öffenlichen Institutionen diejenige Person, welche die Verantwortung für die Geschäftsführung trägt.

Verantwortlichkeit für die Arbeitssicherheit

➤ **Gesetzliche Verantwortung:** Der Unternehmer trägt die gesetzliche Verantwortung für alle Belange, welche die Arbeitssicherheit betreffen. Arbeit ist mit einem gewissen Gesundheits- und Unfallrisiko verbunden. Der nach dem aktuellen Stand der Technik zu erreichende Schutz für die Beschäftigten muß gewährleistet werden.

➤ **Delegation der Verantwortung:** Die Verantwortlichkeit für die Arbeitssicherheit kann auf einen Beauftragten delegiert werden (§ 13 ArbSchG). Dieser muß dann jedoch auch alle dem Unternehmer zustehenden Befugnisse und Entscheidungsrechte haben, die zur Erfüllung der Arbeitsschutzpflichten erforderlich sind (§ 14[2] StGB, § 9[2] OWiG). Der Beauftragte muß für seine Aufgabe geeignet und befähigt sein. Die Aufgabe muß in ihrem Umfang vom Beauftragten erbringbar sein. Der Unternehmer hat die Pflicht zur Überwachung des Beauftragten und muß bei Pflichtverletzung gegebenenfalls einen Ersatzbeauftragten verpflichten (nicht übertragbare Oberaufsichtspflicht, § 130 OWiG).

➤ **Führungskräfte:** Betriebsdirektoren, -leiter, Abteilungsleiter, Gruppenleiter, Meister und Vorarbeiter haben im allgemeinen ebenfalls für ihren Zuständigkeitsbereich die Verantwortung für die Arbeitssicherheit zu tragen. Dazu ist jedoch immer eine Vereinbarung (z. B. im Arbeitsvertrag) notwendig. Voraussetzung ist auch hier die Übertragung der Entscheidungsbefugnis. Widersprüche oder Lücken in der Übertragung der Verantwortlichkeit gehen zu Lasten des Unternehmers (Haftung). Ohne Zustimmung des Unternehmers können Verantwortlichkeiten nicht auf nachgeordnete Führungskräfte übertragen werden.

➤ **Allgemeine Regelungen zur Verantwortlichkeit:**
- *Arbeitsschutzgesetz (ArbSchG):* Der Unternehmer hat Arbeitsschutz zu gewährleisten (§ 3).
- *Handelsgesetzbuch (HGB)*: Der Geschäftsbetrieb ist so zu regeln, daß keine Gesundheitsgefährdung für den Beschäftigten besteht (§ 62[1]).
- *Arbeitssicherheitsgesetz (ASiG)*: Verpflichtet den Unternehmer, zur Erreichung des höchstmöglichen Sicherheitsstands Fachkräfte für Arbeitssicherheit und Betriebsärzte zu verpflichten (§ 1 ASiG).
- *Unfallverhütungsvorschrift „Allgemeine Vorschriften" (VBG 1)*: Verlangt die Einhaltung aller geltenden Unfallverhütungsvorschriften und der allgemein anerkannten sicherheitstechnischen und arbeitsmedizinischen Regeln (§ 2).
- *Bürgerliches Gesetzbuch (BGB)*: Zivilrechtliche Regelungen. Pflicht zu Schutzmaßnahmen im Rahmen eines Dienstvertrags. Der Dienstberechtigte hat Maßnahmen zu treffen, welche Gesundheitsgefährdungen des Dienstverpflichteten so gering wie möglich halten (§ 618[1]).

Folgen aus der Verantwortlichkeit

➤ Werden die Regeln der Arbeitssicherheit nicht eingehalten, so ergeben sich zivil-, straf-, ordnungs-, arbeits- oder versicherungsrechtliche Folgen. Beispiele:
- *Strafgesetzbuch (StGB)*: Strafrechtliche Regelungen. Begehen durch Unterlassen, soweit dadurch Tatbestand erfüllt wird und/oder Schaden auftritt (§ 13). Strafrechtliche Verantwortung besteht auch für Beauftragte (§ 14[2]). Mißhandlung von Schutzbefohlenen (Vernachlässigung von Pflichten gegenüber Beschäftigten, § 223 b), Herbeiführung einer Brand- (§ 310 a) oder Explosionsgefahr (§ 310 b).
- *Ordnungswidrigkeitengesetz (OWiG)*: Bei schuldhafter Übertretung von Regelungen durch Handeln oder Unterlassen. Hier insbesondere bei Verstoß gegen Anordnungen der Berufsgenossenschaft (§§ 9, 130) oder der Verwaltungsbehörden (§ 56).
- Haftungsbeschränkung (SGB VII): Soweit ein Arbeitsunfall nicht vorsätzlich oder grob fahrlässig herbeigeführt wurde, besteht Versicherungsschutz durch den Unfallversicherungsträger (§§ 104 – 113).

Stellung zum Betriebsarzt

➤ Die Beziehungen zum Betriebsarzt ergeben sich aus den Rechten und Pflichten durch das Beschäftigungsverhältnis allgemein und die Bestellung eines Betriebsarztes bzw. Verpflichtung eines überbetrieblichen Dienstes im besonderen.

➤ **Arbeitssicherheitsgesetz (ASiG)**: Regelt die Beziehungen zwischen Betriebsarzt und Unternehmer:
- *Schriftliche Bestellung* (S. 63): Sie enthält die Festlegung der zu übertragenden Aufgaben (§ 2). Die arbeitsmedizinische Fachkunde muß nachgewiesen werden (§ 4).
- *Organisationspflicht durch Unternehmer* (S. 67): Der Unternehmer muß sicherstellen, daß der Betriebsarzt seine Aufgaben erfüllt (Jahresarbeitsplan, Jahresarbeitsbericht; § 2[2]).
- *Unterstützungspflicht durch Unternehmer:* Der Unternehmer muß dem Betriebsarzt die Aufgabenerfüllung ermöglichen und die Voraussetzungen dafür schaffen (Räume, Hilfspersonal, Arbeitsmittel (§ 2[2], Fortbildung (§ 2[3]).
- *Beratung des Unternehmers:* Hauptaufgabe des Betriebsarztes (§ 3). Innerhalb dieser Aufgabe erfolgt die Untersuchung und Beratung der Arbeitnehmer. Betriebsbegehungen (Zutrittsrecht) und die Information der Beschäftigten müssen ermöglicht werden.
- *Unabhängigkeit bei der Anwendung der Fachkunde:* Der Unternehmer darf keinen Einfluß auf Entscheidungen bzw. Empfehlungen nehmen, die der Betriebsarzt als arbeitsmedizinisch Fachkundiger im Rahmen der Aufgaben nach § 3 trifft.
- *Stabsfunktion*: Der Betriebsarzt muß unmittelbar dem Betriebsleiter unterstellt sein (§ 8[2]).
- *Vortragsrecht*: Bei Uneinigkeit mit dem Betriebsleiter über eine Maßnahme besteht unmittelbares Vortragsrecht beim Unternehmer (§ 8[3]).
- *Arbeitsschutzausschuß*: Regelmäßige gemeinsame Beratung von betrieblichen Arbeitsschutzproblemen.

- Der Betriebsarzt besitzt keine Weisungsbefugnis auf dem Gebiet der Arbeitssicherheit (Ausnahme ggf. Betriebsärztlicher Dienst), damit besteht auch keine Haftung.
- Der Betriebsarzt kann jedoch für Folgen von nachweislich falschen Empfehlungen bei der Wahrnehmung seiner Aufgaben (schuldhafte Verletzung der Beratungspflichten) arbeitsrechtlich und versicherungsrechtlich haftbar gemacht werden.

➤ **Unfallverhütungsvorschrift „Betriebsärzte" (VBG 123):** Bezieht sich auf §§2 (Bestellung) und 4 (Fachkunde) ASiG, die hier präzisiert werden. Insbesondere enthält sie rechnerische Regeln zur Festlegung der Einsatzzeit und der Ausnahmen davon. Die Festlegung ist Aufgabe des Unternehmers, unterliegt jedoch der Kontrolle der Aufsichtsbehörden.

Definition

➤ Der Betriebsrat (BR) ist die gewählte Vertretung der Arbeitnehmer eines Betriebes. Er vertritt die Interessen der Arbeitnehmer gegenüber dem Arbeitgeber bzw. der Unternehmensleitung. Nach dem Betriebsverfassungsgesetz werden Betriebsräte in Betrieben von > 5 wahlberechtigten Arbeitnehmern, von denen in der Regel 3 wählbar sind, gebildet.

Aufgaben, rechtliche Grundlagen

➤ **Allgemeine Aufgaben:** Überwachung der Einhaltung von gesetzlichen Regelungen zugunsten des Arbeitnehmers, von Tarifverträgen und Betriebsvereinbarungen. Aufgaben und Rechte für den Betriebsrat ergeben sich aus Arbeitsschutzregelungen.

➤ **Betriebsverfassungsgesetz (BetrVG):**
- *Allgemeine Aufgaben* (§ 80): Überwachung der Einhaltung von Gesetzen, Verordnungen, Unfallverhütungsvorschriften im Betrieb, die zugunsten des Arbeitnehmers erlassen wurden.
- *Mitbestimmungsrechte* (§ 87[1]):
  - Fragen der Arbeitszeit- und Pausenregelung.
  - Regelung über Verhütung von Arbeitsunfällen und Berufskrankheiten in besonderen Fällen (§ 91) bei besonderen Belastungen.
  - Bei der Bestellung eines Betriebsarztes und einer Sicherheitsfachkraft.
- *Unterstützungspflicht von Aufsichtsbehörden* (§ 89[1]): Durch Anregung, Auskunft und Beratung der Gewerbeaufsicht und der Unfallversicherungsträger. Der Betriebsrat ist verpflichtet, sich für die Durchsetzung von Arbeitsschutzvorschriften im Betrieb einzusetzen.
- Anhörungs- und Unterrichtungsrechte:
  - Bei der Planung von Betriebsstätten, technischen Anlagen, Arbeitsverfahren und Arbeitsplätzen (§ 90).
  - Über Auflagen und Anordnungen von Aufsichtsinstitutionen.
  - Über Protokolle von Messungen, Begehungen und Besprechungen (§ 89[4]).
  - Über Unfallanzeigen (§ 89[5]).
- Mitwirkungsrechte, Recht auf Hinzuziehung:
  - Arbeitsschutz-Besichtigungen (Begehungen) und Untersuchungen von Arbeitsunfällen.
  - Besprechungen mit den Sicherheitsbeauftragten.
  - Sitzungen des Arbeitsschutzausschusses.

➤ **Arbeitssicherheitsgesetz (ASiG):**
- Mitbestimmungsrecht bei Bestellung des Betriebsarztes (Arzt) und der Sicherheitsfachkraft (§ 9[3]).
- Anhörungsrechte bei der Verpflichtung eines überbetrieblichen Dienstes, eines nebenberuflichen tätigen Arztes oder einer Sicherheitsfachkraft (§ 9[3]).
- Pflicht zur Zusammenarbeit von Arzt und Sicherheitsfachkraft mit dem Betriebsrat (§ 9[1]).
- Unterrichtungspflicht durch den Arzt und die Sicherheitsfachkraft (§ 9[2]).
- Mitglied im Arbeitsschutzausschuß (§ 11).
- Anhörung (§ 12[2]) und Unterrichtung (§ 12[4]) durch die Gewerbeaufsicht bei Anordnungen.

- **Arbeitsschutzgesetz (ArbSchG):** Anhörungsrecht bei der Benennung von Ersthelfern, Personen für Brand- und Katastrophenschutz (§ 10[2]).
- **Gefahrstoffverordnung (GefStoffV):**
  - Unterrichtung des Betriebsrats über Ermittlungsergebnisse und Maßnahmen vor dem Einsatz von Gefahrstoffen, über Messungen und Bestimmungen von Stoffkonzentrationen in der Luft und in Körperflüssigkeiten (§ 21).
  - Anhörungsrecht zur Auswahl von Körperschutzmitteln (§ 21).
  - Anhörungsrecht bei Überschreitung von Grenzwerten (MAK, TRK).
  - Anhörungsrecht bei der Feststellung „gesundheitlicher Bedenken" nach Vorsorgeuntersuchungen, wenn die Bedenken aufgrund der Arbeitsplatzverhältnisse geäußert wurden (Mitteilungspflicht durch den Unternehmer!).
- **Unfallverhütungsvorschriften (UVV):**
  - *UVV „Arbeitsmedizinische Vorsorge":* Unterrichtung (durch den Unternehmer) bei „gesundheitlichen Bedenken" (wie bei GefStoffV) (§ 12[3]).
  - *UVV „Allgemeine Vorschriften":* Die für den Betrieb erforderlichen Unfallverhütungs- und Arbeitsschutzvorschriften müssen dem Betriebsrat ausgehändigt werden.

Stellung des Betriebsarztes zum Betriebsrat

- Der Betriebsarzt sollte den Kontakt zum Betriebsrat suchen, sich dabei jedoch auf seine Aufgabe als neutraler Berater in Fragen des medizinischen Arbeitsschutzes beschränken. Der Betriebsarzt muß das Vertrauen von Unternehmer *und* Betriebsrat genießen, um seine Aufgabe erfüllen zu können.

Definition

➤ Technische Fachkraft mit Zusatzausbildung auf dem Gebiet der Arbeitssicherheit, mit der Aufgabe, entsprechend dem Arbeitssicherheitsgesetz (ASiG) im Betrieb den Unternehmer bezüglich der Arbeitssicherheit zu beraten und damit diese so weit wie möglich zu verbessern. Dazu zählen besonders die technische Sicherheit von Einrichtungen, Geräten und Werkzeugen, die Ergonomie und Arbeitshygiene: „Technisches" Pendant zum Betriebsarzt mit weitgehend parallelen Aufgaben und Rechten.

Aufgaben

➤ **Grundsätzliche Aufgaben:** Unterstützung des Arbeitgebers bei Arbeitsschutz und Unfallverhütung (§ 1 ASiG), insbesondere in Fragen der menschengerechten Gestaltung der Arbeitsplätze (§ 6 ASiG).

➤ **Spezielle Aufgaben:** Ergeben sich aus § 6 ASiG:
- Beratung bei der Planung, Ausführung und Unterhaltung von Betriebsanlagen, Geräten, Maschinen, sanitären und sozialen Einrichtungen; bei der Beschaffung von technischen Arbeitsmitteln; bei der Einführung von Arbeitsverfahren und Arbeitsstoffen; bei der Auswahl und Erprobung von Körperschutzmitteln; bei der Ergonomie des Arbeitsplatzes, des Arbeitsablaufs, der Arbeitsumgebung und -bedingungen.
- Überprüfung der Betriebsanlagen und -einrichtungen, von Maschinen und Werkzeugen, von Arbeitsverfahren in sicherheitstechnischer Hinsicht; Überprüfung der Maßnahmen gegen Explosionen und Brände.
- Beobachtung durch regelmäßige Betriebsbegehungen (S. 73). Hierbei sind insbesondere Ursachen von Arbeitsunfällen zu ergründen, die Untersuchungsergebnisse auszuwerten und Maßnahmen zur Verhütung von Unfällen vorzuschlagen.
- Information und Unterweisung von Beschäftigten über betriebsbedingte Unfall- und Gesundheitsgefahren und Möglichkeiten zu deren Verhinderung; von Beschäftigten mit leitenden Funktionen in Fragen der Arbeitssicherheit; von Sicherheitsbeauftragten (S. 98) durch Mitwirkung bei deren Schulung. Ziel ist ein sicherheitsgerechteres Verhalten aller Beschäftigten.
- Aufstellung und Erprobung von Brandschutz- und Katastrophenplänen.
- Aufstellung eines betrieblichen Sicherheitsprogramms; Vorbereitung von Arbeitssicherheits-Aktionen.
- Sicherheitstechnische Überwachung betriebsfremder Unternehmen, die im Betrieb tätig werden.
- Mitwirkung bei Besprechungen mit außerbetrieblichen Stellen in Fragen der Arbeitssicherheit; Kontakt zu Sachverständigen, die messend und prüfend im Betrieb tätig werden, zu Aufsichtspersonen der BG, zur Gewerbeaufsicht (nach Rücksprache mit Unternehmer).

➤ **Zusätzliche Aufgaben:** Der Sicherheitsfachkraft können zusätzlich weitere Aufgaben übertragen werden, die dann allerdings nicht auf die Einsatzzeit angerechnet werden dürfen, z. B. Durchführung von Messungen und Bestimmungen der Gefahrstoffkonzentration an Arbeitsplätzen entsprechend § 18 Gefahrstoffverordnung. Voraussetzung ist die notwendige Sachkunde.

Sicherheitsfachkraft

Ausbildung

- **Grundvoraussetzung:** Technischer Beruf, wobei mindestens der Grad des Meisters erreicht sein muß.
- **Fachkunde:** Erforderlich nach § 7(1) ASiG. Diese Fachkunde wird durch eine Mindestdauer an Berufserfahrung und den erfolgreichen Besuch eines Ausbildungslehrgangs erreicht.
  - *Fachkundelehrgang:* Absolvierung an berufsgenossenschaftlichen oder staatlichen Einrichtungen. Die Schulungen sind über die Bundesanstalt für Arbeitsschutz abgestimmt. Sie finden in Einheiten von jeweils 2 Wochen statt. Der Grundlehrgang umfaßt 4 Wochen, danach Teilnahme an Aufbaulehrgängen. Gegenwärtig sollten innerhalb von 2 Jahren 4 2wöchige Lehrgänge absolviert werden.
  - *Qualifikationen:*
    - Sicherheitsingenieur: Die Berufsbezeichnung „Ingenieur" ist Voraussetzung. Weiterhin muß eine praktische Berufsausübung als Ingenieur von mindestens 2 Jahren und der erfolgreiche Besuch eines Ausbildungslehrgangs nachgewiesen werden.
    - Sicherheitstechniker: Eine Prüfung als staatlich anerkannter Techniker, mindestens 2 Jahre praktische Berufsausübung als Techniker und der erfolgreiche Besuch eines Ausbildungslehrgangs müssen nachgewiesen werden. Wer mindestens 4 Jahre lang als Techniker ohne Prüfung tätig war, erfüllt ebenfalls die Forderung, wenn Lehrgang erfolgreich besucht wurde.
    - Sicherheitsmeister: Mindestens 2 Jahre praktische Berufsausübung nach Ablegung der Meisterprüfung und erfolgreichem Besuch eines Ausbildungslehrgangs. Bei Meistern ohne Prüfung mindestens 4 Jahre praktische Tätigkeit und erfolgreicher Besuch eines Ausbildungslehrgangs.
    - Andere Fachkräfte: Die zuständige Behörde (Gewerbeaufsicht) kann gemäß § 7(2) ASiG auch anderen Personen die Erlaubnis geben, als Sicherheitsfachkraft tätig zu werden, wenn sie über die notwendigen Fachkenntnisse verfügen.

Stellung im Betrieb

- **Beratende Funktion:** Gegenüber dem Unternehmer besitzt die Sicherheitsfachkraft beratende Funktion. Sie hat also auch bei gravierenden Verletzungen von Regeln des Arbeitsschutzes kein Anordnungsrecht, sondern Vortragsrecht unmittelbar beim Unternehmer (§ 8[3] ASiG).
- **Unterstellung:** Die Sicherheitsfachkraft ist unmittelbar dem Leiter des Betriebs (Stabsstelle) unterstellt, *nicht* dem Leiter einer Abteilung (beliebt: Personalabteilung). Eine Leitende Sicherheitsfachkraft ist ebenfalls dem Betriebsleiter (§ 8[2] ASiG) unterstellt.
- **Unabhängigkeit bei der Anwendung der Fachkunde:** Die Sicherheitsfachkraft hat Weisungsfreiheit bezüglich sicherheitstechnischer Empfehlungen.
  - Der Aufgabenkatalog nach § 6 ASiG muß jedoch erfüllt werden, z. B. Erstellung und Einhaltung eines Arbeitsplans. Dafür muß der Unternehmer sorgen und die Sicherheitsfachkraft dabei unterstützen (§ 5[2]). Die Sicherheitsfachkraft hat Anspruch auf Räume, Geräte, Mittel, Hilfspersonal.
  - Außerhalb der Fachkunde besteht keine Weisungsfreiheit, z. B. in dienstrechtlichen Dingen, in Fragen der Mitarbeiterführung und Organisation.

➤ **Bestellung:** Die Bestellung der Sicherheitsfachkraft ist mitbestimmungspflichtig. Der Betriebsrat muß der Bestellung, aber auch der Aufhebung der Bestellung positiv zustimmen. Damit ist die Unabhängigkeit der Sicherheitsfachkraft gewahrt.

Zusammenarbeit

➤ **Unternehmensspitze:** Zusammenarbeit durch Stabsfunktion, Vortragsrecht, Erfüllung des Arbeitsplans, soweit von Unternehmensspitze erstellt.
➤ **Betriebliche Vorgesetzte** (z.B Abteilungsleiter): Zusammenarbeit durch praktische Unterstützung in allen Fragen der Arbeitssicherheit.
➤ **Betriebsrat:** Gemäß 9(1) ASiG (zusammen mit Betriebsarzt) durch:
- Gemeinsame Betriebsbegehungen.
- Unterrichtung über Arbeitsunfälle und Berufskrankheiten (Betriebsrat unterschreibt die Anzeigen).
- Information über und Beratung in Fragen der Arbeitssicherheit und damit zusammenhängenden Problemen (z.B. Körperschutz).
- Information über und Beurteilung von Meßergebnissen (chemische und physikalische Einwirkungen an Arbeitsplätzen).

Zusammenarbeit mit Betriebsarzt

➤ **Aufgabenfelder:** Sicherheitsfachkraft und Betriebsarzt haben weitgehend gleiche Aufgabenfelder (siehe auch übereinstimmenden Wortlaut der Paragraphen 3 und 6 ASiG). Die Aufgaben der Sicherheitsfachkraft sind jedoch mehr auf technische Sicherheit, Ergonomie und Abschätzung der Umgebungseinflüsse orientiert. Die Übereinstimmung bedeutet gleiche Rechte in Hinblick auf die Aufgabe und enge Zusammenarbeit.
➤ **Zusammenarbeit:** § 10 ASiG fordert ausdrücklich Zusammenarbeit von Sicherheitsfachkraft und Betriebsarzt, insbesondere gemeinsame Betriebsbegehungen. Weitere Felder der Zusammenarbeit sind insbesondere:
- Information über Messungen und Gefahrenabschätzung durch Umgebungseinflüsse an Arbeitsplätzen, an welchen eine Gesundheitsgefährdung besteht (Vorsorgeuntersuchungen).
- Information über Arbeitsunfälle und Berufskrankheiten.
- Gegenseitige Konsultation über technische Schutzmaßnahmen, Notwendigkeit, Auswahl und Anwendung von Körperschutz.
- Gegenseitige Konsultation im Rahmen der Planung beim (Um-)Bau von Betriebsanlagen. Hier kann die Sicherheitsfachkraft aufgrund beruflicher Kenntnisse den Arzt bei der Interpretation der Planvorlagen unterstützen.
- Gegenseitige Unterstützung bei innerbetrieblicher Fortbildung (z.B. Unterrichtung über Wirkung von Gefahrstoffen, von gesundheitsschädlichen physikalischen Einwirkungen, bei technischen Maßnahmen im Rahmen der Ersten Hilfe).

Sicherheitsbeauftragter

Definition

➤ Arbeitnehmer in Betrieben mit mehr als 20 Beschäftigten, die besondere Aufgaben im Arbeitsschutz haben. Unterstützung des Arbeitnehmers bei der Durchführung des Unfallschutzes. Sie sollen prüfen, ob die vorgeschriebenen Schutzmaßnahmen an den Arbeitsplätzen vorhanden sind und auch benutzt werden (§22 SGB VII).

Aufgaben

➤ Sicherheitsbeauftragte sind im allgemeinen Beschäftigte ohne Führungsfunktion (von der Basis), haben jedoch Erfahrung in ihrem Aufgabenbereich. Sie kennen die betrieblichen Besonderheiten und werden von ihren Arbeitskollegen respektiert.

➤ **Aufgaben im Arbeitsschutz:**
- Unterstützung des Unternehmers durch Berichte über Mängel innerhalb ihres Zuständigkeitsbereiches. Dabei sind praxisbezogene Vorschläge zur Verbesserung nützlich.
- Aufklärung und Information der Arbeitskollegen über die Beachtung von Arbeitsschutzmaßnahmen bzw. über nicht oder falsch benutzten persönlichen oder technischen Arbeitsschutz. Einweisung in die richtige Handhabung von technischem oder persönlichem Arbeitsschutz. Sie sollen versuchen, sicherheitsbewußtes Verhalten zu vermitteln (der schwierigste Teil der Aufgabe – dies verlangt viel Fingerspitzengefühl!). Sie sind erste Ansprechpartner für Fragen des Arbeitsschutzes.
- Teilnahme an Betriebsbegehungen und Unfalluntersuchungen der Technischen Aufsichtsbeamten der BG. Sie haben das Recht, die Ergebnisse (Protokolle) auf Verlangen zu erhalten.

Stellung

➤ **Stellung gegenüber Arbeitgeber und Vorgesetzten:**
- Der Sicherheitsbeauftragte kann sich jederzeit an den Vorgesetzten wenden.
- Der Sicherheitsbeauftragte kann Informationen zu allen Fragen der Arbeitssicherheit in seinem Zuständigkeitsbereich verlangen.
- Der Sicherheitsbeauftragte nimmt an Sitzungen des Arbeitsschutzausschusses und an Begehungen (nach ASiG) in seinem Zuständigkeitsbereich teil.

➤ **Stellung gegenüber Sicherheitsfachkraft:** Die Sicherheitsfachkraft ist für den Sicherheitsbeauftragten Ratgeber und Helfer in Fragen der Arbeitssicherheit.

➤ **Stellung gegenüber Betriebsarzt:** Der Betriebsarzt ist für den Sicherheitsbeauftragten Ratgeber und Helfer in Fragen des betrieblichen Gesundheitsschutzes.

➤ **Stellung gegenüber Betriebs-/Personalrat:**
- Zusammenarbeit in Fragen des Arbeitsschutzes (zählt zu den Aufgaben des Betriebsrates).
- Die Bestellung des Sicherheitsbeauftragten kann nur unter Mitwirkung des Betriebsrates erfolgen.

➤ **Stellung gegenüber Arbeitskollegen:** Der Sicherheitsbeauftragte hat kein Weisungsrecht; muß überzeugen und Beispiel geben können.

Bestellung

- Sicherheitsbeauftragte werden vom Unternehmer unter Mitwirkung des Betriebs-/Personalrats bestellt. Es besteht Freiwilligkeit bei Annahme der Bestellung. Der Sicherheitsbeauftragte kann jederzeit von seiner Beauftragung zurücktreten. Er kann in besonderen Fällen auch ein Junktim zwischen seiner Beauftragung und der Beseitigung von Mängeln setzen.
- Der Besuch von mehrtägigen Lehrgängen zur Einführung in seine Aufgabe sollte erfolgen (Finanzierung durch den Unfallversicherungsträger).

Tabelle 19 Relation der Anzahl an Sicherheitsbeauftragten zur Betriebsgröße (nach §[1] VGB 1 Anlage)

Betriebsgröße (Arbeitnehmerzahl)	Zahl der Sicherheitsbeauftragten
21 – 100	1
101 – 200	2
201 – 350	3
351 – 500	4
501 – 750	5
751 – 1 000	6
> 1 000	7

Regelungen, Rechtsgrundlagen

- **SGB VII § 22:** Sicherheitsbeauftragte.
- **VBG 1:** „Allgemeine Vorschriften" § 9 Sicherheitsbeauftragte.
- **ZH 1/1.2:** Der Sicherheitsbeauftragte in der chemischen Industrie.
- **ZH 1/2.1:** Der Sicherheitsbeauftragte in der Nahrungs- und Genußmittelindustrie.
- **ZH 1/193:** „Unfallverhütung will gelernt sein"; Leitfaden für Sicherheitsbeauftragte.

Selbsthilfegruppen im Betrieb

Grundlagen

- **Definition:** Zusammenschlüsse Betroffener (Kranker, ehemals Kranker und evtl. deren Angehörige), die an den gleichen oder ähnlichen Erkrankungen oder Behinderungen leiden, sich gegenseitig Hilfe bieten und auch nach außen ihre Interessen vertreten. Charakteristikum der Selbsthilfegruppen ist eine möglichst von Institutionen, einschließlich der Ärzteschaft, unabhängige Arbeit als Laiengruppierung.
- **Vorteile für die Betroffenen:** Chronisch Kranke können oft ihre Behinderungen besser ertragen und mit den Konsequenzen im täglichen Leben eher zurechtkommen, wenn sie sich zu Gruppen zusammenschließen, unabhängig von der individuell notwendigen ärztlichen Betreuung und oft auch außerhalb des etablierten Systems der gesundheitlichen Versorgung.

Selbsthilfegruppen im Betrieb

- **Standorte:** Betriebliche Selbsthilfegruppen gibt es nur in größeren Betrieben. Außerbetriebliche gibt es jedoch in jeder größeren Stadt.
- **Spezielle Selbsthilfegruppen:**
  - Rheumagruppen.
  - Multiple Sklerose-Gruppen.
  - Neurodermitis-Gruppen.
  - Infarktsportgruppen.
  - Anonyme Alkoholiker (AA, auch andere Bezeichnungen).
  - AIDS-Selbsthilfegruppen u. a.
- **Institutionelle Unabhängigkeit:** Anliegen der Selbsthilfegruppen ist die Bewahrung ihrer Unabhängigkeit von der Personalabteilung, dem betriebsärztlichen Dienst sowie dem Betriebs- bzw. Personalrat.
- **Aufgaben des Betriebsarztes:** Der Betriebsarzt sollte Kenntnis von Selbsthilfegruppen in seinem Betrieb haben und die Ansprechpartner kennen, um auf die Existenz der Gruppen aufmerksam machen zu können.
- **Selbsthilfegruppen für Alkoholkranke:** Angesichts der großen Zahl von Alkohol- und Drogenkranken ist eine intensive Beschäftigung des Betriebsarztes mit diesem Thema erforderlich. Er sollte sich, zumindest in Betrieben mit > 500 Mitarbeitern, für die Gründung einer Selbsthilfegruppe einsetzen. Es gibt fast immer „Ehemalige“, die sich dazu bereit finden. Mitglieder der Selbsthilfegruppe spielen bei der Betreuung Suchtkranker („naß“ oder „trocken“) eine wesentliche Rolle als Helfer und Ansprechpartner. Ihre Funktion kann in einer Betriebsvereinbarung fixiert sein. So sollte z. B. einem Vorgesetzten, der bei einem Mitarbeiter ein Suchtproblem erkennt oder vermutet, vor dem ersten Gespräch mit dem Betroffenen die Möglichkeit der Beratung angeboten werden. Weitere Funktionen der Helfer können im Rahmen der gegebenenfalls nötigen weiteren Abläufe festgeschrieben werden, wie das Hinzuziehen zu Personalgesprächen usw. Im Vordergrund ihrer Rolle sollte jedoch das persönliche Angebot an die Betroffenen stehen. Ist vom Betrieb mit einem Suchtkranken eine Vereinbarung getroffen worden, so kann darin z. B. die Teilnahme an den Treffen einer Selbsthilfegruppe zur Auflage gemacht werden.

Grundlagen

- **Synonyma:** Staatliches Gewerbeaufsichtsamt, Amt für Arbeitsschutz.
- **Definition:** Staatliches Amt zur Überwachung der gesetzlichen Arbeitsschutzvorschriften (technisch, sozial, medizinisch) mit sonderpolizeilichen Rechten. Die Organisation ist Ländersache und daher in jedem Bundesland unterschiedlich. Zusätzlich nimmt in einigen Bundesländern die Gewerbeaufsicht auch Immissionsschutz- und Wasserschutzaufgaben wahr.

Aufgaben (Arbeitsschutz)

- **Gesetzliche Grundlagen:** Gewerbeordnung (GewO, S. 14) und Arbeitsschutzgesetz (ArbSchG, S. 7). Nach § 139 b GewO Überwachung der Sonntags- und Feiertagsruhe (§§ 105 a,b,c – h), „Sitte und Anstand im Betrieb", Sanitär- und Gemeinschaftsunterkünfte (§§ 120 b – d und ArbStättV), Lohnbelege (§ 134). Nach § 21,22 ArbSchG Überwachung der Sicherheit und des Gesundheitsschutzes in den Betrieben. Die Gewerbeaufsichtsämter (GAA) wurden 1978 aufgrund der Bestimmungen der GewO geschaffen.
- **Überwachung:** Überwachung der Einhaltung einer Reihe von Gesetzen und Verordnungen zum technischen, organisatorischen und sozialen Arbeitsschutz. Dabei trägt der Unternehmer die Verantwortung für die Anwendung der Vorschriften im Betrieb. Ansprechpartner für die Gewerbeaufsichtsbeamten ist daher immer der Unternehmer. Überwachung durch:
  - *Betriebsrevisionen:* Im allgemeinen unangemeldete Besuche in den Betrieben zur Besichtigung von Arbeitsplätzen und Betriebsanlagen, Untersuchung von Schutzvorrichtungen, -ausrüstungen und organisatorischen Regelungen. Der Unternehmer ist auskunftspflichtig. Der Betriebsrat muß vom Besuch unterrichtet werden und kann ihn begleiten. Ggf. geht ein Mängelbericht an den Unternehmer (und Betriebsrat) mit der Aufforderung, bis zu einem festgesetzten Termin Mängel zu beseitigen. Möglichkeit zur bußgeldbewehrten Anordnung.
  - *Prüfung* von Berichten über Mängelbeseitigung bzw. Vollzug von Anordnungen; Vorlage von Meß- und Prüfberichten von damit beauftragten Stellen.
- **Beratung** der Unternehmen und der für Arbeitsschutz Zuständigen in den Betrieben in Fragen des Arbeitsschutzes.
- **Genehmigung** im Rahmen der gesetzlichen Bestimmungen, z. B. Ausnahmeregelungen beim Sonntagsarbeitsverbot oder bei der Gefahrstoffverordnung (S. 46). Dazu zählen auch die Ermächtigungen von Ärzten zur Vornahme von arbeitsmedizinischen Vorsorgeuntersuchungen (S. 129).
- **Verbote:** Aussprechen von Beschäftigungsverboten (z. B. nach Mutterschutzgesetz) oder Anwendungsverboten oder -einschränkungen (z. B. nach Gefahrstoffverordnung bei krebserzeugenden Stoffen).
- **Zusammenarbeit mit den Unfallversicherungsträgern:** Geregelt nach § 21 ArbSchG und in besonderen Verwaltungsvorschriften der Länder, weiterhin über SGB VII (S. 19), Mitteilung von Arbeitsunfällen und Berufskrankheiten.
- **Zuständigkeit:** Besteht für eine Reihe von Gesetzen. In diesen Gesetzen (Verordnungen) wird im allgemeinen nur von „zuständiger Behörde" gesprochen. Die Zuständigkeit wird dann in besonderen Zuständigkeitsverordnungen der jeweiligen Bundesländer geregelt. Wegen der unterschiedlichen Organisation des Arbeitsschutzes in den einzelnen Bundesländern mit z. T. speziellen Sondereinrichtungen ist keine allgemeinverbindliche Aussage möglich.

- *Gerätesicherheitsgesetz (GSG):* Überwachungsbedürftige Anlagen, Schutzkleidung, Medizingeräte u. a. (S. 33).
- *Chemikaliengesetz (ChemG):* Inverkehrbringen und Umgang mit Gefahrstoffen. Hierzu ist die Gefahrstoffverordnung (S. 41) bedeutsam.
- *Sprengstoffgesetz (SprengstoffG):* Erlaubniserteilung bei der Anwendung von Sprengstoffen.
- *Atomgesetz (AtomG):* Überwachung der Strahlenschutzverordnung (StrlSchV) und Röntgenverordnung (RöV).
- *Arbeitsschutz- (ArbSchG)* (S. 7) und *Arbeitssicherheitsgesetz (ASiG)* (S. 10): Zusammen mit den Berufsgenossenschaften.
- *Arbeitszeitgesetz (AZG)* (S. 30).
- *Fahrpersonalgesetz.*
- *Mutterschutzgesetz (MuSchG):* Hierzu meist eigene Sonderdienste (S. 55).
- *Jugendarbeitsschutzgesetz (JArbSchG):* Die GAA sind bisweilen Entgeltstelle für ärztliche Untersuchungen (S. 52).
- *Ladenschlußgesetz* und *Bäckerarbeitszeitgesetz.*

➤ **Mitarbeit des Aufsichtspersonals in Gremien und Ausschüssen:** In diesen werden verbindliche Regelungen zum Arbeitsschutz ausgearbeitet (Technische Regeln, Normen).

Organisation

➤ **Gewerbeaufsichtsämter:** Von Bundesland zu Bundesland verschieden organisiert. Die GAA gehören überwiegend zum Geschäftsbereich der Arbeits- und Sozialministerien der Länder, sind gelegentlich auch bei Umweltministerien zu finden. Regionale Zuständigkeit besteht meistens für einen oder mehrere Landkreise.

➤ **Landesanstalten für Arbeitsschutz:** Bestehen in den meisten Bundesländern. Sie führen übergreifende Schwerpunktaufgaben durch, haben beratende Funktion gegenüber Ministerien und sind durch ihre technische Ausstattung in der Lage, besondere Untersuchungen (z. B. Messungen) durchzuführen. Die Landesanstalten können auch weitere Aufgaben, z. B. im Umweltschutz, haben.

➤ **Bundesanstalt für Arbeitsschutz und Arbeitsmedizin (BAuA):** Beratende und forschende Einrichtung auf dem Gebiet des technischen und medizinischen Arbeitsschutzes und der Ergonomie auf Bundesebene. Sie gibt umfangreiche Schriftenreihen heraus und unterstützt Forschungsvorhaben durch Bereitstellung von Finanzmitteln. Sie gehört in den Geschäftsbereich des Bundesministers für Arbeit und Sozialordnung.

Stellung zum Betriebsarzt

➤ Das Gewerbeaufsichtsamt hat keine direkte rechtliche Beziehung zum Betriebsarzt. Dieser wird jedoch, wenn anwesend, gerne bei Revisionen, wenn es um Fragen des medizinischen Arbeitsschutzes geht, herangezogen.

➤ **Überwachung des Arbeitssicherheitsgesetzes:** Hierbei wird geprüft, ob der Unternehmer seine Aufgaben und Pflichten erfüllt hat (z. B. Bestellungsvertrag, räumliche und organisatorische Voraussetzungen). Dabei kann auch Vorhandensein der Fachkunde und Aufteilung der Einsatzzeit untersucht werden!

- **Erteilung von Ermächtigungen für arbeitsmedizinische Vorsorgeuntersuchungen:** Erfolgt nach staatlichen Rechtsvorschriften (GefStoffV, StrlSchV, RöV, GenTSV, DruckluftV u. a.). Prüfung der Voraussetzungen. Die Ausführung erfolgt meist durch den Gewerbearzt. Zuständigkeit bei Widerspruch gegen das Ergebnis einer Vorsorgeuntersuchung (S. 129).
- **Anordnung von speziellen Vorsorgeuntersuchungen oder ärztlichen Maßnahmen:** Z.B. gemäß GefStoffV, StrlSchV nach besonderen Ereignissen, Unfällen oder Störfällen. Diese richtet sich zwar nicht an den Betriebsarzt, sondern an einen ermächtigten Arzt, dies ist aber in aller Regel der Betriebsarzt.

Gewerbearzt

Definition

- Der Gewerbearzt (Staatlicher Gewerbearzt, Gewerbeärztlicher Dienst) ist im allgemeinen Bestandteil der Staatlichen Gewerbeaufsicht. Er nimmt im Rahmen dieser staatlichen Einrichtung die Aufgaben des medizinischen Arbeitsschutzes wahr und hat besondere Funktion bei der Beratung des technischen Dienstes. Gewerbeärzte sind überwiegend Arbeitsmediziner, haben aber zum Teil (zusätzlich) andere fachmedizinische Qualifikationen (Pulmonologie, Dermatologie, HNO, Allergologie), die bei Beratung und im Rahmen des Berufskrankheitenverfahrens von Bedeutung sind.

Aufgaben

- Im allgemeinen übt der Gewerbearzt lediglich eine beratende Funktion aus, er hat kein Anordnungsrecht gegenüber Betrieben. Das Aufgabenspektrum variiert von Bundesland zu Bundesland, trotzdem ist eine Reihe von Aufgaben bei allen Gewerbeärzten gleich. Die Aufgaben sind in speziellen Dienstanweisungen dargestellt.
- **Beratung der Gewerbeaufsicht:** Älteste Aufgabe des Gewerbearztes. Technischer Dienst und Sonderdienste der Gewerbeaufsicht sind mit Technikern (Meistern, Ingenieuren, Chemikern, Physikern) besetzt. Der Gewerbearzt berät in allen Fragen, in denen medizinische Zusammenhänge von Bedeutung sind. Dabei unternimmt er auch Betriebsbesuche zusammen mit dem technischen Dienst.
- **Beratung von Unternehmern, Sicherheitsfachkräften und Betriebsärzten:** Beratung in Fragen des staatlichen medizinischen Arbeitsschutzes und arbeitsmedizinischen Fragen aller Art. Da für die Sicherheitsfachkraft und den Betriebsarzt bei Kontaktaufnahme mit dem Gewerbearzt unter Umständen Schwierigkeiten entstehen können, ist eine vorhergehende Klärung mit dem Unternehmer ratsam.
- **Begehung von Arbeitsstätten und Betrieben:** Durchführung in Zusammenhang mit aktuellen Problemen auf Wunsch der Gewerbeaufsicht, des Unternehmers, des Betriebsrats, des Betriebsarztes, der Sicherheitsfachkraft oder eines Arbeitnehmers. Mangels Anordnungsmöglichkeit berät der Gewerbearzt ähnlich wie ein Betriebsarzt. Allerdings muß er bei Verstößen gegen staatliche Vorschriften unter Umständen die Gewerbeaufsicht unterrichten.
- **Berufskrankheitenverfahren:** Der Gewerbearzt muß über eine Berufskrankheitenanzeige unterrichtet werden. Die Anzeige kann entweder direkt an den Gewerbearzt geschickt werden oder er erhält eine Kopie vom zuständigen Unfallversicherungsträger. Die Anzeige ist oft Veranlassung zu einem Betriebsbesuch. Nach Ermittlung durch den Unfallversicherungsträger erstellt der Gewerbearzt ein Gutachten zum Vorliegen einer Berufskrankheit. Im allgemeinen geschieht das heute nach Aktenlage auf der Grundlage eines fachärztlichen Gutachtens (siehe auch Berufskrankheiten, S. 22, 209).
- **Arbeitsmedizinische Untersuchungen:** Durchführung bei gesundheitlich gefährdeten Beschäftigten. Dies kann im Rahmen von Schwerpunktaufgaben geschehen, die von oberster Behörde angeordnet werden, oder aufgrund eigener Beobachtungen in Betrieben ohne Betriebsarzt.
- **Ermächtigungen zur Vornahme von arbeitsmedizinischen Vorsorgeuntersuchungen:** Bei staatlichen Ermächtigungen durch Gewerbeärzte oder Gewerbeaufsicht unter Beteiligung der Gewerbeärzte. Bei berufsgenossenschaftlichen Ermächtigungen Beteiligung der Gewerbeärzte (siehe Ermächtigungen, S. 129).

➤ **Fortbildung:** Erfolgt entweder in Form der eigenen Durchführung von Fortbildungsveranstaltungen für Arbeitsmediziner bzw. Laien oder der aktiven Beteiligung an Veranstaltungen in anderer Trägerschaft.

Organisation

➤ Die Organisation des staatlichen Arbeitsschutzes obliegt den Bundesländern. Daher unterscheiden sich Organisationsformen in den einzelnen Ländern: z. B. Einbindung in Gewerbeaufsichtsämter, in Landesämter für Arbeitsschutz oder Landesgesundheitsamt, eigene Einrichtungen als Landesamt für Arbeitsmedizin, i. a. Bestandteil der Landesministerien für Arbeit und Soziales.

Stellung zum Betriebsarzt

➤ **Verknüpfungspunkte:** Der Gewerbearzt steht zum Betriebsarzt in keiner direkten gesetzlich begründeten Beziehung, daher ist die Kontaktaufnahme für Betriebsarzt und Sicherheitsfachkraft unter Umständen mit Schwierigkeiten verbunden. Trotzdem besteht eine Reihe von Verknüpfungspunkten:
  - *Berufskrankheitenverfahren:* Bei Betriebsbesuchen werden Betriebsarzt und Sicherheitsfachkraft, soweit anwesend, angesprochen und gemeinsame Begehungen durchgeführt. Auch bei Besichtigungen zusammen mit der Gewerbeaufsicht wird auf die Anwesenheit von Betriebsarzt und Sicherheitsfachkraft Wert gelegt.
  - *Arbeitssicherheitsgesetz (ASiG):* Die Gewerbeaufsicht hat Aufsichtspflicht (§§ 12 und 13) über Erfüllung der Aufgaben nach ASiG (Unternehmerpflicht); dazu zählen auch die Bestellung und Tätigkeit des Betriebsarztes. Dazu wird im allgemeinen der Gewerbearzt konsultiert. Insbesondere bezüglich der Voraussetzungen zur betriebsärztlichen Tätigkeit, die der Unternehmer schaffen muß, kann der Betriebsarzt unter Umständen vom Gewerbearzt nützliche Unterstützung erhalten!
  - *Gewerbeordnung (GewO) und Arbeitsschutzgesetz (ArbSchG):* Die Gewerbeaufsicht hat Aufsichtspflicht (§ 22), dabei erfolgt die Konsultation des Gewerbearztes, wenn Fragen des medizinischen Arbeitsschutzes berührt werden. Vorschläge des Gewerbearztes können in die Auflagen und Anordnungen der Gewerbeaufsicht einfließen.
  - *Ermächtigung zu arbeitsmedizinischen Vorsorgeuntersuchungen* (S. 129): Hier besteht ein direkter Kontakt des Gewerbearztes zum antragstellenden (Betriebs-)Arzt, Kontakte bei Verlängerung der Ermächtigung.
  - *Fortbildungsveranstaltungen* (S. 84): Im Rahmen der Ermächtigung ist der Betriebsarzt zur Fortbildung verpflichtet.

Unfallversicherungsträger (UVT)

Definition

- Körperschaften des öffentlichen Rechts, welche Arbeits-, Wegeunfälle und Berufskrankheiten von Arbeitnehmern versichern. Die UVT sind nach Gewerbezweigen organisiert. Unternehmen sind zur Mitgliedschaft bei einem UVT verpflichtet (Zwangsmitgliedschaft). Die Verhinderung von Unfällen ist ein wesentliches Ziel, daher erfolgte der Aufbau eines umfangreichen Präventionssystems zur Unfallverhütung. Die UVT kommen im Versicherungsfall für Heilmaßnahmen, Rehabilitation, Lohnausfall, Rente und andere Kosten auf. Die Beiträge werden allein von den Unternehmern entrichtet. Syn.: Berufsgenossenschaft (BG).

Aufgaben

- **Gesetzliche Grundlage:** Die Aufgaben sind im SGB VII (Gesetzliche Unfallversicherung, S. 19) beschrieben.
- **Verhütung von Arbeitsunfällen, arbeitsbedingten Gesundheitsgefahren und Berufskrankheiten mit allen geeigneten Mitteln** (§§ 1,14–25):
  - *Unfallverhütungsvorschriften (UVV)* nach § 15 (S. 24): UVV werden nach Beratung durch die Vertreterversammlungen der UVT verabschiedet und treten nach Genehmigung durch den Bundesarbeitsminister in Kraft. Unfallverhütungsvorschriften sind auch als VGB ... kodifiziert (Verband der Berufsgenossenschaften). Im nicht-gewerblichen Bereich heißen sie GUV (Gesetzliche Unfallversicherung). Verstöße gegen die UVV sind Ordnungswidrigkeiten und können mit Bußgeldern bis 20000 DM belegt werden. Die UVV beinhalten:
    - Für den Arbeitgeber verpflichtende Vorschriften.
    - Vorschriften über arbeitsmedizinische Vorsorgeuntersuchungen (S. 122).
    - Vorschriften im Rahmen des Arbeitssicherheitsgesetzes (ASiG). Der Gesetzgeber hat hier den UVT die Aufgabe übertragen, die allgemeinen Vorgaben des ASiG inhaltlich auszufüllen (UVV „Betriebsärzte“, UVV „Sicherheitsfachkräfte“, S. 10, 24).
  - *Erstellung von Richtlinien, Sicherheitsregeln, Merkblättern, Grundsätzen und anderen Schriften zur Arbeitssicherheit:* Diese Schriften haben im allgemeinen den Charakter von „gesicherten arbeitsmedizinischen, arbeitswissenschaftlichen und arbeitshygienischen Erkenntnissen“ und sind daher zu beachten. Sie sind als ZH/1 ...-Richtlinien kodifiziert (ZH = *Z*entralstelle des *H*auptverbands).
  - *Überwachung und Beratung durch Aufsichtspersonen* nach §§ 17–19: Diese haben das Recht, während der Arbeitszeit Begehungen durchzuführen, Auskünfte zu erhalten und Stoffproben zu ziehen. Sie können Anordnungen treffen (bußgeldbewehrt). Sie arbeiten in Fachgremien an der Entwicklung des deutschen und europäischen Normenwerks mit. Zusätzlich werden über berufsgenossenschaftliche Fachausschüsse Hersteller bei der sicherheitstechnischen und ergonomischen Gestaltung von Maschinen und Geräten beraten. Sie sind auch wesentlich an Aus-, Fort- und Weiterbildung in Fragen der Arbeitssicherheit in vielen Institutionen beteiligt.
  - *Fortbildung und Information von innerbetrieblichen Trägern der Arbeitssicherheit:* Durch Seminare, Medien (Filme, Video), Plakate, Zeitschriften und Broschüren (§ 23).

- *Erforschung* von Unfall- und Krankheitsursachen bzw. von Gesundheitsgefährdungen am Arbeitsplatz.
- *Bereitstellung von arbeitsmedizinischen Diensten:* Diese übernehmen betriebsärztliche Aufgaben im Sinne des ASiG für Betriebe, die keinen eigenen Betriebsarzt bestellt oder beauftragt haben (Anschlußzwang, § 24).

➤ **Versicherung von Arbeits-, Wegeunfällen und Berufskrankheiten:** Die Versicherung erfolgt unabhängig von der Ursache (Ausnahme: grob fahrlässig oder vorsätzlich herbeigeführte Unfälle) durch Geldleistungen:
- *Verletztenrente:* Bei einer Minderung der Erwerbsfähigkeit (MdE) von mindestens 20% bis zur Vollrente.
- *Übergangsgeld:* Bei beruflicher Wiedereingliederung.
- *Hinterbliebenenrente:* An Witwen und Waisen.
- *Sterbegeld.*

➤ **Medizinische Behandlung der Unfallfolgen (Heilbehandlung):**
- *Erste Hilfe im Betrieb:* Unterstützung des Unternehmers bei der Schaffung eines Ersthelfersystems zur notfallmäßigen Erstversorgung von Verunfallten (§ 14). In größeren Betrieben zählt zu diesem System auch der Betriebssanitäter. Organisation ist Sache des Betriebs!
- *Schaffung des Durchgangsarztsystems:* Jeder Verletzte ist einem D-Arzt vorzustellen, der die Erstbehandlung ausführt und die weiteren Behandlungsschritte festlegt, ausführt bzw. überwacht.
- *Unterhaltung von Berufsgenossenschaftlichen Kliniken, Stationen oder Vertragskrankenhäusern:* Zur Weiterbehandlung von Verunfallten oder Erkrankten. Hier beginnt auch die medizinische und berufliche Rehabilitation (S. 283).
- *Kostenübernahme:* Für alle medizinischen Heil- und Reha-Maßnahmen.

➤ **Medizinische, soziale und berufliche Rehabilitation (Berufshilfe,** S. 283):
- *Beratung:* Durch Berufshelfer über weitere berufliche Perspektiven.
- *Berufshilfe:* Bei Erhaltung des ursprünglichen Arbeitsplatzes (z. B. durch technische Umrüstung), bei der Suche nach einem geeigneten neuen Arbeitsplatz, bei Berufsfindung, Arbeitserprobung oder Umschulung, unter Umständen in besonderen Einrichtungen, mit Übernahme aller Kosten. Diese beruflichen Reha-Maßnahmen können parallel zur medizinischen Rehabilitation ablaufen.
- *Hilfe bei sozialer Wiedereingliederung:* z. B. Wohnungsumbau, PKW-Umrüstung, Hilfsmittel zur Information und Kommunikation.

Organisation

➤ **Aufgliederung:** Unfallversicherungsträger werden nach §§ 114 – 120 SGB VII aufgegliedert in:
- *Gewerbliche Berufsgenossenschaften (BG):* Organisiert nach Wirtschaftszweigen (Chemie, Nahrungsmittel, Textil, Holz, See), bei großen Branchen auch regional (Metall, Bau). Gegenwärtig gibt es 35 BG.
- *Landwirtschaftliche Berufsgenossenschaften (LBG):* Regional gegliedert und zuständig für die Beschäftigten landwirtschaftlicher Betriebe. Meist mit landwirtschaftlicher Kranken- und Rentenkasse zusammengefaßt. Dazu gibt es eine bundesweit zuständige Gartenbau-BG. Insgesamt 20 Berufsgenossenschaften.

- *Bundesausführungsbehörde für Unfallversicherung*: Für Einrichtungen und Unternehmen des Bundes (auch Bundesanstalt für Arbeit, Technisches Hilfswerk, Rotes Kreuz). Eigene Ausführungsbehörde des Bundesministeriums für Verkehr.
- *Unfallversicherungskassen der Länder:* Die gegenwärtig noch in jedem Bundesland bestehenden Landesausführungsbehörden für Unfallversicherung (meistens durch Beauftragung der regional zuständigen GUV) werden in eigenständige Versicherungen umgewandelt. Für Beschäftigte des Landes, Kinderschüler, Schüler und Studenten, Blutspender.
- *Bundesanstalt für Arbeit:* Für Arbeitslose bei Erfüllung ihrer Meldepflicht, Auszubildende und Lernende bei Arbeitsförderung oder Rehabilitation und andere Fälle (§ 654).
- *Gemeindeunfallversicherungsverbände (GUV)*: Träger sind die Kommunen. Versichert sind Beschäftigte von Gemeinden, Landkreisen und Gemeindebetrieben. Eine Sonderform ist die Eigenunfallversicherung (EUV) bei Großgemeinden > 500 000 Einwohner. GUV können mit Unfallkassen vereinigt werden.

Gemeinsame Einrichtungen

- **Verbände:** Die Verbände nehmen gemeinsame und übergeordnete Aufgaben wahr.
  - *Hauptverband der gewerblichen Berufsgenossenschaften (HVBG):* Sitz in St. Augustin. Regional zuständige Landesverbände.
  - *Bundesverband der Versicherungsträger der öffentlichen Hand (BAGUV):* Sitz in München.
  - *Bundesverband der landwirtschaftlichen Berufsgenossenschaften:* Sitz in Kassel.
- **Medizinische Versorgungseinrichtungen:** Berufsgenossenschaftliche Krankenhäuser, Sonderstationen und Unfallbehandlungsstellen (s. o.).
- **Ausbildungsstellen:** Dazu zählen die Berufsgenossenschaftliche Akademie für Arbeitssicherheit und Verwaltung (BGA) und 5 weitere Schulungsheime. Eine Reihe von BG besitzt eigene Schulungsheime.
- **Forschungseinrichtungen**: Die BG beteiligen sich aktiv an angewandter Forschung zu den Schwerpunkten Sicherheitstechnik, Arbeitsmedizin, Rehabilitation und Unfallursachen. Einzelne BG betreiben eigene Forschungseinrichtungen. Wichtige zentrale Einrichtungen sind:
  - *Zentralstelle für Unfallverhütung und Arbeitsmedizin (ZefU)*: Zur Erforschung der Ursachen von Arbeitsunfällen und deren Verhütung. Bei der ZefU sind auch die BG-Fachausschüsse zur Erarbeitung von Regelungen, Normen, zur Prüfung von Arbeitsmitteln und Fachberatung angesiedelt.
  - *Berufsgenossenschaftliches Institut für Arbeitssicherheit (BIA)*: Forschung auf dem Gebiet der Auswirkung von beruflichen Noxen (chemisch, physikalisch, biologisch), deren Erfassung, Sicherheit von Geräten und Maschinen, Ergonomie. Ausführung von Schadstoffmessungen in Betrieben. Gefahrstoff-Informationssystem (GESTIS).
  - *Berufsgenossenschaftliches Forschungsinstitut für Arbeitsmedizin (BGfA)*: Schwerpunkt ist Erforschung von Atemwegserkrankungen (S. 237).

- *Organisationsdienst für nachgehende Untersuchungen (ODIN)*: Bei der BG Chemie eingerichteter Dienst zur Sammlung von Daten über Ergebnisse nachgehender Untersuchungen nach beruflicher Exposition gegenüber krebserzeugenden Stoffen; Korrelation mit arbeitsplatzbezogenen Daten.

➤ **BAD - Arbeitsmedizin und Sicherheitstechnik**: Zu den BG gehörige Gesellschaft, die überbetriebliche betriebsärztliche Dienste und technische Arbeitssicherheitsdienste an Unternehmen anbietet und im gesamten Bundesgebiet vertreten ist.

Stellung zum Betriebsarzt

➤ **Bestellung und Beauftragung von Betriebsärzten:** Regelung durch die UVV „Betriebsärzte". Prüfung durch den TAD, ob der Unternehmer seine Pflichten nach ASiG erfüllt (räumliche und organisatorische Rahmenbedingungen).

➤ **Vorsorgeuntersuchungen:** Ermächtigung zur Vornahme von arbeitsmedizinischen Vorsorgeuntersuchungen nach UVV „Arbeitsmedizinische Vorsorge", soweit sie nicht durch staatliche Stellen erfolgt. Die Ausführung erfolgt durch die jeweiligen Landesverbände. Jahresstatistik über Vorsorgeuntersuchungen. Widerspruchsstelle bei Einwänden gegen das Ergebnis einer Vorsorgeuntersuchung.

➤ **Fortbildung:** Veranstaltungen zu Aufgaben der Betriebsärzte, insbesondere zu Vorsorgeuntersuchungen.

➤ **Einzelprobleme:** Teilnahme des TAD an Begehungen, Arbeitsschutzausschuß-Sitzungen. Nachfragen bei Berufskrankheiten-Anzeigen.

Übersicht Untersuchungen

Spezielle Vorsorgeuntersuchungen nach berufsgenossenschaftlichen Vorschriften

- **Untersuchungen, Untersuchungsstandards:**
  - Untersuchungsstandards der Berufsgenossenschaften (Grundsätze) werden auch bei Untersuchungen nach staatlichen Vorschriften (z. B. Gefahrstoffverordnung, Druckluftverordnung, Gentechniksicherheitsverordnung) angewendet (Tab. 21).
  - Untersuchungen nach UVV 1.2 (Sicherheitstechnische und arbeitsmedizinische Betreuung; Entwurf) der landwirtschaftlichen BG und der Gartenbau-BG. Vorgesehen sind Untersuchungsstandards („Hinweise" = H 1 – 10), z. T. übereinstimmend mit BG-Grundsätzen (Tab. 20).
- **Ermächtigungen:** Erteilung i.A. durch die zuständigen Landesverbände der BGen. Sie sind nicht mit Kosten verbunden.
- **Honorare:** Die Abrechnung erfolgt nach einem speziellen Gebührenverzeichnis für arbeitsmedizinische Vorsorgeuntersuchungen (Leitnummer 73 Abkommen Ärzte-BG. Drewes, Leuftink, Schiegl: Gebühren für spezielle arbeitsmedizinische Vorsorgeuntersuchungen, Kepner-Druck, Postfach 100206, 75021 Eppingen).

Tabelle 20 Verzeichnis der Hinweise der LBG für besondere arbeitsmedizinische Vorsorgeuntersuchungen

Tätigkeiten/Arbeitsbereich		Hinweise (H)
Lärm:	$L_{AR} \geq 85$ dB(A)	H 1
Vibration:	Hand – Arm Ganzkörper	in Vorbereitung
Pflanzenschutzmittel		H 2
Schweißrauche		H 3
Asbesthaltiger Feinstaub		H 4
Buchen- und Eichenholzstaub		H 5
Organische Stäube		H 6
Heben und Tragen von Lasten		in Vorbereitung
Tragen von Atemschutzgeräten		H 7
Arbeiten im Forst		H 8
Baumarbeiten		H 9
Kompostierungsanlagen		H 10

Spezielle Vorsorgeuntersuchungen nach staatlichen Vorschriften

- **Arbeitszeitgesetz (ArbZG):** Für Untersuchungen nach § 9 (Nacht- und Schichtarbeit) stehen vom Länderausschuß für Arbeitssicherheit (LASI) Empfehlungen zu Durchführung, Inhalt und Kriterien der Untersuchung zur Verfügung. Keine Ermächtigung erforderlich (S. 31, 418).
- **Betriebsordnung Straßenbahnen (BOStrab):** Aufgrund der BOStrab Untersuchungsrichtlinien des Verbands Öffentlicher Verkehrsbetriebe (VÖV 070.101.1). Gültig auch für Busfahrer. Entspricht ungefähr G 25 (S. 452). Untersuchung durch Amtsarzt oder (hauptberuflichen) Betriebsarzt. Ermächtigung nach G 25 erwünscht.
- **Binnenschiffahrtspatentverordnung (BSchPatentV):** Untersuchung von Schifführern; keine obligatorischen Nachuntersuchungen. Untersuchung durch Amtsärzte. Daneben bestehen noch spezielle Verordnungen für bestimmte Flußgebiete (Rhein, Donau, Elbe), die ebenfalls Regeln und Kriterien zur Feststellung des Gesundheitszustandes enthalten. Für Sportboot-Führer besondere Regelung Sportbootführerscheinverordnung-Binnen (SportbootFüV-Bin).
- **Bundesseuchengesetz (BSeuchG):** Untersuchungen gemäß § 17(2) in lebensmittelherstellenden oder -verarbeitenden Betrieben oder Einrichtungen. Beurteilungskriterien in § 17(1). Untersuchung nach den Regeln der GMP (Good Manufacturing Practice; WHO) auch in anderen Betrieben erforderlich (Pharmaindustrie). Ermächtigung erforderlich (durch Ordnungsamt/Gesundheitsamt). Keine eigentliche arbeitsmedizinische Vorsorgeuntersuchung, da es hier lediglich um den Schutz Dritter geht; wird aber häufig von Betriebsärzten wahrgenommen.
- **Bundeswehr** und **Post:** Sonderregelungen.
- **Druckluftverordnung (DrucklV):** Untersuchung entsprechend G 31 (Überdruck). Ermächtigung erforderlich (siehe S. 18, 382).
- **Eisenbahnbau- und Betriebsordnung (EBO):** Vorschriften zur Untersuchung von Beschäftigten, mit Ausführungsbestimmungen (DV 107, Tauglichkeitsvorschrift). Zuständigkeit der Bahnärzte (?)..
- **Festlandsockel-Bergverordnung (FlsBergV):** Betrifft im wesentlichen Tätigkeit auf Bohrinseln. Untersuchung gemäß § 2(1–3), ohne Standard; es werden auch andere Untersuchungen mit vergleichbarem Standard anerkannt. Vorzuschlagen sind G 20, 25, 26, 37, 41, BSeuchG, je nach Tätigkeit. In § 18 Vorsorgeuntersuchung für Taucher (G 31). Ermächtigungen sind erforderlich.
- **Gefahrstoffverordnung (GefStoffV):** Untersuchungen entsprechend berufsgenossenschaftlichen Grundsätzen (siehe TRGS 003, Stand September 1996). Ermächtigungen erforderlich.
  - *Bestehende Standards:* Neben BG-Grundsätzen besteht ein Standard für die ärztlichen Untersuchungen von Bewerbern für Befähigungsnachweise, um Begasungen gemäß § 15 d GefStoffV durchführen zu können. Ermächtigung auch hier erforderlich. Z.T. Spezialkurs erforderlich (Länderregelungen).
  - *Noch fehlende Standards:* Für die folgenden Untersuchungen entsprechend Anhang VI GefStoffV (Ermächtigungen sind erforderlich):
    - Antifouling-Farben (Anwendung der jeweilig erforderlichen berufsgenossenschaftlichen Grundsätze).
    - Benzo(a)pyren (Anwendung von G 40).
    - Iodmethan (Anwendung von G 40).

- Oberflächenbehandlung in Räumen und Behältern (Anwendung der jeweilig erforderlichen berufsgenossenschaftlichen Grundsätze);
- Peche (Anwendung von G 40).
- Strahlmittel (Anwendung von G 1.1).
- Thomasphosphat.

➤ **Gentechniksicherheitsverordnung (GenTSV):** Untersuchungen entsprechend Anlage VI, Standard ist G 43. Ermächtigung erforderlich.

➤ **Gesundheitsschutz-Bergverordnung (GesBergV):** Anlage 3 zu § 3 „Rahmen für arbeitsmedizinische Vorsorgeuntersuchungen" mit Angaben zum Untersuchungsinhalt; keine Kriterien. § 11(2): Lärm (G 20); § 13: Bildschirmarbeit (G 37). Ermächtigungen erforderlich.

➤ **Klima-Bergverordnung (KlimaBergV):** Bei Tätigkeiten unter Tage bei > 25 °C Effektivtemperatur (im Salzbergbau > 28 °C Trockentemperatur) gemäß § 12(1) Untersuchungen nach Anlage 2 (Untersuchungsinhalte) oder nach anderen Vorschriften mit gleichen Anforderungen (G 30). Ermächtigung erforderlich.

➤ **Luftverkehrszulassungsordnung (LuftVZO), Luftfahrtpersonalverordnung (LuftPersV):** Für Luftfahrtpersonal, hauptberuflich, nebenberuflich oder als Sportflieger. Untersuchung gemäß Richtlinien für die Feststellung der körperlichen Tauglichkeit des Luftfahrtpersonals des BMV. Untersuchungen durch speziell weitergebildete Ärzte („Flugmedizin") in amtlich anerkannten fliegerärztlichen Untersuchungsstellen. *Ausnahme:* Bei Fallschirmspringern ist ein haus- oder sportärztliches Zeugnis ausreichend. Ermächtigung nach G 25 reicht nicht aus!

➤ **Seediensttauglichkeitsverordnung (SeeDTauV):** Bei Tätigkeiten als Besatzungsmitglied oder Kapitän auf Kauffahrteischiffen. Entspricht ungefähr einer G 25 Untersuchung (S. 452). Kriterienkatalog in Anlage 1. Besondere Kriterien für Frauen. Ermächtigung durch See-BG. Ähnliche Regelungen bestehen für Seelotsen nach der *Seelotsen-Untersuchungsordnung*, für Motorbootführer nach der *Hafenpatentverordnung* und für Sportboote nach der *Sportbootführerscheinverordnung-See* (SportbootFüV-See). Ermächtigung durch See-BG.

➤ **1. Sprengstoffverordnung (1. SprengV):** Untersuchung bei Antragstellern zur Durchführung von Sprengarbeiten *in Zweifelsfällen* auf Veranlassung der zuständigen Behörde (§ 34[2]). Prüfung insbesondere der Hör- und Sehfähigkeit. Ärztliches Zeugnis; keine Ermächtigung erforderlich. Gegebenenfalls amtsärztliches Zeugnis.

➤ **Strahlenschutzverordnung (StrlSchV) Röntgenverordnung (RöV):** Grundsätze für die ärztliche Überwachung von beruflich strahlenexponierten Personen; Schriftenreihe des Bundesministeriums des Inneren -9- (1978). Ermächtigung erforderlich, Voraussetzung ist die erfolgreiche Teilnahme an einem Spezialkurs für zu ermächtigende Ärzte. Neue Richtlinien in Vorbereitung.

➤ **Straßenverkehrszulassungsordnung (StVZO):** Untersuchung von Führerscheinbewerbern (Kfz): Sehtest (§§ 9 a,b), Untersuchung für Bewerber der Klasse 2 (LKW; § 9 c). Näheres in Anlage XVII zur StVZO. Bei Erteilung/Verlängerung der Fahrerlaubnis zur Personenbeförderung (§§ 15 e,f,i; Bus-, Taxifahrer) regelmäßige Nachuntersuchungen alle 3 Jahre. Untersuchung entsprechend G 25 (S. 452); Untersuchungsinhalte und Mängelkataloge siehe auch: Gutachten des Gemeinsamen Beirates für Verkehrsmedizin beim Bundesverkehrsministerium „Krankheit und Kraftverkehr" BMV-Reihe Heft 71 (1992), Köllen Verlag, Pf. 1865, 53 008 Bonn. Untersuchung nach § 15 d durch Amtsarzt, *Arbeitsmediziner* oder Med.-Psych. Unters.-Stelle. Keine Ermächtigung. Siehe auch BOStrab (S. 111).

➤ **Ermächtigungen:** Durch zuständige staatliche Behörde, meistens Gewerbeaufsichtsamt oder Staatlichen Gewerbearzt (S. 129).

Berufsgenossenschaftliche Grundsätze

Tabelle 21 Berufsgenossenschaftliche Grundsätze

Nr.	Kurzbezeichnung	Spezieller Kurs	Ermächtigung durch BG[1]	Staat[2]
1.1	Silikogener Staub	×		×
1.2	Asbesthaltiger Staub	×		×
2	Blei, Pb-Verbindungen			×
3	Bleialkyle			×
4	Hautkrebs			×[3]
5	Nitroglyzerin oder Nitroglykol			×
6	Schwefelkohlenstoff			×
7	Kohlenmonoxid			×
8	Benzol			×
9	Quecksilber, Hg-Verbindungen			×
10	Methanol			×
11	Schwefelwasserstoff			×
12	Phosphor (weiß)			×
13	Tetrachlorkohlenstoff			×
14	Trichlorethen			×
15	Chrom-VI-Verbindungen			×
16	Arsen, As-Verbindungen			×
17	Tetrachlorethen (Per)			×
18	Tetrachlorethan, Pentachlorethan			×
20	Lärm	×	×	×[6]
21	Kältearbeiten		×	
22	Säureschäden der Zähne		×[4]	
23	Obstruktive Atemwegserkrankungen		×[4]	
24	Hauterkrankungen (ohne Hautkrebs, G4)		×[4]	
25	Fahr-, Steuer-und Überwachungstätigkeiten)		×[4]	
26	Atemschutzgeräte		×	
27	Isozyanate			×
28	Monochlormethan			×
29	Benzolhomologe (Toluol, Xylol)			×
30	Hitzearbeiten		×	×[7]

Fortsetzung Tabelle 21 ▶

Tabelle 21 Fortsetzung

Nr.	Kurzbezeichnung	Spezieller Kurs	Ermächtigung durch BG[1]	Staat[2]
31	Überdruck	×	×	×[5]
32	Cadmium, Cd-Verbindungen			×
33	Aromat. Nitro- und Aminoverbindungen			×
34	Fluor, anorg. F-Verbindungen			×
35	Arbeitsaufenthalt im Ausland	×	×	
36	Vinylchlorid			×
37	Bildschirmarbeitsplätze		×[4]	×[6, 8]
38	Nickel, Ni-Verbindungen			×
39	Schweißrauche		×	
40	Krebserzeugende Gefahrstoffe allgemein			×
41	Arbeiten mit Absturzgefahr		×[4]	
42.1	Infektionskrankheiten: Tuberkulose		×	
42.2	Infektionskrankheiten: Hepatitis A		×	
42.3	Infektionskrankheiten: Hepatitis B		×	
43	Biotechnologie	×		×
44	Buchen- und Eichenholzstaub	×		×

1 Ermächtigung durch Berufsgenossenschaften (zuständiger Landesverband)
2 Ermächtigung durch staatliche Stellen (Gewerbeaufsicht, andere Arbeitsschutzstellen)
3 Ermächtigung i. a. nach hautkrebsverursachenden Einzelstoffen
4 Grundsatz nicht Bestandteil der UVV „Arbeitsmedizinische Vorsorge", daher nicht direkt verpflichtend für Arbeitgeber
5 Nur bei Untersuchungen für Arbeiten im Überdruck nach DruckluftV staatliche Ermächtigung erforderlich; für Taucher nur BG-Ermächtigung (Ausnahme: Untersuchungen nach FlsBergV staatliche Ermächtigung)
6 Bei Untersuchungen nach GesBergV staatliche Ermächtigung erforderlich
7 Bei Untersuchungen nach KlimaBergV staatliche Ermächtigung erforderlich
8 Regelung nach BildscharbV

Erklärungen zu Tab. 22

- Die Tabelle gibt in vereinfachter Form Übersicht über Untersuchungen, die nach den einzelnen Standards („Grundsätze" u. a.) erforderlich oder gewünscht sind, bzw. sich aus den Beurteilungskriterien oder Anamnesehinweisen ableiten lassen.
- Eine allgemeine Untersuchung wird nicht berücksichtigt; eine physische Untersuchung von Organen und Funktionssystemen nur dann, wenn sie im Grundsatz bei den Untersuchungsinhalten, den Beurteilungskriterien und Anamnesehinweisen als Gesichtspunkt extra genannt werden.
- Vorgesehene zusätzliche fachärztliche Untersuchungen werden nicht aufgeführt.
- Die Inhalte nachgehender Untersuchungen werden nicht aufgeführt.

Legende

- **Definitionen:**
  - ■ *Erforderliche Untersuchung:* Im Grundsatz im Kapitel „Spezielle Untersuchungen" als erforderlich bezeichnet.
  - ▩ *Gewünschte Untersuchung:* Im Grundsatz im Kapitel „Spezielle Untersuchungen" als erwünscht bezeichnet.
  - ● *In unklaren Fällen:* Im Grundsatz im Kapitel „Spezielle Untersuchungen" als in unklaren Fällen anzuwendende ärztliche Untersuchung bezeichnet; Ermessensfrage des untersuchenden Arztes.
  - • *Anwendungswürdig:* Im Grundsatz im Kapitel „Arbeitsmedizinische Kriterien" als Beurteilungsaspekt aufgeführt; daraus ergibt sich die Notwendigkeit, ggf. auch weitere Untersuchungen über die im Kapitel „Spezielle Untersuchungen" (S. 124) genannten hinaus durchzuführen.

Grundsatz/Regel

Untersuchung/Funktionsprüfung	1 1	1 2	2	3	4	5	6	7	8	9	10	11	12	13	14	15	16	17	18	20	21	22	23	24	25
Augen/Sehfunktion																									
Visus											■														■
Farbensehen							●				■														■[7]
Gesichtsfeld															E[1]										■[7]
räumliches Sehen																									■[7]
Dämmerungssehen																									■[7]
Augenhintergrund							N̲				E[1]				E[1]										
Ohren/Hörfunktion																									
Umgangssprache																									■
Flüstersprache																									■[7]
Reintonaudiometrie															E[1]					■					
SISI																				■[2]					
Sprachaudiometrie																				N̲[2]					
Weber-Test																				N̲[2]					
Inspektion äußeres Ohr																				■					
Nase/Geruchssinn																									
Riechtest												●			n										
Prüfung Nasenatmung																									
Spiegelung Nase				●												■	■								
Endoskopie																									
Röntgen Nasennebenhöhlen																									
Mund, Rachen/ Geschmackssinn																									
Geschmacksprüfung															n										
Schleimhäute, Gingiva									●	N̲		●	●									■			
Zahnstatus										E̲			■									■			
Vitalitätsprüfung Zähne																						■			
Lunge, Atemwege/ Lungenfunktion																									
Lungenfunktion VC, FVC_1	■	■					E					●				■	●				●		●		
Reagibilität																							□[7]		
Ganzkörperplethysmographie																							□		
Röntgen Thorax	■	■			□											■	E						■		
Abhusteversuch																							■		
Auskultation/Perkussion	■	■										●									●		■		
Herz/Kreislauffunktion																									
EKG						■	■	E̲				■			E[1]			E̲[1]			●[6]				●[6]
Ergometrie						■	■	E̲				■			E[1]			E̲[1]			●[6]				●[6]
Blutdruckmessung	●	●	●			●	●					●			●						●				●
Schellong-Test						□																			
Probeschleusung																									
Nierenfunktion																									
Urinstatus (Streifentest, Sediment)			■	■	■	■	■	■	■	■	■	■	■	■	■	■	■	■	■		■			■	■
Kreatinin			●	●			●			●			●	n			●	●	●		●				
Harnzytologie																									
Eiweiß quantitativ										□															
β_2–Mikroglobulin																									

Untersuchung	Erst-	Nach-	Erst- und Nach-
gefordert	E̲	N̲	■
erwünscht	E	N	□
in unklaren Fällen		n	○
anwendungswürdig			●

AZ ArbZG
GB GesBergV
KB KlimaBergV
ST SeeDTauV
SV Str1SchV
RV RöV

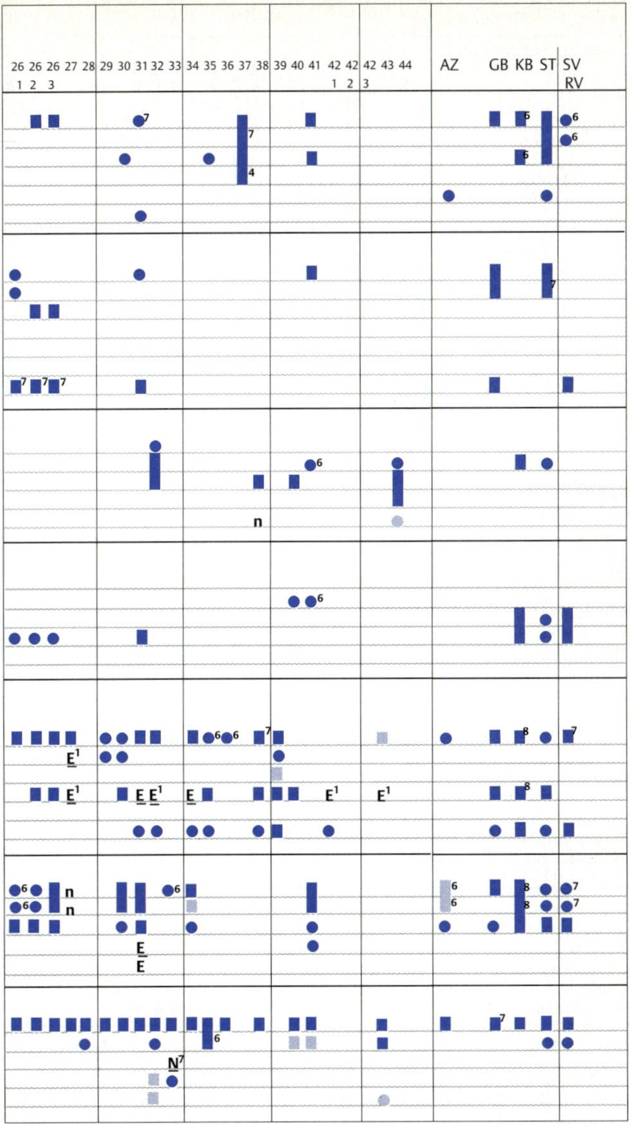

1 bei Nachuntersuchungen nur in unklaren Fällen
2 Untersuchungsumfang abhängig vom Befund
3 bei Nachuntersuchung erwünscht
4 zusätzlich Stellung der Augen (Phorie)
5 serologische Untersuchungen abhängig vom Impfstatus
6 Untersuchungsumfang Ermessensfrage des untersuchenden Arztes
7 Untersuchungsumfang abhängig von Tätigkeit

Untersuchung/Funktionsprüfung	1.1	1.2	2	3	4	5	6	7	8	9	10	11	12	13	14	15	16	17	18	20	21	22	23	24	25
Leberfunktion/Stoffwechsel																									
Gamma-GT (CDT)				●			●		●	●	●		▮	▮	▮		■	▮	▮		●				●
SGPT			●	●			●				■		▮	▮	▮		●	▮	▮		●				●
SGOT							●						E[1]	▯	E[1]			▯	▯						
Cholinesterase																									
Elektrophorese Eiweiß											n		E[1]	●					n						
Bilirubin														●					n						
alkalische Phosphatase														●					n						
Glc-6-Phosphat-dehydrogenase																									
Harnsäure																									
Blutbildendes System																									
rotes Blutbild (Hb+Ery)			▮	▮		▮	●	E	▮			●	■			E	●		n		●				
Leukozyten			▮	▮		▮			▮							E	●		n		●				
Differentialblutbild			▮	▮					▮										n						
Thrombozyten									▮										n						
Heinz-Innenkörper																									
Chromosomenanalyse									n																
Immunsystem																									
Blutsenkungsgeschwindigkeit													N			■	■								
Multi-Merieux-Test																									
Neopterin/Komplement/ Lympho-Subpop																									
Tuberkulin-Test																									
Hepatitis-B-Serologie																									
Hepatitis-A-Serologie																									
HIV-Antikörper																									
Immunglobuline																E									
Endokrinologie																									
Schilddrüsen-Screening[2]								●		●															
Blutzucker[2]											●			●	●				●						●
Haut																									
Pricktest[2]																							N[6]	E	
Gefäßreaktion																					●				
histolog. Untersuchung					n																				
Inspektion			●	●	N							n				■	■							■	
atopische Merkmale																								■	
Fingerrelief																									
Orthopädie																									
Schober-Test																									
Körpergewicht	●	●																							
Röntgendiagnostik													n												
Neurologie																									
Gleichgewicht (Unterberger/Romberg)												n													●
Kraniokorpographie (CCG)																									
Schriftprobe										N															
neurolog. Siebuntersuchung				●			●			■	●	●		●	●		●	●	●						
Magen-Darm-Trakt																									
Hämocult																									
parasitolog. Stuhluntersuchung																									
Biomonitoring																									
im Urin			N				●		N	▯	n				N	▯	N								
im Vollblut			N	n				■	N	▯				n				●							
in Alveolarluft														n											

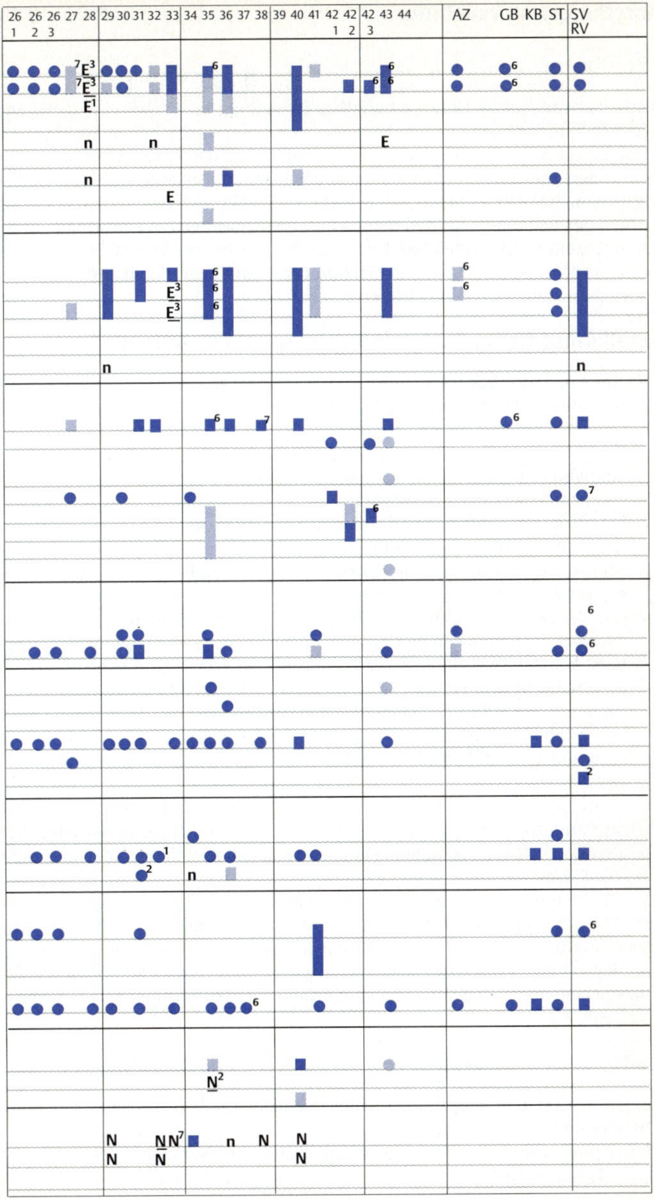
26 1
26 2
26 3
27
28
29
30
31
32
33
34
35
36
37
38
39
40
41
42 1
42 2
42 3
43
44
AZ
GB
KB
ST
SV RV
E
n
N

Einstellungsuntersuchung

Definition

- Arbeitsmedizinische Untersuchung vor Einstellung im Betrieb. Sie dient der Feststellung der Eignung eines Bewerbers für einen vorgesehenen Arbeitsplatz. Untersucht wird einerseits, ob die Belastungen am zukünftigen Arbeitsplatz ein besonderes gesundheitliches Risiko für den *Bewerber* darstellen (siehe spezielle arbeitsmedizinische Vorsorgeuntersuchung, S. 124), andererseits soll auch das Risiko des Bewerbers für den *Betrieb* untersucht werden (zu erwartende hohe Ausfallszeiten, eingeschränkte Leistungsfähigkeit bei der vorgesehenen Tätigkeit, erhöhtes Krankheitsrisiko, Gefährdung Dritter). Dies kann auch im Sinne der schon im Betrieb Beschäftigten gesehen werden.

Einstellungsuntersuchung als betriebsärztliche Aufgabe

- **Vorteile der Durchführung durch den Betriebsarzt:**
  - Die Untersuchungen bleiben in einer Hand.
  - Der Betriebsarzt hat Kenntnis der Belastungen am zukünftigen Arbeitsplatz.
  - Die Untersuchung erfolgt durch einen arbeitsmedizinisch fachkundigen Arzt. Eine Verknüpfung mit allgemeinen und speziellen arbeitsmedizinischen Vorsorgeuntersuchungen ist möglich.
- **Nachteile der Durchführung durch den Betriebsarzt:**
  - Die Untersuchung könnte dem Grundsatz der Überparteilichkeit widersprechen, da der Betriebsarzt nicht Arbeitgeberarzt, sondern nur seinem Gewissen verpflichtet ist.
  - Das Vertrauensverhältnis zu Arbeitnehmern kann Schaden nehmen. Neue Beschäftigte lernen den Betriebsarzt zuerst als „Vertrauensarzt des Arbeitgebers" kennen. Dies gilt auch für Verhältnis Arzt/Arbeitnehmervertretung.
  - Die Trennung von Fragestellungen zu spezieller arbeitsmedizinischer Vorsorgeuntersuchung und Einstellungsuntersuchung ist bei gleichen oder ähnlichen Inhalten schwierig (z. B. Ergebnis bei spezieller Untersuchung „keine gesundheitlichen Bedenken", bei Einstellungsuntersuchung „nicht geeignet").
- Die Durchführung ist nach dem Arbeitssicherheitsgesetz *nicht* Aufgabe des Betriebsarztes, da es um die Frage der Einstellung eines nicht zum Betrieb gehörenden Beschäftigten geht. Einstellungsuntersuchungen können deshalb nicht auf die Einsatzzeit angerechnet werden.
- Vor Übernahme der Aufgabe sollte die Arbeitnehmervertretung gehört werden.
- Die Durchführung kann tarifrechtlich vereinbart sein. Beispiel § 7 Bundesangestelltentarifvertrag: „Der Angestellte hat auf Verlangen des Arbeitgebers vor seiner Einstellung seine körperliche Eignung (Gesundheitszustand und Arbeitsfähigkeit) durch das Zeugnis eines vom Arbeitgeber bestimmten Arztes nachzuweisen".

Inhalte

- Entsprechend der allgemeinen arbeitsmedizinischen Vorsorgeuntersuchung (Basisuntersuchung S. 122).
- Ergänzung durch spezielle arbeitsmedizinische Vorsorgeuntersuchungen (S. 124), falls erforderlich.

Ausführung

- **Form und Inhalt der Mitteilung des Untersuchungsergebnisses:** Eine Vereinbarung darüber mit dem Arbeitgeber erfolgt vor der Einstellungsuntersuchung. Möglichkeiten:
  - Geeignet.
  - Nicht geeignet.
  - Geeignet unter folgenden Voraussetzungen (...).
- **Information des Bewerbers:** Erfolgt zu Beginn der Untersuchung. Inhalte:
  - Inhalt der Untersuchung.
  - Recht der Verweigerung.
  - Form und Inhalt der Mitteilung (ärztliche Bescheinigung) an den Arbeitgeber.
  - Recht der Verweigerung der Mitteilung (in diesem Fall erfolgt nur eine Mitteilung, daß die Untersuchung stattgefunden hat).
- **Pathologische Befunde:** Befunde, die auf eine abklärungs- oder behandlungsbedürftige Regelwidrigkeit hinweisen, müssen dem Bewerber aus ethischen Gründen mitgeteilt werden.
- **Ergebnisse von Einstellungsuntersuchungen und speziellen arbeitsmedizinischen Vorsorgeuntersuchungen:** Die Mitteilung erfolgt getrennt (andere Fragestellung, andere Nomenklatur).

Allgemeine arbeitsmedizinische Vorsorgeuntersuchung (AAV)

Grundlagen

- **Definition:** Feststellung der individuellen Eignung eines Beschäftigten für einen speziellen Arbeitsplatz mit der Gesamtheit der dort auftretenden Belastungen. Zusätzlich dient die Untersuchung der Erkennung von bestehenden Gesundheitsbeeinträchtigungen und Risikofaktoren, um den Beschäftigten arbeitsmedizinisch beraten zu können. Die AAV kommt inhaltlich einer allgemeinen Vorsorgeuntersuchung sehr nahe, ist aber immer auch tätigkeitsbezogen zu sehen, verlangt Kenntnis des Arbeitsplatzes und gehört deshalb zu den Aufgaben des Betriebsarztes (§3[1] ASiG).
- **Ziele und Ansatzpunkte der AAV:** Nach den Vorschlägen von Schiele/Schaller/Valentin sollen häufig auftretende arbeitsmedizinisch relevante Risikofaktoren oder Organschädigungen erfaßt werden. Die Untersuchung soll zuverlässig, praktikabel und ökonomisch vertretbar sein.

Basisdiagnostik

- **Untersuchungsprogramm:** Umfaßt die Erhebung von Befunden zuerst ohne Berücksichtigung von Individualfaktoren und Tätigkeit. In Abhängigkeit von Alter, Tätigkeit (beruflicher Belastung) und gegenwärtigen gesundheitlichen Beschwerden bzw. Vorbefunden wird die Basisdiagnostik dann durch weiterführende Untersuchungen ergänzt (Tab. 23).

Tabelle 23 Ergänzung der Basisuntersuchung durch weiterführende Diagnostik

Basisuntersuchung	**Ergänzungen in Betriebsarztambulanz**		
	befund-abhängig	**alters-abhängig**	**beschwerde-abhängig**
Körperliche Untersuchung, Anamnese	Spirometrie		Spirometrie, Resistance
Blutdruck	EKG, Ergometrie	EKG, Ergometrie	EKG, Ergometrie
Labordiagnostik:			
Blutbild und errechenbare Parameter	Differentialblutbild		
Cholesterin, Triglyceride, Harnsäure	HDL-Cholesterin		
„Leberenzyme" GPT, GGT	GOT, CDT		
Urinstreifentest	Sediment, Uricult		Sediment, Uricult
Funktionsdiagnostik:			
Sehtest Audiometrie	Sprachaudiometrie		

Allgemeine arbeitsmedizinische Vorsorgeuntersuchung (AAV)

- **Erhebung pathologischer Befunde:** Anlaß zu weiteren Untersuchungen oder Empfehlung zur Konsultation des Hausarztes. Weitere Untersuchungen aufgrund pathologischer Ergebnisse rechtfertigen die Abklärung auf Kosten der Krankenversicherung.
- **Spezielle arbeitsmedizinische Vorsorgeuntersuchungen** (S. 124): Das Basisuntersuchungsprogramm ist häufig Bestandteil von speziellen arbeitsmedizinischen Vorsorgeuntersuchungen, so daß nur noch Ergänzungen notwendig sind. Die Untersuchungen erfolgen entsprechend den Möglichkeiten des Arztes bzw. der Praxis.

Ausführung

- **Freiwilligkeit:** Die AAV ist eine freiwillige Untersuchung. Eine Nichtteilnahme darf nicht zu Nachteilen des Probanden am Arbeitsplatz führen. Der Proband muß über die Freiwilligkeit aufgeklärt werden.
- **Befundweitergabe unter Wahrung der Schweigepflicht** (besteht grundsätzlich auch gegenüber dem behandelnden Arzt!): Die einfachste Form ist Übermittlung des Befundes bzw. des Arztbriefs durch den Probanden selbst. In anderen Fällen ist ein schriftliches Einverständnis erforderlich.
- **Ergebnismitteilung an den Arbeitgeber:** Kann nur mit Einwilligung des Probanden (am besten schriftlich) erfolgen. Die einfachste Form der Ergebnismitteilung ist die Verwendung von Vordrucken (Ärztliche Bescheinigung), die für spezielle arbeitsmedizinische Vorsorgeuntersuchungen vorgesehen sind.
- **Aufklärung, Befundmitteilung und Beratung des Probanden:** Die Aufklärung und Befundmitteilung erfolgt entsprechend der speziellen arbeitsmedizinischen Vorsorgeuntersuchung (S. 131). Eine Beratung des Probanden ist bei normwidrigen bzw. pathologischen Befunden erforderlich, besonders, wenn sie Auswirkungen auf berufliche Tätigkeiten haben könnten.
- **Abstände der AAV:** Abhängig von beruflicher Belastung, Alter und Gesundheitszustand. Bei Beschäftigten < 45 Jahren erfolgt alle 5 Jahre eine Untersuchung, entsprechend dem Abstand bei speziellen arbeitsmedizinischen Vorsorgeuntersuchungen. Bei Beschäftigten > 45 Jahren sollten AAV in kürzeren Abständen (z. B. 3 Jahre) erfolgen.

Regelungen

- **ASiG:** Arbeitssicherheitsgesetz § 3(1).
- **AAV:** Schiele R, Schaller KH, Valentin H: Empfehlungen für allgemeine arbeitsmedizinische Vorsorgeuntersuchungen Arbeitsmedizin aktuell 10.219 – 25, G.Fischer-Verlag, Stuttgart (1981).

Spezielle arbeitsmedizinische Vorsorgeuntersuchung (SAV)

Grundlagen

- **Definition:** Untersuchung von Beschäftigten, die durch ihre Tätigkeit besonderen gesundheitlichen Gefährdungen ausgesetzt sind oder durch ihre Tätigkeit Dritte gefährden können.
- **Gefährdungen:**
  - Einwirkung biologischer, chemischer oder physikalischer Noxen.
  - Ausübung besonderer Tätigkeiten, die eine spezifische Mindestleistungsfähigkeit voraussetzen.
- **Besondere gesundheitliche Gefährdungen:** Können für den Beschäftigten oder für Dritte bestehen, wenn die Voraussetzungen nicht erfüllt werden (z. B. Atemschutz; siehe auch Fahr-, Steuer- und Überwachungstätigkeiten, S. 450).
- **Gesetzliche Regelungen:** Für eine Reihe von SAV bestehen staatliche und berufsgenossenschaftliche Regelungen.

Indikationen

- Für jede Untersuchung (Eingriff) muß eine entsprechende Indikation bestehen. Bei Durchführung einer SAV ohne Indikation kann eine fahrlässige Körperverletzung vorliegen. Auch für Präventivuntersuchungen sind Indikationen notwendig. Für die SAV ergibt sich die Indikation aus dem gesundheitlichen Risiko durch die Gefährdung, die aus der Belastung bzw. der besonderen Tätigkeit resultiert. Für eine Reihe von SAV sind Indikationen definiert:
- **Einwirkung von Noxen:**
  - *Überschreitung der Auslöseschwelle* (§ 28[1] GefStoffV, § 3[1] UVV 100, siehe S. 135): Entspricht Überschreitung des MAK-, TRK-, BAT-Wertes oder wenn unmittelbarer Hautkontakt besteht (TRGS 150). Definition der Auslöseschwelle in TRGS 101.
  - *Auswahlkriterien:* Entsprechend UVV „Arbeitsmedizinische Vorsorge" (VBG 100) und der „Auswahlkriterien…" (ZH 1/600) bei gefährdenden Tätigkeiten. Dazu zählen auch Tätigkeiten, bei welchen physikalische oder biologische Noxen einwirken, z. B.:
    - Gehörschädigender Beurteilungspegel: $L_{Ar} \geq 85$ dB(A) (Anlage 1 UVV 100).
    - Überdruck: > 10 kPA (0,1 bar) (DruckluftV).
    - Hitze: Abhängig von Tätigkeit und Dauer ab 32 °C (CNET) oder ab 150 W/m² Wärmestromdichte.
    - Kälte: Ab -25° C.
  - *Spezielle Tätigkeiten*: Ausführung bestimmter Tätigkeiten, z. B. Umgang mit Asbest bei Sanierungsarbeiten, Altlastensanierung, Umgang mit Infektionserregern oder Material, soweit es erfahrungsgemäß Krankheitserreger überträgt (Auslöseschwelle nicht definier- und meßbar).
  - *Kategorien:* Nach Strahlenschutz- und Röntgenverordnung bestehen für beruflich strahlenexponierte Personen Grenzwerte für die erlaubte Körperdosis nach Anlage X StrlSchV bzw. Anlage IV RöV (S. 374).
  - *Sicherheitsstufen:* Nach Anhang VI GenTSV bestehen Sicherheitsstufen für Personen, die im Bereich der Gentechnologie tätig sind. Untersuchungen bei Tätigkeiten ab Stufe 2.

- **Bestimmte Tätigkeiten:** Auch für die nachfolgend genannten Tätigkeiten sind Auswahlkriterien (ZH 1/600) festgelegt:
  - Fahr-, Steuer- und Überwachungstätigkeiten.
  - Tätigkeiten mit Atemschutz.
  - Auslandsaufenthalt (Tropen).
  - Bildschirmtätigkeit.
  - Arbeiten mit Absturzgefahr.
- **Verlangen des Beschäftigten:** Durchführung einer SAV, wenn der Beschäftigte einen Zusammenhang zwischen seiner Erkrankung und seiner Tätigkeit am Arbeitsplatz vermutet (§7[1] VBG 100, §29[2] GefStoffV).
- **Beschäftigung von Jugendlichen:** Tätigkeiten mit sehr giftigen, giftigen, kanzerogenen, mutagenen, teratogenen oder auf sonstige Weise chronisch gesundheitsschädigenden (§15b[4] GefStoffV) und erfahrungsgemäß Infektionserreger übertragenden Stoffe (§15b[5] GefStoffV). Dies gilt auch für Stoffe, für die kein Untersuchungsstandard besteht. Unabhängig von Auslöseschwelle.
- **Anordnung der zuständigen Behörde** (Gewerbeaufsicht, §41[1] GefStoffV) **oder des Unfallversicherungsträgers** (Berufsgenossenschaft; §3[1] VBG 100): Dies gilt auch für Stoffe, für die kein Untersuchungsstandard besteht. Unabhängig von Auslöseschwelle.
- **Beachte:** Die Benutzung von persönlichem Körperschutz befreit nicht von der Verpflichtung, die Untersuchung zu veranlassen (§3[3] VBG 100, §28[3] GefStoffV).

Untersuchungsformen

- **Erstuntersuchung** (früher „Eignungsuntersuchung"): Die Untersuchung erfolgt vor Aufnahme der Tätigkeit. Dafür wird ein Zeitraum von 12 Wochen vorgesehen. Erst wenn eine Mitteilung über die Untersuchung beim Arbeitgeber vorliegt, kann Tätigkeit aufgenommen werden (siehe Pflichten und Rechte, S. 131).
- **Nachuntersuchung** (früher „Überwachungsuntersuchung"): Untersuchung vor Ablauf einer Frist während der gesundheitsgefährdenden Tätigkeit. Festlegung der Frist:
  - In Ausführungsbestimmungen (z.B. Anlage 1 VBG 100, Anlage VI GefStoffV).
  - In Form der Bestimmung eines Termins durch den untersuchenden Arzt im Einzelfall (als bestimmte Voraussetzung, unter der keine gesundheitlichen Bedenken bestehen).
  - Durch die zuständige Behörde (z.B. §41[2] GefStoffV) oder Berufsgenossenschaft (§6 VBG 100). Dabei kann die Frist verlängert oder verkürzt werden.
  - Nach Krankheit oder körperlicher Beeinträchtigung des Beschäftigten. Es liegt dabei im Ermessen des Arbeitgebers, ob er den Beschäftigten zum untersuchenden Arzt schickt.
  - *Beachte:* Nicht bei allen SAV sind regelmäßige Nachuntersuchungen vorgesehen (z.B. G 7, Kohlenmonoxid). Bei einigen SAV ist auch eine Zeitspanne genannt, innerhalb derer ein Termin festzulegen ist (Ermessensfrage des Arztes).
- **Nachgehende Untersuchung**: Untersuchung nach Ende der Tätigkeit oder Exposition, wegen der die SAV stattgefunden haben. Die Untersuchungen finden, solange der Beschäftigte weiter Betriebsangehöriger ist, auf Veranlassung des Betriebs (wie auch bei Nachuntersuchungen) statt oder auf Veranlassung der zuständigen Berufsgenossenschaft, wenn der Beschäftigte in einem anderen Be-

trieb oder überhaupt nicht mehr tätig ist. Die BG benennt dann auch den Arzt. Durchführung von nachgehenden Untersuchungen in folgenden Fällen:

- Nach Tätigkeiten mit Einwirkung von krebserzeugenden oder erbgutverändernden Stoffen.
- Nach Tätigkeiten mit erhöhter Exposition gegenüber Tuberkulosebazillen oder Hepatitis-B-Viren (Empfehlung für eine einmalige Nachuntersuchung).
- Bei erhöhter Exposition gegenüber Strahlen, wenn eine besondere ärztliche Überwachung erforderlich ist und der untersuchende Arzt dies für erforderlich hält.
- Bei stattgefundener Exposition gegenüber ionisierenden Strahlen (Kategorie A), wenn dies die Berufsgenossenschaft anordnet. Dies gilt gegenwärtig nur für BG Feinmechanik und Elektrotechnik.
- Bei Aufgabe einer Tätigkeit mit Lärmexposition empfiehlt sich eine Untersuchung, um den Umfang der Gehörschädigung feststellen zu können.

Rahmenbedingungen

- **Ermächtigung:** Arzt muß zur Vornahme von arbeitsmedizinischen Vorsorgeuntersuchungen, die nach staatlichen oder berufsgenossenschaftlichen Regeln ausgeführt werden, ermächtigt sein. Ausnahme: Untersuchungen nach Arbeitszeitgesetz (siehe Ermächtigungen, S. 129).
- **„Freie Arztwahl“:** Die Untersuchung findet üblicherweise beim Betriebsarzt oder einem vom Arbeitgeber bestimmten ermächtigten Arzt statt. Lehnt der Beschäftigte die Untersuchung durch diesen Arzt ab, kann er sich von einem anderen ermächtigten Arzt untersuchen lassen. Er hat dann jedoch alle Untersuchungskosten, die über die Kosten hinausgehen, die dem Arbeitgeber bei Untersuchung durch den von ihm gewählten Arzt entstanden wären, zu tragen.
- **Information des Probanden:** Siehe Pflichten und Rechte, S. 131.
- **Befundmitteilung**: Siehe Pflichten und Rechte, S. 131.
- **Gesundheitsakte:** Grundsätzlich besteht eine Aufzeichnungspflicht des Arztes in die Akte (§ 9[1] VBG 100, § 31[1] GefStoffV). Die Aufbewahrungsfrist ist nicht geregelt (Ausnahme: Untersuchung bei krebserzeugenden Stoffen: 30 Jahre; § 14 VBG 100, § 41[3] RöV, § 71[3] StrlSchV). Empfehlung: Aufbewahrung bis 10 Jahre nach letzter Untersuchung.
- **Vorsorgekartei:** Nach § 11 VBG 100 und § 34 GefStoffV wird die Kartei vom Arbeitgeber geführt. Einladungen zu Untersuchungen erfolgen deshalb auch über den Arbeitgeber. Die Führung von Vorsorgekarteien ist grundsätzlich nicht Aufgabe des Betriebsarztes!
- **Ärztliche Bescheinigung:** Der Arbeitgeber hat grundsätzlich Anspruch auf eine Bescheinigung, da er Kenntnis darüber haben muß, ob er den Beschäftigten am vorgesehenen Arbeitsplatz (weiterhin) einsetzen kann.
  - *Inhalt:* Die Bescheinigung muß bezüglich der Untersuchung und deren Ergebnis folgende Informationen enthalten:
    - Datum der Untersuchung.
    - Art der Untersuchung (Norm und Form).
    - Ergebnis der Untersuchung (Tab. 24).
    - Unterschrift des untersuchenden Arztes, Stempel, Datum.
    - Datum der nächsten Untersuchung.
    - Ggf. Voraussetzungen, soweit sie für den Arbeitgeber von Bedeutung sind.

Tabelle 24 Ärztliche Bescheinigung: Mitteilung des Untersuchungsergebnisses

- keine gesundheitlichen Bedenken
- keine gesundheitlichen Bedenken unter bestimmten Voraussetzungen
- befristete gesundheitliche Bedenken
- dauernde gesundheitliche Bedenken

- *Einverständnis:* Bei Untersuchungen nach staatlichen oder berufsgenossenschaftlichen Vorschriften kann davon ausgegangen werden, daß der Proband mit der Weitergabe der Bescheinigung einverstanden ist, wenn er nicht ausdrücklich widerspricht. Bei Widerspruch (s.u.) kann dem Arbeitgeber nur mitgeteilt werden, daß der Proband untersucht worden ist (formlos, siehe §3[1] VBG 100 und §28[2] GefStoffV; siehe auch Pflichten und Rechte, S. 131).

➤ **Gesundheitliche Bedenken:** Bestehen wegen Erkrankungen oder Gesundheitsbeschwerden, die auf Arbeitsplatzverhältnisse zurückzuführen sind, gesundheitliche Bedenken, ist der ärztlichen Bescheinigung eine formlose Empfehlung zur Überprüfung der Arbeitsplatzverhältnisse beizufügen. Es darf solange keine Beschäftigung am Arbeitsplatz erfolgen, bis sichergestellt ist, daß die Auslöseschwelle dort eingehalten wird. In diesem Fall *muß* der Arzt das Ergebnis der Untersuchung dem Arbeitgeber mitteilen. Bei Bedenken, deren Ursache in der Person des Probanden zu suchen ist, geht dies gegen den Willen des Probanden nicht, es sei denn, für Dritte besteht dadurch eine erhöhte Gefährdung (s.o., Ärztliche Bescheinigung).

➤ **Keine gesundheitlichen Bedenken unter bestimmten Voraussetzungen:** In diesem Fall bestehen gesundheitliche Bedenken, die unter Erfüllung bestimmter Voraussetzungen zurückgestellt werden. Voraussetzungen können z.B. vorgezogene Nachuntersuchungen, Einschränkungen bei der Exposition oder Tätigkeit sowie besondere Schutzmaßnahmen sein.

➤ **Schweigepflicht:** Besteht gegenüber allen Dritten. Entbindungen von der Schweigepflicht können im allgemeinen nur in schriftlicher Form erfolgen (siehe auch Pflichten und Rechte, S. 131).

➤ **Widerspruch:** Der Proband muß auf die Möglichkeit, gegen das Untersuchungsergebnis Widerspruch einzulegen, hingewiesen werden (auf der Bescheinigung). Die Widerspruchsstelle muß benannt sein. Der Arbeitgeber kann ebenfalls Widerspruch einlegen.

➤ **Einsatzzeit:** Die Einbeziehung der für die Untersuchungen aufzuwendende Zeit in die Einsatzzeit entsprechend UVV „Betriebsärzte“ gilt nicht für alle Berufsgenossenschaften! Insbesondere bei der Betreuung von Kleinbetrieben sind Untersuchungszeiten (auch dort, wo sie nach gesetzlichen Regelungen erforderlich sind) nicht immer Bestandteil der Einsatzzeit.

➤ **Versicherungsschutz:** Besteht nach SGB VII §2[1] Nr. 3 (siehe S. 19) für alle Probanden, soweit sie sich gesetzlichen Vorsorgeuntersuchungen unterziehen, also auch ohne daß ein Arbeitsverhältnis besteht.

Spezielle arbeitsmedizinische Vorsorgeuntersuchung (SAV)

Regelungen

- Siehe auch Übersicht Untersuchungen S. 110 und Literatur S. 86.
- **GefStoffV:** Gefahrstoffverordnung.
- **TRGS 101:** Technische Regel für Gefahrstoffe: Begriffsbestimmungen.
- **VBG 100:** Unfallverhütungsvorschrift „Arbeitsmedizinische Vorsorge".
- **UVV 1.2:** Unfallverhütungsvorschrift „Arbeitsmedizinische Vorsorge" (LGB).
- **ZH 1/600:** Auswahlkriterien für die spezielle arbeitsmedizinische Vorsorge nach Berufsgenossenschaftlichen Grundsätzen für arbeitsmedizinische Vorsorgeuntersuchungen.

Definition, rechtliche Voraussetzungen

- **Definition:** Erlaubnis, bestimmte spezielle arbeitsmedizinische Vorsorgeuntersuchungen (SAV) nach staatlichen oder berufsgenossenschaftlichen Vorschriften vornehmen zu können. Die Ermächtigung wird nach Prüfung der erforderlichen Voraussetzungen erteilt.
- **Umfang der Ermächtigung:** Ermächtigt werden kann zu einzelnen SAV, soweit dies in den gesetzlichen (staatlichen/berufsgenossenschaftlichen) Regelungen vorgesehen ist. Dies gilt für Vorsorgeuntersuchungen nach:
  - *Berufsgenossenschaftlichen Vorschriften* (§8 UVV „Arbeitsmedizinische Vorsorge"; VBG 100, GUV 0.6).
  - *Staatlichen Vorschriften*, z. B.:
    - Druckluftverordnung §13.
    - Gefahrstoffverordnung §30.
    - Gentechniksicherheitsverordnung §12, §12 und Anhang VI, C.
    - Gesundheitsbergverordnung §3.
    - Klimabergverordnung §12.
    - Röntgenverordnung §41.
    - Strahlenschutzverordnung §71.
- **Geltungsgebiet:** Staatliche Ermächtigungen gelten nur für das Bundesland, in dem sie ausgestellt worden sind. Berufsgenossenschaftliche Ermächtigungen gelten bundesweit.

Praktische Voraussetzungen

- **Fachkunde:** Der antragstellende Arzt muß die Approbation und die arbeitsmedizinische Fachkunde besitzen. Fachkunde liegt vor (§3 UVV „Betriebsärzte"; VBG 123):
  - Bei Ärzten mit der Gebietsbezeichnung „Arbeitsmedizin".
  - Bei Ärzten mit der Zusatzbezeichnung „Betriebsmedizin".
  - Bei Ärzten in der arbeitsmedizinischen Weiterbildung, wenn mindestens 1/3 der theoretischen Kurse in Arbeitsmedizin absolviert worden ist und der Rest der Kurse innerhalb der nächsten 2 Jahre besucht wird.
  - Bei Ärzten mit mindestens einem Jahr klinischer oder poliklinischer Tätigkeit vor dem 1. Jan. 1985, Teilnahme an einem arbeitsmedizinischen Einführungslehrgang und mindestens 500 Stunden betriebsärztlicher Tätigkeit pro Jahr bis zum 31. Dez. 1985. Beides muß von der zuständigen Ärztekammer bis spätestens 31. Dez. 1996 bescheinigt sein.
  - Bei Ärzten mit mindestens einem Jahr klinischer oder poliklinischer Tätigkeit vor dem 1. Jan. 1985, Teilnahme an einem arbeitsmedizinischen Einführungslehrgang und Absolvierung der drei theoretischen arbeitsmedizinischen Kurse bis zum 31. Dez. 1987. Beides muß von der zuständigen Ärztekammer bis spätestens 31. Dez. 1996 bescheinigt sein.
  - In Einzelfällen können Ärzte anderer Fachrichtungen ebenfalls zu bestimmten Untersuchungen ermächtigt werden, z. B. HNO-Ärzte zu G 20 (Lärm) oder G 44 (Buchen-/Eichenholzstaub) -Untersuchungen, Zahnärzte zu Untersuchungen nach G 22 (kariogene Stäube), Pulmonologen zu G 1-Untersuchungen (Asbeststäube, silikogene Stäube).
- **Technische Voraussetzungen:** Funktionsprüfungen müssen mit geeigneten Geräten ausgeführt werden. (siehe auch Funktionsprüfungen, S. 159). „Geeignete" Geräte müssen folgende Voraussetzungen erfüllen:

Ermächtigung

- Technischer Standard, der hinreichend genaue Ergebnisse liefert (bisher jedoch noch keine allgemeinverbindlichen Standards).
- Eichungen und Wartung sollten regelmäßig erfolgen.

➤ **Zusammenarbeit:** Bestimmte Leistungen können auch von anderen Ärzten oder Einrichtungen erbracht werden, wenn diese die im Untersuchungsstandard geforderte Leistung und Qualität erbringen:
- Klinisch-chemische Untersuchungen in entsprechenden Labors.
- Radiologische Untersuchungen bei einem Radiologen.
- Epikutan- oder Pricktestung bei einem Allergologen.
- Nasenendoskopie bei einem HNO-Arzt.
- Weitergehende Untersuchungen durch Ärzte anderer Fachgebiete können erforderlich sein. Bei G 20 (Lärm) und G 37 (Bildschirmarbeitsplätze) ist dies als Ergänzungsuntersuchung vorgesehen und bedarf einer besonderen Ermächtigung.

➤ **Erfordernis:** Die Notwendigkeit zur Untersuchung muß gegeben sein, d.h. es sollten regelmäßig Probanden im Rahmen der Ermächtigung untersucht werden. Nur auf diese Weise kann Kompetenz erhalten bleiben.

Antragstellung

➤ **Untersuchungen nach staatlichen Vorschriften:** Keine einheitlichen Regelungen. Meist ist Staatlicher Gewerbearzt zuständig. Untersuchungen nach Bergverordnung fallen i.a. in die Zuständigkeit der Landesbergämter.

➤ **Untersuchungen nach berufsgenossenschaftlichen Vorschriften:** Bei Untersuchungen, für die keine staatlichen Regelungen bestehen (z.B. Atemschutz, Lärm), sind die Landesverbände der gewerblichen Berufsgenossenschaften zuständig.

Ermächtigungsbedingungen

➤ **Befristung:** Staatliche Ermächtigungen sind üblicherweise auf 5 Jahre befristet und können jeweils um weitere 5 Jahre verlängert werden. Alte unbefristete Ermächtigungen haben weiter Gültigkeit. Berufsgenossenschaftliche Ermächtigungen gelten unbefristet.

➤ **Fortbildung:** Es besteht eine Verpflichtung zur Fortbildung (siehe Fortbildung, S. 84). Sind eigene Fortbildungsleistungen nicht nachweisbar, kann dies zum Verlust der Ermächtigung führen.

➤ **Kosten:**
- *Berufsgenossenschaftliche Ermächtigungen:* Die Erteilung ist kostenlos.
- *Staatliche Ermächtigungen:* Erteilung und Verlängerungen sind gebührenpflichtig. Die Höhe der Gebühren ist in der jeweiligen Landesgebührenordnung festgelegt und von Land zu Land sehr verschieden!

Voraussetzungen zur Untersuchung

- **Ermächtigung:** Der untersuchende Arzt muß zur Durchführung der speziellen arbeitsmedizinischen Vorsorgeuntersuchung ermächtigt sein. Ausnahmen sind Untersuchungen nach dem Arbeitszeitgesetz (siehe Ermächtigungen S. 129).
- **Indikation:** Die Notwendigkeit zur Untersuchung muß gegeben sein. Indikationen sind auch Untersuchungen von Jugendlichen, auf Verlangen des Beschäftigten oder auf Anordnung der Gewerbeaufsicht bzw. der Berufsgenossenschaft (siehe spezielle arbeitsmedizinische Vorsorgeuntersuchung, S. 124). Die Erstellung einer Gefährdungsanalyse als Voraussetzung zur Indikationsstellung ist Aufgabe des Arbeitgebers (§ 5 ArbSchG).
- **Vorsorgekartei:** Anlegen und Führen der Kartei ist Aufgabe des Arbeitgebers, ebenso die Einladung zur Untersuchung, Überprüfung und ggf. Mahnung des Beschäftigten.
- **Information des Probanden:** Der Proband soll vor Untersuchung über Sinn und Zweck der vorgesehenen Untersuchung unterrichtet werden; dies dient neben der Information auch der Motivation! Die Informationsvermittlung kann über Auslagen im Warteraum geschehen oder besser durch einleitende Worte des untersuchenden Arztes. Dabei kann auch noch einmal die Verpflichtung zur Schweigepflicht angesprochen werden.
- **Information des Arztes:** Der Arzt muß die Möglichkeit zur Information über die Arbeitsplatzverhältnisse haben. Ist er nicht Betriebsarzt des Probanden, so hat er das Recht auf Informationen über den Arbeitsplatz (§ 41[3] RöV, § 71[3] StrlSchV) und/oder auf die Möglichkeit, den Arbeitsplatz besichtigen zu können (§ 3[4] VBG 100, § 28[4] GefStoffV).

Verpflichtung zur Teilnahme

- **Arbeitgeber:** Ist verpflichtet, Vorsorgeuntersuchungen vor Aufnahme einer Tätigkeit (Erstuntersuchung) bzw. in festgelegten Abständen während der Tätigkeit (Nachuntersuchungen) an den Beschäftigten vornehmen zu lassen, soweit sie indiziert sind und eine staatliche oder berufsgenossenschaftliche Vorschrift dazu besteht. Er hat Anspruch auf Mitteilung über die Untersuchung (ärztliche Bescheinigung mit Untersuchungsergebnis oder lediglich Mitteilung, daß Untersuchung stattgefunden hat).
- **Arbeitnehmer:** Er ist nicht zur Teilnahme an der Untersuchung verpflichtet, (Ausnahme Untersuchung nach StrlSchV/RöV), hat aber gegebenenfalls die arbeitsrechtlichen Konsequenzen aus seiner Weigerung zu tragen (z. B. Beschäftigung an anderem Arbeitsplatz, mit einer anderen Tätigkeit oder gar Kündigung).
- **Untersuchungen ohne Vorgabe eines Untersuchungsstandards** (wie z. B. BG-Grundsätze): Die Durchführung ist bei entsprechender äußerer Belastung möglich, wenn ein ärztliches (wissenschaftliches) Interesse an der Untersuchung besteht. Dazu ist jedoch die Aufklärung der Beschäftigten über Fragestellung und Inhalt der Untersuchung erforderlich. Freiwilligkeit muß vereinbart sein. Eine Mitteilung des Ergebnisses an den Arbeitgeber ist nur mit Einverständnis des einzelnen Probanden möglich, soweit dies überhaupt sinnvoll ist. Wissenschaftliches Interesse kann bestehen, wenn die Auswirkungen einer Belastung am Arbeitsplatz auf die Gesundheit von Beschäftigten grundsätzlich geklärt werden sollen oder wenn gehäuft bestimmte gesundheitliche Beschwerden auftreten, deren Ursache in der Exposition am Arbeitsplatz vermutet wird.

Pflichten und Rechte

➤ **Grad der Verpflichtung für Arbeitgeber und Beschäftigte:**
   – *Arbeitgeber zum Angebot der Untersuchung, Beschäftigter zur Teilnahme verpflichtet:*
      • Röntgenverordnung.
      • Strahlenschutzverordnung.
   – *Arbeitgeber zum Angebot der Untersuchung, Beschäftigter jedoch nicht zur Teilnahme verpflichtet* (Beschäftigter hat aber die arbeitsrechtlichen Konsequenzen zu tragen):
      • UVV Arbeitsmedizinische Vorsorge.
      • Betriebsordnung Straßenbahnen.
      • Binnenschiffahrtspatentverordnung.
      • Druckluftverordnung.
      • Eisenbahnbau- und Betriebsverordnung.
      • Festlandsockelbergverordnung.
      • Gentechniksicherheitsverordnung.
      • Gefahrstoffverordnung.
      • Gesundheitsschutzbergverordnung.
      • Klimabergverordnung.
      • Seediensttauglichkeitsverordnung.
   – *Arbeitgeber zum Angebot der Untersuchung im Einzelfall verpflichtet* (empfohlen ist es, die Untersuchung generell anzubieten), *Beschäftigter nicht zur Teilnahme verpflichtet (*Beschäftigter hat jedoch im Einzelfall die arbeitsrechtlichen Konsequenzen zu tragen):
      • Untersuchungen nach BG-Grundsätzen, die nicht in UVV Arbeitsmedizinische Vorsorge aufgeführt sind (UVV Allgemeine Vorschriften [§2]).
   – *Arbeitgeber zum Angebot der Untersuchung verpflichtet, Teilnahme des Beschäftigten freiwillig ohne arbeitsrechtliche Konsequenzen:*
      • Arbeitszeitgesetz.
   – *Arbeitgeber kann die Untersuchung anbieten, Teilnahme des Beschäftigten freiwillig ohne arbeitsrechtliche Konsequenzen:*
      • Allgemeine arbeitsmedizinische Untersuchung (§3 ASiG).
      • Spezielle arbeitsmedizinische Untersuchung ohne Regelung, wenn wissenschaftliches Interesse besteht (siehe oben).

➤ **„Freie Arztwahl" des Beschäftigten:** Siehe spezielle arbeitsmedizinische Vorsorgeuntersuchung, S. 126.

Mitteilungen

➤ **Anspruch des Arbeitgebers auf Mitteilung:**
   – Normalerweise in Form der ärztlichen Bescheinigung mit Untersuchungsergebnis.
   – Erfolgt bei ausdrücklicher Ablehnung des Versicherten in Form einer Mitteilung, daß die Untersuchung stattgefunden hat.
   – Erfolgt bei „gesundheitlichen Bedenken" in Form einer ärztlichen Bescheinigung mit Untersuchungsergebnis, wenn eine besondere (konkrete) Gesundheitsgefahr für den Probanden bei weiterem Verbleib an seinem Arbeitsplatz besteht und/oder Dritte dadurch gefährdet werden (z. B. bei Fahrtätigkeit).
   – Erfolgt bei „gesundheitlichen Bedenken", die durch die Arbeitsplatzverhältnisse bedingt sind, in Form einer ärztlichen Bescheinigung mit Untersuchungsergebnis. Dann ist der Bescheinigung eine Empfehlung zur Überprüfung der Arbeitsplatzverhältnisse beizufügen (siehe spezielle arbeitsmedizi-

nische Vorsorgeuntersuchungen, S. 126). Der Arbeitgeber hat die Verpflichtung, dies der Arbeitnehmervertretung mitzuteilen, ebenso der Berufsgenossenschaft (§ 12[4] VBG 100) oder der Gewerbeaufsicht (z.B. § 31[4] GefStoffV).

- **Mitteilung des untersuchenden Arztes an Berufsgenossenschaft:** Erfolgt bei „Gefahr des Entstehens, Wiederauflebens oder Verschlimmerung einer Berufskrankheit“ (§ 3 BeKV) mit Vorschlägen zur Prävention (§ 9[3] VBG 100). Da die Schweigepflicht hier Vorrang hat, muß dies zuvor mit Probanden besprochen werden. Überschreitung eines Grenzwertes (auch des BAT-Wertes) allein reicht hier nicht aus. Es müssen konkretere Gefährdungsanzeichen, wie gesundheitliche Beschwerden oder Veränderungen klinisch-chemischer Parameter in Zusammenhang mit der Belastung aufgetreten sein.
- **Mitteilung an staatliche Stellen:**
  - Erfolgt an die zuständige Behörde (Gewerbeaufsicht) auf deren Verlangen hin in anonymisierter Form über biologische Arbeitsstoff-Konzentration (soweit BAT-Wert dafür existiert) (§ 41 [3] GefStoffV).
  - Erfolgt an eine von der zuständigen Behörde benannte Stelle (Staatlicher Gewerbearzt) in Form einer Gesundheitsakte über Strahlenschutzuntersuchungen (§ 41[3] RöV, § 71[3] StrlSchV).

Schweigepflicht

- **Umfang der Schweigepflicht:** Schweigepflicht des Arztes besteht gegenüber allen Dritten. Lediglich die Bescheinigung über das Untersuchungsergebnis (siehe spezielle arbeitsmedizinische Vorsorgeuntersuchung, S. 126) mit formalisierten Ergebnismitteilungen und ggf. arbeitsplatzrelevanten Voraussetzungen sind „erlaubt“, soweit dies Untersuchungen sind, zu deren Vornahme der Arbeitgeber verpflichtet ist. Das Einverständnis kann vorausgesetzt werden, wenn der Proband nicht ausdrücklich widerspricht.
- **Aufhebung der Schweigepflicht:**
  - Schriftliche Entbindung durch den Probanden.
  - Mündliche Entbindung unter Zeugen (kann u. U. in Besprechungen zum weiteren Einsatz des Beschäftigten notwendig sein. Möglichst mit Beteiligung eines Arbeitnehmervertreters!). Eine Aktennotiz sollte jedoch dazu erstellt werden.
  - Übermittlung einer Mitteilung oder eines Arztbriefes an den behandelnden Arzt durch den Probanden selbst. Er muß dann jedoch über den Inhalt des Schreibens unterrichtet sein.
  - Notfallsituationen, wenn Leben und Gesundheit des Beschäftigten bedroht sind.

Unterrichtung des Probanden

- **Ärztliche Bescheinigung:** Der Proband hat Anspruch auf eine Kopie der ärztlichen Bescheinigung (§ 9[2] VBG 100, § 31[2] GefStoffV). Widerspruchsmöglichkeit und -stellen müssen darauf vermerkt sein (§ 10 VBG 100).
- **Befundmitteilung:** Der Proband muß über den Untersuchungsbefund unterrichtet werden. Über die Modalitäten gibt es keine Regelungen (§ 9[1] VBG 100, § 31[1] GefStoffV).
- **Schriftliche Beratung:** Bei „gesundheitlichen Bedenken“ ist der Proband schriftlich medizinisch zu beraten (§ 9[1] VBG 100, § 31[3] GefStofV).

Pflichten und Rechte

- **Akteneinsicht:** Muß dem Versicherten auf Verlangen gewährt werden. Dies betrifft jedoch nicht persönliche Aufzeichnungen des Arztes oder Arztbriefe, die an den untersuchenden Arzt gerichtet wurden. Der Absender muß davon ausgehen können, daß nur der Adressat vom Inhalt Kenntnis erhält, da sonst umfassende Mitteilungen nicht möglich wären.

Regelungen

- Siehe auch Übersicht Untersuchungen (S. 110).
- Die wichtigsten hier erwähnten Regelungen finden sich in:
  - *Kempf/Leichsenring:* Unfallverhütungsvorschrift „Arbeitsmedizinische Vorsorge" (VBG 100) herausgegeben von BG Feinmechanik und Elektrotechnik, Köln (1995).
  - *Hauptverband der gewerblichen Berufsgenossenschaft (HVBG):* Berufsgenossenschaftliche Grundsätze für arbeitsmedizinische Vorsorgeuntersuchungen, Genter-Verlag Stuttgart (1994).

Grundlagen

- **Definition:** Verfahren zur Feststellung der Konzentration(en) eines oder mehrerer Gefahrstoffe in der Luft am Arbeitsplatz gemäß § 18 GefStoffV. Dies kann entweder durch Messungen, Untersuchungen oder Berechnungen geschehen, muß aber auf gesicherten Verfahren beruhen. Das Vorgehen ist in der Technischen Regel für Gefahrenstoffe (TRGS) 402 beschrieben.
- **Zweck der Arbeitsbereichsanalyse:** Überprüfung der Einhaltung von Grenzwerten (MAK-, TRK-Wert, Auslöseschwelle) bzw. Verhinderung von Überschreitungen.
- **Ziel der Arbeitsbereichsanalyse:** Dauerhafte Einhaltung oder Unterschreitung der Grenzwerte, ggf. Aufstellung eines Kontrollmeßplans (S. 142).

Begriffsbestimmungen

- **Auslöseschwelle:** Ist überschritten, wenn Einhaltung des Luftgrenzwerts (MAK-, TRK-Wert) nicht nachgewiesen ist. Bei gesplitteten Grenzwerten (kommt bei TRK-Werten vor) der niedrigere Wert, sofern nicht im Einzelfall andere Regelungen getroffen werden (TRGS 101, Nov. 96). Bei Überschreitung sind zusätzliche Schutzmaßnahmen zu treffen (z. B. Vorsorgeuntersuchungen, Beschäftigungsverbote). Die Auslöseschwelle ist auch dann überschritten, wenn bei hautresorptiven Stoffen Hautkontakt besteht (TRGS 150) oder der BAT-Wert überschritten ist.
- **BAT-Wert** (Biologische Arbeitsstofftoleranzwerte): Die beim Menschen höchstzulässige Quantität eines Arbeitsstoffes, eines Arbeitsstoffmetaboliten oder die dadurch ausgelöste Abweichung eines biologischen Indikators von seiner Norm, die nach dem gegenwärtigen Stand der wissenschaftlichen Kenntnis i.a. die Gesundheit der Beschäftigten auch dann nicht beeinträchtigt, wenn sie durch Einflüsse des Arbeitsplatzes regelhaft erzielt wird (No Observed Adverse Effect Level = NOAEL).
  Die Konzentration eines Arbeitsstoffes in einer Körperflüssigkeit ist ein besseres Maß für die Belastung eines Individuums als der MAK-Wert, da diese Konzentration die Resultierende der Invasion eines Stoffes in den Organismus und der Elimination dieses Stoffes unter den gegebenen Charakteristika des Individuums ist (s. Biologisches Monitoring S. 144).
  - Für BAT-Werte gelten in der Regel die gleichen zeitlichen Expositionsgrenzen wie für den MAK-Wert.
  - Sie werden als Konzentrationen, Bildungs- oder Ausscheidungsraten (Menge/Zeiteinheit) angegeben.
  - Sie werden für gesunde (arbeitsfähige) Einzelpersonen aufgestellt.
  - Sie können für Stoffe aufgestellt werden, deren Toxikokinetik und -dynamik gut untersucht ist und bei denen ein formulierbarer Zusammenhang zwischen Luftkonzentration und Konzentration im biologischen Material besteht.
  - Zu den BAT-Werten werden arbeitsmedizinisch-toxikologische Begründungen veröffentlicht.
  - BAT-Werte gibt es gegenwärtig für ca. 35 Stoffe.
- **EKA-Wert** (Expositionsäquivalente für krebserzeugende Arbeitsstoffe): Konzentration eines krebserzeugenden Arbeitsstoffes in Körperflüssigkeiten als Äquivalent zu einer bestimmten Konzentration dieses Stoffes in der Luft am Arbeitsplatz. Für eine Reihe von Stoffen können die Konzentrationen in der Luft

und in Körperflüssigkeiten miteinander korrelieren. Ist die Konzentration in Körperflüssigkeiten überproportional erhöht, so läßt dies auf andere Zutrittswege in den Körper schließen, als über die Atemwege.

- Der EKA-Wert ist kein Grenz- oder Richtwert, es gibt keine unbedenkliche Konzentration.
- EKA-Werte sind nur zusammen mit Konzentrationen des Stoffes in der Luft zu verwerten.
- Zu beachten sind Zeitpunkt der Probenahme, Regeln über Aufbewahrung und Versand.
- Gegenwärtig sind EKA-Werte für 10 Stoffe aufgestellt, für weitere 5 bestehen noch nicht vollständig begründbare Korrelationen.
- Der EKA-Wert ist kein Begriff der Gefahrstoffverordnung, sondern der MAK-Liste der DFG-Senatskommission.

➤ **Exposition:** Kontakt des menschlichen Organismus mit physikalischen, chemischen oder biologischen Faktoren der Arbeitsumwelt.

- *Kurzzeitwerte* für Expositionsspitzen sind in der MAK-Wert-Liste (DFG-Liste und TRGS 900) für die meisten der MAK-Stoffe aufgeführt.
- *Verkürzte Exposition:* Mittelwerte bei Exposition kürzer als Schichtlänge (8 Stunden) dürfen höher liegen als der Grenzwert (z. B. bei 6 stündiger Exposition um das 1,33fache). Die Kurzzeitwerte sind aber einzuhalten. Für Stoffe ohne Kurzzeitwert gilt: Bei Expositionsdauer unter 1 Stunde darf maximal das 8fache des MAK-Wertes erreicht werden.

➤ **Hautkontakt:** „Unmittelbarer Hautkontakt" ist die Berührung der Haut durch eine Substanz (Stoff oder Zubereitung, flüssig oder fest). Berührung kann direkt oder nach Durchdringung von Kleidung zustandekommen. Die *toxische Relevanz* des Hautkontaktes muß im Einzelfall arbeitsmedizinisch abgeschätzt werden.

- Die *TRGS 150 („Unmittelbarer Hautkontakt")* gilt für Substanzen, die in der MAK-Liste (TRGS 900) mit „H" gekennzeichnet sind. Bei der *Abschätzung der Gefährdung* sind zu beachten:
  - Physikalische Bedingungen: Hitze, Feuchtigkeit, Okklusion, Beanspruchung der Haut mit Gefahr der mechanischen Schädigung.
  - Chemische Bedingungen: Gleichzeitige Einwirkung von anderen Stoffen wie Lösemittel (entfettend), Detergentien (entfettend, quellend), Fettstoffe (Lösung von lipophilen Substanzen mit langsamer Abgabe an die Haut).
  - Biologische Bedingungen: Bestehende Infektionskrankheiten der Haut führen zu erleichterter Aufnahme von Gefahrstoffen.
- Bei *krebserzeugenden Substanzen* ist, unabhängig von deren Konzentration in der Luft, Hautkontakt anzunehmen, wenn:
  - Der Stoff mit dem Gefahrenhinweis R 45 gekennzeichnet ist.
  - Der Stoff zu den Gruppen 1 und 2 nach Anhang I GefStoffV (S. 45) gezählt wird.
- *Weitere Hinweise:*
  - Die Abschätzung der Hautresorption wird erleichtert, wenn BAT- oder EKA-Werte und gleichzeitig MAK-Werte vorliegen (s. o. EKA-Werte).
  - Als besonders *leicht hautresorbierbare Stoffgruppen* werden Lösemittel, Phenole und Derivate, aromatische Amino- und Nitroverbindungen, Nitratester, Organophosphate genannt.
  - Besteht Hautkontakt (Überschreitung der Auslöseschwelle), so sind Maßnahmen nach GefStoffV (S. 41) zu ergreifen, z. B. technische Schutzmaßnahmen, besondere Informationen an Beschäftigte, Vorsorgeuntersuchungen.

- TRGS 150 gilt *nicht* für sensibilisierende, ätzende oder reizende Stoffe.
- Bei Feuchtarbeiten ist TRGS 531 „Gefährdung der Haut durch Arbeiten im feuchten Milieu" zu beachten.

➤ **Kurzzeitwerte, Spitzenbegrenzungskategorien:** MAK- und TRK-Werte sind Mittelwerte über 1 Arbeitsschicht, kurzzeitige hohe Konzentrationen werden integriert. Um Konzentrationsspitzen bei der Bewertung zu berücksichtigen, werden Stoffe der MAK-Wert-Liste (DFG-Liste) bestimmten Kategorien zugeordnet, die sich aus toxokinetischen oder Wirkungscharakteristika des jeweiligen Stoffes ergeben. Kurzzeitwerte dürfen nur eine begrenzte Höhe und Häufigkeit pro Schicht erreichen, sonst ist der MAK-(TRK-)Wert trotz geringer Mittelungskonzentration überschritten (Tab. 25). *TRGS 900* mit neuen Kurzzeitwerten (15-min-Mittelwert). Stoffe der Kategorien I und V: Konzentration zu keinem Zeitpunkt höher als Grenzwert (Überschreitungsfaktor 1, Kennzeichnung in Liste „= 1 ="). Stoffe der Kategorien II, III, IV und VI sollen in keinem 15-min-Zeitraum das 4fache des Grenzwertes überschreiten (15-min-Mittelwert, Kennzeichnung in Liste mit „4"). Dauer der erhöhten Exposition max. 1 Stunde pro Schicht.

Tabelle 25 Spitzenbegrenzungskategorien (DFG-Liste)

Kategorie		Kurzzeit-werthöhe	Kurzzeitwert-dauer	Häufig-keit pro Schicht
I	Lokal reizende Stoffe	2× MAK	5 min, Momentanwert	8
II	Resorptiv wirksame Stoffe, Wirkungseintritt innerhalb 2 h			
	II,1: Halbwertszeit < 2 h	2× MAK	30 min, Mittelwert	4
	II,2: Halbwertszeit 2 h bis Schichtende	5× MAK	30 min, Mittelwert	2
III	Resorptiv wirksame Stoffe, Wirkungseintritt > 2 h, Halbwertszeit > Schichtlänge (stark kumulierend)	10× MAK	30 min, Mittelwert	1
IV	Sehr schwaches Wirkungspotential MAK > 500 ml/m³	2× MAK	60 min, Momentanwert	3
V	Geruchsintensive Stoffe	2× MAK	10 min, Momentanwert	3
VI	Stoffe mit Luftgrenzwerten, die nach dem TRK-Konzept aufgestellt wurden	5× MAK	15 min, Mittelwert	5

- **MAK-Wert** (Maximale Arbeitsplatz-Konzentration): Höchstzulässige Konzentration eines Arbeitsstoffes als Gas, Dampf oder Schwebstoff in der Luft am Arbeitsplatz, die nach dem gegenwärtigen Stand der Kenntnis auch bei wiederholter und langfristiger, in der Regel täglich 8 stündiger Exposition, bei Einhaltung einer 40-Stunden-Woche ... im allgemeinen die Gesundheit der Beschäftigten nicht beeinträchtigt und diese nicht unangemessen belästigt (NOAEL-Wert).
  - In der Regel wird der MAK-Wert als Durchschnittswert über Zeiträume bis zur Dauer einer Arbeitsschicht integriert. Bei ihrer Aufstellung sind in erster Linie die Wirkungscharakteristika der Stoffe berücksichtigt. Maßgebend sind dabei wissenschaftlich fundierte Kriterien des Gesundheitsschutzes, nicht die Möglichkeiten ihrer Einhaltung in der Praxis. Die wissenschaftliche Begründung der MAK-Werte wird von der Senatskommission der DFG veröffentlicht (s. u.).
  - MAK-Werte gelten unter den oben genannten zeitlichen Einschränkungen für arbeitsfähige Beschäftigte. Sie werden für die Exposition gegenüber Einzelstoffen aufgestellt. Durch Stoffgemische kann die Wirkschwelle von einzelnen Komponenten verändert werden, so daß auch schon bei einer niedrigeren Konzentration einer Komponente eine Wirkung feststellbar sein kann.
  - MAK-Werte werden vom Ausschuß für Gefahrstoffe (AGS) vorgeschlagen, in der TRGS 900 (S. 50) veröffentlicht und jährlich aktualisiert. Bei der Aufstellung werden berücksichtigt:
    - Vorschläge der Senatskommission zur Prüfung gesundheitsschädlicher Arbeitsstoffe der Deutschen Forschungsgemeinschaft (DFG-Kommission). Die MAK- und BAT-Wert-Liste erscheint jährlich aktualisiert.
    - Richtgrenzwerte für eine berufsbedingte Exposition der Europäischen Union.
    - Vorläufige *Arbeitsplatzrichtwerte* (ARW) können von der Chemischen Industrie, Behörden und Gewerkschaften vorgeschlagen werden. Ihre Begründung wird veröffentlicht. Sie werden für Stoffe aufgestellt, für die noch keine wissenschaftlich ausreichend begründeten MAK-Werte aufgestellt werden können, aber Richtwerte benötigt werden.
    - Gegenwärtig bestehen MAK-Werte für ca. 430 Stoffe (1996).
- **Meßergebnis:** Aufbereitung von Meßwerten, die räumlich und zeitlich verteilt gewonnen werden. Das Meßergebnis wird meistens auf die Schichtlänge (8 Stunden) berechnet.
- **Stand der Technik:** Entwicklungsstand technisch fortschrittlicher Verfahren, Einrichtungen und Betriebsweisen im Hinblick auf den Arbeitsschutz. Maßnahmen, die dem Stand der Technik entsprechen, sind geeignet, um Schutz vor gesundheitsschädlichen Einflüssen zu bieten. Gleiches gilt für den Stand der *Arbeitsmedizin* und *Hygiene*.
- **Stoffgemische:** Stoffgemische sind gleichzeitig oder nacheinander während einer Arbeitsschicht in der Luft am Arbeitsplatz auftretende Stoffe.
  - *Bewertungsregel (TRGS 403):* MAK- und TRK-Werte sind Grenzwerte für Einzelstoffe. Wissenschaftliche Begründungen zu Grenzwerten für Stoffgemische gibt es nur im Ausnahmefall. Da Stoffgemische in der Arbeitswelt häufig auftreten, wurde eine nach rein rechnerischen Prinzipien erfolgende Bewertungsregel aufgestellt (TRGS 403). Für Stoffe mit MAK-Werten und mit TRK-Werten werden getrennte Indizes errechnet. Als Grenzwert für Stoffgemische gilt der Bewertungsindex $I_{MAK} = 1$ (oder $I_{TRK} = 1$). Der Grenzwert ist eingehalten, wenn $I < 1$ ist. I_{MAK} (I_{TRK}) ist der Summenwert aus Einzelindizes, die

aus dem Quotienten von tatsächlicher Konzentration und MAK- (TRK-)Wert gebildet werden:
$I_{MAK} = C_1/MAK_1 + C_2/MAK_2 + ... C_N/MAK_N$
- Es werden nur Stoffe berücksichtigt, deren Konzentration > 10% ihres MAK-Wertes ist.
- Sind die Konzentrationsverhältnisse von Stoffgemischen in der Luft gleichbleibend, kann eine auf Leitkomponenten reduzierte Erfassung erfolgen.
- Grenzwerte für Gemische von Kohlenwasserstoffdämpfen finden sich in der TRGS 404. Es sind die einzigen Grenzwerte, die bisher für bestimmte Stoffgemische festgelegt wurden.

➤ **TRK-Wert** (Technische Richtkonzentration): Konzentration als Gas, Dampf oder Schwebstoff in der Luft, die nach dem Stand der Technik erreicht werden kann. Sie ist als Anhalt für die zu treffenden Schutzmaßnahmen und die meßtechnische Überwachung am Arbeitsplatz heranzuziehen. Wird für Stoffe aufgestellt, für die ein MAK-Wert (als Schwellenwert) nicht aufgestellt werden kann.
- Überwiegend für Stoffe mit kanzerogenem und mutagenem Potential. MAK-Werte von Kategorie 3-Stoffen (begründeter Verdacht auf kanzerogenes Potential) werden jetzt ebenfalls als TRK-Werte eingeführt.
- Ein Gesundheitsrisiko kann auch bei Einhaltung der Werte nicht ausgeschlossen werden.
- Für TRK-Werte gelten im allgemeinen die zeitlichen Expositionsgrenzen wie bei den MAK-Werten (s. o.).
- Gegenwärtig bestehen TRK-Werte für ca. 60 Stoffe. Begründungen zu ihrer Aufstellung finden sich in der TRGS 102 (S. 49).

➤ **Verfahrens- und stoffspezifische Kriterien (VSK):** Werden bei Arbeitsverfahren bestimmte festgelegte Bedingungen eingehalten, läßt sich die Exposition schon aus der gesicherten Erfahrung abschätzen. Sind bei einem Arbeitsverfahren die VSK entsprechend den dafür aufgestellten Technischen Regeln erfüllt, kann von einer Einhaltung der Grenzwerte ausgegangen werden. In diesem Fall entfallen die Kontrollmessungen. Die TRGS 420 bestimmt die Anwendung.

Meß- und Analyseverfahren

➤ **Meßverfahren:**
- Das *Probenahmeverfahren* muß zuvor festgelegt sein. Es muß ein repräsentatives Ergebnis der Exposition liefern. Hierzu gehören Art und Weise der Probenahme, z. B.:
  - Sammelverfahren: Adsorption an Aktivkohle, Silikagel oder kolorimetrische Bestimmung (Farbreaktionen) in speziellen Gasspürröhrchen (S. 145).
  - Geräte zur Sammlung des Analysematerials: Entweder „passiv" durch Konvektion auf Plaketten u.ä. (Passivsammler) oder „aktiv" mit Handpumpen, ortsgebundenen Pumpen, PAS (**P**ersonal **A**ir **S**ampler, dauerhaft installierte Überwachungseinrichtungen mit kontinuierlicher oder diskontinuierlicher Aufzeichnung). Kontinuierliche Bestimmung mit Infrarotabsorption, direkte Messung mit Analysegeräten (z. B. Gaschromatographie, S. 146).
- *Dauer der Messung:* Kurzzeitmessungen, z. B. mit Handpumpen (Gasspürröhrchen) oder mit Direktnachweis. Bei Kurzzeitmessungen muß eine hohe Probenzahl erreicht werden (Tab. 26). Kurzzeitmessungen zur Bestimmung von Spitzenkonzentrationen.

Arbeitsbereichanalyse

- *Räumliche Verteilung:* Entsprechend den Aufenthaltsorten des/der Beschäftigten. PAS erbringen i.a. nur einen Mittelungswert. Ortsgebundene Messungen geben Auskunft über Konzentrationen in bestimmten Arbeitsbereichen.
- *Zeitliche Verteilung:* Feststellung des zeitlichen Konzentrationsprofils, abhängig von Arbeitsaufgabe und -ort. Die Aufstellung des zeitlichen Verlaufs von Konzentrationen und Schichtmittelwerten ist durch Einsatz von Geräten zur Dauer- und Kurzzeitmessung sowie Durchführung orts- und personengebundener Messungen möglich.
- *Meßort:* Probenahme möglichst in unmittelbarer Nähe des Beschäftigten in Atemhöhe. Bei ortsgebundenen Messungen muß der Ort so gewählt sein, daß die Konzentration derjenigen der Atemluft des Beschäftigten entspricht. In Zweifelsfällen soll ein Ort des höheren Risikos gewählt werden.
- *Methode:* Empfindlichkeit und Nachweisgrenzen müssen an den Grenzwert angepaßt sein. Das Verfahren soll 1/10 (minimal 1/5) bis das 3fache des Grenzwertes erfassen können.
- *Genauigkeit:* Die Meßunsicherheit soll nicht größer als ± 30% sein. Bei nicht spezifischen Verfahren wird der höchste Meßwert herangezogen.

Tabelle 26 Mindestprobenzahl

Probenahmedauer (min)	**Probenzahl**
0,17 (10 s)	≥ 30
1	≥ 20
5	≥ 12
15	≥ 4
30	≥ 3
60	≥ 2
≥ 120	≥ 1

➤ **Analyseverfahren:** Veröffentlichungen geeigneter Analyseverfahren durch folgende Institutionen:
- Arbeitsgruppe „Analytische Chemie" der Senatskommission zur Prüfung gesundheitlicher Arbeitsstoffe der Deutschen Forschungsgemeinschaft (DFG).
- Bundesanstalt für Arbeitsschutz und Arbeitsmedizin (BAuA).
- Bundesgenossenschaftliches Institut für Arbeitssicherheit (BIA).
- Arbeitsgruppe „Analytik" des Fachausschusses „Chemie" der Berufsgenossenschaften.

Durchführung der Arbeitsbereichsanalyse

➤ **Allgemeines:** Die Durchführung der Arbeitsbereichsüberwachung besteht aus Ermittlung der Exposition durch Feststellung und Kontrolle. Die Arbeitsbereichsanalyse besteht aus Beschaffung und Anwendung des Vorwissens zur Arbeitsbereichsüberwachung, d. h. alle Kenntnisse und Ergebnisse über Arbeitsplatz, Art, Höhe und zeitlichen Verlauf der Exposition werden zusammengefaßt. Dieses läuft in 5 Schritten ab:

- **Schritt 1: Erfassung der Arbeitsstoffe:** Auflistung der am Arbeitsplatz oder im Arbeitsbereich auftretenden Stoffe:
  - Eingesetzte Stoffe mit Hilfsstoffen und Verunreinigungen. Herangezogen werden kann hierzu der Gefahrstoffkataster nach § 16[3a] und die Sicherheitsdatenblätter nach § 14 GefStoffV.
  - Auftretende Zwischenprodukte bei chemischen oder physikalischen Prozessen. Durch unerwünschte Nebenreaktionen kann z. B. Phosgen oder Kohlenmonoxid entstehen. Bei der Bearbeitung von Erzeugnissen können ebenfalls Gefahrstoffe entstehen, z. B. Holzstaub durch Buchen- oder Eichenholz.
- **Schritt 2: Beschaffung des Grundwissens:** Umfaßt alle Informationen, die eine ungefähre Beurteilung der Exposition ermöglichen. Im Rahmen einer Begehung können z. B. orientierende Messungen mit Gasspürröhrchen durch Sicherheitsfachkraft oder Betriebsarzt durchgeführt werden. Eine spezielle Sachkunde ist hierzu nicht erforderlich.
  - *Art der Tätigkeit:* Welche Tätigkeit wird verrichtet und wie werden Gefahrstoffe eingesetzt?
  - *Zeitliche Dimension:* Wie lange besteht eine Exposition gegenüber Gefahrstoff(en)? Gibt es erhebliche Konzentrationsschwankungen (Spitzenwerte)?
  - *Räumliche Dimension:* An welchen Arbeitsplätzen in einem Arbeitsbereich treten Gefahrstoffe auf?
  - *Technischer Arbeitsschutz:* Kapselungen, Absaugungen, Be- und Entlüftung.
  - *Arbeitsorganisation:* Sind Beschäftigte ständig oder nur zeitweise exponiert? Gibt es Bystander? Exposition bei Wartungs- und Reparaturarbeiten.
- **Schritt 3: Beschaffung der Vorinformation:** Durchführung von inner- oder außerbetrieblicher Stelle, die notwendige Sachkunde und erforderliche Einrichtungen besitzt (§ 18[2] GefStoffV). Hierzu müssen die amtlich anerkannten Verfahren (§ 18[4] GefStoffV) herangezogen werden. Folgende Gesichtspunkte müssen berücksichtigt werden:
  - Festlegung der Arbeitsplätze/-bereiche.
  - Untersuchungen von vorliegenden oder vergleichenden Messungen oder Berechnungen auf Brauchbarkeit.
  - Festlegung von Meß- und Analyseverfahren, Meßzeiten und Probenahmedauer.
  - Festlegung der Personen, deren Arbeitsplatz untersucht wird.
- **Schritt 4: Durchführung von Messungen.**
- **Schritt 5: Festlegung des Messverfahrens für Kontrollmessungen:** Auf der Grundlage der vorausgegangenen Schritte kann festgelegt werden, wie die Kontrollmessungen abzulaufen haben. Der Kontrollmeßplan ist nicht mehr Teil der Arbeitsbereichsanalyse.

Befund

- Der Befund ist das Ergebnis der Arbeitsbereichsanalyse. Die Befundbeschreibung ist formalisiert, nur 4 Aussagen zum Befund sind möglich:
- **„Dauerhaft sichere Einhaltung des Grenzwertes“:** Der Grenzwert wird aufgrund des Arbeitsablaufs langfristig nicht überschritten. Dies ist unter folgenden Bedingungen der Fall:
  - Die Schichtmittelwerte sind langfristig nicht größer als $^1/_4$ der Grenzwerte. Die Meßwerte müssen mehrfach bestimmt worden sein und keiner darf dabei $^1/_4$ des Grenzwertes überschritten haben. Das Arbeitsverfahren muß eine Überschreitung des Grenzwertes auch zukünftig praktisch ausschließen.

- Bei Dauerüberwachung ist durch Alarmierung und weitere Maßnahmen sichergestellt, daß kein Schichtmittelwert den Grenzwert überschreitet.

➤ **„Erfüllung eines verfahrens- und stoffspezifischen Kriteriums":** In TRGS 420 sind Regeln zur Erstellung eines VSK aufgestellt. Vorraussetzung sind eine Reihe von repräsentativen Arbeitsbereichsanalysen, die eine dauerhaft sichere Einhaltung der Grenzwerte dokumentieren.

➤ **„Einhaltung des Grenzwertes":** Die Arbeitsbereichsanalyse hat ergeben, daß die gemessenen Schichtmittelwerte den Grenzwert nicht überschritten haben und die Kurzzeitwerte mit den dort definierten Bedingungen ebenfalls nicht überschritten wurden. Liegt nur *1* Meßergebnis vor, so darf dieses höchstens 1/10 des Grenzwertes betragen. Damit sind Schwankungen der Arbeitsplatzkonzentration und Meßungenauigkeiten berücksichtigt.

➤ **„Überschreitung des Grenzwertes":** Die oben genannten Bedingungen sind nicht erfüllt. Maßnahmen zur Verminderung der Exposition sind notwendig. Danach ist eine erneute Arbeitsbereichsanalyse erforderlich.

Kontrollmessungen

➤ **Zweck:** Kontrolle der Richtigkeit von Ergebnissen einer Arbeitsbereichsanalyse.

➤ **Häufigkeit:** Abhängig von dem Ergebnis der Arbeitsbereichsanalyse:

- *1. Kontrollmessung:* Unmittelbar im Anschluß an Arbeitsbereichsanalyse.
- *Weitere Kontrollmessung:* Bei Veränderung der Betriebsbedingungen.
- *Maximale Abstände:* Abhängig vom Ergebnis der vorangegangenen Kontrollmessungen:
  - 16 Wochen, wenn Meßergebnis zwischen $^1/_2$ und $^1/_1$ Grenzwert liegt.
  - 32 Wochen, wenn Meßergebnis zwischen $^1/_4$ und $^1/_2$ Grenzwert liegt.
  - 64 Wochen, wenn Meßergebnis nicht größer als $^1/_4$ Grenzwert liegt.
- Bei dauerhaft sicherer Einhaltung des Grenzwertes entfallen Kontrollmessungen.

Dokumentation

➤ **Protokollierung:** Grundlage der Dokumentation. Die Ergebnisse werden zur Abschätzung der Gesundheitsgefährdung der Beschäftigten herangezogen. Die Protokollierung muß deshalb alle Angaben über Arbeitsbereichsanalyse enthalten, insbesondere Meßergebnisse, Befund und notwendige Maßnahmen.

➤ **Aufbewahrung:** Die Protokolle müssen vom Arbeitgeber 30 Jahre lang aufbewahrt werden (§ 18[3] GefStoffV).

➤ **Unterrichtung:** Auf Verlangen die Aufsichtsbehörden (Gewerbeaufsicht; § 18[3] GefStoffV), grundsätzlich der Betriebs- oder Personalrat oder die betroffenen Beschäftigten über Durchführung (§ 21[1] GefStoffV) und Ergebnisse (§ 21[3] GefStoffV) der Messung.

Beteiligung des Betriebsarztes

➤ **Unterrichtung des Betriebsarztes:** Eine direkte Beteiligung des Betriebsarztes bei der Arbeitsbereichsanalyse ist nicht vorgesehen. Der Betriebsarzt sollte jedoch über Planung, Durchführung und Ergebnisse der Messung unterrichtet werden. Aus folgenden Gründen ist eine Unterrichtung des Betriebsarztes erforderlich:

- *Beratung des Arbeitgebers:* Beurteilung der Arbeitsbedingungen nach § 3 ASiG und § 5 ArbSchG.
- *Arbeitsmedizinische Untersuchungen:* Insbesondere spezielle Vorsorgeuntersuchungen nach GefstoffV. Der untersuchende Arzt (meistens Betriebsarzt) hat Recht auf Auskünfte über die Arbeitsplatzverhältnisse (§ 28[4] GefStoffV).
- *Begehungen:* Nach § 3 ASiG. Kenntnisse über Belastungen sollten bekannt sein.
- *Untersuchungen von arbeitsbedingten Erkrankungen:* Nach § 3 ASiG. Kenntnisse über Belastungen am Arbeitsplatz sind Voraussetzung.

Richtlinien, Methoden

- **TRGS 150:** Unmittelbarer Hautkontakt mit Gefahrstoffen, die durch die Haut resorbiert werden können – Hautresorbierende Gefahrstoffe.
- **TRGS 402:** Ermittlung und Beurteilung der Konzentrationen gefährlicher Stoffe in der Luft in Arbeitsbereichen.
- **TRGS 403:** Bewertung von Stoffgemischen in der Luft am Arbeitsplatz.
- **TRGS 404:** Bewertung von Kohlenwasserstoffdämpfen in der Luft am Arbeitsplatz (nur C- und H-haltig).
- **TRGS 420:** Verfahrens- und stoffspezifische Kriterien für die dauerhaft sichere Einhaltung von Luftgrenzwerten (VSK).
- **ZH 1/120:** Anerkannte Analyseverfahren zur Feststellung der Konzentration krebserzeugender Arbeitsstoffe in der Luft in Arbeitsbereichen – Hauptverband der gewerblichen Berufsgenossenschaften.
- **BIA:** Messung von Gefahrstoffen – BIA-Arbeitsmappe – Expositionsermittlung bei chemischen und biologischen Einwirkungen – Berufsgenossenschaftliches Institut für Arbeitssicherheit.
- **BAU:** Empfohlene Analyseverfahren für Arbeitsplatzmessungen – Schriftenreihe der Bundesanstalt für Arbeitsschutz GA 13 (1992).
- **BAU:** Arbeitsplatzmessungen - ein Leitfaden zur Planung und Beurteilung – Schriftenreihe der Bundesanstalt für Arbeitsschutz GA 20 (1985).
- **DGMK:** Forschungsbericht 348 ‚Analytische Methoden zur Messung von Arbeitsstoffen in der Mineralölindustrie – Deutsche wissenschaftliche Gesellschaft für Erdöl, Erdgas und Kohle e.V., Steinstr. 7, 20095 Hamburg.
- **DFG:** Analytische Methoden zur Prüfung gesundheitsschädlicher Arbeitsstoffe – „Luftanalysen" (Henschler, ed.), Verlag Chemie, Weinheim.
- **HSE/MDHS:** Methods for the Documentation of Hazardous Substances – Health and Safety Executive, Occupational Medicine and Hygiene Laboratories Zu beziehen bei: Health and Safety Executive Sales Point, St. Hughs House, Stanley Precinct, Bottle, Merseyside L 202 QY, England.
- **NIOSH:** Manual of analytical methods – National Institute for Occupational Safety and Health, USA. Zu beziehen bei: Superintendent of Documents, US Goverment Printing Office, Washington DC 10402, USA. In Deutschland: Günter Karl OHG, Geisenheim-Johannisberg.

Biologisches Monitoring

- **Definition:** Feststellung von Indikatoren (Parametern) der individuellen Belastung und Beanspruchung.
- **Prinzip:** Nach Aufnahme eines Arbeitsstoffes in den Organismus wird dieser selbst oder von ihm im Körper ausgelöste Reaktionen im Individuum bestimmt. Der Aufnahmeweg – in der Regel inhalativ oder dermal – spielt hierfür keine Rolle. Aufgrund der Kinetik des Fremdstoffmetabolismus bzw. der ausgelösten Reaktionen ist der Zeitpunkt der Probenahme zu beachten.
- **Klassifizierung der Parameter (nach Norpoth):**
  - *Parameter der inneren Belastung:* Fremdstoffe und Metaboliten.
  - *Parameter der Beanspruchung:*
    - Biologische Antwort: z.B. D-Aminolävulinsäure im Urin.
    - Biologisch wirksame Dosis: z.B. Protein- und DNA-Addukte, mutagenes Material im AMES-Test (Mutagenitätstest mit Bakterien).
    - Kritische Wirkung: Transaminasenanstieg; Expression tumorspezifischer Antigene; molekulare Marker wie Expression von Onkogenen, andere DNA-Veränderungen oder Chromosomenanomalien (Schwester-Chromatid-Austausch, Strangbrüche, Ringchromosomen).
- **BAT-Wert und EKA-Wert:** Siehe S. 135.
- **Untersuchungsmaterial:**
  - *Vollblut* (z.B. Quecksilber, Blei, CO als COHb, Toluol).
  - *Erythrozyten* (z.B. Acetylcholinesterase-Hemmung).
  - *Plasma/Serum* (z.B. Hexachlorbenzol, Lindan).
  - *Urin* (z.B. Aceton, D-Aminolävulinsäure, n-Hexan, Mandelsäure für Styrol, AMES-Test).
  - *Körperzellen*, z.B. Lymphozyten (gentoxische Einwirkungen).
  - *Haare* (derzeit geringe Bedeutung, evtl. Drogenscreening, Thallium).
  - *Alveolarluft* (eingeschränkte Bedeutung).
- **Untersuchungszeitpunkt:**
  - Keine Beschränkung. Als Indikator einer Strahlenbelastung können DNA-Schäden, z.B. an Lymphozyten, z.T. noch nach Monaten und Jahren festgestellt werden (= biologische Strahlendosimetrie).
  - Exposition nach Schichtende.
  - Nach mehreren vorangegangenen Schichten, Frage der Akkumulation.
  - Vor nachfolgender Schicht.
  - X Stunden nach Expositionsende.
- **Regelungen:**
  - *TRGS 903:* Biologische Arbeitsstofftoleranzwerte (BAT-Werte).

Grundlagen

➤ **Definitionen:**
- *Gas:* Aggregatzustand der Materie, in dem sie infolge freier Beweglichkeit der Moleküle keine bestimmte Gestalt hat, sondern den Raum, in dem sie sich befindet, vollkommen ausfüllt.
- *Dampf:* Aggregatzustand eines Stoffes beim Übergang vom flüssigen in den gasförmigen Zustand.

Probennahme

➤ **Prüfröhrchen (Gasspürröhrchen):**
- *Prinzip:* Glasröhrchen, in denen ein chemisches Reagenz (Indikator) auf einem Trägermaterial aufgebracht ist. Bei Reaktion mit einer speziellen chemischen Substanz kommt es zu einen Farbwechsel des Indikators. Die Länge der verfärbten Strecke ist ein Maß der Luftkonzentration. Aufsetzen einer Sammelpumpe: die Hubzahl bestimmt das Sammelvolumen.
- *Beispiel:* Bei Reaktion mit Essigsäure zeigt der Indikator eine gelbe Verfärbung. Fehlerquelle: auch andere organische Säuren können eine Gelbfärbung bewirken. Mineralsäuren wie Salzsäure ergeben eine Rotverfärbung, die sich der Gelbfärbung überlagert.
- *Einsatz:* Nur für orientierende Messungen am Arbeitsplatz.

➤ **Adsorptionsröhrchen:**
- *Prinzip:* Glasröhrchen, gefüllt mit Adsorptionsmedien wie Aktivkohle, Kieselgel oder chemisch beschichteten Medien. Meist unterteilt in die eigentliche Sammelschicht und eine Nachschaltschicht (s. u.). Durchsaugen des Gassammelvolumens mittels einer Pumpe. Analytische Bestimmung nach Desorption der gesammelten Substanz mit einem Lösungsmittel (z. B. Kohlenstoffdisulfid, Benzylalkohol, Toluol) nach Bestimmung der substanzspezifischen Desorptionsrate.
- *Kontrolle der Probenahme:* Messung der Nachschaltschicht: enthält sie die Substanz, war die Sammelschicht überladen, d. h. entweder die Konzentration der Substanz zu hoch oder die Sammelzeit zu lang (Durchbruch). In diesem Fall muß eine Wiederholung der Probenahme unter geeigneten Bedingungen durchgeführt werden.

➤ **Gaswaschflaschen (Impinger):**
- *Prinzip:* Sammelbehälter-Gas wird mit einer Pumpe durch eine Flüssigkeit gesaugt und soll sich darin lösen bzw. mit einem Hilfsreagenz in der Flüssigkeit reagieren und sich dabei anreichern.
- Beispiel: Ammoniak in verdünnter Schwefelsäure. In der Gaswaschflasche entsteht und verbleibt Ammoniumsulfat.

➤ **Diffusionssammler:**
- *Prinzip:* Die zu sammelnden Substanzen gelangen aus der Umgebungsluft durch Diffusion in den Sammler und werden dort entweder durch Adsorption (z. B. Aktivkohle) oder durch eine chemische Reaktion festgehalten. Eine beruhigte Zone, die Diffusionsstrecke, sichert, daß dort der Stofftransport nur durch Diffusion erfolgt. Basis für die quantitativen Bestimmungen sind die Diffusionsgesetze. Im Labor Desorption durch ein geeignetes Lösungsmittel und Untersuchung mit einer geeigneten Meßmethode (z. B. Gaschromatographie).

- *Einflußgrößen:* Luftdruck, Temperatur, Luftfeuchtigkeit, evtl. Begleitkomponenten, Kapazität der Sammelphase, Lagerfähigkeit.
- *Vorteile der Diffusionssammler:* Geringes Gewicht, keine Wartung, geringer Bedienungsaufwand, auch bei großen Stückzahlen geringe Kosten, Desorptionsraten werden durch den Hersteller angegeben.

Meßmethoden

➤ **Atomabsorptionsspektroskopie (AAS):** Quantitative Bestimmung von Metallen wie z.B. Blei, Quecksilber in unterschiedlichen Matrizes (Tab. 27).
- *Prinzip:* Die zu messenden Metalle werden in einen atomaren Zustand überführt, in dem sie dann substanzspezifische Absorptionswellenlängen besitzen. Durch eine Lampe (Hohlkathodenlampe, HKL oder elektrodenlose Entladungslampe, EDL) wird das elementspezifische Emissionsspektrum erzeugt. Die geeignete Emissionslinie wird dann durch einen Monochromator ausgeblendet und durch die Atomisierungseinheit (Flamme, Graphitrohrofen, Quarzküvette) geleitet. Die Absorption dieser Strahlung ist der Anzahl der Atome in der Atomisierungseinrichtung proportional und wird zur Quantifizierung herangezogen.
- *Kalibrierung:* Lösungen bekannter Konzentrationen werden mit dem Atomabsorptionsspektroskop gemessen und die Absorption gegen die Metallkonzentration in der Lösung aufgetragen. Matrixeffekte müssen durch Untergrundkompensation ausgeschlossen werden.

➤ **Gaschromatographie (GC):** Sehr leistungsfähiges Trenn- und Quantifizierungsverfahren sowohl für Einzelstoffe als auch für komplexe Substanzmischungen, die ohne Zersetzung verdampft werden können oder die bei ihrer Zersetzung definierte dampfförmige Produkte ergeben.
- *Einsatz in der Praxis:* Bestimmung von Aromaten (Benzol, Toluol, Xylol u.a.), halogenierten Kohlenwasserstoffen (Tetrachlorethen, Trichlorethen, Enfluran, Halothan u.a.), Estern (Ethylacetat, Butylacetat u.a.) und Alkoholen (Methanol, Ethanol, Propanol u.a.) in der Luft am Arbeitsplatz und in biologischen Proben (Blut, Urin).
- *Prinzip der Gaschromatographie:* 5 Hauptkomponenten machen einen Gaschromatographen aus: das *Trägergas* (v.a. Wasserstoff, Helium und Stickstoff) ist das Transportmedium in der Gaschromatographie. Mit dem Trägergas werden die Komponenten, die im *Injektor* auf das chromatographische System aufgegeben werden (Spritze, Luftschleife, Headspace, Thermodesorption) weiter auf die Säule transportiert. Die *Kapillarsäule,* die sich in einem *temperierbaren Ofen* (isotherm oder mit verschiedenen Temperaturlampen betreibbar) befindet, ist das eigentliche Trennmedium. Durch unterschiedliche physikalische Wechselwirkungen der Substanz (Adsorption und Desorption, Verteilungsgleichgewichte u.a.) mit der stationären Phase in der Kapillarsäule werden die Substanzen in der Säule getrennt und anschließend dem *Detektor* zugeführt. Der Detektor registriert neben der Retentionszeit (Zeit von der Injektion des Substanzgemisches bis zum Erreichen des Detektors durch die jeweilige Einzelkomponente des Gemisches; qualitatives Kriterium zur Substanzidentifizierung) auch die Peakfläche oder Peakhöhe als relative Mengenangabe (quantitative Auswertungsgrundlage). Durch geeignete Kalibrierlösungen mit bekannten Substanzen und Konzentrationen kann so neben der qualitativen (gleiche Retentionszeit wie Peaks in der Probe) auch eine quantitative Aussage gemacht werden. Als gaschromatographische Detek-

Tabelle 27 Übersicht der mit den wichtigsten Analysentechniken des arbeitsmedizinisch-toxikologischen Laboratoriums erfaßbaren Parameter in verschiedenen Untersuchungsmaterialien

Analysentechnik	Beispiele für erfaßbare Parameter	Untersuchungsmaterial
1. *Molekulare Spektrometrie*		
Absorptionsanalyse im ultravioletten und sichtbaren Bereich	CO-Hb und Met-Hb	Blutproben
	Lösungsmittelmetabolite (TCE, TCA, Phenol, Ameisensäure)	
	Eiweiß, δ-Aminolävulinsäure	Harnproben
	Enzyme	Luftproben
im infraroten Bereich	Cr(VI)-Verbindungen, Aldehyde, Asbest, Lösemittel	Luft- und Staubproben
2. *Atomare Spektrometrie*		
Emissionsspektrometrie	Al, V, Ti, Ba, ...	Harn- und Luftproben
Atomabsorptionsspektrometrie		
a) Flammen-AAS	Pb, Cu, Zn, Mg, ...	Blut-, Harn-, Luftproben
b) Graphitrohrofen-AAS	Pb, Cd, Ni, Cr, Co, Be, Al, ...	Blut-, Harn-, Luftproben
c) Kaltdampf-AAS	Hg	Blut-, Harn-, Luftproben
d) Hydrid-AAS	As, Sb, Se, Te	Blut-, Harn-, Luftproben
3. *Elektrochemische Verfahren*		
Polarographie	Tl, Pb, Ni, V, ...	Blut- und Harnproben
Ionenselektive Elektroden	Fluorid	Serum-, Harn- und Knochenproben

Tabelle 27 Fortsetzung

Analysentechnik	Beispiele für erfaßbare Parameter	Untersuchungsmaterial
4. *Chromatographie*		
Flüssigkeitschromatographie (HPLC)	Metabolite der aromatischen und halogenierten Kohlenwasserstoffe	Harnproben
Gaschromatographie (GC)	aromatische Amine	Luftproben
	Aldehyde	Blut-, Harn-, Luftproben
	aromatische, aliphatische und halogenierte Kohlenwasserstoffe	Blut-, Harn-, Luftproben
	Alkohole, Ketone und Pestizide	Blut-, Harn-, Luftproben
5. *Massenspektrometrie* Kopplung GC – MS	Parameter, die gaschromatographisch erfaßt werden können und aufgrund komplexer Trennprobleme eine spezifische Detektion benötigen z. B. PAH's, PCDD/PCDF	Blut-, Harn-, Luft- und Staubproben

toren haben sich in den analytischen Laboratorien vor allem 3 Systeme durchgesetzt.

- *Flammenionisationsdetektor (FID):* Messung von Gasen und Dämpfen, deren Moleküle C-C und /oder C-H-Bindungen enthalten (v.a. Lösemittel wie Hexan und Toluol, aber auch Tetrachlorethen etc.) in einem weiten Konzentrationsbereich. Dabei wird die Probe direkt oder erst nach Trennung mittels GC in eine Wasserstoff/Luft-Flamme befördert. Hier zerfallen die Moleküle nach ihrer Verbrennung in Ionen, die an einer Sammelelektrode aufgefangen werden. Der entstandene Ionenstrom wird gemessen und ist ein Maß für die quantitative Bestimmung der Substanzen. Vor Beginn der Messung ist eine etwas aufwendigere Kalibrierung des Systems notwendig, da die einzelnen Substanzen ein unterschiedliches Ionisations- bzw. Ansprechverhalten zeigen (Response = Signalgröße/Mengeneinheit).
- *Elektroneneinfangdetektor (ECD):* Hochempfindlicher Spezialdetektor vor allem für Verbindungen, die elektronegative Moleküle (Halogene, Nitro-, Schwefelgruppen) enthalten. Durch einen Beta-Strahler (Ni^{63}) wird das Trägergas ionisiert und bildet so zwischen den beiden Elektroden einen Nullstrom. Enthält die von der Säule kommende Substanz eine solche elektronenabsorbierende Gruppe, verringert sich dieser Grundstrom; die Differenz ist das Meßsignal.
- *Massenspektrometer (MS):* Die zu untersuchenden Substanzen werden in einem Hochvakuum im gasförmigen Zustand ionisiert und fragmentieren dabei. Die entstandenen Ionen und geladenen Fragmente werden in einem elektrischen Feld beschleunigt, in einem magnetischen Feld nach ihrem Masse-Ladungs-Verhältnis getrennt und entsprechend der Intensität registriert. Dadurch entsteht ein substanzspezifisches Massenspektrum mit unterschiedlichen Massepeaks (der höchste Peak kann, muß aber nicht der Molekülpeak sein!). Durch das Fragmentierungsspektrum wird eine Substanzidentifizierung möglich. Vorteil: Neben der gaschromatographischen Information der Retentionszeit erhält der Benutzer das Massenspektrum als zweite Information. Nachteil: Sehr teures Gerät.
- *Photoionisationsdetektor (PID):* UV-Bestrahlung der Teilchen am Ausgang der Trennsäule, wobei die Moleküle mit einem geringeren Ionisationspotential ionisiert und detektiert werden.

➤ **Weitere Techniken** (Tab. 28):

- *Infrarotspektrometer (IR):* Substanzen können durch ihre Schwingungen Strahlung im infraroten Bereich absorbieren. Da wie bei der Massenspektrometrie hier unterschiedliche Wellenbereiche durch unterschiedliche Gruppen im Molekül absorbiert werden, kann auch die IR-Spektroskopie zur Identifizierung herangezogen werden.
- *Chemische Sensoren:* Durch die spezielle Führung von chemischen Prozessen in der Meßzelle erhält man bei definierten Verbindungen ein Signal, das der Konzentration dieser Verbindung proportional ist und so ebenfalls zur Messung herangezogen werden kann.
- *Farbbandgeräte:* Ein Papierband ist mit einem Farbreagenz imprägniert, das sich nach dem Kontakt mit der Raumluft konzentrationsabhängig verfärbt und photometrisch erfassen läßt.
- *Kolorimeter:* Vergleich der Farbtiefe von Proben mit Standard. Farbtiefe proportional zur Konzentration. Geeignet für Übersichtsanalysen.

Tabelle 28 Einsatzgebiet direktanzeigender Meßgeräte (laut Hersteller)

Stoffname	Elektrochem. Sensoren	Ionenselektive Elektroden	Farbbandgeräte	Kontinuierliche Kolorimeter
Acrylnitril				×
Ammoniak	×		×	×
Arsenwasserstoff	×			
Carbonylchlorid (Phosgen)	×			
Chlor	×			
Chlorwasserstoff	×	×	×	×
Cyanwasserstoff	×	×	×	×
Diisocyanat			×	
Ethylenoxid				×
Fluorwasserstoff	×	×		×
Formaldehyd				×
Hydrazin	×		×	×
Kohlenmonoxid	×			
Phenol				×
Phosphorwasserstoff	×			
Schwefeldioxid	×		×	×
Schwefelwasserstoff	×	×	×	×
Stickstoffdioxid	×		×	×
Stickstoffmonoxid	×			×
Vinylchlorid			×	

Grundlagen

- **Definition:** Stäube sind disperse Verteilungen fester Stoffe in Gasen und gehören zusammen mit Rauchen und Nebeln zu den Aerosolen.
- **Partikelgröße:** Neben der speziellen Schadstoffwirkung, die mit der chemischen Zusammensetzung der Partikel begründet wird, ist auch die Partikelgröße zu berücksichtigen. Grenzwerte für die Staubmessung sind auf bestimmte Partikelgrößen bezogen. Zugrundegelegt wird das biologisch relevante Verhalten der Partikel in strömenden Gasen (Luft in den Atemwegen), ausgedrückt durch die Angabe des aerodynamischen Durchmessers.
  - *Aerodynamischer Durchmesser:* Hierbei handelt es sich um keine direkt meßbare Größe, sondern um ein Vergleichsmaß. Das betrachtete Teilchen mit beliebiger Form und Dichte verhält sich dabei in seiner Sinkgeschwindigkeit in ruhender oder laminarer Strömung wie eine Kugel mit der Dichte 1 (1,0 g/cm^3) und einem bestimmten Durchmesser. Diese Definition gilt auch für faserförmige Teilchen, bei denen der geometrische Durchmesser wesentlich zum Wert des aerodynamischen Durchmessers beiträgt.
- **Staubarten:**
  - *Gesamtstaub:* Bei der Mundatmung passieren etwa 50% der eingeatmeten Partikel mit einem Durchmesser von 10 µm den oberen Respirationstrakt (Nase, Rachen, Kehlkopf) und können dann in tieferen Abschnitten (z. B. Tracheobronchialbaum) abgelagert werden, sind also lungengängig.
  - *Feinstaub (Alveolarstaub):* Der Teil des lungengängigen Staubes, der den Tracheobronchialbaum passiert und bis in die Alveolen vordringt. Dies umfaßt ein Staubkollektiv, aus dem nach der Johannisburger Konvention durch die Trennfunktion des verwendeten Abscheidesystems Teilchen mit einem aerodynamischen Durchmesser von 5 µm zu 50% abgeschieden werden. Bei der Beurteilung fibrogener Stäube (z. B. Asbest, Quarz) ist die Feinstaubkonzentration heranzuziehen.
  - *Faserstaub:* Fasern sind Teilchen, die einen geometrischen Durchmesser unter 3 µm, eine Länge von mehr als 5 µm, ein Längen-Durchmesser-Verhältnis von mehr als 3 : 1 und eine Dichte analog derjenigen von Mineralien haben. Sie können mit einer Länge bis 100 µm in den Alveolarbereich gelangen (z. B. Asbestfasern, künstliche Mineralfasern).

Probenahme und Messung von Stäuben

- **Probenahmegeräte:** Physikalische Faktoren wie Ansauggeschwindigkeit, Eintrittsöffnung und Trennfunktion des Vorabscheiders führen zur Bestimmung von Gesamtstaub oder Feinstaub nach der jeweiligen Definition (s. o.). Man unterscheidet ortsfeste und personengebundene Systeme, direktanzeigende Geräte und solche, bei denen das Meßergebnis erst nach einer zusätzlichen, meist gravimetrischen Auswertung festgestellt werden kann.
- **Probenahme und Messung von Gesamtstaub:**
  - *Ortsgebundene Messung:* Einsatz des „Gravicon VC 25 G" als Sammelgerät. Ein Sauggebläse sorgt hier für die notwendige Ansauggeschwindigkeit von 1,25 m/s und den richtigen Durchfluß durch den horizontalen Ringspalt (22,5 m^3/h) im Probenahmekopf. Die Luft wird dabei durch ein Glasfaser- oder Membranfilter gesaugt und die Partikel werden auf dem Filter abgeschieden.

Messung von Stäuben

- *Personengebundene Messung:* Verwendung verschiedener Probenahmeköpfe (GSP = Gesamtstaubprobenahme, GGP = Gesamtstaub und Gassammelkopf). Durch eine batteriebetriebene Kleinpumpe wird die Luft durch die Sammelköpfe mit Glasfaserfiltern gesaugt. Neben dem konstanten Volumenstrom und der Zeitmessung durch die Pumpe muß auch auf die richtige Positionierung des Probenahmekopfes im Atembereich geachtet werden.
- *Auswertung der Staubsammlung:* Erfolgt durch Gewichtsanalyse (Gravimetrie).

➤ **Probenahme und Messung von Feinstaub:** Unterschiedliche Probenahmesysteme wie „Gravikon VC 25 F" für die ortsgebundene bzw. Feinstaubsammelkopf (FSP) mit Kleinpumpe für die personengebundene Messung. Entscheidend ist der Vorabscheider mit seiner Trennfunktion hinsichtlich der Partikelgrößen. Es gibt unterschiedliche technische Systeme wie Impaktoren, Zyklone oder Sedimentabscheider, wobei auch hier der Feinstaub auf Filtern gesammelt wird.

➤ **Direktanzeigende Meßgeräte:** Die Messung erfolgt aufgrund physikalischer Effekte wie Lichtstreuung, Absorption von β-Strahlung oder nach dem Prinzip der piezoelektrischen Mikrowaage (Tab. 29).

Tabelle 29 Direktanzeigende Geräte zur Messung von Stäuben

Prinzip	Staubart	Art der Messung	Meßwert-anzeige	Chemische Analyse
Staubsammler (Filtergerät)	Gesamtstaub Feinstaub	ortsbezogen personen-bezogen	nein, Wägung erforderlich	ja
β-Absorptions-messung	Gesamtstaub Feinstaub	ortsbezogen (personen-bezogen)	diskontinuier-lich oder quasi kontinuierlich	ja
Lichtstreuung	Gesamtstaub Feinstaub	ortsbezogen (personen-bezogen)	kontinuierlich	bei Geräten mit Filter-einsatz
Frequenz-änderung eines Schwing-quarzes (Piezobalance)	Gesamtstaub Feinstaub	ortsbezogen (personen-bezogen)	diskontinuier-lich oder quasi-kontinuierlich	nein

Klimatechnische Begriffe

- Siehe auch Klima, S. 526.
- **Definition:** Klimaelemente sind Trockentemperatur, relative Feuchte und Windgeschwindigkeit. Hinzu kommt die Strahlungstemperatur (Wärmestrahlung).
- **Trockentemperatur (t):** Gemessen in °C mit einem Thermometer.
- **Feuchttemperatur (t_w):** Die mit einem Psychrometer (s. u.) gemessene Temperatur. Sie nimmt mit zunehmender Windgeschwindigkeit und abnehmender Luftfeuchtigkeit ab (stärkere Verdunstung).
- **Relative Feuchte (Luftfeuchtigkeit):** Das maximale Wasseraufnahmevermögen der Luft bei der jeweiligen Trockentemperatur wird als 100% gesetzt. Kalte Luft enthält bei 100% relativer Feuchte (= Sättigungsdampfdruck) sehr viel weniger Wasser (gemessen in g/m^3) als warme Luft. Beim Aufheizen sinkt deswegen bei gleicher absoluter Wassermenge die relative Feuchte ab.
- **Windgeschwindigkeit:** Gemessen in m/s.
- **Wärmestrahlung:** Wärmeübertragung durch Strahlung zwischen 2 Gegenständen unterschiedlicher Temperatur. Messung mit dem Globethermometer oder mit dem Delta-Radiometer, das von einer gewöhnlichen Hauttemperatur des Menschen von 32°C ausgeht. 2 Meßgrößen:
  - *Effektive Bestrahlungsstärke (Watt/m^2):* Differenz zwischen der durch Strahlung zugeführten und durch Strahlung abgeführten Wärmestromdichte.
  - *Mittlere Strahlungstemperatur (°C):* Die einheitliche Temperatur einer gedachten umschließenden Oberfläche.
- **Konvektion:** Wärmeübertragung durch Luft (Heizkörper).
- **Konduktion:** Übertragung von Wärme durch direkten Kontakt (Haut – Kleidung, Kochtopf – Herdplatte, Haut – Wasser).
- **Isolationswert der Bekleidung:** Einheit „clo“ (clothing); 1 clo entspricht einem Isolationswert der Kleidung, die eine Wärmemenge von 23 kJ/h pro m^2 bei 1 °C Temperaturdifferenz zwischen Innen-und Außenfläche der Bekleidung ausmacht. 1,5 clo entspricht normaler Straßenkleidung, 0 clo körperlicher Nacktheit, 5 clo ist der maximal mögliche Isolationswert (Polarexpedition, Raumfahrt) (S. 437).

Klimamessung

- **Meßgeräte:**
  - *Geräte zur Messung der relativen Feuchte:*
    - Hygrometer, Psychrometer: Moderne Geräte zeigen den Wert direkt an, bei älteren Verfahren wird mit 2 Glasthermometern die Feucht- und die Trockentemperatur gemessen und daraus der Wasserdampfpartialdruck errechnet. Die relative Feuchte läßt sich unter Berücksichtigung des Sättigungsdampfdrucks für die gemessene Trockentemperatur aus Diagrammen ablesen.
  - *Geräte zur Messung der Wärmestrahlung:*
    - Globethermometer: Die Meßkuppe eines Thermometers liegt zentral in einer nach außen schwarz gefärbten Hohlkugel, so daß ein Wert zwischen Luft- und mittlerer Strahlungstemperatur gemessen wird. Träges Verfahren.

    - Delta-Radiometer: Geräte für omnidirektionale Messungen: Aufnahme von Messungen aus allen Richtungen des Raumes und Integration zu einem Mittelwert; daneben Geräte für unidirektionale Messungen.
  - *Geräte zur Messung der Windgeschwindigkeit:*
    - Thermischer Anemometer: Abkühlung einer Thermosonde durch Wind; auch für niedrige Windgeschwindigkeiten geeignet.
    - Flügelrad-Anemometer: Ein Flügelrädchen wird vom Luftstrom bewegt.
- **Durchführung:** Für die genannten 3 Meßparameter stehen einfach zu handhabende, leicht zu transportierende Batterie-betriebene Handgeräte zur Verfügung, deren Meßfühler an jede Position im Raum gebracht werden können.

Regelungen

- **DIN 33403**: Klima am Arbeitsplatz und in der Arbeitsumgebung. Grundlagen zur Klimaermittlung.

Schalltechnische Begriffe

- Siehe auch Lärm S. 297.
- **Grundlagen:** Nur selten besteht eine gleichmäßige Schallbelastung, die Regel ist ein schwankendes, häufig mit erheblichen Lärmspitzen (Impulsen) versehenes Schallprofil.
  - *Lärmdosis:* Maßgebliche Größe zur Einschätzung der Gefährdung des Gehörs. Lärmdosis = Lärmintensität (Schallpegel) × Einwirkungszeit.
- **Meßmethoden:**
  - L_m (energieäquivalenter Mittelungspegel L_{eq}): Mittelwert aus verschiedenen Schallpegeln, gewichtet nach ihrer jeweiligen Zeitdauer, über eine beliebige Zeitdauer gerechnet.
  - *A-bewerteter Schallpegel* L_A: Entsprechend der geringeren Empfindlichkeit des Gehörs bei tiefen und sehr hohen Frequenzen bewerteter Schallpegel (S. 156, 297). L_{Aeq} = energieäquivalenter Dauerschallpegel, A-bewertet.
  - L_{AFm}: Mittelungspegel, der schnell wechselnde Lautstärkeunterschiede berücksichtigt (kurzzeitige Lärmspitzen); F = „fast" (schnell) (Abb. 2 a).
  - L_{AIm}: Mittelungspegel, der Impulsspitzen (I = „Impuls") besonders bewertet. Langsamer Rücklauf nach Schallimpuls entsprechend der höheren Empfindlichkeit des Gehörs. Bei impulshaltigem Lärm L_{AIm} deshalb höher als andere Mittelungspegel (bis 16 dB) (Abb. 2 b).
  - L_{ASm}: Mittelungspegel, bei welchem Lärmspitzen nur wenig berücksichtigt werden; S = „slow" (langsam).
  - L_{ATm}: Mittelungspegel mit Taktmaximalbewertung. Bestimmung der Schallpegelspitze innerhalb fester Zeittakte, z. B. 3 s ($L_{AT3\,m}$), welche dann für die gesamte Taktphase gilt. Integration der Taktwerte zu einem Mittelwert (Abb. 2 c).
  - L_{Ard}: Über eine Dauer von 8 Stunden gemittelter Schallpegel ohne Impulszuschlag. Wird zur Einschätzung der Schallwirkung auf das Gehör herangezogen (Beurteilungspegel).

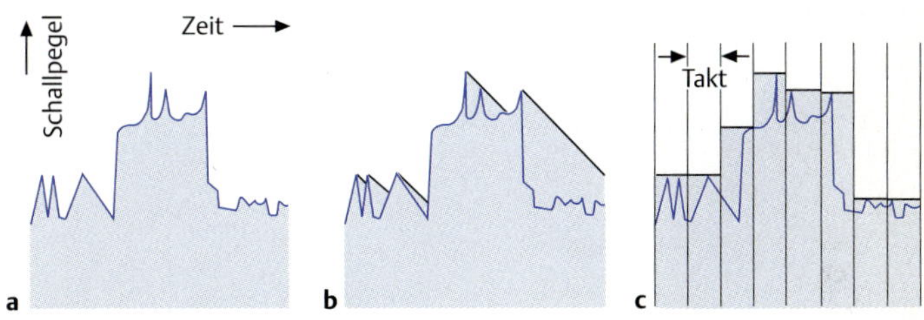

Abb. 2 Messung von Schallereignissen schnell wechselnder Intensität nach verschiedenen Methoden (nach Hoffmann, von Lüpke Berlin 1993).

Schallpegelmessung

- **Schallpegelmeßgeräte:** Geräte zur Feststellung der Stärke von Schallereignissen. Für Messungen durch den Betriebsarzt bei Begehungen reichen Geräte geringerer Genauigkeit (DIN IEC 651, Klasse 2). Empfehlenswert ist ein integrierendes Schallmeßgerät mit frei wählbarer Integrationszeit.
- **Besonderheiten:** Bei Schallpegelmessungen ist zu beachten:
  - Eine Abnahme der Schallintensität im Quadrat zur Entfernung findet nur unter folgenden Voraussetzungen statt: annähernd punktförmige Schallquelle, unbegrenzter Raum. In geschlossenen Räumen entsteht durch Reflexion und Wellenüberlagerung ein diffuses Schallfeld. Die Schallausbreitung erfolgt als Körperschall, direkter Luftschall (von Lärmquelle) und indirekter Luftschall (durch Reflexion).
  - Messungen bei Begehungen haben nur orientierenden Charakter! Sie ersetzen nicht die Messung durch Fachleute wie Akustiktechniker (z.B. Meßtrupps der Berufsgenossenschaften) mit Präzisionsmeßgeräten (IEC Klasse 1), unter Berücksichtigung aller wichtigen Randbedingungen. Nur diese sind verbindlich zur Bestimmung von Mittelungspegeln als Basis für Schallschutzmaßnahmen!
- **Durchführung:**
  - Messung im Freien mit Windschirm (aufsteckbare Schaumstoffkugel).
  - Einhaltung eines Körperabstandes von 25 – 30 cm wegen Reflexionsfeld und Schallschatten.
  - Plazierung des Mikrofons in Ohrhöhe des Beschäftigten, bei dem gemessen werden soll.
  - Durchführung *stationärer Messungen* an verschiedenen Orten, wenn vom Beschäftigten mehrere Arbeitsorte eingenommen werden; danach Mittelungspegel errechnen.
  - Zur orientierenden Messung reicht die integrierende Messung über einen repräsentativen Arbeitszyklus hinweg.

Regelungen

- **DIN 45 645:** Einheitliche Ermittlung des Beurteilungspegels für Geräuschimmissionen.
- **VDI 2058, Blatt 2:** Beurteilung von Lärm hinsichtlich Gehörgefährdung.

Lichttechnische Begriffe

- Siehe auch Licht, S. 512.
- **Beleuchtungsstärke:** Stärke des auf eine beleuchtete Fläche auftreffenden Lichtstroms; Einheit Lux (lx). Die Messung erfolgt auf beleuchteter Fläche in Richtung der Lichtquelle(n).
- **Leuchtdichte:** Stärke des Lichtes, das von einer Leuchte oder einem hellem Gegenstand in Richtung der beleuchteten Fläche (z.B. Arbeitsplatz) abgegeben wird; Einheit Candela/m^2 (cd/m^2). Die Messung der Leuchtdichte erfolgt vom Beobachter (Beschäftigten) in gewählter Richtung, z.B. der beleuchteten Fläche (Arbeitsfläche).

Beleuchtungsmessung

- **Lichtmeßgeräte:** Für die betriebsärztliche Praxis reichen kleine Geräte zur orientierenden Messung aus. Eine regelmäßige Kalibrierung der Meßgeräte ist erforderlich, da Sensoren schnell altern können und ungenau werden. Es werden sehr einfach zu bedienende Geräte angeboten:
  - *Beleuchtungsstärkemesser (Luxmeter):* Besteht aus Photoelement oder Photowiderstand und Anzeigegerät. Weitere notwendige Bestandteile des Gerätes:
    - Adaptationsfilter zur Anpassung der Empfindlichkeit des Photoelements an die spektrale Empfindlichkeit der Netzhaut.
    - Kosinuskorrektur zur Bewertung des Lichteinfallswinkels mittels Mattscheibe und konzentrischen Abschattringen. Je größer der Winkel des seitlich einfallenden Lichtes zur Achse des Sensors wird, desto geringer die Bewertung.
  - *Leuchtdichtemesser:* Eher selten verwendetes Gerät zur Messung der Helligkeit, die das Auge wahrnimmt. Erforderlich zur Bestimmung von Helligkeitsunterschieden nahe beieinanderliegender Flächen (Kontrastbestimmung) und zur objektiven Bestimmung von Blendquellen.
- **Durchführung:** Beleuchtungsmessung mit den o.g. Geräten kann nur orientierenden Charakter haben. Auch bei orientierenden Messungen ist folgendes zu beachten:
  - *Geräteaufstellung:* Auf ebener Fläche (horizontal in 85 cm über dem Fußboden) oder auf der Arbeitsfläche.
  - Der Beschäftigte sollte seinen Arbeitsplatz einnehmen, um wirklichkeitsnahe Verhältnisse zu schaffen. Zur Fehlervermeidung sollte der Messende Abstand nehmen (oder in die Hocke gehen).
  - *Künstliche Beleuchtung:* Sollte zum Zeitpunkt der Messung schon längere Zeit eingeschaltet sein. Ist dies nicht der Fall, muß nach dem Einschalten mehrere Minuten gewartet werden, bis die Lampen Betriebstemperatur erreicht haben (Lampen, S. 517).
  - *Tageslichthelligkeit:* Kann wetter- und jahreszeitbedingt stark schwanken. Sowohl zu geringe als auch zu viel Helligkeit (Bildschirmarbeitsplatz) kann den Beschäftigten beeinträchtigen.
  - *Luxmetrischer Meßwert:* Erlaubt nur Aussagen über die Beleuchtungsstärke, nicht über die Beleuchtungsqualität. Faktoren wie Kontraste, Direkt- und Indirektblendung werden nicht erfaßt.
  - *Reflexionsgrad:* Das Luxmeter mißt vom Arbeitsplatz weg gegen den Lichtstrom in Richtung der Lichtquellen. Der Beschäftigte blickt jedoch auf seinen Arbeitsplatz und sieht das hier reflektierte Licht (Licht, S. 514).

Licht- und Beleuchtungsmessung

- *Kontrollmeßpunkte:* Müssen zur Überprüfung der Beleuchtung mit Raumkoordinaten für spätere Messungen präzise festgelegt werden. Auf diese Weise kann bei nachlassender Beleuchtung (Alterung) der Wartungszeitpunkt der Beleuchtungsanlage festgelegt werden (S. 523).

Regelungen

- **DIN 5032:** Lichtmessung.
- **DIN 5035:** Innenraumbeleuchtung mit künstlichem Licht.

Definition

- Prüfung und Bewertung der Lungenfunktionsleistung (bronchopulmonale Leistungsfähigkeit) bzw. Feststellung von Art und Grad bestehender Einschränkungen. Früherkennung von Krankheiten des bronchopulmonalen Systems.

Voraussetzungen, Geräte

- **Anforderungen an Lungenfunktionsmeßgeräte:** Auswahl der Geräte je nach Bedarf der betriebsärztlichen Praxis (siehe Indikationen, S. 161, 237). Wichtig ist die Registrierung des Volumen-Zeit-Diagramms und/oder der Fluß-Volumen-Kurve zur Kontrolle. Ergebniswerte in Zahlenform reichen allein nicht aus. Die mechanische Registrierung bei Behälterspirometer oder elektronische Auswertung erfolgt über einen Drucker.
- **Balg- oder Glockenspirometer:** Direkte einfache Messung des Luftvolumens durch Auffangen der Ausatemluft in einem Balg oder einer Glocke. Die Bewertung erfolgt mittels elektronischer Datenauswertung oder anhand von Referenzwerten.
- **Pneumotachographenspirometer** (Staudruckrohr): Indirekte Bestimmung der Parameter durch Druckmessung im offenen System. Wichtig ist die tägliche Kalibrierung!
- **Ganzkörperplethysmographie:** Exakte Messung von Atemwegswiderstand und thorakalem Gasvolumen durch Bestimmung von Druckdifferenzen außerhalb des Thorax bei konstantem Kabinenvolumen. In der betriebsärztlichen Praxis nur selten zu finden, da im allgemeinen für Siebteste zu aufwendig.
- **Messung des Atemwegswiderstands ohne Ganzkörperplethysmographie:** Für betriebsärztliche Belange (Screening und arbeitsplatzbezogene Messungen) gibt es einfachere und hinreichend genaue Möglichkeiten:
  - *Oszillationsmethode (Impedanzmessung):* Luft, die durch einen Schlauch mit bekanntem Widerstand ausgeatmet wird, wird in Schwingung versetzt (z. B. 10 Hz). Diese Schwingung setzt sich in die Atemwege fort. Dabei entsteht im Mundstück ein Druck, aus dem sich der Atemwegswiderstand errechnen läßt. Bei geringen Widerstandserhöhungen recht genaue Meßergebnisse.
  - *Verschlußmethode (Unterbrechermethode):* Luftstrom, der über einen Pneumotachographen durch einen kurzen Schlauch mit bekanntem Widerstand ausgeatmet wird, wird durch einen Verschluß kurzzeitig unterbrochen. Dadurch wird der Munddruck an den Alveolardruck angeglichen. Dieser ist vom Atemwegswiderstand abhängig.

Meßgrößen

- **Statische Parameter** (Auswahl): Die Werte werden bei neueren Geräten im allgemeinen errechnet, sind aber auch aus den Kurven ables- und errechenbar.
  - *Exspiratorische Vitalkapazität (EVC):* Nach maximaler Einatmung durch ruhiges maximales Ausatmen gemessener Wert in Litern. Bei Restriktion verringert.
  - *Inspiratorische Vitalkapazität (IVC):* Umgekehrtes Manöver wie bei EVC. Durchschnittlich 5 – 10 % höher als EVC.
  - *Forcierte exspiratorische Vitalkapazität* (FVC): Nach maximaler Einatmung durch forciertes Ausatmen gemessener Wert in Litern. Geringerer Wert als EVC, da bei forcierter Ausatmung kleinste Bronchiolen kollabieren und Luft in den Alveolen verbleibt.

- *Peak flow (PEF):* Maximaler exspiratorischer Atemstrom. (Geeignet auch zur Selbstüberwachung von Patienten mit einfachem Taschengerät bei Asthma).
- *Maximaler exspiratorischer Fluß (MEF):* Maximaler Atemstrom bei 75% (MEF_{75}), 50% (MEF_{50}) bzw. 25% (MEF_{25}) Restkapazität der VC.
- *Atemwegswiderstand (R_{aw}):* Synonyma: Airways resistance, totaler Atemwegswiderstand (R_{tot}). Normalwert bis 0,3 kPa • s/l (3,5 cmH_2O • s/l).
- *Residualvolumen, inspiratorisches/exspiratorisches Reservevolumen, Totalkapazität:* Spielen in der normalen Basisuntersuchung keine wesentliche Rolle.

➤ **Dynamische Parameter** (Auswahl):
- *Atemminutenvolumen (AMV):* Synonym: Atemzeitvolumen (AZV). Produkt aus Atemzugvolumen und Atemfrequenz (min^{-1}). Geringe Bedeutung.
- *Atemgrenzwert (AGW):* Synonym: Maximal voluntary ventilation (MVV). Durch maximal tiefes und schnelles Ein- und Ausatmen über 1 Minute erreichbares Volumen. Das Manöver wird über 15 Sekunden ausgeführt, die besten 10 Sekunden werden mit 6 multipliziert. Nur von geringer Bedeutung bei Vorsorgeuntersuchungen.
- *Tiffeneau-Test, Sekundenkapazität (FEV_1):* Wichtiges Verfahren! Das bei forcierter Ausatmung innerhalb der ersten Sekunde ausgestoßene Volumen. Wichtig bei Feststellung einer Obstruktion. Sollte anhand der Volumen-Zeit-Kurve auf Manöverfehler hin geprüft werden (z. B. zu zögerlicher Beginn).

Ausführung

➤ **Vorbereitung:**
- Raumtemperatur ca. 20 °C, nicht unter 15 °C.
- Lockere Kleidung, keine schweren oder beengenden Kleidungsstücke, ohne oder nur mit weit gelockerter Krawatte.
- Genaue Erklärung des Untersuchungsgangs und der Aufgaben des Probanden mit Demonstration durch Untersucher am Gerät.
- Aufsetzen einer Nasenklemme.

➤ **Durchführung:**
- Ausführung des Tests im Stehen.
- Es ist darauf zu achten, daß der Proband die Lippen fest um das Mundstück geschlossen hält.
- Bei Erstuntersuchung zu Beginn Durchführung eines nicht auszuwertenden Versuchs (Probeversuch), um Mängel zu korrigieren. Bei Mängeln in weiteren Versuchen Wiederholung, bis reproduzierbare Ergebnisse erzielt werden.
- Unmittelbare verbale Motivation des Probanden während des gesamten Versuchs durch Führung mit (lautstarken) Kommandos.
- Am Ende sollten mindestens 2 technisch ausreichende Ergebnisse vorliegen. Das beste Ergebnis wird ausgewertet.

➤ **Bewertung:** In der Pulmologie gibt es eine Reihe von Normwertsystemen. In der Arbeitsmedizin werden die Normwerte der Europäischen Gemeinschaft für Kohle und Stahl (EGKS) von 1993 zugrundegelegt (Berechnung: Tab. 31). In den Sollwert fließen Geschlecht, Alter und Körpergröße ein. Der Mindestwert, der erreicht werden sollte, beträgt 80% des jeweiligen Mittelwerts (= Sollwert) (Tab. 30).
- *Umrechnung von Gasvolumina:*
  - ATPS: ambient temperature, pressure, saturated; Volumen bei 20 °C, normalem Atmosphärendruck (760 Torr, 1013 hPa), wasserdampfgesättigt.

- BTPS: body temperature, pressure, saturated; Volumen bei 37 °C, sonst wie oben. Beim Abkühlen der ausgeatmeten körperwarmen Luft sinkt deren Volumen. In Glocken- oder Balgspirometer deshalb Korrektur ATPS - BTPS erforderlich.
- STPD: standard temperature, pressure, dry; Umrechnung der Volumina auf Standardbedingungen: Temperatur 0 °C, Luftfeuchtigkeit 0%, Druck 1013 hPa.

Tabelle 30 Sekundenkapazität: Mindestsollwerte (für Männer und Frauen)

Alter (Jahre)	%
20 – 40	> 70
41 – 60	> 65
> 60	> 60

Tabelle 31 Sollwertberechnung Vitalkapazität (A = Alter in Jahren, H = Körpergröße in Metern)

Geschlecht	Sollwert (BTPS)
männlich	IVC: 6,10 × H - 0,026 × A - 4,65 FVC: 5,76 × H - 0,026 × A - 4,34
weiblich	IVC: 4,66 × H - 0,026 × A - 3,28 FVC: 4,43 × H - 0,026 × A - 2,89

Allgemeine Indikationen

➤ **Aufgabenstellung:** Die Spirometrie in der betriebsärztlichen Praxis wird überwiegend zur Untersuchung der Ventilationsfunktion der Lunge und der Atemwege eingesetzt. Untersuchungen der Atemmechanik, Respiration, Diffusion und anderem bleibt im allgemeinen der pulmologischen Praxis vorbehalten. Für den Betriebsarzt stellen sich üblicherweise die folgenden Aufgaben:
- *Frühdiagnose:* Von Bronchialobstruktionen bei/vor Arbeiten mit sensibilisierenden oder chemisch-irritativen Stoffen (Gasen, Stäuben).
- *Verlaufskontrolle:* Bei Einschränkung der Lungenfunktion bei/vor Tätigkeiten mit Exposition gegenüber atemwegs- oder lungenschädigenden Stoffen.
- *Leistungsbeurteilung:* Bei Prüfung der gesundheitlichen Eignung zu Tätigkeiten, die eine körperliche Mindestleistungsfähigkeit voraussetzen. Meistens zusammen mit Ergometrie (S. 165) (kardiopulmonale Leistungsfähigkeit).
- *Provokationstests:* Inhalation eines vermuteten Allergens im Funktionslabor oder am Arbeitsplatz (arbeitsplatzbezogener Inhalationstest) oder zur Untersuchung eines hyperreagiblen Bronchialsystems (Metacholin-Test). Sollte nur von erfahrenen Ärzten mit ausreichender Ausrüstung ausgeführt werden.

Tabelle 32 Exemplarische Werte entsprechend Sollwertberechnung für forcierte Vitalkapazität (Angabe in Litern; die kursiv gedruckten Zahlen geben die 80%-Werte [Mindestsollwerte] an)

FVC – Männer						FVC – Frauen					
Körpergröße (cm)	Alter (Jahre) 20	30	40	50	60	Körpergröße (cm)	Alter (Jahre) 20	30	40	50	60
160	4,36	4,10	3,84	3,58	3,32	155	3,46	3,20	2,94	2,68	2,42
	3,49	*3,28*	*3,07*	*2,86*	*2,65*		*2,77*	*2,56*	*2,34*	*2,14*	*1,93*
165	4.64	4,38	4,12	3,86	3,60	160	3,68	3,42	3,16	2,90	2,64
	3,71	*3,51*	*3,30*	*3,09*	*2,88*		*2,94*	*2,73*	*2,53*	*2,32*	*2,11*
170	4,93	4,67	4,41	4,15	3,89	165	3,90	3,64	3,38	3,12	2,86
	3,94	*3,74*	*3,53*	*3,32*	*3,11*		*3,12*	*2,91*	*2,70*	*2,50*	*2,29*
175	5,22	4,96	4,70	4,44	4,18	170	4,12	3,86	3,60	3,34	3,08
	4,18	*3,79*	*3,76*	*3,55*	*3,34*		*3,30*	*3,10*	*2,88*	*2,67*	*2,46*
180	5,51	5,25	4,99	4,72	4,47	175	4,34	4,08	3,82	3,56	3,30
	4,41	*4,20*	*3,99*	*3,78*	*3,57*		*3,47*	*3,27*	*3,06*	*2,85*	*2,64*
185	5,80	5,54	5,28	5,02	4,76	180	4,56	4,30	4,04	3,78	3,52
	4,64	*4,43*	*4,22*	*4,01*	*3,80*		*3,65*	*3,44*	*3,23*	*3,02*	*2,82*

Spezielle Indikationen

➤ **Spezielle Untersuchungen mit Schwerpunkt „Frühdiagnose“:**

- *G 1, H 4 (Mineralische Stäube):* Ausschluß von Funktionseinschränkungen, insbesondere Folgen von fibrotischen Veränderungen.
- *G 6 (Schwefelkohlenstoff):* Ausschluß von Gasaustauschstörungen wegen Gefäßveränderungen in der Lunge (nur in Beurteilungskriterien genannt).
- *G 11 (Schwefelwasserstoff):* Ausschluß von Krankheiten der Luftwege, Lungenemphysem und Funktionseinschränkungen anderer Ursache. H_2S reizt Schleimhäute und kann zu Atemlähmung führen (nur in Beurteilungskriterien genannt).
- *G 15 (Chrom-VI):* Ausschluß von obstruktiven und restriktiven Krankheiten der Atemwege. Chrom-VI und Verbindungen reizen die Atemwege und führen zu spastischen Bronchitiden mit Emphysemneigung.
- *G 16 (Arsen):* Ausschluß von Bronchialkrankheiten. Arsen und Verbindungen führen zu Reizungen der Bronchien und chronischen Bronchitiden (nur in Beurteilungskriterien genannt).
- *G 23 (Obstruktive Atemwegskrankheiten), H 6 (Organische Stäube), H 10 (Kompostierarbeiten):* Feststellung von obstruktiven Komponenten bei Lungenfunktionsstörungen (Atemwegswiderstandsmessung); bei positiven Befunden weitergehende Untersuchungen mit Ganzkörperplethysmographie. Anzuwenden bei Einwirkung von sensibilisierenden und chemisch irritativen Gasen und Stäuben (S. 390, 407).
- *G 27 (Isocyanate):* Ausschluß von allen Krankheiten mit Einschränkung der Lungenfunktion, von Sensibilisierung der Atemwege. Bei positiven Befunden u.U. weiterführende Diagnostik mit Ganzkörperplethysmographie. Isocyanate wirken toxisch und können zur Sensibilisierung der Atemwege führen.
- *G 32 (Cadmium):* Ausschluß von obstruktiven Bronchitiden. Cadmium reizt die Atemwege und kann zu chronischen obstruktiven Bronchitiden führen.
- *G 34 (Fluor):* Ausschluß von chronischer Bronchitis und obstruktiven Bronchialkrankheiten. Fluor und anorganische Verbindungen reizen örtlich die Schleimhäute schon in niedrigen Konzentrationen bzw. können zu Nekrosen führen.
- *G 36 (Vinylchlorid):* Ausschluß erheblicher (!) Einschränkungen der Atemfunktion. Vinylchlorid kann zu Durchblutungsstörungen der Akren führen (Raynaud-Syndrom), wobei deren Auswirkungen durch erhebliche Lungenfunktionsstörungen verschärft würden (O_2-Mangel).
- *G 38 (Nickel):* Ausschluß von obstruktiven Atemwegskrankheiten, chronischer Bronchitis, Bronchiektasen. Die Stäube anorganischer Nickelverbindungen können zu allergischem Asthma führen. Nickeltetracarbonyl kann Schädigungen der Atemwegsschleimhäute (bis zum Lungenödem) hervorrufen.
- *G 39, H 3 (Schweißrauche):* Ausschluß von obstruktiven Atemwegskrankheiten, unspezifischer bronchialer Hyperreagibilität, chronischer Bronchitis. U.U. weitergehende Diagnostik mittels Ganzkörperplethysmographie. Irritative/toxische Wirkung durch Bestandteile von Werkstofflegierungen, Schweißelektroden oder durch Reizgase, die beim Schweißen (S. 335) entstehen.
- *G 43 (Biotechnologie):* Ausschluß von Atemwegs- und Lungenkrankheiten, welche die lokale immunologische Abwehrbereitschaft herabsetzen. Spirometrie erwünscht.

- **Spezielle Untersuchungen mit Schwerpunkt „Leistungsfähigkeit":**
  - *G 21 (Kältearbeiten):* Ausschluß von Krankheitssymptomen, die durch Kältereiz, insbesondere zusammen mit körperlicher Belastung, hervorgerufen werden können (nur in Beurteilungskriterien genannt).
  - *G 26, H 7 (Atemschutz):* Ausschluß von Atemwegs- und Lungenkrankheiten, welche die körperliche Leistungsfähigkeit beeinträchtigen, oder von Krankheitssymptomen, welche durch solche Krankheiten hervorgerufen werden.
  - *G 30 (Hitzearbeit):* Ausschluß von Atemwegskrankheiten, welche die körperliche Leistungsfähigkeit beeinträchtigen, insbesondere von obstruktiven Atemwegskrankheiten (nur in Beurteilungskriterien genannt).
  - *G 31 (Überdruck):* Ausschluß von Krankheiten der Atemwege und der Lunge, welche die Lungenfunktion beeinträchtigen (S. 379).
  - *G 35 (Tropenaufenthalt):* Ausschluß von Krankheiten der Atemwege und der Lunge, welche die Lungenfunktion beeinträchtigen (nur in Beurteilungskriterien genannt) (S. 458).
  - *H 8 (Forstarbeiten), H 9 (Baumarbeiten):* Ausschluß von Krankheiten der Atemwege und der Lunge, welche die Lungenfunktion beeinträchtigen.
  - *Gesundheitsbergverordnung, Klimabergverordnung, Seediensttauglichkeitsverordnung:* Ausschluß von Krankheiten der Atemwege und der Lunge, welche die Lungenfunktion beeinträchtigen.
  - *Strahlenschutzverordnung:* Ausschluß von Krankheiten der Atemwege und der Lunge, welche die Lungenfunktion beeinträchtigen. Dies gilt für Arbeitsplätze, welche in Notfallsituationen schnell geräumt werden müssen, oder wo Hilfe geleistet werden muß (Ermessensfrage des Arztes).
- **Provokationstest zur Feststellung einer bronchialen Hyperreagibilität** (S. 241):
  - *G 23 (Obstruktive Atemwegskrankheiten), H 6 (Organische Stäube), H 10 (Kompostierarbeiten):* Erwünscht.
  - *G 27 (Isocyanate):* Erwünscht.
  - *G 39 (Schweißrauche):* In begründeten Fällen erwünscht.

Kontraindikationen

- Probanden mit hochgradig eingeschränkter Lungenfunktion werden kaum in der betriebsärztlichen Praxis untersucht werden. Trotzdem ist sorgfältig zu prüfen, ob Kontraindikationen vorliegen.
- **Spezielle Kontraindikationen:**
  - Instabile Atemwege, wie z. B. bei fortgeschrittenem Emphysem.
  - Ausgeprägte bronchiale Hyperreagibilität.
  - Ausgeprägte obstruktive Ventilationsstörungen.
  - Ausgeprägte Partial- und Globalinsuffizienz.
  - Neigung zu Pneumothorax, bullöses Lungenemphysem.
  - Hyperventilationssyndrom.
  - Schwere oder gerade überstandene Herz-Kreislauf-Krankheiten (z. B. schwere Hypertonie, Infarkte).

Definition

- Beurteilung der Herz-Kreislauf-Funktion und -Leistungsfähigkeit sowie Erkennung von Krankheiten des Herz-Kreislauf-Systems durch standardisierte Belastungsuntersuchung.

Voraussetzungen, Geräte

- **EKG-Gerät:** 3-, besser 6 kanalig; Monitor mit fortlaufender Darstellung mindestens eines (wählbaren) Kanals.
- **Ergometer:** Am besten Wirbelstrom- oder Generatorergometer mit drehzahlunabhängiger Leistungsvorwahl. Bei mechanisch gebremsten Ergometern muß die Drehzahl genau eingehalten werden.
  - *Kurbelergometer: Sitzergometer (Fahrradergometer):* Zu arbeitsmedizinischen Vorsorgeuntersuchungen am besten geeignet.
    - Vorteile: Ergonomische Haltung beim Treten, Proband fühlt sich sicherer, später einsetzende muskuläre Ermüdung.
    - Nachteile: EKG bei Tretarbeit technisch schlechter als bei Liegeergometer (pectoralis-Anspannung), Blutdruck schlechter meßbar (Tonus der Oberarmmuskulatur).
  - *Kurbelergometer: Liegeergometer:* Insgesamt weniger empfehlenswert.
    - Vorteile: Technisch besseres EKG, weniger gestörte Blutdruckmessung, Proband liegt (wegen Zwischenfällen).
    - Nachteile: Unergonomische Haltung, häufig früherer Abbruch wegen muskulärer Ermüdung, bei jedem Probanden individuelle Einstellung der Kopfstützen und Schulterhalter erforderlich.
  - *Laufbandergometer:* Wegen Preis, Platzbedarf, relativ geringer Genauigkeit und fehlender Eichbarkeit weniger geeignet.
  - *Stufenergometer:* Unüblich.
- **Elektroden:**
  - *Elektrodentypen:*
    - Unterdruckelektroden: Empfehlenswert, da sie einfach anzubringen sind und das Ausrasieren der männlichen Brust ersparen.
    - Elektroden an Gummibändern: Sie sind umständlich anzulegen und geben subjektiv das Gefühl der Enge.
  - *Säuberung und Desinfektion:* Arbeitsaufwendig bei allen Elektroden. Beim Desinfizieren ist ein Mittel zu wählen, welches die Silberschicht der Elektroden nicht angreift.
- **Defibrillator:** Die schnelle Verfügbarkeit in einsatzbereitem Zustand ist notwendig! Vor Beginn des ersten ergometrischen Tests des Tages ist der Defibrillator auf Funktionsfähigkeit zu prüfen. Eine regelmäßige Kontrolle des Gerätes durch sachkundige Personen muß sichergestellt sein (§ 6 MedGV)! Eintragung ins Gerätebuch (§ 13 MedGV); ein Wartungsvertrag ist empfehlenswert.
- **Blutdruckmeßgerät:** Bei unblutiger Messung findet die Auskultation der Korotkov-Geräusche an der Arterie mit aufpumpbarer Manschette Anwendung. Automatische Meßgeräte können nicht mehr wahrnehmen, als es das menschliche Ohr vermag, erleichtern jedoch die Messung, wenn Korotkov-Geräusche gut wahrnehmbar sind. Wegen der Möglichkeit von Störungen ist zur Gegenmessung am anderen Arm ein „Handgerät" bereitzuhalten.
- **Notfallausrüstung, Reanimationsbereitschaft:** Medikamente, Infusionslösungen, Beatmungsmöglichkeit.

- *Medikamente:* Atropin 0,5 mg; Xylocain; Verapamil; Furosemid; Diazepam; Nifedipin; Calcium; Prednisolon; Analgetika, wie Morphin. Dazu: Nitrolingualkapseln, Etilefrin-Tropfen o. ä.
- *Infusionslösungen:* Natriumcarbonat, Plasmaexpander, Laevulose- und Elektrolytlösung.
- *Beatmungsmöglichkeit:* Sauerstoffflasche, Masken verschiedener Größen, Beatmungsbeutel, Guedel-Tubus. Ein Intubationsbesteck ist nur dann sinnvoll, wenn auch Erfahrung im Umgang damit besteht!

➤ **Notfallübung:** Ärzte und Fachpersonal, die die Ergometrie regelmäßig ausführen, sollten regelmäßig (z. B. alle 6 Monate) Notfallsituationen und Anwendung von Geräten (Defibrillator) und Material üben.

Ausführung

➤ **Voraussetzung:** In Technik, Theorie und Praxis der Ergometrie eingewiesenes Personal (§ 10 MedGV).

➤ **Vorbereitung:**
- Feststellung des Körpergewichts des Probanden.
- *Erhebung einer Kurzanamnese:* Thoraxschmerzen, Atemnot, Nykturie, Beinödeme, körperliche Leistungsfähigkeit; Krankheiten des Herzens, Kreislaufs, der Lunge, systemische Krankheiten; Medikamenteneinnahme (Digitalis, Antiarrhythmika, Antihypertonika).
- *Untersuchung:* Auskultation des Herzens.
- *Ruhe-EKG:* Anfertigung und Auswertung.
- *Blutdruckmessung:* In Ergometrieposition.

➤ **Durchführung:** (siehe Anhang 2 Ergometrie zu den BG-Grundsätzen, S. 110):
- Durchführung nur in Anwesenheit des Arztes im Raum!
- *Stufenbelastung:* Beginn mit 50 Watt, bei Leistungsprüfung mit 75 Watt, danach Steigerung der Leistung alle 2 Minuten (Mindestzeit für steady state) um 25 Watt. Mindestens 3 Stufen sollten bis zur Ausbelastung absolviert werden.
- *Pulsmessung:* Minütlich (meistens am Monitor ablesbar).
- *Blutdruckmessung:* Jeweils 30 Sekunden vor Ende der Belastungsstufe.
- *Belastungsende:* Bei Erreichen der Ausbelastungsstufe (maximal oder submaximal):
  - Maximale Ausbelastung (Puls 220 - Alter): Bei Leistungstest, wenn körperliche Höchstleistungsfähigkeit verlangt wird, z. B. in der Sportmedizin. Eventuell auch als Provokationstest.
  - Submaximale Ausbelastung (Puls 200 - Alter oder W_{170}, Rettungseinsatz mit Atemschutz; u. U. Hitzearbeitsplatz, Taucher, Arbeitsaufenthalt in Tropen): Im allgemeinen ausreichend, da hier schon Aussage über Herz-Kreislauf-Leistungsfähigkeit gemacht werden kann. W_{170} bei Probanden bis 39 Jahren, darüber W_{150}. Das bedeutet, daß eine Pulsfrequenz von 170 bzw. 150/Minute annähernd erreicht werden sollte (siehe auch Bewertung, S. 167).
- *Abbruchkriterien:*
  - Blutdruck zu hoch: > 250 mmHg systolisch.
  - Blutdruck nicht weiter ansteigend oder fallend.
  - Schmerzen im Thorax oder Oberkörper.
  - Erschöpfung.

- EKG-Veränderungen (Rhythmusstörungen, Blockbilder, Endstreckenveränderungen).
- *Ruhephase (Erholungsphase):* Nach Belastung ca 1 Minute weiter „leer" treten, dann zur Ruhe kommen lassen. Messung von Puls und Blutdruck alle 2 Minuten. Nach 6 Minuten Ende des Tests.

➤ **Dokumentation:** Am besten graphische Dokumentation von Herzfrequenz und Leistung. Protokollierung von Mitarbeit, Beschwerden und ggf. Abbruchgründen. Bewertung des Ergebnisses (Leistungsdiagramm; Abb. 3).

➤ **Bewertung:**
- Pathologische Befunde über *Erregungsbildung, -leitung, -rückbildung und Frequenzverhalten.*
- Pathologische Befunde über *Blutdruckregulation.*
- Bewertung der *kardiopulmonalen Leistungsfähigkeit* anhand von Referenzwerten:
  - Aus den Leistungstabellen des Anhangs 2: „Leitfaden zur Ergometrie" der BG-Grundsätze.
  - Mittels „rate of work" = „W" (früher auch „physical work capacity" = „PWC"): Ausdruck für die Leistungsfähigkeit bei submaximaler Belastung. W_{170}, W_{150}, W_{130} geben die Leistung am Ergometer bei bestimmter Herzfrequenz (170 bzw. 150 oder 130) an. Die Werte werden durch Intrapolation graphisch bestimmt (Abb. 3). Extrapolation höchstens bis zu einer um 10 höheren Pulszahl möglich. Wird auf das Körpergewicht bezogen.

Tabelle 33 „rate of work": Anhaltswerte in W/kg KG

Geschlecht	W_{170}	W_{150}	W_{130}
männlich	2,80	2,10	1,50
weiblich	2,30	1,80	1,25

Allgemeine Indikationen, Aufgabenstellung

➤ **Leistungsbeurteilung:** Bei Tätigkeiten, die körperliche Hochleistung verlangen. Hierbei werden an die körperliche Leistungsfähigkeit Mindestvoraussetzungen gestellt. Mit der Ergometrie wird jedoch nur die Herz-Kreislauf-Leistungsfähigkeit (daneben auch pulmonale Leistungsfähigkeit) geprüft; es kann nicht in jedem Fall auf die Gesamtleistungsfähigkeit geschlossen werden. Die tatsächliche berufliche Belastung findet unter anderen Umständen statt. Sie dauert im allgemeinen länger, ist höher und umfaßt zusätzlich andere Körperpartien als Bein- und Glutealmuskulatur (z.B. bei Hitzearbeit, Feuerwehreinsatz mit Atemschutz). Neben dem Leistungstest ist die Ergometrie immer auch ein Provokationstest.

➤ **Risikobeurteilung:** Bei Tätigkeiten, die zwar keine starke Belastung des Herz-Kreislauf-Systems verlangen, bei denen es jedoch nicht zu einem plötzlichen Bewußtseinsverlust wegen Störungen im Herz-Kreislauf-System kommen darf (Gefährdung des Probanden oder von Dritten). Dies gilt z.B. für Fahrtätigkeit oder Nachtarbeit. Die Indikation zur Ergometrie liegt im Ermessen des Arztes. Die Ergometrie wird ausschließlich als Provokationstest eingesetzt.

Belastungs-EKG

Watt	1. min RR	f	2. min RR	f	3. min RR	f	4. min RR	f	Abbruch
vor Bel.									
nach Bel.									

5.+6. min n. B.

RR	f

Abbruch des Belastungs-EKG's wegen:

- ☐ Beinbeschwerden
- ☐ Erschöpfung
- ☐ Atemnot
- ☐ Stenokardien
- ☐ Bigeminus
- ☐ systol. Blutdruck über 250
- ☐ ST-Strecken-Senkungen
- ☐ Überleitungsstörungen
- ☐ Reizausbreitungsstörungen
- ☐ polytoper VES
- ☐ VES mit R auf T-Phänomen
- ☐ Couplets, Salven
- ☐ ______________________

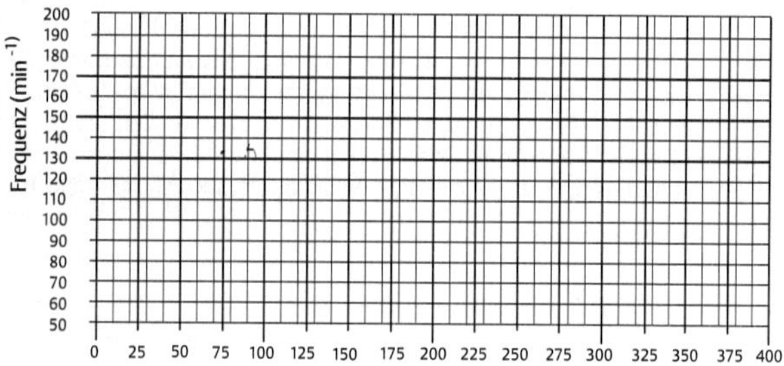

Auswertung:

ausbelastet ☐ ja ☐ nein Körpergewicht ____ kg W ______ ☐ W/kg

	nein	ja	
Rhythmusstörungen	☐	☐	______________
Leitungsstörungen	☐	☐	______________
ST-Streckenveränderungen	☐	☐	______________
T-Veränderungen	☐	☐	______________

Belastungs-EKG Beurteilung:

Belastungs-EKG (im Vergleich zum Ruhe-EKG) ☐ normal ☐ patholog. ______________

Belastungs-Blutdruck ☐ normal ☐ patholog. ______________

Leistungsfähigkeit ☐ normal ☐ vermindert ______________
☐ erhöht ☐ nicht beurteilbar ______________

Bemerkungen, besondere Befunde: ______________

Abb. 3 Dokumentationsblatt für Ergometrieergebnisse und -bewertung.

- **Ausschluß von Schädigungen:** Bei Tätigkeiten, die eine Exposition gegenüber potentiell herz- oder gefäßschädigenden Substanzen beinhalten (z. B. Kohlenmonoxid, Schwefelkohlenstoff, Nitroglyzerin). Es sollen entweder manifeste Schädigungen durch Einwirkung der Noxe festgestellt werden (eher unwahrscheinlich, im allgemeinen nur bei MAK-Wert-Überschreitung möglich) oder Krankheiten/Veränderungen am Herz-Kreislauf-System aufgedeckt werden, die das gesundheitliche Risiko bei Einwirkung der Noxe erhöhen. Ergometrie wird ausschließlich als Provokationstest eingesetzt.

Spezielle Indikationen

- Siehe auch Vorsorgeuntersuchungen, Tab. 22.
- **Leistungsbeurteilung:**
  - *G 26, H 7 (Atemschutz), Gruppen 2 und 3:* Belastung durch Atemschutzgerät, durch Schutzkleidung und schwere, u. U. bis an die Belastungsgrenze gehende Arbeit.
  - *G 30 (Hitzearbeit):* Belastung durch (Strahlungs-)Hitze, Schutzkleidung und Arbeit.
  - *G 31 (Taucher):* Belastung durch schwere Arbeit mit Schutzanzug in Kälte.
  - *G 35 (Auslandsaufenthalt):* Belastung durch (schwere) Arbeit in Hitze (siehe auch Tropenaufenthalt, S. 466).
  - *H 8 (Forstarbeiten), H 9 (Baumarbeiten):* Schwere Arbeit in Schutzanzügen.
  - *Klimabergverordnung:* Belastung durch Hitze und (schwere) Arbeit bei eingeschränkter Möglichkeit zur Hilfeleistung.
- **Risikobeurteilung:**
  - *G 21 (Kältearbeit):* Bei Koronarkranken Risiko von Angina-pectoris-Anfällen, Rhythmusstörungen; Untersuchung in das Ermessen des Arztes gestellt.
  - *G 25 (Fahrtätigkeit):* Risiko des plötzlichen Bewußtseinsverlustes mit hoher Eigengefährdung und Gefährdung Dritter. Untersuchung in das Ermessen des Arztes gestellt (siehe auch FSÜ-Tätigkeiten, S. 454).
  - *G 31 (Überdruck):* Eingeschränkte Möglichkeit von Hilfeleistung (siehe auch Überdruck, S. 382).
  - *G 41, H 8, H 9 (Absturzgefahr):* Risiko des plötzlichen Bewußtseinsverlustes mit hoher Eigengefährdung.
  - *Arbeitszeitgesetz (Nachtarbeit):* Bei bestehenden Herz-Kreislauf-Krankheiten erhöhtes Risiko der Manifestation durch gestörten Tagesrhythmus. Untersuchung in das Ermessen des Arztes gestellt (S. 31).
  - *Seediensttauglichkeitsverordnung, Tauglichkeitsvorschriften bei Eisenbahn, im öffentlichen Personenverkehr, in der Binnenschiffahrt:* Wie G 25 (s. o.).
  - *Strahlenschutzverordnung/Röntgenverordnung:* Risiko bei Notfällen bzw. wegen u. U. eingeschränkter Möglichkeiten der Hilfeleistung bei Strahlenunfällen. Untersuchung in das Ermessen des Arztes gestellt.
- **Ausschluß von Schädigungen:**
  - *G 5 (Nitroglyzerin):* Gefäßerweiternde und blutdrucksenkende Wirkung.
  - *G 6 (Schwefelkohlenstoff):* Gefäßschädigend (Koronargefäße), führt zur Gefäßsklerose.
  - *G 7 (Kohlenmonoxid):* Nur Erstuntersuchung. Tachykardien und Blutdrucksteigerung, pektanginöse Beschwerden bei CO-Hb $>$ 20%. Vergiftungen können bei entsprechenden Vorveränderungen früher auftreten oder auch dauerhafte Schäden am Herzen nach sich ziehen.

- *G 11 (Schwefelwasserstoff):* Rhythmusstörungen, Vorhofflimmern, Endstreckenveränderungen, Hypotonie bei akuter Vergiftung.
- *G 13 (Tetrachlormethan):* Kann Herzrhythmusstörungen hervorrufen.
- *G 14 (Trichlorethen):* Bei akuter Vergiftung Arrhythmien und Kammerflimmern möglich.
- *G 17 (Tetrachlorethen):* Wie Trichlorethen, aber schwächere Wirkung.
- *G 27 (Isocyanate):* Ausschluß von organischen Herzschäden, die zu Lungenstauung führen können.

Kontraindikationen

➤ In der betriebsärztlichen Praxis stellen sich kaum arbeitsunfähige Beschäftigte vor. Probanden mit höhergradigen Herzkrankheiten sind deshalb weniger häufig zu beurteilen. Trotzdem muß vor einer Untersuchung sorgfältig geprüft werden, ob Kontraindikationen zur Untersuchung vorliegen.

➤ Die Stellung einer Kontraindikation ergibt sich auch aus der Erfahrung des Arztes mit ergometrischen Untersuchungen und den Möglichkeiten, in Notfällen wirkungsvoll eingreifen zu können. So werden in einer Klinik die Kontraindikationen weiter gestellt als in einer Praxis oder betriebsärztlichen Ambulanz. Gegebenenfalls Überweisung an kardiologische Praxis.

➤ **Spezielle Kontraindikationen:**
- Ruheblutdruck > 180 mmHg.
- Sinustachykardie unklarer Ursache (Frequenz > 100/Minute).
- Rhythmusstörungen (heterotope supraventrikuläre Reizbildung, Vorhofflimmern, -flattern, Überleitungsstörungen, höhergradige ventrikuläre Rhythmusstörungen).
- Linksschenkelblock.
- Erregungsrückbildungsstörungen, Koronare Herzkrankheit.
- Herzinsuffizienz, Cor pulmonale.
- Herzvitien, Aortenklappenstenose.
- Bei Medikamenteneinnahme (Digitalispräparate, Betablocker, Calciumantagonisten) ist an eine Beeinflussung der Herzreaktionen (Rhythmusanpassung, Überleitungs- und Endstreckenveränderungen) zu denken. Eine Leistungsbeurteilung ist u. U. nicht möglich, so daß sich daraus eine Kontraindikation für die Ergometrie ergibt.

Definition

- Untersuchung des Sehvermögens durch Prüfung verschiedener Sehqualitäten zur Feststellung der Mindestanforderungen für bestimmte Tätigkeiten oder von Veränderungen, wenn das Sehvermögen durch Einwirkung bestimmter Gefahrstoffe gefährdet ist.

Arten der Prüfung

- **Sehschärfe (Ferne):** Prüfung des photopischen Sehens, also der Funktion der Zäpfchen in der fovea centralis für die Ferne (Entfernung mindestens 5 Meter). Vergleich mit Soll-Sehvermögen (1.0 oder 100%). *Fehlerquellen:* Mangelnde Beleuchtung bei Sehtafeln, verschmutzte Testgeräte, Gleitsichtbrille.
- **Sehschärfe (Nähe):** Neben Zäpfchenfunktion Prüfung der Akkommodationsfähigkeit. Sehabstand bei der Arbeit und Sehaufgabe müssen bekannt sein (z. B. 50 oder 60 cm bei Bildschirmarbeit, 30 cm bei Schreibarbeiten). Angaben nach Lesetafeln von Nieden (z. B. Nieden 1 in 40 cm) oder Birkhäuser.
- **Gesichtsfeld (peripher):** Eine exakte Prüfung ist nur mit Perimeter möglich, welches in einer betriebsärztlichen Praxis üblicherweise nicht vorhanden ist. Einfache Prüfung mit Konfrontationsversuch (Parallelversuch): Untersucher und Proband sitzen sich im Abstand von 1 Meter gegenüber und fixieren gegenseitig das ipsilaterale Auge. Mit kontrastreichem Zeichen wird die Gesichtsperipherie abgefahren. Das Gesichtsfeld des Untersuchers ist die Kontrolle. Verlangt Mitarbeit und Konzentration. Förster-Perimeter als einfacher Bogen-Perimeter eingeschränkt geeignet. *Fehlerquellen:* Beleuchtung, mangelnder Kontrast, Zeichen (Umgebung, Ablenkung).
- **Gesichtsfeld (zentral):** Nur gröbere Ausfälle können ohne Perimeter aufgedeckt werden. Einfache Prüfung mit Amsler-Tafeln (modifizert in Sachsenweger-Tafeln). Verlangt vom Probanden Mitarbeit und Konzentration.
- **Lichtsinn:**
  - *Prüfung des Dämmerungssehens (mesopisches Sehen):* Darbietung von Sehzeichen bei geringer Umfeldhelligkeit (0.032 cd/m^2) mit verschiedenen Kontraststufen. Die geringste Kontraststufe, die erkannt wird, ist maßgeblich. *Fehlerquellen:* Mangelnde Adaptation des Probanden.
  - *Prüfung des Lichtsinns mit Blendung:* Wichtig für Fahrtätigkeit bei Dämmerung und Nacht, insbesondere bei älteren Fahrern (ab 45 Jahren) wegen zunehmender Trübung der optischen Medien des Auges. Die Möglichkeit der Prüfung ist in Prüfgeräten im allgemeinen vorhanden, jedoch im G 25 leider nicht zwingend vorgesehen!
- **Stereoskopie:** Prüfung der Fähigkeit der Tiefenwahrnehmung, der sensorischen und motorischen Fusion der auf die Netzhaut projizierten Bilder. Prüfung mit Titmus-Tafeln oder mit entsprechend eingerichteten Sehtestgeräten. Einfache Tests sind in den üblichen für die betriebsärztliche Praxis angebotenen Geräten vorhanden. *Wichtig:* Zuerst Durchführung der Sehschärfeprüfung! Für bestimmte Tätigkeiten wichtige Untersuchung (z. B. Gabelstapler-Fahrer).
- **Phorie:** Prüfung der Augenstellung zur Aufdeckung des latenten Schielens als mögliche Ursache asthenopischer Beschwerden. Durch gleichzeitige Darbietung verschiedener Bilder für jedes Auge entfällt der Korrekturzwang durch Augenmuskeln. Die Phorietestung ist Bestandteil des Angebots von Sehtestgeräten. Festgestellt werden kann Exophorie, Esophorie, Hyper- und Hypophorie, nur bei wenigen Geräten die Zyklophorie.

Optometrie

- **Fusion:** Prüfung der Fähigkeit, beiden Augen getrennt angebotene ähnliche Bilder zentral zum Verschmelzen zu bringen (Binokularsehen). Die Fusionsleistung ist bei nicht ausreichender Nahkorrektur verringert; defizitäre Fusionsleistung in zunehmendem Alter Ursache asthenopischer Beschwerden bei allen Arbeiten im Nahabstand.
- **Farbensehen:** Auffälligkeiten bei Untersuchungen sollten immer Anlaß für fachärztliche Untersuchungen sein!
  - *Prüfung der normalen Farbwahrnehmung:* Als Siebmethode Verwendung von pseudoisochromatischen Tafeln nach Velhagen, Stilling oder Ishihara; sie werden auch in Sehtestgeräten angeboten. Untersuchung bei hellem *Tageslicht* beidäugig (deshalb Tafeln besser als Sehtestgeräte). Störungen des Farbensehens bestehen bei ca. 8% aller Männer (aber nur 0,4% aller Frauen):
    - Deuteroanomalie (Grünschwäche): 50%
    - Deuteroanopie (Grünblindheit): 25%
    - Protanopie (Rotblindheit): 15%
    - Protanomalie (Rotschwäche): 10%
    - Alle anderen Formen der Farbschwäche oder -blindheit sind selten.
  - *Feststellung des Anomalquotienten (AQ):* Die Prüfung mit einem Anomaloskop nach Nagel findet in der betriebsärztlichen Praxis selten statt. Der AQ gibt das veränderte Mischungsverhältnis rot : grün bei einem Probanden im Vergleich zu einem Normalfarbsichtigen an, um gleichen Farbeindruck wie Referenzfarbe hervorzurufen. Wichtig bei G 25. Bei Anforderungsstufe 1: AQ < 0,7 bzw. Anforderungsstufe 2: AQ < 0,5 bestehen gesundheitliche Bedenken.
    - Normaler AQ: 0,7 – 1,4
    - Protanomalie: 0,02 – 0,6
    - Deuteroanomalie: 2,0 – 20,0
- **Direkte Ophthalmoskopie (Augenhintergrundspiegelung):** *Keine* Funktionsprüfung! Mit dem Augenspiegel ohne Pupillenerweiterung ist nur kleines zentrales Gebiet perifoveal sichtbar. Die Gabe eines Mydriaticums ist bei der Vorsorgeuntersuchung i.a. nicht möglich (Nebeneffekte).

Voraussetzungen, Geräte

- **Zugrundeliegende Norm für Sehtestung:** DIN 58 220. Sie gibt genaue Hinweise über Testbedingungen und -durchführung.
- **Tafeln:** Auflicht- oder Durchlichttafeln. Es ist auf ausreichenden Kontrast, Umfeldhelligkeit und auf richtigen (gemessenen!) Sehabstand zu achten, insbesondere bei Visusprüfungen.
- **Optotypen:** Landold-Ringe oder E-Haken sind wegen ihrer Gleichartigkeit besser als Zahlen oder Buchstaben geeignet (Erkennen durch Ergänzen, daher meist bessere Visuswerte).
- **Testgeräte** sollten regelmäßig gewartet und gesäubert werden. Alterung und damit Schwächung der Beleuchtung ist zu beachten. Die Mitbeschaffung eines höhenverstellbaren Tisches bei der Anschaffung eines Sehtestgerätes ist sehr zu empfehlen. Eine bequeme und richtige Haltung des Probanden ist wichtig, da falsche Einblickwinkel ins Gerät zu Erkennungsfehlern führen. Häufig benutzte Testgeräte:

- *Testung von Visus (fern/nah), Stereosehen, Fusion, Phorie, Farbensehen:*
  - Essilor: Visiotest
  - Oculus: Binoptometer
  - Rodenstock: Sehtestgerät R22
  - Titmus: Vision Tester II
- *Testung des Lichtsinns (Dämmerungssehen):*
  - Oculus: Mesometer
  - Rodenstock: Nyktometer
- *Testung des Gesichtsfeldes:*
  - Essilor: Campitest, Aufsatz zu Visiotest
  - Oculus: Förster-Perimeter
  - Titmus: Vision Tester II (eingeschränkt)

Untersuchung

➤ **Vorbereitung:**
- Der Proband sollte seine Brillen (Kontaktlinsen) mitbringen, die er gegenwärtig am Arbeitsplatz verwendet. Eventuell Schutzbrille berücksichtigen!
- Aufklärung des Patienten: Notwendigkeit, Ziel und Ablauf der Untersuchung werden mit dem Patienten besprochen.

➤ **Durchführung:**
- Der Proband muß sich an die unterschiedlichen Umfeldhelligkeiten in den verschiedenen Tests adaptieren können. Beim Wechsel von Visus- zur Lichtsinnprüfung ist dies besonders wichtig.
- Bei Verwendung von Tafeln ist auf genaue Sehabstände, auf ausreichende Helligkeit und, bei Prüfung des Farbsehens, auf Tageslicht oder tageslichtähnliche Beleuchtung zu achten.
- Geduld und freundlicher Umgang mit dem Probanden sind wichtige Tugenden, es besteht eine Prüfungssituation! Sollten Schwierigkeiten bei Benutzung der Testgeräte bestehen, auf Tafeln ausweichen.

➤ **Bewertung, Nachbereitung:**
- Ergebnisse mit dem Probanden besprechen, insbesondere wenn Vorbefunde vorliegen. Gelegenheit für ärztliche Beratung oder Empfehlungen zum Arbeitsplatz.
- Bei unklaren Befunden oder Normabweichungen Empfehlungen zur weiteren fachärztlichen Diagnostik oder Behandlung geben. Eine endgültige Beurteilung ist in solchen Fällen erst nach fachärztlicher Stellungnahme möglich, daher Wiedereinbestellung innerhalb kurzer Frist.

Indikationen (Untersuchungsstandards)

➤ **Ohne Untersuchungsstandard:** Tätigkeiten, die erhöhte Anforderungen an das Sehen bzw. besondere Sehfunktionen stellen: Prüfung und Qualitätskontrolle, Such- und Sortierarbeiten, Farbkontrolle, Farbendifferenzierung, Mikroskopieren. Untersuchungsumfang ist Ermessensfrage des Arztes.

➤ **G 6 (Schwefelkohlenstoff):** Augenhintergrundspiegelungen bei Nachuntersuchungen sind wegen der atherogenen Wirkung von Schwefelkohlenstoff erforderlich. Untersuchung im jährlichen Abstand!

➤ **G 10 (Methanol):** Visus und Prüfung des Farbensehens, bei Störungen fachärztliche Untersuchung; Augenhintergrundspiegelung. Visuseinschränkungen oder Farbsinnstörungen müssen nicht zu gesundheitlichen Bedenken führen, sollten aber Anlaß für vorzeitige Nachuntersuchungen sein. Veränderungen des Augenhintergrundes sind immer Anlaß für weitergehende fachärztliche Untersuchungen.

- **G 14 (Trichlorethen):** Trichlorethen kann in hohen Dosen zu Sehnerv-Schädigungen führen (retrobulbäre Neuritis bis zur Erblindung). Deshalb Sehtest und Gesichtsfeldprüfung; Augenhintergrund (temporäre Abblassung).
- **G 25 (Fahr-, Steuer- und Überwachungstätigkeiten, FSÜ):** Optometrie wichtigste Untersuchung. Abhängig von Tätigkeit werden verschiedene Sehqualitäten (Fern-, Nahvisus, Farbensehen, Raumsehen, Gesichtsfeld, Lichtsehen) geprüft. Beurteilungskriterien sind im G 25 detailliert angegeben (siehe auch FSÜ-Tätigkeiten, S. 453).
- **G 26, H 7 (Atemschutz):** Visusprüfung für Gruppen 2 und 3 bei Einsatz im Rettungswesen. Sonst Ermessensfrage; abhängig von Einsatz und Gerät. Beurteilungskriterien angegeben.
- **G 31 (Überdruck):** Nur bei Tauchern Visusprüfung (ohne Glas!) erforderlich, sonst Ermessensfrage des Arztes.
- **G 37 (Bildschirmarbeit):** Fern- und Nahvisus (in Arbeitsentfernung), Raumsehen, Schielneigung, Farbensehen, zentrales Gesichtsfeld. Kriterien und Geräte sind in G 37 angegeben. Bei Unterschreitung der Mindestnormen Ergänzungsuntersuchung *durch ermächtigten(!) Augenarzt* erforderlich (siehe auch Bildschirmarbeit, S. 449).
- **G 41, H 8, H 9 (Absturzgefahr):** Fernvisus und orientierende Prüfung des peripheren Gesichtfeldes erforderlich. Beurteilungskriterien angegeben.
- **Gesundheitsbergverordnung:** Nach Anlage 3 „Visusbestimmung"; Umfang und Kriterien der Untersuchung müssen in einem vom Unternehmer zu erstellenden Plan (schriftlich) festgehalten werden.
- **Klimabergverordnung:** Untersuchung der Augen bezüglich Glaukomverdacht (Gesichtsfeldprüfung).
- **Seediensttauglichkeitsverordnung:** Im §4 genaue Angaben über Untersuchung und Beurteilungskriterien (Fern-, Nahvisus, Farbsehen, Lichtsinn, Gesichtsfeld).
- **Strahlenschutz-, Röntgenverordnung:** Untersuchung entsprechend den Erfordernissen. Maßgeblich sind Sehaufgabe und Gefährdung des Auges. Ermessensfrage des Arztes.

Tabelle 34 Übersicht BG-Grundsätze

BG-Grundsatz	Gefährdung/Tätigkeit	Visus fern	Visus nah	Farbensehen	Lichtsinn	Raumsehen	Gesichtsfeld
G 10	Methanol	E/N		E/N			
G 14	Trichlorethen	(E)				(E)	
G 25	Fahr-, Steuer- und Überwachungstätigkeiten	E/N	(E/N)	(E/N)	(E/N)	E/N	(E/N)
G 26, H 7*	Atemschutz	(E/N)					
G 31	Überdruck	e/n					
G 37	Bildschirmarbeitsplatz	E/N	E/N	E/N		E/N	E/N
G 41, H 8*, H 9*	Absturzgefahr	E/N					E/N

E = Erstuntersuchung
N = Nachuntersuchung
() = Untersuchung in bestimmten Fällen
e/n = In Erst- oder Nachuntersuchungen erforderliche Tests bei Auffälligkeiten
* H = Hinweise zu arbeitsmedizinischen Vorsorgeuntersuchungen der LBG (Entwurf).

Audiometrie

Definition

➤ Prüfung des Hörvermögens mit Anwendung verschiedener Methoden zur Feststellung der Hörschärfe bzw. zur quantitativen Erfassung des Hörverlustes und zur Feststellung des Orts der Schädigung.

Voraussetzungen, Geräte

➤ **Koffer-Tonaudiometer** (DIN 45620): Für „ambulante" Audiometrie in Betrieben. Schallisolierende Kapseln und niedriger Außenschallpegel im Untersuchungsraum notwendig. Klasse-4-Geräte reichen für Screening (G-20 I) aus.

➤ **Stationärer Tonaudiometer:** Mit Schallschutzkabine für Ambulanz. Ruhiger Raum ohne Verkehrslärm, Laufgeräusche, Vibrationen. Ausreichende, aber leise Lüftung (Klaustrophobie bei stickiger Luft). Klasse-3-Geräte mit überschwelligen Tests (G-20 I und II).

➤ **Sprachaudiometer** (DIN 45624): Über Kopfhörer oder in Sprachprüfraum (DIN 45625) mit Lautsprechern (für G 20 III).

➤ **Wartung:** Jährliche Wartung erforderlich (DIN ISO 6184). Wartungsvertrag abschließen. Tongenerator und Kopfhörer nach jedem Hinunterfallen überprüfen.

Feststellung des Hörvermögens

➤ **Weber-Test:** Prüfung des Innenohrs mittels Knochenleitung. Angestoßene Stimmgabel wird auf Kopfmitte gesetzt. Ton wird auf besser hörendes Ohr lateralisiert.

➤ **Hörprüfung:** Bestimmung des Abstands, bei der Proband Worte noch versteht bzw. Feststellung, ob Proband bei bestimmten Mindestabständen Worte noch versteht. Durchführung mit Umgangs- und Flüstersprache. *Fehlerquellen:* Sprechweise des Prüfers, Raumgegebenheiten (Ausdehnung, Halligkeit), Testworte, Intelligenz des Probanden.

➤ **Tonschwellenaudiometrie:** Prüfung der *Luftleitung* und *Knochenleitung* (über Mastoid) zur Abgrenzung von einer Mittelohrkomponente bei Schwerhörigkeit (Schalleitungsstörung). Durchführung über Kopfhörer in schallgedämpfter Kabine oder mit schalldämpfenden Kopfhörern in ruhigem Raum. Feststellung der Hörschwelle bei Tönen verschiedener Frequenzen (0,25, 0,5, 1, 2, 4, 6, 8 kHz) durch Zeichen des Probanden, daher gute Mitarbeit erforderlich.

➤ **Sprachaudiometrie:** Prüfung des Wortverstehens („soziales Gehör"). Voraussetzung sind gute Deutschkenntnisse!
- *Verständlichkeit von Worten:* Prüfung unter Verwendung von 2stelligen Zahlworten. Die Sprachlautstärke, bei der 50% der Zahlen verstanden werden, wird notiert.
- *Wortunterscheidungsvermögen:* Prüfung durch 1silbige Worte (jeweils 20 speziell ausgewählte Worte). Feststellung des Prozentsatzes der verstandenen Worte bei 60, 80, 100 dB. Gute Mitarbeit erforderlich.

➤ **Überschwellige Tests:** Gehörprüfungen zur groben Lokalisation eines Hörschadens: kochleär oder retrokochleär (z. B. bei Akustikusneurinom).
- SISI-Test *(short increment sensitivity test):* 20 dB über der Hörschwelle bei Frequenz mit größtem Hörverlust kurzzeitige Verstärkung des angebotenen Dauertons um 1 dB. Bei Schädigung der Haarzellen Wahrnehmung der Differenz (Rekruitment, siehe Lärm, gesundheitliche Auswirkungen, S. 299). Bei Normalhörigen bzw. bei anderen Formen der Schwerhörigkeit keine Wahrnehmung der Differenz. Positiv, wenn > 60% erkannt wurden.

- *Lüscher-Test:* Ähnliches Verfahren: 30 dB oberhalb der Hörschwelle Anhebung eines Dauertons um steigende, dann fallende Beträge. Bei Haarzellschädigung Wahrnehmung von Unterschieden von weniger als 1 dB, bei retrokochleärer Schwerhörigkeit keine Wahrnehmung.

➤ **Weitere Tests bei Schallempfindungsstörung:**
- *Geräuschaudiometrie (nach Langenbeck):* Geeignet bei Hochtonschwerhörigkeit mit ungefähr symmetrischer Schädigung beider Ohren.
- *Fowler-Test:* Vergleich der subjektiven Lautempfindung für Lautstärken auf dem schlechter und besser hörenden Ohr bei einseitiger Schwerhörigkeit. 2-Kanal-Audiometer erforderlich.

Ausführung

➤ **Vorbereitung:**
- Lärmpause: Mindestens 14 Stunden ohne Aufenthalt im Lärmbereich, daher Durchführung der Untersuchung vor Beginn der Tagesarbeit.
- Anamnese, Inspektion, Otoskopie vor Beginn der Audiometrie (G 20-II). Fragen nach Gehörschutz.
- Genaue Erklärung der Untersuchung und ihres Ablaufs, besonders bei Erstuntersuchung.
- Richtiges Aufsetzen der Kopfhörer beachten, bei Prüfung der Knochenleitung zuerst die tonempfindlichste Stelle suchen.

➤ **Durchführung:**
- Auf äußere Lärmquellen achten, besonders wenn die Untersuchung außerhalb der Ambulanz durchgeführt wird.
- Einfühlsame Vornahme der Audiometrie. Anpassung an Reaktionsgeschwindigkeit des Probanden. Die Konzentration des Probanden läßt besonders bei längeren Hörprüfungen oft nach, daher Zeit lassen!
- Die ersten Prüfwerte sollten nicht dokumentiert, sondern wiederholt werden (Lerneffekt).
- Vertäubung bei asymmetrischen Hörverlusten (Unterschiede > 10 dB) erforderlich (Über-hören).

➤ **Bewertung, Nachbereitung:**
- Plausibilitätsprüfung nach der Untersuchung, besonders wenn frühere Ergebnisse vorliegen. Fehler können am Gerät, beim Untersucher, an fehlerhaftem Anzeigen des Probanden liegen.
- Besprechung des Ergebnisses mit dem Probanden. Anhand des Ergebnisses läßt sich der Proband zum Tragen von Gehörschutz motivieren.
- Saubere Dokumentation der Ergebnisse mit Datum und Namen.

Ursachen der Innenohrschwerhörigkeit

➤ **Lärmschwerhörigkeit:** Ursache beruflich oder außerberuflich; meist symmetrisch; Hochtonschwerhörigkeit; SISI positiv; traumatische Schwerhörigkeit (siehe Lärm, gesundheitliche Auswirkung, S. 299).

➤ **Presbyakusis:** Kochleär, Hochtonschwerhörigkeit, SISI meist negativ.

➤ Otosklerose.

➤ Degenerative Veränderungen.

➤ **Entzündliche Veränderungen:** Zoster oticus, Parotitis epidemica, Grippeviren. Häufig auch Labyrinth betroffen.

- **Tumoren:**
  - *Cholesteatom:* Schalleitungs-, bisweilen kombiniert mit Schallempfindungsschwerhörigkeit.
  - *Akustikusneurinom:* Retrokochleär, pathologisches Sprachaudiogramm, häufig dazu andere Symptome.
- **Medikamentös:** Chinin, Salicylate (weitgehend reversibel), Aminoglycoside (häufig auch nach Absetzen progredient), Furosemid, Etacrynsäure (reversibel).
- **Toxisch:** Arsenverbindungen, Quecksilber- und Bleisalze, organ. Phosphatverbindungen, Schwefelkohlenstoff, Tetrachlorkohlenstoff, Kohlenmonoxid, Tetrachlorethen, Benzol, Nitrobenzol, Anilin (alle selten).
- Caisson-Krankheit.
- **„Endogen“:** Hörsturz, Morbus Ménière.

Indikationen

- **G 20, H 1 (Lärm):** Bei Beurteilungspegeln (siehe Lärm, schalltechnische Begriffe, S. 155) > 85 dB (A) liegt eine Gefährdung des Gehörs vor.
- **Einstellungsuntersuchung:** Sinnvoll bei Einstellung, auch ohne daß in einem ausgesprochenen Lärmbereich gearbeitet wird, aber z. B. Signal-, Warnsignalerkennung oder Verständigung bei Hintergrundgeräusch erforderlich ist. Grund: Außerberufliche Belastung (Musikinstrument, Walkman, Diskothekenbesuche, Schützenverein).
- **G 14 (Trichlorethen):** Audiogramm erwünscht. Bei chronischer Einwirkung Schädigung der Hörnerven mit Hörverlust im oberen Frequenzbereich beschrieben.

Tabelle 35 Übersicht BG-Grundsätze

Untersuchungsstandard/ BG-Grundsatz	Gefährdung/ Tätigkeit	Hörprüfung (Audiometrie)			
		HV	Reinton	SISI	Sprach
G 14	Trichlorethen		E/N		
G 20, H 1*	Lärm		E/N	e/n	e/n
G 25	Fahr-, Steuer-, Überwachungstätigkeit	E/(N)			
G 26, H 7*	Atemschutz	(E/N)			
G 31	Überdruck	E/N			
G 41, H 8*, H 9*	Absturzgefahr	E/N			

HV = Hörvermögen
E = Erstuntersuchung
N = Nachuntersuchung
() = Untersuchung in bestimmten Fällen
e/n = In Erst- oder Nachuntersuchung erforderliche Tests bei auffälligen Ergebnissen
* H = Hinweise zu arbeitsmedizinischen Vorsorgeuntersuchungen der LBG

- **G 25 (Fahr-, Steuer- und Überwachungstätigkeit):** Prüfung des Hörvermögens. Flüstersprache (5 Meter) bei Überwachungstätigkeiten mit hohen Anforderungen, Umgangssprache (5 Meter) bei anderen Tätigkeiten. Meistens bei Erstuntersuchung zu prüfen. Ausnahme: Führen von LKWs oder Schienenfahrzeugen, Personentransport, Überwachungstätigkeiten (höhere Anforderungen).
- **G 26, H 7 (Atemschutz):** Prüfung des Hörvermögens, soweit Einsatz im Rettungsdienst (bei allen Atemschutzgeräte-Gruppen; Umgangsprache 5 Meter auf jedem Ohr). Gesundheitliche Bedenken, wenn Umgangsprache nicht verstanden wird. Lärmschwerhörigkeit, soweit sie das Verstehen von Warnsignalen verhindert, führt zu gesundheitlichen Bedenken gegen eine Beschäftigung.
- **G 31 (Überdruck):** Prüfung des Hörvermögens (Umgangsprache 5 Meter). Gesundheitliche Bedenken, wenn Umgangssprache nicht verstanden wird.
- **G 41, H 8, H 9 (Absturzgefahr):** Prüfung des Hörvermögens (Umgangssprache 5 Meter). Gesundheitliche Bedenken, wenn Umgangssprache nicht verstanden wird.

Geruchsprüfung

Definition

➤ Siebtest zur Prüfung der Fähigkeit, verschiedene Geruchsqualitäten zu erkennen und zu beschreiben. Einfacher Test zur qualitativen Erfassung des Riechvermögens bzw. von Riechstörungen. Muß gegebenenfalls durch objektive Olfaktometrie (evoked response olfactometry [ERO] = Messung von Hirnströmen bei Geruchsexposition) beim Fachgutachter ergänzt werden.

Voraussetzung

➤ **Vorsorgeuntersuchung:** Ein qualitativer Test ist ausreichend:
- *Zubehör:* Erforderlich sind Weithalsflaschen mit eingeschliffenem Glasstopfen. Kennzeichnung mit Nummern oder Buchstaben. Geruchsproben vor Riechprüfung selbst testen.
- *Probenzusammenstellung (Probensatz) für normalen Siebtest:* Testung der Funktion des N. olfactorius (II), des N. trigeminus (V, sensorische Anteile) des N. facialis (VII, chorda tympani) und des N. glossopharyngeus (IX, Geschmacksqualitäten). Einige Stoffe führen zu Rezeptorreizungen eines Nerven, andere zur Reizung zweier Nerven (Tab. 36).
- *Probenzusammenstellung (Probensatz) für spezielle Zwecke* (z. B. Erkennen bestimmter Stoffe bei Begasungen): Zu speziellen Zwecken werden Riechproben anderer Zusammensetzung vorgeschlagen (siehe Empfehlungen des Bundesarbeitsministeriums [BMA] zur Durchführung von Eignungsuntersuchungen von Befähigungsscheinbewerbern für Begasungen gemäß Anhang V Nr. 5.2[2], Ziffer 2 GefStoffV vom 6. Oktober 1995 [Bundesarbeitsblatt Nr.12/1995 und Nr.4/1996]). Ein Vorschlag zur Herstellung des Probensatzes findet sich hier ebenfalls (Abb. 4).

Tabelle 36 Olfaktometrie: Probenzusammenstellung für normalen Siebtest

Geruchsstoff	N. olfactorius (II)	N. trigeminus (V)	N. facialis (VII) N. glossopharyngeus (IX)
Kaffee	+		
Vanille	+		
Zimt	+		
Menthol	+	+	
Formaldehyd	+	+	
Essigsäure	+	+	
Ammoniak		+	
Chloroform	+		+

	Geruchsäquivalent zu					Rezeptoren		
	Blausäure	Brommethan	Ethylenoxid	Formaldehyd	Phosphorwasserstoff	N. olfactorius	N. trigeminus	N. glossopharyngens/facialis
1. Vanillin						()		
2. Essigsäure				+		()	()	
3. Zimt						()		
4. Hämoglobin-Reagenz	+							
5. Calciumkarbid					+	()		
6. Chloroform/Methylchlorid		+	+					()
7. Leerprobe (Wasser)								

Abb. 4 Probensatz zur Durchführung von Eignungsuntersuchungen von Befähigungsscheinbewerbern für Begasungen (Empfehlung des Bundesarbeitsministeriums). ( ) = Bevorzugt reagierender Nerv.

Ausführung

- **Anamneseerhebung:**
  - *Tätigkeiten mit Exposition zu bestimmten Dämpfen, Gasen und Stäuben:* z. B. Ammoniak, Blei, Cadmium, Chrom-VI-Verbindungen, Kohlenmonoxid, organischen Lösemitteln, Nickel, Quecksilber, Schwefeldioxid, Schwefelkohlenstoff, Schwefelwasserstoff, Selenwasserstoff, Stickoxiden, Stäuben allgemein.
  - *Rauchen:* Zahl der Zigaretten, Dauer des Rauchkonsums.
  - *Subjektive Geruchswahrnehmung* (Anosmie, Hyperosmie, Parosmie): schlechtes oder gutes Riechvermögen, berichtete Aussagen Dritter (riechst Du das nicht mehr?), Veränderungen, die der Proband selbst festgestellt hat.
  - *Krankheiten der Nasenschleimhäute:* Rhinitis, Sinusitis, Nasenbluten, Ausfluß, Operationen im Nasenbereich.
- **Vorbereitung:**
  - Raum ohne Zugluft, ohne Fremdgerüche.
  - *Anteriore Rhinoskopie:* Spekulum in jedes Nasenloch einführen und Schleimhaut nach Rötung, Schwellung, Sekret, Borkenbildung, Erosionen und Perforationen beurteilen.
- **Testung:** Dem Probanden wird jeweils die Flasche ohne Stopfen gereicht. Er schnüffelt an der Flaschenöffnung, die 5 – 10 cm von der Nase entfernt ist, die Flasche wird dabei leicht drehend bewegt. Die Beurteilung wird von dem Probanden auf einem Testbogen eingetragen. Zwischen den einzelnen Riechproben Pausen einlegen, in denen der Proband wenige Atemzüge ohne Riechprobe macht.
- **Dokumentation:** Dokumentationsvorschlag entsprechend der Empfehlung des BMA bei Begasungen (siehe Dokumentationsblatt Geruchssensorik, Abb. 5).

Geruchsprüfung

- **Bewertung:**
  - Bei Veränderungen der Nasenschleimhaut, insbesondere bei Entzündungen, besteht unter Umständen Anosmie. Der Test muß nach Abheilung wiederholt werden.
  - Geruchsstörungen durch inhalierte Stoffe (s. Anamnese) können reversibel oder, bei chronischer Einwirkung, irreversibel sein. Schnelle Adaptation z. B. bei Schwefelwasserstoff, Perchlorethen; hier tritt das Geruchsvermögen nach kurzer Zeit wieder auf. Durch chronische Schleimhautentzündungen, z. B. bei Einwirkung von Chrom-VI-Verbindungen oder durch langdauernde Einwirkung von Lösemitteln (neurotoxische Wirkung) sind irreversible Schädigung beschrieben.

Riechstörungen

- **Ursachen für Riechstörungen:**
  - *Intranasal:*
    - Entzündungen der Nase und der Nebenhöhlen.
    - Verlegung der Nasenatmung z. B. bei Septumdeviation, Tumoren, Polyposis.
    - Atrophische Rhinitis (Ozäna).
    - Inhalationsgifte (s. o. Anamnese).
  - *Zentral:*
    - Nervenläsionen (Trauma).
    - Infektionen.
    - Tumoren.
    - Arteriosklerose der Hirnarterien.
  - *Sonstige Ursachen:* Diabetes mellitus; perniziöse Anämie, angeborene oder psychisch bedingte Störungen.
- **Einteilung von Veränderungen der Nasenschleimhaut (gemäß G 15):**
  A: Rötung, Schwellung, vermehrte Sekretion.
  B: Ulzeration, Blutung, Krusten, Borken.
  C: Septumperforation:
  C_1 Stecknadelkopfgröße.
  C_2 Linsengröße.
  C_3 Größerer Septumdefekt.
- Bei Feststellung von Veränderungen ist Abklärung bzw. Behandlung durch einen HNO-Facharzt geboten. Man sollte sich jedoch über den weiteren Fortgang unterrichten lassen.

Allgemeine Indikation

- Umgang mit Schadstoffen (Anamnese, s. o.), wenn über Störung des Geruchsvermögens geklagt wird. Dabei ist auch zu prüfen, ob das Geruchsvermögen als Warnhinweis am Arbeitsplatz erforderlich ist, um Eigengefährdung zu erkennen.

Spezielle Indikation

- Bei keinem Grundsatz ist eine genaue Vorgehensweise beschrieben. In den Beurteilungskriterien wird das Geruchsvermögen jedoch angesprochen.
- **G 11 (Schwefelwasserstoff):** Riechvermögen als Eignungsvoraussetzung erforderlich (Warnhinweis).

Geruchssensorik

Name ____________________ Vorname ____________________

☐ männlich ☐ weiblich Geb.-Datum |__|__|__|

☐ Nichtraucher ☐ Exraucher seit ________ Jahren

☐ Raucher ☐ Zigaretten pro Tag ________

Anteriore Rhinoskopie

(0/+/++/+++)	rechts	links
Rötung		
Schwellung		
vermehrtes Sekret		

Geruchswahrnehmung

	Proben (Flaschennummer)						
	1	2	3	4	5	6	7
Wahrnehmung (ja/nein)							
ätherisch							
aromatisch							
bittermandelartig							
blumig							
brenzlig							
chemisc h							
chlorig							
duftig							
faulig							
fruchtig							
knoblauchartig							
minzig							
modrig							
muffig							
sauer							
scharf							
schwer							
süß							
stechend							
würzig							

Geruch erkannt als: 1. ____________________

2. ____________________ 3. ____________________

4. ____________________ 5. ____________________

6. ____________________ 7. ____________________

Datum: Arzt:

Abb. 5 Dokumentationsblatt für anteriore Rhinoskopie und Riechtest.

Geruchsprüfung

- **G 14 (Trichlorethen):** Bei Nachuntersuchung in der Anamnese, bei unklaren Fällen Geruchstest. Trichlorethen kann bei langdauernder Einwirkung Geruchsstörungen hervorrufen.
- **G 17 (Perchlorethen):** Bei Nachuntersuchungen in der Anamnese. Perchlorethen kann bei langdauernder Einwirkung Geruchsstörungen hervorrufen.
- **G 41 (Absturzgefahr):** In Anamnese erfragen, gegebenenfalls sollte auch getestet werden, bevor eine fachärztliche Untersuchung erwogen wird. Hinweis auf neurologische Störungen, die auch für das Gleichgewichtsorgan Bedeutung haben könnten.
- **Begasungen gemäß Anhang V GefStoffV:** S.o. Voraussetzungen. Ausreichendes Riechvermögen für Begasungsstoff zur Gefahrenerkennung erforderlich (Befähigungsuntersuchung). Keine Eignung bei Anosmie (gilt für die TRGS 512, 513, 522).

Grundlagen

- **Definition:** Untersuchung der Mundhöhle auf Veränderungen, Besonderheiten oder Krankheiten an den Schleimhäuten. Erhebung eines Zahnstatus, d.h. Untersuchung auf Veränderungen, Fehlen von oder Schäden an Zähnen.
- **Ziele der Untersuchung:** Die Untersuchung kann nicht die Ausführlichkeit und die diagnostische Tiefe einer zahnärztlichen Untersuchung erreichen. An diese Untersuchung können deshalb nur eingeschränkte Anforderungen gestellt werden. Wesentlich ist es, die für eine spezielle Belastung typischen Veränderungen zu erkennen und zu dokumentieren oder festzustellen, ob Schäden bestehen, die ein besonderes gesundheitliches Risiko für eine bestimmte Tätigkeit bedeuten. Sind Veränderungen oder Schäden festgestellt worden, sollte der Proband zu seinem Zahnarzt geschickt werden (mit Bitte um Befund und Diagnose).
- **Voraussetzungen:**
  - *Beleuchtung:* Mit kleiner Handleuchte (Stiftleuchte) oder anderer einstellbarer und gut fokussierender Leuchte.
  - *Mundspiegel:* Plan oder leicht vergrößernd. Der Spiegel sollte zur Untersuchung angewärmt werden, damit er nicht beschlägt.
  - *Zahnsonde:* Zur Erkundung von Veränderungen an den Zähnen.
  - *Watterollen:* Zum Trockenlegen der Zähne.
  - Sicherstellung der Sterilisation der Instrumente (Autoklavierung).

Ausführung

- **Anamnese:**
  - *Schmerzen* (wann, wo) und *Zahnbehandlungen* (wann).
  - *Zahn- und Mundpflege:* Häufigkeit und die dazu verwendeten Instrumente, wie Bürste, elektrische Bürste, Zahndusche, Zahnseide, Interdentalbürstchen.
  - *Befunde:* Zahnfleischbluten (Anlässe des Auftretens), subjektiv bemerkte Veränderungen an der Mundschleimhaut (Blutungen, Schmerzen, Rauhigkeiten, Rötungen, Schwellungen, Zahnfleischtaschen).
- **Plaquediagnose (Zahnbeläge):** Plaquebildung ist Folge mangelnder Mundhygiene. Das Ausmaß der Plaquebildung sollte nur an trockenen Zähnen beurteilt werden. Deshalb werden die Zähne zuerst mit Watterollen getrocknet. Die Beurteilung erfolgt bei ausreichender Beleuchtung visuell und mit Sonde. Diagnose auch durch Färbetabletten (dient auch der Motivation des Probanden). Auch Verfärbungen der Zahnhälse sollten beachtet werden. Mit einer Sonde lassen sich Beläge abkratzen bzw. abreiben. Bewertung gemäß Plaqueindex nach Silness und Löe (1964) (Tab. 37).
- **Zahnverfärbungen:** Bei Glasbläsern, durch Cadmium (gelb).
- **Zahnabrasionen:**
  - *Quarzstäube:* Berufskrankheit (Nr. 2111 nach BeKV). An Arbeitsplätzen in Granit-Steinbrüchen, im Bergbau oder bei der Steinbearbeitung gelangen Quarzstaubpartikel in die Mundhöhle und sorgen bei Kaubewegungen für einen verstärkten Abrieb an Kauflächen.
  - *Lokale Abrasionen:* Bei Dachdeckern, Zimmerleuten, Raumausstattern, Friseuren u.a.. Mechanisch bedingt durch Halten von Nägeln, Nadeln etc. zwischen den Zähnen.
- **Kariesdiagnose (Zahnfäule):** Bei starker Plaquebildung sollte die Diagnostik nach Plaqueentfernung beim Zahnarzt erfolgen.

Zähne und Mundhöhle

Tabelle 37 Plaqueindex nach Silness und Löe (1 964)

Grad	Befund
Grad 0	Zahnflächen plaquefrei
Grad 1	dünner Belag, kaum sichtbar, aber mit Sonde entfernbar
Grad 2	Beläge im Gingivasulkus gut sichtbar, reichen zum Teil in den Interdentalbereich hinein
Grad 3	dichte, gut sichtbare Beläge über großen Teilen der Zahnoberfläche, der Interdentalraum ist mit Belägen völlig ausgefüllt

  - *Karies im Anfangsstadium:* Matte oder kreidig verfärbte Zone an der Zahnfläche, beim Sondieren rauh. In Fissuren dunkel verfärbt. Vorsicht vor zu hohem Sondierungsdruck (Einbruchsgefahr)!
  - *Approximalkaries* (an den einander zugewendeten Flächen der Zähne): Im Anfangsstadium mit den hier zur Verfügung stehenden Mitteln nicht erkennbar.
  - Insbesondere die Ränder von Füllungen sind zu beachten.
- **Parodontalstatus:** Erkennen von parodontalen Veränderungen:
  - *Blutungen* beim Sondieren, *Zahnsteinbildung*, *Taschenbildung*, *Zahnlockerung*. Das Sondieren der Taschen sollte man dem Zahnarzt überlassen.
  - *Rezessionen* (entzündungsfreier Schwund von parodontalem Stützgewebe mit Freilegung der Wurzeloberfläche), verstärkt durch unsachgemäße Zahnpflege.
- **Zahnärztliche Eingriffe:** Feststellung (und ggf. Dokumentation) von Füllungen, Kronen, Brücken, Fehlen von Zähnen, Zahnprothesen.
- **Mundhöhle:**
  - Beachtung von *Veränderungen der Schleimhaut:* Ulzerationen, Aphthen, Leukoplakien, Blutungen, Lichenifizierung, Schwellungen (Derbheit, Verschieblichkeit, Schmerzhaftigkeit).
  - *Verfärbungen:* Durch Ablagerungen (Glasbläser), Metallstäube (Bronze, Kupfer, Messing, Zink), als Zeichen chronischer Vergiftung (Schwermetalle bei mangelnder Mundhygiene).
  - Insbesondere die Gingiva sollte inspiziert werden.
  - *Veränderungen an der Zunge:* Beweglichkeit, Oberflächenbeschaffenheit, Muskelatrophien beachten.

Dokumentation

- Am einfachsten ist die Eintragung in ein auch von Zahnärzten verwendetes Schema. Die Eintragungen sollten allerdings in stark vereinfachter Form erfolgen. Die Dokumentation ist jedoch wichtig, um bei Nachuntersuchungen Veränderungen feststellen zu können. Beispiel siehe Abb. 7.
- **Dokumentationsschema nach Keiser-Nielsen** (Abb. 6): Nur bleibende Zähne (1, 2, 3 Schneidezähne; 4 Eckzahn; 5, 6 Prämolaren; 7, 8 Molaren).

OK re															OK li
18	17	16	15	14	13	12	11	21	22	23	24	25	26	27	28
48	47	46	45	44	43	42	41	31	32	33	43	35	36	37	28
UK li															UK re

Abb. 6 Quadrantenziffern (Dokumentationsschema nach Keiser-Nielsen).

Allgemeine Indikation

- Im Rahmen von Vorsorgeuntersuchungen als Bestandteil der physischen Untersuchung. Hierbei wird jedoch im allgemeinen kein Zahnstatus im obigen Sinne erhoben, sondern eine grobe allgemeine Bewertung vorgenommen.

Spezielle Indikationen

- **G 2 (Blei, Pb):** Ein Bleisaum am Zahnfleischrand ist ein so seltenes und unsicheres Zeichen, daß er im Grundsatz keine Erwähnung mehr findet. Trotzdem ist darauf zu achten.
- **G 9 (Quecksilber, Hg):** Untersuchungen des Gebißzustands bei Erstuntersuchung. Gegebenenfalls sanieren lassen. Bei Nachuntersuchungen auf blauvioletten Quecksilbersaum an Zahnfleischrand, auf geröteten Quecksilberrachen und Geschwüre (stomatitis mercurialis) achten, obwohl bei heutigen arbeitshygienischen Bedingungen kaum Zeichen einer Hg-Vergiftung mit den typischen Schleimhautzeichen zu erwarten sind. Ergebnisse früherer Sanierungsempfehlungen beachten!
- **G 12 (Weißer Phosphor, P):** Zahnstatus bei Erst- und Nachuntersuchung erforderlich. Bei fortgeschrittener Karies (Zahngranulome) kann P in die Kieferknochen gelangen. Deshalb bei Karies Zahnsanierung erforderlich.
- **G 22 (Säureschäden der Zähne):** Untersuchung durch ermächtigten Zahnarzt: Anamnese und Zahnstatus, besonders in Hinblick auf Karies. Vitalitätsprüfung (Kälte-, Wärmetest). Untersuchung des Parodontiums, der Gingiva und der Mundhöhle und ggf. der Ursachen habitueller Mundatmung. Säureschäden können in Bäckereien und Konditoreien (Mehl-, Zuckerstaub), aber auch beim Umgang mit anorganischen Mineralsäuren beim Metallbeizen, der Zinkelektrolyse, der Glasbearbeitung oder beim Umgang mit organischen Säuren in Textilfärbereien oder Nahrungsmittelbetrieben auftreten.
- **G 26, H 7 (Atemschutz):** Untersuchung in Hinblick auf das Tragen von Zahnprothesen. Bei Benutzung von Atemschutzgeräten mit Mundstück *keine* Eignung für Träger von Vollprothesen.
- **G 31 (Überdruck):** Zahnbefund bei Erstuntersuchung, bei Nachuntersuchung allerdings nicht ausdrücklich erwähnt. Bei nicht gut sitzenden Füllungen kann es zu Unter- oder Überdruck in Zahnkavitäten mit plötzlich auftretenden Beschwerden, eventuell auch zur Lockerung der Füllung kommen. Bei Atemgeräten mit Mundstück (Tauchen) s.o. G 26. Allerdings wird dieser Aspekt im G 31 nicht erwähnt (siehe auch Überdruck, S. 380).
- **G 32 (Cadmium):** Gelbe Zahnhälse sind ein seltenes und unsicheres Zeichen, so daß die Untersuchung der Zähne im Grundsatz nicht erwähnt ist.
- **Klimabergverordnung:** Untersuchung der Zähne und der Mundschleimhäute vorgesehen.

Zähne und Mundhöhle

Zahnstatus

Name ____ Vorname ____ Geburtsdatum ____

Tätigkeit ____ m / w ____ Nationalität ____

Betrieb ____ Unters.-Datum ____

☐ Indikation ____ ☐ BG-Grundsatz ____ unters. Arzt ____

☐ in zahnärztlicher Behandlung

Zahnpflege: ☐ mehrfach täglich ☐ einmal täglich ☐ unregelmäßig ☐ nie

☐ gegenwärtig Schmerzen ____

anamnestische Besonderheiten ____

Status ____

fehlt																
Karies																
zerstört																
Amalgam																
Polymer																
Edelmetall																
Krone																
Brücke																
	18	17	16	15	14	13	12	11	21	22	23	24	25	26	27	28
	48	47	46	45	44	43	42	41	31	32	33	34	35	36	37	38
Brücke																
Krone																
Edelmetall																
Polymer																
Amalgam																
zerstört																
Karies																
fehlt																

Plaquebildung

☐ 0 frei
☐ 1 dünn
☐ 2 deutlich
☐ 3 dicht

Parodontalstatus

	gering	stark
Zähne locker		
Zahnsteinbildung		
Blutungen		
Taschenbildungen		

Mundhöhle

☐ Verfärbungen
☐ Schwellungen
☐ Blutungen
☐ Zungenveränderungen

Bemerkungen:

Abb. 7 Arbeitsmedizinisches Dokumentationsschema für die Untersuchung von Zähnen und Mundhöhle.

- **Strahlenschutzverordnung/Röntgenverordnung:** Allgemeine Bewertung des Zustands der Zähne und der Mundschleimhaut. Beim Umgang mit offenen Radionukliden Gefährdung durch Inkorporation in Schleimhautwunden. Bei fortgeschrittener Karies Möglichkeit der Deponierung.
- **Seediensttauglichkeitsverordnung:** Prüfung des Zahnstatus, um bei Seereisen das Auftreten von Komplikationen oder von Schmerzzuständen zu verringern.

Haut

Definition

- Untersuchung der Hautbeschaffenheit. Feststellung von Besonderheiten und Auffälligkeiten (Veränderungen und Krankheitszeichen). Früherkennung von Krankheiten oder Risikofaktoren. Beurteilung in Hinblick auf die berufliche Belastung; Abschätzung des individuellen Gesundheitsrisikos bei beruflicher Tätigkeit.

Voraussetzungen

- **Beleuchtung:** Ausreichende, am besten Tageslicht, diffus. Künstliche Beleuchtung tageslichtweiß (tw); 750 – 1000 lx, blendfrei.
- **Hilfsmittel:**
  - *Glasspatel:* Zum Wegdrücken des Blutes aus den Hautgefäßen. Unterscheidung von Gewebeveränderungen (z. B. zellulärer Infiltrate) von lokalen Abweichungen der Durchblutung. Prüfung des Dermographismus.
  - *Holzspatel:* Zum Prüfen von Psoriasisphänomenen und zur Untersuchung der Mundschleimhaut.
  - *Stiftleuchte:* Zur Beurteilung der Hautoberfläche, der Mundschleimhaut und zur Sichtbarmachung von Hauterhabenheiten. Evtl. Leuchtlupe.
- **Pilzpräparat:** Erforderlich sind Kalilauge 1/10 normal (KOH) in Tropffläschchen oder Methylenblaulösung in Tropffläschchen, Objektträger zur Untersuchung von Pilzinfektionen, Tesafilm, Filterpapier, Mikroskop.
  - *Methode 1:* Schuppen aus der Effloreszenz werden mit Spatel abgeschabt, auf Objektträger gebracht, KOH oder Methylenblau aufgetropft und unter dem Mikroskop betrachtet.
  - *Methode 2:* Zuerst Tropfen Methylenblau mitten auf Objektträger geben. Streifen Filterpapier (mindestens so groß wie Objektträger) bereitlegen. Tesafilmstreifen 3× kurz auf Effloreszenz drücken. Dann den Streifen mit einem Ende an der Schmalseite des Objekträgers festhalten. Mit der anderen Hand über den Streifen Filterpapier langsam längs über dem Objektträger ausstreichen (überflüssiges Methylenblau wird dadurch aufgesaugt). Betrachten unter dem Mikroskop.

Ausführung

- **Anamneseerhebung:**
  - *Familienanamnese:* Krankheiten, die familiär gehäuft auftreten: Genodermatosen wie Keratosis; Krankheitsdispositionen wie Psoriasis, Erkrankungen aus dem atopischen Formenkreis, allergisches Asthma.
  - *Eigenanamnese:* Krankheiten unabhängig von Hautkrankheiten, die aber zur Beurteilung wichtig sind, besonders chronische Krankheiten (z. B. Leberkrankheiten, Diabetes). Saisonale Beschwerden. Frühere Hautkrankheiten.
  - *Sozialanamnese:* Tätigkeiten in der Freizeit die mit toxischen, irritativen oder sensibilisierenden Einwirkungen einhergehen können: Umgang mit Klebern, Farben und Lacken; mit Pflanzen (Garten, Landwirtschaft) und Tieren; Haustierhaltung. Urlaubsanamnese: Aufenthalt in den Tropen oder Subtropen.
  - *Arbeitsanamnese:* frühere Tätigkeiten und im Zusammenhang damit aufgetretene Hautkrankheiten/-beschwerden. Kontaktstellen der befallenen Haut mit Stoffen/Werkzeugen am Arbeitsplatz. Abklingen der Hautbeschwerden an Wochenenden und im Urlaub?

- *Medikamenteneinnahme* und dabei aufgetretene Nebenwirkungen. Bisherige Behandlung einer Hautkrankheit.

➤ **Allgemeine Befunderhebung:** Möglichst am gesamten Integument, besonders bei Untersuchungen nach G 4 oder G 24. Konjunktiven und Mundschleimhaut ebenfalls untersuchen.
  - *Feststellung des Hautsekretionstyps*: Seborrhoiker mit starker Talgproduktion, Normaltyp (am häufigsten), Sebostatiker mit trockener Haut, bestimmte Dispositionen (und damit beruflich bedingte Risiken für die Haut) sind an den Typus gebunden.
  - *Effloreszenzen:* Primäre und sekundäre Effloreszenzen; Form, Größe, Farbe, Struktur, Zahl, Anordnung, Verteilung und Begrenzung. Begleitsymptome: Juckreiz, Schmerzen, Blutungen, Gefühllosigkeit.
  - *Dermographismus:* Sichtbare Hautreaktion nach kräftigem Bestreichen der Haut (mit Glasspatel). Roter Dermographismus bei Seborrhoikern häufig, weißer Dermographismus bei Sebostatikern, insbesondere bei atopischer Diathese (fakultatives Symptom). Hat nur Hinweischarakter im Zusammenhang mit anderen Befunden.
  - *Schweißdrüsenfunktion:* Liegt anamnestisch Neigung zum Schwitzen vor? Schweißgeruch? Schwitzen an Händen und Füßen? Miliaria nach Hitzeexposition?
  - *Hautdurchblutung:* Cutis marmorata, Akrozyanose, Raynaud-Syndrom. Hauttemperatur an den Akren.

➤ **Lichtempfindlichkeit (UV-Empfindlichkeit):** Einteilung in 6 Kategorien, die Reaktion auf Sonnenlicht und Sonnenbrandrisiko beschreiben (Tab. 38; S. 365). Die Beurteilung ist wichtig für Arbeiten im Freien. Aufklärung und Beratung ist in Hinblick auf Hautschutz erforderlich. Vom Arbeitgeber sollten Mittel mit hohem Lichtschutzfaktor zur Verfügung gestellt werden (siehe auch Hautschutz, S. 574).

Tabelle 38 Kategorien der Lichtempfindlichkeit

Kategorie	Empfindlichkeit	Reaktion auf Licht
I	extrem	keine Bräunung, hohes Sonnenbrandrisiko
II	sehr stark	geringe Bräunung, hohes Sonnenbrandrisiko
III	stark	mäßige Bräunung, mäßiges Sonnenbrandrisiko
IV	mäßig	gute Bräunung, geringes Sonnenbrandrisiko
V	minimal	starke Bräunung, minimales Sonnenbrandrisiko
VI	keine	starke Pigmentierung (schwarz), kein Sonnenbrandrisiko

Haut

- **Alkaliresistenzprüfung** (nach Burckhardt): Bei ca 10–20% der Bevölkerung verminderte Alkaliresistenz und damit erhöhtes Risiko bei Hautbelastung. Die noch angewendete Prüfung gibt zwar Auskunft über die momentane Alkaliresistenz, kann jedoch nicht als Grundlage für eine Eignung zu hautbelastender Tätigkeit herangezogen werden. Das aktuelle Ergebnis kann auch wesentlich durch (berufliche) Belastung bestimmt sein. Für Beratung über Hautschutzmaßnahmen und im Rahmen von Gutachten kann sie jedoch sinnvoll sein. Zeitaufwendig. Ähnlicher Test ist der Alkalineutralisationstest; hier erfolgt die Testung der Neutralisationskapazität der Haut mit einem Farbindikator.

Atopische Diathese

- Vererbte Bereitschaft zur Entwicklung von allergischem Asthma, allergischer Rhinokonjunktivitis und atopischer chronisch rezidivierender Dermatitis (Neurodermitis, endogenes Ekzem, Prurigo Besnier) (siehe auch Atopie, S. 242).
- Das Auftreten einer atopischen Diathese ist im Einzelfall prognostisch zu wenig aussagekräftig, um gleich gesundheitliche Bedenken zu äußern.

Gefäßveränderungen, Gefäßreaktionen

- Entstehung aufgrund funktioneller Regulationsstörungen oder organischer Gefäßkrankheiten.
- **Akrozyanose:** Pathologische Gefäßreaktion mit stark erweiterten Venen bei verengten Arterien. Dadurch verlangsamte Strömung. Besonderes Risiko: Perniones (cave Kältearbeiten).
- **Raynaud-Syndrom:** Anfallsweise auftretende Spasmen der Fingerarterien. Sekundärformen bei Kollagenosen, Vaskulitiden und anderen Krankheiten.
  - *Vibrationsbedingtes Vasospastisches Syndrom (VVS):* Entstehung bei Vibrationsbelastung der Hände (siehe Vibrationen, gesundheitliche Risiken, S. 315), besonders im Zusammenwirken mit Kälte möglich.
  - *Untersuchung der Gefäßreaktion nach Dupuis:* Kälteprovokationstest mit Fingerkuppen-Thermometrie an allen 10 Fingern. Provokation durch 2minütiges Wasserbad der Hände (12–15 °C). Danach Messung der Fingerkuppen-Hauttemperatur bis zu 30 min. Soll nur in kalter Jahreszeit durchgeführt werden. Hände müssen zuvor warm sein. Weitergehende Diagnostik mit Infrarot-Thermografie.

Lichtdermatosen

- Siehe auch UV-Licht (S. 365), IR-Licht (S. 362).
- **Photoallergische Dermatitis:** Entzündung von belichteten Hautarealen, hervorgerufen durch Substanzen, die durch UV-Licht in der Haut aktiviert werden und chemische Bindung an Protein eingehen. Vorausgegangen ist eine Sensibilisierung gegenüber dieser Verbindung. Häufig durch Medikamente hervorgerufen. Kann auch durch Bestandteile von Lichtschutzstoffen in Hautschutzmitteln hervorgerufen werden!
- **Phototoxische Dermatitis:** Wie photoallergische Dermatitis, jedoch wirkt UV-aktivierte Substanz in der Haut direkt toxisch. Hervorgerufen durch Medikamente, Pflanzen. Arbeitsmedizinisch wichtig: Teere und deren Bestandteile, bestimmte Farbstoffe (Flavine).

Pigmentstörungen

- **Hypopigmentierung:**
  - Angeborener Albinismus.
  - *Vitiligo:* Erworbene fleckförmige Depigmentierung, häufig typische Flecken an Kontaktstellen mit Arbeitsstoff.
    - Inzidenz: Ca. 1 %.
    - Ursachen: Siehe Tab. 39, selten durch Hydrochinon und andere Phenolderivate.
    - Verlauf: Meist keine Wiederherstellung der normalen Pigmentierung, bisweilen teilweise Besserung möglich.
    - DD: Leukoderm häufig auch bei Pityriasis versicolor bei gebräunter Umgebung. Feinlamelläre Schuppung, Nachweis von Mallasezia furfur im Tesafilm-Abstrichpräparat.
- **Hyperpigmentierung:**
  - *Diffus:* Bei verschiedenen Stoffwechselkrankheiten, bei Einwirkung von Metallen und Metalloiden (siehe Tab. 40), durch bestimmte Zytostatika, Chloroquin.
  - *Umschrieben:* als Hautmale und bei bestimmten Hautkrankheiten; durch einige Zytostatika oder chronische Einwirkung von UV-, IR- oder ionisierender Strahlung hervorgerufen (siehe dort, S. 364, 362, 368).

Tabelle 39 Hypo-/Depigmentierung durch Arbeitsstoffe

Arbeitsstoffe
Butylhydroxyanisol (BHA)
Butylhydroxytoluol (BHT)
Catechin
Hydrochinon
Hydrochinonmonobenzylether
8-Hydroxychinolin
4-Isopropylcatechol
para-tertiäres Butylcatechol
para-tertiäres Butylphenol (PTB)
Phenol
o-Phenylphenol, p-Phenylphenol

Tabelle 40 Hyperpigmentierung durch Arbeitsstoffe

Arbeitsstoffe	**Erkrankung**
Diffus:	
Arsen	Arsenmelanose
Blei	Plumbismus
Quecksilber	Hydrargyrose
Umschrieben:	
Teere, Peche, Öle,	Teerwarzen
Kohlenwasserstoffe	Melanodermatitis toxica

Haut

Nägel und Fingerbeeren

- **Nagelplatte:**
  - *Nagelanomalien:* Tüpfelung, Quer- und Längsrillen, Begleitveränderungen, bei Genodermatosen (z.B. Psoriasis); Pilzinfektionen (Onychomykosen), häufig an Zehennägeln nach Ekzem mit Nagelwallbeteiligung.
  - *Leukonychie:* Weißverfärbung der Platte durch gestörte Verhornung. Punktförmig oder unregelmäßig geformt an einzelnen Nägeln, häufig als Folge von mechanischen Verletzungen. Mees'sche Bänder: Querstreifung mehrerer bis aller Nägel nach Schwermetallvergiftung.
- **Nagelfalz:**
  - *Akute Entzündungen (Paronychie):* Meistens bakteriell bedingt, betrifft einzelne Nagelfalze.
  - *Chronische Entzündung:* Bei Feuchtarbeiten (beruflich: Reinigungsarbeiten, Umgang mit Nahrungsmitteln), besonders bei niedrigen Temperaturen. Bakteriell oder durch Pilze bedingt (Hefe). Prävention: Schutz durch Handschuhe, bei groben Arbeiten Baumwoll- und Gummihandschuhe. Hände dabei trocken halten.

Haare

- **Behaarungstyp:** Männlich oder weiblich; Besonderheiten wie lokal verstärkter Haarwuchs, Hirsutismus.
- **Diffuse Alopezien:**
  - *Androgenetische Alopezie:* Physiologisch, genetisch bedingt.
  - *Telogenes Effluvium:* Haarausfall nach schwerer Krankheit oder anderen schweren Belastungen des Körpers.
  - *Chemisch bedingte Alopezien:*
    - Arbeitsstoffe: Borsäure, Chloropren-Dimere, Thallium.
    - Ionisierende Strahlen.
    - Medikamente: Zytostatika, Gold, Wismut, Thyreostatika u.a.
- **Alopecia areata:** Auftreten relativ häufig; keine berufsbedingte Verursachung bekannt.
- **Haarverfärbung:** Hinweis auf Kontakte zu möglicherweise gesundheitsschädigenden Arbeitsstoffen (Tab. 41).

Tabelle 41 Haarverfärbung durch Arbeitsstoffe

Verfärbung	Arbeitsstoff
blau	Kobalt, Indigo
grün	Kupfer
gelb	Pikrinsäure
rotblond	Thallium
rotbraun	Trinitrotoluol

Tumoren der Haut

- **Präkanzerosen:** Progrediente Hautveränderungen mit histologisch typisch malignen Zeichen, verbunden mit einem hohen Risiko zur Entwicklung von spinozellulären Karzinomen („Spinaliomen").
  - *Keratose:* Entstehung durch Einwirkung von UV-Licht (UV-Licht S. 365; aktinische Keratose s. u.) an lichtexponierter Haut, besonders bei lichtempfindlichen Menschen. Scharf begrenzt, erhaben, mit unregelmäßiger Oberfläche, wachsend.
  - *Radioderm:* Hautareal mit nebeneinander auftretenden Atrophien, Dyskeratosen, Hypo- und Hyperpigmentierungen, Teleangiektasien (Poikiloderm) nach Einwirkung ionisierender Strahlen (Ionisierende Strahlen S. 371).
  - *M. Bowen:* Scharf begrenzte, leicht erhabene rötlich bräunliche schuppende Effloreszenz mit Wachstumstendenz. Kein bevorzugtes Körpergebiet. Kann nach chronischer Arsenexposition auftreten.
- **Hauttumoren, beruflich bedingt:**
  - *Basaliom:* Invasiv, nicht metastasierend wachsender Tumor. Ursachen: Arsen, Licht (Prädilektionsstellen!). Bei Arsen oft Rumpfhaut betroffen.
  - *Spinozelluläres Karzinom:* Invasiv, metastasierend wachsender Tumor. Ursachen: Arsen, PAH (Teere, Peche, teerverschnittenes Bitumen), UV-Licht, ionisierende Strahlen.

Kontaktekzem

- **Definition:** Nach lokalem Kontakt (meist an Händen) mit irritativ-toxischen und/oder sensibilisierenden Stoffen auftretende Dermatitis.
- **Symptomatik:**
  - *Akutes Stadium:* Bläschen- und Papelbildung, Rötung, Schmerzen oder Juckreiz.
  - *Chronisches Stadium:* Papeln, Hyperkeratose, Rhagadenbildung, Lichenifikation und Juckreiz; Blutungen und Schmerzen bei Bewegung oder Belastung der Haut.
- **Formen:**
  - *Toxische Dermatitis:* Einwirkung von akut hautschädigenden Stoffen (Säuren, Laugen). Scharf begrenzte Dermatitis.
  - *Kumulativ-subtoxische Dermatitis:* Durch über lange Zeit einwirkende hautschädigende Stoffe hervorgerufene Dermatitis ohne akute Krankheitszeichen. Hierbei können verschiedene Noxen zusammenwirken: Säuren, Laugen, fettlösende Mittel, Kälte, Wasser, mechanische Reizung. Einmaliger Kontakt nicht ausreichend („subtoxisch"). Lokalisation: vorwiegend Interdigitalräume, Hand- und Fingerrücken, Unterarme.
  - *Allergische Dermatitis:* Voraussetzung ist vorausgegangene Sensibilisierung: das Allergen muß zuvor Kontakt zu antigenpräsentierenden Makrophagen gehabt haben. Zellvermittelter Immunprozeß, wird ausgelöst, wenn Allergen erneut Kontakt mit Immunzellen hat. Klinische Zeichen treten i.A. nicht vor 24 Stunden nach Kontakt auf. Unscharf begrenzte Effloreszenzen. Streuung möglich. Beginn der Dermatitis an Kontaktstelle mit Allergen. Oft geht eine toxische oder kumulativ subtoxische Dermatitis voraus (gestörte Barrierefunktion der Haut; 2-Phasen-Ekzem).

- *Protein-Kontaktdermatitis:* Sensibilisierung vom Soforttyp (Typ-1-Reaktion), z.B. bei Bäckern, Metzgern, Köchen, Krankenpflegern, löst innerhalb kurzer Zeit eine Dermatitis oder Urtikaria aus.

➤ **Diagnostik:** Epikutantest (Spätreaktion), Prick- oder Intrakutan-Test (Sofortreaktion) durch Dermatologen nach dem Abklingen eines Ekzems, sonst angry-back-Reaktion (falsch-positive-Reaktion) möglich.

Infektiöse Dermatitiden

➤ **Ursachen:** Eine Vielzahl von infektiösen Dermatitiden oder Hautveränderungen treten in Begleitung von infektiösen Allgemeinkrankheiten auf. Beruflich werden infektiöse Dermatiden nur relativ selten ausgelöst. *Beachte:* Häufig rezidivierende Infektionskrankheiten der Haut (z.B. Herpes, Pyodermien) müssen an eine Einschränkung der Immunabwehr denken lassen.

➤ **Formen, Erreger:**

- *Viren:*
  - Kuhpocken durch Kühe, Katzenpocken durch Katzen.
  - Melkerknoten durch Pseudokuhpockenvirus bei Kontakt mit infizierten Eutern (Melker, Tierärzte).
  - Periunguale Herpes-simplex-Virus-Infektionen bei Ärzten und medizinischem Personal.
- *Bakterien:*
  - Staphylokokken: Follikulitiden, Furunkel, Karbunkel. Fragen nach Rezidiven (Immundefekt?).
  - Pseudomonas aeruginosa: Paronychie, häufig bei Naßarbeiten. Interdigitale (Zehen) übel riechende Infektion bei nicht ausreichender Hygiene.
  - Mycobacterium balnei: Nach Hautverletzungen während Tätigkeiten in Schwimmbädern, Aquarien oder Wasserbassins Auftreten von warzenartigen Knoten an Eintrittspforte.
  - Gelegenheitsbefunde: Erythrasma mit intertriginösen Herden, relativ häufig (Corynebacterium minutissimum), kein Juckreiz im Gegensatz zum ähnlichen Eccema marginatum, Befall der Achselhaare durch Trichomycosis palmellina mit orange-oder braunroten Scheiden um die Haare; ausgeprägter Geruch. Änderung der persönlichen Hygiene erforderlich.
- *Pilze:* Pilzkrankheiten der Haut sind weit verbreitet, werden jedoch nur relativ selten auf berufliche Ursachen zurückgeführt. Die durch Pilz befallene Haut kann Eintrittspforte für Bakterien und Allergene sein.
  - Trichophyton mentagrophytes, Trichophyton verrucosum: Übertragung durch Umgang mit Tieren. Betroffen sind Tierpfleger, Laboranten, Landwirte, Tierärzte.
  - Microsporum gypseum: Übertragung beim Umgang mit Erde oder mit Material im Kontakt mit Erde. Betroffen sind in erster Linie Gärtner.
  - Trichophyton mentagrophytes, Candida albicans: Übertragung von Mensch zu Mensch, schwer nachweisbar. Beruflich fördernde Faktoren sind Arbeiten in feucht-warmer Umgebung und Tragen von okklusiv wirkender Schutzkleidung. Betroffen sind häufig Bergleute.
  - Tinea pedis (Trichophyton rubrum, Trichophyton mentagrophytes, Epidermophyton floccosum, Candida albicans): Sehr häufige, meist interdigital auftretende Pilzinfektion mit Fissuren, Mazeration. Auch als Mischinfektionen mit Bakterien. Häufig bei unzureichender Fußhygiene und okklusivem Schuhwerk (z.B. Gummistiefel), bei Ballett-Tänzern.

- Tinea barbae (Trichophyton mentagrophytes oder Trichophyton verrucosum): Pustulöse, krustöse, nässende Infektion im Bartbereich, überwiegend bei Beschäftigten in der Landwirtschaft.
- Parunguale Mykosen: Ausgelöst durch intensiven Kontakt der Hände mit pilzhaltigem Material und (Mikro-)Verletzungen als Eintrittspforte. Bei Gärtnern (M. gypseum) und Konditoren (C. albicans).
- Pilzkrankheiten anderer Körperregionen sind seltener und arbeitsmedizinisch weniger von Bedeutung. An Pilzkrankheiten der Haut wegen ihrer Häufigkeit erwähnenswert ist noch die Pityriasis versicolor (Malassezia furfur), welche überwiegend am Rumpf auftritt. Hellbraune ovalige leicht schuppende Bezirke, bei Bräunung heller als die umgebende Haut (Name!).

– *Anthropozoonosen:* Siehe Biologische Noxen, S. 396, 401, 406.

Dokumentation

➤ **Beschreiben des Hautbefunds**, Lokalisation am einfachsten durch Einzeichnung in eine schematische Skizze des Rumpfes und der Hände (Abb. 8).

➤ **Fotografieren von Hautbefunden** beste Art der Dokumentation, allerdings teuer. Gute Aufnahmen setzen spezielle Einrichtung voraus, insbesondere spezielles Objektiv mit Ringblitz, Qualitätsfilme.

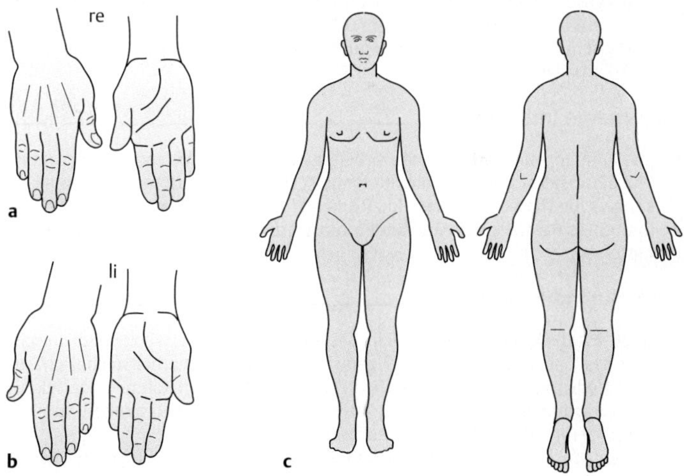

Abb. 8 Schema zur Dokumentation berufsbedingter Hautkrankheiten.

Bewertung

- **Einschätzung der Eignung:** Abwägen der Belastbarkeit der Haut gegen hautbelastende Faktoren am Arbeitsplatz. Berücksichtigung vorliegender Schäden und dispositioneller Faktoren.
  - *Proband:* Vorliegen von Krankheiten, erblich bedingten Faktoren (z. B. Lichtempfindlichkeit, atopische Diathese); Hautbefund.
  - *Arbeitsplatz:* Art, Stärke und Dauer der Einwirkungen; mögliche Schutzmaßnahmen. Arbeitsplatz muß allerdings dem Arzt bekannt sein!
- **Fragestellung:** Unter welchen Voraussetzungen kommt der Proband zur Untersuchung?
  - *Beratung vor Aufnahme der Berufstätigkeit:* z. B. Jugendarbeitsschutzuntersuchung. Der Arzt hat hier noch Weichensteller-Funktion! Erbliche Risikofaktoren sollten hier besonders berücksichtigt werden!
  - *Beratung vor Aufnahme einer bestimmten Tätigkeit:* z. B. Erstuntersuchung. Eine Berufsausbildung ist meistens schon abgeschlossen. Manifest gewordene dispositionelle Faktoren (Anamnese, Befund) müssen mit Belastungsfaktoren am Arbeitsplatz abgewogen werden. Enger Entscheidungsspielraum; das Vorliegen dispositioneller Faktoren alleine reicht i.a. nicht aus, um gesundheitliche Bedenken zu äußern.
  - *Beratung bei Nachuntersuchung:* Bei erkennbaren Auswirkungen der beruflichen Belastung müssen Überlegungen zum Schutz des Betroffenen im Vordergrund stehen (technisch, organisatorisch, persönlich). Gesundheitliche Bedenken als ultima ratio, wenn tätigkeitsbezogene oder anders bedingte Hautkrankheiten oder -veränderungen ein konkretes persönliches Risiko am Arbeitsplatz darstellen.

Allgemeine Indikation

- Im Rahmen einer allgemeinen arbeitsmedizinischen Vorsorgeuntersuchung Charakterisierung der Hautbeschaffenheit (Typus, dispositionelle Faktoren), Erkennen von Hautkrankheiten und Risikofaktoren (z. B. Präkanzerosen). Falls erforderlich, Beratung des Probanden hinsichtlich allgemeiner Schutzmaßnahmen.

Spezielle Indikationen

- **G 24 (Hauterkrankungen):** (Nicht Bestandteil der UVV „Arbeitsmedizinische Vorsorge", aber der TRGS 003 „Allgemein anerkannte sicherheitstechnische arbeitsmedizinische und hygienische Regeln" und daher im Rahmen der Gefahrstoffverordnung zu beachten!) Für Arbeitsplätze mit hautbelastenden Tätigkeiten (Ekzemrisiko; s. TRGS 531 „Feuchtarbeiten").
  - *Gesundheitliche Bedenken* bei Personen mit Merkmalen 1. Ordnung (schweres atopisches Ekzem, klinisch relevante Sensibilisierung, schwere Psoriasis, berufsbedingte Hautkrankheit [Tätigkeitsaufgabe]).
  - *Bedingte gesundheitliche Tauglichkeit* bei Personen mit Merkmalen 2. Ordnung (atopische Ekzemreaktion [nicht an den Händen], leichtere Ekzeme an den Händen, allergische Metallsalzreaktion mit Atopie, allergische Atemwegsreaktion, Psoriasis) oder 3. Ordnung (Minorsymptome der Atopie), je nach Belastung am Arbeitsplatz.
  - *Inhalt:* Untersuchung des gesamten Integuments; falls erforderlich, Hauttestungen, ggf. durch einen Facharzt.

- **G 4 (Hautkrebs):** Durch chemische Agentien; auch aktinische Schäden sind zu berücksichtigen. Hauptsächlich bei Belastung durch Stoffe, die Polyzyklische Aromatische Hydrocarbone (PAH) enthalten: Ruße, Teere, Peche, Verschnittbitumen; in Kokereien, chemischer Industrie, im Straßenbau (es werden jetzt allerdings PAH-freie oder -arme Bitumen verwendet); spezielle Mineralöle (zum Bohren, Schneiden, Schmieren).
  - *Inhalt:* Urinstatus, Untersuchung in Hinblick auf Präkanzerosen und Risikofaktoren (z. B. aktinische Schäden, Vitiligo, Seborrhoe).
- **G 2 (Blei):** Typisches Hautkolorit als Ausdruck des erhöhten Vasotonus und der Anämie.
- **G 11 (Schwefelwasserstoff):** Bei Nachuntersuchung auf Entzündungen der Haut achten.
- **G 15 (Chrom-VI):** Chrom-VI kann in die verletzte Haut eindringen; schlecht heilende „Chromat-Geschwüre" entstehen. Gesundheitliche Bedenken bei chronischen Ekzemen und Rhagaden jeglicher Ursache an möglichen Kontaktstellen. Nasenschleimhaut siehe Geruchsprüfung (S. 182).
- **G 16 (Arsen):** Arsen kann bei systemischer chronischer Einwirkung Hautveränderungen bewirken: Melanosen, Hyperkeratosen als Präkanzerosen. Gesundheitliche Bedenken bei chronischen Hautkrankheiten (Ekzeme), Hautveränderungen (z. B. Psoriasis, Ichtyosis, ausgeprägter Elastose, bestehenden Hyperkeratosen) und Überempfindlichkeit gegenüber Licht, Arsen.
- **G 21 (Kältearbeiten):** Arbeiten in Kälte (unter -25 °C) beanspruchen besonders die Haut (Austrocknung) und Hautgefäße (Vasokonstriktion). Gesundheitliche Bedenken bei allen Veränderungen mit pathologischer Gefäßreaktion (z. B. Raynaud-Syndrom). Bei Beratung auf ausreichende Hautpflege hinweisen.
- **G 23 (Atemwegsobstruktion):** Bei Nachuntersuchung kann bei Verdacht auf allergische Reaktion eine Hauttestung indiziert sein.
- **G 26, H 7 (Atemschutz):** Tragen von Atemschutz häufig mit Tragen von Schutzkleidung bei körperlich schwerer Arbeit unter ungünstigen Umständen verbunden. Gesundheitliche Bedenken bei Hautkrankheiten, die dies erschweren (z. B. chronische Ekzeme, große Narben) oder dadurch verstärkt auftreten können (z. B. Psoriasis, allergische Reaktionen gegen Schutzkleidung oder -maske), oder einen guten Sitz der Schutzkleidung verhindern.
- **G 27 (Isocyanate):** Atopiker haben ein erhöhtes Risiko, eine Allergie gegen Isocyanate zu entwickeln. Gesundheitliche Bedenken bei ausgeprägter Neigung zu endogenem Ekzem.
- **G 29 (Benzolhomologe):** Sie können durch die Haut aufgenommen werden und haben dort eine Reizwirkung. Gesundheitliche Bedenken bei entzündlichen Hauterkrankungen, solange diese bestehen.
- **G 30 (Hitzearbeiten):** Wegen des Tragens von Schutzkleidung bei starker Schweißbildung mangelnde Verdunstung, nasse Haut, Gefahr der Mazeration. Gesundheitliche Bedenken bei infektiösen Hautkrankheiten (z. B. Hautmykosen) und Neigung zum Wundsein (Intertrigo).
- **G 31 (Überdruck):** Soweit Schutzkleidung getragen wird (z. B. Taucher), gelten die bei G 26 aufgeführten gesundheitlichen Bedenken (siehe auch Überdruck, S. 382).

Haut

- **G 33 (Aromatische Nitro- und Aminoverbindungen):** Lipidlösliche Verbindungen werden gut durch die Haut resorbiert. Reizungen bis zur Blasenbildung, Sensibilisierung und Verfärbungen der Haut möglich. Gesundheitliche Bedenken bei chronischen Hautkrankheiten, die durch Einwirkung der Verbindungen verschlimmert werden oder die Hautresorption erleichtern könnten: Allergie gegen Verbindung(en), mit der (denen) gearbeitet wird.
- **G 34 (Fluor):** Anorganische Fluorverbindungen können durch die Haut resorbiert werden und in der Haut durch Bindung von Kalzium (nach Latenzzeit) zu erheblichen, sehr schmerzhaften und schlecht heilenden Wunden führen. Gesundheitliche Bedenken bei Hautekzemen an möglichen Kontaktstellen.
- **G 35 (Auslandsaufenthalt, Tropen):** Die Haut ist Eintrittspforte für eine Reihe von Krankheitserregern in den Tropen. Durch klimatische Bedingungen (hohe Temperaturen bei hoher Luftfeuchtigkeit) besondere Hautbelastung. Bei schlechten hygienischen Verhältnissen Übertragungsrisiko für Krankheiten bei krankhaft veränderter Haut erhöht. Gesundheitliche Bedenken bei Krankheiten und schwereren Veränderungen der Haut (z.B. Ichtyosis) (siehe auch Tropenaufenthalt, S. 466).
- **G 36 (Vinylchlorid):** Kann bei langandauernder Einwirkung Durchblutungsstörungen an den Akren (Raynaud-Syndrom) und sklerodermie-ähnliche Veränderungen hervorrufen. Gesundheitliche Bedenken, wenn solche Veränderungen vorliegen, auch bei anderer Ursache.
- **G 38 (Nickel):** Kann zu Sensibilisierungen führen. Bei Vorliegen von Hautkrankheiten können Nickelionen leichter in die Haut eindringen, dadurch erhöhtes Risiko der Sensibilisierung. Gesundheitliche Bedenken bei Hautkrankheiten, die ein Eindringen von Nickelionen erleichtern (z.B. Ekzemen) und beim Vorliegen einer Nickel-Allergie.
- **G 40 (krebserzeugende Arbeitsstoffe):** Zu berücksichtigen ist der Grundsatz 4 (s.o.). Der Untersuchungsinhalt richtet sich nach den einwirkenden Stoffen (Tab. 42). Gesundheitliche Bedenken bestehen, wenn Hauttumoren vorliegen. Auf Präkanzerosen ist besonders zu achten.
- **G 43 (Biotechnologie):** Wichtig ist der Erhalt der Barrierefunktion der Haut. Gesundheitliche Bedenken bei Hautkrankheiten, die die Barrierefunktion beeinträchtigen bzw. eine gründliche Hautreinigung erschweren.
- **H 10 (Kompostierarbeiten):** Zu achten ist auf bakterielle Infektionen und Pilzinfektionen. Bedenken bei eingeschränkter Immunabwehr.
- **Bundesseuchengesetz:** Hautkrankheiten, insbesondere der Hände, bedingen Nichteignung, wenn die Hautreinigung erschwert wird, ebenso infektiöse Hautkrankheiten.
- **Klimabergverordnung:** Im Bergbau wegen feucht-warmen Klimas erhöhtes Risiko für infektiöse Hautkrankheiten. Gesundheitliche Bedenken bei infektiösen Hautkrankheiten oder Krankheiten oder Veränderungen der Haut, welche eine Hautinfektion erleichtern.
- **Seediensttauglichkeitsverordnung:** Hautkrankheiten, die zu einer Beeinträchtigung der Eignung führen.
- **Strahlenschutzverordnung/Röntgenverordnung:** Beim Umgang mit offenen Radioisotopen können Hautkrankheiten mit Störung der Barrierefunktion zur Nichteignung führen, da hier die Gefahr besteht, daß Isotope inkorporiert werden. Bei Präkanzerosen oder Hauttumoren kann Eignung ebenfalls in Frage gestellt sein. Bei Belastung der Finger Relief untersuchen.

Tabelle 42 Sicher humankanzerogene Substanzen (C1 nach TRGS 905) und tierexperimentell gesicherte Kanzerogene (C2 nach TRGS 905) (Quelle G 40)

Substanz	Wirkung an der Haut	Grundsatz
Sicher humankanzerogene Substanzen (C1 nach TRGS 905)		
Arsen	Melanom, Hauttumor	G 16
Polyzyklische Aromatische Hydrokarbone (PAH)	Hauttumor	
Tierexperimentell gesicherte Kanzerogene (C2 nach TRGS 905)		
Beryllium	Hautgranulomatose	
2,4-Butansulton	Hautsarkom	
Cadmiumchlorid	Hautsarkom	(G 32)
Epichlorhydrin	Hautsarkom	
Strontiumchromat	Hauttumor	G 15
1,2-Dibrom-3-chlorpropan	Hauttumor	
Diethylsulfat	Hauttumor	
Dimethylcarbamidsäurechlorid	Hauttumor	
3,3-Dimethyl-4,4-diaminodiphenylmethan	Hauttumor	G 33
Dinitrotoluol	Hauttumor	G 33
Ethylcarbamat	Hauttumor	
Ethylenimin	Hauttumor	
4-Vinyl-1,2-cyclohexendiepoxid	Hauttumor	

Grundlagen der Epidemiologie

Definition

➤ Erfassung und Beschreibung der Verteilung und der Häufigkeit von Merkmalen (in der Regel Erkrankungen) in Populationen. Lehre von den Krankheiten im Bevölkerungsbezug.

Untersuchungsmethoden

➤ **Studienformen der Epidemiologie:**
- *Querschnittstudie:* Erfassung der Merkmale zu einem bestimmten Zeitpunkt.
- *Längsschnittstudie:* In zeitlichen Abschnitten wiederholte Erhebung, möglichst mit den gleichen Probanden.
- *Prospektive Studie:* Planung für die Zukunft, Festlegung von Untersuchungs- und Kontrollkollektiv (Kohorten) sowie der zu erhebenden Merkmale.
- *Retrospektive Studie:* Abläufe in der Vergangenheit werden anhand des Datenmaterials analysiert.
- *Experimentelle Studie:* Gestaltung des zu untersuchenden Faktors durch den Untersucher, Zuordnung zur Ziel- und Kontrollgruppe durch Randomisierung (zufällige Verteilung der Personen auf die Prüf- und die Vergleichsgruppe). Möglichkeit weiterer methodischer Besonderheiten (z. B. Doppelblindstudie).
- *Beobachtungsstudie:*
  - Deskriptiv: Registrierung und Auswertung des spontanen Verhaltens in größeren Subpopulationen.
  - Analytisch: „Fällen" werden jeweils eine oder mehrere Kontrollpersonen gegenübergestellt, z. B. als Fall-Kontroll-Studie.
- *Interventionsstudie:* Prospektive Kohortenstudie, bei der in der Zielgruppe ein definierter Faktor hinzugefügt oder weggelassen wird, dessen Effekt dann untersucht wird.

➤ **Qualitätskriterien:**
- *Validität (Richtigkeit):* Wird mit einer bestimmten Methode tatsächlich das gemessen, was gemessen bzw. erkannt werden soll?
- *Reliabilität (Präzision, Reproduzierbarkeit):* Wie verläßlich, z. B. bei Wiederholungen am gleichen Untersuchungsmaterial, ist die gewählte Untersuchungsmethode (Labortechnik, Fragebogen)?
- *Plausibilität:* Ist das Ergebnis der Studie sinnvoll bzw. verständlich?
- *Übereinstimmung:* Entsprechende Ergebnisse anderer Untersuchungen?
- Dosis-Wirkungs-Beziehung bzw. zeitliche Abfolge von Ursache und Wirkung feststellbar?

➤ **Fehlerquellen:**
- *Bias:* Systematische Verzerrung von Studienergebnissen, z. B. durch Selektion, suggestiven Fragestil, unterschiedliches Erinnerungsvermögen bei Anamnese- und Fragebogenerhebungen.
- *Confounding:* Versteckte Einflußgrößen (Störvariable), die eine Ungleichheit zwischen Untersuchungs- und Kontrollgruppe bewirken, z. B. Rauchen, Zugehörigkeit zu einer Religionsgemeinschaft (Alkoholverbot im Islam!). Interaktionen, d. h. Wechselwirkungen zwischen Einflußgrößen.

Grundlagen

➤ **Definition:** Beobachtung, daß in epidemiologischen Untersuchungen an Beschäftigten bestimmte Erkrankungen seltener sind als in anderen Kollektiven, z. B. in der Allgemeinbevölkerung.

➤ **Allgemeines:**
- Der „healthy worker effect" wird verständlich, wenn einem Kollektiv von Beschäftigten mit seiner Prävalenz und Inzidenz von Gesundheitsstörungen oder Todesursachen die Gesamtbevölkerung, z. B. anhand der Todesursachenstatistik, gegenübergestellt wird. Die Beschäftigten rekrutieren sich überwiegend aus den gesunden, arbeitsfähigen Personen, während die Gesamtbevölkerung alle Personengruppen einschließt.
- Dem „healthy worker effect" entspricht auch das Phänomen, daß z. B. langjährig durch Arbeit im 3-Schicht-Betrieb belastete Arbeitnehmer weniger über Störungen klagen als bei Erhebungen zum Zeitpunkt des Tätigkeitsbeginns festgestellt wurde. Neben der Gewöhnung spielt die *Selektion* eine entscheidende Rolle: Personen mit bestimmten Gesundheitsstörungen scheiden aus dieser Art des Beschäftigungsverhältnisses aus.

Studienplanung

➤ **Voraussetzungen:** Um Aufschluß über die Auswirkungen eines Arbeitsplatzfaktors auf Gesundheit und Krankheit in einem Kollektiv von Beschäftigten innerhalb eines Betriebes zu bekommen, muß für diese Zielgruppe ein Vergleichskollektiv gefunden werden. Dieses muß der Zielgruppe bezüglich Alter, Geschlecht, Beschäftigungsverhältnis und möglichst auch der Art der Tätigkeit mit Ausnahme des Faktors, dessen Einfluß festgestellt werden soll, entsprechen. Weiterhin zu klärende Fragen sind:
- Handelt es sich um eine Stichprobe oder um ein Gesamtkollektiv?
- Ist der Stichprobenumfang, d. h. die Zahl der Personen in der Stichprobe, groß genug, um evtl. kleine Effekte biomathematisch absichern zu können? (Beratung durch einen Biomathematiker.)
- Ist das Vergleichskollektiv im gleichen Betrieb zu finden oder sollten 2 Gruppen mit gleicher Tätigkeit in verschiedenen Betrieben oder verschiedenen Abteilungen verglichen werden?

➤ **Durchführung:**
- Welche Meßinstrumente werden eingesetzt (Labordaten, Fragebogen, Interviews)?
- Sind die Dokumentationsbögen geeignet, auch für die Auswertung mit Hilfe der EDV?
- Welche statistischen Methoden sollen zur Anwendung kommen?
- Ist die Studie ausreichend strukturiert (Definitionsphase, Pilotphase, Hauptphase, Berichtsphase, Dauer der einzelnen Phasen)?
- Vergabe der Studie bzw. Studienteile nach außen?
- Mit welchen Kosten ist zu rechnen (Personal, Geräte, Verbrauchsmittel, Fahrtkosten)?
- Wie soll mit den Ergebnissen verfahren werden? Veröffentlichung? Wer ist verantwortlicher Studienleiter, wer entscheidet über eine Publikation?

Risikoziffern und Zusammenhangsmaße

Grundlagen

- **Allgemeines:** Die in epidemiologischen Studien gefundenen Unterschiede zwischen Untersuchungsgruppe (Zielgruppe) und Vergleichsgruppe (Kontrollgruppe) werden als Risiken ausgedrückt. Unabhängig von Assoziationen zu dem Wort „Risiko" im allgemeinen Sprachgebrauch bezeichnet man die untersuchten Gruppen bzw. Teilpopulationen als Risikogruppen.
- **Definitionen:**
  - *Inzidenz:* Zahl der Neuerkrankungen pro Zeiteinheit, z. B. X pro 100 000 pro Jahr.
  - *Prävalenz:* Bestand an Erkrankten mit einer bestimmten Diagnose, z. B. X pro 100 000 zu einem bestimmten Zeitpunkt oder in einem bestimmten Zeitraum.

Risikomaße

- **Relatives Risiko (RR):** Verhältnis des Vorkommens eines Merkmals/eines Ereignisses/einer Erkrankung in der beobachteten (exponierten) Population zum Vorkommen in der Kontroll- bzw. nicht exponierten Population. Bei Gleichheit, d. h. wenn die Exposition keinen Effekt hat, resultiert ein relatives Risiko von 1, bei Bestehen eines Effektes ist das relative Risiko > 1.
- **Odds Ratio (OR):** Angegeben wird, abgeleitet von den absoluten Häufigkeiten, das Verhältnis der Ereignis-Befundhäufigkeiten in der exponierten Gruppe zu dem in der nicht exponierten Gruppe. Beispiel: Bei Rauchern ist die Wahrscheinlichkeit, an einem Bronchialkarzinom zu erkranken, x mal häufiger als bei Nichtrauchern. Der Unterschied zum relativen Risiko (RR) besteht darin, daß einer Gruppe von Erkrankten eine Gruppe von nicht Erkrankten gegenübergestellt wird. Festgestellt wird ein Unterschied im Anteil der Exponierten beider Gruppen. Eine odds ratio von 1 besagt, daß kein Unterschied besteht; alle Werte > 1 bedeuten eine Häufung.
- **Attributales Risiko:** Information über den quantitativen Beitrag einer spezifischen Exposition zur Gesamtheit der Fälle einer bestimmten, in der Gesamtpopulation verbreiteten Erkrankung, z. B. koronare Herzkrankheit. Ein attributales Risiko von > 0 ist ein positiver Befund. Üblich ist auch die Angabe absoluter Fallzahlen pro 100 000 pro Jahr, z. B. für den Beitrag des Faktors Rauchen zur Häufigkeit der koronaren Herzkrankheit.

Methodisches Vorgehen

- **Vierfeldertafel** (Tab. 43): Ableitung aller 3 Risikomaße:

Tabelle 43 Vierfeldertafel (die Buchstaben a – d repräsentieren die Zahl der Personen der entsprechenden Kategorien)

Exponiert	**Krank** ja	nein	Summe
ja	a	b	a + b
nein	c	d	c + d
Gesamtzahl	a + c	b + d	a + b + c + d

$$\text{Relatives Risiko} = \frac{a/(a+b)}{c/(c+d)}$$

$$\text{Odds Ratio} = \frac{a/c}{b/d} = \frac{a \cdot d}{c \cdot d}$$

$$\text{Attrib. Risiko} = \frac{a}{(a+b)} = \frac{c}{(c+d)}$$

Gesundheitsberichterstattung (GBE)

Grundlagen

➤ **Definition:** Umfassende Beschreibung der Versorgungsstruktur und des Gesundheitszustandes der Bevölkerung.

➤ **Allgemeines:** Die Gesundheitsberichterstattung ist notwendig für eine vorausschauende Gesundheitspolitik. Sie umfaßt folgende Bereiche:
- Soziodemographie.
- Gesundheitszustand der Bevölkerung.
- Ressourcen des Gesundheitswesens.
- Kosten und Finanzierung des Gesundheitswesens.

➤ **Erfassung:** Auf der Grundlage amtlicher Statistiken lassen sich o. g. Themenbereiche der Gesundheitsberichterstattung, insbesondere Fragen der personellen und institutionellen Struktur, mit Ausnahme des Gesundheitszustandes der Bevölkerung, recht gut erfassen.

➤ **Indikatoren für den Gesundheitszustand der Bevölkerung:** Differenzierung nach soziodemographischen Gesichtspunkten: Alter, Geschlecht, Region, sozioökonomische Merkmale.
- *Mortalitätsindikatoren:*
  - Lebenserwartung von Neugeborenen und bestimmten Altersgruppen.
  - Müttersterblichkeit.
  - Kindersterblichkeit, Säuglingssterblichkeit, perinatale Mortalität, Anteil von Neugeborenen mit einem Mindestgewicht von 2500 g nach Geschlecht.
  - Mortalität für bestimmte auszuwählende Krankheiten.
- *Morbiditätsindikatoren:*
  - Inzidenz und Prävalenz für bestimmte auszuwählende Krankheiten.
  - Trendunterschiede im Gesundheitszustand einzelner Bevölkerungsgruppen.
  - Karies-Index bei Kindern, Anteil von über- und untergewichtigen Kindern, Grad der Durchimpfung gegen bestimmte Krankheiten.
  - Subjektiver Gesundheitszustand, gesundheitsrelevante Verhaltensweisen, Pflegebedürftigkeit, *A*ctivities of *D*aily *L*iving-(ADL-)Skalen.
- *Risikoindikatoren:*
  - Konsum von Tabakwaren und Alkohol pro Kopf, Anteil von Nichtrauchern und starken Rauchern.
  - Pro-Kopf-Verbrauch von Proteinen, Lipiden und Kohlenhydraten.
- *Indikatoren der Krankheitsfolgen:*
  - Frühberentlichkeit, zeitweilige Behinderung, Anteil dauerhaft Behinderter und Schwerbehinderter.
  - Arbeitsunfähigkeit.
  - Berufskrankheiten.

➤ **Datenquellen:**
- Todesursachenstatistik.
- Statistik der Schwangerschaftsabbrüche.
- Statistik der meldepflichtigen Krankheiten.
- Musterungsuntersuchungen.
- Krankheitsregister.
- Daten der Krankenversicherungen.
- Daten des Medizinischen Dienstes der Krankenversicherung.
- Krankenhausstatistik.
- Statistik zur häuslichen Pflege.

- Statistik zur Rentenversicherung.
- Statistik zur Arbeitslosenversicherung.
- Statistik der gesetzlichen Unfallversicherung.

➤ **Regionalisierung der Daten:** Bis zur Ebene der Regierungsbezirke, Stadt- und Landkreise meist problemlos möglich. Eine noch kleinräumigere Berichterstattung stößt auf große Probleme, da die Daten erst aufgeschlüsselt werden müssen.

Gesundheitsberichterstattung auf betrieblicher Ebene

➤ **Allgemeines:** Für den soziodemographischen Bereich verfügen die Personalabteilungen über die notwendigen Informationen für den Gesamtbetrieb und, je nach Betriebsgröße, auch für Teilbereiche.

➤ **Indikatoren für den Gesundheitszustand in Betrieben:**
- Meldungen über Unfälle und Berufskrankheiten.
- (Medizinische) Gründe für vorzeitige Berentungen.
- Ausfallzeiten wie Arbeitsunfähigkeitsdaten der Krankenkassen; Ausfallzeiten in % der Gesamtarbeitszeit, d. h. einschließlich der weniger als 3 Tage dauernden Abwesenheiten (Arbeitsunfähigkeit, s. u.).
- Inanspruchnahme medizinischer Einrichtungen einschließlich der betriebsärztlichen Ambulanz.
- Ergebnisse der arbeitsmedizinischen Vorsorgeuntersuchungen.

➤ **Arbeitsunfähigkeit (AU):** Große Bedeutung kommt den Ausfallzeiten zu. Die medizinischen Gründe für die Arbeitsunfähigkeit der Mitarbeiter werden ad personam dem Betrieb und damit auch dem Betriebsarzt nicht bekannt.
- *Gesetzliche Regelungen:*
  - Der Betriebsarzt ist nach § 3 ASiG verpflichtet, „die Ursachen von arbeitsbedingten Erkrankungen zu untersuchen, die Untersuchungsergebnisse zu erfassen und auszuwerten".
  - Die gesetzlichen Krankenkassen sollen nach § 20 des SGB V „den Ursachen von Gesundheitsgefährdungen und Gesundheitsschäden nachgehen und auf deren Beseitigung hinwirken".
- *Voraussetzungen:* Die Wahrnehmung dieser Aufgabe ist nur möglich, wenn die Krankenversicherungen ihre Daten betriebsspezifisch aufgliedern und in Zusammenarbeit mit den Trägern der gesetzlichen Unfallversicherung diese „über die Erkenntnisse, die sie über Zusammenhänge zwischen Erkrankungen und Arbeitsbedingungen gewonnen haben" unterrichten. Von dort müssen Berichte und Anfragen an den Betrieb gehen. Unter diesen Voraussetzungen können Informationen über die Arbeitsunfähigkeits-Diagnosen in einem Betrieb bzw. in Teilbereichen zusammengestellt werden.
- *Einschränkungen:*
  - In der Regel werden die Krankenkassen keine spezifischen Kenntnisse von den Arbeitsbedingungen ihrer Mitglieder haben, ausgenommen die Betriebskrankenkassen der freien Wirtschaft.
  - Nicht alle Mitarbeiter eines Betriebes oder einer Abteilung gehören derselben Krankenversicherung an, selbst dann nicht, wenn eine Betriebskrankenkasse existiert.

- *Interpretation der AU-Zeiten:* AU-Zeiten bzw. AU-Diagnosen sind kein absolutes Maß für Krankheit. Die Ausstellung der AU-Bescheinigung hängt auch von mehreren nicht-medizinischen Parametern ab, die jedoch für den Betrieb von Bedeutung sind:
  - Konjunktur: Die AU-Häufigkeit sinkt in Zeiten schlechter Konjunktur.
  - Betriebsklima (z. B. „mobbing").
  - Sonstige soziale Zusammenhänge.

Definition

- **Allgemeine Definition:** Berufskrankheiten (BeK) sind Krankheiten, die durch gesundheitsschädigende Belastung am Arbeitsplatz bei der Arbeit entstehen.
- **Definition des Sozialgesetzbuchs VII** (SGB VII, §9[1], S. 19): Berufskrankheiten sind Krankheiten, die in der Liste der Berufskrankheitenverordnung (BeKV, S. 22) als solche bezeichnet sind. Voraussetzungen, um in die Berufskrankheitenliste aufgenommen zu werden, sind:
  - Besondere schädigende Einwirkungen, denen bestimmte Personengruppen durch ihre Arbeit in erheblich höherem Maße als die übrige Bevölkerung ausgesetzt sind.
  - Gesicherte Erkenntnisse der medizinischen Wissenschaft über die kausalen Zusammenhänge zwischen Einwirkung und Erkrankung.

Recht

- **Regelungen des Verfahrens:** Im SGB VII und in der BeKV.
- **Aufteilung in 6 Gruppen** (siehe auch Berufskrankheiten-Liste, S. 215):
  1 Durch chemische Einwirkung hervorgerufene BeK.
  2 Durch physikalische Einwirkung hervorgerufene BeK.
  3 Durch Infektionserreger hervorgerufene BeK.
  4 Atemwegs- und Lungenkrankheiten.
  5 Hautkrankheiten.
  6 Sonstige Krankheiten.
- **Regelungen in der Berufskrankheitenverordnung** (BeKV) aufgrund §9 SGB VII: Verfahren und BeK-Liste.
- **Öffnungsklausel** (gemäß §9 [2] SGB VII): Für Krankheiten, die nicht in der BeK-Liste stehen und über welche seit der letzten Novellierung der BeKV neue wissenschaftliche Erkenntnisse gewonnen wurden, insbesondere was den Zusammenhang zwischen Belastung und Erkrankung betrifft („Quasiberufskrankheiten"). Die übrigen Voraussetzungen des §9 [2] SGB VII (s. o.) müssen erfüllt sein.
- **Vermutungsklausel** (§9 [3] SGB VII): Erkranken beruflich entsprechend exponierte Beschäftigte an einer Krankheit der BeK-Liste und fehlen Anhaltspunkte für eine Verursachung außerhalb dieser (versicherten) Tätigkeit, so wird vermutet, daß eine Berufskrankheit vorliegt. Beweiserleichterung.
- **Anerkennung vom Grundsatz her** (§9 [4] SGB VII): Wird eine BeK nur deshalb nicht anerkannt, weil die schädigende Tätigkeit nicht aufgegeben wurde (Einschränkende Voraussetzungen, s. u.), so muß grundsätzlich festgestellt werden, daß die übrigen Voraussetzungen zu Anerkennung (Kausalzusammenhänge, s. u.) erfüllt sind.

Begriffsbestimmungen

- **Versicherte:** Nur Versicherte gemäß der Definition in §§2, 3, 6 SGB VII können eine BeK erleiden. Gesetzliche Unfallversicherungen sind Berufsgenossenschaften, Gemeindeunfallversicherungsverbände, Unfallkassen u. a. (siehe Unfallversicherung, S. 106).
- **Versicherte Tätigkeit:** Nur in Zusammenhang mit der versicherten Tätigkeit (i.a. Berufstätigkeit) können im Rahmen dieser Tätigkeit auftretende Belastungen zur Berufskrankheit führen.

Berufskrankheiten-Verfahren

- **Haftungsbegründende Kausalität:** Ein kausaler Zusammenhang zwischen Tätigkeit und Belastung muß nachgewiesen werden.
- **Haftungsausfüllende Kausalität:** Ein kausaler Zusammenhang zwischen Belastung und Erkrankung muß nachgewiesen werden.
- **Wahrscheinlichkeit:** Der Kausalzusammenhang zwischen Belastung und Erkrankung muß nicht mit Gewißheit nachgewiesen werden, es muß jedoch glaubhaft gemacht werden, daß mehr für als gegen einen Kausalzusammenhang spricht (> 50%).
- **Krankheit:** Die Veränderungen (Symptome) müssen Krankheitswert haben (Krankheitsdefinition der Krankenversicherungen). Es muß jedoch keine Arbeitsunfähigkeit bestehen.
- **Einschränkende Voraussetzungen:** Gelten für eine Reihe von BeK. Auch bei wahrscheinlich gemachter Kausalität erfolgt eine Anerkennung nur, wenn bestimmte Kriterien erfüllt sind:
  - *Berufsgruppe*: Bei Tätigkeit im Gesundheitsdienst für Infektionskrankheiten (3101) oder im Steinkohlebergbau für chronische Bronchitis (4111).
  - *Mindesttätigkeitsdauer*: z. B. 3 Jahre Tätigkeit bei Meniskusschäden (2102).
  - *Schwere der Krankheit und Rezidive*: Bei Hautkrankheiten; unter Umständen auch durch die Dauer der Krankheit begründet.
  - *Aufgabe der schädigenden Tätigkeit*: Bei Krankheiten, die bei Fortführung der Tätigkeit immer wieder rezidivieren würden.
  - *Stichtag*: Die schädigende Tätigkeit muß zu einem bestimmten Stichtag noch ausgeführt werden.
- **Anerkennung ohne Entschädigungspflicht:** Bei BeK mit einer festgestellten Minderung der Erwerbsfähigkeit (MdE) < 20% erfolgt die Anerkennung nur „dem Grunde nach" ohne Zahlung einer Rente. Ausnahme: Bei Vorliegen einer „Stütz-MdE" aus anderen Gründen (GdB nach Schwerbehindertenrecht [S. 28], MdE für andere BeK) erfolgt auch eine entschädigungspflichtige Anerkennung mit einer MdE von ≥ 10%.

Verfahren

- **Anzeige:**
  - *Erstellung:* Die Anzeige erfolgt durch den Arzt oder Unternehmer. Eine Formanzeige ist erforderlich. Jeder Arzt oder Zahnarzt ist bei begründetem (!) Verdacht verpflichtet, eine BeK unverzüglich zu melden. Die Zustimmung des Patienten ist nicht erforderlich (§ 202 SGB VII).
  - *Adressat:* Die Anzeige geht an einen Staatlichen Gewerbearzt (regionale Zuständigkeit) oder an den Unfallversicherungsträger (Zuständigkeit nach Gewerbezweig). Ein nicht zuständiger Adressat hat für die richtige Zustellung zu sorgen.
  - *Voraussetzungen zur Anzeige:*
    - Vorliegen einer Listenkrankheit (BeKV).
    - Der Verdacht muß begründet sein. Nach Auffassung des Arztes muß ein Zusammenhang zwischen Exposition und Krankheit bestehen. Es müssen dazu genauere Informationen vom Patienten herangezogen werden. Es müssen medizinische Zusammenhänge (pathophysiologische Kausalität, zeitlicher Zusammenhang) bestehen. Ein Beweis muß allerdings nicht geführt werden.

- *Anzeige von „Quasiberufskrankheiten"* (S. 209): Die Pflicht zur Anzeige dieser Erkrankungen ist umstritten, da die allgemeinen Zusammenhänge noch nicht wissenschaftlich abgesichert sind.

➤ **Austausch:** Die Meldung/Anzeige wird zwischen dem Unfallversicherungsträger bzw. Gewerbearzt ausgetauscht. Durch baldige Mitteilung an die jeweils andere Stelle werden alle Zuständigen über den Verdacht informiert.

➤ **Ermittlung:** Der Unfallversicherungsträger (UVT) stellt Nachforschungen über Krankheiten, Behandlungen (Ärzte, Krankenkassen, §§ 183, 203 SGB VII) und Arbeitsplätze des Versicherten und die dort aufgetretenen Belastungen (§ 193[5] SGB VII) an. Ggf. erfolgen Messungen und Besichtigungen durch den Technischen Aufsichtsdienst des UVT. Meistens kommt es auch zur Beauftragung von fachärztlichen Gutachtern durch den UVT. Ermittlungen aber erst dann, wenn hinreichende Anhaltspunkte bezüglich Kausalität vorliegen.

➤ **Gutachten:** Der Gewerbearzt erhält die BeK-Akte mit den Ermittlungsergebnissen, erstellt selbst ein Gutachten (selten) oder beauftragt unter Mitwirkung des Versicherten (s. u.) einen geeigneten Facharzt als Gutachter, falls dies der UVT noch nicht getan hat. Der Gewerbearzt kann auch Nachermittlungen durch den UVT verlangen, wenn dies erforderlich erscheint. Eine gutachterliche Stellungnahme durch den Gewerbearzt ist jedoch durchweg notwendig. Kostenträger ist der UVT.

➤ **Rechte des Versicherten:** Information des Versicherten über Einholung von Auskünften und über die eingeholten Daten bei Ärzten. Vor Erteilung des Gutachtenauftrags soll der UVT dem Versicherten mehrere Gutachter zur Auswahl benennen. Hinweis auf Widerspruchsrecht (§ 200[2] SGB VII).

➤ **Entscheidung:** Über das Vorliegen einer BeK und weitere erforderliche Maßnahmen wird im Rentenausschuß des UVT entschieden. Der Versicherte erhält einen rechtsfähigen Bescheid. Weder der anzeigende Arzt noch der zuständige Betriebsarzt erhält Kenntnis von der Entscheidung (höchstens über den Versicherten).

➤ **Beteiligung des Betriebsarztes:** Im Verfahren ist keine Beteiligung festgelegt, die Einbindung des Betriebsarztes ist jedoch sinnvoll und wird von den UVT im allgemeinen auch so gehandhabt (siehe Recht: Berufskrankheitenverordnung, S. 22). Der Betriebsarzt muß aber Kenntnis von jeder BeK-Anzeige des Unternehmers erhalten (§ 193[5] SGB VII).
- Betriebsarzt als meldender Arzt (Meldungen durch den Betriebsarzt sind jedoch eher selten).
- Einbindung bei Ermittlungen: Der UVT ermittelt beim Unternehmer, die Beantwortung von medizinischen Fragen (Vorsorgeuntersuchungen) erfolgt durch den Betriebsarzt.
- Einbeziehung in präventive oder rehabilitative Maßnahmen während oder nach Abschluß des Verfahrens. Der Betriebsarzt kann das Gutachten mit Zustimmung des Versicherten anfordern. Dies ist zweckmäßig, da der Betriebsarzt auf diese Weise die Rehabilitation gezielt unterstützen kann.

➤ **Beteiligung von ermächtigten Ärzten:** Ergeben sich bei einer speziellen arbeitsmedizinischen Vorsorgeuntersuchung nach VBG 100 (UVV „Arbeitsmedizinische Vorsorge") Hinweise, daß eine Berufskrankheit entsteht, wiederauflebt oder sich verschlimmert, so muß der Arzt dies dem UVT mitteilen (§ 9[3]). Voraussetzung ist die Zustimmung des Versicherten. Die Mitteilung erfolgt auf dem speziellen Vordruck A 7210.

➤ **Maßnahmen:** Das BeK-Verfahren kann zu folgenden Maßnahmen führen. Kostenträger ist dabei der UVT (III. Kap. SGB VII):

- *Geldleistungen bei Anerkennung der Berufskrankheit* (MdE ≥ 20%). Keine Entschädigungspflicht bei MdE < 20%. Weiterhin Verletztengeld, Übergangsgeld.
- *Präventivmaßnahmen* (§ 3-Maßnahmen): Maßnahmen, um Entstehung, Wiederaufleben oder Verschlimmern einer BeK zu verhindern. Dazu muß eine BeK nicht anerkannt sein! Einschränkende Voraussetzungen müssen nicht erfüllt sein. Eine schicksalshafte Krankheit, die das Risiko für das Entstehen einer BeK erhöht, kann ebenfalls § 3-Maßnahmen auslösen (für Hautkrankheiten siehe auch Hautarzt-Verfahren, S. 218).
  - Technische Anpassungen am Arbeitsplatz (z. B. bessere Geräte, Absaugung, Verzicht auf die Verwendung des schädigenden Stoffes, besonderer Hautschutz).
  - Organisatorische Veränderungen (z. B. Verzicht auf die Durchführung bestimmter Tätigkeiten).
- *Rehabilitationsmaßnahmen*:
  - Medizinische Rehabilitation (Heilbehandlung, §§ 27 – 34 SGB VII).
  - Umsetzungen auf einen anderen Arbeitsplatz, u. U. mit Zahlung eines Minderverdienstausgleichs; Umschulung in einen anderen Beruf (berufliche Rehabilitation, § 35 SGB VII).
  - Schaffung von Voraussetzungen, die eine weitere Berufstätigkeit erlauben (soziale Rehabilitation, §§ 39 – 43 SGB VII).
- *Pflegeleistung* (§ 44 SGB VII).

Regelungen

- ➤ **SGB VII:** Siebtes Buch Sozialgesetzbuch, Gesetzliche Unfallversicherung (ab 1.1.1997).
- ➤ **BeKV:** Berufskrankheitenverordnung.
- ➤ **VBG 100:** UVV „Arbeitsmedizinische Vorsorge“ (§ 9[3]). Vordruck für Mitteilung und Vorschlag für § 3-Maßnahmen A 7210 ist bei den Landesverbänden der BG oder beim Verlag Düringshofen, Seesener Str. 57, 10709 Berlin, erhältlich.

Grundlagen

- **Begriffsbestimmung:** Beruflich bedingte Krankheiten bzw. Krankheitsgruppen, die in den Anhang 1 (BeK-Liste) nach dem jeweiligen Stand des Wissens aufgenommen wurden.
- **Aufnahme von Krankheiten in die Liste:** In die Liste werden nur Krankheiten aufgenommen, bei welchen die kausalen Zusammenhänge zwischen beruflicher Exposition und Krankheit wissenschaftlich zweifelsfrei geklärt sind. Deshalb vergeht oft lange Zeit zwischen den ersten Erkenntnissen über Berufsbedingtheit einer Krankheit und ihrer Aufnahme in die Liste.
- **Umfang, einschränkende Voraussetzungen:** Die gegenwärtig gültige Liste (ab 18. Dezember 1992) umfaßt 64 Krankheiten bzw. Krankheitsgruppen (Tab. 44). Zu einer Reihe von Krankheiten bestehen verschiedene einschränkende Voraussetzungen, die erfüllt werden müssen und im einzelnen bei der jeweiligen Krankheit aufgeführt werden. Die Aufnahme weiterer Berufskrankheiten wurde zwischenzeitlich vom Ärztlichen Sachverständigen-Beirat beim Bundesminister für Arbeit empfohlen (*kursiv* dargestellt). Weiteres siehe Berufskrankheitenverfahren, S. 209.

Berufskrankheiten-Liste

Tabelle 44 Berufskrankheiten-Liste

Nr.	Krankheiten
1	Durch chemische Einwirkungen verursachte Krankheiten
11	Metalle oder Metalloide
1101	Erkrankungen durch Blei oder seine Verbindungen
1102	Erkrankungen durch Quecksilber oder seine Verbindungen
1103	Erkrankungen durch Chrom oder seine Verbindungen
1104	Erkrankungen durch Cadmium oder seine Verbindungen
1105	Erkrankungen durch Mangan oder seine Verbindungen
1106	Erkrankungen durch Thallium oder seine Verbindungen
1107	Erkrankungen durch Vanadium oder seine Verbindungen
1108	Erkrankungen durch Arsen oder seine Verbindungen
1109	Erkrankungen durch Phosphor oder seine anorganischen Verbindungen
1110	Erkrankungen durch Beryllium oder seine Verbindungen
12	Erstickungsgase
1201	Erkrankungen durch Kohlenmonoxid
1202	Erkrankungen durch Schwefelwasserstoff
13	Lösemittel, Schädlingsbekämpfungsmittel (Pestizide) und sonstige chemische Stoffe
1301	Schleimhautveränderungen, Krebs oder andere Neubildungen der Harnwege durch aromatische Amine
1302	Erkrankungen durch Halogenkohlenwasserstoffe
1303*	Erkrankungen durch Benzol, seine Homologe *oder durch Styrol*

Berufskrankheiten-Liste

Tabelle 44 Fortsetzung

Nr.	Krankheiten
1304	Erkrankungen durch Nitro- oder Aminoverbindungen des Benzols oder seiner Homologe oder ihrer Abkömmlinge
1305	Erkrankungen durch Schwefelkohlenstoff
1306	Erkrankungen durch Methylalkohol (Methanol)
1307	Erkrankungen durch organische Phosphorverbindungen
1308	Erkrankungen durch Fluor oder seine Verbindungen
1309	Erkrankungen durch Salpetersäureester
1310	Erkrankungen durch halogenierte Alkyl-, Aryl- oder Alkylaryloxide
1311	Erkrankungen durch halogenierte Alkyl-, Aryl- oder Alkylarylsulfide
1312	Erkrankungen der Zähne durch Säuren
1313	Hornhautschädigungen des Auges durch Benzochinon
1314	Erkrankungen durch para-tertiär-Butylphenol
1315	Erkrankungen durch Isocyanate, die zur Unterlassung aller Tätigkeiten gezwungen haben, die für die Entstehung, die Verschlimmerung oder das Wiederaufleben der Krankheit ursächlich waren oder sein können
*1316**	*Erkrankungen der Leber durch Dimethylformamid*
*1317**	*Polyneuropathie oder Enzephalopathie durch organische Lösungsmittel oder deren Gemische*
	Zu den Nummern 1101 bis 1110, 1201 und 1202, 1303 bis 1309 und 1315: Ausgenommen sind Hauterkrankungen. Diese gelten als Krankheiten im Sinne dieser Anlage nur insoweit, als sie Erscheinungen einer Allgemeinerkrankung sind, die durch Aufnahme der schädigenden Stoffe in den Körper verursacht werden oder gemäß Nummer 5101 zu entschädigen sind.
2	Durch physikalische Einwirkungen verursachte Krankheiten
21	Mechanische Einwirkungen
2101	Erkrankungen der Sehnenscheiden oder des Sehnengleitgewebes sowie der Sehnen- oder Muskelansätze, die zur Unterlassung aller Tätigkeiten gezwungen haben, die für die Entstehung, die Verschlimmerung oder das Wiederaufleben der Krankheit ursächlich waren oder sein können
2102	Meniskusschäden nach mehrjährigen andauernden oder häufig wiederkehrenden, die Kniegelenke überdurchschnittlich belastenden Tätigkeiten
2103	Erkrankungen durch Erschütterung bei Arbeit mit Druckluftwerkzeugen oder gleichartig wirkenden Werkzeugen oder Maschinen
2104	Vibrationsbedingte Durchblutungsstörungen an den Händen, die zur Unterlassung aller Tätigkeiten gezwungen haben, die für die Entstehung, die Verschlimmerung oder das Wiederaufleben der Krankheit ursächlich waren oder sein können
2105	Chronische Erkrankungen der Schleimbeutel durch ständigen Druck
2106	Drucklähmungen der Nerven

Tabelle 44 Fortsetzung

Nr.	Krankheiten
2107	Abrißbrüche der Wirbelfortsätze
2108	Bandscheibenbedingte Erkrankungen der Lendenwirbelsäule durch langjähriges Heben oder Tragen schwerer Lasten oder durch langjährige Tätigkeiten in extremer Rumpfbeugehaltung, die zur Unterlassung aller Tätigkeiten gezwungen haben, die für die Entstehung, die Verschlimmerung oder das Wiederaufleben der Krankheit ursächlich waren oder sein können
2109	Bandscheibenbedingte Erkrankungen der Halswirbelsäule durch langjähriges Tragen schwerer Lasten auf der Schulter, die zur Unterlassung aller Tätigkeiten gezwungen haben, die für die Entstehung, die Verschlimmerung oder das Wiederaufleben der Krankheit ursächlich waren oder sein können
2110	Bandscheibenbedingte Erkrankungen der Lendenwirbelsäule durch langjährige, vorwiegend vertikale Einwirkung von Ganzkörperschwingungen im Sitzen, die zur Unterlassung aller Tätigkeiten gezwungen haben, die für die Entstehung, die Verschlimmerung oder das Wiederaufleben der Krankheit ursächlich waren oder sein können
2111	Erhöhte Zahnabrasionen durch mehrjährige quarzstaubbelastende Tätigkeit
22	Druckluft
2201	Erkrankungen durch Arbeit in Druckluft
23	Lärm
2301	Lärmschwerhörigkeit
24	Strahlen
2401	Grauer Star durch Wärmestrahlung
2402	Erkrankungen durch ionisierende Strahlen
3	Durch Infektionserreger oder Parasiten verursachte Krankheiten sowie Tropenkrankheiten
3101	Infektionskrankheiten, wenn der Versicherte im Gesundheitsdienst, in der Wohlfahrtspflege oder in einem Laboratorium tätig oder durch eine andere Tätigkeit der Infektionsgefahr in ähnlichem Maße besonders ausgesetzt war
3102	Von Tieren auf Menschen übertragbare Krankheiten
3103	Wurmkrankheit der Bergleute, verursacht durch Ankylostoma duodenale oder Strongyloides stercoralis
3104	Tropenkrankheiten, Fleckfieber
4	Erkrankungen der Atemwege und der Lungen, des Rippenfells und Bauchfells
41	Erkrankungen durch anorganische Stäube
4101	Quarzstaublungenerkrankung (Silikose)
4102	Quarzstaublungenerkrankung in Verbindung mit aktiver Lungentuberkulose (Siliko-Tuberkulose)

Tabelle 44 Fortsetzung

Nr.	Krankheiten
4103	Asbeststaublungenerkrankung (Asbestose) oder durch Asbeststaub verursachte Erkrankung der Pleura
4104	Lungen- *oder Kehlkopf*krebs* – in Verbindung mit Asbeststaublungenerkrankung (Asbestose), – in Verbindung mit durch Asbeststaub verursachter Erkrankung der Pleura oder – bei Nachweis der Einwirkung einer kumulativen Asbestfaserstaub-Dosis am Arbeitsplatz von mindestens 25 Faserjahren (25 $\times$ 10^6 [(Fasern/m^3) $\times$ Jahre])
4105	Durch Asbest verursachtes Mesotheliom des Rippenfells, des Bauchfells oder des Perikards
4106	Erkrankungen der tieferen Atemwege und der Lungen durch Aluminium oder seine Verbindungen
4107	Erkrankungen an Lungenfibrose durch Metallstäube bei der Herstellung oder Verarbeitung von Hartmetallen
4108	Erkrankungen der tieferen Atemwege und der Lungen durch Thomasmehl (Thomasphosphat)
4109	Bösartige Neubildungen der Atemwege und der Lungen durch Nickel oder seine Verbindungen
4110	Bösartige Neubildungen der Atemwege und der Lungen durch Kokereirohgase
*4111 **	*Chronisch-obstruktive Bronchitis oder Emphysem von Bergleuten im Steinkohlebergbau*
42	Erkrankungen durch organische Stäube
4201	Exogen-allergische Alveolitis
4202	Erkrankungen der tieferen Atemwege und der Lungen durch Rohbaumwoll-, Rohflachs- oder Rohhanfstaub (Byssinose)
4203	Adenokarzinome der Nasenhaupt- und Nasennebenhöhlen durch Stäube von Eichen- oder Buchenholz
43	Obstruktive Atemwegserkrankungen
4301	Durch allergisierende Stoffe verursachte obstruktive Atemwegserkrankungen (einschließlich Rhinopathie), die zur Unterlassung aller Tätigkeiten gezwungen haben, die für die Entstehung, die Verschlimmerung oder das Wiederaufleben der Krankheit ursächlich waren oder sein können
4302	Durch chemisch-irritativ oder toxisch wirkende Stoffe verursachte obstruktive Atemwegserkrankungen, die zur Unterlassung aller Tätigkeiten gezwungen haben, die für die Entstehung, die Verschlimmerung oder das Wiederaufleben der Krankheit ursächlich waren oder sein können

Tabelle 44 Fortsetzung

Nr.	Krankheiten
5	Hautkrankheiten
5101	Schwere oder wiederholt rückfällige Hauterkrankungen, die zur Unterlassung aller Tätigkeiten gezwungen haben, die für die Entstehung, die Verschlimmerung oder das Wiederaufleben der Krankheit ursächlich waren oder sein können
5102	Hautkrebs oder zur Krebsbildung neigende Hautveränderungen durch Ruß, Rohparaffin, Teer, Anthrazen, Pech oder ähnliche Stoffe
6	Krankheiten sonstiger Ursache
6101	Augenzittern der Bergleute

* *kursiv* gedruckt: Ergänzungen der gültigen Liste der BeKV durch Empfehlungen des Ärztlichen Sachverständigenbeirats beim BMA

Hautarzt-Verfahren

Definition

- Verfahren zur Früherfassung von Hautveränderungen oder -krankheiten, welche möglicherweise berufsbedingt sind. Dadurch soll das Entstehen einer Berufskrankheit der Haut (Berufskrankheit 5101) verhindert werden.
- Siehe auch Hauterkrankungen, S. 242.

Meldung

- **Behandelnder Arzt/Hausarzt:** Eine Meldung (Bericht, s.u.) ist zu erstatten, wenn der behandelnde Arzt zu der Auffassung kommt, daß Hautveränderungen oder -krankheit seines Patienten möglicherweise berufsbedingt sind. Hierzu muß kein „begründeter Verdacht" bestehen, wie bei einer Berufskrankheitenanzeige, die *Möglichkeit* reicht aus. Unverzügliche Überweisung des Patienten mit einem Überweisungsvordruck (Muster ÜV) an den am besten erreichbaren oder in nächster Nähe praktizierenden Hautarzt.
- **Betriebsarzt:** Verfährt ebenso wie der Hausarzt. Ist er Arbeitsmediziner oder hat die Zusatzbezeichnung „Betriebsmedizin", so kann er selbst den Hautarztbericht (s. u.) erstellen.

Hautarztbericht

- **Hautarzt:** Der Patient kommt mit Überweisung (oder auch direkt) zum Hautarzt. Dieser untersucht und erstellt den Hautarztbericht (Arztvordruck 20 a) mit den Angaben über berufliche Beschäftigung, Zeitpunkt des Auftretens der Hautveränderungen, Ursache, Befund (Testergebnisse, soweit vorhanden), Diagnose, Vorschlägen zu weiteren Maßnahmen, Angaben zur Kausalität (ist es eine Berufskrankheit oder kann sich eine entwickeln?).
- **Betriebsarzt:** Kann den Hautarztbericht bei entsprechender formaler Qualifikation (s. o.) selbst erstellen und mit dem UVT abrechnen. Allerdings sollte er sich in der Beurteilung der Hautveränderungen ausreichend sicher fühlen.
- **Unfallversicherungsträger (UVT):** Der Hautarztbericht soll unverzüglich an den UVT geschickt werden. Dieser ist Kostenträger und leitet von sich aus gegebenenfalls weitere Maßnahmen ein.
- **Gewerbearzt:** Besteht der Verdacht, daß die Hautveränderungen bzw. -krankheit berufsbedingt sind, so unterrichtet der UVT den zuständigen Gewerbearzt über den Bericht und gegebenenfalls über geplante Maßnahmen. Der Gewerbearzt hat die Möglichkeit, sich dazu zu äußern. Unter Umständen wird aber vom UVT aufgrund der Meldung schon ein Berufskrankheitenverfahren (S. 209) eröffnet.

Diagnose und Behandlung

- **Testung:** Hält der Hautarzt eine allergische Genese für möglich und eine Testung für indiziert, so teilt er dies dem UVT mit. Der UVT übernimmt dann dafür die Kosten.
- **Behandlung:** Sind die Hautveränderungen wesentlich auf eine berufliche Belastung zurückzuführen, ist eine Behandlung auf Kosten des UVT möglich. Dies muß dem UVT im Hautarztbericht mitgeteilt werden. Andernfalls erfolgt die Weiterbehandlung auf Kosten der Krankenversicherung. Eine berufliche Verursachung ist unter folgenden Voraussetzungen anzunehmen:

- Zeitlicher Zusammenhang zwischen Hautsymptomatik und Beruf.
- Topischer Zusammenhang zwischen Art der Tätigkeit (Hautkontakt) und Ort der Hautveränderung.
- Nachweis einer Sensibilisierung gegenüber einem angewendeten Berufstoff oder Stoffbestandteil bzw. toxisch-degenerative Veränderungen beim Umgang mit Stoffen, die chemisch-irritative Eigenschaften besitzen.
- Fehlen von Symptomen, die auf eine nichtberufliche Ursache hinweisen könnten.
- Auftreten gleicher Symptome bei anderen Beschäftigten. Dies erhärtet den Verdacht auf die Berufsbedingtheit. Allerdings können auch Dispositionen unter beruflicher Einwirkung manifest werden oder sich wesentlich verschlimmern („Genodermatosen", z. B. Atopie, Psoriasis, S. 242).

➤ **Weiteres Verfahren:** Abhängig von dem Ergebnis der Ursachenerforschung und dem Behandlungserfolg:
- *Keine berufliche Verursachung*: Die weitere Behandlung erfolgt, falls erforderlich, auf Kosten der Krankenversicherung. Beratung des Patienten über Schutz vor beruflichen Hautbelastungen.
- *Gelegenheitsursache*: Bei Patienten mit Disposition zu Hautveränderungen bzw. -krankheiten, die sich in der Vergangenheit, auch im Beruf, schon manifestiert hat. Hier ist eine besondere Betreuung, Beratung und Kontrolle durch den Hautarzt (und Betriebsarzt) erforderlich. Kostenträger ist die Krankenkasse.
- *Erkrankung, Wiedererkrankung oder Verschlimmerung alleinig oder wesentlich berufsbedingt*: Behandlung, Beratung, Vorschlag von Maßnahmen zu Verbesserungen am Arbeitsplatz zusammen mit dem Betriebsarzt, Erfolgskontrolle. Kostenträger ist der UVT.
- *Schwere oder wiederholt auftretende Krankheit*: Eine Berufskrankheitenanzeige ist erforderlich, auch wenn die schädigende Tätigkeit noch nicht aufgegeben wurde. Sonst Vorgehen wie oben, zusätzlich Überlegungen zu beruflicher Rehabilitation. Kostenträger ist der UVT.

Regelungen

➤ **ZH 1/568:** Merkblatt für Betriebsärzte über den Verfahrensablauf beim Auftreten von Hauterkrankungen (enthält auch das Merkblatt über das Verfahren zur Früherfassung berufsbedingter Hauterkrankungen M 7250).

➤ **G 24:** BG-Grundsatz für arbeitsmedizinische Vorsorgeuntersuchungen; Hauterkrankungen (mit Ausnahme von Hautkrebs, siehe Hauterkrankungen, S. 242).

➤ **Abkommen:** Abkommen Ärzte/Unfallversicherungsträger: C. Verfahren zur Früherfassung berufsbedingter Hauterkrankungen (Hautarztverfahren), Leitnummern 59 – 61, Gebühr für Überweisung (mit Arztvordruck ÜV) nach Leitnummer 82. Der Hautarztbericht (Arztvordruck 20 a) wird nach Leitnummer 103 abgerechnet. Zu beziehen über Verlag Düringshofen, Seesener Straße 57, 10709 Berlin.

Diabetes mellitus

Grundlagen

- **Definition:** Erkrankung des Kohlenhydrat-Stoffwechsels.
- **Häufigkeit:** Der Diabetes mellitus betrifft etwa 2–4% der deutschen Bevölkerung; der Anzahl der Erkrankten an der Bevölkerung im Erwerbsleben liegt etwas niedriger.
- **Formen:**
  - *Typ I:* Manifestierung bereits im jugendlichen Alter; zugrunde liegt eine Zerstörung der insulinproduzierenden Zellen. Eine Insulintherapie ist von Anfang an erforderlich.
  - *Typ II:* Ca. 80% aller Fälle; Störung der Insulinsekretion und herabgesetzte Insulinwirkung. Diät und orale Diabetika sind lange Zeit therapeutisch ausreichend, schließlich wird auch hier eine Insulintherapie nötig.
- **Arbeitsmedizinische Aspekte:**
  - Jeder diätetisch gut eingestellte Diabetiker ohne Spätkomplikationen hat eine normale Befähigung für das Erwerbsleben.
  - Für die Arbeitsmedizin ist die Typenzuordnung ohne Belang; entscheidend ist die Notwendigkeit einer Insulin-Therapie.

Funktionelle Bedeutung für das Erwerbsleben

- **Selbstkontrolle:** Diabetiker müssen bewußt mit ihrer Erkrankung in regelmäßigem Kontakt mit ihrem behandelnden (Haus-)Arzt leben. Nach einer ausführlichen Schulung ist die teilweise Übernahme ärztlicher Aufgaben durch den Erkrankten selbst (ggf. Steuerung von Diät und Insulindosierung) notwendig.
- **Für das Erwerbsleben relevante Einschränkungen:** Sie ergeben sich zunächst aus der Notwendigkeit der regelmäßigen Lebensführung (Diät, körperliche Leistung, Insulingabe). Insbesondere auf eine Insulinbehandlung und auf orale Antidiabetika (Glibenclamid) angewiesene Diabetiker sind wegen der Möglichkeit einer *Hypoglykämie* mit Bewußtseinsverlust gefährdet.
- **Spätkomplikationen:**
  - *Diabetische Retinopathie:* Die daraus resultierende Einschränkung der Sehleistung ist arbeitsmedizinisch besonders bedeutsam.
  - *Diabetische Mikro- und Makroangiopathie:* Arteriosklerotische Veränderungen des gesamten Gefäßsystems einschließlich dem des Herzens und des ZNS.
  - *Diabetische Nephropathie:* Glomerulosklerose, die zur terminalen Niereninsuffizienz führen kann.

Voraussetzungen im Betrieb

- **Möglichkeit der Diätverpflegung:** Eine Diabetiker-Kost kann nur selten als betriebliches Angebot verwirklicht werden. Geschulte Diabetiker stellen ihre Mahlzeiten selbst zusammen oder behelfen sich durch mitgebrachte Kaltverpflegung. Für die Einnahme der in den Diätplänen vorgeschriebenen Zwischenmahlzeiten sind die Voraussetzungen zu schaffen.
- **Möglichkeit zur Insulininjektion:** Sie kann als Selbstinjektion oder durch den Betriebssanitäter durchgeführt werden. Ruhe und hygienische Bedingungen sind zu gewährleisten.
- Konstante körperliche Leistungsanforderungen.
- Information von Vertrauenspersonen.

Anforderungen durch besondere Arbeitsformen

- **Schichtarbeit:** Die Zwei-Schicht-Arbeit ist bei gut geschulten, kooperativen und hinsichtlich der Stoffwechselsituation stabilen Diabetikern im wesentlichen unproblematisch. Der Wechsel zwischen Früh- und Spätschicht sollte wegen der notwendigen Änderung des Lebensrhythmus nicht in zu kurzen Abständen, also frühestens alle zwei Wochen erfolgen.
- **Nachtschicht:** Nur nach genauer Prüfung der persönlichen Umstände und nach Rücksprache mit dem Hausarzt, dem eine Entbindung von der Schweigepflicht vorliegen muß, möglich. Ggf. ist sicherzustellen, daß wegen der Gefahr der Hypoglykämie stündlich oder 2stündlich Außenkontakte mit informierten Arbeitskollegen, evtl. in der Leitwarte, bestehen.
- **Akkordarbeit:** Ist eine konstante körperliche Belastungssituation gegeben, und sind Pausen für die Diätverpflegung und ggf. Insulingabe gewährleistet, gibt es keine spezifischen Einwände.
- **Fahr-, Steuer- und Überwachungstätigkeiten (G 25):** Siehe S. 455.
- **Arbeiten in Überdruck (G 31):** Siehe S. 382.

Arbeitsmedizinische Vorsorge

- **Beratung bei der Berufswahl und Betreuung bei der jeweiligen Tätigkeit:** Kriterien sind:
  - Gewährleistung der allgemeinen und der eigenen Sicherheit.
  - Berufliches Umfeld und berufliche Tätigkeit, die eine regelmäßige Lebensweise (z. B. Einhaltung der Diät, Insulininjektionen) erlauben.
- **Einschränkungen der Berufswahl:**
  - *Begründungen:*
    - Möglichkeit einer Hypoglykämie mit Bewußtseinsverlust.
    - Besondere Schwierigkeiten für eine regelmäßige Lebensführung bei stark wechselnden körperlichen Belastungen.
    - Mögliche Schwierigkeiten bei der Selbstkontrolle bzw. der eigenen Insulingabe.
    - Spätkomplikationen: Bewertung der Verschlechterung der Organfunktionen, z. B. der Sehleistung.
  - *Empfehlungen:* Der Ausschuß „Soziales" der Deutschen Diabetes Gesellschaft empfiehlt bei der Berufswahl die Beteiligung eines diabetologisch erfahrenen Arztes. Einschränkungen in 4 Berufsfeldern:
    - Verantwortliche Überwachungsfunktionen (Verkehr, Leitstellen).
    - Berufliche Personenbeförderung.
    - Arbeiten mit Absturzgefahr (Dachdecker, Starkstromelektriker, Telegrafenarbeiter u. a.).
    - Dienst mit der Waffe (Polizei, Bundeswehr, Sicherheitsdienste).

Arbeitsmedizinische Empfehlungen

- **Richtlinien zur Einstellung von Diabetikern in den öffentlichen Dienst** (Deutsche Diabetes-Gesellschaft, weitergeleitet vom Bundesminister des Inneren an die obersten Bundesbehörden):
  - Kein genereller Ausschluß von Diabetikern vom Staatsdienst bzw. vergleichbaren Institutionen.

- Vergabe von Tätigkeiten mit regelmäßigen Arbeitszeiten bei insulinpflichtigen Diabetikern. Vermeidung von Tätigkeiten, die bei Eintritt hypoglykämischer Reaktionen Gefahren für sie selbst oder andere mit sich bringen, z. B. als Fahrer in öffentlichen Verkehrsmitteln.
- Ausschluß des Vorliegens von spezifischen Komplikationen an Augen und Nieren durch Fachärzte bei Beginn des Beschäftigungsverhältnisses.
- Betonung der Qualität der Diabetes-Einstellung.
- Vorlage eines ärztlichen Zeugnisses bzgl. der Stoffwechselsituation, der regelmäßigen Kontrolle und der Kooperation.
- Anforderungen an die Qualität der Stoffwechselführung (Dokumentation von 3 Blutzuckertageswerten: maximale Werte nicht wesentlich über 220 mg/dl Glukose bei Insulintherapie bzw. 160 mg/dl bei diätetisch und mit oralen Antidiabetika behandelten Patienten; Glukose im Urin).
- *Untersuchungskatalog (Einstellung):*
  - Körperliche Untersuchung.
  - EKG, Röntgenbild des Thorax.
  - Kreatinin im Serum.
  - Kompletter Urinstatus.
  - Ophthalmologische Untersuchung.
  - Vorlage vom Arzt bescheinigter Untersuchungsbefunde und dokumentierter Stoffwechsel-Selbstkontrollen.

➤ **Gutachten „Krankheit und Kraftverkehr" – Erkrankungen des Stoffwechsels und des Endokriniums** (Gemeinsamer Beirat für Verkehrsmedizin, Bundesministerium für Verkehr, 1992).
- Zu schweren Stoffwechselentgleisungen mit Hypoglykämien und Hyperglykämien neigende Diabetiker sind zum Führen von Kraftfahrzeugen aller Klassen ungeeignet.
- Nach einer Stoffwechseldekompensation erstmals auf eine antidiabetische Therapie eingestellte Personen sind zum Führen von Kraftfahrzeugen ungeeignet, bis die Einstellphase durch Erreichen einer ausgeglichenen Stoffwechsellage abgeschlossen ist.
- Mit Insulin behandelte Diabetiker sind zum Führen von Kraftfahrzeugen der Klasse II und zum Führen von Kraftfahrzeugen, die der Fahrgastbeförderung gemäß § 15 d der Straßenverkehrszulassungsordnung (StVZO) dienen, ungeeignet.
- Mit oralen Antidiabetika behandelte Diabetiker sind zum Führen von Kraftfahrzeugen der Klasse II und zum Führen von Kraftfahrzeugen, die der Fahrgastbeförderung gemäß § 15 d der StVZO dienen, nur dann geeignet, wenn eine gute Stoffwechselführung ohne Hypoglykämien über längere Zeit (3 Monate) gewährleistet war.
- Empfohlene Auflagen für Diabetiker: Regelmäßige ärztliche Untersuchungen mit besonderer Beachtung von Diabeteskomplikationen sowie Stoffwechselkontrolle und Prüfung der Sehfunktion mit Dokumentation der Befunde.

Grundlagen

- **Formen:**
  - *Primär generalisierte Epilepsien:*
    - Petit Mal-Anfälle: Vor allem im Kindes- und Jugendalter auftretende Absencen von kurzer (ca. 10 Sekunden) Dauer; keine Aura.
    - Grand Mal-Anfälle: Bilaterale tonisch-klonische Krämpfe von wenigen Minuten Dauer mit Störungen der Vigilanz (Koma und paroxysmaler Schlaf); mit oder ohne Aura auftretend, fokale Einleitung möglich. Häufig Verletzungen (Zungenbiß, Wirbelfraktur).
  - *Fokale Epilepsien:* Alle fokalen Anfälle können in generalisierte Anfälle übergehen und sich statusartig häufen.
    - Einfach fokale Anfälle, z. B. Jackson-Anfälle: Von kleinen Muskelgruppen ausgehend Krampfanfälle, häufig ohne Vigilanzstörung. Selten Auftreten im Erwachsenenalter. Sonderform: Impulsives Petit Mal: Plötzliche ruckartige Zuckungen (Gefahr des Werfens von Gegenständen).
    - Komplex fokale Anfälle (psychomotorische Anfälle, Dämmerattacken): Bewegungsstereotypien, meist geringe Vigilanzstörungen.
  - *Synkopen:* Kurz dauernde Ohnmachten verschiedener Ursache mit Tonusverlust der Muskulatur und Zu-Boden-Sinken, meist ohne Verletzung. Vorangehende Aura mit Flimmern und Schwarzwerden vor den Augen.
  - *Narkolepsie (Hypersomnie):* Anfallsartig auftretendes Schlafbedürfnis.
  - *Paroxysmale Choreoathetose:* Extrapyramidale Anfälle, ausgelöst durch äußere Reize wie Telefon (akustischer Reiz), Alkohol, Streß u. a.
- **Ursachen und Häufigkeiten:**
  - In Deutschland leiden insgesamt ca. 1 Million Menschen an zerebralen Krampfanfällen (alle Formen).
  - Nach geschlossenen Hirntraumen mit langer Bewußtlosigkeit sollen in 10–20% der Fälle posttraumatische Anfälle auftreten, nach offenen Traumen in 40–50%. Die meisten Anfallsleiden haben jedoch andere Ursachen (idiopathisch, hirnorganische Erkrankungen wie z. B. Alkoholismus, Hypoglykämie, Enzephalitis, Hirnblutung, Sonnenstich).
- **Arbeitsmedizinische Aspekte:** Anfallskranke sind heute noch immer stigmatisiert. Entwicklungen in Diagnosestellung und Therapie von Anfallsleiden haben erhebliche Fortschritte ermöglicht, die für die Betroffenen im Erwerbsleben von Bedeutung sind. Neben das negative Leistungsbild muß das positive Leistungsbild gestellt werden, das Motivation, Begabung und Eignung berücksichtigt.

Funktionelle Bedeutung für das Erwerbsleben

- **Differenzierte Charakterisierung von Anfallsleiden** (ZH 1/191, Empfehlungen zur Beurteilung beruflicher Möglichkeiten von Personen mit Epilepsie): Sie ist für die berufliche Tätigkeit von Anfallskranken von entscheidender Wichtigkeit:
  - *Aura:*
    - Wahrnehmung des Anfallsbeginns durch den Betroffenen selbst?
    - Dauer der Aura?
    - Reaktionsvermögen und Schutzmöglichkeit während der Aura?
  - *Bewußtsein:*
    - Während des Anfalls erhaltenes/gestörtes Bewußtsein?

- *Verfügbarkeit:*
  - Willkürmotorik der oberen Extremität (rechts/links) erhalten/aufgehoben?
  - Willkürmotorik der unteren Extremität (rechts/links) erhalten/aufgehoben?
- *Sturz:* Kommt es im Rahmen der Krampfanfälle zum Sturz?
- *Verhalten im Anfall:*
  - Ruhiges oder unruhiges Verhalten?
  - Nicht situationsangepaßte Handlungen?
- *Verhalten nach dem Anfall:*
  - Auftreten passagerer Paresen oder Sprachstörungen?
  - Orientierung unmittelbar nach dem Anfall wiederhergestellt?
  - Allmähliche Reorientierung?
  - Nachschlaf?
- *Dauer bis zur Wiederherstellung der Funktionsfähigkeit* (einschließlich Reorientierung).
- *Bindung an Schlaf-Wach-Rhythmus:*
  - Auftreten der Anfälle aus dem Schlaf heraus?
  - Auftreten nach dem Aufwachen?
  - Anfallsauftreten in der Arbeitszeit oder Freizeit?
  - Auftreten der Anfälle ohne zeitliche Bindung?
- *Individuelle auslösende Situationen:* Ihre Beachtung bzw. Vermeidung kann zur Verhinderung von Anfällen/Anfallsfolgen führen:
  - Bestimmte optische oder akustische Reize.
  - Schlafverschiebung (Nachtschicht).

➤ **Gefährdungskategorien** (Arbeitskreis zur Verbesserung der Eingliederungschancen von Personen mit Epilepsie): Sie stellen in Verbindung mit der Anfallshäufigkeit des Betroffenen und der zu beurteilenden Tätigkeit eine wesentliche Hilfe bei der Einschätzung des Arbeitseinsatzes dar (s. auch Abb. 9 u. 10):
- *Gefährdungskategorie O:* Erhaltenes Bewußtsein, erhaltene Haltungskontrolle und Handlungsfähigkeit. Kommentar: Anfälle ausschließlich mit Befindlichkeitsstörungen ohne arbeitsmedizinisch relevante Symptome; möglicherweise wird eine Handlung bewußt unterbrochen bis zum Ende der subjektiven Symptome.
- *Gefährdungskategorie A:* Beeinträchtigung der Handlungsfähigkeit bei erhaltenem Bewußtsein mit Haltungskontrolle. Kommentar: Anfälle mit Zucken, Versteifen oder Erschlaffen einzelner Muskelgruppen.
- *Gefährdungskategorie B:* Handlungsunterbrechung bei Bewußtseinsstörung mit Haltungskontrolle. Kommentar: Plötzliches Innehalten, allenfalls Minimalbewegungen ohne Handlungscharakter.
- *Gefährdungskategorie C:* Handlungsunfähigkeit mit/ohne Bewußtseinsstörung bei Verlust der Haltungskontrolle. Kommentar: Plötzlicher Sturz ohne Schutzreflexe, langsames In-sich-Zusammensinken, Taumeln und Sturz mit Abstützen.
- *Gefährdungskategorie D:* Unangemessene Handlungen bei Bewußtseinsstörungen mit/ohne Haltungskontrolle. Kommentar: Unkontrollierte komplexe Handlungen oder Bewegungen, meist ohne Situationsbezug.

- **Erfolg der antiepileptischen Therapie:** Eine konsequente fachärztliche Therapie ist unabdingbare Voraussetzung jeder beruflichen Rehabilitation. Ergebnisse unter adäquater antiepileptischer Therapie:
  - *Heilung* (Anfallsfreiheit über 5 Jahre): Ca. 1/3 aller Patienten.
  - *Wesentliche Besserung:* Ca. 1/3 aller Patienten.
  - *Unverändertes Auftreten der Krampfanfälle:* Ca. 1/3 aller Patienten.
- **Unfallrisiko:** Hier hat sich die Einschätzung in den letzten Jahren gewandelt. Unterscheidung zwischen:
  - *Selbstgefährdung:* Dem klassischen Unfallrisiko, wie z. B. dem Sturz in Pressen oder der Quetschung von Gliedmaßen in mechanischen Geräten wird durch eine moderne Sicherheitstechnik wirkungsvoll begegnet (Zweiknopf-Bedienung, Lichtschranken).
  - *Fremdgefährdung.*
  - *Ökonomisches Risiko:* Es kann z.B. bei Patienten mit eher harmlos eingeschätzten psychomotorischen Anfällen sehr hoch sein, wenn z. B. EDV-gesteuerte teuere Geräte falsch bedient werden.
- **Soziale Toleranzschwelle:** Von Bedeutung vor allem bei Tätigkeiten mit Publikumsverkehr.

Anforderungen durch besondere Arbeitsformen

- **Nacht- und Schichtarbeit:** Die mit jeder wechselnden Arbeitszeit verbundene Unregelmäßigkeit der Lebensführung und die Reduktion der Schlafzeit macht diese Tätigkeiten für alle Anfallskranken ungeeignet.
- **Fahr-, Steuer- und Überwachungstätigkeiten (G25):** Siehe unten und S. 455.

Arbeitsmedizinische Vorsorge und Rehabilitation

- **Berufswahl, Rehabilitation:**
  - *Berufswahl:* Für Anfallskranke sind Berufe anzustreben, die ein möglichst vielfältiges Tätigkeitsspektrum beinhalten. Während der Ausbildung sind häufig Tätigkeiten vorgeschrieben, die wegen des erhöhten Unfallrisikos nicht von Anfallskranken ausgeübt werden dürfen. Hier gibt es die Möglichkeit, mit der für die Abschlußprüfung zuständigen Stelle (z. B. Industrie- und Handelskammer) Vereinbarungen zu treffen, daß die Prüfung auch ohne diesen Ausbildungsabschnitt als abgeschlossen gilt.
  - *Rehabilitation:* Einteilung anhand der Gefährdungskategorien (S. 224) und der aktuellen Anfallshäufigkeit:
    - 1. Schweregrad: Anfallsfrei über 3 Jahre; Schlafepilepsie mit weniger als einem Anfall pro Monat; einseitige Krämpfe bei klarem Bewußtsein im Abstand von einer Woche bis einem Monat: Durchweg keine Bedenken für den Einsatz in maschinenbautechnischen und elektrotechnischen Berufen.
    - 2. Schweregrad: Schlafepilepsie mit mehr als einem Anfall pro Monat; kurze Anfälle mit Beeinträchtigung der Aktivität im Abstand von länger als einem Jahr: Einsatz in den meisten Berufen möglich; Einsatz in Dreher-, Schleifer- und Fräserberufen oder bei Elektromaschinenbautechnikern u. ä. nur nach besonderer Prüfung.

- 3. Schweregrad: Anfälle mit Beeinträchtigung der Aktivität im Abstand von länger als einer Woche; kurze Anfälle, in denen der Kranke nicht der Situation angemessen handelt, im Abstand von länger als einem Monat; Anfälle mit Sturz: Arbeiten in besonderen Fällen durchaus möglich.
- 4. Schweregrad: Anfälle, bei denen der Kranke nicht der Situation angemessen handelt, bis zu 1× pro Monat; Anfälle mit Sturz, die einschließlich der Reorientierung nicht länger als 15 Minuten dauern: Arbeiten in besonderen Fällen möglich.
- 5. Schweregrad: Wie oben, jedoch Anfälle in kürzeren Abständen: Arbeiten nur in besonderen Fällen möglich.
- 6. Schweregrad: Alle schwereren Formen gelten als nicht ausreichend therapiert oder nicht ausreichend therapierbar. Es stellt sich die Frage der Erwerbs- oder der Berufsunfähigkeit.

➤ **Arbeitsmedizinische Vorsorgeuntersuchungen:**

- *Kraftfahrzeugtauglichkeit:* 3 Jahre Anfallsfreiheit gilt als anfallsfrei im Sinne der Kraftfahrzeugtauglichkeit (privater Führerschein). Nach dem Gutachten „Krankheit und Kraftverkehr" (1992) schließen einfache fokale Anfälle, die keine Bewußtseinstrübung und keine motorische, sensorische oder kognitive Behinderung für das Führen des Kraftfahrzeugs zur Folge haben, die Kraftfahreignung im allgemeinen nicht aus. In diesem Fall bestehen auch keine Bedenken gegen den Einsatz in maschinenbautechnischen oder elektrotechnischen Berufen (Abb. 9 und 10).
- *BG-Grundsätze:* Dauernde gesundheitliche Bedenken sind auszusprechen bei nicht gesicherter Anfallsfreiheit für folgende Tätigkeiten:
  - Führen öffentlicher Verkehrsmittel und Nutzfahrzeuge (Krane, Bagger o. ä.).
  - G 25 (Arbeiten, die ständige Aufmerksamkeit im Sinne von Steuer- und Überwachungstätigkeiten erfordern einschließlich Fahrtätigkeit [Gabelstapler]).
  - G 26 (Arbeiten, die das Tragen von Atemschutz erfordern).
  - G 30 (Hitzearbeiten).
  - G 31 (Arbeiten im Überdruck).
  - G 41 (Arbeiten mit Absturzgefahr [Arbeiten in gefährdenden Positionen, z. B. großer Höhe, engen Schächten]).
  - Bei Auslösung der Krampfanfälle durch optische Reize: Tätigkeiten an Arbeitsstätten mit glitzernden Flächen (Wasseroberflächen) und schnellem Hell-Dunkel-Wechsel (Situationen im Verkehr: lichter Wald, Blendlamellen).

industrielle maschinenbautechnische Berufe Hinweise zur Beurteilung der beruflichen Möglichkeiten für Personen mit Epilepsie ○ grundsätzlich keine Bedenken △ möglich in der Mehrzahl der Arbeitsplätze □ möglich in besonderen Fällen Risiken insbesondere drehende, ungeschützte Teile (Backenfutter, Bohrspindeln) Fehlprogrammierung	* Bohrer, Bohrwerksdreher, Dreher, Revolverdreher, Automateneinrichter, Fräser, Universalfräser, Hobler, Universalhobler, Universalschleifer * * Zerspanungsmech./in Fachrichtung: Automatendrehtechnik, Frästechnik, Drehtechnik, Schleiftechnik * * * Facharbeiter für Werkzeugmaschinen Drehen, Fräsen, Schleifen, Hobeln, Bohren Facharbeiter für Schleifwerkzeuge Automateneinrichter	* Mechaniker, Feinwerk-, Chirurgie-, Büromaschinenmechaniker, Elektromaschinenbauer, Werkzeugmacher, Fluggeräte-, Landmaschinenmechaniker, Maschinen-, Betriebs-, Kunststoffschlosser, Schmelzschweißer, NC-Anwendungsfachmann * * Industriemechaniker/in Fachrichtung: Geräte- und Feinwerktechnik, Produktionstechnik, Maschinen- und Systemtechnik, Betriebstechnik Werkzeugmechaniker/in Fachrichtung: Ausrüstungstechnik Anlagenmechaniker/in Fachrichtung: Versorgungstechnik * * * Instandhaltungs-, Flugzeugmechaniker, Landmaschinen- und Traktorenschlosser, Maschinenbauer, Mechaniker, Elektromaschinenbauer, Feinmechaniker, Facharbeiter für Schweißtechnik, Werkzeugmacher	* Güteprüfer, Techn. Zeichner, Teilekonstrukteur Maschinenbautechniker Fachrichtung: – Konstruktion – Qualitätswesen – Arbeitsvorbereitung und NC-Technik – Produktionsorganisation Dipl.-Ing. Maschinenbau * * ---- * * * Werkstoffprüfer Metall, Maschinenbauzeichner
	1	2	3
– Anfallsfrei > 1 Jahr nach operativer Therapie – Anfallsfrei > 2 Jahre unter Pharmakotherapie – Anfälle nur aus dem Nachtschlaf > 3 Jahre – Kategorie „0"	○	○	○
Anfälle ≤ 2/Jahr A	○	○	○
B	○	○	○
C	△	△	△
D	□	△	△
Anfälle 3-11/Jahr A	○	○	○
B	△	△	○
C	△	△	△
D	□	□	△
Anfälle ≥ 1/Jahr A	○	○	○
B	△	△	△
C	□	□	△
D	□	□	△

Hinweise zu:
- Anfallssymptomen A bis D siehe Gefährdungskategorien
- Risikoeinschätzung siehe Text

* Berufen, die zum Teil nach §25 BBiG aufgehoben oder geändert wurden, sowie Ausbildungsregelungen, die nach §25 HwO geändert wurden
* * Neugeregelten Berufen
* * * Facharbeiterberufen, die in der DDR galten

Abb. 9 Gefährdungsbeurteilung für Personen mit Epilepsie: industrielle maschinenbautechnische Berufe.

industrielle elektrotechnische Berufe Hinweise zur Beurteilung der beruflichen Möglichkeiten für Personen mit Epilepsie ○ grundsätzlich keine Bedenken △ möglich in der Mehrzahl der Arbeitsplätze □ möglich in besonderen Fällen Risiken insbesondere ökonomische Risiken durch Fehlprogrammierung Arbeiten mit gefährlichen Spannungen	* Nachrichtengerätemechaniker/in, Funk-, Energieanlagen-, Feingeräte-, Informations-, Fernmeldeelektroniker/in * * Kommunikationselektroniker/in, Fachrichtung: Funktechnik, Informationstechnik, Telekommunikationstechnik, Energieelektroniker/in, Fachrichtung: Anlagetechnik * * * Elektromonteur - Anlagemontage, Funkmechaniker –Tonspeicher- und Rundfunktechnik – Fernsehtechnik Elektronikfacharbeiter – Bau- u. Funktionsgruppen – industrielle Elektronik – Instandhaltung Facharbeiter für elektronische Bauelemente – Halbleiter Mikroelektronik – Passive Bauelemente Facharbeiter für Nachrichtentechnik Facharbeiter für Fernmeldeverkehr	* Elektrogerätemechaniker/in Elektromaschinenmonteur/in Energiegeräteelektroniker/in * * Energieelektroniker Fachrichtung: – Betriebestechnik – Gerätetechnik Elektromaschinenmonteur/in Industrieelektroniker Fachrichtung: – Produktionstechnik – Gerätetechnik * * * Elektromechaniker Elektromonteur Elektroinstallateur	* --- * * ---- * * * ---- * * * * Elektromeister Elektrotechniker Elektroniktechniker Dipl.-Ing. Elektrotechnik
	1	2	3
– Anfallsfrei > 1 Jahr nach operativer Therapie – Anfallsfrei > 2 Jahre unter Pharmakotherapie – Anfälle nur aus dem Nachtschlaf > 3 Jahre – Kategorie „0“	○	○	○
Anfälle ≤ 2/Jahr A	○	○	○
B	○	△	△
C	△	□	△
D	△	□	△
Anfälle 3-11/Jahr A	○	△	○
B	△	△	○
C	□	□	△
D	□	□	△
Anfälle ≥ 1/Monat A	△	△	○
B	△	□	△
C	□	□	△
D	□	□	△

Hinweise zu:
- Anfallssymptomen A bis D siehe Gefährdungskategorien
- Risikoeinschätzung siehe Text

* Berufen, die zum Teil nach §25 BBiG aufgehoben oder geändert wurden, sowie Ausbildungsregelungen, die nach §25 HwO geändert wurden

** Neugeregelten Berufen

*** Facharbeiterberufen, die in der DDR galten

**** Ungeänderten Techniker- und Ingenieurberufen

Abb. 10 Gefährdungsbeurteilung für Personen mit Epilepsie: industrielle elektrotechnische Berufe.

Grundlagen

- **Herzinsuffizienz:** Klinisches Syndrom unterschiedlicher Ätiologie.
  - *Definition (WHO):* Verminderte körperliche Belastbarkeit aufgrund einer ventrikulären Funktionsstörung.
  - *Ätiologie:* Mit ca. 90% der Fälle stellen Koronare Herzkrankheit (KHK) und arterielle Hypertonie die Hauptursachen dar. Herzvitien, Herzrhythmusstörungen, Kardiomyopathien und Myokarditiden sind weitere mögliche Ursachen.
- **Schweregradeinteilung der Herzinsuffizienz** (New York Heart Association, NYHA): Sie wird unabhängig von der Ursache, orientiert am subjektiven Beschwerdebild des Patienten, bei funktioneller Belastung des Herzens vorgenommen. Hierbei ist zu beachten, daß eine Belastungsdyspnoe erheblichen subjektiven Bewertungsunterschieden unterliegt.
  - *NYHA I:* Eine organische Herzerkrankung liegt vor, es bestehen jedoch keine subjektiven Begleitsymptome.
  - *NYHA II:* Angabe von Beschwerden nur bei schweren Belastungen (leicht limitierend).
  - *NYHA III:* Beschwerdeangabe schon bei leichten Alltagsbelastungen (erheblich limitierend).
  - *NYHA IV:* Beschwerden bei geringster Belastung, evtl. Beschwerden in Ruhe.
- **Kardiopulmonale Leistungsfähigkeit:** Herz und Lunge sind funktionell eng verbunden. Bei der Beurteilung der Leistungsfähigkeit des Herzens als Muskelpumpe (hämodynamische Parameter) spielt die Funktion der Lunge für den Gasaustausch und damit die Oxygenation des Herzmuskels selbst eine nicht abtrennbare Rolle. Eine Beurteilung der kardiopulmonalen Leistungsfähigkeit erfolgt mittels Ergometrie (S. 165).
- **Arbeitsmedizinische Aspekte:**
  - *Häufigkeit:* Die Gruppe der Herz-Kreislauf-Krankheiten steht mit einem Anteil von 22% (Männer) bzw. 10% (Frauen) an den medizinischen Rehabilitationsmaßnahmen der Rentenversicherungen und etwa 20% bzw. 15% der Diagnosen bei Erwerbs- und Berufsunfähigkeit mit an der Spitze der chronischen arbeitsmedizinisch bedeutsamen Erkrankungen.
  - *Arbeitsmedizinische Beurteilung von herzinsuffizienten Personen:* Kann sich nach der NYHA-Schweregradeinteilung richten, wenn sie den subjektiven Charakter beachtet:
    - Personen mit einer Herzinsuffizienz im Stadium NYHA I müssen evtl. von bestimmten Tätigkeiten ferngehalten werden (S. 234).
    - Personen mit einer Herzinsuffizienz im Stadium NYHA III und IV sind arbeitsunfähig und sollten einer ärztlichen Behandlung und Rehabilitation zugeführt werden.

Funktionelle Bedeutung für das Erwerbsleben

- **Arbeitsmedizinische Untersuchungen:**
  - *Basisuntersuchung* (Tab. 45): Durchführung empfohlen bei Verdacht auf Vorliegen einer Herz-Kreislauf-Krankheit.
  - *Folgeuntersuchung* (Tab. 46): Durchführung empfohlen bei Hinweisen auf das Vorliegen einer Herz-Kreislauf-Krankheit (pathologische Befunde im Rahmen der Basisuntersuchung). Ein Großteil der Untersuchungen muß in Spezialeinrichtungen durchgeführt werden (Herzkatheter, Koronarangiographie); die Ergebnisse werden im Anschluß vom Betriebsarzt interpretiert.

- *Langzeit-EKG:* Stellt für den Betriebsarzt ein wichtiges Instrument für Diagnose (Rhythmusstörungen) und Beurteilung der Beanspruchung unter betrieblichen Belastungsbedingungen nach einer Erkrankung bzw. bei Wiedereingliederung nach Rehabilitationsmaßnahmen dar.

➤ **Beurteilung der beruflichen Einsatzmöglichkeit:** Siehe Ergometrie, S. 165.

Tabelle 45 Basisuntersuchung Herz-Kreislauf-Krankheiten

Anamnese	Körperlicher Befund	EKG	Röntgen-Thorax	Laborbefunde
Familiäre Belastung Rheumatisches Fieber Angina pectoris Claudicatio intermittens Gedächtnisstörung Raucher Körperschwäche Dyspnoe Nykturie Herzklopfen	Palpation und Auskultation von Herz und großen Gefäßen Puls Blutdruck Einflußstauung Lippenzyanose Ödeme Gewicht	Rhythmusstörungen Hypertrophiezeichen ST-Senkung Block-Bilder Infarktzeichen Elektrolytstörungen	Vitientypische Herzsilhouette Pulmonale Hypertonie Gefäßkalk	Evtl. Risikofaktoren der Arteriosklerose: Cholesterin (HDL, LDL) Triglyzeride Harnsäure

Arbeitsmedizinische Vorsorge und Rehabilitation

➤ **Prävention:** Beschäftigte mit Risikofaktoren für Herz-Kreislauf-Erkrankungen sowie nach Herzinfarkt und stationärer medizinischer Rehabilitation stellen eine bevorzugte Zielgruppe für die betriebliche Prävention (S. 292) dar.

➤ **Berufliche Rehabilitation:**
- *Betriebsärztliche Einschätzung:* Nach Abschluß einer medizinischen Rehabilitationsmaßnahme erhält der Hausarzt des Beschäftigten einen meist sehr allgemein gehaltenen Abschlußbericht, der eine arbeitsmedizinische Epikrise mit den entsprechenden Empfehlungen (z. B. Ausführung lediglich leichter körperlicher Tätigkeiten, keine Schicht- oder Akkordarbeit) beinhaltet. Der Betriebsarzt sollte sich, in Absprache mit dem Beschäftigten, in den Besitz dieses Berichtes bringen und unter Berücksichtigung seiner eigenen Erfahrung und der Wünsche des Beschäftigten eine Bewertung vornehmen. Je nach Belastungsfähigkeit bzw. Leistungsfähigkeit kann sich der Beschäftigte dann einer stufenweisen Eingliederung unterziehen oder muß einen Rentenantrag stellen.
- *Stufenweise Wiedereingliederung:* Sie bietet dem Beschäftigten die Möglichkeit, seine berufliche Belastbarkeit kennenzulernen, Selbstsicherheit zurückzugewinnen und seine Angst vor Überforderung und Krankheitsrückfall abzubauen.

Tabelle 46 Folgeuntersuchung

Festzustellende Krankheit	Hinweis aus Basisuntersuchung	Diagnostische Kriterien
Bluthochdruck	Wiederholt RR ≥ 160/90 mmHg	Klärung der Ursache (Niere, Endokrinum etc.)
Koronare Herzkrankheit	Angina pectoris leise Herztöne EKG-Veränderungen	Koronarangiographie Belastungs-EKG Langzeit-EKG
Herzinfarkt (alt)	EKG-Veränderungen Koronarkalk Risikofaktoren	Koronarangiographie Echokardiographie
Herzvitium	Schwäche, Atemnot Herzklopfen, Schmerzen Herzgeräusche EKG-Veränderungen Herzsilhouette	Belastungs-EKG Phonokardiogramm Herzkatheter Echokardiographie
Linksherzinsuffizienz	Schwäche, Atemnot Herzklopfen, pulmonale Hypertonie	Belastungs-EKG Therapieversuch Echokardiographie
Rechtsherzinsuffizienz	Lungenkrankheit, Ödeme Nykturie, Lippenzyanose EKG (P-pulmonale) Rechtsschenkelblock Herzsilhouette pulmonale Hypertonie	Belastungs-EKG Blutgase Herzkatheter Echokardiographie
Periphere Durchblutungsstörungen	Abgeschwächte Pulse Stenosegeräusche Belastungsschmerzen	Oszillographie Dopplersonde Arteriographie
Zerebrale Durchblutungsstörungen	Stenosegeräusche Gedächtnisschwäche Transiente ischämische Attacken	Dopplersonde Ophthalmodynamographie Arteriographie

- Eine stufenweise Wiedereingliederung ist sinnvoll nach langer (mehrmonatiger) Arbeitsunfähigkeit oder schwerer Krankheit (z.B. Herzinfarkt).
- Eine Abstimmung zwischen Arbeitgeber, Krankenkasse, behandelndem Arzt und Betriebsarzt ist erforderlich.
- Eine zunehmende Belastung erfolgt stufenweise: z.B. für die Dauer der ersten 4 Wochen 4stündige Tätigkeit pro Tag, für die zweiten 4 Wochen 6stündige Tätigkeit usw.
- Parallel erfolgt die Beobachtung des Patienten durch den Betriebsarzt (z.B. Einsatz eines Langzeit-EKG bei Zustand nach Herzinfarkt).
- Formal ist der Patient während der stufenweisen Wiedereingliederung weiterhin arbeitsunfähig.
- Die Dauer der Wiedereingliederungsphase beträgt maximal 6 Monate.

- *Antrag auf Berufs- oder Erwerbsunfähigkeitsrente:* Bei den folgenden Krankheitsstadien ist eine berufliche Rehabilitation in der Regel nicht mehr möglich:
  - Herzinsuffizienz in Ruhe bzw. bei zu erwartender Arbeitsbelastung.
  - Gefährliche, schlecht zu beeinflussende Rhythmusstörungen.
  - Klinisch relevantes Herzwandaneurysma.
  - Therapeutisch schwer zu beeinflussende Stenokardien.
  - Progrediente allgemeine Gefäßsklerose.

➤ **Arbeitsmedizinische Vorsorgeuntersuchungen:**
- *BG-Grundsätze:* Dauernde gesundheitliche Bedenken gründen sich bei Erkrankten auf die Minderung der kardiopulmonalen Leistungsfähigkeit, die Risikobeurteilung und die Notwendigkeit, ein vorgeschädigtes Herz vor möglichen schädigenden Einwirkungen besonders zu schützen (siehe Ergometrie, S. 167).
- *Gutachten Krankheit und Kraftverkehr:* Zur Abklärung der gesundheitlichen Eignung von Beschäftigten mit Zustand nach Herzinfarkt für Fahrtätigkeiten der Klasse 2 und Personenbeförderung ist die Durchführung eines Langzeit-EKGs und einer Echokardiographie (Aneurysmaausschluß) erforderlich.

Grundlagen

- **Definition:** Jeder nicht reaktiv bedingte Blutdruckwert über 140/90 mmHg (WHO: 160/95 mmHg).
  - *Normotonie:* unter 140/90 mmHg.
  - *Grenzwerthypertonie (borderline hypertension):* bis 160/95 mmHg.
  - *Hypertonie:* über 160/95 mmHg.
  - *Kontrollierte Hypertonie* (unter antihypertensiver Therapie): unter 160/95 mmHg.
- **Ätiologie:** In mehr als 90% der arteriellen Hypertonien werden keine eindeutigen Ursachen gefunden *(= essentielle Hypertonie).* Lediglich in 5 – 10% handelt es sich um sog. *sekundäre Hypertonien* mit bekannten Ursachen (renovaskuläre Erkrankungen; endokrine Erkrankungen).
- **Häufigkeit, Epidemiologie:** Die Hypertonie ist eine häufige Erkrankung (Tab. 47). Der Anteil von Hypertonikern nimmt bei Männern und Frauen mit ansteigendem Alter zu.

Tabelle 47 Häufigkeit der arteriellen Hypertonie

Blutdruck	Männer	Frauen
Normotonie	54%	62%
Grenzwerthypertonie	22%	17%
Hypertonie/Kontrollierte Hypertonie	24%	21%

- **Durchführung der Blutdruckmessung:**
  - *Punktuelle Blutdruckmessung:* Die Messung ist 3× vorzunehmen, idealerweise erfolgt sie aus der beruflichen Alltagssituation heraus nach einer kurzen Ruhephase (2 – 3 Minuten liegen). Bei großem Armumfang ggf. Korrektur vornehmen (Manschettenbreite).
  - *Kontinuierliche Meßverfahren* (z. B. Langzeitblutdruckmessung): Da hiermit die Variabilität der täglichen Werte miterfaßt wird, können diese Verfahren in der betrieblichen Praxis durchaus von Nutzen sein, z. B. im Rahmen des G 26 (Frage des Blutdruckverhaltens unter Alltagsbedingungen).
- **Stadieneinteilung:**
  - *Schweregrade der Hypertonie (Einteilung nach diastolischem Druck):*
    - I Labile (oder milde) Hypertonie: Neben erhöhten Druckwerten werden zeitweise auch normale systolische und diastolische Blutdruckwerte gemessen.
    - II Stabile Hypertonie: Konstante Erhöhung des systolischen und/oder des diastolischen Blutdrucks über die Normgrenze. Der diastolische Wert liegt jedoch unter 120 mmHg.
    - III Maligne Hypertonie: Stabile Hypertonie mit diastolischen Blutdruckwerten von 120 mmHg und mehr und einem Fundus hypertonicus im Stadium III bis IV nach Keith und Wagener.

- *Stadieneinteilung der Hypertonie (WHO):*
  - I Vorstadium: Hypertonie ohne objektivierbare organische Veränderungen.
  - II Anpassungsstadium: Hypertonie mit Vorliegen mindestens einer der 3 folgenden Organveränderungen: Linksventrikuläre Hypertrophie, generalisierte oder fokale Stenosen der Retina-Arterien (hypertensive Retinopathie Stadium I/II), Proteinurie und/oder geringfügig erhöhtes Serumkreatinin.
  - III Schädigungsstadium: Hypertonie mit schweren Organschäden: Linksherzinsuffizienz, Niereninsuffizienz, hypertensive Retinopathie Stadium III/IV, zerebrale Hämorrhagie, hypertensive Enzephalopathie.

➤ **Arbeitsmedizinische Aspekte:**
- Bei Diagnosestellung einer Hypertonie durch den Betriebsarzt muß dieser dem Beschäftigten dringend anraten, sich in hausärztliche Behandlung zu begeben (durch Nachfragen kontrollieren!).
- Die Hypertonie spielt keine Rolle in der Statistik der Arbeitsunfähigkeitsdiagnosen, sie ist jedoch ein wichtiger Risikofaktor für Herz- und Kreislauferkrankungen und trägt damit erheblich zur Frühberentlichkeit bei.

Funktionelle Bedeutung für das Erwerbsleben

➤ **Ungünstige Belastungen durch besondere Arbeitsformen:** Bestimmte Arbeitsformen bzw. Belastungsarten sind für Hypertoniker ungeeignet, da sie die Progredienz der Erkrankung mit Auftreten von Komplikationen fördern können:
- *Nervale und humorale Stimulation:* Belastungen, die durch Sympathikusstimulation zu einer Blutdruckerhöhung führen. Diese stellt eine Alarmreaktion dar und dient der Erhöhung der Leistungsbereitschaft. Es kann sich um psychomentale oder körperliche Belastungen wie Lärm, Vibrationen, Hitze, Gefahrensituationen, Dysstreß handeln. Beim Hypertoniker kann der akute Blutdruckanstieg zur Dekompensation führen (Apoplexie, Herzinfarkt).
- *Förderung der Arterioskleroseentwicklung:* Belastungen, die direkt oder indirekt die Gefäße bzw. die Gefäßwände beeinflussen. Hierzu zählen Blei und Schwefelkohlenstoff, die auf verschiedenen Wegen zu einer Verstärkung der Arteriosklerose beitragen, sofern es sich um Einwirkungen über dem MAK-Wert handelt.
- *Verminderung des Sauerstoffangebots:* Belastungen, die zu einer Sauerstoffunterversorgung kritischer Organe führen (z. B. Herz). Hierzu zählt vor allem Kohlenmonoxid, das über seine Bindung an Hämoglobin die Sauerstofftransportfähigkeit des Blutes reduziert. Beim Hypertoniker besteht bei einer CO-Intoxikation eine erhöhte Gefahr frühzeitiger Herz-Kreislauf-Dekompensation, da bei ihm der O_2-Verbrauch des Myokards bereits unter Ruhebedingungen erhöht ist.
- *Beeinflussung der Herzmuskelarbeit:* Belastungen, die direkt oder indirekt Schädigungen des Herzmuskels bzw. seines Reizleitungssystems verursachen. Derartige Schädigungen können nach Exposition gegenüber Trichlorethen und Schwefelkohlenstoff auftreten.

- **Schwere körperliche Arbeit:** Stellt wegen des damit verbundenen Blutdruckanstieges ein Risiko dar. Andererseits ist sie für die Entstehung eines Bluthochdrucks wohl nicht verantwortlich zu machen. Es gibt Hochdruckformen bzw. Hochdruckpatienten, denen aus therapeutischen Überlegungen heraus vermehrte körperliche Aktivität (Ausdauersportarten, nicht jedoch „Krafttraining") empfohlen werden muß.

Arbeitsmedizinische Vorsorge

- **Prävention, Betreuung:**
  - *Prävention:* Herz-Kreislauf-Krankheiten sind die wichtigste Herausforderung an die Prävention (S. 290). Da in Betrieben Zielgruppen bevorzugt erreicht werden, kann hier auch eine allgemeine Gesundheitsförderung praktiziert werden. Hierzu gehören Information über Risikofaktoren und Risikoverhalten, Streßbewältigung, Betriebssport, spezielle Kostformen (Kaloriengehalt, Kochsalzgehalt) und Hinweise auf die Notwendigkeit einer regelmäßigen medikamentösen Therapie.
  - *Vorsorgeuntersuchungen, ärztliche Betreuung:* Hypertoniker müssen bei den Vorsorgeuntersuchungen erkannt und einer hausärztlichen Therapie zugeführt werden. Der Betriebsarzt sollte dem Hausarzt ein Kooperationsangebot machen. Von ärztlich betreuten Hypertonikern sollte sich der Betriebsarzt über die Art des Medikamentes informieren lassen, um ggf. auffällig werdende Symptome als Nebenwirkungen zu erkennen (z. B. vermehrte Müdigkeit insbesondere bei Verordnung von Sedativa, Barbituraten oder Tranquilizern; orthostatische Dysregulation bei zentral wirkenden Antihypertensiva wie α-Methyldopa, Clonidin und Guanethidin). Nebenwirkungen können unter Umständen zu gesundheitlichen Bedenken für bestimmte Tätigkeiten führen (z. B. G 25, 26, 41).
- **Arbeitsmedizinische Vorsorgeuntersuchungen:**
  - *BG-Grundsätze:* Dauernde gesundheitliche Bedenken bei Bestehen einer Hypertonie, d. h. wenn durch eine Therapie keine Normalisierung erzielt werden kann, werden für die folgenden Tätigkeiten bzw. Expositionen angeführt:
    - G 1 (Mineralischer Staub).
    - G 2 (Blei).
    - G 5 (Nitroglyzerin, Nitroglykol).
    - G 6 (Schwefelkohlenstoff).
    - G 7 (Kohlenmonoxid).
    - G 11 (Schwefelwasserstoff).
    - G 14 (Trichlorethen).
    - G 21 (Kältearbeiten in Kühlräumen).
    - G 25 (Überwachungstätigkeiten).
    - G 26 (Tragen von Atemschutzgeräten).
    - G 30 (Hitzearbeiten).
    - G 31 (Arbeiten in Überdruck).
    - G 41 (Arbeiten mit Absturzgefahr).
  - *Nachuntersuchungen:* In allen Fällen sollte der Blutdruck im Rahmen von Nachuntersuchungen wiederholt bestimmt werden, um Verbesserungen oder auch Verschlechterungen des Krankheitsbildes zu erfassen, in unklaren Fällen ggf. auch durch vorgezogene Nachuntersuchungen.

Arbeitsmedizinische Empfehlungen

- **Führen von Kraftfahrzeugen** (Gutachten des Gemeinsamen Beirats für Verkehrsmedizin):
  - Wer unter einem Bluthochdruck mit ständig zu messenden diastolischen Werten über 140 mmHg leidet, ist zum Führen von Kraftfahrzeugen aller Klassen ungeeignet.
  - Zum Führen von Kraftfahrzeugen der Klasse II und zum Führen von Fahrzeugen, die der Fahrgastbeförderung dienen, ist ungeeignet, wer unter einem Bluthochdruck leidet, bei dem der diastolische Wert über 100 mmHg liegt, wenn gleichzeitig andere prognostisch ernste Symptome, z. B. Zeichen einer gestörten Nierenfunktion, starke Augenhintergrundsveränderungen (Blutungen und Exsudate), neurologische Restsymptome nach Hirndurchblutungsstörungen und deutliche Linkshypertrophiezeichen des Herzens nachzuweisen sind.
- **Fahrdienst der Bahn:** Eine Beschäftigung im Alleindienst (Fahrdienst) ist nur unter folgenden Voraussetzungen möglich:
  - Der Blutdruck muß medikamentös in den Normbereich gebracht werden.
  - Es liegen weder koronare Durchblutungsstörungen noch eine Einschränkung der Nierenfunktion vor.
  - Die Fundusveränderungen gehen über das Stadium II nach Keith und Wagener nicht hinaus. Wenn der Blutdruck medikamentös nicht in den Normbereich gebracht werden kann, und/oder wenn sich bereits faßbare Organveränderungen oder Fundusveränderungen des Stadiums III–IV nach Keith und Wagener nachweisen lassen, so kann der Proband im Alleindienst nicht mehr weiter beschäftigt werden.

Grundlagen

- **Ursachen:** Über Lunge und Atemwege steht der Mensch in enger Beziehung zu seiner Umwelt. Die Atemwege sind der wichtigste Belastungspfad für Gefahrstoffe am Arbeitsplatz. Auch über das Rauchen, das als Kofaktor eine wichtige Rolle spielt, werden zunächst die Atemwege belastet (Vorerkrankungen s. u.).
- **Häufigkeit:** Chronische Krankheiten der Atemwege sind mit 6% aller EU-/BU-Rentenfälle ein häufiger Grund für das vorzeitige Ausscheiden aus dem Erwerbsleben.
- **Berufskrankheiten:** Auch bei den Anzeigen für das Bestehen einer BeK stehen chronische Krankheiten der Atemwege mit an der Spitze.
  - *Formen:* 4 der 6 häufigsten jährlich erstmals entschädigten BeK betreffen dieses Organsystem:
    - BeK 4104/05: Asbestinduzierte Tumoren (Pleuramesotheliom, Bronchial-, Larynxkarzinom).
    - BeK 4101: Silikose (S. 240).
    - BeK 4301/02: Obstruktive Atemwegserkrankungen.
    - BeK 4103: Asbestose (S. 240, 343).
    - BeK 4201 (weniger häufig): Exogen-allergische Alveolitis (S. 241, 402, 405).
  - *Vorerkrankungen:* Im Rahmen der betriebsärztlichen Vorsorgeuntersuchungen zur Verhütung von BeK sind vor allem zu beachten:
    - Chronische Bronchitis.
    - Asthma bronchiale (und hyperreagibles Bronchialsystem, S. 164).
    - Emphysem.
    - Respiratorische Insuffizienz verschiedener Ursachen.
    - Evtl. Bestehen einer Tbc-Infektion.

Bedeutung für das Erwerbsleben

- Lunge und Herz-/Kreislaufsystem sind funktionell eng verbunden, Belastungen des einen Systems ziehen solche des anderen nach sich.
- **Arbeitsmedizinische Untersuchungen:** Über die klinische Untersuchung und die Spirometrie (S. 159) sind Lunge und Atemwege für eine funktionelle Beurteilung gut zugänglich. Ihr Ergebnis erleichtert auch die Differentialdiagnose (primär obstruktive oder restriktive Ventilationsstörung).
  - *Basisuntersuchung* (Tab. 48): Durchführung empfohlen bei Verdacht auf Vorliegen einer Erkrankung der Lunge und der Atemwege.
  - *Folgeuntersuchung* (Tab. 49): Durchführung empfohlen bei Hinweisen auf das Vorliegen einer Erkrankung der Lunge und der Atemwege (pathologische Befunde im Rahmen der Basisuntersuchung).

Krankheiten der Lunge und der Atemwege

Tabelle 48 Basisuntersuchung Lungen und Atemwege: Ausschluß, Diagnose und Differentialdiagnose verschiedener Lungenkrankheiten

Anamnese	Körperlicher Befund	Röntgen-Thorax	Lungen-funktion	Labor-befunde
Lungen-, Atemwegs-krankheiten Husten Auswurf Dyspnoe Asthma Allergien Rauchen	Inspektion: Lippenzyanose Thoraxdeformie-rung Perkussion Auskultation	Tuberkulose Fibrose Tumor Bronchitis Emphysem Pleuraverände-rungen Herzvitium Pulmonale Hypertonie	Restriktion Obstruk-tion	BKS Differential-blutbild

Tabelle 49 Folgeuntersuchung

Festzustellende Krankheit	Hinweis aus Basis-untersuchung	Diagnostische Kriterien
Chronische Bronchitis	Husten, Auswurf, evtl. Atemnot bronchitische Geräusche evtl. Obstruktion	Sputumbakteriologie Sputumzytologie Immunglobuline
Emphysem	oft chronische Bronchitis Atemnot hypersonorer Klopfschall abgeschwächtes Atem-geräusch	Residualvolumen-bestimmung Ganzkör-perplethysmografie Blutgasanalyse
Asthma bronchiale	oft chronische Bronchitis „Heuschnupfen" Eosinophilie allergische oder toxische Einwirkungen	anfallsartige Obstruktion Allergiediagnostik (Hauttest, IgE-Bestim-mung, evtl. arbeitsplatz-bezogener Expositions-test)
Tuberkulose	Husten, Auswurf gestörtes Allgemein-empfinden BKS + Infiltration	Sputumuntersuchung mit Kultur Tuberkulintest Elektrophorese
Respiratorische Insuffizienz	Dyspnoe Lippenzyanose Restriktion Obstruktion	Blutgasanalyse evtl. Belastung Klärung der Ursache

Arbeitsmedizinische Vorsorge und Rehabilitation

- **Berufsberatung Jugendlicher und Wiedereingliederung nach Rehabilitation:** Im Vordergrund steht die Asthmagefährdung. Personen mit atopischer Diathese (S. 242) haben eine erhöhte Bereitschaft zur Entwicklung eines allergischen Bronchialasthmas. Sie sollten Berufe bzw. Beschäftigungen mit einer erhöhten Expositionsmöglichkeit gegenüber inhalativ wirkenden Gefahrstoffen, Irritantien oder Allergenen nicht ergreifen bzw. ausüben (Vorbeugung vor allem der BeK 4301 und 4302). Daraus ergibt sich eine Einschränkung der Berufswahl bzw. der Arbeitsmöglichkeiten in großer Parallelität zu den Atopikern, bei denen sich die Veranlagung überwiegend an der Haut manifestiert (siehe endogenes Ekzem, S. 242). Zu vermeidende Substanzen:
  - *Toxisch bzw. chemisch irritativ wirkende Substanzen* (Reizgase):
    - Leicht flüchtige organische Substanzen: Acetaldehyd, Acrolein, Ethylenimin, Diazomethan, Formaldehyd, Lösungsmittel, Phosgen u. a.
    - Schwer flüchtige organische Substanzen: Dimethylsulfat, Härter für Epoxidharze, Isocyanate, Naphthalin, Naphthochinon, Phthalsäure u. a.
    - Leicht flüchtige Anorganika: Ammoniak, Chlorwasserstoff, Halogene, Kohlensäure, Nitrosegase, Schwefeldioxid, Schwefelwasserstoff u. a.
    - Schwer flüchtige Anorganika: Metallstäube oder -rauche von z. B. Nickel, Platin, Kobalt, Titan, Zink und deren Verbindungen, Säuren (Salpetersäure, Salzsäure, Schwefelsäure) und Laugen (Kalilauge, Natronlauge).
  - *Allergisierend wirkende Substanzen* (Bioorganische Stäube, S. 407):
    - Pflanzliche Allergene: Stäube von Mehl und Kleie von Getreide, von verschiedenen Holzarten; Rizinus-, Rohkaffee-, Kakaobohnenstaub, algenhaltige Aerosole, Futtermittelstaub, Staub von Jute u. a.. Berufe mit erhöhter Gefährdung: Alle landwirtschaftlichen Berufe, Gärtner, Forstwirte, Bäcker.
    - Tierische Allergene: Insektenstaub, Federnstaub, Haarstaub (z. B. von Katzen und Hunden), Rohseidenstaub, Geruchsstoffe u. a. Berufe mit erhöhter Gefährdung: Tierpfleger, Tierzüchter, Tierärzte, landwirtschaftliche Berufe.
    - Weitere Arbeitsstoffe: Arzneimittel (z. B. Antibiotika, Sulfonamide), Fermente (z. B. Proteasen in Waschmitteln) u. a.
- **Technischer Arbeitsschutz:** Die Reduzierung bzw. Vermeidung von Emissionen der genannten Stoffe, insbesondere angesichts der Bedeutung der entsprechenden BeK von Silikose und Asbest, ist Domäne des Arbeitsschutzes.
- **Persönliche Schutzausrüstung:** Siehe S. 548.
- **Arbeitsmedizinische Vorsorgeuntersuchungen:**
  - Lungenfunktionsuntersuchungen mittels der Spirometrie (S. 159) unter den Gesichtspunkten der Frühdiagnose, der Leistungsfähigkeit und zur Feststellung einer bronchialen Hyperreagibilität sind Teil zahlreicher Vorsorgeuntersuchungen (S. 163, Tab. 22).
  - *BG-Grundsätze:* Dauernde gesundheitliche Bedenken sind bei Personen zu erheben, bei denen durch die zu erwartende Exposition eine klinisch relevante Verschlechterung des Gesundheitszustandes anzunehmen ist. Dazu zählen Personen mit Störungen der Lungenfunktion (obstruktive/restriktive Ventilationsstörung), chronischer Bronchitis, Bronchialasthma und Lungenemphysem. Indikation siehe Spirometrie, S. 162.

Hinweise zu Frühdiagnose und Meldepflicht bei BeK der Lunge und der Atemwege

➤ **Asbestose (BeK 4103):**
- *Arbeitsmedizinische Untersuchung:* Personen, die auch nach dem generellen Herstellungs- und Verwendungsverbot für Asbest (§ 15 GefstoffVO) noch beruflich exponiert sind, also bei Abbruch-, Sanierungs- oder Instandhaltungsarbeiten (TRGS 519, S. 345), werden arbeitsmedizinisch überwacht. Untersuchungsinhalte:
  - Klinische Untersuchung der Atmungs- und Kreislauforgane.
  - Röntgen-Thorax im Großformat mit Hartstrahltechnik, ggf. CT.
  - Spirometrie.
- *Nachuntersuchungen:* Regelmäßige Durchführung in den ersten Jahren im Abstand von 36 Monaten, später in kürzeren Intervallen, z. B. alle 12 Monate, zusätzlich evtl. vorzeitige Nachuntersuchung. Nachgehende Untersuchungen.
- *Radiologische Untersuchung:* Beurteilung nach dem ILO-Schema (normierte Beschreibung morphologischer Befunde im Röntgen-Thorax-Bild nach der Klassifikation der ILO [International Labour Organization]). Beginn der Asbestose mit feinen, unregelmäßigen oder linearen Schatten (s, t, u) mit einer Streuung 1/0 – 1/1, bevorzugt in den Mittel- und Unterfeldern. Noch keine Funktionseinschränkungen.
- *Minimalasbestose:* Ein röntgenologisch nicht feststellbarer Befund. Fibrosierung des Lungenparenchyms mit Nachweis von Asbestkörperchen im histologischen Präparat (> 1000/ml Gewebe). Lediglich Beleg für eine relevante Exposition (Hintergrundbelastung bis 15 Asbestkörperchen/ml).
- *Pleuraasbestose:* Begründeter Verdacht beim Nachweis von:
  - Hyalinen Pleuraplaques an Brustwand, Zwerchfell, Mediastinum und/oder Herzbeutel.
  - Verkalkten Pleuraplaques.
  - Hyalinosis complicata bzw. Pleuraerguß, Pleuritis.
  - Doppelseitigen diffusen Pleuraverdickungen.
- *Meldepflicht:* Bei Verdacht auf Bestehen einer Asbestose (Röntgenbefund s, t, u mit einer Streuung 1/0 – 1/1; Auskultations- und Lungenfunktionsbefund muß nicht vorliegen).

➤ **Silikose (BeK 4101):**
- *Arbeitsmedizinische Untersuchung:* Personen, die beruflich mit silikathaltigem Staub exponiert sind, werden arbeitsmedizinisch überwacht. Untersuchungsinhalte:
  - Klinische Untersuchung der Atmungs- und Kreislauforgane.
  - Röntgen-Thorax im Großformat mit Hartstrahltechnik.
  - Spirometrie.
- *Nachuntersuchungen:* Vorgeschrieben vor Ablauf von 36 Monaten.
- *Röntgenologische Befundung* (ILO Schema, s. o.): Zeichen einer sicheren Silikose sind rundliche kleine Fleckschatten (p, q, r) in den Obergeschossen, hiliäre Verkalkungen, perifokales Emphysem, kraniale Schrumpfung der Oberlappen.

- *Dauernde gesundheitliche Bedenken:* Sind auch ohne das Vorliegen von Vorerkrankungen oder von funktionellen Beeinträchtigungen in Abhängigkeit vom Alter und der Expositionsdauer bei eindeutigen Veränderungen der Lungen in Form von p, q oder r und Streuung > 1/1 und/oder Hiluslymphknotenveränderungen zu erheben.
- *Meldepflicht:* Streuung ≥ 1/1 (= BeK). Funktionseinschränkungen (obstruktiv) werden in der Regel erst ab Kategorie 3/2 beobachtet, sind also späte Symptome.

➤ **Exogen-allergische Alveolitis (EAA) (BeK 4201):**
- *Definition:* Fibrosierende Lungenerkrankungen auf der Basis von Sensibilisierungen (S. 239).
- *Ursachen:* Exposition gegenüber:
  - Tierallergenen (vor allem Vogelhalterlunge, in der Geflügelhaltung, bei der Weiterverarbeitung von Federn).
  - Pflanzenallergenen (Pilzsporen).
  - Allergenen von Bakterien (z. B. Aktinomyzeten) und Schimmelpilzen.
  - Chemikalien (Isocyanate, Phthalsäureanhydrid).
- *Gefährdete Berufsgruppen:* Insbesondere Gefährdung von Personen in landwirtschaftlichen Berufen; Tätigkeiten, die Umgang mit o. g. Chemikalien erfordern.
- *Diagnostik:*
  - Nachweis von IgG-Antikörpern (ELISA). Klinisch relevante EAA häufig mit hoher IgG-Ak-Konzentration.
  - Broncho-alveolare Lavage (BAL): Granulozyten bei akutem Krankheitsbild, sonst Lymphozytose (T-Suppressor-Zellen).

Bronchiale Hyperreagibilität

➤ **Definition:** Neigung des Bronchialsystems, auf unspezifische Reize wie z. B. Kälte oder körperliche Anstrengung mit einer Obstruktion zu reagieren.

➤ **Bedeutung für das Erwerbsleben:** Personen mit bronchialer Hyperreagibilität stellen eine Risikogruppe für die Entwicklung einer obstruktiven Atemwegskrankheit dar. Für sie gelten dieselben Prinzipien der Prävention und Vorsorge wie für Personen mit bereits manifester Beeinträchtigung.

➤ **Diagnostik:** Objektivierung durch einen Provokationstest, z. B. *Metacholin-Test* (siehe auch Spirometrie). Die Untersuchung bleibt erfahrenen Institutionen vorbehalten.
- *Durchführung:* Metacholin wird als Aerosol inhalativ angeboten. Bestimmung derjenigen kumulativen Dosis, die zu einem 20 %igen Abfall der FEV_1 führt.
- *Indikationen*: Erwünscht ist die Durchführung eines Provokationstests zum Nachweis einer bronchialen Hyperreagibilität in folgenden Grundsätzen:
  - G 23 (Obstruktive Atemwegskrankheiten),
  - G 27 (Isocyanate),
  - G 39 (Schweißrauche, in begründeten Fällen),
  - H 6 (Organische Stäube),
  - H 10 (Kompostierarbeiten).

Hautkrankheiten: Allergie, Atopie, Photosensibilisierung

Grundlagen

- Siehe auch Hautarztverfahren, S. 218.
- **Atopie:**
  - *Synonym:* Atopische Diathese.
  - *Definition:* Vererbte Bereitschaft zur Ausbildung allergischer Reaktionen an Haut und Schleimhäuten:
    - Haut: Neurodermitis atopica (Synonym: Endogenes Ekzem).
    - Schleimhäute: Allergische Rhinitis, z. B. Pollinosis/Heuschnupfen, Hausstaubmilbenallergie; exogen allergisches Asthma bronchiale.
  - *Auftreten:* Es handelt sich um eine wahrscheinlich multifaktoriell polygen vererbte Veranlagung mit hoher Penetranz. Die Manifestation kann in jedem Alter erfolgen, im Säuglingsalter z. B. als sog. „Milchschorf".
  - *Häufigkeit:* Zahlreiche Statistiken belegen, daß die Zahl der Personen mit einer auf dem Boden einer Atopie entstandenen Allergisierung zunimmt. Verbreitung in der Gesamtbevölkerung ca. 20%.
  - *Diagnostik:* Siehe Tab. 50, 51.

Tabelle 50 Diagnostische Kriterien der atopischen Dermatitis (nach Tronnier)

Diagnostische Hauptkriterien
Juckreiz
Typische Lokalisationen und Morphologie: Ekzematisation und Lichenifikation der großen Gelenkbeugen, Befall des Gesichtes und des Halses (nicht nur bei Kindern)
Häufig Rezidive
Hinweise in der Eigen- und/oder Familienanamnese: Asthma bronchiale, allergische Rhinitis, allergische Konjunktivitis, atopische Dermatitis
Weitere Kriterien
Erhöhtes Gesamt-IgE
Trockene Haut
Cheilitis
Infraorbitale Lidfalte (Zeichen von Denni-Morgan)
Pityriasis alba
weißer Dermographismus
ausgeprägte Handfurchen („Ichthyosishand")
Gesichtsblässe und infraorbitale Pigmentierung (Facies atopica)
Keratokonus
rekurrente Infektionen der Haut
Neigung zu viralen Infekten (Eccema herpeticatum, Eccema vaccinatum, Mollusca contagiosa
Einrisse am Ohrläppchenansatz (Zeichen von Herzberg)
pelzmützenförmiger Haaransatz

Tabelle 51 Kriterien zur Beurteilung einer atopischen Hautdiathese zur Erkennung eines erhöhten Ekzemrisikos (nach Diepgen et al. 1991)

Kriterien	nein	ja	k. A.	Bewertung	Punkte
Atopische Familienanamnese (Verwandte 1. Grades)					
Ekzeme				max. 2 Punkte	
Rhinitis/Asthma				max. 0,5 Punkte	
Atopische Eigenanamnese					
Beugenekzem				*	
Rhinitis/Konjunktivitis				1 Punkt	
Asthma allergicum				1 Punkt	
Milchschorf				1 Punkt	
Juckreiz (verstärkt bei Schwitzen auf unbefallener Haut)				3 Punkte	
Textilunverträglichkeit				3 Punkte	
Metallunverträglichkeit				1 Punkt	
Photophobia				1 Punkt	
Atopische Minimalformen (anamnestisch/klinisch)					
Xerosis				3 Punkte	
Ohrrhagaden				2 Punkte	
sog. Dyshidrose				2 Punkte	
Pityriasis alba				2 Punkte	
sog. Winterfuß/Pulp. sicca				2 Punkte	
Brustwarzenekzem				2 Punkte	
Perlèche				1 Punkt	
Atopische Stigmata					
Palmare Hyperlinearität				max. 2 Punkte	
Herthoge Zeichen				max. 2 Punkte	
sog. „Dirty neck"				max. 2 Punkte	
Keratosis pilaris				max. 1 Punkt	
Dermales Neurovegetativum					
Weißer Dermographismus (unbefallene Haut)				3 Punkte	
Akrozyanose				1 Punkt	
Laborwerte					
IgE > 150 U/ml				1 Punkt	
IgE > 400 U/ml				2 Punkte	
positiver Phadiatop-Test (inhalativer Atopietest)				1 Punkt	

Die Bewertung erfolgt mit der jeweils angegebenen Punktzahl, bei unklaren/schwachen Befunden kann auch nur die halbe Punktzahl vergeben werden. *) ohne Bewertung des Außenkriteriums

Tabelle 51 Fortsetzung

Beurteilung der aufsummierten Atopiepunkte

Atopie-Punkte	Anteil (atopisches Ekzem)	Beurteilung
0–3	0%	keine atopische Hautdiathese
4–7	5%	atopische Hautdiathese unwahrscheinlich
8–9	34%	atopische Hautdiathese unklar
10–14	78%	atopische Hautdiathese
15–19	97%	atopische Hautdiathese
> 20	100%	atopische Hautdiathese

- **Photosensibilisierung:**
  - *Definition:* Entzündliche oder allergische Hautreaktion bei Lichteinwirkung auf die Haut, unabhängig von der normalen Erythembildung (Sonnenbrand).
  - *Ursachen:*
    - Anwesenheit von entweder endogen entstandenen (z. B. bei Porphyrie) oder exogen zugeführten Photosensibilisatoren (S. 247, 365).
    - Photoallergene Substanzen (s. u.)
- **Psoriasis:**
  - *Synonym:* Schuppenflechte.
  - *Definition:* Erythematosquamöse Dermatitis mit charakteristischer Rötung und Schuppung, insbesondere an den Streckseiten der Extremitäten, aber auch an Kopf und Händen.
  - *Sonderform:* Psoriasis arthropathica mit Befall der distalen Gelenke an Fingern und Zehen, aber auch großer Gelenke.
  - *Auftreten, Verlauf:* Es besteht eine erbliche Disposition. Die Manifestation erfolgt im 2.–3. Lebensjahrzehnt, schubweiser Verlauf.
  - *Häufigkeit:* Ca. 2% der Bevölkerung sind betroffen.

Bedeutung für das Erwerbsleben

- **Atopie:**
  - *Verminderte Belastbarkeit der Haut:* Die Haut des Atopikers ist vermindert belastbar gegenüber folgenden exogenen Reizen:
    - Chemich-irritative Einwirkunge: Lösmittel einschließlich Seifen, Säuren, Laugen.
    - Physikalische Einwirkungen: Mechanische Beanspruchung, Nässe, Licht.
    - Siehe auch Tab. 52, Liste beruflich relevanter Allergene und Irritantien.
  - *Allergisierung:* Zunahme einer Allergisierung bei Kontakt mit Allergenen und Irritantien.

Tabelle 52 Allergene/Irritantien (Auswahl) in Berufen mit deutlich erhöhtem Erkrankungsrisiko für Kontaktekzeme (nach Diepgen et al.)

Berufe/Berufsbereiche	Einwirkungen	Allergene/chemisch irritative Substanzen
Friseure	Dauerwellenmittel	Ester und Salze der Thioglykolsäure
	Haarfarben	p-Phenylendiamin, p-Toluylendiamin u. a.
	Blondiermittel	Färbemittel, Parabene, Persulfate
	Haarwaschmittel	Cocamidopropylbetain, Konservierungsstoffe, Duftstoffe
	Gummihandschuhe	Acceleratoren, Naturlatex
Bäcker, Konditoren	Teige	Weizen- und Roggenmehl u. a., Enzyme (insbesondere Amylasen)
	Aromen, Gewürze	Zimt, Vanille, Bittermandel, Anis, Zitrusfrüchte u. a.
	Konservierungsmittel, Antioxidantien	Benzoesäure, Sorbinsäure, Gallate
Galvanik	galvanische Bäder	Nickel- und Chromationen
Gärtner, Floristen	Zierpflanzen	Primeln, Chrysanthemen, Tulpen u. a.
	Pflanzenschutzmittel	Carbamate, Thiurame, Pyrethrum, Lindan u. a.
Bauarbeiter, Maurer, Fliesenleger	Zement, Frischbeton	Chromationen
	Kunststoffe	unausgehärtete Epoxidharze und Härter, Isocyanate
Metallarbeiter	Kühlschmierstoffe	Konservierungsstoffe (Formaldehydabspalter, Triazine, Isothiazolinone), Ethanolamine, Kolophonium (Tallöl)
	Metallionen	Nickel, Kobalt, Chromat, alkalische Lösungen, Epoxidharze, Acrylate
	Metallkleber	
Kunststoffarbeiter	unausgehärtete Kunstharze	Epoxidharze und andere Härter, Acrylate,Kobaltbeschleuniger, Peroxide, Melamin-, Harnstoff-, Phenol-Formaldehydharze, Isocyanate, Phthalate
Köche, Küchenhilfen	Lebensmittel	Mehl, Fleisch, Fische, Krustentiere, Gemüse, Gewürze u. a.
	Reinigungsmittel	Konservierungsstoffe, Duftstoffe
Heil- und Pflegeberufe	Desinfektionsmittel	Formaldehyd, Glutaraldehyd, Chlorkresol, Phenole u. a.
	Medikamente	Antibiotika, Lokalanästhetika, Phenothiazine (Photoallergene), ätherische Öle
	Gummihandschuhe	Acceleratoren, Naturlatex
Zahntechniker	Dentalchemikalien	Acrylate, Eugenol, Nickel, Kobalt, Palladium, Amalgam, Gold

Tabelle 52 Fortsetzung

Berufe/Berufsbereiche	Einwirkungen	Allergene/chemisch irritative Substanzen
Leder-, Fellverarbeitung	Gerbstoffe, Farben	Chromationen, Tannin, parasubstituierte Amine u. a.
Holzbearbeiter, Tischler, Zimmerer	Hölzer	Kiefer, Fichte, Palisanderarten, Teak, Makoré, Mahagoni u. a.
	Klebstoffe	Formaldehydharze, Kolophonium, Epoxie, Acrylate
	Beizen, Holzschutzmittel	Chromationen, Azofarbstoffe u. a.
Maler, Lackierer, Fußbodenleger	Farben, Kunstharze	Chromationen, Terpentin und -ersatzstoffe, Farbpigmente
	Klebstoffe	Formaldehydharze, Kolophonium, Epoxide, Acrylate, Lösemittel
Löter, Elektroniker	Lötmittel Metallkleber, Metalle	Kolophonium Epoxidharze, Acrylate, Nickel-, Kobalt-, Chromationen
Reinigungsdienste	Detergenzien Desinfektionsmittel	Tenside und Reinigungsmittel Formaldehyd, Glutaraldehyd, Phenole u. a., Duftstoffe
	Gummihandschuhe	Acceleratoren, Naturlatex
Fotolaboranten	Farbentwickler	p-Phenylendiamin, Hydrochinon, Metol
	Fotochemikalien	Chromationen, Entwicklungsbäder
Gummihersteller und -verarbeiter	Gummi, Gummizusatzstoffe	Naturlatex, Thiurame, Carbamate, Benzothiazole, Thioharnstoffe
Landwirtschaftliche Berufe	Futtermittelstäube Tierhaare Desinfektionsmittel Pflanzenschutzmittel	Getreide, Medikamente u. a., Futtermittelzusätze

- **Arbeitsmedizinische Untersuchungen zum Nachweis einer Sensibilisierung:**
  - *Labortest zum Nachweis von IgE* (Gesamt-IgE oder spezifisches IgE): Diagnostischer Beleg einer allergischen Reaktion gegenüber einem Fremdstoff ist der Nachweis von IgE, d. h. dem für eine fehlgesteuerte Immunreaktion gegen einen spezifischen Stoff typischen Immunglobulin. Angesichts der Vielzahl der Allergene und der Kosten ist dieser Nachweis als Primäruntersuchung nicht geeignet.
  - *Hauttestverfahren:* Üblich sind Testverfahren, bei denen die potentiellen Allergene auf die Haut aufgebracht werden. Testsubstanzen stehen in kommerzieller Form zur Verfügung. Zur rationellen Gestaltung der Untersuchungen wurden „Sets" entwickelt, die die Suche erleichtern (Europäischer Standard, berufsspezifische Standards bzw. „Blöcke", z. B. Lederblock, Putzmittelblock

etc.). In besonderen Fällen müssen die Arbeitsmaterialien zur Testung mitgebracht werden und dann vor der kontrollierten Exposition des Probanden gelöst bzw. verdünnt werden. Alle Testungen einschließlich des Ablesens sollten darauf spezialisierten Dermatologen und Allergologen vorbehalten bleiben.

- Epikutantestung: Das Testmaterial wird auf einem Träger (z.B. Aluminiumplättchen) auf dem erscheinungsfreien Rücken oder dem Oberarm auf die Haut gebracht und wirkt dort unter Okklusivbedingungen in der Regel 72 Stunden ein. Die Ablesung erfolgt 40 Minuten nach Entfernen der Abdeckung und nach 24, 48 und 72 Stunden. Es sind also 3 Termine zu vereinbaren. Bei unklarer Sensibilisierung kann die Empfindlichkeit der Haut für den Test durch „Stripping" , d.h. vorheriges Ablösen von Hornschichten durch Abkleben, erhöht werden. Bei vermuteter starker Sensibilisierung erfolgt die Ablesung früher, z.B. schon nach 12 Stunden. DD: Toxisch-irritative Effekte.
- Photo-Patch (Sonderform der Epikutantestung): Nach 24 Stunden Einwirkzeit des Allergens wird die Testfläche mit UV-A Licht bestrahlt und das Testergebnis anschließend abgelesen.
- Reibe- und Scratch-Testung: Einreiben des nativen Allergens in die Haut der Unterarm-Vorderseite ohne oder mit zusätzlichem Einritzen der Haut (Scratch-Verfahren).
- Prick- und Intrakutantestung: Bei der Pricktestung wird ein Tropfen des (verdünnten) Allergens auf die Haut der Unterarm-Vorderseite aufgebracht. Anschließend „Pricken" mit einer speziellen Nadel unter dem Tropfen, ohne daß es dabei zu einer Blutung kommt. Bei der Intrakutantestung erfolgt die intrakutane Injektion der Allergenlösung mit einer Tuberkulinspritze. Die Ablesung erfolgt bei beiden Verfahren nach 25 Minuten (einmaliger Termin).

➤ **Photosensibilisierung:**
- *Phototoxische bzw. photosensibilisierend wirkende Substanzen:*
  - Teer und Teerbestandteile.
  - Farbstoffe (z.B. Akridin).
  - Psoralene.
- *Häufige Photoallergene:*
  - Antiseptika.
  - Optische Aufheller.
  - Lichtschutzmittel (!).
  - Pflanzenextrakte (Chrysanthemen und Komposite).
  - Duftstoffe (Moschus).

➤ **Psoriasis:** Die Auslösefaktoren der Erkrankung bzw. der Schübe sind bisher noch nicht vollständig bekannt. Die Haut des Psoriatikers ist vermindert belastbar gegenüber folgenden exogenen Reizen:
- Kontaktdermatosen verursachende Stoffe.
- Mechanische Belastungen, Reibung.
- Schwitzen.

Arbeitsmedizinische Vorsorge

- **Berufsberatung bei Atopie:**
  - *Arbeitsmedizinische Eignungsbeurteilung:* Angesichts der hohen Prävalenz der Atopie in der Allgemeinbevölkerung ist eine Differenzierung erforderlich. Personen mit ausschließlich „inhalativer Atopie" (z.B. Heuschnupfen) können Tätigkeiten aufnehmen, die eine ausschließlich dermale Belastung mit sich bringen, z.B. Tätigkeiten in Heil- und Pflegeberufen. Voraussetzung ist konsequenter Hautschutz und Beratung durch den Betriebsarzt. Personen mit chronischen Hautekzemen sind für hautbelastende Berufe ungeeignet.
  - *Geeignete Berufsfelder:* Im Rahmen der Berufsberatung sollte ein Positivkatalog von Tätigkeiten für Atopiker mit geringem Erkrankungsrisiko aufgezeigt werden. Kriterien für einen geeigneten Arbeitsplatz sind Sauberkeit, trockenes Klima und Streßfreiheit:
    - Bürotätigkeiten, z.B. Verwaltungsangestellte/r, Sekretär/in.
    - Planungsberufe, z.B. Technische/r Zeichner/in, Bauzeichner/in, Ingenieur/in, Architekt/in.
    - Tätigkeiten in der Informatik/EDV.
    - Tätigkeiten in der Nachrichtentechnik.
    - Medienberufe, z.B. Journalist/in, Kameramann/-frau.
    - Erziehungsberufe, z.B. Lehrer/in, Erzieher/in.
    - Tätigkeiten im Rechtswesen.
    - Sozialberufe.
  - *Ungeeignete Berufe* (Tab. 52): Gekennzeichnet durch eine Beanspruchung der Haut durch:
    - Schmutz und Staub.
    - Notwendigkeit häufiger Waschvorgänge und Desinfektionsmaßnahmen (Krankenhaus!); Feuchtberufe.
    - Überdurchschnittliche Exposition gegenüber Allergenen (Friseur, Bäcker, Tierpfleger u.a.).
    - Lösemittel, Kühlschmierstoffe.
    - Hitze und Feuchtigkeit.
    - Streßsituationen.
- **Prävention und Berufsberatung bei Psoriasis:** Generell sollten Berufe bzw. Tätigkeiten mit einer Beanspruchung der Haut gemieden werden. Klar wird der Zusammenhang, wenn sich die psoriatischen Erscheinungen auf beruflich belastete Hautareale begrenzen.
- **Umschulung:** Für die Eignungsbeurteilung zur Umschulung in einen hautbelastenden Beruf werden Kriterien 1., 2. und 3. Ordnung vorgeschlagen (Tab. 53).
  - *Vorliegen von Kriterien 1. und 2. Ordnung und/oder der Diagnose „Atopische Hautdiathese"* (> 10 Punkte im Atopiescore, Tab. 51): Die Umschulung kann nicht empfohlen werden.
  - *Vorliegen von Kriterien 3. Ordnung:* Erhöhte Vorsicht ist geboten.
- **Arbeitsmedizinische Vorsorgeuntersuchungen:** Siehe Untersuchung Haut, S. 190.

Tabelle 53 Berufsdermatologische Kriterien zur Eignungsbeurteilung für die Umschulung in einen hautbelastenden Beruf (nach Diepgen et al.)

Kriterien 1. Ordnung
Schweres atopisches Ekzem mit längerer oder wiederholter Beteiligung der Hände
Ausgeprägtes, chronisches oder chronisch-rezidivierendes subtoxisch-kumulatives oder allergisches Handekzem
Klinisch relevante Sensibilisierung gegenüber Allergenen, deren Kontakt bei der geplanten Tätigkeit nicht zu meiden ist
Berufsbedingte Hautkrankheiten, die aufgrund einer anlagebedingten Minderbelastbarkeit der Haut zur Tätigkeitsaufgabe gezwungen haben
Schwere therapieresistente Psoriasis der Hände bei mechanisch oder chemisch stark belastender Tätigkeit (Köbner-Phänomen)
Kriterien 2. Ordnung
Atopisches Ekzem ohne Beteiligung der Hände (besonders Beugenekzem)
Leichtere Ekzemmanifestation der Hände (z. B. Dyshidrose)
Metallsalzreaktionen in Kombination mit atopischer Hautdiathese
Allergische Rhinitis oder allergisches Asthma bei Berufen, bei denen erhöhte Gefahr besteht, sich Typ I-Allergien zuzuziehen (z. B. Bäcker)
Psoriasis palmaris bei manuell stark belastenden Tätigkeiten
Kriterien 3. Ordnung
Hinweise für eine verstärkte Irritationsbereitschaft der Haut: Wollunverträglichkeit, Juckreiz beim Schwitzen, Sebostase (besonders in Verbindung mit anderen Minorkriterien des atopischen Ekzems)

- **Kennzeichnung von Arbeitsstoffen:** Arbeitsstoffe mit einem besonderen Gefährdungspotential für die Haut müssen gekennzeichnet werden:
  - *Gefahrstoffverordnung (GefStoffV):* Gefahrensymbole (z. B. „ätzend"); „R-Sätze":
    - R 42: Sensibilisierung durch Einatmung möglich.
    - R 43: Sensibilisierung durch Hautkontakt möglich.
  - *MAK-Liste (TRGS 900):* Aufführung von ca. 50 Substanzen.
    - H: Gefahr der Hautresorption.
    - S: Gefahr der Sensibilisierung.
    - S (P): Gefahr der Photosensibilisierung.

Leberkrankheiten

Grundlagen

- **Auffälligkeiten der Leber in der betriebsärztlichen Praxis:**
  - Bei Routineuntersuchungen als klinischer Untersuchungsbefund (Lebergröße und -konsistenz).
  - Im Rahmen der Labordiagnostik, dann gelegentlich unerwartet.
  - Bei der Betreuung der Beschäftigten, die nach einem Rehabilitationsverfahren wegen eines Stoffwechselleidens wieder in den Betrieb zurückkehren. Oftmals wird der Betriebsarzt erst nach dem Beschaffen des Entlassungsberichtes der Rehabilitationsklinik die genaue Diagnose erfahren.
- **Arbeitsmedizinische Untersuchung:** Es gibt eine Vielzahl akuter und chronischer Lebererkrankungen, deren Differentialdiagnose wegen der unterschiedlichen Prognose von großer Bedeutung ist. Die betriebsärztliche Basisuntersuchung (Tab. 54) ergibt erste Hinweise. Sie wird bei entsprechender Indikation durch die Folgeuntersuchung (Tab. 55) ergänzt.
- **Arbeitsmedizinische Beurteilung:** Entscheidend ist:
  - Die Schwere des Verlaufs der chronischen Krankheiten und die aus der Erkrankung resultierende Einschränkung der Leistungsfähigkeit.
  - Die Infektiosität der viral bedingten Hepatitiden.
- **Einteilung der Lebererkrankungen:** Unabhängig von der Pathogenese empfiehlt sich eine Einteilung in 3 Gruppen:
  - *Chronische Hepatitis mit hoher entzündlicher Aktivität* (S. 256).
  - *Unkomplizierte chronische Lebererkrankungen:*
    - Chronische Hepatitis mit wenig entzündlicher Aktivität.
    - Leberfibrose.
    - Fettleber.
    - Kompensierte inaktive Zirrhose.
  - *Komplikationen:*
    - Erhöhung des portalen Druckes.
    - Aszitesformation.
    - Bildung ausgeprägter Ösophagusvarizen.
    - Hepatische Enzephalopathie.

Tabelle 54 Basisuntersuchung Leber: Ausschluß, Diagnose und Differentialdiagnose häufiger Lebererkrankungen

Anamnese	Körperlicher Befund	Laborparameter	Beurteilungskriterien	Interpretation der Laborbefunde
Alkohol Ikterus Leberkrankheiten Auslandsreisen Transfusionen Arbeitsstoffe	Palpation Hautinspektion	γ-GT	m: < 28 U/l w: < 18 U/l	Cholestase, alkoholtoxische Parenchymschäden
		GPT	m: < 22 U/l w: < 17 U/l	Parenchymschäden
		Bilirubin i. U.	negativ	Cholestase, Hepatitis, Zirrhose
		Urobilinogen i. U.	< 1 mg/dl	Hepatitis, Zirrhose, Hämolyse

Tabelle 55 Folgeuntersuchung

Festzustellende Krankheit	Hinweise aus Basisuntersuchung	Diagnostische Kriterien
Fettleber (fortgeschritten), toxischer Leberschaden	Adipositas, Alkohol, Arbeitsplatz γ-GT + → +++, GPT + → ++ Bilirubin, Urobilinogen evtl. pos. CDT + (bei Alkohol)	CHE, IgA + → ++, evtl. Blutalkoholbestimmung, Nachweis lebertoxischer Stoffe bzw. ihrer Metaboliten, Laparoskopie (Ausschluß Lebermetastasen)
akute Hepatitis, chronisch persistierende Hepatitis	Auslandsreisen, Bluttransfusionen GPT ++ → +++, γ-GT (+) → ++ Bilirubin, Urobilinogen evtl. pos.	GOT + → +++, AP (+) → +, IgM + → ++ Hepatitis B-Antigene und -Antikörper, Laparoskopie
chronisch-aktive Hepatitis	Spider naevi GPT, γ-GT + → ++ Bilirubin, Urobilinogen evtl. pos.	γ-Globulin + → ++ (Elektrophorese), IgG + → ++, CHE, Antikörper, GOT + → ++, Laparoskopie
Zirrhose	Alkohol, Lebererkrankungen, Geldscheinhaut, feminine Behaarung etc. GPT +, γ-GT + → ++ Bilirubin, Urobilinogen evtl. pos.	GOT +, CHE, Quick – → - - -, Albumin - -, γ-Globulin + (Elektrophorese), Ultraschall, Laparoskopie
Cholestase	Gallensteine, Koliken, Hautjucken GPT (+) → +, γ-GT ++ → +++ Bilirubin, Urobilinogen evtl. pos.	GOT + → ++, AP ++ → +++ Ausschluß Hepatitis

(+) schwach erhöht, + erhöht, ++ stark erhöht, +++ sehr stark erhöht,
- erniedrigt, – stark erniedrigt, – - sehr stark erniedrigt

Tabelle 56 Differentialdiagnose von Lebererkrankungen (Enzymaktivitäts-Bestimmungen mit optimierten Standard-Methoden)

	GPT	GOT	$\frac{GOT}{GPT}$	γGT	$\frac{\gamma GT}{GOT}$	CHE	AP	GLDH	$\frac{GOT+GPT}{GLDH}$	LDH	Bilirubin Gesamt
Typische akute Virus-Hepatitis (auch anikterisch)	++ bis +++	++ bis +++	< 0,7	(+) bis ++	< 1	∅ bis –	(+) bis +	+ bis ++	> 50	+ bis ++	∅ bis ++
Cholestatische Verlaufsform der akuten Virus-Hepatitis	+++	+++	um 0,7	++ bis +++	< 1	(–) bis –	++ bis +++	+ bis ++	> 50	+ bis ++	++ bis +++
Nekrotisierende Verlaufsform der akuten Virus-Hepatitis	+++	+++	> 0,7	+ bis ++	< 1	–– bis –––	(+) bis +	++	um 30	++	+ bis ++
Akute alkohol-toxische Hepatitis	+	++	> 1	+++	1 bis 3	– bis ––	++	(+)	> 50	(+) bis +	∅bis ++
Akuter Schub bei chronischer Hepatitis und Zirrhose	++	++	um 0,7	++ bis +++	um 2	– bis –––	(+) bis ++	+ bis ++	um 30	+ bis ++	∅ bis ++
Chronisch-persistierende Hepatitis	+	+	um 0,7	(+) bis +	< 1	∅ bis –		∅bis +	um 20	∅bis (+)	∅bis (+)
Chronisch-aggressive Hepatitis	+ bis ++	+ bis ++	um 0,7	+ bis ++	um 2	∅bis –	∅bis (+)	(+) bis ++	um 20	∅bis +	∅bis +
Chronische alkohol-toxische Hepatitis (Fettleberhepatitis)	(+) bis +	(+) bis +	um 0,7	+++	um 13	∅bis (–)	∅bis +	(+) bis +	um 20	∅bis +	∅bis +
Hepatische (und kryptogene) Zirrhosen	∅bis +	+ bis ++	> 1,5	(+) bis +	um 1	– bis –––	∅bis (+)	∅bis +	um 20	∅bis +	∅bis +
Alkohol-toxische Zirrhosen	(+)	+	> 1,5	++ bis +++	> 3	– bis –––	∅bis +	∅bis +	um 20	∅bis +	∅bis +

(Fortsetzung) ▼

Tabelle 56 (Fortsetzung)

		GPT	GOT	GOT/GPT	γGT	γGT/GOT	CHE	AP	GLDH	GOT+GPT/GLDH	LDH	Bilirubin Gesamt
Fettleber (alkoholbedingt)		Øbis +	Øbis (+)	um 0,7	+ bis ++	3 bis 6	Øbis +	Ø	Øbis (+)	um 20	Ø	Øbis (+)
Gallengangs-Verschluß	frisch	+ bis ++	+ bis ++	< 0,7	+ bis ++	3 bis 6	Ø	(+) bis ++	+ bis ++	< 20	Øbis +	Øbis +
	älter	Øbis +	Øbis +	um 0,7	++ bis +++	> 6	Øbis –	++ bis +++	Øbis +			+ bis +++
Leber-Tumoren		(+) bis +	(+) bis ++	um 2	+++	> 6	(–) bis –––	+ bis +++	+ bis ++	< 20	Øbis ++	Øbis ++
Funktionelle Hyperbilirubinämie (Morbus Gilbert)		Ø	Ø	Ø	Ø	Ø	Ø	Ø	Ø	Ø	Ø	(+)

Zeichenerklärung:
Ø = normal
(+) = schwach erhöht
+ = erhöht
++ = stark erhöht
+++ = sehr stark erhöht
(–) = schwach erniedrigt
– = erniedrigt
–– = stark erniedrigt
––– = sehr stark erniedrigt
< = kleiner als
> = größer als

Funktionelle Bedeutung für das Erwerbsleben

- **Symptomatik:**
  - *Allgemeine Symptome:*
    - Rasche Ermüdbarkeit.
    - Allgemeine Schwäche.
    - Leistungseinbuße.
  - *Psychomotorische Beeinträchtigungen:* Die hepatische Enzephalopathie, die durch den porto-systemischen Shunt entsteht und wahrscheinlich auf gestörten Ammoniakabbau, Anhäufung falscher Transmitter, Aminosäureimbalance, erhöhte Konzentration an Phenolkörpern und Fettsäuren zurückgeht (Umgehung der Leber als dem zentralen Stoffwechsel- und Entgiftungsorgan), verursacht folgende Symptomatik:
    - Störungen der Feinmotorik und Geschicklichkeit.
    - Störungen der diffizilen Koordination.
    - Störungen der praktischen Intelligenz.
    - Störungen der intellektuellen Beweglichkeit.
    - Störungen der psychischen Stabilität.
- **Arbeitsmedizinische Leistungsdiagnostik:**
  - *Motorische Leistungsdiagnostik:*
    - Orthostasetest nach Schellong.
    - EKG und Röntgen-Thorax-Untersuchung (Zwerchfellhochstand, Pleuraerguß).
    - Kleine Lungenfunktionsprüfung (S. 159).
    - Ergometrie (S. 165): Erhöhte Ruhefrequenz, Blutdruckwerte in Ruhe und unter Belastung eher niedrig.
    - Aufwendigere Verfahren (Blutgasanalyse, Ergospirometrie, invasive Verfahren) bleiben Spezialeinrichtungen im Rahmen der Leistungsbegutachtung vorbehalten.
  - *Zerebrale/psychomotorische Leistungsdiagnostik:*
    - EEG.
    - Testverfahren, z. B. Pauli-Test (Rechenaufgaben) u. a.
- **Leistungsfähigkeit von Beschäftigten mit Lebererkrankungen** (nach Tittor):
  - *Deutlich eingeschränkte Leistungsfähigkeit (Arbeitsunfähigkeit):*
    - Fortgeschrittene Leberzirrhose: Aszites, hämorrhagische Diathese, hepatische Enzephalopathie, hoher portaler Druck, ausgeprägte Ösophagusvarikosis.
    - Kompensierte Leberzirrhose: Hohe entzündliche Aktivität (Transaminasen 10fach erhöht).
    - Chronisch aggressive Hepatitis: Hohe entzündliche Aktivität.
  - *Fraglich eingeschränkte Leistungsfähigkeit* (Leistungsdiagnostik als Entscheidungshilfe):
    - Leberzirrhose: Wiederholte rekompensierbare Aszitesphasen, mäßige bis deutliche Gerinnungsstörung (Quick 80 – 50%), Ösophagusvarikosis Stadium III, Zustand nach Ösophagusvarizenblutung, wiederholte Phasen einer manifesten hepatischen Enzephalopathie schon bei leichteren Komplikationen bzw. Zusatzerkrankungen, hoher portaler Druck, milde entzündliche Aktivität (Transaminasen > 5fach erhöht).
  - *Erhaltene Leistungsfähigkeit (Arbeitsfähigkeit):*
    - Chronische Hepatitis: Milde entzündliche Aktivität (Transaminasen 5fach erhöht).

- Leberfibrose: Keine nennenswerte entzündliche Aktivität.
- Fettleber.
- Leberzirrhose: Voll kompensiert, keine Komplikationen.

Hepatitis A

➤ **Grundlagen:**
- *Erreger:* Hepatitis A-Virus (HAV).
- *Inkubationszeit:* 20 – 40 Tage.
- *Infektionsmodus:* Fäkal/orale Übertragung (Nahrung, Wasser).
- *Epidemiologie:* Die Durchseuchungsrate liegt bei 21 – 30jährigen bei 8 %, bei 31 – 40jährigen bei 37 %, bei 41 – 50jährigen bei 60 %; bei ausländischen Beschäftigten jeweils etwas höher.
- *Infektiosität:* Besteht kurz vor Ausbruch bis zum Ende der Krankheitserscheinungen.
- *Immunität:* Eine durchgemachte Erkrankung hinterläßt eine lebenslange Immunität.

➤ **Funktionelle Bedeutung für das Erwerbsleben:**
- *Klinik, Verlauf* (Abb. 11): 1 – 2 Monate nach der Infektion kommt es zum Ikterus und zum Transaminasenanstieg, der dann ebensolang anhalten kann. Die Beschäftigten sind arbeitsunfähig. In der Regel spontane Abheilung.
- *Diagnostik* (Abb. 11):
  - Anti-HAV-IgM: Bei frischer Infektion schon wenige Tage vor dem Ikterus nachweisbar, dann kontinuierlicher Abfall in den Wochen nach der Erkrankung.
  - Anti-HAV-IgG: Verweist auf die durchgemachte Infektion.
- *Prognose:* Die Erkrankung hat eine sehr niedrige Letalität, eine Chronifizierung findet nicht statt. Die Genesenen können in allen Bereichen des Erwerbslebens eingesetzt werden.

➤ **Arbeitsmedizinische Vorsorge:**
- *Prophylaxe:* Tot-Impfstoff mit hoher Immunogenität, deshalb Antikörperbestimmung postvakzinal nicht erforderlich. Impfschutz für 5 – 10 Jahre.
- *Empfehlung:* Die Hepatitis A kann eine Berufskrankheit in den Erwerbszweigen, in denen eine Impfempfehlung besteht, sein:
  - Krankenpflege im Infektionsbereich.
  - Kinderkrankenpflege.
  - Labortätigkeiten mit Stuhlumgang.
  - Küchenpersonal: Gefährdung besteht durch den Umgang mit Hepatitis-A-Virus-kontaminierten Lebensmitteln, vor allem Fischprodukten. Zusätzlich Gefährdung für Dritte durch Übertragung des Virus auf Kantinenbesucher über Speisen.
  - Reinigungspersonal.
  - Personen im Abwasserbereich (Klärwerk, Kanalarbeiter).
- *Regelungen:* Begründung durch die allgemeinen Bestimmungen, insbesondere:
  - VBG 103 (GUV 8.1).
  - GUV 16.17 (Richtlinien für Laboratorien).
  - GUV 17.5 (Richtlinien für Abwasserbehandlung).
  - GUV 21.14 (Arbeitsmedizinische Vorsorge und Beratung im Abwasserbereich).

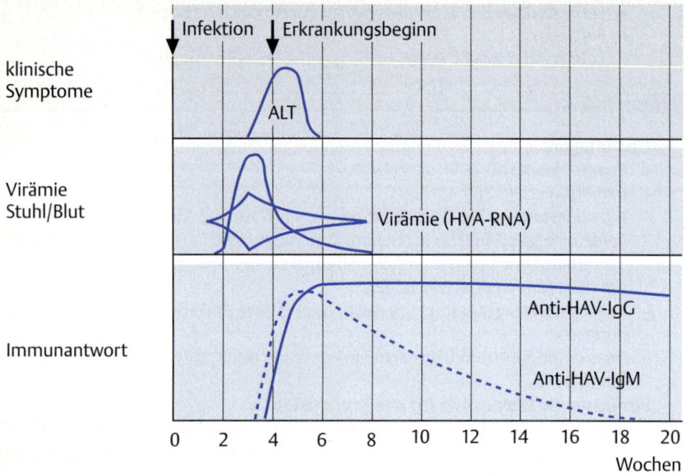

Abb. 11 Verlauf der Hepatitis A.

Hepatitis B

- **Grundlagen:**
  - *Erreger:* Hepatitis B-Virus (HBV).
  - *Inkubationszeit:* > 30 – 180 Tage.
  - *Infektionsmodus:* Parenteral (Blut), Sexualkontakte.
  - *Epidemiologie:* Die Durchseuchungsrate liegt in Mitteleuropa bei 0,5 – 1% (chronisch Infizierte), 40% sind Antikörperträger.
  - *Infektiosität:* Besteht während der Virämiephase, d. h. schon vor den klinischen Erscheinungen. Zur chronischen Hepatitis s. u.
  - *Immunität:* Eine durchgemachte Erkrankung hinterläßt eine lebenslange Immunität.
- **Funktionelle Bedeutung für das Erwerbsleben:**
  - Klinik, Verlauf: Es gibt sehr unterschiedliche Verläufe: Etwa 2 Monate nach der Infektion kommt es zum Ikterus und einem Transaminasenanstieg, dem serologische Marker vorausgehen (Abb. 12). Auch symptomarme Verläufe kommen vor. In 1 – 2% ist der Verlauf tödlich, bei 5 – 10% kommt es zu einem chronischen Verlauf, definiert durch eine Persistenz des HBsAg über 6 Monate hinaus und bewiesen durch einen mittleren bis hohen Anti-HBc-IgG-Titer und die Persistenz des HBeAg. Es besteht die Möglichkeit des Übergangs in eine Zirrhose. Die chronische Hepatitis verläuft schubweise, mit zunehmender Einschränkung der Leberfunktion nimmt die Leistungsfähigkeit ab. Von großer Bedeutung ist die Hepatitis B im Gesundheitswesen, sie ist dort die *häufigste berufsbedingte Infektionskrankheit.*
  - *Diagnostik:* Bestimmung der HBV-Marker (s. Abb. 12 und Tab. 57).

Tabelle 57 Nomenklatur der Hepatitis B-Virus-Antigene und der korrespondierenden Antikörper

Virusantigen oder Antikörper	Definition
HB	Hepatitis B
HBV	Hepatitis B-Virus
HBsAg	Hepatitis B-Oberflächenantigen (surface) Haupthüllprotein
PräS1	großes Hüllprotein
PräS2	mittleres Hüllprotein
HBcAg	Hepatitis B-Kernantigen (core)
HBeAg	Hepatitis B-e-Antigen (enigma)
Anti-HBs	Antikörper gegen HBsAg
Anti-HBc	Antikörper gegen HBcAg
Anti-HBc-IgG	IgG-Antikörper gegen HBcAg
Anti-HBc-IgM	IgM-Antikörper gegen HBcAg
Anti-HBe	Antikörper gegen HBeAg

- **Arbeitsmedizinische Vorsorge, Prophylaxe:**
  - *Berufswahl und Berufsausübung durch chronisch HBV-infizierte Personen:* Personen mit persistenter Hepatitis B sind infektiös, nachweisbar am HBeAg und der HBV-DNA im Serum; ebenso Antigenträger ohne Krankheitszeichen. Weitere Abklärung erforderlich. Bei Probanden mit chronischer Hepatitis besteht ein deutlich erhöhtes Risiko, an einer Leberzirrhose oder einem Leberzellkarzinom zu erkranken. Sie sollten vom Betriebsarzt über die Notwendigkeit regelmäßiger Transaminasen-Kontrollen (GOT, GPT) und die Notwendigkeit regelmäßiger Oberbauch-Sonographie-Untersuchungen aufgeklärt werden, ebenso über die Notwendigkeit der Impf-Prophylaxe beim Sexualpartner. Sie sollten nicht in Bereichen eingesetzt werden, in denen eine erhöhte Gefährdung bezüglich des Auftretens von Schnittverletzungen beim Umgang mit stechenden und schneidenden Instrumenten besteht, vor allem in Operationsbereichen, Notfallambulanzen, Intensivstationen, Kreißsälen (Gefährdung Dritter). Verbote für eine Berufsausübung werden jedoch allgemein nicht für erforderlich gehalten:
    - Beschäftigung im Gesundheitswesen: Bei massiver Virämie besteht eine Gefährdung von Patienten, die jedoch durch Hygienemaßnahmen, vor allem den Gebrauch von Handschuhen, Handpflege und Vermeidung verletzungsträchtiger Techniken gesenkt werden kann.
    - Beschäftigung im nicht-medizinischen Bereich: Besondere Aufmerksamkeit verlangen Tätigkeiten bei der Körperpflege (Maniküre, Pediküre, Tätowierung), in lebensmittelverarbeitenden Betrieben (verletzungsträchtige Tätigkeit in Metzgereien!) und der Gastronomie. Einhaltung der Hygieneregeln und Tragen von Handschuhen im Falle von Verletzungen oder ekzematischen Veränderungen der Haut.

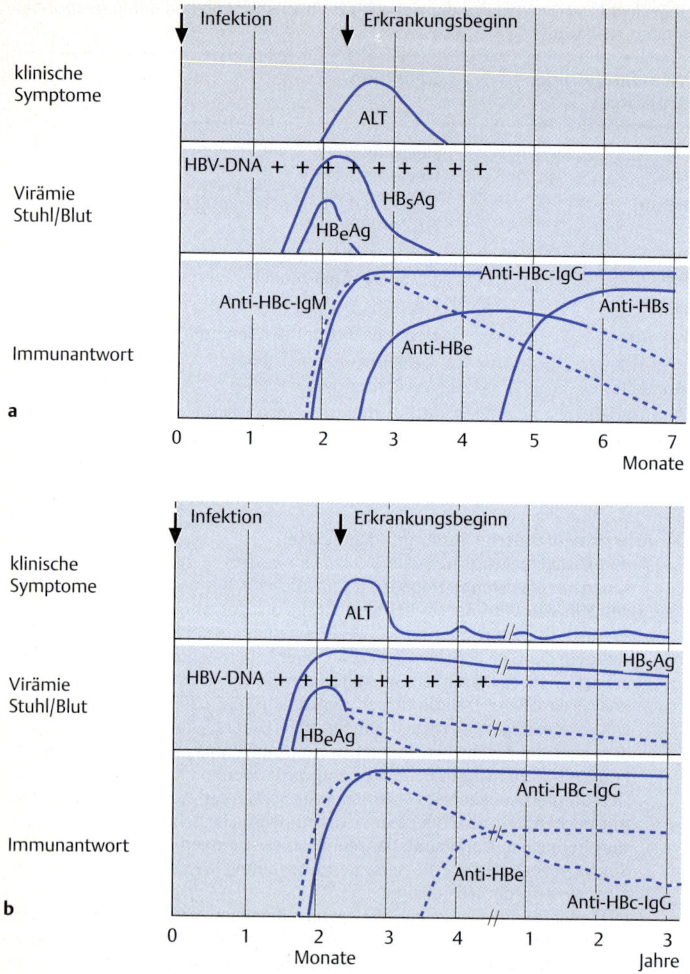

Abb. 12 Verlauf der akuten (a) und der chronischen (b) Hepatitis B. ALT≙GPT.

– *Prophylaxe* (Abb. 13): Die Höhe des Anti-HBs-Titers bestimmt, ob bzw. wann (Tab. 58) eine Impfung erfolgen muß. Die aktive Schutzimpfung erfolgt in 3 Einzelimpfungen (Abstand von 1. zu 2. Impfung 4 Wochen, von 1. zu 3. Impfung 6 Monate, Kontrolle der erzielten Titers 4–6 Wochen nach der letzten Injektion). Es gibt 2–5% Non-Responder, bei denen durch Wiederholung der Impfung, ggf. mit Präparatwechsel, zu einem großen Teil doch noch ein ausreichender Titer (dann: 100 IE/l) erzielt wird.

- *Regelungen:* Arbeitsmedizinische Vorsorge (G 42.3): Beschäftigte im Gesundheitswesen, nicht nur Ärzte und Pflegepersonal, sondern auch Reinigungspersonal und Handwerker, sind vor einer Infektion durch eine Impfung zu schützen.
- *Vorgehen bei Unfällen* (Verletzung durch einen potentiell infektiösen Gegenstand):
  - Sofortmaßnahmen: Anregung einer Blutung an der Einstichstelle und tiefe Desinfektion.
  - Weiteres Vorgehen: Siehe Ablaufschema (Abb. 13).

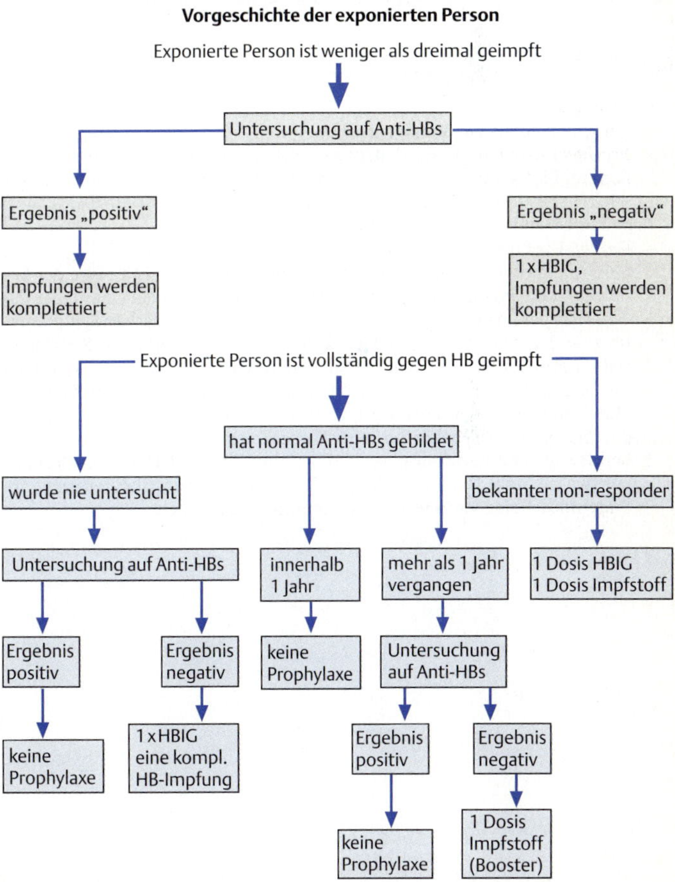

Abb. 13 Ablaufschema zum Vorgehen bei Hepatitis B-exponierten Personen.

Tabelle 58 Hepatitis B-Prophylaxe

Konzentration (IE/l)	nächste Kontrolle/Impfung
0–10	sofortige Auffrischimpfung
11–100	Auffrischimpfung spätestens nach 6 Monaten
101–1000	Kontrolle des Anti-HBs nach ca. 1 Jahr
1001–10000	Kontrolle des Anti-HBs nach ca. 3 Jahren
> 10000	Kontrolle des Anti-HBs nach ca. 7 Jahren

Hepatitis C

- **Grundlagen:**
  - Infektionsmodus und Klinik entsprechen weitgehend der Hepatitis B.
  - *Beachte:* Im Gegensatz zur Hepatitis B zeigt das Vorhandensein von Antikörpern im Blut keinen Immunschutz an, sondern ist als Zeichen einer chronischen Persistenz des Hepatitis C-Virus zu werten!
- **Arbeitsmedizinische Vorsorge, Prophylaxe:**
  - *Verlauf:* Die Chronifizierungsrate ist höher als bei Hepatitis B, sie liegt bei ca. 50%. Antikörperprävalenz (Anti-HCV) unter 1%. In jedem Fall sollte der Betriebsarzt bei im Gesundheitsdienst beschäftigten Probanden, die Hepatitis-C-Antikörper im Blut aufweisen, auch bei Fehlen einer klinischen Symptomatik eine BeK-Anzeige erstatten. Hepatitis C-Antikörper-positive Probanden sollten vom Betriebsarzt über die Notwendigkeit regelmäßiger (in 1jährigen Abständen) Transaminasen-Kontrollen (GPT, GOT) und Oberbauch-Sonographie-Untersuchungen aufgeklärt werden (chronische Hepatitis C hat ein deutlich erhöhtes Leberzirrhose- und Leberkrebs-Risiko).
  - Berufswahl und Berufsausübung: Bedeutung für Beschäftigte im Gesundheitswesen (hohe Durchseuchung bei Drogenabhängigen, Dialysepatienten).
  - *Prophylaxe:* Keine Vakzine, keine Immunisierung möglich.

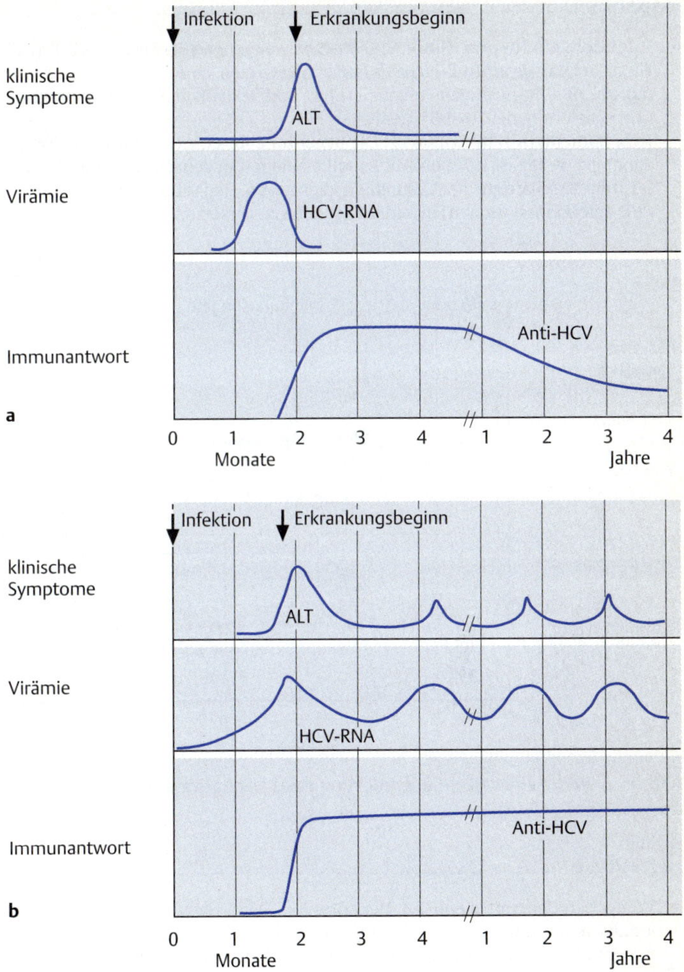

Abb. 14 Verlauf der akuten selbstlimitierten (a) und der chronischen (b) Hepatitis C. ALT≙GPT.

Hepatitis D

- **Infektionsmodus und Klinik:** Entsprechen weitgehend der Hepatitis B. Das Virus ist auf das *Hepatitis B-Virus als Helfer* angewiesen, eine Infektion erfolgt also nur bei HBs-Ag-positiven Personen (Blut- und Sexualkontakt) als Koinfektion. Chronifizierung bei 70–90% der Fälle.
- **Arbeitsmedizinische Vorsorge:** Die Bedeutung für eine Beschäftigung im Gesundheitswesen ist noch unklar. Es sollte aber daran gedacht werden, HBs-Ag-positive Beschäftigte im Gesundheitsdienst von Hepatitis-D-Risikobereichen (z.B. Infektionsstationen) in andere Bereiche zu versetzen.

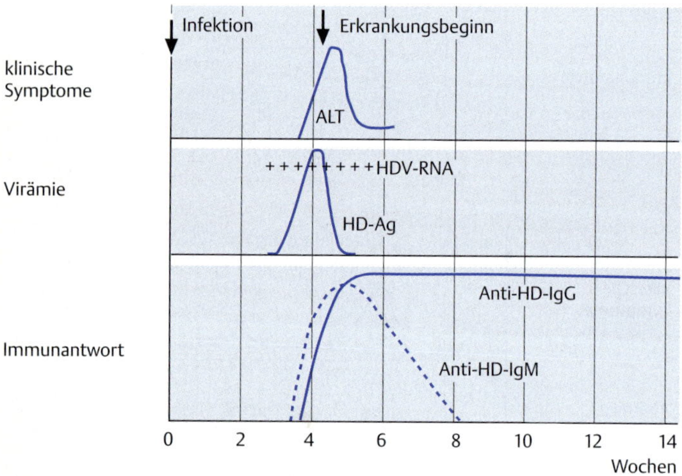

Abb. 15 Verlauf einer HDV-Superinfektion eines HBsAg-Trägers. ALT≙GPT.

Hepatitis E

- Weitgehend entsprechend der Hepatitis A (S. 255). Nach durchgemachter Erkrankung Immunität, keine Chronifizierung. Eine Hepatitis E-Infektion als Berufskrankheit ist derzeit nur bei arbeitsbedingten Auslandsaufenthalten in Regionen mit sehr niedrigem Hygienestand denkbar.

Grundlagen

- **Bedeutung der Droge Alkohol:** Alkohol übertrifft in seiner Bedeutung für Gesundheit und Krankheit der Bevölkerung im allgemeinen und für das Erwerbsleben im besonderen die anderen exogenen Noxen bei weitem. 1993 waren ca. 40 000 Todesfälle auf Alkohol zurückzuführen, darunter Unfälle (40% aller tödlichen Unfälle geschehen unter Alkoholeinfluß) und chronische, zum Tode führende Erkrankungen der Leber und anderer Organe. Die Bedeutung für die Arbeitsunfähigkeit und die Frühberentlichkeit ist schwer abzuschätzen, zum Teil wegen der kurzen, nicht erfaßten Fehlzeiten unter 3 Tagen Dauer, zum Teil wegen anderer Klassifizierungen in der Statistik. Nicht bei jedem Unfall wird der mögliche Alkoholeinfluß geprüft, auch nicht bei jedem Unwohlsein, jeder chronischen Erkrankung eines inneren Organs.
- **Alkoholkonsum:** In Deutschland hoher durchschnittlicher Alkoholkonsum!
  - *Jährlicher Pro-Kopf-Verbrauch:* Im Durchschnitt werden pro Jahr pro Person 12 Liter reinen Alkohols getrunken:
    - 143 Liter Bier (Alkoholgehalt 4–8 Vol.%).
    - 21 Liter Liter Wein (Alkoholgehalt 8–16 Vol.%).
    - 8 Liter Spirituosen (Alkoholgehalt 20–50 Vol.%).
  - *Täglicher Pro-Kopf-Verbrauch:* Berechnung: 10 Vol.% Alkohol entsprechen 7,5 g pro 100 ml. 1 Glas Wein (0,25 Liter) enthält ca. 19 g Alkohol, ein Glas Bier (0,3 Liter) ca. 10 g Alkohol. Da 10% der Bevölkerung völlige Abstinenzler sind, errechnet sich aus dem Gesamtkonsum für den konsumierenden Anteil der Bevölkerung eine durchschnittliche Menge von 70 ml, entsprechend 52 g reinen Alkohols, pro Tag. Diese Menge ist erheblich höher bei den 50% der Bevölkerung, die regelmäßig Bier, den 40%, die regelmäßig Wein und den 30%, die regelmäßig Spirituosen zu sich nehmen. Etwa die Hälfte der gesamten Alkoholaufnahme kommt durch das Biertrinken zustande, die andere Hälfte zu jeweils etwa gleichen Teilen durch das Trinken von Wein und Spirituosen. 1/6 der durchschnittlichen täglichen Kalorienaufnahme des Mannes, 1/13 der der Frau geschieht durch Alkohol.
  - *Kritischer Schwellenwert für die Entstehung einer alkoholischen Leberzirrhose:* Der Schwellenwert beträgt bei einem über 5 Jahre anhaltenden Konsum:
    - Bei Männern 40–60 g Alkohol pro Tag.
    - Bei Frauen 20 g Alkohol pro Tag.
- **Häufigkeit:**
  - *Gesamt:* 2,5 Millionen Deutsche sind alkoholkrank, davon 70% Männer, 30% Frauen, ca. 5 Millionen als Familienangehörige sind mitbetroffen.
  - *Betrieblicher Bereich:* Ca. 5–7% der Belegschaft sind behandlungsbedürftige Alkoholabhängige, etwa die Hälfte der Arbeitnehmer nimmt zumindest gelegentlich Alkohol am Arbeitsplatz zu sich, etwa 10% täglich.
- **Definitionen:**
  - *Abhängigkeit (drug dependence) (WHO):* Drogenabhängigkeit ist ein Zustand psychischer oder psychischer und physischer Abhängigkeit von einer Substanz mit zentralnervöser Wirkung, die zeitweise oder fortgesetzt eingenommen wird und das Individuum und die Gesellschaft schädigt.
  - *Alkoholabhängigkeit bzw. Alkoholismus (WHO):* Exzessive Trinker, deren Abhängigkeit vom Alkohol einen solchen Grad erreicht hat, daß sie deutliche Störungen und Konflikte in ihrer körperlichen und geistigen Gesundheit, ihren mitmenschlichen Beziehungen, ihren sozialen und wirtschaftlichen Funktionen aufweisen oder Vorzeichen einer solchen Entwicklung zeigen.

- *Alkoholabhängigkeit (nach Feuerstein):* 5 Kriterien:
  - Abnormes Trinkverhalten (Menge, Zeit, Ort).
  - Somatische alkoholbezogene Schäden.
  - Psychosoziale alkoholbezogene Schäden (arbeitsrechtliche Folgen, Scheidung, Rauschtaten).
  - Entwicklung von Toleranzsteigerung bzw. Entzugssyndromen.
  - Symptome psychischer Abhängigkeit (verminderte Kontrollfähigkeit, Einengung des Denkens auf das Beschaffen von Alkohol, Entwicklung von „Erklärungssystemen" für den gesteigerten Konsum).
- *Formen der Abhängigkeit (nach Jelinek):*
  - α- Typ: Zeitweilige psychische Abhängigkeit ohne Kontrollverlust; Konflikt- und Betäubungstrinker.
  - β- Typ: Übermäßiger, aber nicht regelmäßiger Konsum; Wochenend- und Gelegenheitstrinker; somatische Komplikationen möglich.
  - γ- Typ: Kontrollverlust; psychische, gefolgt von physischer Abhängkeit (Abstinenzsymptome); organische Wesensveränderung; soziale und somatische Schäden; süchtiger periodischer Trinker.
  - δ- Typ: Gewohnheitstrinker oder Spiegeltrinker, Unfähigkeit zur Abstinenz, jedoch kein Kontrollverlust, selten im Rausch und kaum je ganz nüchtern; täglicher Alkoholkonsum notwendig.
  - ε- Typ: Quartalstrinker mit zeitweiligem Kontrollverlust; mehrtägige Exzesse.

Medizinische Konsequenzen

➤ **Lebererkrankungen:**
- *Formen:*
  - Alkoholische Fettleber.
  - Alkoholische Fettleberhepatitis.
  - Alkoholische Leberfibrose.
  - Alkoholische Leberzirrhose.
- *In der medizinischen Korrespondenz gebräuchliche Begriffe:* Nutritiv-toxischer Leberschaden, Leberparenchymschaden, (äthylischer) Leberzellschaden.
- *Prognose bei Alkoholabstinenz:*
  - Alkoholische Fettleber, alkoholische Fettleberhepatitis: Rückbildung der Erkrankungen möglich.
  - Alkoholische Leberfibrose: Ohne zusätzliche Schädigung kein Fortschreiten der Erkrankung.
  - Alkoholische Leberzirrhose: Bei strikter Abstinenz und intensiver Behandlung ist es möglich, eine kompensierte, inaktive Form der Zirrhose zu erreichen bzw. zu erhalten.

➤ **Pankreaserkrankungen:**
- Akute Pankreatitis.
- Akuter Schub einer chronischen Pankreatitis.
- Chronische Pankreatitis mit allmählichem Verlust der inkretorischen (Insulin) und exkretorischen Organfunktionen.

➤ **Erkrankungen des Magens:** Alkohol-bedingte Gastritis.

➤ **Veränderungen der Muskulatur:** Verminderung der Gesamtmuskelmasse.

➤ **Herzerkrankungen:** Alkoholtoxische dilatative Kardiomyopathie mit schlechter Prognose. Auch völlige Abstinenz führt nur selten zu Besserungen.

- **Zentralnervöse Symptome und Befunde:**
  - *Organisch faßbare Befunde:*
    - CCT: Ventrikelerweiterung durch Schrumpfung vor allem von Frontal-und Temporallappen; Kleinhirnatrophie.
    - EEG: Hirndurchblutungsminderung.
  - *Psychische Störungen:*
    - Störungen der geistigen Leistungsfähigkeit, anfangs ausschließlich testpsychologisch feststellbar.
    - In späteren Stadien Störungen der Aufmerksamkeit, der Konzentration, des Gedächtnisses, der Lernfähigkeit und der Wahrnehmungsfähigkeit.
    - Im Stadium der alkoholischen Demenz ausgeprägte Störung des Kurzzeit- und Langzeitgedächtnisses, Störungen der Urteilsfähigkeit und Abstraktionsfähigkeit.
  - *Tremor:* Charakteristisches Symptom bei Entzug, anfänglich durch Alkoholzufuhr zu beseitigen.
    - Zunächst feinschlägig, an den Händen beginnend. Später grobschlägig, auch Zunge, Lippen, Augenlider, Kopf und schließlich die Füße betreffend.
    - In Ruhe weniger sichtbar als bei Bewegung und emotionaler Belastung.
- **Periphere Polyneuropathie:**
  - 20–40% der Alkoholiker betroffen.
  - Sensibilitätsstörungen in den Beinen (Oberflächen- und Tiefensensibilität); als Folge Gangunsicherheit (keine Arbeit auf Leitern und Gerüsten!)
  - Prognose: Bei Alkoholabstinenz meist günstig.

Der Alkoholkranke im Betrieb

- **Auffällige Verhaltensmerkmale** (nach Ziegler):
  - Abfallende Leistung.
  - Unregelmäßiger Arbeitsrhythmus.
  - Unpünktlichkeit, Überziehen von Pausen, unentschuldigte Abwesenheit vom Arbeitsplatz.
  - Längere Rekonvaleszenzzeiten nach Krankheiten und Unfällen.
  - Streitereien mit Kollegen und Vorgesetzten.
  - Bei Fehlern Schuldverschiebung auf Dritte.
  - Fragwürdige, häufig auch übertriebene Erklärungen für Fehlverhaltensweisen.
  - Devotes Verhalten gegenüber Höhergestellten.
- **Verantwortlichkeit der Vorgesetzten:** Vorgesetzte, in deren Aufgabenbereich auch die Registrierung dieser Phänomene gehört, haben eine besondere Verantwortlichkeit für die Aufdeckung der Problematik.

Prävention im Betrieb

- **Risikofaktoren am Arbeitsplatz:** Spezifisch gefährdete Berufe gibt es nicht, wohl aber Risikofaktoren, die an bestimmten Arbeitsplätzen bzw. in bestimmten beruflichen Situationen von Bedeutung sind:
  - Ständige Verfügbarkeit von Alkohol.
  - Sozialer Druck (z.B. Trinken zur Besiegelung einer Vereinbarung).
  - Häufige Trennung (Reisende, Seeleute).
  - Schlechter Kontakt zum Vorgesetzten.
  - Überforderung oder Unterforderung am Arbeitsplatz.
  - Fehlende berufliche Perspektive.

- **Rechtliche Regelungen:**
  - *UVV 1 (Allgemeine Vorschriften): Genuß von Alkohol:*
    - §38(1): „Versicherte dürfen sich durch Alkoholgenuß nicht in einen Zustand versetzen, durch den sie sich selbst oder andere gefährden können." *Durchführungsanweisung:* „Die Bestimmung gestattet eine auf die betrieblichen Gegebenheiten bezogene praxisnahe Regelung in jedem Einzelfall. Sie gestattet auch, bei der Beurteilung einer Gefährdung unter Berücksichtigung der Eigenart des Betriebs und der ausgeübten Tätigkeit strenge Maßstäbe anzulegen. Der Konsum von Spirituosen läßt in der Regel eine Gefährdung vermuten. Betriebliche Verbote, die jeglichen Genuß von alkoholischen Getränken während der Arbeitszeit und der Arbeitspausen untersagen, können nach Vereinbarung zwischen Unternehmer und Betriebsvertretung ausgesprochen werden." Unter Umständen entfällt Unfallversicherungsschutz!
    - §38(2): „Versicherte, die infolge Alkoholgenusses oder anderer berauschender Mittel nicht mehr in der Lage sind, ihre Arbeit ohne Gefahr für sich oder andere auszuführen, dürfen mit Arbeiten nicht beschäftigt werden." *Durchführungsanweisung:* „Das Beschäftigungsverbot zwingt nicht zur Entfernung aus dem Betrieb. Ob eine Entfernung vertretbar ist, muß im Einzelfall entschieden werden."
  - *Straßenverkehrsordnung* (§24a, §25): Fahrverbote in Abhängigkeit vom Blutalkoholspiegel.
  - *Strafgesetzbuch:*
    - Gefährdung des Straßenverkehrs, z. B. aufgrund des Genusses von Alkohol (§315c).
    - Trunkenheit im Verkehr (§316).
  - *Absolute Alkoholverbote auf rechtlicher Grundlage:*
    - Jugendarbeitsschutzgesetz (§31): Verbot der Abgabe von Alkohol und Tabak an Jugendliche unter 16 Jahren, von Branntwein an Jugendliche über 16 Jahren.
    - Verordnung über den Betrieb von Kraftfahrunternehmen im Personenverkehr (§8): Für Betriebspersonal von Unternehmen, die Fahrgäste mit Kraftfahrzeugen und Autobussen befördern sowie für Taxis und Mietwagenfahrer besteht das Verbot, während des Dienstes oder der Dienstbereitschaft alkoholische Getränke oder andere die dienstliche Tätigkeit beeinträchtigende Mittel zu sich zu nehmen oder bei Antritt der Fahrt unter der Wirkung solcher Getränke oder Mittel zu stehen.
- **Betriebsinterne Regelungen:** Die vielfach als zurückhaltend empfundenen Formulierungen der UVV 1 erlauben es, die speziellen Bedürfnisse und Belange des einzelnen Betriebes besonders zu berücksichtigen. Dies gilt auch für die Frage, in welchem Umfang alkoholische Getränke im Betrieb überhaupt zulässig sein sollen, und ob und mit welchen Mitteln Alkoholkontrollen durchgeführt werden.
  - *Betriebsvereinbarungen:* Bei Fragen der Ordnung des Betriebes, des Verhaltens der Arbeitnehmer im Betrieb, bei Regelungen über die Verhütung von Arbeitsunfällen und Berufskrankheiten sowie beim Gesundheitsschutz im Rahmen der gesetzlichen Vorschriften oder der Unfallverhütungsvorschriften besteht eine Mitverantwortung und ein Mitbestimmungsrecht des Betriebsrates (§87 Betriebsverfassungsgesetz).

- *Betriebliche Alkoholverbote:* Absolute Alkoholverbote sind möglich, sie stellen nach der Rechtsprechung keinen unbilligen Eingriff in die persönliche Lebensgestaltung dar. Absolute Verbote erleichtern den Unternehmern, den Vorgesetzten, den Sicherheitsfachkräften, den Betriebsräten die Kontrolle, die Verantwortung kann leichter wahrgenommen werden.
- *Kompromisse in der Praxis:* In vielen Betrieben sind Kompromisse ausgehandelt:
  - Genehmigung zur Nutzung der Arbeitsumgebung für Feiern im Rahmen der betrieblichen Gemeinschaft außerhalb der Arbeitszeit, ggf. durch vorzeitige Beendigung der Arbeitszeit durch den Vorgesetzten. Keine Freigabe des Alkoholgenusses für die Beschäftigten in Bereitschaft oder diejenigen mit unmittelbar anschließender Arbeitszeit.
  - Verbot des Verkaufs in der Betriebsstätte, auch durch Pächter.
  - Beschränkung des Verbots auf Alkoholika außer Bier.

➤ **Kontrollmöglichkeiten:** Jeder Vorgesetzte (nicht nur der Betriebsarzt oder die Sicherheitsfachkraft!) hat darauf zu achten, daß seine Mitarbeiter in einem solchen körperlichen und geistigen Zustand sind, daß sie ihrer Arbeitsaufgabe entsprechend der erwarteten Leistung und ohne Gefährdung für sich selbst oder andere nachkommen. Dies gilt, bezogen auf die Alkoholwirkung, ganz konkret besonders in den Betrieben, die den Alkoholgenuß in gewissen Grenzen erlauben. Objektivierung bei konkretem Verdacht des Alkoholeinflusses bzw. der Trunkenheit:
- *Gangprobe, Schriftprobe:* Unsichere Zeichen; Beurteilung der Arbeitsfähigkeit durch den Betriebsarzt.
- *Alkoteströhrchen:* Der Arbeitnehmer kann nicht zur Durchführung gezwungen werden, eine Verweigerung kann jedoch vom Unternehmer gleichbedeutend wie ein positiver Befund behandelt werden. Veranlassung des Tests durch den Vorgesetzten, Durchführung z. B. durch den Betriebssanitäter.
- *Vorgehen bei positivem Befund:* Verbot der weiteren Beschäftigung, ggf., bei Festlegung in der Betriebsvereinbarung, Entfernung vom Betriebsgelände. Der Unternehmer ist dazu verpflichtet, für den sicheren Heimweg des Arbeitnehmers Sorge zu tragen. Daher Beförderung durch ein betriebseigenes Fahrzeug der Fahrbereitschaft oder ein Taxi.

Betriebsärztliche Aufgaben bei Prävention und Betreuung

➤ Beachte: Alkoholkrank ist auch ein ehemals Süchtiger, der derzeit „trocken" ist, d. h. ein Leben ohne Alkoholkonsum führt!

➤ **Führung von Alkoholkranken:** Oberstes Gebot ist eine ärztliche Haltung, die beim Erkrankten zu der Erkenntnis führt, daß er es mit einer zwar hilfsbereiten, in Kenntnis des Problems aber kompromißlosen Instanz zu tun hat.

➤ **Früherkennung:** Das gezielte Gespräch ist die wichtigste Einflußmöglichkeit des Arztes. Jede Untersuchung sollte in Anbetracht der Bedeutung des Problems mit dem Blick auf eine Früherkennung von Alkoholmißbrauch und Alkoholismus geführt werden.

➤ **Forderung von Verhaltensänderungen:** Gemeinsam mit dem Vorgesetzten, der Personalabteilung, ggf. dem Betriebsrat und einem Sozialarbeiter sollte das Angebot betrieblicher Hilfen (z. B. Selbsthilfegruppe, Beantragung von Heilmaßnahmen) im Hinblick auf die Verhinderung weiterer Auswirkungen des Mißbrauchs optimiert werden.

Einstellungs- und Vorsorgeuntersuchungen

- **Arbeitsmedizinische Vorsorge:** Die Langzeitwirkungen des Alkohols auf die Persönlichkeit und die Organfunktionen erfordern, daß Alkoholmißbrauch vom Betriebsarzt erkannt wird. Neben der allgemeinen schlechten Prognose bezüglich der Leistungsfähigkeit, der zu erwartenden Ausfallzeiten usw. muß das besondere Augenmerk den Anforderungen gelten, die an den Arbeitsplätzen an das zentrale und das periphere Nervensystem sowie an die Entgiftungsfunktion der Leber gestellt werden. Dazu gehören auch die Wahrnehmung von Führungsaufgaben und Teamfähigkeit.
- **BG-Grundsätze:** Bei den meisten Grundsätzen ist der Befund „Alkohol-, Medikamenten-, Drogenabhängigkeit" als Begründung für die „dauernden gesundheitlichen Bedenken" ausdrücklich angeführt:
  - G 2 (Blei).
  - G 3 (Bleiaalkyle).
  - G 6 (Schwefelkohlenstoff).
  - G 7 (Kohlenmonoxid).
  - G 8 (Benzol).
  - G 9 (Quecksilber).
  - G 10 (Methanol).
  - G 11 (Schwefelwasserstoff).
  - G 12 (Phosphor).
  - G 13 (Tetrachlorkohlenstoff).
  - G 14 (Trichlorethen).
  - G 16 (Arsen).
  - G 17 (Tetrachlorethen).
  - G 18 (Tetra- und Pentachlorethan).
  - G 21 (Kältearbeiten).
  - G 25 (Fahr-, Steuer- und Überwachungstätigkeiten).
  - G 26 (Atemschutzgeräte).
  - G 28 (Methylchlorid).
  - G 29 (Benzolhomologe).
  - G 30 (Hitzearbeiten).
  - G 31 (Überdruck).
  - G 32 (Cadmium und seine Verbindungen).
  - G 33 (Aromatische Nitro- oder Aminoverbindungen).
  - G 35 (Auslandsaufenthalt unter besonderen klimatischen Bedingungen).
  - G 36 (Vinylchlorid).
  - G 41 (Absturzgefahr).
- **Untersuchungsinhalte:**
  - *Umfang der Laboruntersuchungen:* Liegt grundsätzlich im Ermessen des Betriebsarztes.
    - γ-GT: Wichtiger Parameter zur Beurteilung der Alkoholkrankheit, obwohl eine Erhöhung nicht ausschließlich auf Alkoholmißbrauch zurückzuführen ist. Sie eignet sich hervorragend zur Demonstration des Erfolgs der Alkoholkarenz in Diagrammen (Zeitverläufen)!
    - CDT (Carbohydrate deficient transferrin): Hauptsächlich in der Leber synthetisierte Isoform des Transferrins mit weniger Kohlenhydratseitenketten, die sehr spezifisch für den Alkoholkonsum zu sein scheint. Bei einem regelmäßigen hohen Alkoholgenuß tritt es aus der Leber ins Blut über und kann dort quantitativ bestimmt werden. Ein signifikanter Anstieg von CDT

wird bei einem Alkoholkonsum von > 60 g pro Tag über einen Zeitraum von ≥ 1 Woche beobachtet. Die Halbwertszeit beträgt ca. 14 Tage. Noch bleibt abzuwarten, ob sich der CDT-Nachweis in der Praxis bewährt.

- *Überwachung der Alkoholkarenz:* Nicht-Abhängigkeit muß durch das Meiden-Können der Droge bewiesen werden können. Unter Alkoholkarenz kommt es zur Rückbildung von klinischen Zeichen und Laborparametern (Normalisierungszeiträume: γ-GT 2–3 Wochen, MCV mehrere Monate) der Alkoholkrankheit. Dies wird im Rahmen einer vorzeitigen Nachuntersuchung kontrolliert.
- *Schweigepflicht:* Kommt es im Konfliktfall zu einem Personalgespräch, darf der Betriebsarzt seine Diagnose und Laborbefunde auch hier nur nach Aufhebung der Schweigepflicht miteinbringen.

Maßnahmen der Prävention und der Rehabilitation

➤ **Maßnahmen der Prävention:**

- Siehe auch Prävention (S. 290).
- *Allgemeine Prävention des Alkoholmißbrauchs:* Umfaßt Maßnahmen der Verhaltensprävention (z. B. Stärkung des Selbstbewußtseins, Aufdeckung des Verführungscharakters von Reklame) und der Verhältnisprävention (z. B. Verfügbarkeit von Alkohol, Angebot von Alkohol).
- *Gesundheitsförderung im Betrieb:* Der Betrieb ist oftmals der Ort, wo die Folgen des Mißbrauchs außerhalb des privaten Bereichs erstmals öffentlich werden. Er bietet jedoch auch die Möglichkeit, Einfluß zu nehmen, den Abhängigen zur Behandlung zu motivieren und die einmal erzielte Abstinenz langfristig zu stabilisieren. Wichtigste Gruppe im Betrieb sind dabei die unmittelbaren Vorgesetzten. Sie können selbst in eine schwierige Situation geraten, da sie „Druck" von oben wie von unten erhalten. Diese untere Führungsebene ist dann auch eine besondere Zielgruppe für Seminare zur Gesundheitsförderung im Betrieb (Meister-Schulung).

➤ **Rehabilitationsmaßnahmen:**

- *Alkoholentzugskuren:*
  - Motivierung: Bezüglich der Motivierung für eine Entgiftung und eine anschließende Rehabilitationsmaßnahme spielt die Zusage einer Weiterbeschäftigung eine wichtige Rolle. Endgültige Einsicht und Motivation für die Maßnahme entsteht jedoch oft erst während der Entwöhnungsbehandlung selbst.
  - Durchführung: Erfolgt nicht mehr ausschließlich schematisch über 1/2 Jahr, sondern auch als kürzere Maßnahme.
  - Erfolgsquote: 30–60%.
- *Selbsthilfegruppen:* Nach der Rückkehr in den Betrieb ist der Anschluß an eine Selbsthilfegruppe, im Betrieb oder außerhalb, dringend anzuraten. Insbesondere für die Gruppe der Alkoholkranken, die innerhalb der ersten 6 Monate nach einer Entziehungskur rückfällig waren, bietet die Selbsthilfegruppe neben der Familie einen entscheidenden Halt.

Drogenmißbrauch

Grundlagen

- **Definitionen:**
  - *Drogenmißbrauch:* Fortgesetzter Gebrauch trotz des Wissens um ständige oder wiederholte soziale, berufliche, psychische Schwierigkeiten oder körperliche Gefährdung. Mißbrauch kann zur Abhängigkeit (= Sucht) führen.
  - *Sucht (Synonym: Abhängigkeit):*
    - Psychische Abhängigkeit: Starkes seelisches Verlangen, den Drogeneffekt zu wiederholen und mit dem Konsum fortzufahren.
    - Physische Abhängigkeit: Dosissteigerung und Toleranzerwerb (nicht bei Cannabis und Halluzinogenen); beim Fehlen der Droge gegenregulatorisches Auftreten von stoffspezifischen Abstinenzerscheinungen.
- **Suchtkriterien (ICD 10):**
  - Häufige Einnahme der Substanz in größeren Mengen oder länger als beabsichtigt.
  - Anhaltender Wunsch oder ein oder mehrere Versuche, den Substanzgebrauch zu verringern oder zu kontrollieren.
  - Hoher Zeitaufwand für Aktivitäten, um die Substanz zu beschaffen, sie zu sich zu nehmen oder sich von ihren Wirkungen zu erholen.
  - Häufiges Auftreten von Intoxikations- oder Entzugssymptomen, wenn eigentlich die Erfüllung wichtiger Verpflichtungen am Arbeitsplatz oder zu Hause erwartet wird.
  - Aufgabe von sozialen, beruflichen oder Freizeitaktivitäten aufgrund des Substanzmißbrauchs.
  - Fortgesetzter Substanzmißbrauch trotz Kenntnis der daraus resultierenden anhaltenden sozialen, psychischen oder körperlichen Folgen.
  - Ausgeprägte Toleranzentwicklung mit Verlangen nach Dosissteigerung, um den gewünschten Effekt herbeizuführen.
  - Charakteristische Entzugssymptome.
  - Häufige Einnahme der Substanz zur Vermeidung des Auftretens von Entzugssymptomen.
- **Häufigkeit:** Drogenmißbrauch ist häufig: 1990 gaben 16,3% aller 12–39jährigen (Männer 19,7%, Frauen 12,8%) in den alten Bundesländern an, Erfahrungen im Gebrauch illegaler Drogen gehabt zu haben. Die damit verbundenen Probleme betreffen auch die Arbeitswelt; exakte Angaben über den Drogenkonsum von Arbeitnehmern liegen jedoch nicht vor. Einzelne gezielte Untersuchungen (Nachweis im Urin) sprechen für einen Prozentsatz von 4–10 %. Am häufigsten liegen Erfahrungen mit Haschisch und Marihuana vor, gefolgt von Opiaten, Kokain, Aufputschmitteln und Halluzinogenen.

Substanzklassen, Wirkungen

- **Beachte:** Während nach einer Alkoholintoxikation (Rausch) eine volle Funktionstüchtigkeit der Organsysteme nach Beendigung des Rauschzustandes (Ausschlafen des Rausches) eintritt, können mehr oder weniger deutliche Akutwirkungen eines Drogenrausches über Tage anhalten (Tab. 59). Auch ein einmaliger Drogengebrauch am Wochenende kann eine Gefahr am Arbeitsplatz darstellen. Dies gilt vor allem für Fahr-, Steuer- und Überwachungstätigkeiten!

Tabelle 59 Wirkung „klassischer“ Drogen (nach Bensinger, 1985)

Substanz	akute Wirkung	chronischer Mißbrauch
Haschisch	bis zu 14 Tagen: Reduzierung von – Kurzzeitgedächtnis – Entfernungseinschätzung – Reaktionsvermögen – Konzentration – Motivation	Psychisch-pathologische Auswirkungen: – Halluzinationen – Hirnzellenschäden – gestörte Immunabwehr – Lungenschäden
Heroin, Opium	bis zu 5 Tagen: – Unruhe – Angst – Reizbarkeit bei Entzug – Pupillenverengung – Appetitlosigkeit	– Depressionen
Kokain, Amphetamine	bis zu 4 Tagen: – Schlaflosigkeit – Erschöpfung – Depressionen – Appetitlosigkeit	Amphetamine: – Depressionen – Verfolgungswahn Kokain: – Depressionen – Halluzinationen – Leberschäden
LSD	bis zu 2 Tagen: – Sinnestäuschungen – unkonventionelle Risikobereitschaft	– Wahnvorstellungen – Psychosen – Flash-back-Räusche

➤ **Moderne synthetische Drogen (Designer-Drogen):**
- *Phencyclidine* („peace pill“, „angle dust“, „rocket fuel“, „monkey tranquilizer“): Orale, inhalative und intravenöse Aufnahme. Starke dosisabhängige Wirkung von Schweben und Euphorie über psychotische Zustände mit Halluzinationen oder Schläfrigkeit, Tremor bis zum Koma. Führt als Langzeitwirkung zu Schizophrenie-ähnlichen Psychosen.
- *Amphetamine* (Amphetaminflocken, „speeds“ [Kombination mit LSD], „speed ball“ [Kombination mit Heroin], „crank“, „ice“; „croak“ [Mischung von Methamphetamin mit Kokain]): Dopingmittel. Langzeitwirkungen sind Neurotoxizität, paranoide Psychosen, Herz- und Kreislaufversagen.
- *Phenetylamine und Methoxyamphetamine:* Leitsubstanz Mescalin. Farb- und Musikhalluzinationen, Störung der visuellen räumlichen Orientierung, „bad trips“ (akute panische Reaktionen). Dauerkonsumenten haben paranoide Ideen der Unverletzbarkeit und des Fliegenkönnens (Unfalltod!).

- *Methylendioxyamphetamine* („Ecstasy“ [3,4 Methylendioxy-N-methylamphetamin], „Adam“, „Cardillac“, „eve“): Orale Aufnahme z. B. bei „raving parties“, d. h. Tanzparties mit Technomusik. Erhöhte Kommunikations- und Kontaktfreudigkeit. Neurotoxizität. Langzeitwirkungen sind Leberschädigung, Hyperthermie, Psychosen.
- *Tryptamine, Prodine, Fentanyle* („Happy pill“, „Liebespille“, „HI-Trips“ [Tryptaminabkömmlinge]; Prodine leiten sich vom Dolantin ab; „China White“, „Persian White“ [Fentanylabkömmlinge]): Tryptamine zeigen LSD-ähnliche, Prodine und Fentanyle morphin- bzw. heroinähnliche Wirkungen und Nebenwirkungen.

Arbeitsmedizinische Vorsorge und Überwachung

➤ **Anamneseerhebung und Befund:** Durch gezielte Befragung (Abb. 16) bei der Anamneseerhebung und der Beurteilung des Persönlichkeitsbildes muß der Arzt von sich aus auf ein Drogenproblem aufmerksam werden. Generell muß bei Suchtkranken vom Leugnen eines Mißbrauchs ausgegangen werden. *Psychopathologische Symptome:*
- Bewußtseinsstörungen.
- Orientierungsstörungen.
- Störungen der Aufmerksamkeit, Konzentration und Auffassung.
- Störungen von Merkfähigkeit und Gedächtnis.
- Formale Denkstörungen.
- Inhaltliche Denkstörungen.
- Störungen der Affektivität.
- Störungen des Antriebs und der Psychomotorik.
- Suizidalität.

➤ **Labordiagnostik:**
- *Gezieltes Drogenscreening:* Nachweis der Metabolite im Urin (Opiate, Cannabinoide, Kokain-Metabolite, Amphetamine, Barbitursäurederivate, Benzodiazepine) ist möglich. Durch Immunoassays und anschließende chromatographische Verfahren können spezifische Substanzen identifiziert werden.
- *Beachte:* Die Urin-Analyse darf nur mit Einwilligung des Betroffenen vorgenommen werden!

➤ **BG-Grundsätze:** „Dauernde gesundheitliche Bedenken“ sind zu formulieren bei folgenden Tätigkeiten bzw. Tätigkeiten, die den Umgang mit folgenden Stoffen beinhalten:
- G 3 (Bleialkyle).
- G 6 (Schwefelkohlenstoff).
- G 9 (Quecksilber und seine Verbindungen).
- G 13 (Tetrachlorkohlenstoff).
- G 14 (Trichlorethen).
- G 17 (Perchlorethen).
- G 18 (Tetra- und Pentachlorethan).
- G 21 (Kältearbeiten).
- G 25 (Fahr-, Steuer- und Überwachungstätigkeiten).
- G 26 (Atemschutzgeräte).
- G 28 (Methylchlorid).
- G 30 (Hitzearbeiten).
- G 31 (Überdruck).
- G 33 (Aromatische Nitro- oder Aminoverbindungen).

Datum ______

Name ______ **Vorname** ______

geb. ☐☐☐☐☐☐ **Personalnr.** ☐☐☐☐☐☐☐☐ **Abtlg.** ☐☐☐ / ☐☐☐

WE ☐☐
WA ☐☐

Werkskündigung ☐
Eigenkündigung ☐
Haft ☐
Verstorben ☐
Pensioniert ☐

Schulabschluß ______
Beruf ______
tätig als ______

gemeldet über ______
Grund ______
auffällig seit ______

Abhängigkeiten in der Herkunftsfamilie

ja ☐ wer? ______
nein ☐ was? ______

Erfahrung mit (Lebensalter)

Med.	☐☐	1	Hasch	☐☐	6	Einstiegdroge	☐
Amph.	☐☐	2	Kokain	☐☐	7	Hauptdroge	☐
Design.	☐☐	3	Heroin	☐☐	8		
LSD	☐☐	4	sonst.	☐☐	9		
Alk.	☐☐	5					

Reihe ______
Wirkung ______
Kombination ______
Situation ______

allein ☐ Gruppe ☐

Entzugserscheinungen (Selbsteinschätzung)

körperlich stark ☐ gering ☐ keine ☐
psychisch stark ☐ gering ☐ keine ☐

Einnahme
täglich ☐
mehrm./Woche ☐
größere Abst. ☐
Wochenende ☐
vor d. Arbeit ☐
nach d. Arbeit ☐
Pausen ☐

Folgeprobleme
HIV ☐
familiär ☐
Schulden ☐
StGB/BtMG ☐
Haft ☐
Führerschein ☐
Arb.-Platz ☐
Interessenverlust ☐
Kontaktverlust ☐
andere ☐

Abhängigkeitsproblematik ja ☐ nein ☐
Abhängig (Selbsteinschätzung) seit ______

Abstinenzversuche
ja ☐ nein ☐

allein ☐
Freunde ☐
Familie ☐

ambulant ☐
amb. + Substit. ☐
stationär ☐

Entgiftung ☐
HV ☐
§35 BtMG ☐

Klinikaufenthalte von ______ bis ______
______ ______
______ ______

Drogenfreie Phasen
ja ☐ nein ☐

Wochen ☐
Monate ☐
Jahre ☐

Motivation zur Abstinenz
ja ☐ nein ☐ ambivalent ☐ eingeschränkter Konsum ☐

Drogenkonsum im Betrieb
bekannt ☐ nicht bekannt ☐ unklar ☐

Abb. 16 Standardisiertes Interview bei Drogenproblemen (nach Kleinsorge).

- G 35 (Auslandsaufenthalt unter besonderen klimatischen Bedingungen).
- G 36 (Vinylchlorid).
- G 41 (Arbeiten mit Absturzgefahr).

Maßnahmen der Prävention und der Rehabilitation

- **Betriebsvereinbarungen:** Festlegung des Verfahrens bei begründetem Verdacht. Das Bestehen einer Selbsthilfe-Gruppe im Betrieb erleichtert das Vorgehen. Die Beweislast, daß eine Drogenbeeinflussung nicht vorliegt, kann, bei begründetem Verdacht, in einer solchen Vereinbarung dem Arbeitnehmer aufgebürdet werden, der sich einer Untersuchung verweigert.
- **Abmahnung:** Drogenmißbrauch sollte zu einer Abmahnung führen, an die sich eine Kündigung aus verhaltensbedingten Gründen anschließen kann.
- **Rehabilitation:** Die Behandlung der Drogenabhängigkeit erfolgt analog dem Vorgehen bei Alkoholkrankheit (Entgiftung, medizinische und berufliche Rehabilitation, S. 283). Auch hier ist die Zusammenarbeit zwischen Arzt und Beratungsstellen notwendig.

Grundlagen

- **Definitionen:**
  - *Chronische Niereninsuffizienz:* Kreatininwerte ≥ 1,5 mg% über 6 Monate.
  - *Chronische Niereninsuffizienz im Stadium der kompensierten Retention:* Kreatininwerte von ≤ 8 mg%.
  - *Präterminalstadium:* Kreatininwerte > 8 mg%.
  - *Terminale Niereninsuffizienz:* Endstadium der chronischen Nierenerkrankung mit Kreatininwerten > 10 mg%.
- **Begriffsbestimmung:** Unter dem Begriff chronisch Nierenkranke werden hier folgende Personengruppen zusammengefaßt:
  - Personen mit eingeschränkter Nierenfunktion.
  - Dialysepflichtige Personen.
  - Personen nach Nierentransplantation.
  - Personen mit wiederholten Infekten der ableitenden Harnwege einschließlich wiederholter Pyelonephritiden.
- **Ursachen einer terminalen Niereninsuffizienz:** In der Hälfte aller Fälle chronische Glomerulonephritis und Pyelonephritis; weiterhin systemische und angeborene Erkrankungen bzw. Mißbildungen, Gefäßerkrankungen und Spätschäden nach Medikamenteneinnahme.
- **Häufigkeit:** Der chronisch Nierenkranke ist heute, auch als Dialysepatient oder nach erfolgreicher Transplantation, keine Seltenheit mehr. Ca. 20000 Personen werden in Deutschland ständig mit den verschiedenen Verfahren der Dialyse behandelt, > 5000 haben ein funktionierendes Nierentransplantat, die Mehrzahl von ihnen steht im Erwerbsleben.
- **Verlauf:** Nicht alle Nierenerkrankungen verlaufen progredient. Therapeutisch beeinflußbar bzw. heilbar sind einige Formen der Glomerulonephritis, der chronischen Pyelonephritis und Nierengefäßerkrankungen.

Funktionelle Bedeutung für das Erwerbsleben

- **Leistungsfähigkeit:** Bei chronisch Nierenkranken ist die Leistungsfähigkeit, in Abhängigkeit vom Kreatininwert (als Indikator einer möglichen Vielzahl von Störungen), eingeschränkt. Ursachen:
  - *Störungen des kardiovaskulären Systems:* Parallel zum Kreatininanstieg entwickelt sich eine Anämie und nachfolgend eine Druck- und Volumenbelastung des linken Ventrikels. Bei Dialysepatienten kommen die Belastung durch das Shuntvolumen und ggf. weitere Nebenwirkungen (metabolische Komplikationen) hinzu.
  - *Neuromuskuläre Störungen:* Es kann zur Entwicklung einer sensomotorischen Polyneuropathie kommen, zur Reduktion der Nervenleitgeschwindigkeit und gestörtem Vibrationsempfinden. Letzteres tritt auch bei Dauerdialysepatienten ein.
  - *Zentralnervöse Störungen:* Fingertremor, Myoklonien, Gangstörungen. Mentale Symptome: Konzentrations- und Gedächtnisstörungen, Verlangsamung, Erschöpfungszustände. Daraus kann sich bei langjähriger Dialyse eine progressive Enzephalopathie entwickeln. Besserung nach erfolgreicher Nierentransplantation.
  - *Endokrine Störungen:* Hypokalzämie, renale Osteopathie. Evtl. metabolische Azidose.

- *Psychische und soziale Belastungen:* Die Irreversibilität der Niereninsuffizienz stellt eine erhebliche Belastung dar. Im Stadium der Dialysebehandlung bestehen zeitliche und örtliche Einschränkungen, denn diese erfordert 3× pro Woche 4–5 Stunden Behandlungszeit. Das Warten auf eine Transplantation kann das Bewußtsein bestimmen. Nach erfolgreicher Transplantation ist weitere Betreuung erforderlich.

➤ **Beurteilung der Leistungsfähigkeit:**
- *Kreatinin ≤ 2 mg%:* Keine Einschränkung, volle Arbeitsfähigkeit.
- *Kreatinin ≤ 5 mg%:* Keine körperliche Schwerarbeit.
- *Kreatinin 5–10 mg%:* Leistungsfähigkeit stark abhängig von der Beeinträchtigung bzw. dem Zustand anderer Organsysteme. Mittelschwere Tätigkeit für junge Leute in der Regel in Vollzeitbeschäftigung möglich.
- *Kreatinin > 10 mg%:* Deutlich reduzierte Leistungsfähigkeit, nur leichtere Arbeiten möglich.
- *Dialysebehandlung:* Die körperliche Leistungsfähigkeit wird auf durchschnittlich 50% der Norm eingeschätzt. Der zeitliche Aufwand von 4–5 Stunden 3× pro Woche muß beachtet werden.
- *Nach erfolgreicher Nierentransplantation:* Der Gesamtzustand der Patienten bessert sich erheblich in Abhängigkeit von der Transplantatfunktion (sehr gut: Kreatinin < 1,3 mg%, gut: Kreatinin 1,3–2 mg%), es bestehen jedoch weitere Einschränkungen, z. T. aufgrund der Immunsuppression.

Anforderungen durch besondere Arbeitsformen

➤ **Körperliche Schwerarbeit:** Der chronisch Nierenkranke ist, wenn auch in Abhängigkeit von der Kompensation (Kreatinin-Wert) in seiner körperlichen Leistungsfähigkeit eingeschränkt. Nach erfolgreicher Transplantation nimmt die Leistungsfähigkeit zu.

➤ **Fahr-, Steuer- und Überwachungstätigkeiten:** Es kann zu einer allgemeinen Verlangsamung, zu Störungen der Reaktionszeit und der Reizschwelle und damit zu frühzeitiger Ermüdung und Konzentrationsschwäche kommen.

➤ **Tätigkeiten mit erhöhter Unfallgefährdung:** Die Störungen der Aufmerksamkeit und der Reaktionsfähigkeit können zu Gefährdungen führen. Dabei ist auch an den besonderen Schutz der Unterarmvenen zu denken (bestehende oder später erforderliche AV-Fistel).

➤ **Akkord- und Nachtarbeit:** Nur begrenzt möglich. Bei Dialysepatienten ist jede Form von unregelmäßiger Arbeitszeit abzulehnen, um die Anbindung an die Dialysestation nicht zu gefährden. Auch bei Heimdialyse ist der dafür erforderliche hohe Zeitaufwand zu beachten.

➤ **Arbeiten bei ungünstigen klimatischen Bedingungen (Kälte und Nässe):** Personen mit rezidivierenden Cystitiden und Pyelonephritiden sollten hier nicht eingesetzt werden.

➤ **Umgang mit nephrotoxischen Substanzen:** Tätigkeiten mit Exposition von Cadmium, Quecksilber, aromatischen Nitroverbindungen, Blei, Schwefelkohlenstoff, Methanol sind abzulehnen.

Arbeitsmedizinische Vorsorge

- **Berufswahl, berufliche Rehabilitation:**
  - *Nicht geeignete Berufe:* Siehe Negativkatalog der Arbeitsplatzanforderungen (Tab. 60). Nacht- und Schichtarbeit sollte auch nach einer erfolgreichen Transplantation vermieden werden. Hinsichtlich Fahr-, Steuer- und Überwachungstätigkeiten ist Zurückhaltung geboten.
  - *Geeignete Berufe:* Alle Verwaltungsberufe, die Mehrzahl handwerklicher und informationstechnologischer Berufe.
  - *Berufliche Rehabilitation:* Ziel ist die Qualifikation in den geeigneten Tätigkeitsfeldern.

Tabelle 60 Arbeitsplatzanforderungen bei chronischer Niereninsuffizienz (nach Huber)

Situativ
keine Arbeit unter Hitze, Kälte und Feuchtigkeit
keine Arbeit unter vermehrter Infektionsgefahr
kein Umgang mit nephrotoxischen Substanzen
Beachtung der dialysebedingten zeitlichen und örtlichen Einschränkungen
Vermeidung von Gefäßfistelverletzungen (keine Arbeit an Maschinen mit offenen beweglichen Teilen)
Energetisch/Effektorisch
keine schwere oder längerdauernde mittelschwere Arbeit; keine einseitige statische Belastung; möglichst keine Schicht- oder Nachtarbeit, keine Überstunden
Mental/Informatorisch
keine Tätigkeit unter Zeitdruck (Akkord, Termine)
ausreichende Ruhepausen
keine hohen motorischen Präzisionsanforderungen (individuell)
Fahr-, Steuer- und Überwachungstätigkeiten individuell nur begrenzt

- **Arbeitsmedizinische Vorsorgeuntersuchungen:** Dauernde gesundheitliche Bedenken bestehen bei folgenden Expositionen bzw. Tätigkeiten:
  - G 2, G 3 (Blei- und Bleialkylexposition).
  - G 6 (Schwefelkohlenstoff).
  - G 9 (Quecksilber).
  - G 13 (Tetrachlorkohlenstoff).
  - G 16 (Arsen).
  - G 17 (Tetrachlorethen).
  - G 18 (Tetra- und Pentachlorethan).
  - G 21 (Kältearbeiten).
  - G 25 (Fahr-, Steuer- und Überwachungstätigkeiten).
  - G 28 (Methylchlorid).
  - G 30 (Hitzearbeiten).
  - G 32 (Cadmium).
  - G 33 (Aromatische Nitroverbindungen).

Krankheiten des Bewegungsapparates

Grundlagen

➤ **Dorsopathien:**
- *Formen, Krankheitsbilder:*
  - Ankylosierende Spondylitis (Morbus Bechterew) und sonstige entzündliche Spondylopathien.
  - Spondylosis und ähnliche Affektionen.
  - Intervertebrale Diskopathien (Bandscheibenschäden).
  - Sonstige Affektionen im Bereich der Halswirbelsäule.
- *Epidemiologie:* 30–40% aller 40–69jährigen geben aktuell Rückenschmerzen an; die Jahresprävalenz liegt bei 70%, die Lebenszeitprävalenz bei > 80%. Auch jüngere Personen sind zu 20% betroffen, d. h. jede 5. Person < 40 Jahren gibt Rückenschmerzen an.
- *Arbeitsmedizinische Aspekte:* Die Dorsopathien insgesamt (ICD 720–724) sind bei Männern der häufigste, bei Frauen der zweithäufigste Grund für die Arbeitsunfähigkeit. Sie sind zweithäufigster Grund für Krankenhausaufnahmen, sie sind führend bei der Bewilligung stationärer medizinischer Heilbehandlungen der Rentenversicherung und auch als Begründung für Berufs- und Erwerbsunfähigkeit (vorzeitige Berentung).
- *Beachte:* Rückenschmerzen sind eine subjektive Angabe. Eine Objektivierung der Beschwerden ist notwendig, um dann mit einem geeigneten therapeutischen Konzept ansetzen zu können. Die Problematik wird insbesondere dadurch deutlich, daß nur etwa 1/3 aller Personen ohne Rückenschmerzen einen normalen radiologischen Befund aufweisen.

➤ **Arthropathien:**
- *Formen, Krankheitsbilder:*
  - Primär chronische Polyarthritis.
  - Osteoarthrose und entsprechende Affektionen.
  - Meniskusschäden.
  - Aseptische Knochennekrosen.

Funktionelle Bedeutung für das Erwerbsleben

➤ **Untersuchungen:** Die Basisuntersuchung (Tab. 61) führt in der Regel zu einer ausreichenden Beurteilungsfähigkeit. Bei chronischen Schmerzzuständen und bei Verdacht auf ein entzündliches Grundleiden (z. B. Morbus Bechterew) oder Tumorgeschehen Durchführung von Folgeuntersuchungen (Tab. 62). Besondere Bedeutung hat die Untersuchung der Wirbelsäule (Tab. 61, Abb. 17) im Hinblick auf die freie Beweglichkeit im Schulter-Zervikalbereich (Büro-Arbeitsplätze!) und im Ileo-Sakralbereich. Festgestellt werden:
- Kinn-Brustbein-Abstand in Beugung und Streckung.
- Fingerspitzen-Boden-Abstand.
- Meßstreckenänderungen an den Dornfortsätzen der Lenden- bzw. Brustwirbelsäule unter Vor- und Rückneigung (Schober-Zeichen, Ott-Zeichen, Abb. 17).

➤ **Zusammenhang körperlich schwere Arbeit/Rückenerkrankung** (s. S. 428): Wurde in zahlreichen neueren Studien belegt; einige überwiegend ältere Studien lehnen einen Zusammenhang ab. Unstrittig erscheinen jedoch die folgenden schädigenden Einwirkungen auf die Wirbelsäule:
- Heben und Tragen schwerer Lasten mit Torsionsbelastung der Wirbelsäule.
- Haltungskonstanz mit starker Rumpfvorbeugung.
- Vertikale Einwirkung von Ganzkörperschwingungen im Sitzen.

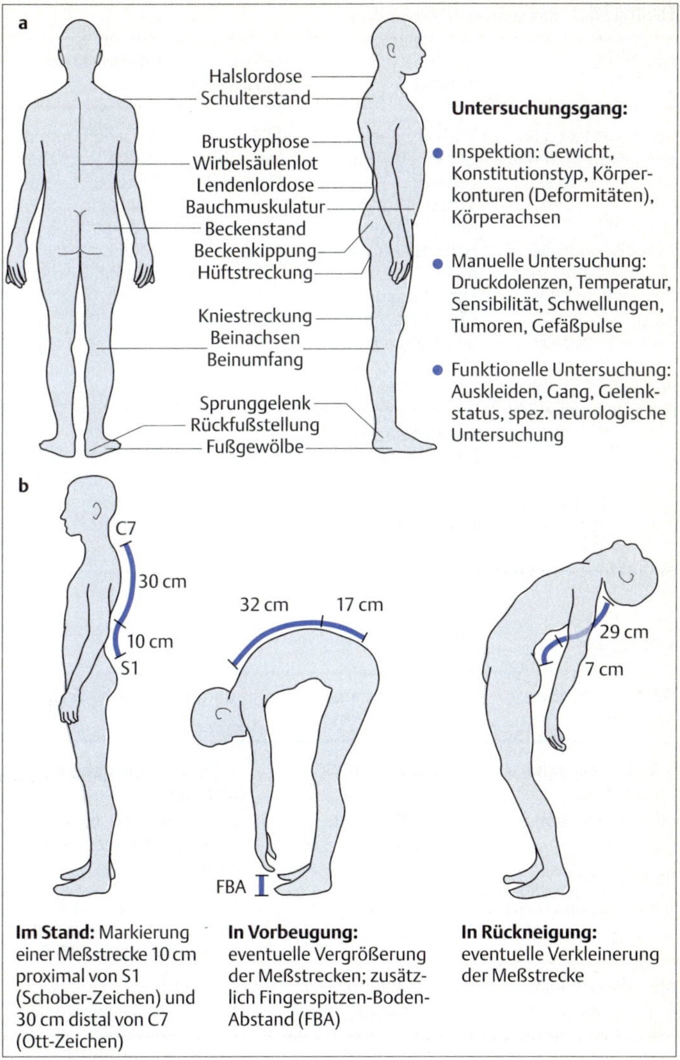

Abb. 17 Klinische Untersuchung bei Rückenschmerzen (a), klinische Untersuchung der Wirbelsäulenbeweglichkeit, z. B. Schober (S1): 7/10/17 cm; Ott (C7): 29/30/32 cm (b).

Krankheiten des Bewegungsapparates

Tabelle 61 Basisuntersuchung

Anamnese	Körperlicher Befund	Laborparameter	Interpretation
Beschwerdebeginn und zeitlicher Verlauf Schmerz: Charakter, Lokalisation und Ausstrahlung Gefühls- und/oder Motilitätsstörungen Zustände mit Besserung Zustände mit Verschlechterung Bewegungseinschränkungen, Kraftverlust	Verhalten beim Gehen, An- und Ausziehen Schonhaltungen Malformationen Haltung und Muskelrelief Entfaltung der Wirbel säulenabschnitte beim Beugen (Schober- Zeichen, Ott-Zeichen) Abweichungen von der Mittelachse Beckengeradstand Bewegungsumfang eingeschränkt Prüfung der groben Kraft	BSG Diff.-Blutbild (HLA-B-27)	Bakterielle Infekte Tumorgeschehen Genetische Belastung Degenerative Veränderungen Entzündliche Reaktionen

Tabelle 62 Folgeuntersuchung

Festzustellende Krankheit	Hinweise aus Basisuntersuchung	diagnostische Kriterien
Primär chronische Polyarthritis	HLA-B-27, BSG	durchweg: bildgebende Verfahren:
Morbus Bechterew	HLA-B-27, BSG klin. Befund	Rö, CT, evtl MRI, bei entzündlichem Geschehen evtl. Szintigrafie
Spondylosis	klin. Befund	
Bandscheibenschaden	klin. Befund	Neurologische Zusatzdiagnostik: EMG, Nervenleitgeschwindigkeit, SEP, MEP
Schaden im Zervikalbereich	klin. Befund	
Meniskusschaden	klin. Befund	
Osteoarthrose	klin. Befund	

- **Bandscheibenbedingte Berufskrankheiten** (S.214): Seit 1993 in die Berufskrankheiten-Liste aufgenommen:
  - *Berufskrankheiten:*
    - BeK 2108: Bandscheibenbedingte Erkrankungen der LWS durch langjähriges Heben oder Tragen schwerer Lasten oder durch langjährige Tätigkeit in

extremer Rumpfbeugehaltung, die zur Unterlassung aller Tätigkeiten geführt haben, die für die Entstehung, die Verschlimmerung oder das Wiederaufleben der Krankheit ursächlich waren oder sein können.
    - BeK 2109: Bandscheibenbedingte Erkrankungen der HWS durch langjähriges Tragen schwerer Lasten auf der Schulter, ... (s. o.).
    - BeK 2110: Bandscheibenbedingte Erkrankungen der LWS durch langjährige, vorwiegend vertikale Einwirkung von Ganzkörperschwingungen im Sitzen, ... (s. o.).
  - *Voraussetzungen für die Anerkennung:*
    - Mindestarbeitszeit von in der Regel 10 Jahren in einer wirbelsäulenbelastenden beruflichen Tätigkeit.
    - Schwere Lasten müssen in einer gewissen Regelmäßigkeit und Häufigkeit in der überwiegenden Zahl der Arbeitsschichten gehoben oder getragen worden sein.
    - Anamnestischer, klinischer und röntgenologischer Nachweis eines Wirbelsäulenschadens im LWS- bzw. HWS-Bereich, der mit Wahrscheinlichkeit auf berufliche Belastung zurückzuführen ist.
    - Als Tätigkeiten in extremer Rumpfbeugehaltung gelten Arbeiten in Arbeitsräumen, die niedriger als 100 cm sind.
- **Andere Berufskrankheiten des Bewegungsapparates:**
  - BeK 2101: Erkrankungen der Sehnenscheiden oder des Sehnengleitgewebes sowie der Sehnen- oder Muskelansätze, die zur Unterlassung aller Tätigkeiten gezwungen haben, die für die Entstehung, die Verschlimmerung oder das Wiederaufleben der Krankheit ursächlich waren oder sein können.
  - BeK 2102: Meniskusschäden nach mehrjährigen andauernden oder häufig wiederkehrenden, die Kniegelenke überdurchschnittlich belastenden Tätigkeiten.
  - BeK 2103: Erkrankungen durch Erschütterung bei Arbeit mit Druckluftwerkzeugen oder gleichartig wirkenden Werkzeugen oder Maschinen.
  - BeK 2105: Chronische Erkrankungen der Schleimbeutel durch ständigen Druck.
  - BeK 2107: Abrißbrüche der Wirbelfortätze.
  - BeK 2201: Erkrankungen durch Arbeit in Druckluft.

➤ **Berufe mit Körperhaltungen und Bewegungsabläufen, die sich nachteilig auf die Ernährung und Biomechanik der Bandscheiben auswirken:**
  - Belastung der LWS (Heben und Tragen schwerer Lasten): Tätigkeit im Bergbau, Be- und Entladearbeiten, Kraftfahrzeughandwerker, Maurer, Montagearbeiter, Stahlbetonbauer, Fischer, Lastenträger, Fußbodenreiniger, Pflegeberufe, Stein- und Plattenleger, Gartenbauer, Krankenpfleger.
  - *Vertikale Einwirkung von Ganzkörperschwingung:* Tätigkeiten mit Hubschrauber, Rasenhobel, Bodenhobel, Erdhobel (Grader), Baustellen-LKW, Schürfwagen (Grader), Land- und forstwirtschaftliche Schlepper, Muldenkipper, Forstmaschinen im Gelände, Rad- und Kettenlader, Bagger (Roll- und Kettengeräte), Radlader/Planierraupen.
  - *Belastungen der HWS (Torsionsbeanspruchung, asymmetrische Belastung):* Fleischträger, häufige Überkopf-Arbeiten (Monteure, Maler, Anstreicher).
  - *Sitzende Tätigkeiten:* Berufsfahrer (S. 451), Bildschirmarbeit (S. 441).

Arbeitsmedizinische Vorsorge

- **Prävention:**
  - *Ergonomische Gestaltung der Arbeitsplätze:* Vor allem Vermeidung von Zwangshaltungen. Sitzmöbel mit flexiblen Winkelstellungen zwischen Lehne und Sitzfläche, die den Wechsel zwischen vorderer aufrechter und entlastender hinterer Sitzhaltung erlaubt (dynamisches Sitzen, S. 443).
  - *Benutzung von Hilfsvorrichtungen* zur Bewegung von Lasten (Bauberufe, Pflegebereich, Montage).
  - *Mechanische Entkopplung von Fahrzeug und Sitzplatz:* Bei Ganzkörperschwingungen (Gabelstapler).
  - *Einüben des richtigen Hebens und Tragens:*
    - Grundregel: Beim Bücken und Heben in die Hocke gehen, so nahe wie möglich an den Gegenstand herantreten; Last dicht am Körper halten; Knie als Umladestation benutzen; Last dicht am Körper tragen; Arme gestreckt halten.
    - Rückenschule.
    - Ausgleichssport.
  - *Arbeitsform:* Wechsel zwischen Be- und Entlastung, ggf. durch Pausen und Ausgleichsgymnastik.
- *Erkennung von Risikofaktoren für bandscheibenbedingte Erkrankungen:* z.B. Rundrücken, Skoliose, Spondylosen, asymmetrische Übergangswirbel, nicht ausgeglichene Beinlängendifferenz.
- *Achten auf Arbeitszufriedenheit:* Rückenschmerzen haben oft psychische Ursachen!
- **Arbeitsmedizinische Vorsorgeuntersuchungen:** Dauernde gesundheitliche Bedenken bestehen bei folgenden Tätigkeiten (BG-Grundsätze):
  - G 21 (Kältearbeiten [bei Erkrankungen aus dem entzündlichen Formenkreis]).
  - G 25 (Fahr-, Steuer- und Überwachungstätigkeiten [bei erheblichen Einschränkungen der Beweglichkeit]).
  - G 26 (Atemschutzgeräte).
  - G 41 (Absturzgefahr).
- **Rehabilitation:** Dorsopathien sind die häufigsten Indikationen für stationäre medizinische Heilverfahren sowohl als Anschlußheilverfahen nach Bandscheibenoperationn als auch bei konservativem Vorgehen. Nach Abschluß der Rehabilitationsmaßnahme sollte eine Tätigkeit in den o.g. Berufen mit vermehrter Belastung der Wirbelsäule vermieden werden. In unklaren Fällen kann ein Arbeitsversuch mit stufenweiser Belastungszunahme über Tage bis wenige Wochen Aufschluß über die Leistungsfähigkeit geben. Für Personen mit Morbus Bechterew werden in der Regel jährliche Heilverfahren erforderlich und auch genehmigt.

Definitionen

- **Rehabilitation:** Maßnahmen, die allen Menschen, die körperlich, geistig oder seelisch behindert sind, helfen sollen, ihre vorhandenen Fähigkeiten und Kräfte zu entfalten und einen angemessenen Platz in der Gesellschaft zu finden. Hierzu gehört insbesondere eine ihren Neigungen und Fähigkeiten entsprechende Eingliederung in das Berufsleben.
- **Behinderung (Klassifikation der WHO):** Behinderung umfaßt das Bestehen eines Schadens (*impairment*), daraus ergibt sich ein Muster an funktionellen Einschränkungen (*disability*) mit der Folge von Beeinträchtigungen im sozialen Feld (*handicap*). Aufgabe des Arztes ist es, impairment, disability und handicap im Rehabilitationskonzept zu beachten.

Maßnahmen der Rehabilitation

- **Medizinische Maßnahmen:**
  - Früherkennung von Gesundheitsschäden.
  - Ärztliche Behandlung.
  - Bewegungs-, Sprach- und Beschäftigungstherapie.
  - Prothesen und andere Hilfsmittel.
  - Belastungserprobung und Arbeitstherapie.
- **Berufsfördernde Maßnahmen:**
  - Hilfe zur Erlangung und Erhaltung eines Arbeitsplatzes.
  - Berufsfindung und Arbeitserprobung.
  - Berufsvorbereitung, Ausbildung, Umschulung und Fortbildung.
  - Arbeitstraining in Werkstätten für Behinderte.
- **Maßnahmen zur sozialen Eingliederung:**
  - Hilfen zur Entwicklung der geistigen und körperlichen Fähigkeiten im Vorschulalter.
  - Schulische Bildung behinderter Kinder und Jugendlicher.
  - Beschäftigung in Werkstätten für Behinderte.
  - Behindertengerechte Wohnungen, Verkehrsmittel usw.

Träger der Rehabilitation

- **Zuständigkeit der Teilbereiche des Netzes der sozialen Sicherung (Tab. 63):** Zu beachten ist das strenge *Kausalitätsprinzip* bei der Gesetzlichen Unfallversicherung mit der daraus resultierenden vollständigen Zuständigkeit und die „*Subsidiarität*" (ersatzweises Eintreten, wenn kein anderer Rechtsträger gefunden werden kann) bei der Sozialhilfe.
- **Vorleistungspflicht:** Die Federführung und eine Vorleistungspflicht besteht für die medizinische Rehabilitation bei den Rentenversicherungsträgern, für die berufliche Rehabilitation beim Arbeitsamt.

Grundlagen der Rehabilitation

Tabelle 63 Das gegliederte System der Rehabilitation

	Medizin. Reha	Schul. Reha	Berufl. Reha	Soziale Reha
Gesetzliche Krankenversicherung	+	–	–	–
Gesetzliche Rentenversicherung	+	–	+	+
Gesetzliche Unfallversicherung	+	+	+	+
Arbeitsförderung	–	–	+	–
Versorgungswesen	+	+	+	–
Sozialhilfe	+	+	+	+

Rehabilitationseinrichtungen

- **Rehabilitationskrankenhäuser: Einrichtungen der medizinischen Rehabilitation (Phase I):** Krankenhäuser mit spezifischer medizinischer Indikationsstellung, die, in der Regel mobile, Patienten unmittelbar nach Abschluß einer stationären Akutbehandlung übernehmen *(Anschlußheilbehandlung, AHB)* oder „rehabilitationsbedürftige" Personen aus ihrem Alltagsleben heraus für die Fortführung eines Berufslebens oder eine möglichst selbständige weitere Existenz rehabilitieren. Die Rehabilitationskrankenhäuser benötigen für ihre jeweilige Indikation eine Zulassung.
- **Einrichtungen der medizinisch-beruflichen Rehabilitation (Phase II):** Sie sollen z. B. nach Unfällen eine mögliche Lücke zwischen der medizinischen Rehabilitation (Phase I, Erstversorgung, Akutbehandlung) und der beruflichen Rehabilitation (Phase III) schließen.
  - *Leistungen:* Die Einrichtungen der medizinisch-beruflichen Rehabilitation erbringen zeitgleich (ineinandergreifend):
    - Leistungen der medizinischen Rehabilitation entsprechend § 10 des Reha-Angleichungsgesetzes.
    - Leistungen der Berufsförderung entsprechend § 11 des Reha-Angleichungsgesetzes, ausgenommen Maßnahmen der Fortbildung, Ausbildung und Umschulung, z. B. Berufsfindung, Arbeitserprobung, Berufsvorbereitung und berufliche Anpassung.
  - *Ziele:* Am Ende der Maßnahmen sollen, aufgrund der Erkenntnisse aus dem medizinischen, berufsfördernden, psychologischen und pädagogischen Fachbereich, die folgenden Faktoren und damit das weitere Vorgehen im Rehabilitationsverfahren alternativ geklärt sein:
    - Fähigkeit des Rehabilitanden zur Aufnahme seiner früheren Tätigkeit.
    - Erfordernis einer betrieblichen Umsetzung oder einer Vermittlung auf einen geeigneten Arbeitsplatz.
    - Bedarf einer Umschulung in einem Betrieb oder in einer überbetrieblichen Einrichtung.
    - Fähigkeit zur Beschäftigung in einer Werkstatt für Behinderte.
    - Eine berufliche Erwerbstätigkeit kommt nicht mehr in Betracht.
- **Berufsförderungswerke: Einrichtungen der beruflichen Rehabilitation (Phase III):** Übernehmen die berufliche Eingliederung erwachsener Behinderter.
  - *Umschulung:* Erlernen eines neuen Berufes in verkürzten Ausbildungszeiten, aber mit regulärem Abschluß.
  - *Medizinische Betreuung:* Die meisten Einrichtungen verfügen auch über eine ärztliche Abteilung, die eine Hausarztfunktion und die Sicherung des Erfolgs der im Prinzip abgeschlossenen medizinischen Rehabilitation übernimmt.

Einrichtungen und Ablauf der Rehabilitation

- **Berufsbildungswerke:** Einrichtungen zur beruflichen Eingliederung jugendlicher Behinderter. Hierbei handelt es sich nicht um Rehabilitation im eigentlichen Sinn, sondern um die *erstmalige* berufliche Eingliederung von Jugendlichen, denen wegen der Art und Schwere ihrer Behinderung die allgemeine Ausbildung und damit der allgemeine Arbeitsmarkt nicht zugänglich ist, die aber in einer auf die jeweiligen Belange ausgerichteten Institution mit kontinuierlicher Betreuung zu einem Ausbildungsabschluß kommen können. Berufsbildungswerke erscheinen besonders geeignet, die allgemeinen Ausbildungsordnungen inhaltlich mit den Belangen Behinderter abzustimmen und behindertengerechte Regelungen in das System der beruflichen Bildung einzuführen. Spezifische Aufgaben der Berufsbildungswerke:
  - Durchführung von *Maßnahmen der Berufsfindung und Arbeitserprobung* für Behinderte, deren berufliche Eignung seitens der Dienste des Arbeitsamtes nicht hinreichend geklärt ist.
  - Durchführung *berufsvorbereitender Fördermaßnahmen* für Behinderte, bei denen die Ausbildungs- bzw. Berufsreife noch nicht vorhanden ist.
  - Gewährung von begleitenden Hilfen während der Ausbildung und zur persönlichen Entwicklung.
  - Vermittlung der beruflichen Kenntnisse und Fertigkeiten in einer Weise, die der Behinderung und einer dadurch gegebenenfalls entstandenen Beeinträchtigung der normalen Lernfähigkeit gerecht wird. Entwicklung besonderer Ausbildungsgänge unter Berücksichtigung der Vorschriften des Berufsbildungsgesetzes und der Handwerksordnung für Behinderte, die den normalen Anforderungen eines Berufsbildes trotz optimaler Förderung nicht in vollem Umfang gerecht werden können.
  - Angebot einer breiten, differenzierten Skala von arbeitspolitisch zweckmäßigen und entwicklungsfähigen Berufen, um der Vielfalt der Auswirkungen von Behinderungen und der individuellen Begabungen gerecht zu werden.
  - Gewährung besonderer Hilfen zum möglichst weitgehenden Abbau von Behinderungsauswirkungen. Die Behinderten müssen lernen, mit ihrer Behinderung so zu leben, daß eine weitgehende Integration in das allgemeine berufliche und gesellschaftliche Leben möglich ist. Die dazu notwendigen Hilfen richten sich nach der jeweiligen Art der Behinderung.
- **Behindertenwerkstätten:** Einrichtungen für Personen, die im allgemeinen Arbeitsmarkt nicht unterkommen können, aber noch ein Mindestmaß an wirtschaftlich verwertbarer Arbeitsleistung erbringen können und eine ihnen angemessene Beschäftigung suchen.

Ablauf des Rehabilitationsverfahrens

- **Medizinische Rehabilitation:**
  - *Beantragung von Rehabilitationsmaßnahmen:*
    - Anschlußheilbehandlung: Vom Akutkrankenhaus aus wird durch den Arzt oder den Sozialdienst ein Platz in einer geeigneten Klinik gesucht und das Einverständnis des Kostenträgers (Unfallversicherung, Krankenkasse, Rentenversicherung) eingeholt.
    - Bei stationären medizinischen Rehabilitationsmaßnahmen „aus dem Alltag heraus" wird der betreuende Arzt oder der Betriebsarzt mit einer medizinischen Stellungnahme den Antrag an den Kostenträger (Rentenversicherung, Unfallversicherung; bei Rentnern: Krankenversicherung) begleiten.
    - Formal ist der Versicherte selbst der Antragsteller.

- *Genehmigung von Rehabilitationsmaßnahmen:* In der Rentenversicherung gebunden an persönliche und versicherungsrechtliche Voraussetzungen:
  - Persönliche Voraussetzungen (§ 10 SGB VI): Diese sind bei Versicherten erfüllt, deren Erwerbsfähigkeit wegen Krankheit oder körperlicher, geistiger oder seelischer Behinderung erheblich gefährdet oder gemindert ist *und* bei denen voraussichtlich durch die Leistungen bei erheblicher Gefährdung der Erwerbsfähigkeit eine Minderung der Erwerbsfähigkeit abgewendet werden kann, bei geminderter Erwerbsfähigkeit diese wesentlich gebessert oder wiederhergestellt werden kann oder der Eintritt von Erwerbsunfähigkeit, Berufsunfähigkeit (im Bergbau verminderter Berufsfähigkeit) abgewendet werden kann.
  - Versicherungsrechtliche Voraussetzungen: Sie beziehen sich im wesentlichen auf Pflichtbeitragszeiten vor der Antragstellung (§ 11 SGB VI).
- *Zuweisung von Rehabilitationsmaßnahmen:* Nach juristischer und medizinischer Prüfung einschließlich einer Begutachtung durch den Kostenträger oder in seinem Auftrag wird der Versicherte einer Klinik zugewiesen und von dieser einbestellt.

➤ **Berufliche Rehabilitation:**
- *Beantragung von Rehabilitationsmaßnahmen:* Erfolgt durch den Versicherten an das Arbeitsamt bzw. einen anderen Kostenträger.
- *Genehmigung von Rehabilitationsmaßnahmen:* Die Eignung für die beabsichtigte Tätigkeit (Zielberuf) einschließlich der gesundheitlichen Voraussetzungen sowie die Notwendigkeit der verschiedenen Maßnahmen wird durch das Arbeitsamt bzw. den Kostenträger anhand der Befunde und evtl. ergänzender medizinischer und psychologischer Stellungnahmen überprüft.

Maßnahmen und Leistungen der Rehabilitation

Medizinische Rehabilitation

- **Stationäres Heilverfahren:** Übliche Rehabilitationsmaßnahme für eine Dauer von 3–6 Wochen in einer Rehabilitationsklinik (§ 15 SGB VI). Am Ende des stationären Heilverfahrens eines versicherten Arbeitnehmers steht ein Entlassungsbericht mit spezifischer sozialmedizinischer und auf den Arbeitsplatz bezogener ärztlicher Stellungnahme.
- **Ambulante Rehabilitationsverfahren:** Hierzu zählen z. B. ambulante Badekuren und ähnliche Maßnahmen, für die Kostenträger (meist Krankenkassen) einen Zuschuß gewähren. Sie nutzen am Ort verfügbare Einrichtungen und werden häufiger von älteren Personen (Rentnern) in Anspruch genommen.
- **Stufenweise Belastungserprobung und Arbeitstherapie:** Maßnahme von 4–6 Wochen Dauer, während der für den Versicherten Arbeitsunfähigkeit fortbesteht, er also Krankengeld bzw. Verletztengeld (BG) erhält und für den Arbeitgeber keine Lohnkosten entstehen. *Ziel* ist, herauszufinden, ob der Versicherte zur Ausführung der bisher ausgeführten oder einer neuen Tätigkeit in der Lage ist.

Berufliche Rehabilitation

- **Spektrum der beruflichen Rehabilitation (§ 16 SGB VI):**
  - Umsetzung an einen anderen Arbeitsplatz.
  - Hilfen zur Erlangung oder Erhaltung eines Arbeitsplatzes:
    - Eingliederungshilfen an den Arbeitgeber, z. B. durch Übernahme von 50% der Lohnkosten über 6 Monate.
    - Technische Umrüstung am Arbeitsplatz.
  - Berufsfindung und Arbeitsplatzerprobung über 2–4 Wochen.
  - Betriebliche Ausbildung: Anpassungsmaßnahme am Arbeitsplatz als Berufsausbildung mit einer Dauer von bis zu 2 Jahren, ggf. mit Abschluß.
  - Berufsvorbereitung einschließlich einer Grundausbildung, z. B. durch einen 3 monatigen Kurs in der Volkshochschule oder in einer Einrichtung der Phase II (S. 285).
  - Förderung von Fortbildungsmaßnahmen.
  - Umschulung in einem Berufsförderungswerk (S. 285).
- **Sonderfall: Ausbildung nach § 48 des Berufsbildungsgesetzes:** Ist eine Ausbildung auf höherem Niveau oder in einem Berufsförderungs- oder Berufsbildungswerk nicht oder noch nicht möglich, werden Ausbildungsmöglichkeiten mit reduziertem Theorieanspruch, z. B. zum Bürohelfer, Metallfeinbearbeiter, Fertigungs- und Funktionskontrolleur, angeboten.

Materielle Sicherung während der Rehabilitation

- **Rehabilitationsberatung:** Vor einer Rehabilitationsmaßnahme sollte jeder Versicherte seine materielle Situation durch einen Rehaberater abklären lassen.
- **Leistungen:**
  - Lohnfortzahlung während der medizinischen Rehabilitation, gefolgt von Krankengeld (bei Arbeitsunfähigkeit) bzw. Übergangsgeld.
  - Übernahme der Beiträge zur Sozialversicherung durch den Kostenträger.
  - Übernahme von Gebühren für Lernmittel, Arbeitskleidung, Reisekosten.

Aufgaben des Betriebsarztes

- **Informationsbeschaffung:** Voraussetzung für die Mitwirkung des Betriebsarztes am Prozeß der Rehabilitation, da ihm nur selten ‚auf dem Dienstweg Informationen über die Behinderung eines Versicherten zugetragen werden.
  - *Beispiel: Beschaffung von Rehabilitations-Entlassungsberichten:* Diese Berichte, die sozial- und arbeitsmedizinische Epikrisen enthalten, gehen dem Hausarzt des Versicherten und dem Kostenträger (Rentenversicherung, d.h. LVA, BfA) zu. Enthalten sie Aussagen zur Notwendigkeit von Veränderungen am Arbeitsplatz, wird der Betrieb von der Rentenversicherung darüber informiert. Der Betrieb wird sich die ärztliche Stellungnahme zur Belastung am Arbeitsplatz vom Betriebsarzt erläutern lassen und seinen Rat für die Einleitung der erforderlichen Maßnahmen einholen. Zu diesem Zweck ist es notwendig, daß der Betriebsarzt sich über den Hausarzt im Einverständnis mit Arbeitnehmer/Versicherten den Entlassungsbericht der Rehabilitationsklinik beschafft. In vielen Fällen sind die Rehabilitationskliniken dazu übergegangen, mit Einverständnis des Versicherten ihre Berichte auch dem Betriebsarzt zuzusenden.
- **Beratung:** Der Betriebsarzt ist verpflichtet, Arbeitgeber und die sonst für die Unfallverhütung verantwortlichen Personen „insbesondere bei ... Fragen des Arbeitsplatzwechsels sowie der Eingliederung und Wiedereingliederung Behinderter in den Arbeitsprozeß" (§3 ASiG) zu beraten. Behinderung ist hier, im Gegensatz zur Schwerbehindertengesetzgebung, nicht definiert oder in ihrem Ausmaß festgelegt.
- **Stellungnahmen bei stufenweiser Wiedereingliederung:** Der Vertragsarzt der Krankenkassen ist dazu angehalten, bei Versicherten, für die er durch stufenweise Wiederaufnahme der Tätigkeit bei fortbestehender Arbeitsunfähigkeit eine bessere Eingliederung in das Berufsleben erwartet, die Stellungnahme des Betriebsarztes einzuholen, wenn er Art und Umfang der möglichen Tätigkeit angibt (§74 GRG).
- **Kontakt mit schwerbehinderten Beschäftigten:** Bei Schwerbehinderung, d.h. einem vom Versorgungsamt bestätigten Grad der Behinderung (GdB) von 50% und mehr, gilt das Beschäftigungsgebot: 6% aller Arbeitsplätze eines Betriebes müssen mit Schwerbehinderten besetzt sein, sonst ist eine Ausgleichsabgabe zu zahlen. Hierbei hat der Betriebsarzt keine formalen Verpflichtungen, wird aber mit der Schwerbehindertenvertretung im Betrieb (Obmann) in engem Kontakt stehen (Schwerbehindertengesetz, S.28).

Grundlagen der Prävention

Allgemeines

- **Definition:** Alle medizinischen und sozialen Anstrengungen, die dazu dienen, die Gesundheit zu fördern, Krankheiten, Unfälle und deren Folgen zu mindern sowie das Fortschreiten von Krankheiten zu verhindern oder zu verlangsamen.
- **Zielgruppen:** Prävention ist eine individuelle und eine allgemeine öffentliche Aufgabe. Sie muß propagiert werden und ist in Form der Verhaltensprävention (s. u.) von der Erreichbarkeit der einzelnen Zielgruppen abhängig. Neben Kindergärten, Schulen, Vereinen und wenigen anderen Gemeinschaften stellen vor allem im Berufsleben stehende Personen eine wichtige, gut erreichbare Zielgruppe dar (S. 292: Betriebliche Prävention). Hier sind Arbeits- und Gesundheitsschutz im Zusammenhang zu sehen.

Formen der Prävention

- **Primäre Prävention:** Maßnahmen der Gesunderhaltung der Gesunden:
  - Maßnahmen zur Erhöhung der Widerstandskraft und Zufuhr lebenswichtiger Stoffe:
    - Impfungen.
    - Prophylaktische Vitamin D-Zufuhr.
    - Jodierung des Speisesalzes.
  - *Verhältnisprävention:* Maßnahmen zur Verbesserung der Verhältnisse in der allgemeinen Umwelt und im Beruf:
    - Technischer Arbeitsschutz.
    - Organisatorischer Arbeitsschutz.
  - *Verhaltensprävention:* Die Maßnahmen richten sich an jeden einzelnen mit dem Ziel, seine persönlich beeinflußbaren Risiken zu verringern und damit der Entstehung von Krankheit und Behinderung entgegenzuwirken. Die Risiken sind eng mit der individuellen Lebensweise verbunden, daher muß die Verhaltensprävention auf die Bereiche Ernährung, Bewegung, Umgang mit suchterzeugenden Stoffen (besonders Alkohol und Nikotin) und Umgang mit Streß ausgerichtet sein. Instrument und Prinzip der Verhaltensprävention ist die *Gesundheitsförderung (Gesundheitserziehung)* durch:
    - Information und Aufklärung.
    - Motivationsförderung.
    - Einstellungs- und Verhaltensänderung.
- **Sekundäre Prävention:** Maßnahmen der Früherkennung und nachfolgenden Behandlung. Durch *Screening-Verfahren* sollen Krankheiten im Frühstadium erkannt werden, unter der Annahme, daß dann bessere Heilungsaussichten bestehen. Dieses Konzept hat sich am Beispiel des Portiokarzinoms sehr bewährt.
  - *Gesetzliche Grundlage (§25 SGB V):* Hier wurde der Einsatz von Programmen zur Krankheitsfrüherkennung für Erkrankungen, die folgende Kriterien erfüllen, festgelegt:
    - Möglichkeit einer wirksamen Behandlung.
    - Möglichkeit der Diagnosestellung in Vor- und Frühstadien.
    - Möglichkeit der eindeutigen Erfassung von Krankheitszeichen.
    - Vorhandensein von genügend Ärzten und therapeutischen Einrichtungen.

- *Vorsorgeuntersuchungen im Leistungsangebot der gesetzlichen Krankenkassen:*
  - Vorsorgeuntersuchungen bei Kindern von der Geburt bis zum Vorschulalter (U 1 –U 9).
  - Jährliche Krebsvorsorgeuntersuchungen bei Frauen ab dem 20. Lebensjahr, die der Früherkennung von Karzinomen an Genitale, Brust, Haut, Kolon und Rektum dienen sollen.
  - Jährliche Krebsvorsorgeuntersuchungen bei Männern ab dem 45. Lebensjahr, die der Früherkennung von Karzinomen an Prostata, Genitale, Haut, Kolon und Rektum dienen sollen.
  - Eine 2jährliche ärztliche Gesundheitsuntersuchung ab dem 35. Lebensjahr, die der Früherkennung von Herz-, Kreislauf-, Nierenerkrankungen und Diabetes mellitus dienen soll.
- *Arbeitsmedizinische Vorsorgeuntersuchungen:* Vorsorgeuntersuchungen entsprechend berufsgenossenschaftlichen und gesetzlichen Vorgaben. Siehe Allgemeine Arbeitsmedizinische Vorsorgeuntersuchung (S. 122) und Spezielle Arbeitsmedizinische Vorsorgeuntersuchung (S. 124).

➤ **Tertiäre Prävention:** Maßnahmen, die ein Fortschreiten von Erkrankungen verhindern sollen. Hier treffen kurative und rehabilitative Medizin zusammen (S. 282).

Handlungsfelder der Prävention

- **Aufgaben des Betriebsarztes:** Sie beinhalten neben der Verhütung von Arbeitsunfällen und Berufskrankheiten eine umfassende Gesundheitsförderung (Gesundheitserziehung) der betrieblichen Gemeinschaft. Dies bezieht sich sowohl auf die Risiken der Arbeitswelt im engeren Sinne als auch auf alle Bereiche der Lebensweise und des Lebensstils der über die Arbeitsstätte erreichbaren Beschäftigten.
- **Forderungen und Ziele:**
  - *Bundesgesundheitsrat*: Im Votum zur Verwirklichung der Einzelziele der WHO-Strategie „Gesundheit 2000 in Deutschland" wird „eine gesundheitsfördernde Gestaltung des Arbeitsplatzes und der Arbeitswelt" angeführt.
  - *Erste Internationale Konferenz zur Gesundheitsförderung (Ottawa, 1986):* In der Ottawa Charta wird ausdrücklich auch die Arbeitswelt als Handlungsfeld genannt.
- **Berufskrankheitenverordnung (§3**, S. 22, 133, 212): Wenn das Auftreten oder eine Verschlimmerung einer BeK drohen, sind geeignete Maßnahmen der Prävention und Rehabilitation vom Unfallversicherungsträger einzuleiten.
- **Arbeitsmedizinische Handlungsfelder der Prävention (§3 ASiG**, S. 10, 70):
  - Mitwirkung beim technischen Arbeitsschutz einschließlich der ergonomischen Gestaltung der Arbeitsplätze.
  - Beratung des Arbeitgebers bei Fragen des Arbeitsrhythmus, der Arbeitszeit, des Arbeitsablaufes und der Arbeitsumgebung.
  - Mitwirkung bei der Überwachung gesundheitsgefährdender Arbeitsplätze und gesundheitliche Betreuung (präventive Untersuchungen) der dort Beschäftigten nach dem Belastungs- und Beanspruchungskonzept. Verhütung der Entstehung von Berufskrankheiten (s. o.) und arbeitsbedingter Krankheiten:
    - Erfassung und Bewertung der äußeren und inneren Belastung (MAK-, BAT-, TRK-, EKA-Werte (S. 135).
    - Einhaltung berufsgenossenschaftlicher und staatlicher Arbeitsschutz-Regeln.
    - Auswahl von Körperschutzmitteln.
    - Sicherung der Hygiene an den Arbeitsstätten, Pausenräumen, Kantinen und Sanitärräumen.
  - Überwachung der Einhaltung von Jugendarbeitsschutz und Mutterschutz.
  - Information und Beratung der Beschäftigten.
- **Allgemeine Tätigkeitsfelder der Prävention:** Da die Arbeitswelt einen Ort der bevorzugten Erreichbarkeit von Zielgruppen darstellt, wird hier neben arbeitsmedizinischer auch eine allgemeine Gesundheitsförderung praktiziert, die sich auf alle Lebensbereiche bezieht. Hervorzuheben sind die durch Risikofaktoren gekennzeichneten Bereiche (Zivilisationskrankheiten), z. B. Herz-Kreislauferkrankungen. Hier sind zahlreiche Gesundheitsförderungsprogramme entwickelt worden (Abb. 18).

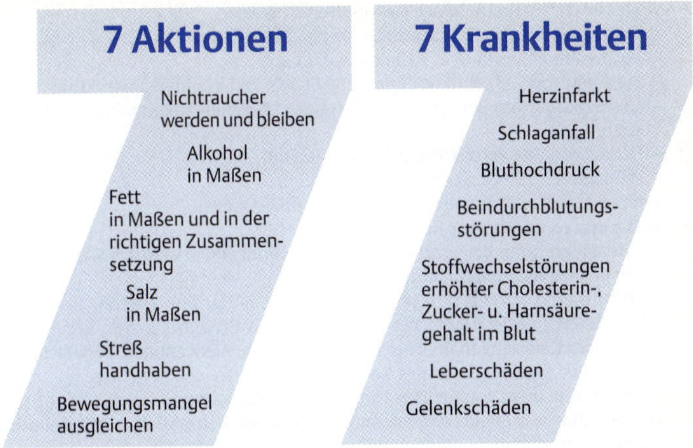

Abb. 18 Aktionsprogramm „7 gegen 7" der Landesärztekammer Baden-Württemberg als Beispiel für ein Gesundheitsförderungsprogramm.

Gesundheitszirkel im Betrieb

- **Definition:** Arbeitskreis zur Strukturierung eines betrieblichen Gesundheitsförderprogramms. Hierbei handelt es sich nicht, im Gegensatz zum Arbeitsschutzausschuß (S. 78), um ein arbeitsrechtlich vorgeschriebenes Gremium!
- **Unterstützung der Gesundheitszirkel:** Im Rahmen des betrieblichen Gesundheitsförderungsprogramms arbeiten die Gesundheitszirkel mit den gesetzlichen Krankenkassen, Betriebskrankenkassen oder auch privaten Anbietern von Kursen zusammen:
  - *Gesetzliche Krankenkassen:* Nach § 20 SGB V sind sie aufgerufen, bei „der Verhütung arbeitsbedingter Gesundheitsgefahren mitzuwirken". Leistungen der gesetzlichen Krankenkassen (gegenwärtig in Revision):
    - Entwicklung eigener Programme in Zusammenarbeit mit der Ärzteschaft, dem Öffentlichen Gesundheitsdienst und der Bundeszentrale für gesundheitliche Aufklärung.
    - Erstattung eines Teiles der Kursgebühren an die Versicherten nach regelmäßiger Teilnahme.
  - *Betriebskrankenkassen:* Das Bestehen einer Betriebskrankenkasse erleichtert die Organisation.
- **Mitglieder der Gesundheitszirkel:**
  - Arbeitgebervertreter
  - Arbeitnehmervertreter
  - Betriebsarzt
  - Sicherheitsfachkraft
  - Betrieblicher Sozialdienst
  - Vertreter der Krankenkassen
  - Ggf. Fachberater

- **Mögliche Arbeitsgebiete der Gesundheitszirkel:**
  - Erstellung eines Betrieblichen Gesundheitsberichtes.
  - Besprechung besonderer Arbeitsbelastungen.
  - Stärkung von Selbsthilfegruppen im Betrieb, insbesondere Suchtkranker.
  - Vorbereitung von Betriebsvereinbarungen (Rauchen, Alkoholangebot im Betrieb).
  - Diskussion von Verbesserungsmöglichkeiten.
  - Propagieren von Gesundheitsmaßnahmen.
  - Einrichtung und Vermittlung von Gesundheitskursen.
- **Maßnahmen der Gesundheitszirkel:**
  - Überzeugung der Betriebsleitung von Notwendigkeit und Nutzen der geplanten betrieblichen Maßnahmen.
  - Organisation von Aktionsprogrammen in der Kantine entsprechend den Empfehlungen der Deutschen Gesellschaft für Ernährung, z. B.: Kennzeichnung des Kaloriengehaltes der Essensportionen, Auswahlmenüs, fleischfreie Tage, Obstangebot, fettarmes Kochen, ballaststoffreiche Nahrung.
  - Veröffentlichung von Artikelserien in der Werkszeitung.
  - Integration von Schulungsprogrammen in Lehre, betriebliche Weiterbildung und Meisterkurse.
  - Organisation von Betriebssport.
  - Organisation von Kursen der Gesundheitsförderung.
- **Erreichen und Gewinnen der Teilnehmer:**
  - Ankündigungen für die Gesamtbelegschaft am Schwarzen Brett.
  - Gezieltes Ansprechen einzelner Arbeitnehmer aufgrund der betriebsärztlichen Befunde, z. B.: Vorsorgeuntersuchungen, Laborparameter mit Risikocharakter, Übergewicht, Bluthochdruck.
  - Ansprechen der Belegschaft eines kritischen Betriebsbereiches aufgrund einer Analyse, z. B.: Anzahl der AU-Tage, bestimmter Diagnosehäufigkeiten in der betrieblichen Gesundheitsberichterstattung (S. 206).

Gesundheitsförderprogramme

- **Betriebliche Faktoren:**
  - Die Chancen für die Etablierung von Gesundheitsförderprogrammen und deren Erfolg sind abhängig von folgenden Faktoren:
    - Betriebsgröße und Konjunktur.
    - Betriebsart und Grad der Technisierung.
    - Sozialpolitische Tradition und Unternehmenskultur.
    - Multiplikatoren für die personale Kommunikation und deren Engagement.
  - Von den betrieblichen Voraussetzungen ist es abhängig, wie die Kurse und andere Aktionen zeitlich, räumlich und finanziell organisiert werden, ob Arbeitszeit vom Betrieb zur Verfügung gestellt wird und ob die Teilnehmer einen Bonus vom Betrieb erhalten.
- **Anwendungsbeispiel Fitneßprogramm** (nach Bös):
  - *Zieldefinition:*
    - Hebung der allgemeinen körperlichen Fitneß, z. B. im Rahmen der Prävention von Herz- und Kreislaufkrankheiten.
    - Prävention von Funktionseinschränkungen und Beschwerden des Bewegungsapparates.

  - Hebung des Selbstwertgefühls.
  - Verbesserung der Streßbewältigung.
- *Zielgruppenanalyse:*
  - Regelmäßig Sporttreibende.
  - Gelegentlich Sporttreibende.
  - Risikogruppen, ältere und untrainierte Personen.
- *Funktionsdiagnostik vor Beginn der Programme:* Die erhobenen Befunde werden durch einen Sporttherapeuten bewertet; anschließend erfolgt eine Zuordnung zu leistungsabhängigen Fitneß-Programmen. Anhand einfacher Übungen werden folgende Kriterien beurteilt:
  - Allgemeine Ausdauer.
  - Kraft und Beweglichkeit im Schulter-, Hüft- und Lendenwirbelsäulenbereich.
  - Kraftausdauer der Hüftbeugemuskulatur.
  - Schnellkraft der Beinmuskulatur.
  - Gleichgewichtsfähigkeit.
- *Durchführung eines Herz-Kreislaufprogramms:*
  - Beschreibung: Laufen oder leichte Gymnastik.
  - Häufigkeit und Dauer: 3–4× pro Woche 30–40 Minuten. Anfänger: 10–15 Minuten täglich oder 20–25 Minuten jeden 2. Tag oder 30–35 Minuten 2× pro Woche.
  - Belastungsintensität: Während des Laufens sollte eine Unterhaltung möglich sein.
  - Belastungskontrolle: Gesunde Personen unter 50 Jahren sollten Pulswerte von 130–150 Schläge pro Minute erreichen. Personen über 50 Jahre sollten ihren maximalen Pulswert unter Belastung errechnen: Pulszahl pro Minute unter Belastung = 180 – Lebensalter (nach Hollmann).

➤ **Anwendungsbeispiel Rückenschule:** Die herausragende Bedeutung von Wirbelsäulenbeschwerden in der allgemeinen AU-Statistik der Krankenversicherung und bei den vorzeitigen Berentungen durch die Rentenversicherungen (Erwerbs- und Berufsunfähigkeitsrenten) als Ausdruck der hohen Prävalenz hat zu einem „boom" an Rückenschulen geführt. Hier ist die ausreichende Qualität der Programme zu überprüfen, z. B. im Hinblick auf eine ausreichende Voruntersuchung und Ausbildung des durchführenden Sportlehrers.

- *Zieldefinition:* Ziele im physiologischen, kognitiven und sozialen Bereich (nach Banzer):
  - Physiologische Ziele: Verbesserung von Kraft und Beweglichkeit im Bereich des Rückens, Abbau von muskulären Dysbalancen, Koordinationsschulung, Verbesserung der Körperwahrnehmung, Abbau von durch Bewegungsmangel verursachten Krankheiten.
  - Kognitive Ziele: Vermittlung von anatomischen und physiologischen Grundlagen der Wirbelsäule, Aufklärung über Krankheitsbilder, Erkennen und Verändern von Alltagsbelastungen (sitzen, stehen, liegen), Verbessern von Arbeitstechniken (bücken, tragen).
  - Soziale Ziele: Kommunikation über Rückenprobleme, Freude und Spaß an der Bewegung, Abbau von Aggression und Ärger, Anregung zur Ausübung von rückenfreundlichen Sportarten.

- *Voruntersuchung durch den Betriebsarzt* (bei Bedarf):
  - Belastungs-EKG.
  - Wirbelsäulendiagnostik.
  - Erkennen von Kontraindikationen (nach Riede): Akute Beschwerden (Radikulärsyndrome), unzureichende Abklärung latenter oder chronischer Beschwerden, noch nicht abgeschlossene krankengymnastische Behandlung, entzündliche Erkrankungen der Wirbelsäule, Tumoren, systemische Erkrankungen.
- *Durchführung einer Rückenschule:*
  - Beschreibung: Unterrichtseinheiten bestehend aus Aufwärmteil, Funktionsgymnastik und Entspannungsübungen.
  - Häufigkeit und Dauer: 12 Unterrichtseinheiten mit einer Dauer von je 90 Minuten.

Definition

- Lärm ist Schall, der als belästigend empfunden wird und/oder zu Schädigungen des Gehörs führen kann. Eine erhöhte Unfallgefährdung kann bestehen.

Begriffsbestimmungen

- Siehe auch Lärmmessung, S. 155.
- **A-Bewertung:** Dem Hörempfinden angepaßter Schallpegel. Die Empfindlichkeit des menschlichen Ohres ist für Töne zwischen 1 – 4 kHz am höchsten und nimmt langsam in Richtung tiefer, schnell in Richtung hoher Frequenzen ab. Ein Filter bestimmter Charakteristik (A-Kurve) paßt die Empfindlichkeit des Schallpegelmessers an die des Gehörs an (dB[A]).
- **Beurteilungspegel:** Über eine 8 stündige Arbeitsschicht gemittelter Schallpegelwert. Mit Hilfe des Beurteilungspegels (Höhe) und der Dauer seiner Wirkung auf das Gehör kann das Risiko der Gehörschädigung durch Lärm abgeschätzt werden (S. 301). Ein Beurteilungspegel über 85 dB(A) wird als potentiell gehörschädigend betrachtet.
- **Dezibel:** Einheit für Schalldruckpegel, ausgehend von der durchschnittlichen menschlichen Hörschwelle (= 0 dB). Logarithmische Skala; eine Erhöhung um 3 dB bedeutet eine Verdoppelung der Schallintensität, eine Erhöhung um 10 dB eine Verzehnfachung der Schallintensität oder Verdreifachung des Schalldrucks. Die Hörschwelle beim Menschen liegt bei einem Schalldruck von 0,00002 N/m^2 oder bei einer Schallintensität von 10^{-12} W/m^2. Die Schmerzgrenze liegt bei 120 dB = 1 W/m^2 = 20 N/m^2.
- **Frequenzanalyse:** Untersuchung von Geräuschen auf ihre Zusammensetzung in verschiedenen Frequenzbereichen. Dies geschieht im allgemeinen durch die (grobe) Oktavanalyse oder die (feinere) Terzanalyse (Abb. 19). Bedeutung der Frequenzanalyse:
  - Die Untersuchung der Frequenzzusammensetzung eines Schallereignisses ist bedeutsam wegen der unterschiedlichen Empfindlichkeit des Gehörs in verschiedenen Frequenzbereichen.
  - Fahndung nach Herkunft von Schall (bei mehreren Schallquellen).
  - Möglichkeit der selektiven technischen Schallminderung.

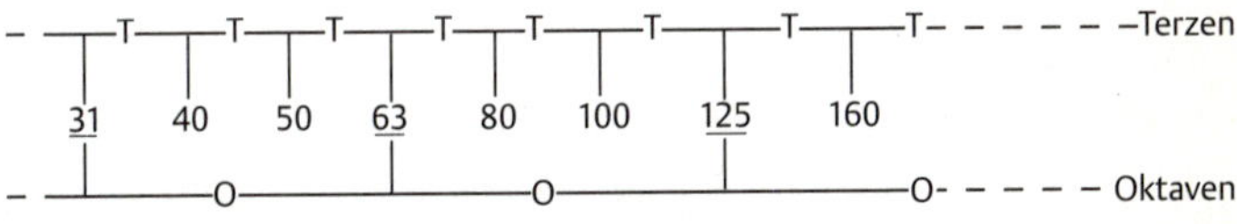

Abb. 19 Frequenzanalyse: Oktav- und Terzanalyse.

- **Geräusch:** Schallereignis, durch unperiodische Druckschwankungen hervorgerufen, in allen hörbaren Frequenzbereichen („weißes Rauschen", Breitbandrauschen) oder in einem bestimmten Frequenzbereich (Schmalbandrauschen, tonhaltiges Geräusch). Tonhaltiges Geräusch wird als störender als weißes Rauschen empfunden.

Schalltechnische Begriffe

- **Impulsschall:** Von Impulsen durchsetzter Lärm. Schallimpulse mit sehr schnellem Anstieg des Schalldrucks haben eine stärkere pathophysiologische Wirkung auf das Gehör. Deshalb kommen besondere Meßverfahren (siehe Lärmmessung, S. 155) zur Anwendung.
- **Klang:** Schallereignis durch Zusammenklingen mehrerer Töne. Der tiefste Ton bestimmt die Klanghöhe (Grundton), dazu kommen Obertöne mit Frequenzen als ganzzahlige Vielfache des Grundtons (bestimmen Klangfarbe).
- **Mittelungspegel** (äquivalenter Dauerschallpegel): Gemittelter Schallpegelwert bei zeitlich schwankenden Geräuschen (siehe Lärmmessung, S. 155).
- **Oktave:** 8. Ton der diatonischen Tonleiter, Verdopplung der Tonfrequenz, vom Grundton aus gerechnet. Der gesamte hörbare Frequenzbereich läßt sich in 10 Oktaven unterteilen (Abb. 20).

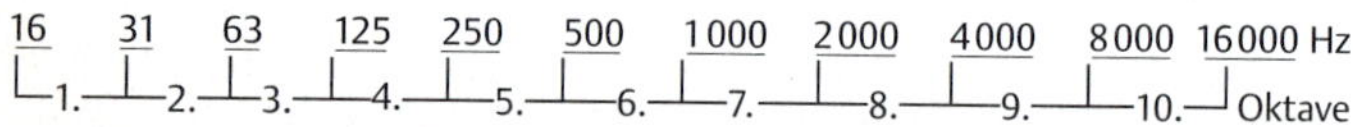

Abb. 20 Unterteilung des höhrbaren Frequenzbereiches in 10 Oktaven.

- **Phon:** Veraltete Maßeinheit für Lautstärke, die sich an frequenzabhängiger Empfindlichkeit des Gehörs orientiert. Der Schalldruck bei hohen oder tiefen Tönen muß höher sein, um einen gleichen Lautstärkeeindruck hervorzurufen.
- **Schall:** Alle mit dem Gehör in Form von minimalen Druckänderungen wahrnehmbaren Schwingungen in Gas (Luft), Flüssigkeiten oder festen Körpern.
- **Schalldruckpegel:** Dekadischer Logarithmus des Quadrats des Verhältnisses von effektiv meßbarem Schalldruck zu effektivem Schalldruck an der Hörschwelle (20 $\mu N/m^2$). Einheit: 1 Dezibel (dB).
- **Schallintensität:** Die pro Flächeneinheit einwirkende Schalleistung (Einheit: 1 $Watt/m^2$), quadratisch proportional zum Schalldruck als Maß für die Lautstärke.
- **Schalleistung:** Gesamtheit des von einer Schallquelle abgestrahlten Schalls pro Zeiteinheit. Einheit: 1 Watt (W).
- **Ton:** Schallereignis mit bestimmter Frequenz (Tonhöhe, Einheit: 1 Hertz = 1/s) und Amplitude (Lautstärke, Umfang der Druckschwankung, Einheit: 1 Pascal = 1 N/m^2).

Lärmschwerhörigkeit

- **Definition:** Durch Exposition gegenüber Lärm >85 dB(A) entstehende Form der Schwerhörigkeit. Bei beruflicher Exposition Berufskrankheit.
- **Pathogenese:** Die Umsetzung der auf das Innenohr übertragenen Schallwellen in Nervenimpulse in Sinneszellen ist ein energieverbrauchender Prozeß. Bei langdauernder Lärmeinwirkung (hohe Lärmdosis) kommt es aufgrund eines Sauerstoffmangels zum Untergang von Sinneszellen (metabolische Erschöpfung). Vorwiegend und zuerst sind die Sinneszellen für hohe Frequenzen (äußere Haarzellen an der Basis der Cochlea) betroffen, der Hörverlust wird deshalb typischerweise im Hochtonbereich bei 4000–6000 Hz beobachtet. Da beide Ohren in der Regel gleich belastet sind, kommt es überwiegend zu einer symmetrischen Schädigung. Die inneren Haarzellen weisen gegenüber einer Sauerstoffunterversorgung eine höhere Resistenz auf und überleben. Sie haben eine höhere Reizschwelle (Erklärung für Hörverlust). Oberhalb der Reizschwelle besteht eine höhere Empfindlichkeit gegenüber Schallpegeländerungen (Recruitment = Lautheitsausgleich; dem SISI-Test [S. 176] liegt dieses Phänomen zugrunde).
- **Impulsschall:** Impulshaltiger Schall wird als schädlicher angesehen als gleichmäßiger Schall mit vergleichbar hohem Beurteilungspegel. Die Ursache liegt möglicherweise in einem mangelnden „inneren Gehörschutz“: Die Impedanzsteigerung durch den Stapedius-Reflex (Erhöhung des Übertragungs-Widerstands) erfolgt bei schnellem Impuls zu spät, es kommt zu einer besonderen Beanspruchung des Gehörs.

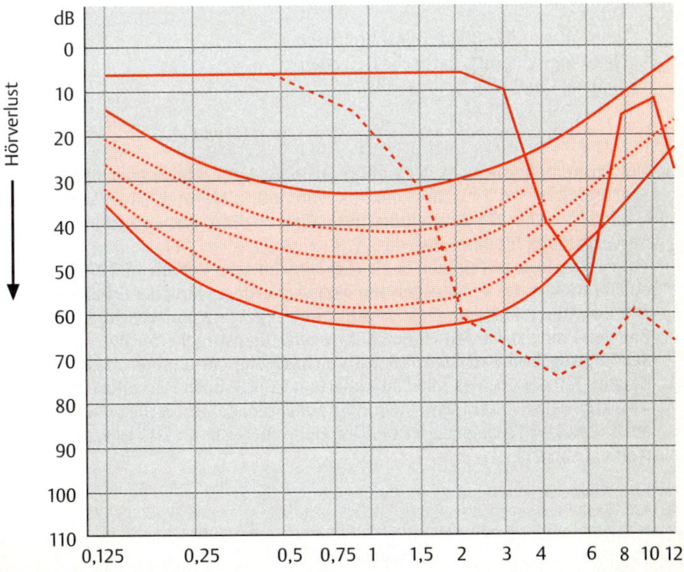

Abb. 21 Sprachfeld (rosa) und Hörverlust. (— gering, --- hoch)

Gesundheitliche Auswirkungen

- **Symptomatik, Veränderungen des Gehörs:**
  - Hörverlust im Hochtonbereich.
  - Bei Hörverlust im Sprachfeld (Abb. 21) ist ein erschwertes Hören bei Hintergrundgeräusch erstes subjektives Zeichen. Bei Fortschreiten des Hörverlustes zunehmend schlechteres Verstehen von Gesprächen („Party-Schwerhörigkeit"), zuerst im großen Kreis, später auch bei kleinen Gesprächsgruppen. Mißverstehen von Worten. *Sozioakusis*, Absonderung von der Gesellschaft, da die Sprachverständigung immer mehr erschwert ist. Lautheitsausgleich und mangelnde Wahrnehmung von Feinheiten der Lautäußerung (Konsonanten und Konsonanten-Vokal-Übergänge) beim Sprechen beeinträchtigen das Sprachverständnis zusätzlich.
  - Das Richtungshören ist eingeschränkt bis aufgehoben.
  - Irreversible Schwellenverschiebung des Gehörs (permanent threshold shift, PTS).

Tinnitus

- **Definition:** Dauerndes oder über längere Zeit anhaltendes Ohrgeräusch, häufig, im Alter zunehmend, vielerlei Ursachen. Bei ca. 25 % der Lärmschwerhörigen besteht ein Tinnitus, der jedoch nicht vom Grad der Schwerhörigkeit abhängt. Bei Innenohrschwerhörigkeit hat der Tinnitus zumeist tonartigen Charakter und liegt im Bereich des höchsten Hörverlustes.
- **Differentialdiagnose Tinnitus:**
  - Vaskulär bedingt (pulsartig, objektivierbar).
  - Respiratorisch bedingt (atemabhängig, objektivierbar). Bedingt durch dauernd geöffnete Eustach'sche Röhre.
  - Otogen (Innenohr).
  - Zentral/neural bedingt (meist breitbandig).
  - Neurologische/psychiatrische Ursachen.
- **Prognose:** Ungünstig

Entstehenswahrscheinlichkeit einer Lärmschwerhörigkeit

- Die Lärmempfindlichkeit des Gehörs ist individuell sehr unterschiedlich. Das Schädigungsrisiko ist eine Funktion von Intensität und Einwirkungsdauer (Lärmdosis; Abb. 22). Beurteilungspegel über 85 dB(A) stellen grundsätzlich eine Gefährdung für das Gehör dar.
- Wegen der logarithmischen Skala (Schalltechnische Begriffe, S. 297) bedeutet eine Erhöhung des Schallpegels um 3 dB die Verdoppelung der Schallintensität Tab. 64). Durch kurzzeitige, aber sehr hohe Pegel (z. B. Bolzenschuß, Einschießen von Waffen) werden schnell hohe Beurteilungspegel erreicht.
- **Schädigungsbild** (siehe auch S. 299): Schädigung der äußeren Haarzellen im basalen Teil der Cochlea führt zu isoliertem irreversiblen Hörverlust, zuerst bei 4–6 kHz. Bei weiterer Lärmeinwirkung zunehmender Hörverlust mit Erfassung auch niedriger Frequenzbereiche. Der Tieftonbereich < 1 kHz ist erst spät betroffen (Abb. 21).

Tabelle 64 Einem Beurteilungspegel von 90 dB(A) (8 h Einwirkzeit) äquivalente Lärmbelastung

dB(A)	Dauer
93	4 h
96	2 h
99	1 h
105	15 min
111	4 min
120	30 s
130	3 s

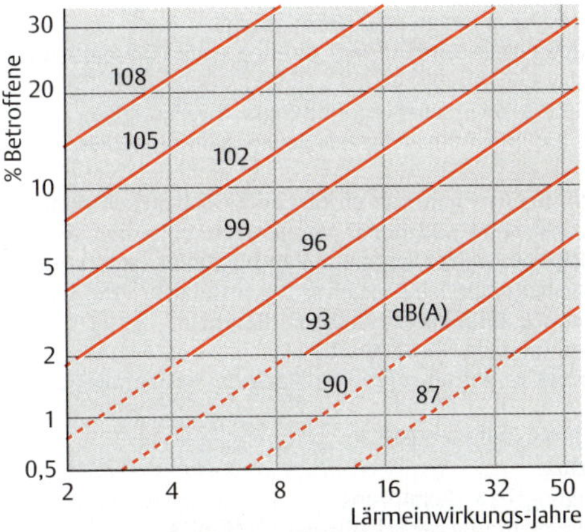

Abb. 22 Luftleitungshörverlust > 40 dB bei 3 kHz, abhängig von Beurteilungspegel und Einwirkdauer (nach Lüpke, 1973).

Vegetative (extraaurale) Effekte

- **Blutdrucksteigerung:** Steigerung besonders des diastolischen Blutdruckes bei Lärmexposition. Die Katecholaminausscheidung ist erhöht (erhöhter Sympathikotonus, Vasokonstriktion). Bisher ist unklar, ob dadurch ein erhöhtes Risiko für Herz-Kreislauf-Krankheiten besteht. Lärm gilt als ein *Stressor.*
- **Aufmerksamkeit:** Lärmexposition beeinträchtigt die Aufmerksamkeit, es bestehen individuelle Unterschiede. Bedeutsam ist dabei nicht nur der Störschall*pegel*, sondern auch der *„Informationsgehalt"* des Schalls und akustische Vorlieben des Beschallten. Allgemein gilt jedoch, daß Lärm die Arbeitsleistung beeinträchtigt, wenn volle Aufmerksamkeit gefordert ist.
- Unbehaglichkeit, Kopfschmerzen, Magen-Darm-Störungen.

Gesundheitliche Auswirkungen

Akute Veränderungen

- **Knalltrauma:**
  - *Definition:* Beschädigung bzw. Zerstörung von Innenohrstrukturen durch plötzliches lautes Schallereignis mit hoher Druckwelle (> 135 dB[A]) und schnellem Druckanstieg (t < 1,5 ms; Knall).
  - *Pathogenese:* Mechanische und metabolische Auswirkungen (s. o.).
  - *Symptomatik:* Kurzer stechender Schmerz, andauernder Tinnitus, Schwerhörigkeit.
  - *Audiogramm:* Schallempfindungsschwerhörigkeit, Hochtonverlust, positives Recruitment.
  - *Prognose:* Teilweise Reversibilität möglich.
- **Explosionstrauma:**
  - *Definition:* Beschädigung bzw. Zerstörung von Mittel- und Innenohrstrukturen durch lautes Schallereignis mit hoher Druckwelle (> 135 dB[A]) und relativ langsamem Druckanstieg (t > 1,5 ms; Explosion).
  - *Pathogenese:* Mechanische und metabolische Wirkung.
  - *Symptomatik:* Anhaltender Ohrschmerz, evtl. Blutung, Ohrensausen, Schwerhörigkeit.
  - *Audiogramm:* Kombinierte oder Schallempfindungsschwerhörigkeit.
  - *Prognose:* Mittelohr: gut; Innenohr: teilweise Reversibilität möglich.
- **Akustischer Unfall:**
  - *Definition:* Schädigung des Innenohrs durch kurzzeitige Schalleinwirkung bei relativ niedrigem Schallpegel (> 90 dB[A]). Voraussetzung: besondere Empfindlichkeit des Gehörs, besondere Disposition zu Durchblutungsstörungen, z. B. bei HWS-Zwangshaltung. Daher eigentlich kein akustisches Trauma, sondern besser „akustisch ausgelöster Hörsturz" (Becker).
  - *Symptomatik:* Schwerhörigkeit, Ohrenrauschen.
  - *Audiogramm:* Pancochleäre, Mittel- und/oder Hochton-Schallempfindungsschwerhörigkeit.
  - *Prognose:* Teilweise Reversibilität möglich.
- **Akustisches Lärmtrauma:**
  - *Definition:* Beschädigung bzw. Zerstörung von Innenohrstrukturen durch kurz dauernde Schalleinwirkung bei Schallpegel > 130 dB(A).
  - *Symptomatik:* Schwerhörigkeit, Tinnitus.
  - *Audiogramm:* Pancochleäre bis Hochton-Schallempfindungsschwerhörigkeit.
  - *Prognose:* teilweise Reversibilität möglich.
- **Vorübergehende Hörschwellenabwanderung** (temporary threshold shift, TTS): Hochtonhörverlust von unterschiedlichem Ausmaß, abhängig von Höhe und Dauer einer akuten Schalleinwirkung > 80 dB(A). Innerhalb kurzer Zeit voll reversibel, spätestens nach 24 h. *Muß bei der Audiometrie berücksichtigt werden (Lärmpause,* S. 177).

Definition

- Mechanische Schwingungen/Wellen im Frequenzbereich 16–1000000 *Kilohertz*. Jenseits von 1000000 kHz (= 1 GHz) wird von Hyperschall gesprochen.

Eigenschaften

- **Wellenlängen:** Wegen der kleinen Wellenlängen ähnliches Verhalten wie das Licht mit Beugung und Brechung.
- **Absorption:** In Materie starke Absorption, deshalb nur geringe Eindringtiefe. Je höher die Frequenz, desto stärker ist die Absorption im Übertragungsmedium, auch in Luft.
- **Energiegehalt:** Als kurzwellige Strahlung energiereich; übliche Ultraschall-Intensitäten zwischen 10^{-3}–10^{3} W/cm^2. Bei hohen Frequenzen lassen sich hohe Energieflußdichten erreichen, ähnlich wie bei elektromagnetischer Strahlung.
- **Bildung von Schwingungskavitationen:** Bläschenbildung durch Druck- und Sogwirkung mit sehr hohen Drücken und Temperaturen (1000° C) im Bläscheninneren.

Vorkommen, Anwendung

- **Bei Tieren:** Fledermäuse bis 90 kHz, Tümmler bis 170 kHz.
- **Im medizinischen und technischen Bereich:**
  - Als unerwünschte Begleitemission beim Betrieb von Maschinen.
  - Werkstoffprüfung.
  - *Medizin:* Diagnostisch als Sonografie, therapeutisch z. B. als Lithotripter.
  - Reinigungsprozesse.
  - Werkstoffbearbeitung: Bohren, Schneiden, Schweißen (von Kunststoffen).
  - Abstandsmessung, Ortungsverfahren.
- **Art der Anwendung:** Mit kontinuierlicher Emission oder im Impulsverfahren.

Wirkungen

- Hohe Absorption im Gewebe mit Wärmebildung.
- An Grenzflächen (z. B. Muskel/Knochen) durch Beugungsphänomene Bildung von „hot spots" mit starker lokaler Überwärmung.
- Erzeugung von Bläschen (Kavitationen), in Weichteilgewebe allerdings nur schwer hervorzurufen. Beim Auftreten führen sie jedoch dann zu Gewebs- und Zellzerreißungen; Radikalbildung möglich (mutagen?).
- Tonempfindung im Gehör bei Frequenzen < 40 kHz.

Gesundheitliche Auswirkungen

- Kopfschmerzen, Unwohlsein, Schwindel bei hohen Intensitäten in der Luft (durch hörbare Schallanteile?).
- Überwärmung von Gewebe, Gefahr von Gewebsnekrosen durch hot spots (s. o.) an Grenzflächen.

Ultraschall

Grenzwerte

- **Festlegung eines Schwellenwertes:** Nach derzeitigen Erkenntnissen ist ein Schwellenwert festlegbar, unterhalb dessen keine gesundheitliche Gefährdung besteht. Bei niedrigen Ultraschall-Frequenzen ist die Gefährdung des Gehörs mit zu berücksichtigen.
- **Grenzwerte in der Luft:** International Radiation Protection Association (IRPA):
  - 20 Hz– 20 kHz: 85 dB.
  - 16 k Hz– 140 kHz: 110 dB.
- **Grenzwerte in Körpergewebe:** American Institute of Ultrasound in Medicine (AIUM):
  - 100 mW/cm^2 (Dauer > 500 s).
  - 50 Ws/cm^2 (Dauer 1 – 500 s).
  - *Gefahrlose Anwendung:* Das Schädigungsrisiko wird als ausgeschlossen betrachtet, wo eine Temperaturerhöhung unter 1,5 °C und Spitzenwerte des auftretenden Unterdrucks kleiner als 8 MPa bleiben.
- **Ultraschalltherapie:** Hier sind Effekte erwünscht. Maximalwert (WHO): 3 W/cm^2.

Definition

- Luftschallwellen im Frequenzbereich zwischen 0,1 oder 2,0 (ISO 7196) und 20 Hertz (Hz). Infraschall unterscheidet sich nur durch den Frequenzbereich von hörbarem Schall. Intensitätsangaben in Dezibel (dB).

Eigenschaften

- **Wellenlängen:** Große Wellenlängen (170 m bei 2 Hz, 17 m bei 20 Hz).
- **Ausbreitungsdämpfung:** Ist in Luft gering, deshalb große Reichweite. Schalldämmung durch Bauten und Wälle ist wenig wirksam, die Absenkung beträgt nur wenige dB.
- **Schallabnahme:** Jeweils 6 dB bei Verdoppelung des Abstands zur Quelle.
- **Druckstaubildung:** vor Wänden; stehende Wellen in Räumen oder zwischen Fassaden.

Herkunft

- Infraschall wird ausgelöst durch Schwingungen von Körpern oder Strömung von Flüssigkeiten großen Volumens oder durch Sprengungen.
  - *Natürliche Quellen:* Windströmungen (bis 135 dB); Wasserfälle; Meeresbrandung; Erdbeben.
  - *Künstliche Quellen:* Klima-, Be- und Entlüftungsanlagen, Exhaustoren; große Verkehrsmittel; Industrieanlagen (Maschinen, Motoren; besonders: pressen und verdichten); Förderanlagen.
  - *Beispiele:* Tab. 65.

Tabelle 65 Entstehung von Infraschall

Quelle	Infraschallpegel (dB)	Hörschallpegel (dB[A])
Elektro-Hochofen	117	102
Gesteinsmühle	121	104
Wasserkraftwerk	130	78
Druckerei	85	103
Torpedoboot-Maschinenraum	107	70
PKW, offenes Seitenfenster	126	83
Zug, offenes Fenster	107	55
Diesel-LKW	103	96
Leseraum mit Lüftungsanlage	90	60
Büroraum mit Lüftungsanlage	80	33

Infraschall

Wirkungen

- Keine Resonanzwirkung des menschlichen Körpers als Ganzem (im Unterschied zu Vibration bei Körper-Körper-Kontakt). Luftgefüllte Hohlräume wie Nasennebenhöhlen, Lunge, Darm zeigen zwar Resonanz, dies ist jedoch ohne Bedeutung.
- Das Mittelohr dient als Resonanzraum. Die Wahrnehmung von Infraschall erfolgt ohne echte Empfindung einer Tonhöhe; Gefühl von „Flattern"; Wahrnehmung von Obertönen der Mittel- und Innenohr-Resonanz.

Gesundheitliche Auswirkungen

- $>$ **170 dB:** Zerreißen der Alveolen in der Lunge.
- $>$ **160 dB:** Einreißen des Trommelfells, Beschädigung des Mittel- und Innenohres.
- $>$ **140 dB:** Übelkeit, Erbrechen, Gleichgewichtsstörungen, Kopfschmerzen, Atembeschwerden, Müdigkeit, Benommenheit, Konzentrations- und Leistungsschwäche, Tinnitus, Nystagmus.
- **Ca. 120 dB:** Spezifische Wirkung auf das Gehör; irreversible Schwellenverschiebung des Gehörs (permanent threshold shift, PTS) und vorübergehende Hörschwellenabwanderung (temporary threshold shift, TTS) geringen Ausmaßes im Tieftonbereich feststellbar.
- **Ca. 100 dB:** Psychische Wirkung in Form von Angstgefühl, Störeffekt.

Schutzmaßnahmen

- **Aktiv:** Dämpfung an der Quelle; die Durchführung ist schwierig, da die Dämpfer großvolumig sein müssen (siehe auch Schutzmaßnahmen, S. 308). Elektroakustische Maßnahmen (Lautsprecher).
- **Passiv:** Bei Betroffenen; wenig wirksam. Als persönlicher Schutz dient die Verwendung von Wattestöpseln, die wirksamer als Kapseln sind.

Grenzwerte

- Bisher gibt es in Deutschland keine amtlichen Regelungen, lediglich Empfehlungen in DIN 45680. Auswahl von Festlegungen: Tab. 66.

Tabelle 66 Auswahl von Grenzwertfestlegungen von Infraschall

Land	Pegel (dB)	Dauer (h)
Schweden	110	8
Norwegen	120	8
Deutschland (DIN 45680)	105*	

* gilt für 8 Hz, wird bei höheren Frequenzen geringer

Grundlagen

- **Definition:** Maßnahmen zur Verminderung der Schallentstehung und Schallausbreitung.
- **Verantwortlichkeit:** Schallexposition kann durch organisatorische Maßnahmen vermindert werden. Dies ist nicht primär Aufgabe des Betriebsarztes, sondern des technischen Arbeitsschutzes. Die Notwendigkeit sollte jedoch auch vom Betriebsarzt erkannt werden, die Prinzipien sollten ihm geläufig sein.

Schallentstehung

- **Häufige Ursachen:**
  - Beschleunigte Bewegungen (positiv oder negativ).
  - Werkstoff trifft auf Werkstoff (harte Materialien).
  - Reibung.
  - Strömungsvorgänge (Wirbelbildung).
  - Verbrennungsprozesse.
- **Vorkommen:**
  - Rotierende oder schnell laufende Elemente.
  - Bewegungen von Elementen gegeneinander (rollend, gleitend, schlagend).
  - Kraftübertragung (Kupplungen, Getriebe).
  - Strömungen (Flüssigkeiten, Gase; in Turbinen, an Propellern, Austrittsöffnungen; Turbulenzen, Kavitationen).
- **Höhe der Schallemission:** Abhängig von Schalleistung und Abstrahlfläche.

Schallübertragung

- **Luftschallübertragung:** Direkte Abstrahlung (unmittelbar von Schallquelle über Luft an das Ohr).
  - *Möglichkeiten der Luftübertragung:* Luft ist ein Medium, welches in fast allen Fällen Schall letztlich auf das Gehör überträgt:
    - Direkt vom abstrahlenden Körper.
    - Indirekt durch Reflexion des Schalls an Körperoberfläche (z. B. Wände).
  - *Abstand von der Schallquelle:* Bei punktförmiger Schallquelle Abstandsquadratgesetz. Gilt im allgemeinen jedoch nicht, da
    - eine Schallquelle flächenhaft ist; in nächster Nähe lineare Abnahme mit zunehmender Entfernung.
    - Wände, Decken Schall reflektieren. Erhöhung des Schallpegels möglich (stehende Welle).
- **Körperschallübertragung:** Indirekte Abstrahlung (mittelbar über Körperschallübertragung an abstrahlendes Element).

Körperschallübertragung: Möglichkeiten der Bekämpfung

- **Verhinderung der Schallentstehung:** Am effektivsten, jedoch häufig nicht möglich, z. B. durch Verfahrensänderung oder -wechsel.
  - Beispiele:
    - Verwendung anderer Maschinen (z. B. Elektromotor statt Dieselmotor, hydraulisches Getriebe statt mechanischem Getriebe).
    - Modifizierung von Verfahren (z. B. Reduktion von Kraft- und Beschleunigungsspitzen).
    - Änderung an Konstruktionen.

- **Schalldämpfung:** Verringerung der Schalleitung im leitenden Körper. Dämpfwirkung ist eine Materialeigenschaft. Hohe Dämpfung durch Gummi, Kork. Geringe Dämpfung durch harte Materialien, wie Eisen, Glas.
  - *Beispiele Schalldämpfung durch Verminderung der Eigenschwingung:*
    - Verwendung von Maschinenelementen mit großer Energieabsorption, wie Kunststoffe, spezielle Metallegierungen (hidamets) z.B. schallgedämpfte Richtplatte.
    - Dämpfungsbeläge, Verbundstoffe mit Dämmaterial (Schlagmühlen).
    - Kontinuitätstrennung an Elementen (z.B. Verbindung durch Verschraubung).
  - *Beispiele Schalldämpfung durch Veminderung der Schallausbreitung:*
    - Einlagerung von Dämpfungsmaterial.
    - Erhöhung der Verwindungsfestigkeit.
    - Schwingungsreduktion (Anbringung von elastisch gelagerten Massen).
- **Schalldämmung:** Minderung des Schalls beim Übergang von einem Körper auf den anderen. Meistens durch Zwischenstücke aus anderem Material oder durch Sperrmassen zur Schwingungsverminderung.
  - Beispiele:
    - Elastische Lagerung von Maschinen oder Maschinenelementen (Wellenlager, Kupplungen), dadurch Minderung der Schalleitung.
    - Erhöhung der Schwingungswiderstände mittels Zusatzmassen, Versteifungen an schalleitenden Elementen entfernt von der Schallquelle.

Luftschallübertragung: Möglichkeiten der Bekämpfung

- **Luftschalldämpfung:**
  - Kapselung von Schallquellen. Matten (6–7 dB[A]), einschalige Kapseln (10–25 dB[A]), zweischalige Kapseln (25–40 dB[A]). Möglichkeit der Schalldämpfung bei Maschinen mit guter Wirkung.
  - Schalldämpfende Elemente an Wänden, Decken, als Wandschirme. Verhinderung der Schallreflexion durch Absorption. Fernwirkung, keine Wirkung in der Nähe der Schallquelle.
  - Schalldämpfer an Austrittsöffnungen.
  - Schallschutzwände zur Verhinderung der Schallübertragung auf andere Räume. Je höher das Mauergewicht pro Flächeneinheit und spezifische Dämpfungseigenschaften des Materials, um so besser ist die Dämpfwirkung. Gute Dämpfeigenschaften haben Gummi und Mineralfaserplatten, schlechte haben Beton und Eisen.

Organisatorische Maßnahmen

- **Verminderung der Zahl lärmexponierter Personen und der Expositionsdauer:**
  - Regelmäßiger Austausch von Beschäftigten an Lärmarbeitsplätzen und weniger lärmintensiven Arbeitsplätzen. Dadurch Senkung der individuellen Lärmdosis.
  - Verlagerung von Nebenarbeiten, die nicht im Lärmbereich verrichtet werden müssen, aus dem Lärmbereich.
  - Trennung von lärmintensiven und leisen Maschinen, soweit möglich.

Definition

- Mechanische Schwingungen sind Bewegungen einer Masse um eine Ruhelage und sind durch Frequenz, Amplitude und Periodizität gekennzeichnet.

Schwingungsarten

- **Periodische Schwingung:** Der Bewegungsablauf wiederholt sich nach einer gewissen Zeit (Periode) vollständig. Zu unterscheiden sind Sinusschwingungen (harmonische Schwingungen) und aus Überlagerung mehrerer Frequenzen bestehende aharmonische Schwingungen. Beispiel für aharmonische Schwingung: Vibration durch einen gleichmäßig laufenden Motor.
- **Aperiodische Schwingung:** Fortlaufende Änderung eines Schwingungsparameters, z.B. Frequenz oder Amplitude, bei sich wiederholenden Bewegungsabläufen. Beispiel: Frequenzänderung durch Drehzahlveränderung, Amplitudenänderung durch veränderliche Dämpfung.
- **Stochastische Schwingung:** Regelloser, dem Zufall unterliegender Schwingungsablauf ohne periodische Regelmäßigkeit. Beispiel: Fahrzeug-Schwingungen bei Fahrt über unebenes Gelände. Besondere Bedeutung haben dabei Stöße (s. u.).

Schwingungstechnische Grundbegriffe

- **Amplitude** (Scheitelwert): Abstand zwischen Höchst-/Tiefststand und Mittellinie (Ruhelage).
- **Dämpfung:** Verringerung der Dämpfungsamplitude durch Verlust von Schwingungsenergie (Reibung; Umwandlung in Wärmeenergie).
- **Effektivwert:** Aus Momentanwerten gemittelter Wert (Wurzel aus dem Mittel der Quadrate aller Momentanwerte).
- **Eigenfrequenz:** Eine in Schwingung versetzte Masse schwingt stets in gleicher Frequenz. Diese ist proportional zur Rückstellkraft (Federkonstanten) und umgekehrt proportional zur Masse.
- **Einwirkungsdauer (T_e):** Zeitspanne der Schwingungsbelastung.
- **Resonanz:** Schwingungverstärkung durch Anregung eines Schwingungssystems in seiner Eigenfrequenz. Beim menschlichen Organismus als nicht homogenem und starrem Körper sind Eigenfrequenzen für Organe und Körperteile zu berücksichtigen (siehe gesundheitliche Auswirkungen, S. 313). Die *Impedanz* charakterisiert das Schwingungsverhalten des Körpers in Abhängigkeit von der Frequenz der einwirkenden Schwingung.
- **Schwingbeschleunigung:** Änderung der Schwinggeschwindigkeit pro Zeiteinheit: $a = m/s^2$.
- **Schwingungsfrequenz (Hz):** Wechselbewegungen pro Zeiteinheit.
- **Stoß:** Schwingungsereignis im Verlauf einer stochastischen Schwingung (s. o.). Der Stoß ist durch einen besonders hohen Scheitelwert gekennzeichnet (Scheitelfaktor > 3). Vergleichbar mit dem Impuls bei Lärmbelastung.

Physiologisch orientierte Begriffe

- **Beurteilungsdauer (T_r):** Zeitspanne, auf welche die Beurteilungsschwingstärke K_r bezogen wird (üblicherweise Arbeitsschicht von 8 h).
- **Beurteilungsschwingstärke (K_r):** Maß für die Gesamtbeanspruchung durch Schwingung während der Beurteilungsdauer, meist 8 h:
  - $K_r = K_{eq} \sqrt{T_e/T_r}$.
- **Energieäquivalenter Mittelwert (K_{eq}):** Integrierter Mittelwert der bewerteten Schwingstärke (K) über die Einwirkungsdauer (T_e).
- **Bewertete Schwingstärke (K** = Schwing-*K*raft, auch K-Wert genannt): Kenngröße ohne Dimension für die Einwirkung mechanischer Schwingung auf den menschlichen Körper. Ursprünglich zur Bewertung der subjektiven Wahrnehmung von Schwingungen verwendet (Abb. 23). Es werden zusätzlich auch das biomechanische Verhalten und meßbare physiologische Reaktionen bei der Festlegung berücksichtigt. K-Werte wurden für stehende/sitzende, liegende (L) Personen, für Personen ohne bestimmte Körperhaltung (B) und für Hand-Arm-System (A) festgelegt. Die Darstellung in der alten VDI-Norm (VDI 2075/Entwurf 1975) demonstriert den Zusammenhang zwischen K-Wert und Expositionszeit für die Grenzen von Wohlbefinden, Leistungsminderung und Gesundheitsrisiko deutlich (Abb. 24).

Stufe	Wahrnehmungsstärke K_X, K_Y, K_Z	Beschreibung der Wahrnehmung
A	<0,1	nicht spürbar
	0,1	Fühlschwelle
B_1		
	0,2	gerade noch spürbar
B_2		
	0,4	
C_1		
	0,8	gut spürbar
C_2		
	1,6	
D_1		
	3,15	stark spürbar
D_2		
	6,3	
E_1		
	12,5	
E_2		
	25	sehr stark spürbar
E_3		
	50	
E_4		
	100	
F	>100	

Abb. 23 Gemessene Wahrnehmungsstärke und subjektive Wahrnehmung.

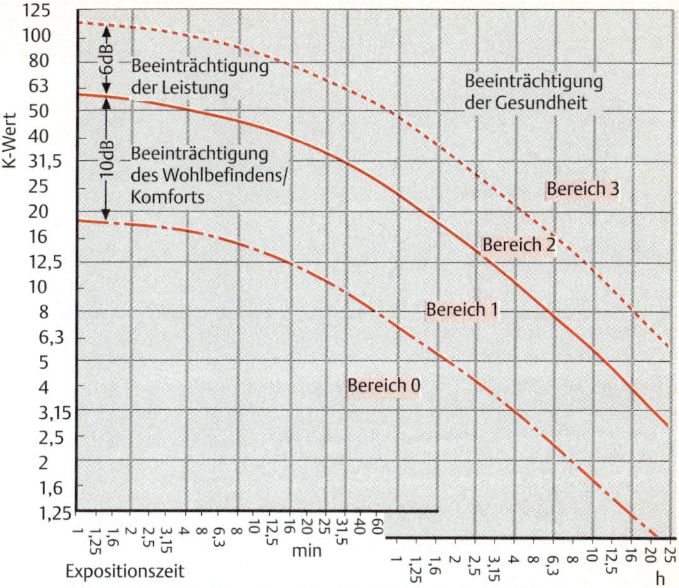

Abb. 24 Grenzlinien für die Beurteilung der Einwirkung mechanischer Schwingungen auf den Menschen (alte VDI 2057 [1975]).

Koordinatensystem

➤ Zur Festlegung der Richtung einer Schwingungseinwirkung werden physiologische Achsen festgelegt (Abb. 25 a). Wichtig ist dabei die Berücksichtigung der Körperhaltung einer Person. Für das Hand-Arm-System gibt es ein besonderes Koordinatensystem (Abb. 25 b):
- K_x K_y K_z: Körperhaltung im Sitzen und Stehen.
- K_{xl} K_{yl} K_{zl}: Körperhaltung im Liegen.
- K_s: Keine festgelegte Körperhaltung.
- K_{xh} K_{yh} K_{zh}: Koordinaten beim Hand-Arm-System.

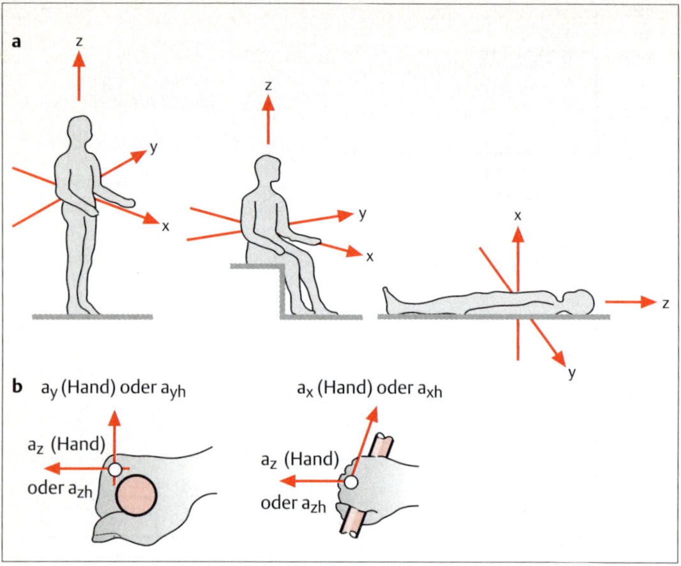

Abb. 25 Physiologisches Koordinatensystem bei Ganzkörperschwingung (a), Koordinatensystem beim Hand-Arm-System (b).

Regelungen

- **VDI 2057:** Einwirkungen mechanischer Schwingungen auf den Menschen (1987)
  - *Blatt 1:* Grundlagen, Gliederung, Begriffe.
  - *Blatt 2:* Schwingungseinwirkung auf den menschlichen Körper.
- **ISO 2631:** Mechanical vibration and shock evaluation of human exposure to whole body vibration (part 1 [1985]).

Vorkommen

- **Ganzkörperschwingungen:** Einwirkungen im Sitzen und Stehen:
  - *Transport und Verkehr:* Auf Fahrzeugen aller Art (Tab. 67).
  - *Landwirtschaft:* Auf Schleppern und anderen landwirtschaftlichen Fahrzeugen.
  - *Hoch- und Tiefbau:* Insbesondere auf Fahrzeugen auf Baustellen; LKW, Radladern, Raupenfahrzeugen durch Bewegung auf unebenem Gelände (stochastische stoßhaltige Schwingungen) und durch Motorlauf (periodische/aperiodische Schwingungen).
  - *Maschinen, die Schwingungen auf Umgebung übertragen:* Turbinen, Generatoren, Pressen, Zentrifugen (periodische Schwingungen).

Tabelle 67 Einwirkung von Ganzkörperschwingungen bei Tätigkeiten in Transport und Verkehr

Fahrzeug	Schwingstärken (K_z)
Personenwagen, Omnibus	5–14
LKW, Gabelstapler	10–32
Radlader	15–48

- **Teilkörperschwingungen** (Hand-Arm-Schulter): An allen handwerklichen Arbeitsplätzen, an denen drehende, schlagende handgeführte Werkzeuge verwendet werden (Tab. 68):

Tabelle 68 Einwirkung von Teilkörperschwingungen (Hand-Arm-Schulter) bei Tätigkeiten mit handgeführten Werkzeugen

Werkzeuge	Schwingstärken ($K_{hz\text{-}eq}$)
Bohrhämmer	29–103
Niethämmer	28–109
Schlaghämmer	23–123
Rüttelplatten	21–65
Stampfer	44–97
Nagler	19–67
Motorsägen ohne AV-System	24–87
Motorsägen mit AV-System	15–50
Handkreissägen	15–50
Winkelschleifer	9–45
Vertikalschleifer	42–75
Bohrschrauber	9–21
Schlagschrauber	14–91

Gesundheitliche Auswirkungen

- *Hoch-/Tiefbau:* Führen von Bohr- und Preßlufthämmern, Handsägen, Bohrern, Rüttlern, Nagler, Fräsen.
- *Metallbe- und -verarbeitung:* Benutzung von Schraubwerkzeugen (druckluftbetrieben), handgeführten Bohr- und Schleifmaschinen, Fräsen, Schmiede- und Niethämmern, Gußputzen, Entgraten.
- *Land- und Forstwirtschaft:* Führen von Motorsägen.
- *Verstärkung der Schwingungsübertragung:* Durch Erhöhung der Greif- und Andruckkraft bei handgehaltenen Geräten. Die Resonanzfrequenz verschiebt sich dabei in höhere Bereiche.

Physikalische Wirkung

➤ **Eigenfrequenz:** Der menschliche Organismus besteht aus einer Vielzahl von Bestandteilen, die wegen unterschiedlichen Dämpfungs- und Federungsverhaltens verschieden auf Vibration reagieren. Wegen der sehr verschiedenen Massen der Körperteile/Einzelorgane resultieren unterschiedliche Resonanzfrequenzen.

➤ **Einwirkungsrichtung:** Das Schwingungsverhalten des Körpers ist unterschiedlich bei vertikaler oder horizontaler Einwirkung. Die Grundresonanz beträgt bei horizontaler Einwirkung ~ 2 Hz.

Tabelle 69 Resonanzfrequenzen verschiedener Körperbereiche (nach Dupuis)

Körperteil	Frequenz (Hz)
Kopf	20
Augapfel	20–25
Hand-Arm	10–20
bei hoher Andruckkraft	–40
Fingeroberfläche	200–300
Rumpf sitzend	4–6
Herz	4–6
Magen sitzend	4–7
Wirbelsäule sitzend	3–5
Ganzkörper sitzend oder stehend	**4–5**
Schädelknochen liegend	50–70
Rumpf liegend	5–12
Ganzkörper liegend	**1–2**

Physiologische Wirkung

➤ **Einflußgrößen auf den Organismus:**
- Frequenz.
- Amplitude.
- Angriffspunkt am Körper.
- Einwirkungsrichtung.
- Dauer.
- Schwingungsart.

- **Folgen:** Abhängig von der Intensität der Schwingung, gekennzeichnet durch den Wert K, kommt es zu:
  - Störungen des Wohlbefindens.
  - Verminderung der Leistungsfähigkeit, steigendem Unfallrisiko.
  - Gesundheitlichen Beschwerden.
  - Risiko der Gesundheitsschädigung.
- **Durchblutung:** Drosselung der Durchblutung bei Vibrationsbelastung der Hände, damit Absinken der Hauttemperatur. Die Drosselung ist abhängig von der Greifkraft (s. u.).
- **Vibrationswahrnehmung:** Reversible Anhebung der Vibrationswahrnehmungsschwelle, höhere Frequenzen haben stärkere Wirkung als tiefe.
- **Wirbelsäule:** Beim Sitzen und Stehen zusätzliche Belastung der Wirbelsäulen-Elemente durch phasenverschobene Eigenbewegung der Wirbelkörper. Dadurch kommt es zu Zug- und Druckbelastungen der Zwischenwirbelscheiben (s. u.).
- **Sehvermögen:** Sehstörungen und Verringerung der Sehschärfe, besonders ausgeprägt bei Schwingung in Resonanzfrequenz des Augapfels.
- **Muskulatur:** Auslösung von Muskelreflexen. Erhöhung des Muskeltonus. Fraglich ist, ob dadurch eine Schutzwirkung eintritt. Durch den erhöhten Muskeltonus kommt es auch zu einer Erhöhung der Atem- und Herzfrequenz.
- **Gastrointestinaltrakt:** Bauch- und Magenbeschwerden.
- **Leistungsfähigkeit:** Verminderung der Koordinationsfähigkeit (Nachlassen der Geschicklichkeit) und Informationsverarbeitung (Ermüdung).

Gesundheitliche Risiken

- **Schädigungen der Ellenbogen-, Schulter- und Handgelenke:** Durch Arbeit mit vibrierenden Werkzeugen. Durch erhöhte Andruck- und Greifkraft verstärkte Schwingungsübertragung. Es kann sich daraus die Berufskrankheit *2103* „Erkrankungen durch Erschütterung bei Arbeit mit Druckluftwerkzeugen oder gleichartig wirkenden Werkzeugen oder Maschinen“ entwickeln.
  - *Entstehung:* durch Schädigung des Gelenkknorpels verstärkte Reizung des Knochengewebes. Dispositionelle Faktoren müssen vorliegen. Mikrotraumen durch Einbrüche in die Spongiosa, Bindegewebs- und Knochenneubildung. Entstehung von Randzacken, freien Gelenkkörpern. Aseptische Knochennekrose des Kahnbeins; Lunatummalazie.
  - *Belastungsdauer:* Mindestens 2 Jahre Arbeit mit vibrierenden Geräten als Voraussetzung zur Anerkennung. Es lassen sich jedoch keine Voraussagen im Einzelfall machen, ob und wann ungefähr mit Schädigung zu rechnen ist.
  - *Symptomatik:* Ermüdung, schmerzhafte Bewegungseinschränkungen, Ruheschmerz in den Gelenken, besonders in der Nacht, Berührungsempfindlichkeit. Daneben sensible (Parästhesien) und motorische neurologische Störungen (Kraftlosigkeit, Händezittern).
- **Durchblutungsstörungen an Fingern und Händen:** Durch vibrierende Geräte mit Frequenzen bis 800 Hz. Die Berufskrankheit *2104* „Vibrationsbedingte Durchblutungsstörungen an den Händen, die zur Unterlassung aller Tätigkeiten gezwungen haben, die für die Entstehung, Verschlimmerung oder das Wiederaufleben der Krankheit ursächlich waren oder sein können“ kann sich daraus entwickeln.

Gesundheitliche Auswirkungen

- *Entstehung:* Hypertrophie der Gefäßmuskulatur mit Lumenverengung. Das Auftreten der typischen vasospastischen Anfälle setzt vermutlich auch eine Schädigung der peripheren Nerven voraus.
- *Belastungsdauer:*
  - Mehrjährige Tätigkeit ist Voraussetzung; die Entstehung hängt von dispositionellen Faktoren, Vibrationsbelastung, Umgebungstemperatur ab. Kälteeinwirkung (Arbeit im Freien) erhöht das Risiko.
  - Hinweise auf gesundheitsschädigende Belastungsdauer in der europäischen Vornorm 25349: Bei täglicher Belastung von 4 Stunden mit Schwingstärken von 2–50 m/s^2 ist mit einer Entwicklung eines vibrationsbedingten vasospastischen Syndroms (VVS) innerhalb 25–1 Jahren zu rechnen.
- *Symptomatik:* Typisches Krankheitsbild ist das vibrationsbedingte vasospastische Syndrom (VVS) oder Weißfingerkrankheit, das dem Raynaud-Syndrom sehr ähnelt. Reversibel. Bei Anfall von distal nach proximal fortschreitend, verbunden mit Kältegefühl bis hin zu Schmerzen, Parästhesien, Störungen der feinmotorischen Koordination. Die Anfälle treten zeitlich unabhängig von der Belastung auf! Die Anfallsdauer beträgt wenige Minuten bis Stunden. Einteilung (Tab. 70).
- *Maßnahmen:* Bei geringer Symptomatik technischer und persönlicher Schutz (siehe Schutzmaßnahmen, S. 318). Arbeit in Kälte vermeiden. Überprüfung der Medikamenteneinnahme, Hinweise auf die Wirkung des Rauchens geben. Bei ausgeprägter Symptomatik ist eine Einstellung der Tätigkeit erforderlich. Mit einer (teilweisen) Besserung kann gerechnet werden, auch über Jahre hinweg.

Tabelle 70 Einteilung der vasospastischen Symptome (Stockholm Workshop Classification 1987, zitiert nach Dupuis, 1995)

	Vasospastische Symptome		Sensorische Symptome
0 V	kein Weißwerden der Finger	**0 SN**	keine
1 V	Weißwerden einer oder mehrerer Fingerspitzen bei gelegentlichen Anfällen	**1 SN**	gelegentliches Taubheitsgefühl ohne oder mit Kribbeln
2 V	Weißwerden eines oder mehrerer Finger an distalen oder mittleren Gliedern bei gelegentlichen Anfällen	**2 SN**	gelegentliches oder andauerndes Taubheitsgefühl, verringerte Sensibilität
3 V	Weißwerden der ganzen Finger meist beider Hände. Häufige Attacken	**3 SN**	gelegentliches oder andauerndes Taubheitsgefühl, vermindertes Berührungsempfinden, verringerte feinmotorische Geschicklichkeit
4 V	wie 3, jedoch trophische Hautveränderungen an den Fingerkuppen		

- **Schädigung der Zwischenwirbelkörper der Lendenwirbelsäule:** Durch Tätigkeit im Sitzen. Tritt überwiegend auf Fahrzeugen oder fahrbaren Arbeitsmaschinen auf. Die Berufskrankheit *2110* „Bandscheibenbedingte Erkrankungen der Wirbelsäule durch langjährige, vorwiegend vertikale Einwirkungen von Ganzkörper-Schwingungen" im Sitzen kann dadurch entstehen.
  - *Entstehung:* Beeinträchtigung des Stoffwechsels im Bandscheibengewebe. Druck-, Zug- und Rotationskräfte können zu Mikrotraumen an Bandscheibe und Mikrofrakturen der Deckplatten führen. Degenerative Veränderungen am Knochen- und Bandscheibengewebe bis zur Protrusion bzw. Prolaps. Spondylose, Osteochondrose, Arthrose. Schädigung besonders durch stoßhaltige Schwingungen. Irreversible Schädigung. Betroffen sind Führer von Fahrzeugen und Geräten mit nicht oder wenig gefederten Sitzen (z.B. auf Baustellen, aber auch Staplerfahrer). Keine Schädigung bei Straßenfahrzeugen (z.B. LKW, Bus, Taxi).
  - *Belastungsdauer:* Langjährig, in der Regel mindestens über 10 Jahre bei täglich wiederholt auftretender Belastung. Ähnlich wie bei der Schädigung des Gehörs durch Lärmbelastung gibt es vermutlich eine Risiko-Beziehung zwischen Belastungsdauer und pathogener Belastungsstärke (Belastungs-Dosis nach Dupuis, Berechnung s.u.). Zur Beurteilung der Dosis können nur solche Tage herangezogen werden, an denen K_r mindestens den Wert 16,2 bzw. bei stoßhaltigen Schwingungen 12,5 erreicht hat (siehe Schutzmaßnahmen, S. 318).
    - Formel für Gesamtdosis D (K_r = Beurteilungsschwingstärke, d = Expositionstage):

$$\mathbf{D = \sum (K_r^2 \bullet d)}$$

  - *Symptomatik:*
    - Lokales Lumbalsyndrom; Lumbago oder chronisch-rezidivierende Schmerzen.
    - Lumbale Wurzelsyndrome; „Ischias" mit Wurzelreizungen mono- oder polyradikulär, ein- oder beidseitig.
    - Kaudasyndrom mit sensiblen und motorischen Störungen („Reithosenanästhesie"); Blasen- und Mastdarm-Funktionsstörungen möglich.
- **Gefahr der Netzhautablösung** bei entsprechender Disposition im Resonanzbereich des Augapfels (20–40 Hz).
- **Hörschädigung:** Bei Lärmbelastung mit gleichzeitiger Vibrationsbelastung möglicherweise Schädigung der *apikalen* Sinneszellen in Cochlea. Umstritten, bisher nur Einzelbeobachtungen (Lehnhardt 1965).

Technische und persönliche Schutzmaßnahmen

- **Allgemeine konstruktive Maßnahmen:** Bei vibrierenden Anlagen und stationären Maschinen Verhinderung der Schwingungsentstehung und -übertragung möglich, z. B. durch:
  - Beseitigung von Unwuchten.
  - Verhinderung von Resonanzen, z. B. durch Vermeidung bestimmter Drehzahlen, Veränderung der Masse (und damit der Eigenfrequenz) von Teilen, die bei den auftretenden Frequenzen in Schwingung gerieten.
  - Versteifung von Maschinenteilen.
  - Einbauen von Federn, Stoßdämpfern, Schwingungstilgern.
  - Bei Fahrzeug- und Krankabinen dämpfende Aufhängung.
- **Sitzgestaltung bei Fahrzeugen:** Zur Auswahl von Fahrzeugsitzen ist die Kenntnis der am Fahrzeug auftretenden Frequenzen und Beschleunigungswerte erforderlich. Danach kann ein optimaler Sitz ausgewählt werden (Resonanzfrequenz des Sitzes beachten!).
- **Anti-Vibrationssyteme (AV-Systeme):** Bei handgeführten Geräten (insbesondere Motorsägen im Forstbetrieb). Besondere schwingungsgedämpfte Aufhängung der Griffe am Gerät vermindert die Übertragung um bis zu 50%. Daneben Griffheizung bei Arbeiten in kalter Umgebung. Allerdings kann der Umgang mit dem Gerät dadurch erschwert werden.
- **Organisatorische Maßnahmen:** Sind technische und persönliche Schutzmaßnahmen nicht ausreichend, so kann durch entsprechende Arbeitszeit- und Pausengestaltung eine gesundheitsschädigende Wirkung verhindert werden. Verringerung der Arbeitszeit mit Belastung, häufige Pausen zur Erholung (beheizte Pausenplätze).
- **Persönlicher Schutz:** Bei Schwingungsübertragung über das Hand-Arm-System ist durch spezielle Handschuhe eine Schwingungsdämpfung in bestimmten Frequenzbereichen möglich (S. 312).

Grenzwerte

- **Bereich gesundheitlicher Gefährdung:** Zur Beurteilung der Schwingungseinwirkung auf Beschäftigte wird die Bewertete Schwingstärke K_{eq} herangezogen. Die Abbildung 26 zeigt die maximal zulässige Exposition in Abhängigkeit von der Expositionsdauer (VDI 2057). Dabei ist $K_r = 16{,}2$ der K_{eq}-Wert, bei einer Exposition von einer Arbeitsschicht (8 Stunden). Bei stoßhaltigen Schwingungen niedrigerer K_r-Wert (12,5) wegen der stärkeren Belastung. Der Grenzwert $K_r = 16{,}2$ gilt sowohl für Ganzkörper- als auch für Hand-Arm-Schwingungen.
- **Gesundheitsschutz-Bergverordnung:** Bisher einzige gesetzliche Festlegung (§ 12 GesBergV). Feststellung der Beurteilungs-Schwingstärke. Bei Überschreitung des Grenzwerts sind persönliche Schutzmaßnahmen zur Verfügung zu stellen.
- **Arbeitsstättenverordnung** (Tab. 71): In Arbeits-, Pausen-, Bereitschafts-, Liege- und Sanitätsräumen ist das Ausmaß mechanischer Schwingungen so niedrig wie nach Art des Betriebes möglich zu halten (§ 16 ArbStättV).
- **Spitzenwertbegrenzung:** Der Maximalwert sollte den Anhaltswert K_r nicht mehr als um den Faktor 3 überschreiten.
- **Wasserfahrzeuge:** Hier gelten Sonderregelungen.

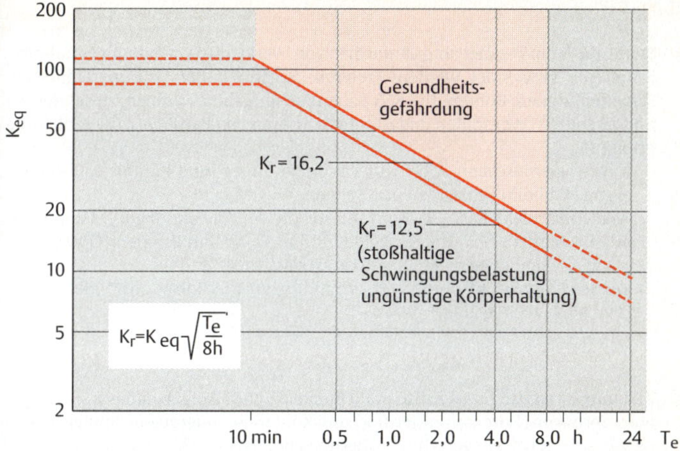

Abb. 26 Bereich gesundheitlicher Gefährdung nach langjähriger Einwirkung von Ganzkörperschwingungen (K_{eq} = Bewertete Schwingstärke, T_e = tägliche Einwirkdauer).

Tabelle 71 Anhaltswerte für Gebäude (nach VDI 2 057)

Gebäudebereich	**K_r (8 h)**
Erholungs-, Ruhe-, Aufenthalts-, Sanitätsräume	0,2
Arbeitsplätze mit überwiegend geistiger Tätigkeit (Büroräume), Präzisionsarbeiten	0,3
Arbeitsbereiche mit erhöhter Aufmerksamkeit in Werkstätten	0,4
Arbeitsbereiche mit einfachen oder überwiegend mechanischen Tätigkeiten	1,6
sonstige Arbeitsbereiche	3,0

Regelungen

- **ArbstättV:** Arbeitsstättenverordnung § 16.
- **GesBergV:** Gesundheitsschutz Bergverordnung § 12.
- **VDI 2057:** Einwirkung mechanischer Schwingungen auf den Menschen:
  - *Blatt 2:* Bewertung.
  - *Blatt 3:* Beurteilung.
- **ISO 2631:** Guide for the evaluation of human exposure to whole body vibration.
- **DINV-ENV 25 349:** Mechanische Schwingungen (Vornorm; 1993).

Kühlschmierstoffe (KSS)

Definition

- Stoffe, die beim Trennen und Umformen von Werkstoffen zum Kühlen und/oder Schmieren verwendet werden. Trennen: Sägen, Drehen, Fräsen, Schneiden, Schleifen, Honen, Bohren. Die KSS haben die Aufgabe zu kühlen, zu schmieren und zu spülen (Wegspülen und Abtransportieren von Partikeln). Die Einteilung erfolgt in:
  - *Nichtwassermischbare KSS* (früher Schneid-, Bohr- und Kühlöle): Besonders eingesetzt beim Umformen und Sägen.
  - *Wassermischbare KSS:* KSS-Konzentrate, die vor Anwendung mit Wasser gemischt werden. Man unterscheidet Öl-in-Wasser-Emulsionen (Ö/W), Wasser-in-Öl-Emulsionen (W/Ö) und wasserlösliche KSS.
  - *Wassergemischte KSS:* Aus wassermischbaren KSS fertig anwendbare KSS, Ö/W, W/Ö, KSS-Lösung.

Zusammensetzung, chemisch-physikalische Eigenschaften

- **Zusammensetzung und Aufbau:** Richten sich nach Aufgaben des KSS. Hauptanforderungen (Primäranforderung) sind Kühlen, Schmieren und Spülen, wobei der Schwerpunkt sehr verschieden liegen kann. Daneben können eine Reihe von Zusatzanforderungen (Sekundäranforderungen) an KSS gestellt werden. Diese werden durch Zugabe verschiedener *Additive* erfüllt. *Primärstoffe* sind Bestandteile des fertigen KSS, *Sekundärstoffe* sind unerwünschte Bestandteile, die durch Gebrauch entstehen bzw. eingetragen werden.
- **Primärstoffe:** Grundstoffe, Additive und Begleitstoffe:
  - *Grundstoffe:* Wasser, Öle (paraffinisch, naphthenisch, aromatisch) verschiedener Herkunft (z. B. Destillate, Cracköle) oder synthetische Stoffe (z. B. Kohlenwasserstoffe, Polyphenole, Ester, Silikone). pH-Wert meistens im alkalischen Bereich (pH ≈ 9)!
  - *Additive:* Zusätze, die dem KSS bestimmte Eigenschaften geben sollen. Wichtige Additive sind:
    - Alterungsschutzstoffe zur Förderung der Stabilität (Lagerung): Organische Sulfide, Zinkdithiosulfate, Aromatische Amine.
    - Biozide (Verhinderung von Bakterien- und Pilzwachstum): Formaldehyd und -derivate, Phenol, Kathon.
    - Emulgatoren (zur Herstellung und Aufrechterhaltung der Emulsion): Tenside, Seifen, Sulfonate.
    - Entschäumungsmittel: Tributylphosphat, Silikonpolymere.
    - EP-Additive („extreme pressure"; verhindern Mikroverschweißungen zwischen Metallstücken bei hohen Temperaturen und Drücken): Chlorkohlenwasserstoffe, Aminphosphate, geschwefelte Fette/Öle.
    - Korrosionsinhibitoren (Schutz vor Korrosion an der Werkstoffoberfläche): Zinkdithiophosphat, geschwefelte, phosphorierte Terpene/Olefine.
    - Nebelverhinderung (verhindern Zerreißung des Schmierfilms und damit die Aerosolbildung): hochmolekulare Stoffe.
    - Reibungsveränderer (friction modifier; verringern Reibung zwischen Metalloberflächen): Fettsäuren, gefettete Amine.
    - Rostinhibitoren (sollen Rostbildung an eisenhaltigen Werkstücken verhindern): Sulfonate, Natriumnitrit, Alkanolamine (Triethanolamin), organische Bor-Verbindungen.

  - Daneben Zusätze, die weitere bestimmte Eigenschaften der KSS schaffen oder steuern.
- *Begleitstoffe:* Unerwünschte, aber aus technischen Gründen unvermeidbare Bestandteile (z.B. Diethanolamin, welches bei der Herstellung von Triethanolamin entsteht).

➤ **Sekundärstoffe:** Reaktionsprodukte, Fremdstoffe und Mikroorganismen, die beim Gebrauch von KSS auftreten:
- *Reaktionsprodukte:* Bei lokal hohen Drücken und Temperaturen kann eine Vielzahl von Stoffen entstehen, z.B.:
  - Nitrosamine.
  - PAH (Polycyclische Aromatische Hydrocarbone).
  - Abbauprodukte der Mikroorganismen (Endotoxin).
  - Metalle, Metallverbindungen.
- *Fremdstoffe:* Abrieb, abgespülte Schutzöle, Hydrauliköl, Staub und Schmutz aus der Luft, Nahrungs- und Genußmittelreste (!). Auch *nachträglich* zugesetzte Bestandteile (Primärstoffe) zählen dazu.
- *Mikroorganismen:* Finden z.T. gute Wachstumsbedingungen (Temperatur, Nährbestandteile) vor.
  - Bakterien: Achromobakter, E. coli, Coliforme, Flavobacterium, Pseudomonas, sulfatreduzierende Bakterien u.a.
  - Pilze: Aspergillus, Candida, Cephalosporium, Fusarium, Trichosporum u.a. Verändern die physikalischen Eigenschaften der KSS (z.B. pH-Senkung, Emulsionsstabilität).
- *Systemreiniger:* Sie sollen Verunreinigungen, die sich als feste Körper (in Form von Ablagerungen, Flocken) gebildet haben, auflösen. Sie werden deshalb vor Wechsel des KSS dem Kreislauf beigefügt. Sie enthalten Biozide, Lösemittel, Netzmittel und Emulgatoren. Bei Zusatz muß mit erhöhter Konzentration an Mikroorganismen gerechnet werden.

➤ **Anwendung:** In Fabriken mit vielen Maschinen, an welchen KSS Verwendung finden, häufig KSS-Kreislauf mit zentraler Aufbereitung des KSS mit Reinigung, Kühlung, Wartung und regelmäßigem Wechsel.

Gesundheitliche Gefährdungen

➤ **Hauterkrankungen:**
- *Ölakne:* Vorkommen nur bei nichtwassermischbaren KSS (ca. die Hälfte der in Deutschland verbrauchten KSS).
- *Toxisches Kontaktekzem:* Durch hautreizende Bestandteile des KSS, wie Laugen, Emulgatoren.
- *Toxisch degeneratives Kontaktekzem* (Abnutzungsdermatose): Auftreten am häufigsten, jedoch nur bei wassergemischten KSS. Es kommt zunächst zu einer Entfettung der Haut (Entfernung des natürlichen Schutzes), danach zur Reizung durch Inhaltsstoffe (Biozide, EP-Zusätze) mit Entzündungsreaktion. Langsame Entwicklung.
- *Allergisches Kontaktekzem:* Entwicklung meist auf Grundlage einer Abnutzungsdermatose. Bestimmte Biozide und Konservierungsstoffe sind gute Allergene. Dazu zählen Aldehyde, Thiazol, Kathon, EP-Zusätze, Antioxidantien und Metallionen (Ni, Cr, Co). Ist nach erfolgter Sensibilisierung das Umsteigen auf ein anderes KSS nicht möglich, ist oft ein Arbeitsplatzwechsel unumgänglich.

Kühlschmierstoffe (KSS)

- **Obstruktive Atemwegserkrankungen:** Entstehung durch Einatmen von Aerosolen und Dämpfen möglich. Es können toxisch-irritative oder allergische Formen entstehen. Atemwegserkrankungen treten vergleichsweise selten auf.
- **Krebserkrankungen der Atemwege:** Entstehung durch Nitrosamine und PAH als Sekundärstoffe im KSS. Einige Fälle wurden bisher als Berufskrankheit anerkannt!
  - *Nitrosamine:* Durch chemische Reaktion von Natriumnitrit (Korrosionsschutz) mit Alkanoaminen (Rostinhibitoren) entstehen Nitrosamine, besonders N-Nitroso-diethanolamin (NDELA) aus Diethanolamin. Außerdem können Nitrite und Nitrate als Fremdstoffe ins KSS gelangen: Reste von Härtesalzen und Rostschutzstoffen, Nitrat im Ansatzwasser, Stickoxide aus der Luft, Biotransformation durch Mikroorganismen im KSS.
  - *PAH:* Vorkommen nur in nichtwassermischbaren KSS als Verunreinigung des Grundstoffs (Aromaten) oder als Reaktionsprodukt.

Schutzmaßnahmen

- **Auswahl des KSS:** KSS sollten keine chlororganischen Verbindungen, Nitrit, sekundäre Amine, freies Formaldehyd und PAH in hohen Konzentrationen enthalten.
- **Technischer Schutz:**
  - *Konstruktive Anforderungen:* Maschinen mit geeigneter KSS-Führung und Bevorratung beschaffen. Dazu gehören vollständiger Ablauf des KSS beim Ablassen, keine unzugänglichen Ablagerungsecken, glatte Wände, weitgehende Verhinderung des Eintrags von Fremdstoffen. Für zentrale KSS-Anlagen gilt entsprechendes. An eine ausreichende Reinigung der Anlage ist schon bei der Konstruktion zu denken.
  - *Kapselung bzw. Absaugung:* An Anwendungsstelle, ausreichende Lüftung.
- **Organisatorische Maßnahmen:**
  - *Betriebsanweisung und Unterweisung.*
  - *Inbetriebnahme:* Nach Stillstand einer KSS-Anlage vorübergehend erhöhte Keimkonzentrationen wegen Durchmischung.
  - *Wartung und Pflege:* Aufstellung eines Wartungsplans, beginnend beim Ansatz des KSS. Regelmäßige Prüfung entsprechend Schema (Tab. 72).

Tabelle 72 Schema zur Prüfung von unter Verwendung von Kühlschmierstoffen betriebenen Maschinen

Prüfung	Gerät	Häufigkeit
Gebrauchskonzentration	Refraktometer	täglich/2× pro Woche
pH-Wert	pH-Meter, Indikatorpapier	wöchentlich
Nitritgehalt	Merckoquant Nitrit-Stäbchen	wöchentlich
Keimzahl	Uricult, diverse Keimindikatoren	monatlich
PAH-Konzentration (nicht wassermischbare KSS)	Probenahme in KSS und Luft, Analyse auf Benzo(a)pyren	jährlich

- *Keimzahlen:* Bei Keimzahlen von > 10^6 Bakterien (KBE) bzw. 10^5 Pilze pro ml KSS ist die Zugabe von Bioziden (nur beschränkt möglich) oder der Wechsel des KSS erforderlich.
- *pH-Wert:* Zugabe von Wasser, wenn Abweichungen vom einzuhaltenden Wert festgestellt werden.
- *Nitrit*gehalt: Bei Werten > 20 mg/l KSS ist eine Messung der Nitrosaminkonzentration in KSS und Atemluft notwendig.
- *Systemreinigung und KSS-Wechsel:* Reinigung im allgemeinen vor Wechsel des KSS. Wesentlicher Bestandteil des Systemreinigers ist das Biozid. Nach Zugabe ist mit einem vorübergehenden Anstieg der Keime zu rechnen. Danach Reinigung des Kreislaufs durch Spülung, Säuberung (Hochdruck-Dampfstrahl (Schutzmaßnahmen!) und Desinfektion. Nur außerhalb der Betriebszeiten durchzuführen (KSS-Beauftragte).

➤ **Persönlicher Schutz:**
- Siehe auch Hautschutz, S. 573.
- *Hautschutzplan:* Regelmäßige Reinigung der verschmutzten Haut, Schutz und Pflege durch Auswahl geeigneter Mittel, die auch gut erreichbar bereitgestellt werden müssen. Information der Beschäftigten über Hautschutzplan.
- *Schutzkleidung:*
  - Handschuhe bei Bedienung von Maschinen mit offen drehenden Teilen nicht erlaubt, deshalb ausreichender Hautschutz besonders wichtig.
  - Benetzte Arbeitskleidung, auch Handschuhe, die innen verschmutzt sind, bald wechseln, da durch Wasserverdunstung die anderen Bestandteile konzentriert werden.
  - Schutzhandschuhe und -brille beim Ansetzen, Warten und Wechsel des KSS erforderlich.

➤ **Arbeitsmedizinische Vorsorge:** Gemäß G 24 (Hauterkrankungen).

Grenzwerte

➤ **TRGS 900:** 10 mg/m³ (wassermischbare und nicht wassermischbare KSS) als Gesamtaerosol (Summe aus Dampf und Aerosolen). Einzelkomponenten s. Tab. 73.

➤ **Grenz- und Leitwerte für Einzelkomponenten:** Siehe Tab. 73, 74.

Tabelle 73 Luftkonzentrationen

Stoff	Grenz-/Leitwert (mg/m³)	Regel
Formaldehyd	0,6	TRK-Wert (TRGS 102)
Benzo(a)pyren	0,002	TRK-Wert (TRGS 102)
N-Nitroso-diethanolamin (NDELA)	0,001	TRK-Wert (TRGS 102)
Mineralöl-Aerosol	5	BIA-Empfehlung
Mineralöl-Aerosol + Dampf	20	BIA-Empfehlung

Kühlschmierstoffe (KSS)

Tabelle 74 Konzentration im KSS

Stoff	Grenz-/Leitwert (mg/m^3)	Regel
sekundäre Amine (KSS-Konzentrate)	< 0,2%	TRGS 611 (4.2)
Nitrate (Ansatzwasser, gemischtes KSS)	50 mg/l	TRGS 611 (5.3/5.4)
Nitrit	20 mg/l	TRGS 611 (5.4)
NDELA	0,5 mg/l	TRGS 611 (5.5)

Regelungen

- **Gefahrstoffverordnung § 15 c; Anhang II, Nr. 4:**
  - *TRGS 611:* Verwendungsbeschränkungen für wassermischbare bzw. wassergemischte KSS, bei deren Einsatz N-Nitrosamine auftreten können.
  - *TRGS 552:* N-Nitrosamine.
  - *TRGS 900:* MAK-Wert-Liste, dazu Toxikologisch-arbeitsmedizinische Begründungen von MAK-Werten: Kühlschmierstoffe.
- **ZH 1/248:** Regeln für Sicherheit und Gesundheitsschutz beim Umgang mit Kühlschmiermitteln.
- **Berufsgenossenschaftliches Institut für Arbeitsschutz (BIA):**
  - *BIA-Information 3/82:* Die Beurteilung von Mineralölkonzentrationen in der Luft am Arbeitsplatz.
  - *BIA-Report 3/91:* Kühlschmierstoffe.
- **DIN 51 385:** Kühlschmierstoffe (1991).
- **VDI-Richtlinien 3095, 3396:** Kühlschmierstoffe.

Definition

- **Lösemittel:** Flüssigkeiten, die feste Stoffe aufnehmen; diese liegen dann ionisiert in molekularer Form oder in sehr kleinen Aggregaten vor.
- **Organische Lösemittel:** Bei Raumtemperatur Flüssigkeiten auf der Basis von Kohlenstoffatomen. Die meisten organischen Lösemittel sind lipophil. Sie werden zum Lösen lipophiler (unipolarer) Substanzen eingesetzt. Wegen ihres hohen Dampfdrucks auch Einsatz bei der Oberflächenbeschichtung und beim Kleben. Das Lösemittel selbst verdampft. Überwiegend werden Zubereitungen verschiedener Lösemittel, d. h. Mischungen verschiedener Grundstoffe verwendet.

Zusammensetzung, Anwendungsbereiche, chemisch-physikalische Eigenschaften

- **Zusammensetzung:** Bestandteile technischer Lösemittelgemische sind die folgenden chemischen Gruppen. Die in Farben, Verdünnungen, Klebstoffen, Reinigungsmitteln, Pflegemitteln und Kunststoffen am häufigsten vorkommenden Leitsubstanzen sind *kursiv* hervorgehoben.
  - *Aromatische Kohlenwasserstoffe:* BTX-Aromate (Benzol, *Toluol*, *Xylole*), Ethylbenzol, *Styrol*, Ethylxylole, Tetramethylbenzol u. a..
  - *Aliphatische Kohlenwasserstoffe:* Hexan, Heptan, Oktan, „*Testbenzine*" u. a.
  - *Halogenierte (Chlor-)Kohlenwasserstoffe:* Methylenchlorid, Trichlorethen, 1,1,1-Trichlorethan, Tetrachlorethen u. a..
  - *Alkohole:* Methanol, *Ethanol*, Butane, *Propanol*, *Ethylenglykol* u. a..
  - *Ester:* Methylacetat, *Ethylacetat*, *Butylacetat*, Isoamylacetat u. a..
  - *Ether:* Ethoxyethanol, Butoxyethanol, Dioxan,u. a..
  - *Ketone: Aceton*, *Methylethylketon (= 2-Butanon)*, Methyl-iso-butylketon (= 2-Hexanon) u. a..
  - *Sonstige:* Dimethylformamid, Schwefelkohlenstoff u. a..
- **Anwendungsbereiche, Inhaltsstoffe:**
  - *Anstreichmittel (Farbenindustrie):* Verbindung der folgenden Komponenten durch Lösemittel:
    - Binde- und Filmmittel; Harze zur Kondensation und Polymerisation.
    - Pigmente und Füllstoffe; Mineralpulver, Metalle wie z. B. Blei, Chrom, Eisen, Cadmium, Zink, Titan.
    - Additive: Lackhilfsmittel wie Silikone, Phthalsäureester, Kobalt, Mangan.
  - *Wasserlacke:* Enthalten geringe Anteile an Glykolether, Alkoholen, Estern.
  - *Klebstoffe:* Enthalten Aceton, aromatische Kohlenwasserstoffe, Methylethylketon (früher), Methylbutylketon (früher), Alkohole, n-Hexan.
  - *Testbenzine:* Gemische aus 1,2 Dibromethan, 1,2 Dichlorethan, Benzol, Toluol, Xylolen, Ethylbenzol, Isopropylbenzol, n-Hexan u. a., Kraftstoffe enthalten eine Reihe weiterer Additive zur Verbesserung der Zünd- und Verbrennungseigenschaften.
  - *Schwefelkohlenstoff:* Einsatz in der Viskosefaserproduktion sowie als Extraktionsmittel für Fette aus tierischen Abfällen.
  - *Kaltreiniger:* Verwendung als Ersatz für chlorierte Kohlenwasserstoffe und leicht entzündliche Lösemittel. Es handelt sich dabei um Gemische (Zubereitungen) von Lösemitteln, meist unterhalb der Deklarationspflicht.

Organische Lösemittel

- **Chemisch-physikalisches Verhalten:** Abhängig von 2 Faktoren:
  - *Dampfdruck:* Temperaturabhängiger Übergang von der flüssigen in die gasförmige Phase:
    - Schnelle Verdampfung: Aceton, Butylalkohol, Styrol, Xylole.
    - Langsame Verdampfung: Methylenchlorid, Toluol, Trichlorethen.
  - *Verhältnis Lipoidlöslichkeit/Wasserlöslichkeit.*

Gesundheitliche Gefährdungen

- **Grundsätzliche Wirkungen:**
  - Narkotische/pränarkotische Wirkungen.
  - Irritative und toxische Wirkungen.
  - Allergisierende Wirkungen.
  - Kanzerogene/teratogene Wirkungen.
- **Zielorgane:**
  - Zentrales und peripheres Nervensystem.
  - Leber und Stoffwechsel.
  - Herz.
  - Nieren.
  - Hämopoese und lymphatisches System.
  - Atemwege.
  - Haut.
- **Narkotische/pränarkotische Effekte:** Finden sich bei fast allen organischen Lösemitteln.
  - *Symptomatik* (dosisabhängig): Reversible Benommenheit, Kopfschmerzen, Schwindel, Übelkeit, Erbrechen, Desorientiertheit, Bewußtlosigkeit, Koma.
  - Reversibilität.
- **Neurotoxizität: Effekte auf das Zentrale Nervensystem (ZNS):** Alle oben aufgeführten Lösemittel sind prinzipiell neurotoxisch. Die neurotoxischen Effekte sind jedoch dosisabhängig, das Einhalten der MAK-Werte (s. u.) verhindert diese Toxizität. Die einzelnen Substanzen haben unterschiedliche Angriffspunkte bzw. Wirkungen (Demyelinisation, axonale und neuronale Degeneration).
  - *Symptomatik in Abhängigkeit von der Expositionsdauer und -dosis:*
    - Kurzzeitige Expositionen, höhere Dosen: Narkotische Effekte, s. o..
    - Wiederholte schwere Intoxikationen (z. B. bei Schnüfflern): Irreversibilität der Symptome ist möglich.
    - Chronische Lösemittelintoxikation: Toxische Enzephalopathie, Berufskrankheit 1317.
  - *Einteilung der toxischen Enzephalopathie nach Schweregraden (WHO):*
    - I Uncharakteristische Beschwerden: Verstärkte Müdigkeit, erhöhte Reizbarkeit, Nachlassen von Erinnerung und Initiative, Konzentrationsschwierigkeit, Kopfschmerzen (organisches Psychosyndrom leichter Ausprägung, pseudoneurathenisches Syndrom). Keine neurologischen Befunde; vollständig reversibel bei Ende der Exposition.
    - II A: Anhaltende Symptome wie starke Müdigkeit, Verlust der Initiative, Labilität, psychometrisch nachweisbare Leistungsminderung.
      B: Hinzu kommen neurologische Störungen wie Ataxie, Tremor, Polyneuropathie. Vollständige Reversibilität fraglich.
    - III Globale Einschränkungen der intellektuellen Leistungen und des Gedächtnisses. Neurologische Befunde einer Hirnatrophie.

- *Diagnostik:*
  - Anamnese.
  - Klassische internistische und neurologische Untersuchung.
  - EEG.
  - Messung der peripheren Nervenleitgeschwindigkeiten.
  - Doppler-Sonographie.
  - Kraniale Computertomographie.
  - Testpsychologische Untersuchungen (Wahrnehmung, Intelligenz, Reaktionsverhalten, Fingerfertigkeit, Lernleistung, Kurzzeitgedächtnis).
- *Differentialdiagnose:* Die sichere Diagnose einer Lösemittel-induzierten toxischen Enzephalopathie verlangt eine sorgfältige Differentialdiagnose:
  - Primär degenerative Demenz.
  - Morbus Parkinson.
  - Alkoholtoxische Enzephalopathie (S. 265).
  - Demenz nach zerebrovaskulären Ereignissen.
  - Andere organische Ursachen, z. B. frühkindlicher Hirnschaden, posttraumatische Enzephalopathie.
  - Endogene Depression, neurotische Fehlentwicklungen.
- *Ergebnisse arbeitsmedizinischer Studien:* Das Vorkommen und die Häufigkeit der toxischen Enzephalopathie nach Lösemittelexposition in Skandinavien und in Deutschland ist Gegenstand vieler Untersuchungen. Nach den deutschen Untersuchungen, vor allem von Triebig und Mitarb. (Tab. 75, s. u.) kann eine Häufung z. B. in der Berufsgruppe der Maler nicht festgestellt werden.

➤ **Neurotoxizität: Effekte auf das periphere Nervensystem (PNS):** Vorkommen selten. Typisch ist die sog. *Hexacarbon-Neuropathie* (n-Hexan) mit Sensibilitätsstörungen an den Akren (Handschuh- bzw. Sockenphänomen). Hexan und Methyl-Butylketon sind nicht mehr Bestandteil von Lacken, Farben oder Klebstoffen.

➤ **Erkrankungen von Leber und Stoffwechsel:** Die Leber ist das zentrale Organ für den Fremdstoffmetabolismus (z. B. Epoxidbildung, P-450-Induktion) Einige Lösemittel haben eine hohe Hepatotoxizität, z. B. Dimethylformamid, Tetrachlorkohlenstoff, einige aromatische Amino- und Nitroverbindungen. Unter den üblichen Expositionsbedingungen sind Lösemittel-induzierte Leberschädigungen nicht zu erwarten. Empfindlicher Indikator für einen schädigenden Effekt ist ein Anstieg der γ-GT (cave Alkoholabusus, S. 268), möglicherweise auch erhöhte Gallensäurespiegel.

➤ **Herzerkrankungen:** Akute Intoxikationen sind bekannt (z. B. unsachgemäßer Umgang mit Tetrachlorethen in der chemischen Reinigung). Folge kann eine Herzmuskelschädigung sein.

➤ **Nierenerkrankungen:** Akute Intoxikationen können ein Nierenversagen bewirken. Chronische Nephropathien scheinen unter Arbeitsplatzbedingungen vorgekommen zu sein (Glomerulonephritiden, evtl. besteht auch ein noch epidemiologisch abzuklärendes erhöhtes Risiko für die Entwicklung von Nierenkarzinomen).

➤ **Störungen der Hämopoese und des lymphatischen Systems:** Benzol ist der Prototyp einer hämatotoxischen, leukämogenen Substanz. 5 Jahre Exposition gegenüber 10 ppm (= 32 mg/m^3) führten noch zu einer deutlichen Erhöhung der Leukämiehäufigkeit; letzter TRK-Wert 2 bzw. 1 ppm. Benzolhomologe haben keine Hämatotoxizität, wohl aber einige Glykolether. Bei den übrigen Lösemitteln ist mit einer Hämatotoxizität nicht zu rechnen.

- **Erkrankungen der Atemwege:** Lösemitteldämpfe und Aerosole haben akute Wirkungen im Atemtrakt. Die irritativ-toxischen Effekte sind besonders bei Personen mit einem hyperreagiblen Bronchialsystem zu beachten (Reflexbronchokonstriktion, siehe auch Reizgase, S. 239). Je geringer die Wasserlöslichkeit und je höher die Lipoidlöslichkeit, desto tiefer dringen die Gase in die Atemwege ein. Chronische Schadwirkungen sind, abgesehen von den Personen mit hyperreagiblem Bronchialsystem, von den Lösemitteln beim üblichen Gebrauch nicht zu erwarten. Bezüglich der Erhöhung der Lungenkrebsrate bei Malern und Lackierern besteht noch Forschungsbedarf.
- **Hauterkrankungen:** Lösemittel haben auf der Haut nichts zu suchen, in der Regel auch nicht bei der Hautreinigung! Sie zerstören die Barrierefunktion und werden z. T. auch in erheblichem Umfang dermal resorbiert (Glykolether). Siehe auch Hautschutz, S. 573.

Regelungen, Arbeitsschutzmaßnahmen

- **Gefahrstoffverordnung (GefStoffV, Anhang I 2.2):** Einstufung und Kennzeichnung der Lösemittel (Tab. 76):
  - *Einstufung:* Sehr giftig, giftig, gesundheitsschädlich, ätzend, reizend, sensibilisierend, krebserzeugend, fortpflanzungsgefährdend, erbgutverändernd (siehe ChemG, S. 36).
  - *Kennzeichnungspflicht:* Bezieht sich auf den jeweiligen Mengengehalt in der Zubereitung und auf die Einstufung in den genannten Kategorien, S. 138.
- **MAK-Werte-Liste** (Tab. 76): Neben der Höhe des MAK-(bzw TRK-)Wertes sind für Lösemittel die Angaben zur Hautresorption und zur Sensibilisierung relevant. Für einige Substanzen ist der Dampfdruck mit angegeben.
- **Merkblätter:**
  - *ZH 1/135:* Merkblatt Benzol.
  - *ZH 1/194:* Merkblatt für Chlorkohlenwasserstoffe.
  - *ZH 1/152:* Merkblatt Lackierräume.
  - *ZH 1/233:* Sicheres Arbeiten in der Lackindustrie.
  - *ZH 1/289:* Merkblatt Styrol.

Tabelle 75 Ergebnisse der Messungen an 30 verschiedenen Maler-Arbeitsplätzen (nach Triebig)

Parameter	C_{max} (ppm)	MAK-Wert (ppm)	C_{max}/MAK
Ethylacetat	50	400	0,125
Toluol	15	50	0,30
Butylacetat	11	200	0,055
Methyl-l-butylketon	11	100	0,11
Xylole	7	100	0,07
Ethylbenzol	3	100	0,03
Summe	97	EI = 0,69	

Die Anwendung der Summationsformel gemäß TRGS 403 ergibt im Falle der jeweils höchsten ermittelten Arbeitsstoff-Konzentrationen folgenden Expositionsindex (EI):
EI = 50/400 + 15/50 + 11/200 + 11/100 + 7/100 + 3/100 = 0,48

Tabelle 76 Die wichtigsten arbeitsmedizinischen Informationen (MAK-Liste, GefStoffV) zu 10 häufig gebrauchten Lösemitteln (Übersicht)

Substanz	MAK (ppm)	Spitzenbegrenzung	H, S, (P)	Gefahrensymbol	Kanzerogenität	Reproduktionstoxizität	Erbgut verändernd	R-Sätze	S-Sätze	Dampfdruck (kPa)
Aceton	500	II,2	–	F	–	–	–	R 11	S 9–16, 23–33	240
Ethanol	1 000	IV	–	F	–	D	–	R 11	S 7–16	59
Ethylacetat	400	I	–	F	–	–	–	R 11	S 16–23, 29–33	97
Ethylenglykol	10	I	H	Xi	–	C	–	R 10–36	S 24	
Butylacetat	200	I	–	–	–	–	–	R 10	–	12–21
Methylethyl-keton (= 2-Butanon)	200	II,1	–	F	–	D	–	R 11	S 9–16, 23–33	105
Propanol	400	II,1	–	–	–	D	–	–	–	40
Xylol	100	II,1	–	Xn	–	D	–	R 10–20	S 24–25	7–9
Styrol	20	II,1	–	Xi	–	C	–	R 10–37	–	6
Toluol	50	II,2	–	F. Xn	–	C	–	R 11–20	S 16–29, 33	29

- *ZH 1/425:* Kaltreiniger-Merkblatt.
- *ZH 1/562:* Richtlinien für Einrichtungen zum Reinigen von Werkstücken mit Lösemitteln.
- *ZH 1/319:* Lösemittel-Merkblatt.
- *ZH 1/301:* Merkblatt Polyester und Epoxidharze.

➤ **Technische Regeln (Auswahl):**
- *TRGS 100:* Auslöseschwelle für gefährliche Stoffe.
- *TRGS 120:* Auslöseschwelle für krebserzeugende Arbeitsstoffe.
- *TRGS 150:* Unmittelbarer Hautkontakt mit Gefahrstoffen.
- *TRGS 200:* Einstufung und Kennzeichnung von Stoffen und Zubereitungen.
- *TRGS 507:* Oberflächenbehandlung in Räumen und Behältern.

➤ **Unfallverhütungsvorschriften:**
- *VBG 86a:* Herstellung von Anstrichstoffen.
- *VBG 23:* Verarbeitung von Beschichtungsstoffen.
- *VBG 24:* Trockner für Beschichtungsstoffe.

➤ **Arbeitsmedizinische Vorsorge:**
- Aufstellen eines Hautschutzplans (S. 577) und eines Plans für geeignete Arbeitsschutzkleidung.
- *Gefahrstoffverordnung (GefStoffV, Anhang VI):* Liste der vorgeschriebenen Vorsorgeuntersuchungen, (siehe BG-Grundsätze):
  - Oberflächenbehandlung in Räumen und Behältern.
- *BG-Grundsätze:*
  - G 6 (Schwefelkohlenstoff).
  - G 8 (Benzol).
  - G 10 (Methanol).
  - G 13 (Tetrachlorkohlenstoff).
  - G 17 (Tetrachlorethen).
  - G 18 (Tetrachlorethan, Pentachlorethan).
  - G 24 (Haut).
  - G 28 (Methylchlorid).
  - G 29 (Benzolhomologe).
  - G 33 (Aromatische Nitro- oder Aminoverbindungen).
  - G 40 (allgemein krebserzeugende Gefahrstoffe).

Definition

➤ Fügeverfahren, bei dem Werkstoffe mittels Wärme und/oder Druck verbunden werden. Zusätzlich kann ein artgleicher Zusatzstoff eingesetzt werden. Schweißtechnik wird bei der Verbindung von Metallen und auch Kunststoffen eingesetzt.
- Formen des Schweißens:
  - Verbindungsschweißen: Zur Vereinigung von Teilen.
  - Auftragschweißen (Spritzen): Zur örtlichen Vermehrung von Masse.
  - Trennen von Werkstoffen: Nach verwandtem Verfahren.
- *Ausführungsformen:*
  - Handschweißen: Rein manuelle Ausführung der Verrichtungen.
  - Mechanisches Schweißen: Mechanische Führung von Schweißdraht oder Werkstück.
  - Teilautomatisches/vollautomatisches Schweißen: Hierbei erfolgt der eigentliche Schweißvorgang automatisch, daher sind die typischen Expositionen vermindert oder entfallen vollständig.

Verfahren

➤ **Metallschweißen:** Es werden verschiedene Verfahren (am häufigsten Autogen-, Lichtbogen- und Widerstandsschweißen) angewendet:
- *Gasschweißen oder autogenes Schweißen:* „Autogen" = „sich selbst hervorbringend", da kein Zusatzwerkstoff erforderlich ist. Wärmeenergie durch Verbrennung von Gas, Tab. 78.
- *Lichtbogenschweißen:* Wärmeenergie durch elektrischen Lichtbogen. Zusatzwerkstoff (z. B. Schweißdraht).
- *Widerstandsschweißen:* Schweißen mit elektrischem Strom.
- *Thermit- oder Aluminotherm-(AT-)Schweißen:* Energiegewinnung durch Verbrennen von Aluminiumpulver. Einsatz vor allem beim Schweißen von Schienen.
- *Schweißverfahren mit Energiezufuhr durch Strahlen:*
  - Elektronenstrahlschweißen: Im Vakuum an einer Glühkathode entstehender und durch Magnetfelder gebündelter Elektronenstrahl, keine direkte Exposition möglich.
  - Laserschweißen.
  - Plasmastrahlschweißen.
  - Ultraschallschweißen.
- *Preßschweißverfahren:*
  - Reibungsschweißen: Erzeugung der Schmelztemperatur durch Reibung bei Rotation der Werkstücke aufeinander.
  - Abbrennstumpfschweißen: Abbrennen und Erwärmen der zu vereinigenden Flächen, dann Anpressen.
  - Preßstumpfschweißen: Vereinigung der erwärmten Teile durch stetiges Stauchen.
  - Diffusionsschweißen: Im Vakuum erwärmte Teile werden aufeinander gepreßt, dabei Verbindung durch Diffusion der Atome.
  - Kaltpreßschweißen: Verbindung von Werkstücken nur durch Druck.
  - Explosivschweißverfahren: Verbindung von verschiedenartigen Werkstoffen durch hohe Geschwindigkeit.
  - Auch das *Feuer-Schmieden* ist eine altertümliche Form des Preßschweißens.

Schweißen

Tabelle 77 Schweißverfahren (nach Jentzsch et al. 1985)

Schweißart	Energie	Werkstoffzustand
Schmelzschweißen	Wärme	flüssig
Preßschweißen	Wärme/Druck	plastisch
Kaltpreßschweißen	Druck	fest

➤ **Kunststoffschweißen:** Thermoplastische Kunststoffe können geschweißt werden. Dies geschieht unter Anwendung von Wärme und Druck, mit oder ohne Zusatzwerkstoff. Die Erwärmung erfolgt über Heizgas (Warmgas), über Heizelemente, durch Ultraschall (S. 303) oder Hochfrequenzenergie (elektromagnetische Wellen, S. 359).

Gasschweißen (autogenes Schweißen)

➤ **Verfahren:** Schweißtechnik mit Temperaturerzeugung durch Verbrennung eines Gases mit Luft oder unter Sauerstoffzufuhr. Erforderlich ist hierbei der Einsatz von komprimierten Gasen, die bei Verbrennung die Schmelztemperatur des Werkstoffes überschreiten. Der Verbrennungsvorgang des Gases schützt den Werkstoff vor dem Luftsauerstoff. Die dabei erreichbare Temperatur liegt bei 3150 °C an der Flammenspitze. Die wichtigsten Eigenschaften der verwendeten Gase siehe Tab. 79, Kennzeichnung Tab. 80.

Tabelle 78 Autogentechnik: wichtige Fertigungsverfahren (nach DIN 8 5222)

Technik	Verfahren
Beschichten	Flammspritzen, Flammlöten
Fügen	Gasschweißen, Gaspreßschweißen, Flammlöten
Stoffeigenschaften ändern	Flammhärten, Flammwärmen, Flammentspannen
Trennen	Brennschneiden, Brennbohren, Flammstrahlen
Umformen	Flammrichten
Urformen	Gasschweißen, Flammspritzen

➤ **Sicherheitstechnischen Regeln bei Lagerung und Betrieb von Gasflaschen:**
- *Druckbehälterverordnung:* Mit Technischen Regeln TRG, TRB.
- *Gefahrstoffverordnung:* Technische Regeln TRGS.
- *Acetylenverordnung:* Technische Regeln TRAC.
- UVV „Schweißen“ (VBG 15).

Tabelle 79 Eigenschaften der beim autogenen Schweißen verwendeten Gase

Gas	relative* Dichte	Zündtemp. in Luft (°C)	Explosionsgrenze (%) in Luft untere	obere
Acetylen	0,9	305	2,3	82
Erdgas	0,6		4–7	13–17
Propan	1,56	470	1,1	9,5
Stadtgas	≈ 0,5	≈ 560	4–6	30–40
Wasserstoff	0,07	560	4,0	75,6

*Luft = 1

Tabelle 80 Farbkennzeichnung von Druckgasflaschen (nach DIN 4664)

Gas	Farbe
Acetylen	gelb
andere Brenngase	rot
Sauerstoff	blau
Stickstoff	grün
andere nicht brennbare Gase	grau

Lichtbogenschweißen

➤ **Verfahren:**
- Die Wärmebildung erfolgt durch elektrischen Strom. Es entsteht ein Lichtbogen zwischen Stabelektrode und Werkstück. Die Elektrode wird in der Schweißnaht verbraucht.
- Das Werkstück ist Bestandteil des Stromkreises, daher Schutz vor Stromunfällen erforderlich. Die normale Netzspannung ist als Stromquelle nicht geeignet; dazu Einsatz spezieller Transformatoren und Gleichrichter. Höchste Spannung ist die *Leerlaufspannung*, d.h. die Ausgangsspannung zwischen den Anschlußstellen ohne Lichtbogen. Sie liegt bei 80–100 V, bei Plasmaspritzen bis 750 V, und bricht zusammen, wenn der Lichtbogen gezündet wird.

➤ **Schutzgasschweißen:** Besondere und häufig angewandte Form des Lichtbogenschweißens. Ein Schutzgas soll verhindern, daß Sauerstoff an die Schweißstelle gelangt. Verschiedene wichtige Verfahren:
- *Metall-Inertgas-Schweißen (MIG):* Um den Lichtbogen wird ein Mantel aus Edelgas (Argon, Helium) gebildet, daher ist dieses Verfahren auch gut geeignet für das Schweißen von Aluminium oder austhenitischen Stählen.
- *Metall-Aktivgas-Schweißen (MAG):* Um den Lichtbogen wird ein Mantel aus chemisch aktivem Gas (Gasgemisch) gebildet, welches das Schweißbad auch vor Luftsauerstoff schützt. CO_2 oder Gemische aus CO_2 und Argon bzw. CO_2, Argon und O_2 werden verwendet. Hauptanwendungsgebiet sind un- und niedriglegierte Stähle.

- *Wolfram-Inertgas-Schweißen (WIG):* Nicht abschmelzende Wolframelektroden (z.T. mit Thoriumdioxid-Zusatz); Inertgas meistens Argon. Zugeführter Wasserstoff (H_2) dissoziiert durch die hohe Temperatur (4000–6000°C) zu 2 H, am Werkstück Rekombination zu H_2 unter Wärmefreisetzung. Durch H_2-Zufuhr erfolgt eine Kühlung der Elektroden. Anwendung beim Schweißen von hochlegierten Stählen und einigen Leicht- und Buntmetallen.
- *Wolfram-Plasma-Schweißen (WP):* Lichtbogen zwischen Wolfram-Elektrode mit Thoriumoxid-Zusatz als negativer Elektrode und Werkstück. Der Lichtbogen wird durch eine ringförmige, wassergekühlte Kupferelektrode geführt, es kommt zur Einengung und Erhöhung der Temperatur auf 4000–5000°C. Plasma ist ein hocherhitztes ionisiertes, damit leitfähiges, aber insgesamt elektrisch neutrales Gas (Argon). Der Schutzgasmantel besteht ebenfalls aus Argon. Daneben wird häufig noch ein 3. Gasstrom (Ar + He, H_2, N_2) als Fokussiergas verwendet, um den Plasmastrahl auch außerhalb der Ringelektrode einzuengen. Anwendung beim Schweißen von un- bis hochlegierten Stählen, Nickel, Titan, Kupfer u.a. sowie als Mikroschweißverfahren für sehr dünne Werkstücke.

➤ **Lichtbogenhandschweißen:** Lichtbogen zwischen Werkstück und sich verbrauchender umhüllter (s.o.) Stabelektrode. Die Temperatur liegt bei 5000–5700°C. Durch Umhüllung der Elektrode wird der Lichtbogen stabilisiert, kann Luftsauerstoff und -stickstoff von der schmelzenden Elektrode ferngehalten und die Qualität der Schweißnaht verbessert werden. Die Umhüllung besteht aus Rutil (Titanoxid), zellulosehaltigen, erzsauren oder kalkbasischen Materialien, die je nach Eigenschaften des Schweißprodukts eingesetzt werden. Das Verfahren wird häufig angewendet, da es für alle Stähle, Gußeisen sowie Nichteisenmetalle aller Dicken geeignet ist.

➤ **Unterpulverschweißen:** Besondere Form des Lichtbogenschweißens, bei der ein Lichtbogen in aufgeschüttetem Pulver (Minerale) brennt; dadurch Schutz vor Atmosphäre, Beeinflussung der Schweißnahtqualität, Schlackenbildung. Die Elektrode schmilzt ab. Das Schweißen erfolgt mit Gleich- oder Wechselstrom. Anwendung zum Verbinden von un- bis hochlegierten Stählen von >1 mm Dicke.

Widerstandsschweißen

➤ **Verfahren:** Form des Preßschweißens unter Verwendung von Strom. Durch inneren Widerstand erwärmt fließender Strom das Material an der Berührungsstelle zweier Werkstücke bis zum Schmelzpunkt und verschweißt die beiden Stücke. Die Werkstücke werden dabei aneinandergepreßt. Nur geringe Spannungen (≈ 20 V).

➤ **Punktschweißen:** Häufig angewandtes Verfahren zum Verschweißen von Blechen (z.B. Karosseriebau), zum Teil schon automatisiert. Teile werden punktuell von Elektroden aneinandergedrückt und verschweißt. Auch für Aluminium und andere NE-Metalle geeignet. Einpunkt- und Mehrpunkt-Verfahren.

➤ **Rollennahtschweißen:** Stromzufuhr und Druckerzeugung erfolgt durch Rollenelektroden, die überlappende Bleche punktuell verschweißen. Hohe Schweißgeschwindigkeit möglich. Anwendung in Schweißmaschinen überwiegend bei nicht oder einfach geformten Blechen.

- **Buckelschweißen:** Vorgeformte Buckel auf einem Blech bilden die Berührungspunkte und damit Schweißstellen zu einem zweiten Werkstück. Verfahren zum Schweißen in Schweißmaschinen bei Großserienfertigung (z. B. Karosseriebau, Haushaltsgeräte).
- **Preßstumpfschweißen:** Verbindung von Werkstücken aus gleichem Material mit gleichem Durchmesser unter Druck (Spannvorrichtung) nach Vorwärmung und Abschmelzen der Oberflächen. Verwendung beim Verschweißen von Drähten u.ä. Mechanisiert oder automatisiert. Ähnlich läuft das Abbrennstumpfschweißen ab. Wegen der größeren Durchmesser ist jedoch zum Erreichen der Schmelztemperatur eine Vorwärmung und mehrfaches Aneinanderfahren der Werkstücke (Reversieren) erforderlich. Danach Zusammenpressen der angeschmolzenen Stirnenden der Werkstücke.

Thermisches Beschichten und Trennen

- **Spritzen** (Lichtbogen-, Plasma-): Flächiges Auftragen von flüssigem Metall auf Werkstoff. Beim Lichtbogenspritzen wird Material von 1 oder 2 Elektroden sprühregenartig mittels Druckluft auf die zu beschichtende Fläche aufgebracht. Beim Plasmaspritzen können höhere Temperaturen erreicht werden, daher Verarbeitung auch von hochschmelzenden Karbiden und Oxiden möglich. Zufuhr des Auftragstoffes als Pulver. Als Gase werden Edelgas und Stickstoff eingesetzt.
- **Schneiden:** Abtrennen von Werkstoffteilen durch lokales Abschmelzen und Wegblasen des Materials. Dabei werden die gleichen Prinzipien angewendet wie beim Fugen, aber ohne Zufuhr von Material über Elektrode oder Füllstoff. Wichtiges Verfahren ist das Plasmaschneiden, daneben andere Formen des Lichtbogenschneidens.

Biologische Wirkungen

- **Elektrischer Strom:** Beim Lichtbogen- und Widerstandsschweißen. Verwendet werden relativ geringe Spannungswerte bei großen Stromflüssen. Da das Werkstück Teil des Stromkreises und damit stromführend ist, besteht die Gefahr des Elektrounfalls. Stromdurchfluß durch den Körper kann zu Kammerflimmern und Tod führen. Besondere Gefahr besteht beim Schweißen mit Wechselstrom (bestimmte Lichtbogen-Schweißverfahren). Eine *erhöhte elektrische Gefährdung* besteht an engen Arbeitsplätzen (freier Bewegungsraum in Höhe, Durchmesser, Länge, Breite <2 Meter) durch feuchte Kleidung, die leitfähig ist (Nässe, Schweiß), durch defekte oder unzureichende Kleidung (zu dünn, zu wenig, zu löchrig) und Schuhe.
- **Toxische Emissionen:** Menge und Zusammensetzung von Rauchen und Gasen werden vom Schweißverfahren und Art der Werkstoffe bestimmt. Ausgewählte Beispiele (vereinfacht nach Emmerling u. Zschiesche, 1986) siehe Abb. 27. Die toxischen Rauche stammen zum größten Teil aus Zusatzwerkstoffen und sind überwiegend Metalloxide. Stickoxide (NO_x) durch Oxidation des Luftstickstoffs, Ozon (O_3) durch UV-Strahlung aus Sauerstoff, CO durch Reduktion von CO_2 beim MAG-Schweißen.

Schweißen

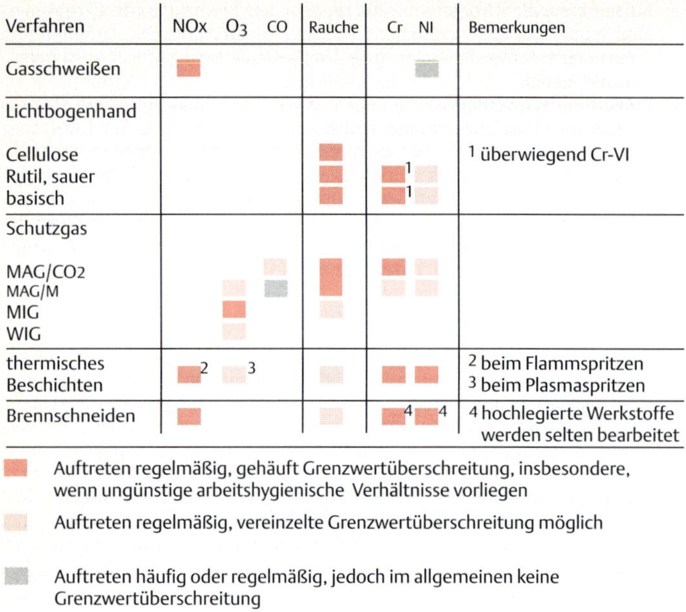

Abb. 27 Menge und Zusammensetzung von Schweißrauchen und -gasen, ausgewählte Beispiele (vereinfacht nach Emmerling u. Zschiesche, 1986).

- **Emissionen bei Verarbeitung beschichteter Werkstücke:** Beschichtungen (Primer) werden zum Schutz der Werkstücke vor Korrosion aufgetragen. Die Pigmente bestehen meistens aus Zink- oder Eisenoxid-Staub, als Bindemittel werden Alkyd-, Epoxid- und Phenolharze verwendet. Beim Schweißen kommt es zur thermischen Zersetzung. Es können Kohlenmonoxid, Blausäure, Formaldehyd freigesetzt werden, seltener und im geringen Umfang größere Moleküle, wie Phenole oder Aldehyde.
- **Schweißsprays:** Öle und Harze, die als Trennmittel auf die Brennerdüse gesprayt werden, um Anhaften von Schweißperlen zu verhindern. Sie zersetzen sich durch Strahlung und Hitze zu einfachen organischen Verbindungen, die atemwegsreizend wirken können.
- **Rauche:** Partikelgröße $< 0{,}1\,\mu m$, damit alveolengängig. Zusammenlagerung zu Aggregaten, die mit $0{,}5-0{,}6\,\mu m$ ebenfalls bis in die Alveolen gelangen können.
  - *Rauchzusammensetzung:* Wird von den verwendeten Elektrodentypen bestimmt.
  - *Rauchemissionen:* Abhängig vom Schweißverfahren und den verwendeten Elektroden. Bei Lichtbogenhandschweißen (Tab. 81) zeigen zelluloseumhüllte Elektroden die stärkste Rauchbildung. Beim MAG-Schweißen (s. o.) nimmt die Rauchentwicklung mit der Stromstärke zu. Beim MIG- und Widerstandsschweißen (s. o.) relativ geringe Rauchbildung. Am wenigsten Rauch entsteht

beim WIG-Verfahren (s. o.). Durch Korrosionsschutz auf Werkstücken kann die Rauchmenge ansteigen.

- *Alkali-/Erdalkalioxide:* Entstehung bei Verwendung basischer Elektroden, insbesondere CaO. Schleimhautreizende Wirkung.
- *Aluminium/Al_2O_3:* Entstehung bei Bearbeitung von Al oder Al-haltigen Werkstücken. Schleimhautreizende Wirkung.
- *Blei (Pb):* Entstehung insbesondere beim Schneiden von Stahl, der mit bleihaltigen Anstrichen versehen ist (Mennige). Vorkommen bei Abbruch- und Reparaturarbeiten. Akute und chronische Pb-Vergiftungen sind möglich, Symptome: Blässe, Übelkeit, Koliken. Zusätzlich ist die orale Aufnahme bei mangelnder persönlicher Hygiene möglich.
- *Cadmium (Cd):* Entstehung bei Bearbeitung kadmierter Werkstoffe. Schleimhautreizend, bei massiver Einwirkung Lungenödem nach Latenzzeit möglich. Kanzerogenes Potential.
- *Chrom (Cr):* Entstehung bei Verwendung chromhaltiger Stabelektroden beim Lichtbogenhandschweißen überwiegend Cr-VI-haltiger Rauch, beim Schutzgasschweißen hingegen Cr-III-haltiger Rauch. Schleimhautreizende Wirkung. Nasenseptumperforation möglich (siehe Geruchsprüfung, S. 182). Cr-VI hat ein kanzerogenes Potential.
- *Eisen (Fe):* Eisenoxide werden in der Lunge abgelagert (Siderose), kein Krankheitswert, keine langfristigen Gefahren für Lunge und Atemwege.
- *Fluor (F):* Fluoride entstehen bei Verwendung basischer Elektroden oder durch F-haltige Flußmittel. Stark schleimhautreizende Wirkung. Bei chronischer Aufnahme systemische Vergiftung möglich.
- *Nickel (Ni):* Entstehung bei Verwendung von Ni-haltigen Schweißzusätzen oder Verarbeitung von Ni und Ni-Legierungen (Tab. 82). Rauch kann sensibilisierend wirken. Kanzerogenes Potential.
- *Zink (Zn):* Entstehung bei Bearbeitung verzinkter Werkstücke. Zn-haltiger Rauch hat eine Reizwirkung auf Atemwege und kann zu Metalldampffieber führen. Chronische Wirkungen sind nicht bekannt.

Tabelle 81 Schweißrauchzusammensetzung beim Lichtbogenschweißen (nach DIN 1913), Angaben in %

Rauchbestandteil	Elektrodenumhüllung Rutil/Zellulose	basisch
Fe_2O_3	20–70	10–30
SiO_2	10–40	2–15
Mn_2O_3	6–15	5–10
TiO_2	1–5	
MgO		2–10
K_2O	10–20	20–35
CaO	5–15	
F		10–20

Schweißen

Tabelle 82 Ni-Gehalt in Schweißrauchen beim MAG-Schweißen (nach DVS Arbeitsschutz Bd. 29)

Ni-Gehalt	Schweißzusatz
≈ 60%	Reinnickeldrähte
≈ 30%	Legierungen mit 60 – 70% Ni
1,5 – 3%	hochlegierte Drahtelektroden für Cr-Ni-Stähle
≈ 1%	Ni-haltige Drahtelektroden für Feinkornbaustähle

➤ **Gase:**
- *Kohlenmonoxid (CO):* Entstehung bei MAG-Schweißen durch Reduktion von CO_2. Akute Wirkung mit Kopfschmerzen, Müdigkeit, Übelkeit und Krankheitsgefühl.
- *Nitrose Gase (NO_x):* Entstehung durch Oxidation von Luftstickstoff, insbesondere bei offener Flamme. Stechender Geruch, atemwegsreizende Wirkung. Unter Umständen kann nach Latenzzeit ein Lungenödem auftreten.
- *Ozon (O_3):* Entstehung durch UV-Strahlung der Schweißflamme aus Luftsauerstoff, besonders bei raucharmen Verfahren (WIG). Stechender Geruch und atemwegsreizende Wirkung. Kanzerogenes Potential im Tierversuch bei extremen Konzentrationen.
- *Phosgen ($COCl_2$):* Entstehung durch UV-Strahlung der Schweißflamme aus chlorierten Kohlenwasserstoffen (CKW), die nach Metallentfettung als Reste noch am Werkstück haften können (TRI, PER; heute selten, da die Entfettung anders erfolgt). Reizende Wirkung auf Schleimhäute. Bei massiver Einwirkung kann nach Latenzzeit ein Lungenödem auftreten.

➤ **Physikalische Emissionen:**
- *Strahlung:*
  - Direkte Wirkung: In der heißen Flamme ist ein hoher Anteil von UV-Licht enthalten. Dies führt zu Hautreizungen und -schädigungen („Sonnenbrand", Rötung, Bräunung; siehe UV-Licht, S. 364) und Bindehautreizungen (Konjunktivitis; gerötete Augen, „Verblitzen"), oft nach stundenlanger Latenzzeit. IR-Strahlung (S. 362) verursacht ebenfalls Hautschädigung.
  - Indirekte Wirkung: Energiereiche UV-Strahlung kann chemische Reaktionen bewirken. Es kommt zur Bildung von Ozon (O_3) aus Sauerstoff und Phosgen ($COCl_2$) aus chlorierten Kohlenwasserstoffen.
- *Elektromagnetische Felder:* Entstehung beim Lichtbogen- und Widerstandsschweißen, abhängig vom Verfahren und den damit auftretenden Stromflüssen. Beim Widerstandspreßschweißen kommt es zum Auftreten von elektromagnetischen Feldern im Frequenzbereich 100 Hz– 100 kHz.
- *Lärm:* Die Lärmexposition ist abhängig von Schweißverfahren, Werkstück und allgemeiner Raumakustik. Zu beachten sind dazu auch dem Arbeitsplatz benachbarte Quellen.

Tabelle 83 Schallpegel bei verschiedenen Schweißverfahren (nach DVS Arbeitsschutz Bd. 29)

Verfahren	dB(A)
Brennschneiden	85–95
Gasschweißen	75–92
Lichtbogenfugen	110–120
Lichtbogenhandschweißen	85–95
Plasmaschneiden	90–110
MAG, MIG	90–95
WIG	75–85
Unterpulverschweißen	75–85

- **Mechanische Belastungen:**
  - *Langes Stehen:* Häufig in gebückter Haltung, ohne Bewegungs- oder Abstützmöglichkeit. Dabei müssen Schutzmaske und Schweißbrenner bzw. Elektrodenhalter gehalten werden.
  - *Zwangshaltungen:* Beim Schweißen an, in oder unterhalb von großen Werkstücken (z.B. Kesseln, an Gerüsten). Wegen der langsamen Schweißnahtführung muß auch hier die Zwangshaltung für längere Zeit fast bewegungslos eingehalten werden.
  - *Schweres Gerät:* Bei Punktschweißzangen, die bewegt werden müssen.

Gesundheitliche Gefährdungen

- **Lungen- und Atemwegskrankheiten:**
  - *Lungenödem:* Entstehung nach akuter Einwirkung von Reizgasen (Stickoxide, Ozon, Phosgen). Vorkommen selten, da hohe Konzentrationen (große Flamme) erforderlich sind. Nach einer Latenzzeit von mehreren Stunden Auftreten der Symptomatik (Husten, Rasselgeräusche, Tachykardie, Atemnot), die lebensbedrohliche Ausmaße erreichen kann.
  - *Toxische oder chemisch-irritative Atemwegskrankheit:* Entstehung bei chronischer Einwirkung von Reizgasen und Rauchen mit Reizung des Atemwegs-Epithels, Entzündung und chronischer Bronchitis. Die Entwicklung eines hyperreagiblen Bronchialsystems (S. 241) ist möglich. Dabei sind auch konkurrierende auslösende Faktoren wie Rauchen, Infektionskrankheiten der Atemwege, Klimafaktoren u.a. zu berücksichtigen. Chronische Bronchitis und Hyperreagibilität scheinen jedoch bei Schweißern gehäuft aufzutreten. Im Einzelfall ist aber die wesentliche Ursache nur schwer festzustellen.
  - *Allergische Atemwegskrankheit:* Entstehung bei Anwendung von chrom- oder nickelhaltigen Werkstoffen. Die Zusatzwerkstücke (Elektroden, Fülldraht) sind dabei wegen höherer Temperatur besondere Emittenten. Spritzen von Ni-haltigem Material. Insgesamt selten.
  - *Bronchialkarzinom:* Ni- und Cr-haltige Werkstoffe sind prinzipiell in der Lage, die Entstehung eines Bronchialkarzinoms auszulösen oder zu fördern.

Schweißen

- **Metalldampffieber:** Durch Zinkdämpfe beim Schweißen oder Trennen von zinkhaltigen oder verzinkten und auch kupfer- und zinnhaltigen Werkstücken auftretendes Fieber. Beginn meist nach einer Latenzzeit von mehreren Stunden mit Unwohlsein, Mattigkeit, Temperaturanstieg und Husten. Vermutlich besteht auch nach gehäuftem Auftreten keine Gefahr der Dauerschädigung.
- **Kohlenmonoxid-Vergiftung:** Auftreten bei ungenügender Entlüftung beim MAG-Schweißen möglich. Häufige Zeichen sind Kopfschmerzen, Übelkeit, Erbrechen, Schwäche, später Bewußtlosigkeit.
- **Hautschädigung:** Entstehung durch UV- und IR-Strahlung möglich, wenn keine ausreichende Schutzkleidung getragen wird. Verbrennungen durch Metallspritzer und Schweißperlen. Spritzer entstehen besonders häufig beim Abbrennstumpfschweißen.
- **Elektrischer Strom:** Die Höhe des elektrischen Stromflusses hängt vom Gesamtwiderstand im Stromkreis ab. Die Stromstärke verhält sich proportional zur Spannung und umgekehrt proportional zum Widerstand. Deshalb vermindert ein hoher Widerstand (Schutzkleidung!) die Stromstärke. Die biologische Wirkung ist durch Stromstärke, Einwirkdauer, Weg des Stroms durch den Körper und Frequenz bestimmt. Erregung des Muskelgewebes führt zu Atemstillstand, Muskelkrämpfen, Herzrhythmusstörungen und Kammerflimmern mit Kreislaufstillstand.

Tabelle 84 Elektrische Widerstände: Innenwiderstände des menschlichen Körpers (DVS Arbeitsschutz, Bd. 29)

Art der Durchströmung	Widerstand
Längsdurchströmung	
Hand – Fuß	1000 Ω
Hand – Füße	750 Ω
Hände – Füße	500 Ω
Querdurchströmung	
Hand – Hand	1000 Ω
Brust – Rücken	100 Ω
Teildurchströmung	
Hand – Rumpf	500 Ω
Hände – Rumpf	250 Ω
Schutzschuhe	10000 Ω

- **Radioaktive Stoffe:** Beim WIG-Schweißen Zusatz von 1–4% Thoriumoxid zum Elektrodenmaterial (Verbesserung der Lichtbogenstabilität). Überschreitungen der zulässigen Grenzdosen nach StrlSchV (S. 372) beim Elektrodenschleifen und Schweißen (insbes. mit Wechselstrom) ohne Absaugung möglich. Schutz durch wirksame Absaugung und Staubbeseitigung.

Arbeitsschutzmaßnahmen

- **Technischer Schutz vor Gasen und Rauchen:**
  - *Arbeit in geschlossenen Räumen an stationären Arbeitsplätzen:* Hier muß eine wirksame örtliche Absaugung je nach Art und Größe des Werkstücks installiert sein. Die Luftführung sollte dabei möglichst vom Beschäftigten weg erfolgen! Absaugung durch die Schweißtischfläche oder an der Arbeitsplatzrückseite. Bei großen Werkstücken oder bei Feinarbeit (Beschäftigter ist mit dem Kopf nahe am Schweißort) ist eine bewegliche Absaugung (Rüssel mit Absaugtrichter) sinnvoll, muß aber immer mit der Schweißnaht mitgeführt werden. Eine Absaugung kann sich auch direkt am Brenner befinden, was jedoch die Handhabbarkeit des Brenners erschwert.
  - *Arbeit in geschlossenen Räumen an mobilen oder gelegentlich genutzten Arbeitsplätzen:* Hier empfiehlt sich die Verwendung eines mobilen Absaugungsgerätes (meist Rüssel mit Trichter). Die Luft wird nach Reinigung (meist über Elektroabscheider, Staub- und Aktivkohlefilter) wieder in den Arbeitsraum zurückgeführt. Regelmäßige Wartung erforderlich!
  - *Arbeiten an großen Werkstücken und engen Räumen* (Turbinen, Kammern, Rohren, Kesseln u.ä.): Wegen der Raumenge (schnelle Anreicherung von Gasen und Rauchen) und der schlechten Belüftung müssen die Arbeiten unter Umständen mit Belüftung (Frischluftzufuhr über Schläuche, Absaugung der verbrauchten Luft) ausgeführt werden. Brandschutz!
  - *Arbeiten im Freien:* Die Ausführung ist meist ohne besondere Absaugung möglich. Schutz vor Witterungseinflüssen, Beachtung der Windrichtung.
  - *Arbeiten an Anlagen mit gefährlichem Inhalt* (Kessel, Behälter oder Räume, in denen explosionsgefährliche oder brennbare Stoffe oder Beschichtungen vorhanden sind): Hier muß der Arbeitsschutz im Einzelfall von Sicherheitsverantwortlichen geplant und überwacht werden.
- **Atemschutz** (siehe auch Persönliche Schutzausrüstung, Atemschutz, S. 548):
  - *Isoliergeräte mit Preßluftflaschen:* Einsatz nur dort, wo eine ausreichende Sauerstoffversorgung nicht gewährleistet ist, da diese Form des Atemschutzes eine erhebliche Zusatzbelastung zur Arbeit darstellt. Tragzeitbegrenzung gemäß TRgA 415. Vorsorgeuntersuchungen gemäß BG-Grundsatz 26.3.
  - *Partikelfilter:* Bei Rauchemission ist mindestens die Filterstufe P2 erforderlich. Unter Umständen müssen Kombinationsfilter (Gas, Rauch) verwendet werden. Der Einsatz verschiedener Filter- und Maskenformen ist möglich. Zu beachten ist der durch den Filter entstehende Atemwiderstand, der bei Gebrauch (Atemfeuchte) zunimmt. Untersuchungen nach G 26.1 oder 26.2 erforderlich.
  - *Schutzhelm mit Belüftung:* Die Luftzufuhr erfolgt über einen Schlauch am Rücken mit Frischluft (z.B. Druckluft) oder durch eine Pumpe mit Filter am Gürtel. Vorteil: Frischluftvorhang vor Gesicht, kein zusätzlicher Atemwiderstand. Nachteil: Batteriegewicht, kurze Nutzungsdauer. Ein Anschluß von Halb- oder Vollmasken an die Druckluftanlage ist ebenfalls möglich. Nachteil: Der Schlauch stört bei der zu verrichtenden Arbeit.
- **Schutz vor Strahlung:** Schutz der Augen und der Haut vor UV- und IR-Strahlung (S. 541):
  - *Schutzbrillen und -filter:* Für optische Strahlung nach DIN 4647 und 58 211. Die erforderliche Schutzstufe richtet sich nach dem Schweißverfahren und der genutzten Leistung (Autogentechnik: Gasfluß; Lichtbogen: Stromstärke). Schutzstufen bei Gasschweißen 2 – 8, beim Lichtbogenschweißen 5 – 15.

- *Schutzschilde mit Fenster:* Sie bieten zusätzlich einen gewissen Schutz gegen aufsteigende Rauche und schützen die Gesichtshaut. Nachteil: Gewicht, Sperrigkeit, verlorene Hand.

➤ **Schutzkleidung, Schutz vor elektrischem Strom:** Schutzkleidung schützt vor Strahlung, Metallspritzern, Funken und hat eine isolierende Wirkung. Bei Lichtbogenverfahren ist ein ausreichender Schutz vor elektrischem Strom notwendig. Die Kleidungsstücke, besonders Schuhe und Handschuhe, müssen zusätzlich ausreichend isolieren. Zu beachten ist die Gefahr der Durchfeuchtung der Kleidung durch Schweiß! Dies gilt besonders für Arbeitsplätze mit erhöhter elektrischer Gefährdung (S. 569).

➤ **„Milchmythos“:** Noch immer gibt es in einigen Betrieben Milchdeputate für Schweißer als vorbeugende Maßnahme gegen schädliche Einwirkungen beim Schweißen. Milcheiweiß soll die oral zugeführten Schadstoffe neutralisieren. Milch ist als Nahrungsmittel wertvoll, als Schutz vor Gesundheitsschädigung durch Schweißemissionen jedoch ungeeignet!

Regelungen, Vorschriften

➤ Für Schweißverfahren gibt es eine Fülle von Schutzvorschriften, auf die hier nur summarisch eingegangen werden kann. Der Deutsche Verband für Schweißtechnik (DVS) und der DVS-Verlag in Düsseldorf bieten eine Reihe von Schriften zum Arbeitsschutz an, auf die hier verwiesen wird. Eine Zusammenstellung findet sich im Band 29 *„Arbeitsschutz beim Schweißen“* und im Band 105 *„Arbeitssicherheit und Gesundheitsschutz in der Schweißtechnik“* des DVS-Verlags, Düsseldorf.

➤ **Allgemeine Regeln:**
- *GSG:* Gerätesicherheitsgesetz, dazu gehören:
  - AcetV: Acetylenverordnung mit Technischen Regeln für Acetylenanlagen und Calciumcarbidlager (TRAC).
  - DruckbehV: Druckbehälterverordnung mit Technischen Regeln für Druckbehälter (TRB) und Technischen Regeln für Druckgase (TRG).
- *ChemG*: Chemikaliengesetz, dazu gehört:
  - *GefStoffV:* Gefahrstoffverordnung mit Technischen Regeln (TRGS).

➤ **Wichtige spezielle Regelungen:**
- *VBG 15:* UVV „Schweißen, Schneiden und verwandte Arbeitsverfahren“.
- *ZH 1/77:* Richtlinien für Arbeiten in Behältern und engen Räumen.
- *ZH 1/78:* Arbeiten in engen Räumen.
- *ZH 1/101:* Sicherheitslehrbrief für Lichtbogenschweißer.
- *ZH 1/102:* Sicherheitslehrbrief für Gasschweißer.
- *ZH 1/226 a:* Merkblatt: Gefahren durch nitrose Gase…
- *ZH 1/238:* Merkblatt über Ausführung von Feuerarbeiten…
- *DIN- und VDE-Vorschriften:* Vielzahl von Vorschriften über Verfahren, Werkzeuge und Einrichtungen; hier nur 3 wichtige:
  - DIN 1910: Schweißen; mehrere Teil-DIN.
  - DIN 2310: Schneiden; mehrere Teil-DIN.
  - DIN 8522: Fertigungsverfahren der Autogentechnik.

Definition

- Asbest (griech.: nicht-brennbar) ist eine Sammelbezeichnung für in der Natur vorkommende faserförmige Silikate. Die wichtigsten Asbestarten sind:
  - *Chrysotil:* Weißasbest, über 90% der verwandten Gesamtmenge.
  - *Krokydolith:* Blauasbest.
  - *Amosit:* Braunasbest.

Anwendungsbereiche, chemisch-physikalische Eigenschaften

- **Verwendung, Problematik:** Asbest ist als Arbeitsstoff *verboten!* In der Vergangenheit wurde es in großen Mengen eingesetzt, so z. B. allein 1980 ca. 160 000 t als Asbestzement im Hoch- und Tiefbau, ca. 10 000 t pro Jahr für Beläge (Bremsen, Kupplungen, Fußböden) oder ca. 5000 t pro Jahr für Textilien und Dichtungen. Eine systematische Asbestsubstitution hat in den letzten Jahren zur Entwicklung von Ersatzstoffen geführt, bevor es zu dem vollständigen Verbot kam. Von Bedeutung ist nun der Umgang mit den Altlasten (Sanierungsarbeiten) und die umweltmedizinische Belastung.
- **Kritische Faserabmessungen:** Bei einer mechanischen Beanspruchung (u. a. Schwingungen) asbesthaltiger Materialien entwickelt sich in trockenem Milieu Asbeststaub. Atembarer Staub, von dem die Gesundheitsgefährdung ausgeht, enthält Fasern mit den sog. kritischen Faserabmessungen:
  - *Länge:* > 5 µm.
  - *Breite:* < 3 µm.
  - *Verhältnis von Länge zu Breite:* > 3 : 1.
- **Messung der Faserbelastung:** Die Zahl der Fasern im Schwebstaub kann nur mit dem Elektronenmikroskop festgestellt werden (Rasterelektronenmikroskop, normiertes Verfahren, ZH 1/120, VDI 3492). Fasermengen < 1000 F/m^3 können nur mit sehr großem Aufwand sicher festgestellt werden.
- **Umweltbelastung durch Asbest:**
  - *Immissionswerte:* Asbestfasern sind in der allgemeinen Umwelt nachweisbar. Jahresmittelwerte:
    - Umgebung von Asbestzementplatten: 50 – 140 F/m^3.
    - Städtische Ballungsgebiete: 50 – 150 F/m^3.
    - Umgebung von Asbest-verarbeitenden Firmen (Sanierungsarbeiten): 80 – 350(– 10 000) F/m^3.
  - *TRK-Wert:* Letzter gültiger Wert 250 000 F/m^3 (Chrysotil). Kein Wert für Amphibolfasern.
  - *Innenraumrichtwert:* 1000 F/m^3. Dieser Richtwert wurde in Kenntnis der Risikoangaben (s. u.) festgelegt. Er ist zugleich Grenzwert für die Ableitung Asbest-haltiger Luft aus Arbeitsstätten, in denen mit Asbest umgegangen wird.
  - *Einstufung in der Gefahrstoffverordnung (GefStoffV):* Stark gefährdend bzw. gefährdend je nach Massengehalt.

Asbest und Asbestersatzstoffe

Gesundheitliche Gefährdungen

- Siehe auch Asbestose, S. 240.
- **Folgen der Exposition:**
  - Asbestose der Lungen und/oder der Pleura (BeK 4103).
  - Bronchialkarzinom (BeK 4104): Latenzzeit mindestens 10 Jahre, fast ausschließlich bei Rauchern (Synergismus).
  - Mesotheliom (BeK 4105): Latenzzeit im Mittel 30 Jahre, Pleura, Peritoneum und Perikard.
- **Epidemiologie:** Ergebnisse epidemiologischer Studien zeigen gesicherte Zusammenhänge zwischen der Häufigkeit dieser Erkrankungen und einer Exposition (daher auch Anerkennung als Berufskrankheiten, s. u.):
  - *Bronchialkarzinom:* Zur Entwicklung des Bronchialkarzinoms kam es ausschließlich bei Rauchern nach langjähriger Einwirkung von mehr als 10^6 F/m^3 in der Atemluft.
  - *Mesotheliom:* Hier ist eine solche Dosisabhängigkeit nicht belegt; es gibt exponierte Kohorten mit bis zu 10% Mesotheliom-Mortalität!
- **Faserjahre, Anerkennung als Berufskrankheit:**
  - *Faserjahre:*
    - Definition: 1 Faserjahr entspricht einer Exposition gegenüber 10^6 F/m^3 über 240 Schichten pro 8 Stunden.
    - Rechnerisch ergibt sich nach diesem Konzept auch 1 Faserjahr bei einer Exposition gegenüber 2×10^6 F/m^3 über 120 Schichten oder $0{,}5 \times 10^6$ F/m^3 über 2 Jahre (480 Schichten) usw.
  - *Anerkennung als Berufskrankheit:* Die Analysen der Dosis-Wirkungs- bzw. Dosis-Häufigkeitsbeziehungen ergaben, daß bei ≥ 25 so errechneten Faserjahren eine für die Anerkennung ausreichende Kausalbeziehung besteht, vorausgesetzt die klinischen Bedingungen für die in der Berufskrankheiten-Liste genannten 3 Berufskrankheiten (s. o.) liegen vor.
- **Beurteilung von Faserkonzentrationen unter TRK-Wert:** Epidemiologische Befunde für die Bewertung von z. B. Faserkonzentrationen < 1000 F/m^3, wie sie bei Sanierungsarbeiten und unter allgemeinen Umweltbedingungen, z. B. in belasteten Gebäuden auftreten, wurden bisher nicht erhoben. Risikoabschätzungen beruhen auf einer Extrapolation von der Häufigkeit der Effekte bei den hohen Dosen hin zu den hier relevanten Konzentrationen, sie können lediglich als theoretische Hilfskonstruktionen angesehen werden.
- **Risikoangaben:**
  - *Unit-risk:* Zusätzliche Wahrscheinlichkeit, aufgrund einer konstanten lebenslangen Exposition von 1 µg/m^3 an einer Krankheit bzw. einem Tumor zu sterben.
  - *Unit-dose:* Die Dosis (hier: Fasermenge), die bei lebenslanger Exposition von 100000 Personen bei 1 Person einen zusätzlichen Tumorfall bewirkt. Die unit-dose für Asbest wurde mit 50 Fasern/m^3 festgelegt.
  - *Sich daraus ergebende Risikoangaben:* Lebenslange Exposition 100 F/m3:
    - Mesotheliom: 2 (0,5 – 2) : 100000.
    - Bronchialkarzinom: Raucher 2 (0,4 – 2) : 100000, Nichtraucher: $<$ 0,2 : 100000.
  - *Beachte:* Die Risiken durch Asbest sind deutlich niedriger als viele ebenso abgeschätzte Risiken aus anderen Umweltbelastungen!

Arbeitsschutzmaßnahmen

- **Arbeitsschutzmaßnahmen (TRGS 519):** Beschreibung des Arbeitsschutzes für Asbest bei Abbruch-, Sanierungs- oder Instandhaltungsarbeiten:
  - Aufstellung eines Arbeitsplans.
  - Leitung und Beaufsichtigung der Arbeiten durch sachkundige Personen (Sachkunde wird durch Teilnahme an einem Lehrgang erworben).
  - Vorsorgemaßnahmen vor Ort, sicherheitstechnische Maßnahmen.
  - Kennzeichnung der Arbeitsbereiche, in denen die Auslöseschwelle überschritten ist. Sperrung für Nicht-Befugte.
  - Persönliche Schutzausrüstung, hygienische Maßnahmen.
- **Arbeitsmedizinische Vorsorgeuntersuchungen** (vorgeschrieben nach GefStoffV und BG-Grundsatz 1.2):
  - *Untersuchungsfrequenz:*
    - 1. Nachuntersuchung nach 12 – 36 Monaten.
    - Weitere Nachuntersuchungen nach 12 – 36 Monaten.
    - Nachgehende Untersuchungen nach Beendigung der Exposition nach VBG 100.
  - *Auswahlkriterien für spezielle arbeitsmedizinische Vorsorge:* ZH 1/600.1.2 (GUV 40.06.1.2).
- **Hinweise für die Bewertung der Sanierungsbedürftigkeit:** „Richtlinien für die Bewertung und Sanierung schwach gebundener Asbestprodukte in Gebäuden" liegen in den Ländern vor. Sie werden angewandt, um auch ohne die aufwendige Messung der jeweiligen Asbest-Raumluftkonzentration zu einer Entscheidung bezüglich einer Sanierung zu kommen. Aufgrund der Beurteilung von 29 verschiedenen Sachverhalten, die mit Punktwerten versehen und addiert werden, ergibt sich eine Bewertungszahl, die proportional der Dringlichkeit der Sanierung ansteigt (Tab. 85).

Tabelle 85 Asbestprodukte: Bewertung der Dringlichkeit einer Sanierung

Zeile	Gruppe	Gebäude: Raum: Produkt	Bewertung*	Bewertungszahl
	I	**Art der Asbestverwendung**		
1		Spritzasbest	○	20
2		Asbesthaltiger Putz	○	10
3		Leichte asbesthaltige Platten	○	5
4		Sonstige asbesthaltige Produkte	○	5 – 20
	II	**Asbestart**		
5		Blauasbest	○	2
6		Sonstiger Asbest (weiß, grau)	○	0

Fortsetzung ▶

Asbest und Asbestersatzstoffe

Tabelle 85 (Fortsetzung)

Zeile	Gruppe	Gebäude: Raum: Produkt	Bewer-tung*	Bewer-tungs-zahl
	III	**Oberflächenzustand des Asbestprodukts/Struktur**		
7		Aufgelockerte Faserstruktur	○	10
8		Feste Faserstruktur ohne oder mit nicht ausreichend dichter Oberflächenbeschichtung	○	4
9		Beschichtete, dichte Oberfläche	○	0
	IV	**Oberflächenzustand des Asbestprodukts/Beschädigung**		
10		Starke Beschädigungen	○	6
11		Leichte Beschädigungen	○	3
12		Keine Beschädigungen	○	0
	V	**Beeinträchtigung des Asbestprodukts von außen**		
13		Produkt ist durch direkte Zugänglichkeit (Fußboden bis Greifhöhe) Beschädigungen ausgesetzt	○	10
14		Am Produkt werden gelegentlich Arbeiten durchgeführt	○	10
15		Produkt ist mechanischen Einwirkungen ausgesetzt	○	10
16		Produkt ist Erschütterungen ausgesetzt	○	10
17		Produkt ist starken klimatischen Wechselbeanspruchungen ausgesetzt	○	10
18		Produkt liegt im Bereich stärkerer Luftbewegungen	○	10
19		Im Raum mit dem asbesthaltigen Produkt sind starke Luftbewegungen vorhanden	○	7
20		Am Produkt kann bei unsachgemäßem Betrieb Abrieb auftreten	○	3
21		Produkt ist von außen nicht beeinträchtigt	○	0
	VI	**Durch das Asbestprodukt beeinträchtigter Raum, Raumnutzung**		
22		Regelmäßig von Kindern, Jugendlichen und Sportlern benutzter Raum	○	25
23		Dauernd oder häufig von sonstigen Personen benutzter Raum	○	20
24		Zeitweise benutzter Raum	○	15
25		Nur selten benutzter Raum	○	8

Tabelle 85 (Fortsetzung)

Zeile	Gruppe	Gebäude: Raum: Produkt	Bewertung*	Bewertungszahl
	VII	**Durch das Asbestprodukt beeinträchtigter Raum, Lage des Produkts**		
26		Unmittelbar im Raum		25
27		Im Lüftungssystem (Auskleidung oder Ummantelung undichter Kanäle) für den Raum	○	25
28		Hinter einer abgehängten *undichten* Decke oder Verkleidung	○	25
29		Hinter einer abgehängten *dichten* Decke oder Verkleidung, hinter staubdichter Unterfangung oder Beschichtung, außerhalb dichter Lüftungskanäle	○	0
30	**Summe der Bewertungspunkte**			**93**
31	**Sanierung dringend erforderlich**		○	**< 80**
32	**Sanierung erforderlich**		○	**70 – 79**
33	**Sanierung längerfristig vormerken**		○	**< 70**

* Zutreffendes bitte ankreuzen. Wurden innerhalb einer Gruppe mehrere Bewertungen angekreuzt, darf bei der Summenbildung (Zeile 30) nur eine (die höchste) Bewertungszahl berücksichtigt werden.

Asbestersatzstoffe

- Die Vielfalt des Asbesteinsatzes in der Vergangenheit macht eine Vielzahl von Ersatzstoffen erforderlich, da keine Einzelsubstanz alle technisch gewünschten Asbesteigenschaften aufweist. In Vorbereitung der erforderlichen Umstellung wurden Ersatzstoffkataloge u. a. von der Bundesanstalt für Arbeitsschutz und Unfallforschung erstellt. Vor allem im Baubereich kommen die in der Liste genannten Stoffe zum Einsatz (Tab. 86).
- **Toxikologische Bewertung:** Die unerwünschten Eigenschaften des Asbest beruhen auf der Staubbildung und dem Entstehen von Fasern mit der kritischen Größe. Für die lokale Wirkung spielt auch die Bioverfügbarkeit, d. h. die Dauer der Präsenz im Gewebe, eine wesentliche Rolle. Asbestersatzstoffe sind um so gefährlicher, je länger eine Bioverfügbarkeit besteht und je höher die Potenz zur Bildung kritischer Fasern (Aufsplitterung) ist. Für viele Faserarten liegen erste toxikologische Untersuchungsergebnisse vor. Sie werden laufend von der Senatskommission der DFG (Deutsche Forschungsgesellschaft) zur Prüfung gesundheitsschädlicher Arbeitsstoffe bewertet. Die Tab. 86 gibt das 1994 veröffentlichte Zwischenergebnis mit den von der Kommission vorgenommenen Einstufungen wieder.

Tabelle 86 Toxikologische Untersuchungsergebnisse und Einstufungen von Asbestersatzstoffen (Senatskommission der DFG)

Faserstaub	Epi-dem.	Kanzerogenität				Zell-trans.	Gen-tox.	Einstufung	Einstufungsbegründung
		inhal.	i.tr.	i.p.	i.pl.				
anorganische Faserstäube									
Aluminiumoxid					+			als ob IIIA2	Eindeutig positive i.pl.-Versuche
Attapulgit Palygorskit	?	+		–	+		?	IIIA2	positiver Inhalationsversuch
Kalzium Natrium-Metaphosphat			?	?				IIIB	Datenlage nicht ausreichend
Kalziumsulfat Gips			?	–				IIa MAK-Wert 6 mg m^3 F	Negativer i.p.-Test bei sehr geringer Beständigkeit
Dawsonit					+			als ob IIIA2	Eindeutig positive i.pl.-Versuche
Erionit	+	+		+	+	+	+	IIIA1	Kanzerogenität in epidemiologischen Untersuchungen nachgewiesen
Glasfasern	?	?	+	+	+	+	+	als ob IIIA2	Gesamtheit der Befunde
Halloysit					?			IIIB	Datenlage nicht ausreichend
Kaliumtitanatverbin-dungen		+	?	+	+	+		IIIA2	Positiver Inhalationsversuch in Verbindung mit positiven Befunden aus den anderen Untersuchungen
Keramikfasern		+		+	?			IIIA2	Positive Inhalationsversuche
Magnesium-Oxid-Sulfat			?	?				IIIB	Datenlage nicht ausreichend

Tabelle 86 (Fortsetzung)

Faserstaub	Epi-dem.	Kanzerogenität				Zell-trans.	Gen-tox.	Einstufung	Einstufungsbegründung
		inhal.	i.tr.	i.p.	i.pl.				
anorganische Faserstäube									
Nemalith/Brucit				?	?			IIIB	Datenlage nicht ausreichend
Schlackenwolle	?	?		?	?			IIIB	Datenlage nicht ausreichend
Sepiolith	?	?		?	?			IIIB	Datenlage nicht ausreichend
Siliciumcarbid			+	+	+	+		als ob IIIA2	Positive i.p., i. pl. und i.tr.-Versuche, sehr hohe Biobeständigkeit
Steinwolle	?	?	?	+	?		+	als ob IIIA2	Positive i.p.-Versuche
Wollastonit	?	?		–	?		?	evtl. MAK-Wert	Negativer i.p.-Test bei geringer Biobeständigkeit
alle weiteren anorganischen Faserstäube								IIIB	Datenlage nicht ausreichend
organische Faserstäube									
p-Aramid		?		?			?	IIIB	Bewertung des Inhalationsversuchs noch offen

inhal. = inhalative Einstufung; i.tr. = intratracheal; i.p. = intraperitoneal; i.pl. = intrapleural
+ = positive(r) Befund(e); – = negative(r) Befund(e); ? = Befund(e) nicht bewertbar

Asbest und Asbestersatzstoffe

Regelungen

- **Gefahrstoffverordnung:**
  - *Kennzeichnung* asbesthaltiger Zubereitungen und Erzeugnisse: §8 und Anhang III Nr. 1.
  - *Herstellungs-, Verwendungs- und Epositionsverbot* von Asbest, asbesthaltigen Zubereitungen und Erzeugnissen: §§15, 15a, Anhang IV Nr. 1.
  - *Umgang mit Asbest bei Abbruch- und Sanierungsarbeiten:* §39 und TRGS 519.
  - *Umgang mit Faserstäuben:* TRGS 521 (Faserstäube), Teil I: Anorganische Faserstäube, Teil II: Organische Faserstäube.
  - *Grenzwerte* und Begründungen für Asbest und künstliche Mineralfasern: TRGS 900 (MAK- und TRK-Werte), TRGS 102 (TRK für gefährliche Stoffe).
  - *Einstufungen:* TRGS 905 (Verzeichnis krebserzeugender ... Stoffe), TRGS 906 (Begründungen zur Bewertung von Stoffen der TRGS 905). Nr. 1: Anorganische Faserstäube (ausgenommen Asbest).
  - *Vorsorgeuntersuchung:* Anhang VI (G 1.2).
- **Berufsgenossenschaftliche Regelungen:**
  - *VBG 113:* Umgang mit krebserzeugenden Gefahrstoffen.
  - *ZH 1/120:* Analyseverfahren zur Feststellung der Konzentrationen krebserzeugender Arbeitsstoffe in der Luft in Arbeitsbereichen. Teil 30 (Asbest), Teil 31 (lungengängige Fasern).
  - *ZH 1/294:* Regeln für Sicherheit und Gesundheitsschutz beim Umgang mit künstlichen Mineralfasern (GUV 19.14).
  - *ZH 1/600.1.2:* Auswahlkriterien für spezielle arbeitsmedizinische Vorsorgeuntersuchungen. Asbesthaltiger Staub (GUV 40.06).

Definitionen

- **Statische elektrische Felder:** Durch Ladungstrennung auftretende elektrische Kraftwirkung (Spannung) zwischen geladenen Körpern, abstoßend oder anziehend. Einheit V/m (kV/m). Im elektrischen Feld findet eine Ladungsumverteilung in einem dort eingebrachten Körper statt (Influenz).
- **Statische magnetische Felder:** Entstehung durch gleichbleibende Bewegung von elektrischen Ladungen (Stromfluß). Einheit A/m, Einheit der magnetischen Induktion (Flußdichte) T (Tesla; mT, μT).

Natürliche Quellen

- Siehe auch Technische Felder, Radiowellen, S. 354, 358.
- **Wetterbedingte Felder:** Schönwetterfeld in der Größenordnung 100 V/m. Gewitterfeld bis 20 kV/m.
- **Lokale elektrische Felder:** Aufgrund von Ladungstrennung zweier Körper durch Reibung.
- **Erdmagnetfeld:** Entstehung durch elektrische Ströme im Erdinnern. Die Stärke beträgt 30 – 60 μT an der Erdoberfläche. Schutz der Erdoberfläche vor kosmischer Strahlung.

Künstliche Quellen von elektrischen Feldern

- Trennung von festen Materialien (z. B. Mahlen, Zerreiben).
- Rühren, Mischen, Verspritzen, Schütten und Transportieren (Rohrtransport) von schlecht leitenden Flüssigkeiten oder staubförmigen Materialien. Dabei u. U. Explosions-, Verpuffungs- und Brandgefahr!
- Sedimentation nicht mischbarer Bestandteile in Flüssigkeit. Gefügeänderung in Körpern.
- Hochspannungsleitungen (Gleichstrom, selten). Dabei auch in großer Entfernung noch vergleichsweise (zu Wechselspannungsleitungen) starke elektrische Felder.
- Straßenbahnen, U-Bahnen, O-Busse. Im Fahrzeug jedoch *kein* elektrisches Feld („Faraday-Käfig").
- Teppichböden beim Laufen (Spannungen bis 10 kV/m). Wechseln von Bekleidung.
- Fernsehgeräte, Monitore. Dabei lokal Spannungen bis 20 kV/m in unmittelbarer Nähe, an hervorstehenden Körperteilen (Kinn, Nase) u. U. noch wesentlich höhere Werte. Siehe auch Bildschirmarbeitsplatz, S. 440.
- Energietechnik: Gleichstromnetze.

Künstliche Quellen von magnetischen Feldern

- Energieübertragung (Gleichspannung), jedoch nur sehr geringes magnetisches Feld (kleiner als Erdmagnetfeld).
- Im Fahrgastraum von Straßenbahnen, U-Bahnen, Omnibussen ca. 80 μT, im Fahrgastraum von Magnetschwebebahnen sehr starke magnetische Felder von ca. 2 – 60 mT.
- Bei Kopfhörern und Telefonhörern lokal bis 1 mT.
- Bei Kernspintomographen ist der Patient magnetischen Feldern im Tesla-Bereich ausgesetzt! Personal befindet sich im Bereich von 10 – 100 mT.

Statische Felder

- An Plasmaschmelzöfen, Elektrolyseschmelzen, Hochleistungsmotoren mit hoher Leistungsaufnahme, d.h. überall, wo große Ströme fließen, bestehen magnetische Felder in der Grössenordnung von 10 mT.
- Schweißgeräte; bei Handschweißgeräten ist besonders die haltende Hand exponiert.
- Hub-, Abscheidemagneten (Schrottverwertung).

Biologische Wirkungen

- **Wirkungsmechanismus:** Wegen der starken Verzerrung des elektrischen Feldes durch die menschliche Körperform werden an der Körperoberfläche, besonders an den Körperspitzen (Kopf), hohe Feldstärken erreicht. Die direkte Wirkung eines statischen Feldes ist gering.
- **Wirkungen durch statisches Feld:**
  - *Elektrisierungen:* Abhängig von der Ladungsmenge bzw. von der Energie, die übertragen wird. Bei Berührung großer geladener Körper (LKW, Bus) kann es zu besonders starken Elektrisierungen kommen.
  - *Auftreten elektrischer Spannungen im Magnetfeld:* Da elektrische Ladungen bewegt werden (Blutkreislauf), kann ein elektrischer Strom im Spannungsfeld fließen. Dieser ist selbst an Orten schnellen Stromflusses (Aorta, Herzkammer, hier größter Fluß zum Zeitpunkt der Refraktär-Periode des Herzmuskels) sehr gering. EKG-Veränderungen treten bei Flußdichten > 350 mT auf. Die in künstlichen Magnetfeldern auftretenden Ströme reichen auch in ungünstigen Umständen nicht zur Beeinträchtigung der Nervenleitung aus.
  - *Beeinflussung biochemischer Vorgänge:* Zu Veränderungen von Enzymaktivitäten kommt es offenbar erst bei sehr hohen Flußdichten (≈ 6 T).

Gesundheitliche Auswirkungen

- **Direkte Gefährdungen:**
  - *Elektrisierungen:* Meist nur unangenehme Empfindung, bei größerer Energieübertragung kommt es zu einer Gefährdung durch Herzrhythmusstörungen und Kammerflimmern:
    - Wahrnehmungsschwelle: 0,1 – 1 mJ.
    - Unangenehme Elektrisierung: 2 – 25 mJ.
    - Leichte Schockwirkung (spürbar an Fingerspitzen): ≈ 50 mJ
    - Starke Schockwirkung (spürbar in Gelenken): ≈ 250 mJ.
    - Gefährdung: ≈ 1000 mJ.
- **Indirekte Gefährdungen:**
  - Brände und Explosionen (s.o.).
  - Entstehung von Ozon (O_3), insbesondere beim Schweißen. Die Geruchsschwelle liegt bei 0,01 ppm, Ozon führt zu Reizungen der Atemwege. MAK-Wert 0,1 ppm.
  - Funktionsstörung von elektronisch gesteuerten Geräten theoretisch möglich. Durch Prüfung der elektromagnetischen Verträglichkeit der Geräte wenig wahrscheinlich.
  - Funktionsstörung von Implantaten mit elektronischer Steuerung (Herzschrittmacher, Insulinpumpe); siehe auch Radiowellen, S. 358.
  - Kraftwirkung auf ferromagnetische Implantate. Dadurch sind lokale Blutungen (Klammern) oder Funktionsstörungen (Verrutschen von Elektroden) möglich.

Schutzmaßnahmen

- **Abschirmung:** Bei elektrischen Feldern i.a. gut, bei magnetischen Feldern schwierig und nur unvollständig möglich.
- **Erdung:** Durch Ableitung von elektrischen Ladungen können Brände, Explosionen etc., aber auch Fehlfunktionen elektronischer Bauteile verhindert werden.
- **Erhöhung der Luftfeuchtigkeit:** An Bildschirmarbeitsplätzen kann dadurch eine Verringerung der elektrostatischen Felder und somit ein erhöhtes Wohlbefinden erreicht werden. Mikroschocks durch Aufladung des Körpers z.B. beim Laufen auf Teppichboden können erheblich reduziert werden.
- **Belüftung:** Verhinderung von belästigenden Ozon- oder auch explosionsfähigen Stoffkonzentrationen in der Luft.
- **Abstandsvergrößerung**.

Grenzwerte

- **DIN VDE 0848 Teil 4 mit Änderung A1 (1992):** Sicherheit in elektromagnetischen Feldern, Grenzwerte zum Schutz von Personen im Frequenzbereich 0–30 kHz (Tab. 87). Diese Grenzwerte sind zum Schutz vor unmittelbaren Wirkungen aufgestellt. Regelungen zum Schutz vor mittelbaren Wirkungen sind in Vorbereitung, ebenso für Personen mit besonderer Schutzbedürftigkeit (z.B. Implantatträger).
- **ICNIRP (1994):**
  - *Beruflich exponierte Personen:* 200 mT (8 h), Kurzzeitwert bis 2 T.
  - *Allgemeinbevölkerung:* 40 mT (dauernd).

Tabelle 87 DIN VDE 0848 Teil 4 mit Änderung A1 (1992): Sicherheit in elektromagnetischen Feldern, Grenzwerte zum Schutz von Personen im Frequenzbereich 0–30 kHz

	kV/m	kA/m*	mT*
Effektivwert	40	1,6	20
Spitzenwert	60	2,4	30

* Werte für 2 Hz, Bereich 0–2 Hz in Teil 4 A 1 (in Vorbereitung)

Technische Felder

Definition

- **Technische Felder:** Elekromagnetische Felder mit einer Frequenz < 30 kHz (Wellenlänge > 1000 m). Diese niederfrequenten Felder lassen sich einteilen in:
  - *ULF:* Ultralow frequency (> 0 – 3 Hz).
  - *ELF:* Extremely low frequency (> 3 – 3000 Hz).
  - *VLF:* Very low frequency (> 3000 – 30 000 Hz).
- **Nahfeld:** Wegen der großen Wellenlängen ist das Nahfeld einer Strahlungsquelle von Bedeutung (Nahfeld bis maximal 10× Wellenlänge). Magnetische und elektrische Komponente des Feldes sind nicht in Phase, d. h. entkoppelt und können jeweils gesondert betrachtet werden.
- **Einheiten:** Die elektrische Feldstärke E wird in V/m (kV/m), die magnetische Feldstärke H in A/m, die magnetische Induktion (Flußdichte) B in Tesla (T; mT oder µT) angegeben. In der Luft entspricht 1 A/m ca. 1,25 µT, 1 µT entspricht 0,8 A/m.

Natürliche Quellen

- **Beachte:** Magnetische Felder sind an das Auftreten bewegter elektrischer Ladungen gebunden, magnetische und elektrische Felder treten deshalb gemeinsam auf.
- **Atmosphärisches Magnetfeld:** Die lokale Stärke des geringen atmosphärischen Magnetfeldes hängt von meteorologischen Vorgängen ab. Bei Entladungen (Blitzen) treten magnetische Wechselfelder mit Frequenzen bis zu einigen kHz auf. In der Nähe von Blitzen befinden sich induzierte Magnetfelder mit ≈ 1 mT in 100 m Entfernung sowie elektrische Felder mit bis zu mehreren hundert kV/m.
- **Sferics:** Resonanzschwingungen zwischen Ionosphäre und Erdoberfläche bis in Frequenzen von 100 kHz als Folge von ständig weltweit stattfindenden Gewittern. Geringe Feldstärken, die mit zunehmender Frequenz stark abnehmen.
- **Körpereigenes elektrisches Feld:** Durch Muskel-, Nerven- und Gehirnaktivität mit Stromdichten bis 0.8 mA/cm^2 (EKG) und Frequenzen bis 1 kHz (EMG). Die Verhinderung von Reizungen benachbarter Strukturen durch körpereigene Stromdichten erfolgt durch die gut isolierenden Zellmembranen. Grenzwertfestsetzungen orientieren sich an diesen natürlichen Feldern.

Künstliche Quellen

- **Beachte:** Die Größe magnetischer Wechselfelder ist abhängig vom *Stromfluß*, die Größe elektrischer Wechselfelder ist abhängig von der *Spannung*.
- Anlagen zur Energiegewinnung (Generatoren von Kraftwerken) und zur Energieverteilung (Hochspannungsleitungen, Transformatoren, Umspannungs- und Schaltanlagen). Direkt unter Hochspannungsleitungen 380 kV (1 kA): 2 – 7 kV/m, 5 – 15 µT. 220 kV: 1 – 6 kV/m, 5 – 14 µT.
- Elektrifizierte Bahnstrecken ($16^2/_3$ Hz).
- Sicherheitssysteme: Bei Durchgeh-Einrichtungen, dabei Feldstärken bis 1 mT.
- Induktionsöfen (magnetische Felder bis in den Bereich von einigen 10 mT).
- Schweißgeräte (Lichtbogen, Plasmaschweißen).
- Funkenerosionsanlagen.

- Haushaltsstrom: Dabei entstehen elektrische Felder im räumlichen Bereich des gesamten Niederspannungsnetzes (Größenordnung ≈ 10 V/m). Magnetische Felder treten nur bei Betrieb von Geräten auf, die Stärke ist abhängig von Abstand und Stromaufnahme (S. 441).

Biologische Wirkungen

- Nur sehr geringe Quantenenergie, so daß chemische Reaktionen nicht mehr ausgelöst werden können.
- Starke Verzerrung des **elektrischen Feldes** durch den menschlichen Körper. Dadurch kommt es zu einer Erhöhung der Feldstärke mit Entstehung von Körperströmen. Die Stromdichten sind an Engstellen (Hals, Beine) besonders hoch. Bei ≈ 20 kV/m gelangen diese Ströme in die Größenordnung der natürlichen Körperströme (Abb. 28).
- Elektrische Aufladung von Körpern (belebt oder unbelebt), bei Behaarung Aufstellen der Haare (ab 1 kV/m).
- **Beim Magnetfeld** kommt es nicht zur Feldverzerrung. Das Feld induziert Wirbelströme im Körper mit maximalen Stromdichten an Engstellen des Körpers.
- **Magnetomechanische Wirkung:** Große Moleküle oder Zellbestandteile (para-, diamagnetisch) können in Bewegung bzw. Drehung geraten.
- **Magnetische Induktion:** Werden natürliche Ladungsträger (Blut) im Magnetfeld bewegt, so treten induzierte elektrische Ströme auf. Bei genügender Stärke kann es zur Erregung von Zellmembranen kommen (Abb. 29).
- Veränderung der Zellerregbarkeit durch **elektrische Ströme**. Änderung des Membranruhepotentials führt zur Erhöhung bzw. Verminderung der Erregungsschwelle. Dies führt u. U. auch zur Verstimmung von Schrittmacherzellen, die selbsterregbar sind (z. B. Sinusknoten). *Resonanzeffekt:* Liegt die Feldfrequenz nahe der Schrittmacherfrequenz, so können schon geringe Stromdichten zur Beeinflussung führen.
- Beeinflussung der Kalziumionen-Bindung in Membranen (experimentell) führt zu „oxidativem Stress“ der Zelle (spekulativ; karzinogener Faktor?).
- Reduktion der Melatoninproduktion(?). Melatonin hat möglicherweise einen suppressiven Effekt auf das Wachstum von Tumoren.
- Optische Flimmerwahrnehmungen (Phosphene) infolge Stimulation von Sinneszellen (und anderer Nervenzellen des Auges) durch magnetisch induzierte Ströme ab magnetischen Feldstärken > 2 mT.

Gesundheitliche Auswirkungen

- Organische Schädigungen durch direkte Einwirkung elektrischer oder magnetischer Felder sind nicht bekannt.
- **Elektrische Felder:**
  - *Wirkung von elektrischen Feldern:*
    - > 0,1 mA: Wahrnehmung bei Berührung.
    - > 9 mA: Unwillkürliche Muskelkontraktionen.
    - > 23 mA: Atemschwierigkeiten.
    - > 100 mA: Kammerflimmern.
  - *Elektrisierung (Funkenentladung):* Im Wechselfeld ist dies kein einmaliger Vorgang wie im statischen Feld und kann daher bei großen Stromflüssen gefährlich werden. Es kommt zur Aufladung, z. B. bei enger räumlicher Nähe zu Hochspannungsleitungen. Gefahren:

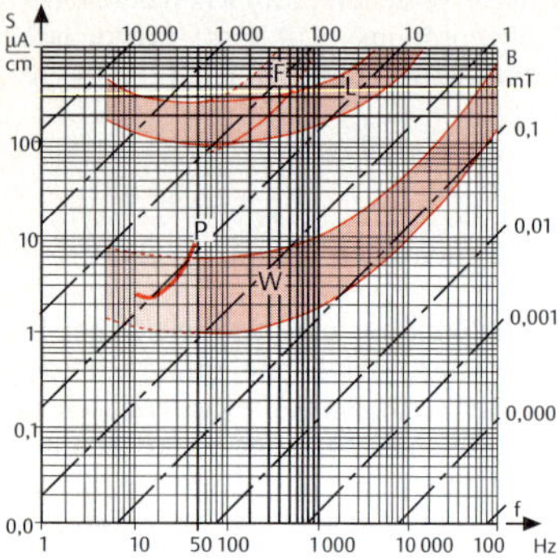

Abb. 28

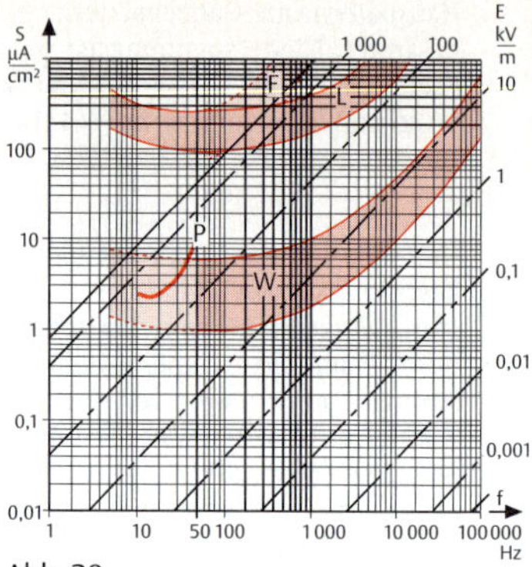

Abb. 29

Abb. 28 Biologische Wirkungen elektrischer Stromdichten im Körper (S = Stromdichte, f = Frequenz, E = elektrische Feldstärke, F = Flimmerschwelle, L = Loslaßschwelle, P = Bereich der Phosphene, W = Bereich der Wahrnehmbarkeitsschwelle).

Abb. 29 Biologische Wirkungen von Wirbelstromdichten im Thorax (S = Stromdichte, f = Frequenz, B = magnetische Induktion, F = Flimmerschwelle, L = Loslaßschwelle, P = Bereich der Phosphene, W = Bereich der Wahrnehmbarkeitsschwelle).

- Durch Berühren elektrisch isolierter und aufgeladener größerer Körper (z. B. Auto).
- Aufladung des elektrisch isolierten menschlichen Körpers mit Entladung beim Berühren geerdeter Gegenstände. Durch unterschiedliche Ladungsverteilung können ab einigen kV/m auch Mikroentladungen an der Hautoberfläche stattfinden (Kribbeln, Stechen).

➤ **Magnetische Felder:**
  - *Wirkung von Magnetfeldern:*
    - < 5 mT: Keine Wirkung nachgewiesen.
    - 5 – 50 mT: Visuelle und nervale Effekte (Magnetophosphene).
    - 50 – 500 mT: Nervale Reizerscheinungen.
    - > 1000 mT: Extrasystolen und Kammerflimmern möglich.
  - Berichte über Störungen des Allgemeinempfindens, Kopfschmerzen, Müdigkeit („Elektrostreß") führten in der ehemaligen UdSSR zur Festlegung von sehr niedrigen Grenzwerten. Die Symptome konnten aber in kontrollierten westlichen Untersuchungen nicht bestätigt werden.
  - *Auftreten von Tumoren (Leukämien):* Eine Reihe von epidemiologischen Untersuchungen bei beruflich exponierten Personen (Hochspannungselektroinstallateure, Schaltwarte) und auch bei außerberuflich Exponierten erbrachte den Verdacht auf tumorfördernde Wirkung, der jedoch bisher nicht ausreichend erhärtet werden konnte. Störfaktoren (chemische Noxen, Umwelt- und sozioökonomische Faktoren) können nicht ausreichend abgegrenzt werden. Wenn überhaupt, dann nur schwache Wirkung.

- *Indirekte Wirkungen* für Träger von Metallprothesen, Herzschrittmachern und anderen Implantaten; Auswirkungen auf elektronische Bauteile (Entladungen siehe Radiowellen, S. 359).

Schutzmaßnahmen

- **Elektrische Felder:** Abschirmung, Abstand, Begrenzung von Expositionsdauer und -höhe.
- **Magnetische Felder:** Abschirmung nur unzulänglich und unter großem Aufwand möglich. Abstand, Begrenzung von Expositionsdauer und -höhe.

Grenzwerte

- **DIN VDE 0848 Teil 4:** Sicherheit bei elektromagnetischen Feldern; Grenzwerte für Feldstärken zum Schutz von Personen im Frequenzbereich von 0 Hz–30 kHz: Frequenzabhängiger Grenzkurvenverlauf; bei 50 Hz:
  - 20 kV/m elektrischer Feldstärke.
  - 4 kA/m magnetischer Feldstärke (5 mT magnetischer Induktion).
- **IRPA/INIRC:** Grenzwerte für die Frequenz 50 Hz (Tab. 88).

Regelungen

- **Verordnung über elektromagnetische Felder (26. BImSchV):** Sie legt Grenzwerte für technische Felder (Dauerbelastung) fest (Tab. 89). Keine Arbeitsplatzgrenzwerte!
- **ZH 1/43:** Sicherheitsregeln für Arbeitsplätze mit Gefährdung durch elektromagnetische Felder.
- **SSK:** Die Strahlenschutzkommission schlägt, über die IRPA/INIRC-Werte hinausgehend, vorsorglich noch niedrigere Werte vor: 1,7 kV/m bzw. 10 μT (1995).

Tabelle 88 IRPA/INIRC: Grenzwerte für die Frequenz 50 Hz

	dauernd kV/m	μT	kurzzeitig kV/m	μT
beruflich Exponierte	10	500	30	5 000
Bevölkerung	3	50	10	500

IRPA: International Radiation Protection Association
INIRC: International Non-Ionizing Radiation Committee

Tabelle 89 Grenzwerte nach Verordnung über elektromagnetische Felder (26. BImSchV)

Frequenz (Hz)	kV/m	μT
50	5	100
16²/₃	10	300

Radiowellen, Mikrowellen

Definition

- Hochfrequente elektromagnetische Strahlung im Frequenzbereich 30 kHz (Wellenlänge < 1000 m) und 300 GHz (Millimeterwellen). Die Quantenenergie der Strahlung ist zu gering, um chemische Reaktionen hervorrufen zu können. Angabe der Strahlungsintensität in W/cm². Einteilung siehe Tab. 90.

Tabelle 90 Einteilung hochfrequenter elektromagnetischer Strahlung

Bezeichnung		Abk.	Frequenz	Wellenlänge
Langwelle	LW	LF	0,03 – 0,3 MHz	10 – 1 km
Mittelwelle	MW (AM)	MF	0,3 – 3 MHz	1 – 0,1 km
Kurzwelle	KW	HF	3 – 30 MHz	100 – 10 m
Ultrakurz-wellen	UKW (FM)	VHF	30 – 300 MHz	10 – 1 m
Dezimeter-wellen		UHF	0,3 – 3 GHz	1 000 – 100 mm
Zentimeter-wellen		SHF	3 – 30 GHz	100 – 10 mm
Millimeter-wellen		EHF	30 – 300 GHz	10 – 1 mm

Abk.: low, medium, high, very high, ultra high, super high, extremely high

Natürliche Quellen

- In natürlicher Umgebung kommt nur sehr geringe Strahlung durch atmosphärische Vorgänge im LW-Bereich vor, die mit zunehmender Frequenz stark abnimmt.
- Wärmestrahlung von Körpern mit Temperatur über dem absoluten Nullpunkt, also auch von der Erde oder von lebenden Organismen (Größenordnung 60 – 80 nW/cm² im Hochfrequenz- und Mittelwellenbereich).

Künstliche Quellen

- **Rundfunkwellen:** Kugelförmige Abstrahlung von Antennen. Zum Radioempfang sind nur sehr geringe Strahlungsintensitäten erforderlich (um 0,1 nW/cm² – 0,1 fW/cm²). In Großstädten der USA beträgt die Strahlungsbelastung für die meisten Bewohner trotz zahlreicher innerstädtischer Sender nur 1 – 10 nW/cm². Die Senderleistung ist oft sehr hoch (bis 1 MW).
- **Nachrichtenübertragung:** Richtfunk mit Hauptstrahlbündel (Strahlenkeule), wobei in Antennennähe hohe Strahlungsintensitäten bestehen, die aber mit zunehmender Entfernung schnell geringer werden (in 100 m Entfernung in der Größenordnung mW/cm²).
- **Cityband-(CB)-Handgeräte:** UKW und Dezimeterwellen. Trotz ihrer geringen Leistung (maximal wenige Watt) besteht eine hohe Strahlungsintensität in Antennennähe. Da die Antenne im Gerät integriert ist, treten in Kopfnähe Intensitäten im Bereich von 100 mW/cm² auf.

- **Radartechnik:** Im Impulsbetrieb ist die Strahlung gerichtet (Strahlenkeule), bei Flugradar beträgt die Impulsleistung 100–1000 kW. Es treten nur geringe Durchschnittsintensitäten auf, da die Impulsfrequenz im kHz-Bereich und die Impulsdauer im µs-Bereich liegt. Bei Verkehrsradar bestehen ebenfalls aufgrund der kleinen Leistung auch in geringer Entfernung nur schwache Intensitäten.
- **Bildschirmarbeitsplätze:** Entstehung hochfrequenter elektromagnetischer Strahlung geringer Intensität durch Bildaufbau (siehe Bildschirmarbeitsplätze, S. 440).
- **Hochspannungsleitungen:** Hochfrequente Störfelder.
- **Medizinische Anwendung:** Bei Anwendung als Wärmestrahlung hohe Eindringtiefe, daher Erwärmung tiefliegender Gewebebereiche ohne allzu hohe Belastung der Hautoberfläche. Anwendung auch in der Elektrochirurgie.
- **Mikrowellenöfen:** Industrielles Trocknungsverfahren, Aushärtungsverfahren in der Kunststoffverarbeitung und beim Schweißen. Weiterhin Anwendung zur Lebensmittelzubereitung und -warmhaltung.
- **Induktive Verfahren:** Anwendung zum Schmelzen von Metallen (mit niedrigen Frequenzen bis 10 MHz, aber hohen magnetischen Feldstärken), zum Härten und Löten (hohe elektrische Feldstärken).
- **Dielektrische Verfahren:** Wärmen, Schmelzen, Schweißen von Kunststoffen, Vulkanisieren. Dabei hohe Frequenzen bis in GHz-Bereich, verfahrensabhängig hohe Strahlungsintensitäten.

Thermische Wirkungen

- **Wärmebildung:** Erwärmung durch Bewegung von Ladungsträgern (biologische Moleküle), da polare Moleküle sich im elektrischen Wechselfeld ausrichten oder in Rotation geraten. Es kommt zur Absorption der Strahlung im biologischen Material. Die *spezifische Absorptionsrate* der Strahlung (SAR, in W/kg) ist abhängig von Körpermasse und Frequenz. Langwellige Strahlung (Wellenlänge > 10 m, $f < 30$ MHz) wird beim Menschen wenig absorbiert. Hohe SAR im „Resonanzbereich" 30–100 MHz, dadurch Körpererwärmung. Bei höheren Frequenzen kommt es zu einer Zunahme der Absorption und Abnahme der Eindringtiefe, so daß nur noch Teile des Körpers erwärmt werden. Die Eindringtiefe ist abhängig vom Wassergehalt des Gewebes, daher größere Eindringtiefe in Knochen und Fett.
- **Hot-spot-Bildung:** Bei hohen Frequenzen durch Fokussion der Strahlen an Gewebestrukturen im Körper (Übergang Fett : Muskel oder Muskel : Knochen) mit Gefahr der lokalen Überwärmung.

Nicht-thermische Wirkungen

- **Beeinflussung der Blut-Hirn-Schranke:** Unsicher, höchstens geringer Effekt.
- **Direkte Wirkungen:** Wegen geringer Quantenenergie besteht kein direkter Einfluß auf chemische Reaktionen. Durch Schwingung von aktiven biologischen Molekülen im Strahlungsfeld sind jedoch chemische Interaktionen denkbar.
- **Indirekte Wirkungen:**
  - Mikroschocks durch Ladungsausgleich. Im Strahlungsfeld können sich induktiv Spannungen aufbauen.
  - Explosionsgefahr durch Funkenbildung.

- Störungen von elektronischen Einrichtungen („elektromagnetische Verträglichkeit").
- Verbrennungen durch stärkerere Erwärmung von Metallen (Ringen, Ketten, Implantaten) im Strahlenfeld.
- Beeinflussung von Herzschrittmacher-Aktivitäten. Störsignale können zur Impulsauslösung (bei Trigger-Geräten), zur Impulsunterdrückung (bei Demand-Geräten) oder zur Umschaltung auf festfrequenten Impulsbetrieb (Störverhalten) führen. Starke Magnetfelder sind besonders zu meiden. Sie treten z.B. bei Induktionsöfen auf. Aber auch bei Haushaltselektrogeräten, wie Rasierern, Bohrmaschinen, können bei sehr geringen Entfernungen Gefahren auftreten.

Gesundheitliche Auswirkungen

- **Verbrennungen:** Haut und Unterhautgewebe können bei hochfrequenter Strahlung verbrennen. Im Gewebe kann es zu lokalen Verbrennungen (hot-spot, s.o.) kommen.
- **Überwärmung von Körperteilen oder des ganzen Körpers:** Eine Gefahr besteht besonders darin, daß das Körperinnere direkt erwärmt wird, ohne daß die Wärmerezeptoren in der Haut rechtzeitig „vorwarnen" können. Gegenregulierende Mechanismen des Körpers setzen verspätet ein. Besonders empfindliche Gewebe sind die männlichen Keimdrüsen (Hypospermie, Einschränkung der Spermien-Beweglichkeit), Augenlinse (Trübung). Dazu sind jedoch subjektiv deutlich wahrnehmbare hohe Strahlungsdosen erforderlich.
- **Fragliche Effekte:** Erhöhung der Gerinnungsneigung des Bluts; Teratogene Effekte (Folge der Erhöhung der Körpertemperatur?).

Schutzmaßnahmen

- Kapselung der Quelle, bei umschlossenen Anlagen möglich.
- Abstandsschutz; Warnhinweise.
- Implantat-Träger und Träger von Herzschrittmachern aus Gefahrenbereich fernhalten.

Grenzwerte

- **Grenzwertfestlegungen:** Beruhen auf dem Schutz vor Erwärmungseffekten.
  - *Beruflich exponierte Personen:* Hier darf unter ungünstigsten Umständen die SAR nicht mehr als 1 W/kg betragen (Größenordnung des Grundumsatzes). Österreichische Grenzwerte sind so festgelegt, daß die SAR nicht mehr als 400 mW/kg beträgt. Dies gilt für Frequenzen $>$ 2 MHz.
  - *Allgemeinbevölkerung:* Hier gelten niedrigere Werte (20% der für beruflich Exponierte geltenden Werte).
  - Grenzwerte der IRPA für beruflich exponierte Personen und der Allgemeinbevölkerung für magnetische und elektrische Feldstärke (Veröffentlichung der Strahlenschutzkommission, Bd. 16, 1990): Siehe Abb. 30, 31.

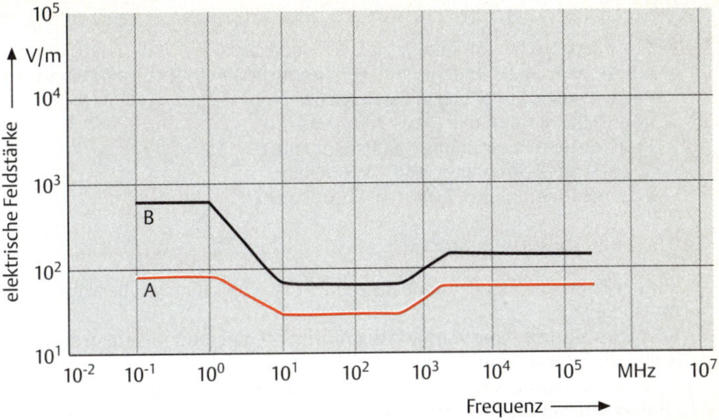

Abb. 30 Elektrische Feldstärke E (V/m) (A = Allgemeinbevölkerung, B = beruflich exponierte Person)

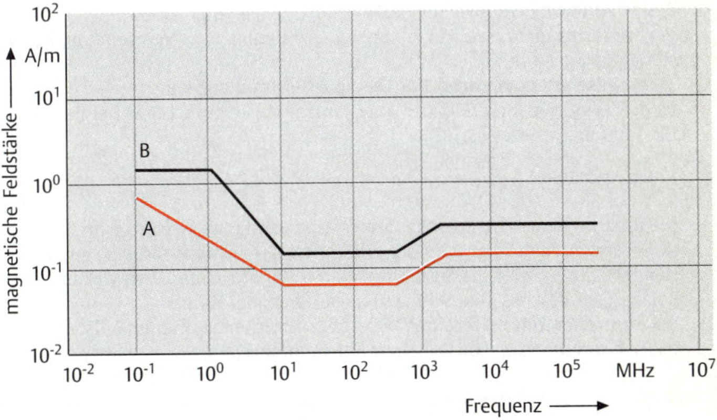

Abb. 31 Magnetische Feldstärke H (A/m) (A = Allgemeinbevölkerung, B = beruflich exponierte Person)

Infrarot

Definition

- Elektromagnetische Strahlung im Frequenzbereich 780–1000000 nm (= 1 mm). Die Quantenenergie ist zu gering, um kovalente chemische Bindungen lösen zu können. Einteilung in die Bereiche:
  - *IR-A:* Nahe IR-Strahlung (780–3000 nm).
  - *IR-B:* Mittlere IR-Strahlung (3000–6000 nm).
  - *IR-C:* Ferne IR-Strahlung (6000–15000 nm).
  - Extreme IR-Strahlung (15000–1000000 nm).

Natürliche Quellen

- **Sonnenlicht:** Ca. 53% der Sonnenstrahlung ist IR-Strahlung, überwiegend im IR-A-Bereich.
- **Körperstrahlung:** Jeder warme (also mit einer Temperatur über dem absoluten Nullpunkt) Körper gibt Energie als elektromagnetische Strahlung in einer für seine Temperatur charakteristischen Spektralzusammensetzung ab. Von 525 °C an sichtbare Strahlung (Rotstrahler).

Zivilisatorische Quellen

- **Glühende Masse:** Schmelzen und Bearbeiten von Glas oder Metall.
- **Trocknungsprozesse:** Beim Trocknen von Lacken, Nahrungsmitteln u. a.
- **Beschleunigung chemischer Reaktionen** (z. B. Polymerisation).
- **Verbrennungsprozesse:** Bei der Energiegewinnung oder Verbrennung zur Beseitigung von Material.
- **Medizinische Anwendung:** Zur Therapie (Bestrahlung, s. u.).
- **Lichterzeugung:** Rund 97% der von Glühlampen verbrauchten Energie geht als IR-Strahlung verloren (S. 517).

Biologische Wirkungen

- Die Eindringtiefe in biologisches Material ist gering, am weitesten im IR-A- und IR-B-Bereich. Allerdings wird der größte Teil des Lichts absorbiert, gut auf der Haut reflektiert wird die Strahlung nur > 1500 nm. Gute Warnwirkung durch Reizung der Wärme- und Schmerzrezeptoren in der Haut.
- Bei Absorption Umsetzung in Wärme. Bei ausreichender Zufuhr Zellschädigung durch Denaturierung von Proteinen (Verbrennung).

Gesundheitliche Auswirkungen

- **Haut:**
  - *Verbrennung:* Erythem und Schmerzempfindung (> 150–200 mW/cm^2; Verbrennung 1. Grades) bis zu Verbrennungen 3. Grades.
  - *Hautalterung:* Bei chronischer langdauernder Einwirkung „Alterung" der Haut mit Pigmentierung, Elastose, Ausbildung von Teleangiektasien. Im Freien meist in Zusammenhang mit UV-Strahlung.
  - *Karzinomentstehung:* Bei chronischer langdauernder Einwirkung erhöhte Gefährdung für Hautkrebs (spinozelluläres Karzinom, Basaliom).

- **Augen:**
  - *Feuerstar:* Kataraktbildung bei Arbeitern an der Glasschmelze und anderen Schmelzanlagen (Siehe auch UV-Licht, grauer Star, S. 366). Beginnend am hinteren Linsenpol. Insgesamt selten, heute kaum mehr vorkommend. Berufskrankheit 2401. Schädigender Strahlungsbereich zwischen 780 und 1400 nm (IR-A).
- **Gesamter Körper:**
  - *Hitzekrampf:* Durch Erwärmung des Körpers bei IR-Strahlung (Sonne, Schmelzofen), besonders bei körperlicher Aktivität (siehe auch Hitzearbeit, S. 434). Dabei kommt es aufgrund starker Schweißbildung zu Elektrolytverschiebungen, als deren Folge Muskelkrämpfe auftreten können.
  - *Hitzekollaps:* Bei Anstieg der Körperkerntemperatur > 40 °C durch Überforderung der Regelmechanismen. Nach Prodromi Blutdruckabfall mit Kollaps und Bewußtlosigkeit.
  - *Sonnenstich:* Durch Erwärmung des Kopfes und Gehirns mit nachfolgender Ödembildung, u. U. mit letalem Ausgang.

Schutzmaßnahmen

- **Schutzkleidung:** Kleidung mit hohem Reflexionsvermögen (Metallisierung) und/oder mit eingebauter Kühlung. Dies ist besonders dann erforderlich, wenn physische Arbeit geleistet werden muß.
- **Schutzbrille:** Bei Glasbläsern wegen des geringen Abstands zur Glasmasse. Siehe auch Augen- und Gesichtsschutz, S. 541.
- **Zeitbegrenzung:** Einschränkung der Tätigkeitsdauer abhängig von Wärmeeinwirkung.

Grenzwerte

- Keine Festlegungen.

Vorschriften und Regeln

- **UVV Gießereien (VBG 32).**
- **DIN 4647 Teil 3:** Sichtscheiben für Augenschutzgeräte (IR).
- **ZH 1/703:** Regeln für den Einsatz von Augen- und Gesichtsschutz.

Ultraviolett

Definition

- Elektromagnetische Strahlung zwischen den Wellenlängen 380 und 100 nm („optische Strahlung"). Die damit übertragene Quantenenergie ist bereits so energiereich (2 – 5 eV), daß hierdurch kovalente Bindungen gelöst werden können. Das Frequenzspektrum wird unterteilt in:
  - *UV-A:* 380 – 315 nm.
  - *UV-B:* 315 – 280 nm.
  - *UV-C:* 280 – 100 nm.

Natürliche Quelle

- **Sonnenlicht:** 1,5 % der Sonnenstrahlung, die den Erdboden erreicht, ist UV-Strahlung. UV-C-Strahlung wird in der Atmosphäre vollständig absorbiert (Ozon-Schicht), UV-B teilweise. Die natürliche Bestrahlung durch UV-Licht hängt vom Sonnenstand, meteorologischen Bedingungen, Meereshöhe und von Reflexion an Erdoberfläche (z. B. bei Schnee) ab.

Zivilisatorische Anwendung

- **Desinfektion:** Bei transparenten Medien (Luft, Wasser). Bakterizide und viruzide Wirkung ab Wellenlängen > 275 nm. Wegen der Absorption in Luft und Wasser müssen hohe Strahlungsintensitäten erreicht werden.
- **Halogenlampen:** (Siehe Licht, Beleuchtung, Gesundheitsaspekte, S. 524) Wegen hoher Temperaturen muß Quarzglas verwendet werden, das bis 200 nm für UV-Licht durchlässig ist.
- **Leuchtstofflampen:** (Siehe Licht, Beleuchtung, S. 517) Die Fluoreszenzschicht kann einen geringen Anteil an langwelligem UV-Licht durchlassen. Das Glas ist bis 350 nm für UV durchlässig.
- **Photochemie:** Synthese von Kunststoffen; Photochlorierung, Photopolymerisation, Aushärtung von Harzen; Photolithographie.
- **Schmelzöfen:** Schmelzen von Glas und Metall. Hierbei entsteht überwiegend Infrarotstrahlung (S. 362), bei hohen Temperaturen zunehmend auch UV-Strahlung (Wien-Verschiebungsgesetz).
- **Schweißflamme:** Relevanter Strahlungsanteil ab Temperaturen > 2500 K, besonders hoher Anteil beim Schutzgas-, Plasmaschweißen oder Temperaturen um 6000 K.
- **Solarien:** Bewußte Herbeiführung der Strahlung zur Hautbräunung oder zu therapeutischen Zwecken (Psoriasis, Neurodermitis); langwelliges UV-Licht (UV-A).
- **Stoffprüfung:** Fluoreszenz zur Prüfung von Lebensmitteln; Farbechtheitsprüfungen; UV-Spektroskopie, -mikroskopie.

Biologische Wirkungen

- **Wirkung auf Augen und Haut:** Aufgrund der geringen Eindringtiefe in biologisches Material nur Augen und Haut betroffen (gesundheitliche Auswirkungen s. u.).
- **Photochemische Reaktionen in der Zelle:** Die Auftretenswahrscheinlichkeit steigt mit zunehmender Energie (= abnehmender Wellenlänge). Formen:
  - *Phototoxischer Effekt:* Schädigung der Zelle durch Veränderungen von Zellbestandteilen mit möglichem Zelluntergang, Folge ist ein Sonnenbrand.

- *Spätpigmentierung:* Hautbräunung nach einigen Tagen durch Anregung zur Neubildung von Melanin bei Bestrahlung mit UV-B, maximal bei 297 nm.
- *Sofortpigmentierung:* Hautbräunung nach wenigen Minuten durch Photooxidation von Melaninvorstufen bei Bestrahlung mit Maximum bei 340 nm (UV-A). Der Effekt hält jedoch nur einige Stunden an.
- *Schädigung der DNA:* Trotz effektiver Reparaturmechanismen kann dies zu fixierten Schädigungen führen (mutagener Effekt). Ursache der kanzerogenen Wirkung des UV-Lichtes.
- *Photoallergisierung:* Allergisierung gegenüber photochemisch veränderten Stoffen in der Haut, welche als Antigen wirksam werden können. Bekanntestes Beispiel sind Sulfonamide. Neben einigen Medikamenten sind optische Aufheller (Stilbene), Lichtschutzstoffe(!) und Süßstoff (Zyklamat) zu nennen.
- *Photosensibilisierung:* Herbeigeführt durch Stoffe, die in der Haut zu einer stärkeren UV-Empfindlichkeit führen (phototoxische Wirkung). Natürlich vorkommend Furokumarine (Wiesengräserdermatitis). In der Arbeitswelt können vorkommen (S. 247):
  - Teer und Bestandteile.
  - Farbstoffe wie Akridin, Eosin, Fluoreszein, Methylenblau.
  - Furokumarine in Kosmetika.

Gesundheitliche Auswirkungen

➤ **Haut:**
- Bräunung (s.o.): Schutzwirkung des Melanins für die Zellen. Ausprägung hängt stark von Hauttypus ab (S. 191).
- *Lichtschwiele:* Verdickung der Hornhaut; Schutzwirkung.
- *Sonnenbrand:* Entstehung durch phototoxischen Effekt (s.o.). Erythem, Schwellung, Blasenbildung, Erosion, oberflächliche Nekrosen, Fieber, Flüssigkeitsverlust. Nekrose der oberen Epidermisschicht, entzündliche Reaktion der Kutis.
- *Seemanns-, Landmannshaut:* Keratose, schlaffe Atrophie, Teleangiektasien und cutis rhomboidalis nuchae. Pigmentverschiebung mit Hyper- und Depigmentierung (Leukomelanoderm). Präkanzerosen in Form der Keratosis senilis.
- *Hautkrebs:* Spinozelluläre Karzinome und Basaliome; Entstehung häufig auf dem Boden einer Präkanzerose. Erhöhtes Risiko durch häufigen Sonnenbrand.
- *Malignes Melanom:* Zu seiner Entstehung tragen eine Reihe von Faktoren maßgeblich bei, wie vorbestehende Nävi (Anzahl), genetische Disposition. Inzidenz von Melanomen stark zunehmend (Sonnenbäder, -brand).

➤ **Augen:** Die Linse ist im Kindes- und Jugendalter für langwelliges UV-Licht durchlässig. Zu bedenken ist die fehlende Regenerationsmöglichkeit von Linse und Netzhaut nach Schädigung.
- *„Verblitzen":* Keratitis und Keratokonjunktivitis nach intensiver Bestrahlung, z.B. durch Schweißen ohne Schutzbrille. Nach Latenz von wenigen Stunden Auftreten der Symptome bis zur Chemosis.
- *„Schneeblindheit":* Meist reversible akute Retinopathie, überwiegend durch sichtbares, aber auch durch UV-Licht bedingt.

- *Hornhauttrübung:* Entstehung durch starke akute UV-Licht-Einstrahlung, reversibel, wenn die Schädigung nicht zu groß ist.
- *Grauer Star:* Kataraktbildung, am hinteren Linsenpol beginnend, meist durch kombinierte UV- und IR-Strahlung (Feuerstar, siehe IR-Strahlung, S. 363).

➤ **Indirekte Wirkungen:**
- *Bildung von Ozon:* Durch UV-Licht aus Sauerstoff (z.B. Photokopierer; Straßenverkehr). Ozon hat eine stark atemwegsreizende Wirkung.
- ➤ *Bildung von Phosgen:* Durch photochemische Reaktion von Trichlorethen (TRI) oder Perchlorethen (PER) als Dämpfe, wenn sie UV-Strahlung ausgesetzt sind. Dies kann bei offener Schweißflamme der Fall sein. Phosgen hat ebenfalls eine stark atemwegsreizende Wirkung (siehe auch Schweißen, S. 338).

Schutzmaßnahmen

➤ **Kapselung:** Kapselung der Lichtquelle bzw. des Prozesses, bei dem die UV-Strahlung entsteht.

➤ **Augenschutz:** Brille, Schutzschild.

➤ **Schutzkleidung bei Schweißarbeiten:** Auf UV-Resistenz des Materials ist zu achten (Leder).

➤ **Schutzcremes mit hohem Lichtschutzfaktor:** Der Faktor gibt an, um welchen Multiplikator die geschützte Haut länger bestrahlt werden kann als die ungeschützte (S. 574).

➤ **Schutzregelungen:**
- *VBG 15:* UVV Schweißen, Schneiden.
- *VBG 103:* UVV Gesundheitsdienst.
- *DIN 4647 Teil 1:* Sichtscheiben für Augenschutzgeräte, Schweißerschutzfilter.
- *DIN 4647 Teil 2:* Sichtscheiben für Augenschutzgeräte, UV.
- *ZH1/703:* Regeln für den Einsatz von Augen- und Gesichtsschutz.

Grenzwerte

➤ **NIOSH-Grenzwerte:** Abhängig von der Wellenlänge der UV-Strahlung. Maximale Bestrahlungsdosis während eines achtstündigen Arbeitstages zur Vermeidung gesundheitlicher Schäden. Exemplarische Werte für einzelne Wellenlängen siehe Tab. 91).

Tabelle 91 NIOSH-Grenzwerte, max. Dosis für 8 h (Arbeitsschicht)

nm	J/cm²	UV
< 200	0,1	UV-C
270	0,03	UV-C
300	0,01	UV-B
315	1,0	UV-A
380	100	UV-A

- **IPRA-Grenzwerte:** Entsprechen den NIOSH-Werten. Grenzwerte für Spektralbereiche (Augen und Haut):
  - *UV-A:*
    - 1 mW/m²: Bestrahlungsdauer > 1000 Sekunden.
    - 1 J/cm²: Bestrahlungsdauer < 1000 Sekunden.
  - *UV-B/-C:* Siehe Tab. 92.
- **UVV „Gesundheitsdienst":** § 16(1) setzt Grenzdosis pro Arbeitsschicht auf 22 mJ/cm² fest.

Tabelle 92 IPRA-Grenzwerte für UV-B/-C-Strahlung

Dauer	Effektive Bestrahlung [W/m²]
8 h	0,001
1 h	0,008
10 min	0,033
1 min	0,5
10 s	3,0
1 s	30
0,1 s	300

Ionisierende Strahlung

Definition

- Alle Strahlenarten (auch korpuskuläre Strahlen), deren Quantenenergie groß genug ist, um die Bindungsenergie eines Elektrons an ein Atom zu überwinden. Durch die Herauslösung eines Elektrons entsteht ein Ion. Wegen der sehr unterschiedlichen Bindungsenergien von Elektronen definitorische Festlegung der Grenze auf 100 nm (≈ 12,4 eV).

Begriffsbestimmungen

- **Wichtige Arten ionisierender Strahlung:**
  - *Elektromagnetische Strahlung* (Einteilung nach Energie siehe Tab. 93):
    - γ-Strahlen: Durch radioaktiven Zerfall freiwerdende Wellenstrahlung (Photonen). Große energieabhängige Durchdringungsfähigkeit und Reichweite.
    - Röntgenstrahlen (X-Strahlen): An der Anode der Röntgenröhre durch Beschuß mit Elektronen entstehende Strahlung, entweder als Bremsstrahlung (kontinuierliches Spektrum) oder als elementspezifische Linienstrahlung.
  - *Korpuskuläre Strahlung:*
    - α-Strahlen: Heliumkerne (2 Protonen, 2 Neutronen). Entstehung bei Atomzerfall. Geringe Durchdringungsfähigkeit und Reichweite (im Gewebe Mikrometer).
    - β-Strahlen: Elektronen, die bei radioaktivem Zerfall als Kathodenstrahlung sowie bei Bestrahlung von Materie mit hochenergetischer Strahlung frei werden. Geringe Reichweite in Materie (im Gewebe Zentimeter).
    - Neutronenstrahlen: Neutronen (ungeladene Teilchen) entstehen bei Kernspaltung oder -umwandlung. Energieabhängige Reichweite in Materie. Einteilung: von thermischen (langsamen) Neutronen mit Energie < 0,5 eV bis zu schnellen mit Energie > 20 MeV.

Tabelle 93 Einteilung elektromagnetischer Strahlung nach Energie

Art	Wellenlänge (nm)	Quantenenergie
Röntgenstrahlung	$100 - 1 \times 10^{-3}$	12 eV – 1,2 MeV
überweiche	0,25 – 0,06	5 keV – 20 keV
weiche	0,06 – 0,02	20 keV – 60 keV
mittelharte	0,02 – 0,01	60 keV – 120 keV
harte	0,01 – 0,005	120 keV – 250 keV
überharte	< 0,005	> 250 keV
γ-Strahlung	$100 \times 10^{-3} - 0{,}01 \times 10^{-3}$	12 keV – 120 MeV
Kosmische Strahlung	$< 1 \times 10^{-3}$	> 1,2 MeV

- **Radioaktivität:** Spontaner Zerfall von instabilen Atomkernen unter Freisetzung von Energie. Dabei Aussendung eines α-Teilchens (α-Zerfall), und/oder eines Elektrons (β-Zerfall); begleitet von γ-Strahlung. Einheit 1 Bequerel = 1 Zerfall pro Sekunde (1 Bq = s^{-1}).

- **Halbwertszeit ($T_{1/2}$):** Zeit, innerhalb derer sich eine vorhandene Anzahl von instabilen Atomkernen durch Zerfall halbiert hat.
- **Zerfallskonstante:** Für eine bestimmte Kernart charakteristischer proportionaler Anteil von Atomen, der in einer Zeiteinheit zerfällt. Umgekehrt proportional zur Halbwertszeit.
- **Linearer Energietransfer (LET):** Räumliche Verteilung des Energieverlustes (Abgabe an die umgebende Materie) längs des Durchgangs eines Teilchens (Quants).
- **Dosis:** Die auf eine Einheit (Masse, Volumen) bezogene Energiemenge (siehe auch Tab. 94):
  - *Ionendosis:* Die pro Masseneinheit erzeugte Ladungsmenge (C/kg).
  - *Energiedosis:* Die pro Masseneinheit absorbierte Energiemenge (Einheit: 1 Gray = Gy = 1 J/kg).
  - *Äquivalentdosis:* Die pro Masseneinheit biologischen Gewebes absorbierte Energiemenge. Wegen der verschieden starken Wirkung unterschiedlicher Strahlenarten auf biologisches Material muß dazu ein *Bewertungsfaktor q* eingeführt werden (Einheit: 1 Sievert = 1 Sv = 1 Gy × q). Für Zwecke des Strahlenschutzes werden vereinfachend Wichtungsfaktoren für bestimmte Strahlenarten eingeführt (Tab. 95).

Tabelle 94 Maßeinheiten für ionisierende Strahlen

Einheit	Neue Einheit (SI)	Bisherige Einheit
Ionendosis	Coulomb/kg (C/kg) 1 C/kg = 3,876 R	Röntgen (R) 1 R = 258 µC/kg
Energiedosis	Gray (Gy = J/kg = Ws/kg) 1 Gy = 100 rad	rad 1 rad = 10 mGy
Äquivalentdosis	Sievert (Sv) 1 Sv = 100 rem	rem 1 rem = 10 mSv
Aktivität	Becquerel (Bq = 1/s) 1 Bq = 27 pCi	Curie (Ci) 1 Ci = 37 GBq

Tabelle 95 Wichtungsfaktoren für bestimmte Strahlenarten

Strahlenart	Bewertungsfaktor q
Röntgen- und γ-Strahlen	1
Elektronen (β)	1
Neutronen	5–20
α-Strahlen	20

  - *Gewebewichtungsfaktor* (w_T): Leitet sich von der geschätzten unterschiedlichen Strahlensensibilität der verschiedenen Organe in Bezug auf das Krebs- oder genetische Risiko ab. Die Summe aller Wichtungsfaktoren beträgt 1. Besonders hohe w_T haben Brust (0,15), Knochenmark (0,12), Kolon, Lungen (0,12) und Keimdrüsen (0,25).

Ionisierende Strahlung

Natürliche Quellen

- **Äußere Belastung:**
  - *Kosmische Strahlung:* Von Sonne und Sternen, Zunahme mit zunehmendem Höhenniveau.
  - *Terrestrische Strahlung:* Durch im Boden vorhandenes radioaktives Material. Lokal sehr unterschiedlich, abhängig von Bodenbeschaffenheit, Aufenthaltsort (im Freien, im Haus) und Baumaterial.
- **Innere Belastung:** Aufnahme von Radionukliden aus der Luft (Radon), mit dem Wasser (Kalium, Tritium) und Nahrungsmitteln (Kalium). Bestimmte Radionuklide konzentrieren sich in besonderen Organen (Strontium im Knochen, Jod in der Schilddrüse).

Zivilisatorische Quellen

- **Medizinische Diagnostik:** In der Regel der größte Anteil. Bedeutsam ist hierbei die Dosis für das untersuchte oder behandelte Organ und die Haut-, Knochenmarks- und Gonadendosis (genetisch signifikante Dosis).
- **Energiegewinnung:** Freisetzung durch Kernkraftwerke (über Kühlwasser und Abluft). Im Normalbetrieb geringe Belastung der Anwohner (bis maximal 0,05 mSv/a). Belastung in der Nähe von Steinkohlekraftwerken bis zu 0,01 mSv/a.
- **Bergbau** (besonders Uran): Im Erzgebirge hohe natürliche Radon-Exposition durch Lagerung des Abraums und Trinkwasserverschmutzung.
- **Atomwaffenversuche:** Belastung insbesondere in den Jahren 1959–68, jedoch auch heute noch meßbare Strahlenbelastung.
- **Bildschirm:** Entstehung von sehr weicher Bremsstrahlung beim Betrieb eines Fernsehers (siehe Bildschirmarbeitsplatz, S. 441).

Tabelle 96 Strahlenbelastung im Alltag

Strahlenquelle	mSv/a*
Kosmische Strahlung	0,3
Terrestrische Strahlung	0,5
Inkorporierte Strahlung	0,3
Natürliche Strahlung	**1,1**
Kerntechnische Anlagen	< 0,01
Fall out (Kernwaffen)	< 0,01
Medizinische Anwendung	0,5
Forschung, Technik	< 0,02
Berufliche Exposition	< 0,01
Zivilisatorische Strahlung	**0,6**
Summe	**1,7**

* genetisch signifikante Dosis

Berufliche Belastung

- **Gesundheitswesen:** In Röntgendiagnostik und -therapie, soweit das Personal bei Bestrahlung anwesend ist. In nuklearmedizinischer Diagnostik und Therapie Belastung insbesondere bei Applikation und bei Pflege isotopenbehandelter Patienten (Patient selbst, Ausscheidungen).
- **Werkstoffprüfung:** Anwendung von Röntgenstrahlen oder γ-Strahlern zur zerstörungsfreien Untersuchung von Produkten oder festen Einrichtungen (z.B. Gußqualität, Schweißnahtgüte). Schwierig ist dabei die Abgrenzung des Kontrollbereichs (siehe StrlSchV, S. 373).
- **Prozeßkontrolle:** Prüfung der Produktqualität durch β–Strahler im Herstellungsprozeß (Textilien, Papier). Zugabe von offenen Radionukliden in Flüssigkeiten (chemische, Ölindustrie; Markierung von Durchflußmengen, Füllstandsanzeige).
- **Sterilisierung:** Einmalprodukte, insbesondere Medizinprodukte. Abfälle, Klärschlamm (Hygienisierung). Bei Lebensmitteln in Deutschland verboten.
- **Nuklearindustrie:** Herstellung, Verarbeitung und Lagerung von Kernbrennstoffen. Herstellen und Beseitigung von Radionukliden für die Anwendung in Medizin, Forschung und Industrie.
- **Energiegewinnung:** Beschäftigte in Kernkraftwerken, auch nur zeitweilig Beschäftigte (Angehörige von Fremdfirmen, Revisionspersonal).
- **Nuklearlabors:** Beim Umgang mit offenen Radionukliden Gefährdung durch Kontamination und Inkorporation.
- **Fliegendes Personal:** Auf Interkontinentalflügen (kosmische Strahlen).

Biologische Wirkungen

- **Schädigung biologischen Materials:** Durch Energieabsorption kommt es zu Ionisationen mit Bildung von hochreaktiven Radikalen, insbesondere aus H_2O-Molekülen. Dadurch chemische Reaktionen an biologischen Molekülen (z.B. Proteine), aber auch an genetischem Material (Basenveränderung, Strangbrüche).
- **Deterministische Schäden** (mit Schwellendosis, Dosis-Wirkungs-Beziehung): Hohe Dosen schädigen insbesondere Knochenmark, Darmschleimhaut, Testes und Haut. Dadurch vorübergehende dosisabhängige Hemmung der Zellreproduktion und damit auch der Organfunktion. Bei höherer Dosis dauerhafte Einschränkung der Organfunktion. Untergegangenes Gewebe kann durch Bindegewebe ersetzt werden (Strahlenfibrose).
  - *Strahlenkrankheit:* Folge einer i.a. kurzzeitigen Ganzkörperbestrahlung. Die Ausprägung der Symptome ist dosisabhängig. Auftreten einer Symptomatik bei Dosen ≥ 1 Sv (einzeitige Bestrahlung). Typischer 2 phasiger Verlauf mit Prodromalstadium (unspezifische Symptome als Folge der allgemeinen Zellschädigung: Kopfschmerzen, Unwohlsein, Übelkeit, Erbrechen, Leistungsknick, „Strahlenkater"), nach Latenz (1 – 2 Wochen) spezifische Symptomatik als Folge der unzureichenden Zellreproduktion an Darmoberfläche und der Knochenmarksschädigung blutige Durchfälle, Petechien, innere Blutungen, Fieber, Haarausfall). LD_{50} 3 – 4 Gy.
  - *Organschäden:* An soliden Organen (Lunge, Nieren, Gefäße) Fibrosen. Am Auge Bildung einer Katarakt (Strahlenstar) und Schädigung der Retina. An der Haut Epilation, Hautatrophie, Keratosis, Teleangiektasien, Ulkus. Keimdrüsen: Sterilität.

Ionisierende Strahlung

- **Stochastische Schäden:** Durch Schädigung des Genoms der Zellen mit steigender Strahlendosis zunehmende Wahrscheinlichkeit eines Effekts (Dosis-Wahrscheinlichkeits-Beziehung). Ein Schwellenwert läßt sich nicht definieren. Im Strahlenschutz wird davon ausgegangen, daß auch schon kleinste Dosen unerwünschte Wirkungen haben.
  - *Kanzerogenese:* Auftreten nach einer Latenzzeit, deren Dauer statistisch von der Strahlendosis abhängt. Bei hohen Dosen sind kürzere Latenzzeiten zu erwarten. Bei Ganzkörperbestrahlung besonderes Risiko für Leukämie, aber auch für Bronchial-, Mamma- und Gastrointestinal-Tumoren. Bei Organexposition besteht ein erhöhtes Risiko für das Organ. Zur Risikoabschätzung bezüglich Leukämie wird auf das sog. additive Modell, bei anderen Malignomen auf das multiplikative Modell zurückgegriffen (Tab. 97).
  - *Genetisches Risiko:* Beim Menschen selbst liegen bisher keine gesicherten Kenntnisse vor. UNSCEAR (United Nations Scientific Committee on the Effects of Atomic Radiation, 1986) schätzt das zusätzliche genetische Risiko für die erste Generation auf 18 Krebsfälle pro Million Lebendgeborenen, bezogen auf eine Dosis von 10 mGy pro 30-Jahr-Generation.

Tabelle 97 Exzess-Mortalität auf Lebenszeit pro 1 000 Personen nach Bestrahlung mit 1 Gy; verschiedene Risikomodelle (nach UNSCEAR 1988)

Malignom	multiplikatives Risiko-Modell	additives Risiko-Modell
Knochenmark	9,7	9,3
Magen	12,6	8,6
Lunge	15,1	5,9
Brust	6,0	4,3
Kolon	7,9	2,9
Ovar	3,1	2,6
Blase	3,9	2,3
Ösophagus	3,4	1,6
Multiples Myelom	2,2	0,9
übrige	11,4	10,3
alle CA (ohne Leukämie)	61,0	36,0
Summe	**70,7**	**45,3**

Strahlenschutz

- **Verantwortliche nationale und internationale Behörden:**
  - *WHO* (Weltgesundheitsorganisation), z.T. in Zusammenarbeit mit der *FAO* (Landwirtschafts- und Nahrungsmittelorganisation der UNO).
  - *UNSCEAR* (Wissenschaftliches Kommittee der UNO über die Wirkungen von Kernstrahlung).
  - *IAEO* (Internationale Atomenergieorganisation).
  - *ICRP* (Internationale Strahlenschutzorganisation).
  - *SSK* (Deutsche Strahlenschutzkommission).

- **Minimierungsgebot:** Steht über allen Empfehlungen, Richtlinien, Verordnungen und Gesetzen.
- **Wichtige Schutzmaßnahmen:**
  - *Allgemein:* Abstand halten, Expositionszeit möglichst kurz halten.
  - *ALARA-Prinzip* (as low as reasonably achievable): Folgen und Nutzen einer Exposition in vernünftiges Verhältnis bringen.
  - *Technischer Schutz:* Bei Prüfung und Diagnostik Herabsetzung der Strahlenintensität soweit wie möglich. Abschirmung, Abstandsvergrößerung, Warnvorrichtungen.
  - *Persönlicher Schutz:* Strahlenabsorbierende Schutzkleidung. Ausreichende Einführung in den regelrechten Umgang mit Strahlen oder Radionukliden, regelmäßige Informationen, Fernhalten Unbeteiligter, Überwachung durch Dosimetrie.
- **Betrieblicher Strahlenschutz:**
  - *Verantwortliche Behörde:* Ländersache; zuständig sind Gewerbeaufsicht, Regierungspräsidien, Ministerien. Schutz der Allgemeinheit Aufgabe der oberen Behörden. Die Behörden haben in der Regel für den Schutz einzelner und der Allgemeinheit vor Strahlenschäden an Leben, Gesundheit und an Sachgütern durch Schutzmaßnahmen zu sorgen, vor allem durch die Einhaltung der Strahlenschutzgrundsätze und der Strahlenschutzverordnung.
  - *Strahlenschutzverantwortlicher:* Unternehmer oder von diesem zu ernennende Person. Ist von jedem Betrieb zu benennen, in dem genehmigungs- oder anzeigepflichtige Tätigkeiten durchgeführt werden, der radioaktive Materialien herstellt, gewinnt oder mit solchen umgeht.
  - *Strahlenschutzbeauftragter:* Beauftragter Beschäftigter des Betriebs, der die Aufgabe hat, Umgang mit ionisierenden Strahlen, Strahlenquellen bzw. radioaktivem Material, technische, persönliche und organisatorische Schutzmaßnahmen zu prüfen und Mängel an den Strahlenschutzverantwortlichen zu melden. Die schriftliche Bestellung erfolgt durch diesen, Voraussetzung ist eine Fachkunde. Gefordert wird eine enge Zusammenarbeit mit den Fachkräften für Arbeitssicherheit (S. 95) und Betriebs- bzw. Personalrat (S. 93).
- **Strahlenschutzbereiche:**
  - *Sperrbereich:* Unmittelbare Umgebung des Strahlers. Die Ortsdosisleistung kann dort 3 mSv/Stunde überschreiten. Der Zutritt ist nur unter Kontrolle eines Strahlenschutzbeauftragten zulässig.
  - *Kontrollbereich:* Bereiche, in denen Personen durch äußere oder innere Strahlenexposition höhere Körperdosen als die Grenzwerte (Tab. 98, Spalte 3) bei einem Aufenthalt von 40 Stunden pro Woche und bei 50 Wochen im Kalenderjahr erhalten können. Eine Tätigkeit im Kontrollbereich ist nur Personen gestattet, die im Besitz eines vollständig geführten Strahlenpasses sind und einen Dosimeter (s. u.) tragen.
  - *Betrieblicher Überwachungsbereich:* Bereiche, in denen bei Daueraufenthalt nicht mehr als 1/10 der höchsten Grenzwerte erreicht werden (Tab. 98, Spalte 4). Der Zutritt ist nur beruflich in diesem Bereich Beschäftigten (Auszubildenden, soweit dies aus Ausbildungsgründen erforderlich ist) oder Besuchern gestattet.
  - *Außerbetrieblicher Überwachungsbereich:* Dieser Bereich endet dort, wo die kennzeichnende Ganzkörperdosis von 0,3 mSv/Jahr unterschritten wird. Die Grenzwerte für die Allgemeinbevölkerung dürfen nicht überschritten werden.

- **Zu überwachende Personen** (Tab. 98):
  - *Personen der Kategorie A:* Bei ihrer Berufsausübung bzw. -ausbildung können mehr als 3/10 der höchsten Grenzwerte erreicht werden, d. h. Ganzkörperdosen von > 15 mSv/Jahr (Tab. 98).
  - *Personen der Kategorie B:* Hier können mehr als 1/10 bis maximal 3/10 der höchsten Grenzwerte erreicht werden.
  - *Sonstige Beschäftigte:* Personen, deren Strahlenexposition bei der Berufsausübung sicher unter 1/10 der höchsten Grenzwerte liegt, d. h. Ganzkörperdosen < 5 mSv/Jahr.
- **Messung der Personendosis:** Erfolgt mittels Dosimetern, die an einer für die Strahlenexposition als repräsentativ geltenden Stelle der Körperoberfläche, in der Regel an der Vorderseite des Rumpfes, zu tragen sind. Formen:
  - *Stabdosimeter:* Jederzeit ablesbar, dadurch laufende Arbeitskontrolle möglich.
  - *Filmdosimeter:* Über einen längeren Zeitraum mittelnde Dosimeter, die monatlich einzusenden sind und amtlich ausgewertet werden. Sie dienen der amtlichen Kontrolle.
  - *Ringdosimeter:* Für Arbeiten mit Belastung insbesondere der Finger (Unfallchirurgie).

Tabelle 98 Grenzwerte[1)] der Körperdosen im Kalenderjahr für beruflich strahlenexponierte Personen und Bruchteile dieser Grenzwerte in mSv

Körperdosis	**Grenzwerte der Körperdosen**		
	Kategorie A	**Kategorie B**	**1/10 Kategorie A**
1	2	3	4
1. Effektive Dosis, Teilkörperdosis: Keimdrüsen, Gebärmutter, rotes Knochenmark	50	15	5
2. Teilkörperdosis: Alle Organe und Gewebe, soweit nicht unter 1., 3. oder 4. genannt	150	45	15
3. Teilkörperdosis: Schilddrüse, Knochenoberfläche, Haut, soweit nicht unter 4. genannt	300	90	30
4. Teilkörperdosis: Hände, Unterarme, Füße, Unterschenkel, Knöchel, einschließlich der dazugehörigen Haut	500	150	50

[1)] Zur Berechnung der effektiven Dosis bei einer Ganz- oder Teilkörperexposition werden die Äquivalentdosen der genannten Organe und Gewebe mit den Wichtungsfaktoren multipliziert und die so erhaltenen Produkte addiert (S. 369).
Die Summe der aus Ganzkörper- und Teilkörperexpositionen bei äußerer und innerer Strahlenexposition errechneten Beträge zur effektiven Dosis darf den Grenzwert der effektiven Dosis nicht überschreiten. Daneben darf die Summe der durch Ganz- und Teilkörperexpositionen bei äußerer und innerer Strahlenexposition erhaltenen Teilkörperdosen eines Körperteils den zugehörigen Grenzwert der Teilkörperdosis nicht überschreiten.

➤ **Ärztliche Überwachung:**
- *Ermächtigte Ärzte:* Alle ärztlichen Überwachungsmaßnahmen dürfen nur von durch die zuständige Behörde ermächtigten Ärzten (i.a. Arbeitsmediziner) durchgeführt werden. Sie müssen die erforderliche Fachkunde nachweisen, die durch die erfolgreiche Teilnahme an einen entsprechenden Strahlenschutzkurs erworben werden kann.
- *Strahlenschutzuntersuchung:* Beruflich strahlenexponierten Personen der Kategorie A darf eine Tätigkeit im Kontrollbereich, beruflich strahlenexponierten Personen der Kategorie B darf ein Umgang mit offenen radioaktiven Stoffen nur erlaubt werden, wenn sie innerhalb eines Jahres vor Beginn der Tätigkeit von einem ermächtigten Arzt untersucht worden sind (Untersuchungsumfang s. u.) und dem Strahlenschutzverantwortlichen eine von diesem Arzt ausgestellte Bescheinigung vorliegt, nach der der Tätigkeit keine gesundheitlichen Bedenken entgegenstehen. Bei Personen der Kategorie A muß die ärztliche Untersuchung und Beurteilung jährlich neu erfolgen.
- *Gesundheitsakte:* Der ermächtigte Arzt hat für jede ärztlich zu überwachende Person eine Gesundheitsakte zu führen. Diese enthält Angaben über die Arbeitsbedingungen, Ergebnisse der ärztlichen Untersuchungen und Maßnahmen sowie die Gesamtheit der von der Person beruflich empfangenen Körperdosen.
- *Ärztliche Bescheinigung:* Sie wird vom ermächtigten Arzt auf einem Formblatt aufgrund seiner ärztlichen Untersuchung erteilt, soweit für die Beurteilung in Kenntnis der Gesundheitsakte und der bisherigen Bescheinigungen erforderlich. Die ärztliche Bescheinigung geht an den Strahlenschutzverantwortlichen und, soweit gesundheitliche Bedenken bestehen, an die zuständige Behörde.
- *Besondere ärztliche Überwachung:* Besteht der Verdacht, daß eine Person aufgrund besonderer Umstände mehr als das 2fache der in Tab. 98, Spalte 2 genannten Körperdosen erhalten hat, muß diese unverzüglich einem ermächtigten Arzt vorgestellt werden.

➤ **Umfang der Strahlenschutzuntersuchung:** Im Hinblick auf die besondere Empfindlichkeit des blutbildenden Systems, des Immunsystems, ggf. der Schilddrüse und der mit der Tätigkeit verbundenen besonderen Verantwortung muß, neben der üblichen arbeitsmedizinischen Vorsorgeuntersuchung, auf folgendes besonderer Wert gelegt werden:
- *Anamnese:*
  - Feststellung nicht strahlenbedingter Risiken am Arbeitsplatz (gefährliche Arbeitsstoffe).
  - Kinderkrankheiten und Infektionskrankheiten: Besonderheiten des Verlaufs, die den Verdacht auf das Bestehen eines Immundefekts begründen.
  - Fehlgeburten, Bestehen einer Schwangerschaft, Menstruation, Menopause.
  - Strahlenexposition durch medizinische Diagnostik und Therapie.
  - Frühere berufliche Tätigkeit mit Strahlenexposition.
  - Zusätzliche Risikofaktoren (Rauchen, Alkohol).
- *Körperliche Untersuchung:*
  - Schilddrüse.
  - Naevi, pathologische Pigmentierungen, Ekzeme.
  - Psychische Auffälligkeiten.

- *Laboruntersuchungen und Blutbild:* Beachte: Es ist selten, daß bei einer Untersuchung alle hämatologischen Parameter im Normbereich liegen. Erst eine erneute Bestimmung erleichtert die Entscheidung, ob eine relevante Störung der Blutzellbildung, eine Funktionsstörung oder eine nicht interpretationswerte Normabweichung oder gar eine Ungenauigkeit des Labors (Blutausstrich-Befundung) vorliegt. Parameter, Referenzwerte:
  - Retikulozyten (20000 – 70000/ μl)
  - Thrombozyten (150000 – 450000/ μl)
  - Lymphozyten (1500 – 3500/ μl)
  - Neutrophile Granulozyten (2500 – 7500/ μl)
  - Stabkernige Granulozyten (400 – 800/ μl)
  - Monozyten (200 – 800/ μl)
  - Schilddrüsenhormone: FT_3 (3,0 – 6,0 pg/ml Serum), FT_4 (0,5 – 2,5 ng/dl Serum)
- **Beurteilung:** Erfolgt nach bekanntem Schema:
  - Keine Bedenken.
  - *Bedenken gegen:*
    - Eine Tätigkeit, bei der die Gefahr der Inkorporation oder Kontamination besteht (z. B. Umgang mit offenen radioaktiven Stoffen).
    - Die Tätigkeit im Kontrollbereich, bei der die Gefahr der Bestrahlung von außen besteht (z. B. Umgang mit umschlossenen radioaktiven Stoffen, Photonen-, Neutronen- oder Elektronenstrahlung.

Grenzwerte, Regelungen

- **96/29/Euratom:** Richtlinie zur Festlegung der grundlegenden Sicherheitsnormen für den Schutz der Gesundheit der Arbeitskräfte und der Bevölkerung gegen die Gefahren durch ionisierende Strahlen. Muß bis zum 13. Mai 2000 in Nationales Recht umgesetzt werden.
- **84/467/Euratom:** Richtlinie zur Änderung der Grundnorm für den Gesundheitsschutz der Bevölkerung und der Arbeitskräfte gegen die Gefahren ionisierender Strahlungen (Vorgänger-Richtlinie, daran orientiert sich StrlSchV).
- **StrlSchV:** Verordnung über den Schutz vor ionisierenden Strahlen (Strahlenschutzverordnung, 1989).
- **RöV:** Verordnung über den Schutz vor Schäden durch Röntgenstrahlen (Röntgenverordnung, 1987).
- **ZH1/546:** Merkblatt Erste Hilfe bei erhöhter Einwirkung ionisierender Strahlen (GUV 20.22).
- **SSK:** Der begrenzte Strahlenunfall – Leitfaden für die Erste Hilfe, in: Reiners (ed.): Strahlenschutz in Forschung und Praxis, Bd. 38; Fischer-Verlag Stuttgart (1996) 67 – 122.
- **BMI:** Grundsätze für die ärztliche Überwachung von beruflich strahlenexponierten Personen. Schriftenreihe Strahlenschutz (Nr. 9) des BMI, jetzt Umweltministerium (seit Jahren in Überarbeitung, bisher [Oktober 1996] noch nicht bekanntgegeben.

Definition

- Luftdruck, der unter dem atmosphärischen Druck der Umgebungsluft liegt. Als Unterdruck können Druckverhältnisse betrachtet werden, wie sie in 2000 m über dem Meeresspiegel und in größerer Höhe mit einem Druck von 789 hPa (mbar) und weniger herrschen. Der Luftdruck in der Druckkabine von Reiseflugzeugen entspricht ungefähr dem in einer Höhe von 2300 m ($\approx$ 760 hPa).

Vorkommen

- **Natürlich:** Luftdruck-Abnahme mit zunehmender Höhe. Daueraufenthalte von Menschen bis maximal 6000 m Höhe (Anden):
- **Künstlich:** Luftdruckabfall durch Aufstieg in Luftfahrzeugen (Flugzeug, Rakete, Ballon) in große Höhen. Im allgemeinen wird durch eine Druckkammer ein bestimmter Mindestdruck (z. B. 760 hPa) aufrechterhalten.

Biologische Wirkungen

- **Akuter Sauerstoffmangel:** Sauerstoffpartialdruck nimmt proportional zum fallenden Luftdruck ab. Kompensatorisch kommt es zum Anstieg des Atemminutenvolumens. Herzfrequenz und Blutdruck, insbesondere pulmonaler Blutdruck, steigen an. Der alveoläre CO_2-Druck sinkt durch Hyperventilation ab. Bei Höhen über 3000 m kann Höheneuphorie als Folge einer nicht ausreichenden O_2-Versorgung des ZNS auftreten. In Höhen über 5000 m kann bei nicht Adaptierten Bewußtlosigkeit, über 7000 m Tod nach wenigen Minuten auftreten. Bei Atmung von reinem Sauerstoff kann die Höhenerträglichkeit bis maximal 13 000 m für höhenangepaßte Menschen heraufgesetzt werden.
- **Chronischer Sauerstoffmangel, Adaptation:** Bei längerem Aufenthalt in großen Höhen treten zu den oben genannten Kreislaufreaktionen Anpassungserscheinungen auf:
  - *Steigerung der Ruheventilation:* Verbunden mit einer Neigung zur respiratorischen Alkalose.
  - *Höhenerythrozytose:* Anstieg der Erythrozyten auf bis zu 8×10^6/ml und des Hämatokrits bis 70%. Hierbei spielt der erhöhte Wasserverlust über die Atemwege ebenfalls eine Rolle (verstärkte Wasserdampfabgabe durch trokkene und kalte Luft sowie durch Höhen-Hyperventilation).
  - *Abnahme der Sauerstoff-Affinität:* Dadurch erhöhte Abgabe von O_2 an die Gewebe.
- **Druckdifferenz zu luftgefüllten Körperhöhlen:** Bei Auf- bzw. Abstieg (Barotraumen; siehe Überdruck, S. 380).

Gesundheitliche Risiken, Krankheiten

- **Höhenkrankheit** (Bergkrankheit, acute mountain sickness): Ursache nicht eindeutig geklärt und nur teilweise auf Sauerstoffmangel zurückzuführen. Tritt bei schnellem Wechsel in große Höhen auf (Bergsteigen, Reisen). Kopfschmerzen, Schwindel, Übelkeit, Erbrechen, Koordinations- und Schlafstörungen, Verminderung kognitiver Fähigkeiten. Änderung der Gefäßpermeabilität, Entstehung eines Hirnödems möglich.

Unterdruck

- **Sauerstoffmangel:** Auftreten bei plötzlichem Druckverlust (Ausfall der Druckkammer) mit Euphorie, Selbstüberschätzung, schnell eintretender Bewußtlosigkeit.
- **Barotraumen:** Siehe Überdruck, S. 380.

Schutzmaßnahmen

- **Ausrüstung in Flugzeugen:** Druckkabine, Notfallausrüstung mit Möglichkeit zur Atmung von reinem Sauerstoff.
- **Höhenanpassung:** Vermeidung von vorübergehenden körperlichen Belastungen in großen Höhen. Auch bei vollzogener Anpassung ist die insgesamt geringere körperliche Leistungsfähigkeit bei der Planung und Einteilung körperlicher Arbeit zu berücksichtigen.
- **Medizinische Vorsorge**: Nur Personen mit leistungs- und anpassungsfähigem Kreislauf und Atmung sind für Arbeiten im Unterdruck tauglich. Nicht tauglich sind Personen mit folgenden Krankheiten:
  - Pulmonale Hypertonie (Verstärkung bei Höhenanpassung).
  - Krankheiten der Gefäße mit Minderperfusion.
  - Eingeschränkte Kreislauffunktion und Regulationsstörungen, Hypertonie.
  - Krankheiten der Lunge mit eingeschränkter Lungenfunktion.
  - Krankheiten, die mit Anämie einhergehen.
  - Schwangerschaft.
- **Fliegertauglichkeit:** Feststellung durch eingehende Untersuchungen und Funktionsprüfungen, die Beurteilung erfolgt nach strengen Regelungen. Durchführung der Untersuchung durch speziell dazu ausgebildete und ermächtigte Fliegerärzte mit eigener Flugerfahrung.
- **Reisetauglichkeit:** Ohne Erfordernis einer besonderen Leistungsfähigkeit in großen Höhen gegeben. Mindestleistungsfähigkeit (Reichel 1985) muß jedoch vorhanden sein:
  - Laufen über eine Strecke von 100 m ohne Pause oder Treppensteigen über 1 Etage.
  - Erythrozytenkonzentrationen $> 3 \times 10^6/mm^3$.
  - Einschränkungen s. S. 458.

Grenzwerte

- Keine Festlegung. Ein O_2-Partialdruck von > 50 mmHg (66 hPa) muß jedoch auch beim höhenangepaßten Menschen aufgrund des Sauerstoffbedarfs des Körpers sichergestellt sein.

Definition

- Luftdruck, der über dem atmosphärischen Druck der Umgebungsluft (Tab. 99) liegt. Nach Druckluftverordnung Luftdruck von mehr als 0,1 kp/cm² über dem atmosphärischen Druck.

Tabelle 99 Normaldruck (Meereshöhe) in verschiedenen Einheiten

Einheit	Normaldruck
at (kp/cm²)	1,03
atm	1
kN/m²	101,3
kPa	101,3
mbar (hPa)	1 013
Torr (mmHg)	760

Vorkommen

- **Natürliche atmosphärische Luftdruckschwankungen:** Schwankungen des natürlichen Luftdrucks von 880 – 1080 mbar (hPa) wegen geringer Differenzen und relativ langsamer Änderungen ohne direkte physiologische Auswirkungen.
- **Künstlich aufrechterhaltene Luftdruckerhöhungen:** Arbeitsmedizinisch von Bedeutung sind Luftdruckerhöhungen oberhalb des atmosphärischen Umgebungsdrucks:
  - *Arbeiten als Taucher:* Mit steigender Tiefe schnell zunehmender Wasserdruck (981 hPa/pro 10 m Wassertiefe). Die Tauchtiefe mit Gerät ist normalerweise aufgrund der Zusammensetzung der Atemluft (N_2-Narkose) und Ausschleuszeiten begrenzt. Auf Problematik der Tauchermedizin kann an dieser Stelle jedoch nur punktuell eingegangen werden.
  - *Überdruckräume:* Verwendung in unterirdischen Baustellen, um das Eindringen von Wasser zu verhindern sowie im Wasserbau zur Schaffung von trokkenen Arbeitsplätzen.
  - *Druckkabinen:* In Flugzeugen, die in großer Höhe fliegen, wird der Druck entsprechend einem Luftdruck in 2000 – 2300 m Höhe in Kabinen aufrechterhalten. Bei plötzlichem Druckabfall treten jedoch einige gesundheitliche Auswirkungen wie bei plötzlicher Reduktion von Überdruck auf.

Biologische Wirkungen

- **Druckausgleich:** Gase sind im Unterschied zu Flüssigkeiten kompressibel. Das Produkt aus Druck und Volumen ist konstant *(Boyle-Mariotte-Gesetz)*. Bei Erhöhung des Außendrucks werden luftgefüllte Hohlräume des Körpers zusammengepreßt, sofern kein Druckausgleich durch Öffnungen erfolgen kann. Ein Druckausgleich kann an Orten geringerer Widerstandsfähigkeit auch traumatisch zustandekommen (z. B. Ruptur des Trommelfells). Umgekehrt können auch bei schnellem oder plötzlichem Abfall des Außendrucks (Dekompression) Beschwerden durch relativen Überdruck in luftgefüllten Hohlräumen auftreten.

Überdruck

Solche Hohlräume sind Nasennebenhöhlen, Mittelohr, Lunge, Magen, Darm und unter Umständen auch Kavitäten unter schlecht erstellten Zahnkronen oder -füllungen.

- **Gasaustausch:** Gase eines Gasgemisches lösen sich entsprechend ihrem Partialdruck im Gemisch und einem gasspezifischen Löslichkeitskoeffizienten in Wasser oder Körperflüssigkeiten *(Henry-Dalton-Gesetz).* Der Gasaustausch zwischen Atemluft und Blut findet in den Lungenalveolen entsprechend dem Druckgradienten des jeweiligen Gases statt. Bei ansteigendem Druck lösen sich größere Mengen von Gas im Blut. Von dort erfolgt die Verteilung ins Gewebe bis zur Sättigung. Auch hier ist der Löslichkeitskoeffizient des Gases im Gewebe wichtig. Dieser ist z.B. für N_2 in lipidhaltigem Gewebe (Nerven, Fett) 5–6× höher als in Wasser. Bei Verminderung des Umgebungsdrucks muß durch umgekehrten Gasaustausch ebenfalls wieder Gleichgewicht hergestellt werden. Bei großer Druckdifferenz können bei Dekompression durch Übersättigung des Blutes Gasbläschen auftreten und die typische Beschwerdesymptomatik bzw. Krankheitszeichen hervorrufen.
- **Partialdrucksteigerung nach Druckerhöhung:** Durch Steigerung des Luftdrucks ohne Änderung der Luft-Zusammensetzung kommt es zu einer entsprechenden Steigerung des Partialdrucks der einzelnen Gase.
  - *Folgen:*
    - Stickstoff-Intoxikation: Gute Löslichkeit von N_2 in lipidhaltigem Nervengewebe. Narkotische Wirkung.
    - Kohlendioxid-Intoxikation: Vertiefung der Atmung, später CO_2-Narkose und Azidose.
    - Sauerstoff-Intoxikation: Gewebeschäden in Lunge, zentralnervöse Symptome durch erhöhten Sauerstoff-Partialdruck.
  - *Prophylaxe:* Ersatz von Luftbestandteilen durch Inertgas (z.B. Helium).

Gesundheitliche Risiken, Krankheiten

- **Druckausgleichstörungen:** Bei fehlendem oder zu langsamen Druckausgleich kann es zu schmerzhaften Beschwerden oder gar Verletzungen (Barotraumen) kommen:
  - *Mittelohr*: Bei unzureichendem Gas- bzw. Druckaustausch durch die Tuba auditiva (Eustachi'sche Röhre) z.B. bei Entzündungen im Nasen-Rachen-Bereich schmerzhafte Einziehung bis Ruptur des Trommelfells, Einblutung in den Mittelohrraum.
  - *Äußeres Ohr*: Bei verschließendem Zeruminalpfropf oder Ohrstöpseln kann es zu schmerzhaften Druckwirkungen auf das Trommelfell kommen.
  - *Innenohr*: Bei intensiven Druckausgleichmanövern durch Anstieg des zerebrospinalen Drucks über den offenen Ductus cochleae kommt es ebenfalls zum Anstieg des Drucks der Perilymphe, evtl. mit Einriß des runden oder ovalen Fensters.
  - *Nasennebenhöhlen (NNH):* Im Prinzip können alle Nebenhöhlen betroffen sein, am häufigsten Stirn- und Kiefernhöhle. Durch Verlegung der Verbindung zur Nasenhaupthöhle bei relativem Unterdruck kommt es zur Sogwirkung auf die Schleimhaut mit schmerzhaftem Einreißen und Blutungen. Als Komplikation nachfolgende Infektion.
  - *Zähne*: Schmerzhaftigkeit bei schadhaften Füllungen, Kronen, Zahnabszessen mit Lufteinschlüssen und fehlendem Luftausgleich (Barodontalgie).

- *Magen und Darm*: Luft im Magen oder Darm dehnt sich bei relativem Unterdruck aus und kann zu schmerzhaften Blähungen, Tenesmen führen.
- *Lunge*: Beim Tauchen ohne Druckluft mit langem Schnorchel (geringe Wassertiefe) kann es durch den relativen Unterdruck in der Lunge (normaler Luftdruck) zum Lungenödem kommen. Deshalb (aber auch wegen des zunehmenden Totraums und Wasserdrucks mit Atembehinderung) keine Verwendung von Schnorcheln > 40 cm Länge. Bei mangelnder Exspiration während des Auftauchens aus größeren Tiefen sind ebenfalls durch Überdehnung Barotraumen möglich. Weiterhin erhöhtes Risiko bei bestimmten Lungenkrankheiten (s. u.).

➤ **Gasaustauschstörungen:** Bei Dekompression auftretende Bildung von Gasbläschen in Fettgewebe und Kapillarsystemen, die dann auch als Emboli weitertransportiert werden können *(Caisson-Krankheit)*. Die Symptomatik äußert sich entsprechend der Druckdifferenz und Kompressionsdauer in verschiedenen Schweregraden:
- *Taucherflöhe:* Juckreiz, Marmorierung und blau-rötliche Verfärbung der Haut durch Kapillarschädigung in der Subkutis.
- *Bends*: Schmerzen in Gelenken, Knochen, Muskeln führen zur Beuge-Schonhaltung durch Entstehung von Gasbläschen in Gelenken und Muskulatur. Bei größeren Gasembolien können aseptische Knochennekrosen auftreten (lange Röhrenknochen).
- *Sinnesorgane*: Durch Gasembolien und nachfolgende Blutungen Sehstörungen (Retina-Blutungen), Hör- und Gleichgewichtsstörungen (Innenohr-Schwerhörigkeit, peripher-labyrinthäres Syndrom).
- *Lunge*: Durch Embolien Gasaustauschstörungen (Thoraxschmerzen, Dyspnoe, Zyanose, Hämoptoe).
- *Innere Organe*: Z.B. Nierenfunktionsstörungen (Proteinurie, Blutungen u. a.), Diarrhöen, Darmkoliken.
- *Peripheres Nervensystem*: Sensibilitätsstörungen, Paresen.
- *Zentrales Nervensystem*: Allgemeine Zeichen (Übelkeit, Erbrechen, Schwindel, Krämpfe), herdförmige (Sprachstörungen, Skotome, Amaurose, Halbseitensymptomatik) oder generalisierte Ausfälle (Koma). Zerebrale Komplikationen sind die schwerwiegendsten mit zum Teil irreversiblen Folgen.

➤ **Störungen unter Drucklufteinwirkung:** Durch Erhöhung des Partialdrucks der einzelnen Gasfraktionen der Atemluft:
- *Narkotische Wirkung*: Durch Stickstoff und Kohlendioxid. „Tiefenrausch" mit Fehleinschätzungen, Euphorie, Gedächtnisstörungen. Durch CO_2 Angstgefühle, Kopfschmerzen, Schwindel, Apathie.
- *Gewebsschädigende Wirkung*: Durch O_2 mit Lungenödem, zerebralen Krampfanfällen. Erste Anzeichen sind Schwindel, Lippenzuckungen und sensorische Störungen.
- *Weitere toxische Wirkungen von gasförmigen Gefahrstoffen:* Auch bei Einhaltung des MAK-Wertes unter normalem Luftdruck tritt durch Kompression ebenfalls eine Erhöhung des Partialdrucks dieser Schadstoffe auf. Der MAK-Wert muß proportional zur Partialdruckerhöhung vermindert werden.

➤ **Chronische Auswirkungen:** Zentralnervöse Störungen (Hirnleistungsverminderung, im CCT nachweisbare disseminierte kleine herdförmige Veränderungen bei langjährigen Tauchern).

Überdruck

- **Berufskrankheit:** BeK 2201 „Erkrankungen durch Arbeit in Druckluft". Umfaßt Druckfallkrankheit (*Caisson-Krankheit*, s. o.) und Folgen mangelnden Druckausgleiches (Komplikationen). Seltene Berufskrankheit, 1994 wurden 15 Krankheiten angezeigt, 2 erstmals entschädigt (gewerbliche Berufsgenossenschaften).

Schutzmaßnahmen

- **Technische Schutzmaßnahmen:** Werden für Arbeiten in Druckluft im Anhang 1 der DruckluftV beschrieben. Hier finden sich Angaben über Beschaffenheit von:
  - *Betriebseinrichtungen*: Arbeitskammern, Schleusen, Meßgeräte (Druckmessung, Aufzeichnung, Uhr, Thermometer), elektrische Anlagen und Betriebsmittel, Beleuchtung, Fernsprecheinrichtung, Kompressor u. a.
  - Krankendruckluftkammern, Pausen-, Umkleide- und Trockenräume.
  - Prüfung der Anlage durch Sachverständige (§ 7).
- **Organisatorische Maßnahmen:** Werden ebenfalls in DruckluftV beschrieben:
  - Nur Fachkundige dürfen einen Betrieb leiten und Sachkundige einen Betrieb überwachen (§ 18; siehe Recht, DruckluftV, S. 17): Schleusenwärter (Anhang 3).
  - *Information* der Beschäftigten über Gefahren, Verhalten und Unfallverhütung, mindestens alle 6 Monate (§ 20).
  - Vorschriften über den Betrieb (Anhang 1).
- **Individuelle Schutzmaßnahmen:**
  - Beachten von *Krankheitsvorzeichen* bei Dekompression, wie „Taucherflöhe". Eine sofortige Rekompression verhindert weitere Symptome bzw. ernste Folgen.
  - Herstellung von *Druckausgleich* für Nasennebenhöhlen und Mittelohr gegebenenfalls präventiv durch schleimhautabschwellende Tropfen oder Sprays, durch mechanisches Öffnen der Engstellen (Schluckmanöver u. a.).
  - Vor Einstieg in die Druckkammer keine großen Mahlzeiten und blähende Speisen oder Getränke einnehmen.
  - Sanierung der Zähne.
- **Medizinische Vorsorge:** Betrifft die Untersuchung von Beschäftigten im Überdruck zur Feststellung der Tauglichkeit. Darüber hinaus muß ein ermächtigter (fachkundiger und drucklufttauglicher) Arzt erreichbar bzw. an der Arbeitsstelle anwesend sein. Die technische Möglichkeit der Therapie (Rekompression) muß bestehen (siehe Recht, DruckluftV, S. 17).
  - *Vorsorgeuntersuchung*: Nach G 31 (Überdruck). Soll sicherstellen, daß Personen mit erhöhten gesundheitlichen Risiken nicht Arbeiten in Überdruck verrichten. Zu achten ist dabei besonders auf vorhandene Risikofaktoren, welche die allgemeine Leistungsfähigkeit einschränken, und auf Krankheiten, welche das Risiko für Barotraumen vergrößern (Darmkrankheiten, Lungenkrankheiten wie Zysten, Tbc-Herde, Pleuraverklebungen, Emphysem und Obstruktionen). Weiterhin sind abnorme Kreislaufreaktionen (Hypotonie, Kollapsneigung), Übergewicht, (erleichterte Entstehung von Gasbläschen im Fettgewebe), Alter und Schwangerschaft Ausschlußkriterien (siehe auch DruckluftV, S. 17; Funktionsprüfungen, S. 169, 187, 199; Spezielle arbeitsmedizinische Vorsorgeuntersuchungen, S. 124).
  - *Feststellung der aktuellen Tauglichkeit:* z. B. bei Infektionen der Atemwege, anderen gesundheitlichen Beschwerden, soweit keine Krankschreibung erfolgt ist.

- *Therapeutische Rekompression:* Beim Auftreten von Symptomen der Caisson-Krankheit. Die Symptome treten sehr häufig mit einer Latenzzeit (50% > 30 Minuten, 1% > 6 Stunden) auf! Patienten ruhig halten (liegend), da Bewegung die Entstehung von Gasblasen fördert.

Grenzwerte

- **Höchster erlaubter Überdruck bei Kammern:** 360 kN/m² (3600 hPa, 3.6 bar; §9 DruckluftV). Die maximal erlaubte Arbeitszeit beträgt 8 Stunden/Tag, 40 Stunden/Woche.
- **Ausschleusungszeiten:** Festlegung im Anhang 2 der DruckluftV (Tab. 100) für Ausschleusung mit Druckluft und mit Sauerstoff. Zusätzlich Tabellen für Notausschleusung.
- **Ausschleusung mit Sauerstoff:** Bei Arbeitsdrücken (Überdruck) ≥ 0,7 bar (bei wöchentlich regelmäßiger Arbeitszeit) Ausschleusung grundsätzlich mit Sauerstoff; dies aber erst, wenn Schleusendruck auf 1,0 bar abgesenkt worden ist.
- **Wartezeiten:** Nach beendeter Ausschleusung, zur sofortigen Behandlung möglicher Beschwerden; Dauer 30–90 Minuten. Besondere Wartezeiten (bis 36 Stunden) vor Antritt von Flugreisen.

Regelungen

- **DruckluftV:** Verordnung über Arbeiten in Druckluft. Aufenthalts- und Ausschleusungszeiten wurden im Vorgriff auf eine novellierte Druckluftverordnung schon im voraus neu festgelegt (BArbBl 12/94, Bekanntmachung des BMA vom 26. Oktober 1994, S. 52 ff).
- **BeKV:** Berufskrankheitenverordnung, Berufskrankheit 2201 nach Anhang 1.
- **VBG 39:** UVV Taucherarbeiten.
- **ZH 1/237:** Sicherheitsregeln für Druckluft-Leichttauchgeräte.
- **ZH 1/539:** Richtlinien für Taucher-Druckkammern.
- **ZH 1/587:** Merkblatt für die Behandlung von Erkrankungen durch Arbeiten in Überdruck.
- **G 31:** BG-Grundsatz für Arbeitsmedizinische Vorsorgeuntersuchungen „Überdruck", Bestandteil der VBG 100 (UVV „Arbeitsmedizinische Vorsorge").

Tabelle 100 Auszug aus Tabelle (Anhang 2 der DruckluftV) für einige Beispiele von Überdruck und bei maximal erlaubter Arbeitszeit

Arbeitsdruck (Überdruck)	Ausschleusungszeit Insgesamt		A*	Aufenthalt auf den Druckstufen		Sauerstoff		effektive Aufenthaltszeit (Arbeitszeit)	
				1,5 bar	1,2 bar	1,0 bar	0,5 bar		
bar (1000 hPa)	h	min	min	min	min	min	min	h	min
1,0	0	26	2	0	0	0	24	7	00
1,2	0	58	1	0	0	15	42	7	00
1,5	1	27	2	0	0	32	53	6	00
2,0	1	57	4	0	0	54	59	4	45
2,5	1	47	5	0	0	62	40	3	30
3,0	1	55	6	0	9	65	35	2	45
3,5	1	48	7	5	11	58	27	2	00

* A = Ausschleusung bis zur ersten Stufe

Definition

- **Biologische Noxen:** Entsprechend der EU-Richtlinie 90/679/EWG über den Schutz der Arbeitnehmer gegen Gefährdung durch biologische Arbeitsstoffe bei der Arbeit: Mikroorganismen, Zellkulturen, Humanendoparasiten, Bestandteile von Organismen u.a., die Infektionen, Allergien und toxische Wirkungen hervorrufen können. Einteilung in Risikogruppen (s.u.). Gentechnisch veränderte Mikroorganismen etc. zählen ebenfalls dazu.

Begriffsbestimmungen

- **Biotechnologie:** Summe der Techniken und Verfahren, die sich mit der Anwendung biologischer Prozesse zur Gewinnung von Biomasse (z.B. Hefe), Zellprodukten (z.B. Enzymen, organischen Säuren, Arzneimitteln) oder Produkten, die durch mikrobielle Prozesse aus einem Vorprodukt entstehen (z.B. Nahrungsmittel), befassen. Wichtige Prozesse sind Fermentation und Gärung.
- **Gefährdungsrisiko:** Humanpathogene Keime werden entsprechend ihrer Gefährlichkeit für die allgemeine Bevölkerung und beruflich Exponierte in Risikogruppen eingeteilt. Das Gefährdungsrisiko ergibt sich aus Infektiosität des Keims, Pathogenität und Manifestationsgrad der Erkrankung sowie therapeutischen Möglichkeiten. Die Definition der *Risikogruppen* variiert zwischen den biologischen Agentien und berücksichtigt auch Pflanzen- und Tierpathogenität (EU-Richtlinie und ZH 1/343 bzw. 344–347):
  - *Risikogruppe 1:* Es ist unwahrscheinlich, daß sie beim Menschen eine Krankheit hervorrufen.
  - *Risikogruppe 2:* Können beim Menschen Krankheiten hervorrufen und eine Gefahr für den Beschäftigten darstellen. Eine Verbreitung in der Bevölkerung ist unwahrscheinlich. Eine wirksame Vorbeugung oder Behandlung ist möglich (geringes Risiko).
  - *Risikogruppe 3:* Können schwere Krankheiten beim Menschen hervorrufen und eine ernste Gefahr für Beschäftigte darstellen. Eine Verbreitung in der Bevölkerung ist möglich. Normalerweise ist eine wirksame Vorbeugung oder Behandlung möglich (mäßiges bis hohes Risiko für Beschäftigte, geringes bis mäßiges Risiko für Bevölkerung).
  - *Risikogruppe 4:* Können schwere Krankheiten beim Menschen hervorrufen und eine ernste Gefahr für Beschäftigte darstellen. Die Gefahr einer Verbreitung in der Bevölkerung ist unter Umständen groß. Normalerweise ist eine wirksame Behandlung oder Vorbeugung nicht möglich (hohes Risiko für Beschäftigte, hohes [oder unbekanntes] Risiko für Bevölkerung).
- **Gentechnisch veränderter Organismus:** Organismus, dessen genetisches Material in einer Weise verändert worden ist, wie sie unter natürlichen Bedingungen (durch Kreuzen oder natürliche Rekombination) nicht vorkommt. Veränderungen des genetischen Materials finden *als gentechnische Arbeiten* in *gentechnischen Anlagen* (Laboratorien, Produktionsanlagen) statt.
- **Gentechnologie:** Summe der Techniken und Verfahren zur Veränderung des Erbguts einer Zelle oder eines Organismus durch Übertragung fremder genetischer Information (Transformation: Übertragung freier DNS; Transduktion: Übertragung mittels Viren). Anwendung in Landwirtschaft (Pflanzen, Tiere mit bestimmten Eigenschaften), Pharmazeutik (Arzneimittelproduktion), Medizin (Therapie bestimmter vererbter Krankheiten) und in Grundlagenforschung. Dazu gibt es im Gentechnikgesetz und den dazugehörigen Verordnungen eine Fül-

le von Regelungen über Genehmigung und Überwachung, Gestaltung und Technik von gentechnischen Anlagen (geschlossenenes System), Sicherheit bei Arbeitsprozessen für Beschäftigte und Umwelt sowie Entsorgung (GenTSV, Gentechniksicherheitsverordnung).

- **Pathogenität**: Krankheitsauslösende Eigenschaften einer Keim*spezies* in ihrer Gesamtheit. Der Begriff *Virulenz* beschreibt dagegen den Grad der Pathogenität eines *Stammes* innerhalb einer Spezies. Pathogenität und Virulenz werden von mehreren Funktionen des Keims bestimmt und hängen auch von Wirtsfaktoren ab.
- **Sicherheitsstufen für Laboratorien und Produktion:** Abgestufte Schutzmaßnahmen werden entsprechend dem Gefährdungsgrad der eingesetzten biologischen Agentien durchgeführt. Für jede Sicherheitsstufe sind Regeln für den Bau, die Art der Be- und Entlüftung und die technischen Einrichtungen aufgestellt. Für den Betrieb der Anlage bestehen Regeln über Zutritt, Tätigkeiten, Reinigung, Sterilisation, Schutzkleidung, Entsorgung und Instandhaltungsarbeiten. Nachfolgend wird das Sicherheitskonzept der BG-Chemie dargestellt, bei dem jede Sicherheitsstufe auf den Regeln der vorangehenden Stufe aufbaut (Tab. 101):
  - *Stufe 1:* „Gute mikrobiologische Praxis", „Gute Technische Produktionsmaßnahmen" (Grundregeln guter mikrobiologischer Technik).
  - *Stufe 2:* Minimierungsgebot bezüglich Freisetzung biologischer Agentien, „Gute mikrobiologische Technik" (GMT-Regeln, ZH 1/341), Aerosole vermeiden, Reinigung und Desinfektion leicht durchführbar.
  - *Stufe 3:* Verhinderungsgebot bezüglich Freisetzung biologischer Agentien im Normalbetrieb, Zugangsbeschränkungen, hermetisch dichte Apparaturen, Autoklavieren von Geräten, Inaktivierung der Abwässer, Schutzkleidung, Schutzimpfung (wenn möglich).
  - *Stufe 4:* Verhinderungsgebot bezüglich Freisetzung biologischer Agentien beim Störfall (Versagen des Primär-Containments, Austreten aus Arbeitsbereich), zweites Containment, Schleuse, vollständiger Kleiderwechsel, Luftfilter, Unterdruck, Inaktivierung aller Abwässer.

Tabelle 101 Risikoeinstufung von Keimen und Schutzmaßnahmen für Laboratorien und Produktion (nach ZH 1/342 und 1/343)

Gefährdungspotential	Risikogruppe	Risikobemessung (unter Einhaltung von Hygieneregeln)	Sicherheitsstufe*	
ohne	1	ohne	L 1	P 1
mit	2	gering	L 2	P 2
mit	3	mäßig	L 3	P 3
mit	4	hoch	L 4	P 4

* Sicherheitsstufe L für Laboratorien, P für Produktionsbereiche

- **Übertragung:** Durch orale Aufnahme (Schmierinfektion fäkal-oral, durch direkten Kontakt), inhalativ (durch Aerosole), parenteral (durch Stichverletzung, bei Hautkrankheiten wegen verringerter Barrierefunktion). Manche Keime (Viren, Bakterien) vermögen auch unverletzte Schleimhaut zu durchdringen.

Prävention

- **Schutzmaßnahmen:** Auf verschiedenen Ebenen sind vielfältige Schutzmaßnahmen möglich (s.u.). Eine Reihe von Regelungen wurden geschaffen, um schon beim Bau und der Gestaltung Schutz der Beschäftigten und der Umwelt zu gewährleisten. Dies betrifft neben der Technik die räumliche Zuordnung, vorbeugenden Brandschutz, Abwasserführung, Schleusen, Gestaltung von Wasch-, Umkleideräumen u.a.

Technische Schutzmaßnahmen

- Die vielfältigen Formen der Belastung erfordern sehr verschiedenartige Schutzmaßnahmen. Hier ist nur exemplarische Aufzählung möglich.
- **Reihenfolge der Schutzmaßnahmen:** Die Vermeidung einer Exposition hat Vorrang.
- **Technische Maßnahmen:** Verminderung der Exposition so weit wie möglich. Technischer Schutz hat Vorrang vor persönlichem Schutz. Im Gesundheitswesen sind überdies die Interessen des Patienten zu berücksichtigen:
  - *Absaugung:* Installation an Entstehungsstellen (z.B. Holzstaub in Tischlerei), an Freisetzungsstellen (z.B. Mehlstaub in Mühle und Bäckerei) oder geeignete Luftführung (z.B. Laminar Flow beim Öffnen von Gefäßen mit infektiösem Inhalt in Mikrobiologie und Klinischer Chemie).
  - *Be- und Entlüftung:* Räume mit hoher Keimbelastung (Wertstoffsortierung, Kompostierung, Bettenaufbereitung) müssen ausreichend be- und entlüftet werden.
  - *Geeignetes Arbeitsmaterial:* Reinigungsgeräte (Raum-, Gebäudereinigung), Spülmaschinen, -vorrichtungen (kontaminiertes Labormaterial, Bettpfannen u.ä.), Sicherheitszentrifugen, automatische Durchstichvorrichtungen (medizinisches Labor), schutzbelüftete Fahrzeuge (Abfallbeseitigungsanlagen).
  - *Beseitigung*: Geeignete Gefäße (infektiöses Material im Krankenhaus), Transportmittel, Einrichtungen (Autoklaven, Verbrennung).
  - *Transport*: Bruchsichere Gefäße (infektiöses Material).

Organisatorische Schutzmaßnamen

- **Aufklärung:** Wichtig ist die Aufklärung der Beschäftigten über Gefahren, richtigen Umgang, Verhütung von Unfällen, Verhalten und Handeln bei Unfällen, Erste Hilfe und Beseitigung von freigesetztem Material.
- **Maßnahmen:**
  - *Hygieneplan:* Maßnahmen-Plan zur Verhinderung von Kontaminationen und Infektionen, so weit wie möglich. Der Plan umfaßt Art, Weise und Zeitpunkt der Reinigung von Räumen, Einrichtungen, Geräten, Instrumenten und Schutzkleidung, Abfallbeseitigung, Händedesinfektion: was wann womit wie gemacht wird und wer verantwortlich ist. Vorgeschrieben in Einrichtungen des Gesundheitswesens, Biotechnologie (s. entsprechende UVV), sehr empfehlenswert in pharmazeutischer Industrie, Verarbeitung von Lebensmitteln, Küchen, ebenso dort, wo hohe Keimbelastung auftritt (Landwirtschaft, Abfall-, Abwasserbeseitigung).

- *Desinfektion:* Inaktivierung aller pathogenen Keime. Dazu wurden Listen von zugelassenen (empfohlenen) Mitteln durch das Robert-Koch-Institut (vormals BGA; bei Desinfektion gemäß § 10 BSeuchG) und der Deutschen Gesellschaft für Hygiene und Mikrobiologie (DGHM) erstellt. Desinfektion ist im Gesundheitswesen, in der Pharmazie und Veterinärmedizin, ggf. auch bei der Nahrungsmittelzubereitung erforderlich. Händedesinfektion dient dem Schutz von Patienten, Konsumenten (Nahrungsmittel) sowie dem Eigenschutz (überall da, wo Keime in großer Zahl auftreten können). Eine Raumdesinfektion kann auch durch Begasung (Formaldehyd) erfolgen, hierzu ist eine entsprechende Sachkunde erforderlich (Befähigungsuntersuchung, S. 111, 180).
- *Sterilisation*: Geräte, Instrumente und Gebrauchsmittel (Hitzesterilisation, Gassterilisation, Strahlensterilisation [ionisierende Strahlen]).
- *Information*: Einlernen, regelmäßige jährliche, arbeitsplatzbezogene Unterweisung, Durchführung mündlich gegen Unterschrift (§ 20 [2] GefStoffV), Betriebsanweisung (§ 20 [1] GefStoffV) und Arbeitsanweisungen.
- *Kontrolle*: Erfolgt durch Hygienebeauftragten, Hygienefachkraft, Vorgesetzte, Sicherheitsbeauftragte, Sicherheitsfachkraft und Betriebsarzt. Nach der EU-Richtlinie ist die für Gesundheitsschutz und Sicherheit *verantwortliche* (also anordnungsberechtigte) Person zu benennen (Art. 7).
- *Notfallplan:* Aufstellung für Unfälle, Störfälle, Auftreten von Gefahren durch pathogene Erreger, Ausfall von technischen Schutzeinrichtungen (§ 14 ArbStättV, § 26 GefStoffV).
- *Beauftragter für die Biologische Sicherheit*: Erforderlich nach GenTSV (§§ 16–18) und UVV „Biotechnologie" (§ 16). Qualifizierter und erfahrener Beschäftiger in Bereichen ab Sicherheitsstufe 2, der Sicherheitsmängel in Technik, Organisation, Verhalten und Arbeitsweise erkennen und dem Verantwortlichen (Betreiber) mitteilen soll.

Persönliche Schutzmaßnahmen

- **Schutzimpfungen:** Siehe Schutzimpfungen, S. 411.
- **Händereinigung:** Durchführung zum eigenen Schutz, aber auch zum Schutz Dritter. Im Hygieneplan oder Hautschutzplan (Hautschutz, S. 577) sind Anlaß und Art der Händereinigung geregelt. Die Händereinigung wird auch dort empfohlen, wo sie nicht besonders vorgeschrieben ist. Kontrollen sind erforderlich, wenn Dritte gefährdet sind (Gesundheitswesen, Pharmazie, Nahrungsmittelproduktion und -zubereitung).
- **Körperreinigung:** Vorgeschrieben in Laboratorien (Produktionsbereichen) der Sicherheitsstufe 4. Empfehlenswert bei Tätigkeiten, die mit starker Verschmutzung einhergehen (Abfall, Abwasser, Landwirtschaft). Waschräume und Duschen müssen zur Verfügung stehen (Wasch- und Toilettenräume, S. 480).
- **Schutzkleidung:** Vorgeschrieben in zahlreichen Regelungen. Eine persönliche Schutzausrüstung (S. 566) ist zum eigenen Schutz, Schutzkleidung auch zur Verhinderung der Ausbreitung von Keimen (Gesundheitsdienst, Pharmazie, Nahrungsmittelproduktion und -zubereitung) notwendig. Hier bestehen allgemeine Regeln über Aufbewahrung, Anzahl, Wechsel, Reinigung und korrektes Tragen, die in Arbeits- und Betriebsanweisungen präzisiert werden.

➤ **Atemschutz** (S. 548): Erforderlich beim Auftreten von Aerosolen (Stäuben, Tröpfchen) zum Selbst- und zum Fremdschutz (z. B. OP).
 - *Art des Atemschutzes:* Abhängig von Art und Konzentration der Noxe. Anhaltspunkte:
   - P 2-Maske: Staub ohne wesentlichen Anteil an Mikroorganismen.
   - P 3-Maske: Mikroorganismen als wesentlicher Bestandteil des Staubs.
   - Preßluftatmer: Die Verwendung ist u. U. bei sehr hohen Konzentrationen von Mikroorganismen (z. B. Reinigung von Kompostiermaschinen) notwendig.
 - *Besonderheiten:* Bei Masken ist auf die zeitlich begrenzte Wirksamkeit (Durchbruch), bei Atemschutzgeräten auf die Tragezeitbegrenzung zu achten. Gesichtsmasken entwickeln nach kurzer Zeit durch die Atemluftfeuchte einen erhöhten Widerstand, daher sind motorunterstützte Masken (Ansaugung mit Filter am Gürtel) oft die bessere Alternative.

Beschäftigungsverbote

➤ **Jugendliche:** Dürfen nicht mit Stoffen beschäftigt werden, wenn sie Krankheitserregern ausgesetzt sind (§ 15 b [5] GefStoffV). Auswahl aus Tätigkeiten s. u.

➤ **Schwangere und Stillende:** Dürfen nicht mit Arbeiten beschäftigt werden, bei denen sie schädlichen Einwirkungen von gesundheitsgefährdenden Stoffen ausgesetzt sind (§ 4 [1] MuSchG). Dazu zählen auch erfahrungsgemäß Krankheitserreger übertragende Stoffe (§ 19 [2] ChemG, § 15 b [6] GefStoffV). Sie dürfen insbesondere auch nicht mit Arbeiten beschäftigt werden, bei denen sie durch Berufskrankheiten besonders gefährdet sind (BeK 3101; Infektionskrankheiten im Gesundheitsdienst).

➤ **Auswahl von Tätigkeiten mit besonderer Infektionsgefährdung bzw. Übertragung von Krankheitserregern:**
 - *Abfallwirtschaft*: Sortierung, Kompostierung.
 - *Abwasserbehandlung:* Insbesondere Kanalreinigung.
 - *Gentechnologie* (ab Sicherheitsstufe 2).
 - *Gesundheitsdienst:* Laborarbeiten (Mikrobiologie, Histologie, Klinische Chemie), Operationsbereich, Anästhesie, Infektionsstationen, Pflege- und Funktionsbereiche, soweit erhöhte Infektionsgefährdung bestehen, Reinigung (Gesundheitsdienst).
 - *Landwirtschaft:* Tätigkeiten, bei denen erhöhte Gefahr der Sensibilisierung gegenüber luftgetragenen Keimen besteht (BeK 4201, Alveolitis); Umgang mit Tieren, die an Infektion erkrankt sind (BeK 3102). Umgang mit Getreide und Futtermitteln.
 - *Nahrungsmittelverarbeitung:* Umgang mit erfahrungsgemäß pilzkontaminierten Produkten (Nüsse).
 - *Veterinärmedizin:* Umgang mit Tieren, die mit auf den Menschen übertragbaren Erregern infiziert sind (BeK 3102; Anthropozoonosen). Damit entfällt ein großer Teil der Tätigkeiten in Praxis und Labor.
 - *Zahnarzt, Dentallabor:* Infektionsgefahr durch Verletzung, aber auch inhalativ durch Aerosole; das gleiche gilt für die Bearbeitung von Prothesen im zahntechnischen Labor (Aerosole), soweit keine Desinfektion vorausgeht.

Vorsorgeuntersuchungen

- **Empfehlungen:** Zu Vorsorgeuntersuchungen bestehen eine Reihe von Empfehlungen.
  - *Arbeiten mit Infektionsgefährdung:* Hier bestehen grundsätzlich Bedenken für Beschäftigte mit Einschränkung der Immunkompetenz.
  - *Zusätzliche inhalative Belastung:* Bedenken müssen bei Vorliegen bestimmter Bronchial- und Lungenkrankheiten bzw. -veränderungen oder Sensibilisierungen geäußert werden.
- **Infektionserreger (G 42):** Umfaßt gegenwärtig die Kapitel Hepatitis A, Hepatitis B und Tuberkulose. Außerhalb des Gesundheitsdienstes ist dieser Grundsatz daher bisher nur eingeschränkt einsetzbar. Eine Erweiterung auf andere Infektionserreger ist in Vorbereitung.
- **Hautkrankheiten (G 24):** Anwendung bei allen hautbelastenden Tätigkeiten, „universell" einsetzbar. Eine Überarbeitung ist geplant. Die Vorstellung des Probanden sollte zur Hautschutz-Beratung (S. 198, 573) genutzt werden.
- **Obstruktive Atemwegskrankheiten (G 23):** Anwendung bei staubbelastenden Tätigkeiten. Mangels Alternative Anwendung auch bei Gefährdung durch Sensibilisierung (Alveolitis).
- **Buchen- und Eichenholzstaub (G 44):** Anwendung bei Staubbelastung oberhalb der Auslöseschwelle bei Holzverarbeitung.
- **Atemschutzgeräte (G 26):** Die Anwendung ist in verschiedenen Bereichen von Kompostierungsanlagen erforderlich.
- **Bundesseuchengesetz**: Untersuchungen zum Schutz von Gefährdung Dritter.
- **Kompostierungsanlagen (H 10):** Von den Landwirtschaftlichen Berufsgenossenschaften herausgegebener Hinweis für Vorsorgeuntersuchungen in UVV 1.2 (Entwurfsstadium). Eine entsprechende Richtlinie der Länder ist in Vorbereitung.
- **Organische Stäube (H 6):** Von den Landwirtschaftlichen Berufsgenossenschaften herausgegebener Hinweis für Vorsorgeuntersuchungen in UVV 1.2 (Entwurfsstadium).
- **Kontaminierte Bereiche:** Beseitigung von Altlasten, Sanierung von Deponien. Hier spielen neben Gefahrstoffen im Material auch Keime eine Rolle. Empfehlung für Untersuchung in ZH 1/183.
- **Wertstoffsortieranlagen:** Leitlinie der Länder über Bau und Betrieb von Sortieranlagen mit Empfehlung über Vorsorgeuntersuchung.
- **Abwasseranlagen:** Anleitung über arbeitsmedizinische Vorsorge im Abwasserbereich der Unfallversicherungsträger der öffentlichen Hand (GUV 21.14).
- **Weitere Untersuchungen:** Bei einer Reihe von Tätigkeiten, bei welchen eine spezifische Leistungsfähigkeit vorausgesetzt wird, kann die Tauglichkeit durch Allergien (Pollen, Hausstaub) unter Umständen eingeschränkt sein (z. B. bei G 25, 26, 31, 41).

Grenzwerte

- Bisher nur unzureichend geregelt. Verbindliche Grenzwerte sind nur für Holzstäube, für Baumwollstaub und als allgemeiner Staubgrenzwert festgelegt.
- **Allgemeiner Staubgrenzwert:** Bisher besteht nur ein MAK-Wert (TRGS 900) von 6 mg/m^3 für inerte Feinstäube.
- **Baumwollstaub:** Für Rohbaumwolle besteht ein MAK-Wert (TRGS 900) von 1,5 mg/m^3 für Gesamtstaub.
- **Getreidemehlstaub:** MAK-Wert 4 mg/m^3 (TRGS 900).

- **Endotoxine:** Die Grenzwertempfehlung (Rylander) liegt bei 1 μg/m³.
- **Krebserzeugende Holzstäube:** Der TRK-Wert (TRGS 553) beträgt 2 mg/m³.
- **Mikroorganismen:**
  - *Grenzwerte:* Für humanpathogene Keime ist die Festlegung von Grenzwerten nicht möglich, da die Infektionsgefährdung von der Pathogenität des Keims, vom Übertragungsweg und von der Empfänglichkeit des Organismus abhängt. Grenzwerte können daher nur annähernd für gesundheitsschädliche Eigenschaften wie Sensibilisierung genannt werden. Verbindliche Grenzwerte, die mit MAK-Werten vergleichbar sind, können gegenwärtig nicht festgelegt werden:
    - Bisher existieren keine überzeugenden Methoden zur Bestimmung von Keimkonzentrationen in der Luft, Ausnahme ist die Bestimmung der Konzentration von Schimmelpilzen.
    - Bisher liegen keine gesicherten Erkenntnisse über sensibilisierungsauslösende Konzentration von Keimen vor, ebensowenig über die Grenzkonzentration bei vorliegender Sensibilisierung.
    - Die Gesamtkeimzahl gibt keine Information über Zusammensetzung aus Keimarten und damit über Gefährdungsgrad.
  - *Orientierungswerte:* Trotzdem existieren Empfehlungen über Orientierungswerte, die jedoch keine Verbindlichkeit besitzen (Tab. 102). Sie orientieren sich an der nach §5 ArbStättV geforderten Luftqualität („gesundheitlich zuträgliche Atemluft"). Diese wird in ASR 5 als „im wesentlichen der Außenluftqualität entsprechend" definiert (siehe auch Arbeitsstättengestaltung, allgemeine Regeln, S. 471).

Tabelle 102 Orientierungswerte für Keimbelastung in der Luft

KBE/m³	Quelle
10 000	Morey et al. (1986)
5 000	TUC Schweden
10 000	LASI-Leitlinien der Länder (Deutschland 1995)
1 000	Gramnegative Keime, Malmros et al. (1992)

KBE = Koloniebildende Einheiten

Regelungen

- **Allgemeine Regelungen zum Arbeitsschutz:**
  - *90/679/EWG:* Richtlinie des Rats über den Schutz der Arbeitnehmer gegen Gefährdung durch biologische Arbeitsstoffe bei der Arbeit. Ergänzend dazu Richtlinie 93/88/EWG zur Änderung der vorgenannten Richtlinie. Bisher fehlt noch die Umsetzung der EU-Richtlinie in deutsche Verordnung („Biologische Arbeitsstoffverordnung"?). Eine Regelung ist jedoch in Vorbereitung und wird die bisherige Regelung der GefStoffV ablösen. Sie gilt für alle Bereiche, in denen biologische Arbeitsstoffe auftreten können. Die Richtlinie regelt die Abschätzung und Verringerung der Risiken, Schutzmaßnahmen, Information, Gesundheitsüberwachung und Impfungen, Festlegung abgestufter Sicherheitsmaßnahmen, Einstufung von Keimen.

- *ChemG:* Chemikaliengesetz (§ 19).
- *GefStoffV:* Gefahrstoffverordnung (§§ 16–26).
- *ArbStättV:* Arbeitsstättenverordnung (§§ 5, 14 und ASR 5).
- *GenTG:* Gentechnikgesetz.
- *GenTSV:* Gentechniksicherheitsverordnung.
- *MuSchG:* Mutterschutzgesetz (§ 4).

➤ **Technische Regeln für Gefahrstoffe:**
- *TRGS 102:* Technische Richtkonzentrationen für gefährliche Stoffe (im Anhang Nr. 20 Begründung für TRK-Wert Holzstaub, Nr. 74 für MAK-Wert Getreidemehlstaub).
- *TRgA 415:* Tragezeitbegrenzungen von Atemschutzgeräten und isolierenden Schutzanzügen ohne Wärmeaustausch für Arbeit.
- *TRGS 512:* Begasungen (mit Empfehlung für Befähigungsuntersuchung).
- *TRGS 513:* Begasungen mit Ethylenoxid und Formaldehyd in Gassterilisatoren.
- *TRGS 522:* Raumdesinfektion mit Formaldehyd.
- *TRGS 553:* Holzstaub.
- *TRGS 900:* Grenzwerte in der Luft am Arbeitsplatz.

➤ **Unfallverhütungsvorschriften:**
- *VBG 7y:* UVV „Wäscherei".
- *VBG 17:* UVV „Schlachthöfe und Schlachthäuser".
- *VBG 84:* UVV „Verhütung und Bekämpfung des Milzbrandes".
- *VBG 102:* UVV „Biotechnologie".
- *VBG 103:* UVV „Gesundheitsdienst".
- *VBG 113:* UVV „Umgang mit krebserzeugenden Gefahrstoffen".
- *VBG 126:* UVV „Abfallbeseitigung" (in Vorbereitung, gegenwärtig noch UVV „Müllbeseitigung" in Kraft).
- *UVV 1.2:* UVV „Sicherheitstechnische und arbeitsmedizinische Betreuung" (Landwirtschaftliche Berufsgenossenschaften; Entwurf). Darin enthalten Anhang 2: Arbeitsmedizinische Vorsorgeuntersuchungen (H1 –H10).

➤ **Richt- und Leitlinien, Merkblätter:**
- *ZH 1/37:* Regeln für Sicherheit und Gesundheitsschutz bei der Arbeit in Küchen.
- *ZH 1/40:* Regeln für Sicherheit und Gesundheitsschutz bei der Arbeit in Bäkkereien.
- *ZH 1/48:* Merkblatt für das Arbeiten an und mit Mikrobiologischen Sicherheitswerkbänken.
- *ZH 1/119:* Richtlinien für Laboratorien.
- *ZH 1/133:* Milzbrand-Merkblatt.
- *ZH 1/176:* Sicherheitsregeln für das Einsammeln, Befördern und Lagern von Abfällen in Einrichtungen des Gesundheitsdienstes.
- *ZH 1/177:* Sicherheitsregeln für Arbeiten in umschlossenen Räumen von abwassertechnischen Anlagen.
- *ZH 1 /178:* Sicherheitsregeln für Deponien.
- *ZH 1/183:* Regeln für Sicherheit und Gesundheitsschutz bei der Arbeit in kontaminierten Bereichen.
- *ZH 1/341:* Sichere Biotechnologie – Fachbegriffe (B 001, BG Chemie).
- *ZH 1 /342:* Sichere Biotechnologie – Laboratorien, Ausstattung und organisatorische Maßnahmen (B 002, BG Chemie).

- *ZH 1/343:* Sichere Biotechnologie – Betrieb, Ausstattung und organisatorische Maßnahmen (B 003, BG Chemie).
- *ZH 1/344:* Sichere Biotechnologie – Eingruppierung von Viren (B 004, BG Chemie).
- *ZH 1/345:* Sichere Biotechnologie – Eingruppierung von Parasiten (B 005, BG Chemie).
- *ZH 1/346:* Sichere Biotechnologie – Eingruppierung von Bakterien (B 006, BG Chemie).
- *ZH 1/347:* Sichere Biotechnologie – Eingruppierung von Pilzen (B 007, BG Chemie).
- *ZH 1/348:* Sichere Biotechnologie – Eingruppierung von rDNA (B 008, BG Chemie).
- *ZH 1/349:* Sichere Biotechnologie – Eingruppierung von Zellkulturen (B 009, BG Chemie).
- *ZH 1/600:* Auswahlkriterien für spezielle arbeitsmedizinische Vorsorge (Infektionskrankheiten, Biotechnologie, Buchen- und Eichenholzstaub).
- *GUV 21.14:* Arbeitsmedizinische Vorsorge und Beratung im Abwasserbereich.
- *LASI*: Länderausschuß für Arbeitssicherheit:
  - LASI-Leitlinien über Bau und Betrieb von Wertstoffsortieranlagen.
  - LASI-Leitlinien über Bau und Betrieb von Bioabfallkompostieranlagen (Entwurf).

➤ **Desinfektion:**
- Liste der vom Robert-Koch-Institut geprüften und anerkannten Desinfektionsmittel und -verfahren.
- Liste der geprüften und von der Deutschen Gesellschaft für Mikrobiologie und Hygiene als wirksam befundenen Desinfektionsverfahren.

➤ **Regeln für Vorsorgeuntersuchungen:** Siehe spezielle arbeitsmedizinische Vorsorgeuntersuchungen (SAV), S. 124.

Viren

Definition

- Infektiöse Agentien, die durch folgende Merkmale gekennzeichnet sind:
  - Das Genom liegt in Form von RNA oder DNA vor.
  - Aufbau aus core, Kapsid, evtl. envelope; nicht zellulär, kein Stoffwechsel.
  - Identische Selbstreduplikation nur durch Steuerung des Stoffwechsels einer infizierten Zelle. Vermehrung daher nur intrazellulär.
- In diesem Kapitel werden nur arbeitsmedizinisch bedeutsame Viren abgehandelt.

Eigenschaften

- **Übertragung:**
  - *Orale Aufnahme:* Fäkal-orale Schmierinfektion, durch Speichel z. B. Hepatitis A-, Poliomyelitis-, Coxsackie-, ECHO-, Adenoviren.
  - *Übertragung durch direkten Kontakt*: z. B. CMV, Eppstein-Barr-Virus, Herpesvirus.
  - *Inhalation:* Tröpfcheninfektion durch Aerosole, z. B. Adeno-, Influenza-, Masern-, Mumps-, Parainfluenza-, Rhino -, Rötelnviren.
  - *Inokulation*: Parenterale Infektion durch Stichverletzung, kutan bei Hautkrankheiten wegen verringerter Barrierefunktion, manche Viren auch durch unverletzte Schleimhaut, z. B. FSME-, Hepatitis B-, C-, D-Virus.
- **Minimale Dosis zur Auslösung einer Infektion:** Verschiedene Körperflüssigkeiten von Keimträgern enthalten als virushaltige Medien sehr unterschiedliche Konzentrationen (Titer) an Viren. Dementsprechend unterschiedlich ist die Infektiosität der jeweiligen Körperflüssigkeit (Blut, Serum, Speichel, Drüsensekret u. a.). Virusträger können außerdem verschieden hohe Viruskonzentrationen (Titer) je nach Krankheitsstadium und -schwere haben. Eine wichtige Rolle spielt auch die Abwehrlage des Wirts.
- **Extrazelluläre Virus-Überlebensdauer** (Tab. 103): Abhängig von der Virusempfindlichkeit und Umgebungsbedingungen, insbesondere von der Temperatur. Zellfreie Viren sind erheblich empfindlicher als zellgebundene, umhüllte Viren ebenso empfindlicher als hüllenlose. Temperaturen, die zur Denaturierung von Eiweiß führen, berauben das Virus seiner Integrität. Ebenso beeinflußt der pH-Wert die Überlebensfähigkeit. Stabil sind Viren meist im pH-Bereich 6,5 – 9. Die Tabelle kann nur als grobe Faustregel gelten.

Tabelle 103 Virus-Überlebensdauer extrazellulär (nach Rabenau 1990)

Temperatur	Überlebenshalbwertszeit
60 °C	Sekunden bis Minuten
37 °C	Minuten bis Stunden
20 °C	Stunden bis Tage
4 °C	Tage bis Monate
–20 °C	Monate bis Jahre
–70 °C	unbegrenzt

Gefährdung

- **Gefährdungsrisiko**: Viren werden in *Risikogruppen* eingeteilt. Gefährdungsrisiko ergibt sich aus Infektiosität des Virus, Pathogenität und Manifestationsgrad der Erkrankung:
  - *Risikogruppe 1:* Kein oder nur geringes Risiko für die Allgemeinbevölkerung und beruflich Exponierte (Beispiele: λ-Phagen, Polio-Impfstoffvirus 1,2,3).
  - *Risikogruppe 2:* Geringes Risiko für beruflich Exponierte. Viren können bei beruflich Exponierten Krankheiten hervorrufen. Für die Allgemeinbevölkerung ebenso geringes Risiko (Beispiele: Hepatitis B-Virus, Rabiesvirus).
  - *Risikogruppe 3:* Mäßiges bis hohes Risiko für beruflich Exponierte. Viren können Krankheiten hervorrufen. Für die Allgemeinbevölkerung geringes bis mäßiges Risiko (Beispiele: HIV, Gelbfiebervirus).
  - *Risikogruppe 4:* Mäßiges bis hohes Risiko für beruflich Exponierte. Für die Allgemeinbevölkerung mäßiges bis hohes (oder unbekanntes!) Risiko (Beispiele: Lassavirus, Pockenvirus).

Erkrankungsrisiken

- **Gesundheitswesen**:
  - *Art der Gefährdung:* Abhängig vom Einsatzort und der Tätigkeit:
    - Pflegepersonal und ärztliches Personal: Gefährdung durch Inokulation (Stichverletzungen), Inhalation, Schmierinfektion und direkten Kontakt.
    - Laborpersonal: Gefährdung durch Inokulation (Stichverletzung) und direkten Kontakt, durch Schmierinfektion und durch Inhalation (Mikrobiologie).
    - Operationsbereich: Gefährdung durch Inokulation (Stich- und Schnittverletzung), durch Inhalation.
    - Wartung, Technik. Reinigung und Abfallentsorgung: Gefährdung durch Inokulation (Stichverletzung, Hautkrankheiten), Schmierinfektion.
  - *Humanpathogene Viren:* Bei Beschäftigten im Gesundheitswesen kann im Prinzip jede humanpathogene Virusspezies, die von Kranken und deren Körperbestandteilen übertragen wird, als Krankheitserreger wirken. Viele humanpathogene Viren treten jedoch relativ selten auf. Bei anderen ist ihr Auftreten (und damit auch das Krankheitsrisiko) auch außerhalb des Berufs häufig (Beispiel: Infektionen durch Rhino- oder Adenoviren). Besondere Bedeutung haben:
    - Hepatitis A: Pflege, Reinigung auf Kinderstationen.
    - Hepatitis B, C: Operationsbereiche, Krankenpflege (Umgang mit Blut), Labor (Umgang mit Blut und Serum), Pathologie, Dialyse, Reinigungswesen und Abfallentsorgung im Krankenhaus.
    - Herpes-simplex: Kinderstationen (zwar weitgehende Immunität bei Pflegepersonal wegen hohen Durchseuchungsgrades, jedoch Rezidive möglich). Periunguale HSV-Infektionen als lokale Infektion möglich.
    - Masern, Rota, Rubeolae, Varizellen: Kinderstationen.
    - Adenovirus Typen 8, 11, 19, 37, APC-Virus: Augenstationen (Keratoconjunctivitis epidemica).

- **Erziehungswesen:** Infektionsgefährdung insbesondere durch Kinderkrankheiten, aber auch grundsätzlich erhöhtes Risiko für aerogen übertragene Krankheiten durch Gruppenbildung. Ausscheidung höherer Virusmengen durch Kinder. Gefördert wird die Krankheitsausbreitung auch durch noch geringen Durchseuchungsgrad bei Klein- und Schulkindern und durch den insgesamt zurückgehenden Durchseuchungsgrad auch bei Erwachsenen, so daß hier Erwachsene ohne Immunität getroffen werden. Gesundheitswesen, Kinderstationen s.o.. Besonders gefährdet sind Schwangere, bei denen noch keine Immunität besteht, insbesondere in den ersten Wochen der Schwangerschaft.
- **Forstarbeiten:** In bestimmten Regionen, insbesondere in hohen Lagen, Gefährdung durch Übertragung der Frühsommer-Meningoenzephalitis durch Zeckenbiß.
- **Tierhaltung und -pflege, Veterinärmedizin:** Übertragung von Tierkrankheiten auf den Menschen (Anthropozoonosen). In Tier-Laboratorien bestehen eine Reihe von Infektionsmöglichkeiten durch Viren, die mit eingebrachten Tieren ins Labor gelangen. Insgesamt kommen Infektionen jedoch selten vor. Es besteht jedoch eine Reihe „einheimischer" Infektionsmöglichkeiten:
  - *Kuhpockenvirus:* Übertragung durch Kühe und Katzen (hier auch Katzenpockenvirus). Lokale (Papeln) und Allgemeinsymptome bis hin zum pustulösen Exanthem.
  - *Metzgerwarzen:* Durch Papilloma-Viren (Typ 7) hervorgerufene vulgäre Warzen ohne onkogene Potenz.
  - *Paravacciniavirus:* In „Euterpocken" bei Kuh, Schaf und Ziege. Lokale Infektion mit derben Knoten an Händen (Melkerknoten), die spontan abheilen.
  - *Schafpockenvirus (ORF-Virus):* Papeln an Tierschnauze, die an Kontaktstellen (Hände, Finger) papulöse Veränderungen hervorrufen können.
- **Abwasserentsorgung:** Aufgrund der Kontamination von Abwässern mit Hepatitis A-Viren (Ausscheider!) besteht ein Erkrankungsrisiko. Dies betrifft Kanal- und Klärwerksarbeiter, die viel Kontakt zu Abwässern haben.

Regelungen

- Siehe Biologische Noxen, Grundlagen, S. 391.
- **ZH 1/344:** Merkblatt B 004 Sichere Biotechnologie: Viren (1994)

Definition

➤ Einzellige Mikroorganismen (Prokarionten) ohne echten Zellkern (Kernäquivalent) und Mitochondrien, die in verschiedenen Formen (rund, stäbchenförmig, schraubenförmig oder fädig) vorkommen, z.T. begeißelt sind und eine besondere Zellwand haben (Ausnahme Mykoplasmen). Ihre Größe (Länge) liegt bei 0,5–20 µm.

Eigenschaften

➤ **Überlebensdauer** (Tab. 104): Sehr verschieden, dabei wesentlich abhängig vom Milieu. Sporenbildner (Bacillus, Clostridium) sind besonders resistent und damit praktisch unbegrenzt lebensfähig, hitzebeständig und gegenüber Desinfektionsmitteln resistenter als vegetative Formen.

Tabelle 104 Überlebensdauer verschiedener Bakterien

Bakterium	Überlebensdauer [1,2] 120 °C[1]	140 °C[1]	180 °C[1]	Trinkwasser[2]	Abwasser[2]
Vegetative Form					
Brucella abortus				5–85	2–77
Corynebacterium diphtheriae	30	10	–		
Escherichia coli	30	15	–		
Leptospira sp.					–60
Mycobakterium tuberculosis					48–197
Salmonella enteritidis					23–36
Staphylococcus aureus	30	15	–		
Vibrio cholerae				4–28	1–213
Sporen					
Bacillus anthracis	120	60	10	unbegrenzt	
Clostridium perfringens	50	5	–	unbegrenzt	
Clostridium tetani	< 40	30	1	unbegrenzt	

1 = nach Brandis 1988 (Angaben in Minuten), 2 = nach Borneff 1991 (Angaben in Tagen)

➤ **Zellwand:** Durch den unterschiedlichen Aufbau der Zellwand von grampositiven und gramnegativen Bakterien (Ausnahme Mykoplasmen) unterscheidet sich das Färbeverhalten. Vom Grundaufbau her besteht die Zellwand im wesentlichen aus Polysaccharidketten (Glykan), die über Peptidketten (Peptidoglykan oder Murein) miteinander vernetzt sind. Die Zellwand grampositiver Bakterien besteht aus einer dicken Mureinschicht, an der Oberfläche sind z.T. Proteine oder Polysaccharide angeordnet. Die Zellwand gramnegativer Bakterien ist dünner und 2 schichtig. Die sehr resistente äußere Membran besteht aus Polysacchariden, Phospholipiden und Proteinen. Sie hat neben antigenen auch toxische Eigenschaften, die nach Zellauflösung als *Endotoxine* wirksam werden können (siehe bioorganische Stäube, S. 407).

➤ **Wachstum:** Erfolgt durch Teilung. Die Generationszeiten sind speziesabhängig sehr unterschiedlich und abhängig von äußeren Einflüssen. Physikalische Bedingung ist die Temperatur, chemische Faktoren sind Angebot an Wasser, Sauerstoff (aerob, anaerob), Nährstoffen, Kohlendioxid und der pH-Wert.

Tabelle 105 Temperatur (in °C) und Wachstum (nach Brandis)

	Temperatur-minimum	Temperatur-optimum	Temperatur-maximum
psychrophil	0	15	30
mesophil	2–25	18–45	50
thermophil	25–45	≥ 55	60–100

➤ **Wichtige Pathogenitätsfaktoren:**
- *Endotoxine:* Siehe bioorganische Stäube, S. 407.
- *Exotoxine:* Von lebenden Bakterienzellen abgegebene, auf den Wirtsorganismus schädigend wirkende Proteine, die häufig das Krankheitsbild bestimmen (Tetanus, Botulismus, Cholera). *Enterotoxine* sind am Darm wirksame Exotoxine (Staphylokokken-Enterotoxin).
- *Exoenzyme:* Enzyme, die zur Erleichterung der Ausbreitung vom Bakterium (Hyaluronidasen, Fibrinolysine, Proteasen u. a.) bzw. zur Beeinflussung des Wirtsstoffwechsels zur Unterdrückung der Abwehr (Adenylzyklase) in den Wirtsorganismus abgegeben werden.
- *Kapselbildung:* Als Schutz vor Abwehrmechanismen des Wirtsorganismus (Pneumokokken).

Gefährdung

➤ **Auftreten:** Neben humanpathogenen Bakterien, die global verbreitet sind, gibt es regional auftretende Bakterien (siehe Tropenkrankheiten, S. 464). Viele Bakterien besiedeln als nichtpathogene oder fakultativ pathogene Keime die menschliche Haut bzw. Schleimhäute (Tab. 106, 107). Fakultativ pathogene Keime können unter Umständen (z.B Immunschwäche, erleichterte Invasion durch Verletzung) pathogen werden.
- *Bakterienkonzentrationen:*
  - Im Verdauungstrakt z. T. hohe Konzentrationen von Keimen, die bis zu 20% der Stuhlmasse ausmachen können.
  - Keimdichte auf Haut und Schleimhäuten ebenfalls sehr hoch (10^3–10^6/cm^2), im Speichel ca. 10^9/ml.

➤ **Gefährdungsrisiken:** Klassifizierung in 4 Risikogruppen (RG):
- *Risikogruppe 1:* Bakterienarten, die keine Gefährdung für den Menschen bilden. Beim Umgang sind deshalb nur geringe Sicherheitsanforderungen zu stellen (Sicherheitsstufe 1). Einige Arten aus dieser Gruppe werden industriell genutzt (Biotechnologie).

Tabelle 106 Normalflora auf Körperoberflächen (verändert nach Ritzerfeld 1988)

Bakterium	Haut	Auge/ Ohr	Mund-höhle	Magen/ Darm	Atem-trakt
Aktinomyces	–	–	+	–	+
Clostridien	(+)	–	–	+	–
Enterobakterien	(+)	–	(+)	+	(+)
Atypische Mykobakterien	+	–	+	–	–
Staphylokokken	+	+	+	(+)	+
Streptokokken					
S. faecalis	–	–	(+)	+	–
S. pneumoniae	–	–	(+)	–	(+)
vergrünende S.	–	–	+	+	–
Treponemen	–	–	+	–	–
apathogene Neisserien	–	–	+	–	–

Tabelle 107 Bakterienkonzentrationen im Magen-Darm-Trakt (nach Ritzerfeld 1988)

	Keime/g Inhalt
Magen/Jejunum	10^3– 10^5
Jejunum/Ileum	10^5– 10^8
Coecum/Colon	10^8– 10^{11}

- *Risikogruppe 2:* Bakterien, die bei Beschäftigten Krankheiten hervorrufen können. Das Risiko ist für die Beschäftigten und die Allgemeinbevölkerung jedoch gering. *Beispiele:* Clostridium tetani, Vibrio cholerae.
- *Risikogruppe 3:* Bakterien können bei Beschäftigten Krankheiten hervorrufen. Diese können schwer oder lebensbedrohend sein, können aber im allgemeinen noch therapeutisch beherrscht werden. Das Risiko ist für Beschäftigte und die Allgemeinbevölkerung mäßig hoch. *Beispiele:* Mycobacterium tuberculosis, Yersinia pestis.
- *Risikogruppe 4*: Bakterien können bei Beschäftigten Krankheiten hervorrufen. Das Risiko ist für Beschäftigte und die Allgemeinbevölkerung hoch. Bisher *keine* Bakterien in dieser Gruppe.

Erkrankungsrisiken

- **Allgemeines und berufliches Risiko:** Einige Berufsgruppen sind auf verschiedene Weise besonders gefährdet. Gefährdung durch Schmierinfektion (oral), unmittelbaren Kontakt (oral, parenteral), Inokulation (parenteral) und Inhalation (aerogen). Bei Kausalitätsprüfung nach Infektion müssen auch immer außerberufliche Infektionsmöglichkeiten in Betracht gezogen werden. Wichtig sind Urlaubs- und Freizeitanamnese. Insgesamt gelten jedoch beruflich zugezogene Infektionskrankheiten als eher selten. Das gilt auch für die früher häufigste Allgemeininfektion Tuberkulose (Gesundheitswesen). Bei Lokalinfektionen, insbesondere bei akuten ohne bleibende Schäden und Hautinfektionen, werden vermutlich viele Krankheiten nicht als berufsbedingt erkannt bzw. einer Berufskrankheiten-Anzeige nicht für Wert erachtet.
- **Gesundheitswesen:** Durch Konzentration von Keimträgern, immungeschwächten Patienten (Nosokomialinfektionen) und von behandlungs- und pflegebedingtem engen Kontakt mit Kranken oder bei der Untersuchung infizierter Körperflüssigkeiten (mikrobiologische Labors) besteht allgemein erhöhte Gefährdung. Der Grad der Gefährdung hängt jedoch sehr von der Tätigkeit ab. Es besteht die Gefahr der Selektion antibiotikaresistenter Bakterien. Prinzipiell können Infektionen durch alle auftretenden Bakterien erfolgen. Besondere Gefahren:
  - *Gastroenteritis, Typhus* (Salmonella typhi, paratyphi u. a., RG 2): Übertragung durch Schmierinfektionen (Gemeinschaftshandtuch) oder kontaminierte Nahrung. Salmonellen sind im Freien wochenlang überlebensfähig und überstehen auch Kühlung und Tiefkühlung. Abtötung durch ausreichende Hitze (60 °C, 30 min). Symptomlose Dauerausscheider als Infektionsquelle.
  - *Keuchhusten* (Bordetella pertussis; RG 2): Infektiosität während der katarrhalischen Phase, also häufig vor Stellung der Diagnose. Übertragung durch Tröpfchen. Eine Gefährdung nicht immuner Personen besteht deshalb besonders in Kinderarztpraxen, auf Säuglings- und Kinderstationen, mikrobiologischen Labors.
  - *Lokalinfektionen:*
    - Staphylococcus aureus; RG 2: Primär lokal als Wundinfektion oder durch Kontakt (Hautinfektion), kann sich aber zu einer Allgemeininfektion ausweiten (toxische Reaktion; Sepsis, Osteomyelitis). Vielfach besteht eine Resistenz gegen Antibiotika.
    - Streptococcus pyogenes; RG 2: Gefährdung durch Verletzung (Zahnarzt, Labor; viele Keimträger). Risiko der Erkrankung an Scharlach, Angina tonsillaris, Glomerulonephritis, rheumatischem Fieber, daher sekundäre Chemoprophylaxe erforderlich.
  - *Meningitis* (Neisseria meningitidis; RG 2): Nach wie vor gefährliche Infektion mit relativ hoher ($\approx 9\%$) Letalität. Übertragung durch Tröpfchen (Keimträger, Pharynx). Betroffen sind überwiegend Kleinkinder < 5 Jahren (Kinderstationen), gelegentlich auch alte Menschen (Geriatrie, Altenpflege). Die Infektion erfolgt bei uns überwiegend durch Bakterien der Serogruppe B, eine Impfung ist jedoch bisher nur gegen Serogruppen A und C möglich. Eine sekundäre Chemoprophylaxe von Kontaktpersonen sollte daher in Erwägung gezogen werden.

- *Tuberkulose* (Mycobacterium tuberculosis; RG 3): Auch heute noch eine wichtige Quelle berufsbedingter Infektionen. Die Übertragung erfolgt überwiegend durch Tröpfcheninfektion, aber auch über Staub und oral. 85% aller Krankheitsfälle betreffen die Lunge. Der Durchseuchungsgrad ist bei jungen und mittelalten Menschen gering, bei alten Menschen jedoch noch hoch. Eine Gefährdung besteht besonders in der Pulmonologie, in der Altenpflege (Reaktivierung von Tbc), bei der Pflege immundefizienter Patienten, in der Pathologie und in mikrobiologischen Labors. Die BCG-Impfung ist im Gesundheitswesen heute nicht mehr üblich; notwendig ist persönlicher Arbeitsschutz.

➤ **Tierproduktion, -pflege, -verwertung:** Gefährdung durch vom Tier auf den Menschen übertragbare Krankheiten (Anthropozoonosen). In Mitteleuropa insgesamt sehr seltene Krankheiten:
- *Brucellosen, Maltafieber* (Brucella melitensis, B. abortus, B. suis, RG 3): Übertragung vom Rind, Schwein, Schaf, Ziege über direkten Kontakt, Exkrete oder orale Aufnahme infizierter Milchprodukte. Gefährdet sind Schlachthofpersonal, Metzger, Veterinäre, Abdecker, Bauern, Schäfer.
- *Listeriose* (Listeria monocytogenes; RG 2): Oral übertragen durch Milchprodukte oder bei engem Kontakt zu Haus- und Nutztieren. Unspezifisches Krankheitsbild, häufig inapparente Infektionen. Gefährdet sind Veterinäre, Bauern.
- *Milzbrand* (Bacillus anthracis; RG 3): Äußerst umweltresistenter Keim (Sporenbildner). Übertragung von Haus- und Nutztieren durch Kontakt und inhalativ. Überwiegend Hautmilzbrand (95–98%). Betroffen sind Veterinäre, Scherer.
- *Ornithose* (Chlamydia psittaci; RG 3): Übertragung durch Inhalation von Staub aus Vogelkot. Vögel können symptomlose Dauerausscheider sein. Atypische Pneumonien. Betroffen sind Zoohändler, Beschäftigte auf Vogel- und Geflügelfarmen, Taubenzüchter.
- *Q-Fieber* (Coxiella burneti; RG 3): Übertragung inhalativ von Staub aus getrocknetem Kot, Plazenten oder Exkreten von Rindern, Schafen, Ziegen. Atypische Pneumonien. Betroffen sind Tierzüchter, Veterinäre, Tierhaar- und Lederverarbeiter, Schafhirten, Pathologen. Selten.
- *Rotz* (Pseudomonas mallei; RG 3): Übertragung oral durch Kontakt oder Fleischgenuß. Kommt in Mitteleuropa nicht mehr vor.
- *Schweinehüterkrankheit* (Leptospira pomona, L. bovis; RG 2): Leptospiren bleiben im feuchten Milieu lange lebensfähig. Übertragung oral (verschmutzte Hände) durch direkten Kontakt zu infizierten Tieren und Ausscheidungen. Anikterisch verlaufende Allgemeinerkrankung. Betroffen sind Schlachthofpersonal, Metzger, Veterinäre, Tierwärter, Hundehalter. Eine Infektion ist auch durch verseuchtes Wasser möglich (Fischer).
- *Schweinerotlauf* (Erysipelothrix rhusopathiae; RG 2): Übertragung parenteral über kleine Hautverletzungen bei Kontakt zu infizierten Tieren (Schweine, aber auch z. B. Geflügel, Fisch). Lokale oder Allgemeinerkrankung. Betroffen sind Schlachthauspersonal, Metzger, Veterinäre, Fischer, Austernöffner.
- *Tularämie, Hasenpest* (Francisella tularensis; RG 3): Übertragung durch Kontakt zu infizierten Tieren (Nagern), Tierprodukten (Felle, Haare, Häute, Fleisch), inhalativ (infizierter Staub), parenteral (Insektenstich). Primärkomplex an der Eintrittspforte und proximal, Allgemeinerkrankung. Betroffen sind Jäger, Wild-, Rohleder- und Tierhaarverarbeiter.

- **Landwirtschaft, Gärtnereien, Tiefbau:** Verarbeitung und Lagerung von Pflanzenprodukten und Tätigkeiten, bei denen Kontakt zu Erde besteht:
  - *Exogen-allergische Alveolitis, toxische Pneumonitis* (Actinomyces sp., Thermoactinomyces vulgaris; RG 1): Auch Pilzarbeiterlunge, Farmerlunge und andere Bezeichnungen. Übertragung inhalativ durch sporenhaltigen Staub. Bei ausreichend hohen Konzentrationen ($\approx 10^9$, minimal $\approx 10^6$ Sporen/m^3) ist eine Sensibilisierung möglich. Zunächst Auftreten einer allergischen oder toxischen Reaktion, keine Infektion! Nachfolgend kommt es bei Exposition gegenüber relativ geringen Konzentrationen zu Fieber, Atemnot, Husten und allgemeinem Krankheitsgefühl. Bei wiederholten Expositionen kann sich eine (progrediente) Fibrose ausbilden (S. 241). Siehe auch Pilze, S. 404.
  - *Erntefieber, Feldfieber* (Leptospira grippotyphosa u.a.; RG 2): Übertragung durch Hautkontakt mit verunreinigtem Schlamm auf dem Feld, stehenden Gewässern. Anikterische leichte Allgemeinerkrankung. Kommt in Mitteleuropa praktisch nicht vor.
  - *Gasbrand* (Clostridium perfringens; RG 2): Ubiquitär auftretender Keim, der bei Hautverletzungen unter anaeroben Bedingungen eine typische Symptomatik hervorrufen kann. Therapeutisch erfolgt die chirurgische Sanierung.
  - *Wundstarrkrampf* (Clostridium tetani; RG 2): Äußerst umweltresistenter, ubiquitär vorkommender Keim. Übertragung durch Kontakt von Erdreich zu verletzter Haut, die Symptomatik wird durch die Toxinwirkung bestimmt. Die Krankheit tritt bei uns selten auf, jedoch mit hoher Letalität. Betroffen sind alle Beschäftigten, die Kontakt mit Erdreich haben.
- **Forstarbeiten, Tätigkeiten im Wald:**
  - *Borreliose, Erythema migrans, Lyme-Disease* (Borrelia burgdorferi; RG 2): Durch Zeckenbiß übertragene Erkrankung mit vielgestaltiger lokaler und generalisierter Symptomatik. Forstwirte, Jäger und alle Waldberufe können betroffen sein.
- **Bergbau:** Durch die grundlegend verbesserten Arbeitsbedingungen und erheblich verbesserte Hygiene sind berufstypische Infektionskrankheiten selten geworden:
  - *Leptospirose, Morbus Weil* (Leptospira icterohaemorrhagiae; RG 2): Übertragung durch Kontakt mit infizierten Flüssigkeiten.
  - *Silikotuberkulose* (Mycobacterium tuberculosis; RG 3): Bei vorherbestehender Silikose verbesserte Entstehungsbedingungen für eine Tuberkulose.
- **Abfallbeseitigung, Abwasserbehandlung:** Die neuerdings weitergehende bzw. erstmals eingeführte Weiterbehandlung von Sekundärrohstoffen bedingt Gefährdungen beim Sammeln, Kompostieren, Sortieren und Deponieren von Abfall und bei der Stadtreinigung. Es liegen bisher nur wenige Risikobewertungen vor:
  - *Exogen-allergische Alveolitis, toxische Pneumonitis:* (Thermoactinomyces vulgaris, Saccharopolyspora rectivirgula u. a.): Siehe Landwirtschaft.
  - *Leptospirose* (Leptospira icterohaemorrhagiae; RG 2): Übertragung durch Kontakt mit infizierten Abwässern bei kleinen Hautverletzungen oder durch die Schleimhaut. Allgemeinerkrankung mit septischem Bild und Organbeteiligung (Leber, Niere). Betroffen sind Kanalarbeiter und Klärwerksarbeiter mit häufigem Kontakt zu Abwässern.
  - *Hautinfektionen, Gehörgangsinfektionen.*

- **Sonstige Berufe**: Bei einer Reihe von Berufen besteht die Möglichkeit, gegenüber Bakterien exponiert zu werden. Manifeste Krankheiten, die auf die berufliche Belastung zurückgeführt werden können, sind jedoch selten.
  - Wartung und Reinigung von *Klima- und Belüftungsanlagen* mit Kontakt zu Befeuchtungswasser, bei Restaurierungsarbeiten (Möbel, Bilder), Arbeit in Archiven.
  - *Küchenpersonal* bei der Verarbeitung von kontaminierten Nahrungsmitteln.
  - *Erziehungswesen*: Kinder und Schüler können als Keimträger größere Mengen Bakterien als Erwachsene aerogen oder durch Kontakt übertragen und damit bei nicht immunen Erwachsenen ebenfalls Krankheiten auslösen (z. B. Röteln, Scharlach).

Regelungen

- Siehe Biologische Noxen, Grundlagen, S. 391.
- **ZH 1/346:** B 006 Merkblatt Sichere Biotechnologie: Bakterien.

Pilze

Definition

➤ Pilze (Myzeten) sind ein- oder mehrzellige Organismen mit kernhaltigen Zellen, die Zellwand besteht aus Chitin. Großer Formenreichtum. Ihrem Wachstumsverhalten folgend lassen sie sich in Sproßpilze (z.B. Hefen) und Fadenpilze (z.B. Schimmelpilze, Dermatophyten) unterteilen. Das Faden- (Hyphen-)myzel dient der Ernährung (vegetatives Myzel) oder als Luftmyzel der Fortpflanzung. Ein abgetrenntes Myzel kann neue Kolonien bilden. Einige Pilze können vom Fadenmyzel in ein Sproßmyzel übergehen (Dimorphismus; z.B. Blastomyces dermatitidis).

➤ **Einteilung nach medizinischen Gesichtspunkten:** Dermatophyten, Hefepilze und Schimmelpilze. Diese Formen kommen weltweit vor, während die dimorphen Hyphomyzeten auf die Tropen beschränkt sind (S. 464).

Eigenschaften

➤ **Auftreten:** Pilze sind Kosmopoliten. Ihr primärer Standort ist der Boden. Einige gehören beim Menschen als Saprophyten auf Haut und Schleimhäuten zur normalen Flora.
- *Fakultativ pathogene Pilze:* Unter bestimmten Umständen können Saprophyten jedoch auch zu Krankheitserregern werden:
  - Bei Auftreten in hohen Konzentrationen (z.B. in der Atemluft).
  - Bei verringerter Immunkompetenz des Wirtes (z.B. bei schweren akuten Krankheiten, Infektionskrankheiten, bei bestimmten chronischen Krankheiten oder bei Einnahme bestimmter Medikamente wie Antibiotika, Zytostatika oder Corticosteroide).
  - Lokal nach Verletzungen der Haut oder Schleimhäute (Wunden, Verbrennungen, Erfrierungen).
  - Lokal bei verändertem Hautmilieu (z.B. nach häufiger Entfettung durch Lösemittel, Quellung durch Naßtätigkeit oder Okklusion).
- *Obligat pathogene Pilze:* Pilzarten, die beim Menschen nach Übertragung Infektionen verursachen (s.u.).

➤ **Wachstum und Vermehrung:**
- *Verbreitung:* Erfolgt durch luftgetragene Konidien (Sporen, nicht zu verwechseln mit Dauerformen bei bestimmten Bakterienarten!) von Kolonien auf organischem Material. Bei Hefepilzen Verbreitung durch Bildung von Sprossen (Blastokonidien).
- *Übertragung:* Erfolgt überwiegend aerogen, unter Umständen auch oral oder durch Hautkontakt.
- *Wachstum:* Bildung und Vermehrung von vegetativem Myzel. Bei Mykosen des Menschen entsteht normalerweise kein Luftmyzel, welches zu einer aerogen übertragenen Ansteckung führen könnte.

Gefährdung

➤ **Krankheitsformen:** Mehrere grundsätzlich verschiedene Krankheitsformen können durch Pilze hervorgerufen werden:
- *Mykosen*: Lokal oder systemisch auftretende Infektion mit Wachstum des Pilzes im Gewebe. Klinische Symptomatik entsprechend dem Befall und der Immunitätslage des Organismus. Bei nur örtlichem Befall (z.B. Nagelmykose) auch bei Immunkompetenz häufig keine Reaktion. Dermatomykosen sind die

häufigsten beruflich bedingten Mykosen. Nach Herkunft der Pilze lassen sich unterscheiden:
- Endogene Mykosen: Mykosen, die aus der saprophytären „physiologischen" Flora des Menschen unter bestimmten Umständen (s.o.) entstehen.
- Exogene Mykosen: Mykosen, die nicht zur üblichen Flora zählen, die von Keimen aus der Umwelt stammen und unter bestimmten Umständen (s.o.) entstehen.

– *Allergische Reaktion („Mykoallergosen"):* Allergische Reaktionen vom Soforttyp (Asthma) auf inhalative Exposition nach Sensibilisierung (Typ-I-Reaktion) oder verzögert (exogen-allergische Alveolitis, EAA), ebenfalls auf inhalative Exposition (Typ-III, -IV-Reaktion). Sonderform ist das *Mykid*, eine allergische Reaktion der Haut bei Dermatomykosen, entfernt von der Infektionsstelle, manchmal von einer Allgemeinreaktion begleitet. Beruflich bedingte EAA treten als Farmerlunge, Paprikaspalterlunge, Pilzzüchterlunge, Taubenzüchterlunge und unter anderen Namen auf. Auslösendes Agens kann aber auch Bakterium sein (z.B. Aktinomyces).
– *Organic Dust Toxic Syndrome (ODTS):* Toxische Pneumonitis (siehe Bioorganische Stäube, S. 409). Auslöser noch nicht gesichert. Beteiligung von Pilzen und Pilzbestandteilen möglich.
– *Mykotoxikosen*: Krankheiten, die durch vom Pilz produzierte Stoffe (Pilzgifte), die in den Körper abgegeben werden, entstehen. Wichtige Mykotoxine sind die kanzerogenen Aflatoxine (Aspergillus flavus), die Ochratoxine (A. ochraceus) und Trichothecene (Fusarium spp.). *Mycetismus* ist die Vergiftung durch Verzehr giftiger Pilze.

➤ **Risikogruppen** (pflanzenpathogene Pilze sind nicht einbezogen, da sie nicht humanpathogen sind, sondern zu einer Umweltgefahr werden können):
– *Gruppe 1*: Fehlendes oder höchstens sehr geringes Risiko für Beschäftigte und Bevölkerung. Dazu zählen Pilze, bei welchen keine Gefährdung des gesunden Menschen festgestellt wurden, weiterhin Pilze, die als Opportunisten nur bei schweren Immunstörungen Krankheiten hervorrufen können und Pilze, die große Mengen Konidien/Sporen abgeben können, ohne beim Gesunden dadurch Krankheiten auszulösen. *Beispiele*: Bäckerhefe (Saccharomyces cerevisiae), Schwarzschimmel (Aspergillus niger), Malassezia furfur (ruft Pityriasis versicolor hervor).
– *Gruppe 2*: Geringes bis mäßiges Risiko für Beschäftigte und Bevölkerung. Pilze, die beim gesunden Menschen oder bei Menschen mit geringen Immunstörungen Mykosen auslösen können. Eine wirksame Therapie ist möglich. Auch tierpathogene Pilze, soweit sie humanpathogen sind oder bei anderen gesunden Warmblütern Krankheiten hervorrufen können. *Beispiele*: Candida albicans (Soor), Trichophyton mentagrophytes (ruft Haut-, Haar-, Nagelmykosen hervor), Aspergillus fumigatus (ruft bronchopulmonale Aspergillose, Aspergillom, exogen-allergische Alveolitis hervor).
– *Gruppe 3*: Hohes Risiko für Beschäftigte, mäßiges Risiko für Bevölkerung. Pilze, die beim Gesunden Mykosen hervorrufen können. Bei tierpathogenen Pilzen hohes Risiko für gesunde Tiere. Therapie oft nur unzureichend möglich. *Beispiel*: Coccidioides immitis (Coccidioidomykose, Sporen treten in Europa praktisch nicht auf) (S. 464).

Pilze

Erkrankungsrisiko

- **Allgemeines und berufliches Risiko:** Pilze als Saprophyten wachsen auf organischem Material. Daher kommt es besonders bei Tätigkeiten im Umgang mit organischem Material und Organismen zur Exposition. Die Haut ist jedoch auch beim Tragen von okklusiv wirkenden Kleidungsstücken (Schuhwerk, Gummihandschuhe) gefährdet.
- **Tierhaltung und -pflege:** Überwiegend Übertragung von Hautpilzen in Form von Verletzungsmykosen: Trichophytie (Trichophyton verrucosum, T. mentagrophytes), aber auch Mikrosporie (Microsporum gypseum). Umgang mit Silagefutter und Tiermist s. u. Pflanzenproduktion.
- **Verarbeitung von Tierprodukten:** Hand- und Nagelmykosen oder Fußpilz bei der Fleischverarbeitung wegen dauernder Nässe und durch Tragen von Gummistiefeln. Bei Verarbeitung von Fellen, Häuten und Haaren Hautmykosen durch Trichophyton mentagrophytes.
- **Pflanzenproduktion und -verarbeitung:** Hautmykosen bei Landwirten nach Verletzungen (Trychophyton-Arten). Allergische Reaktionen wie exogen-allergische Alveolitis, toxische Pneumonitis, in Einzelfällen auch Organmykosen (Aspergillus fumigatus, andere Aspergillenarten, Penicillium-Arten, Alternaria-, Mucor-Arten) besonders bei der Heuverarbeitung und -lagerung, Herstellung und Verarbeitung von Silage-Futter. Bei Weiterverarbeitung und Lagerung von anderen pflanzlichen Produkten besteht prinzipiell die gleiche Gefährdung. Bei Gärtnern Hautmykosen durch geophile Erreger, insbesondere Microsporum gypseum in Form von Verletzungsmykosen. Das Auftreten allergischer und toxischer Reaktionen ist bei Umgang mit Kompost oder Häckselmaterial möglich.
- **Forstarbeiten, Holzverarbeitung:** Hautmykosen durch geophile Keime bei Hautverletzungen (M. gypseum).
- **Nahrungsmittelproduktion:** Bei Köchen, Bäckern und Konditoren Soor an den Händen durch Feuchtarbeit.
- **Bergleute:** Hautmykosen (Trichophyton mentagrophytes, Trichophyton rubrum) überwiegend durch klimatische Verhältnisse und Schutzkleidung.
- **Abfall- und Abwasserbeseitigung:** Hautmykosen durch Schutzkleidung (Gummistiefel), Verletzungsmykosen. In bestimmten Bereichen (Sortierung, Kompostierung) ist die Entstehung einer EAA durch hohe Konzentration von luftgetragenen Keimen möglich.
- **Weitere Berufszweige:**
  - *Restauratoren, Archivare*: Allergische oder toxische Reaktionen durch Pilze in Büchern, auf Bildern, Möbeln, besonders bei Feuchtigkeit (Aspergillus-, Penicillium-, Fusarium-, Chaetomium-Arten).
  - *Kosmetik-Berufe*: Fußpfleger, Friseure, Kosmetiker mit Hautmykosen durch Trichophyton mentagrophytes.
  - *Ballett-Tänzer*: Fußmykosen.

Regelungen

- Siehe Biologische Noxen, Grundlagen, S. 391.
- **ZH 1/347:** Merkblatt B 007 „Sichere Biotechnologie“: Pilze (1994).

Definition

➤ Stäube aus organischem Material, das seine Herkunft biologischen Prozessen verdankt. Die Bestandteile treten häufig nicht rein, sondern zusammen mit anorganischer Substanz auf. Organische Bestandteile haften zum Teil an anorganischer Matrix. Auftreten auch in Form von Tröpfchen möglich, die direkt oder nach Verdunstung des Wassers in Form von Stäuben an/in den Körper gelangen. Die hier vorgeschlagene Aufteilung orientiert sich an der Herkunft des Materials:
  - *Organisches Material als Lebensform, Mikroorganismen* (siehe auch die entsprechenden Kapitel):
    - Lebewesen wie vegetative Formen von Bakterien, Pilzen, Protozoen.
    - Ruhe- oder Vermehrungsformen wie Sporen, Konidien, Zysten.
    - Viren.
    - Pollen, „Blütenstaub".
  - *Organisches Material natürlichen Ursprungs:*
    - Zerfallsprodukte von Lebewesen (z.B. Endotoxine, Glukane).
    - Ausscheidungen: Staubförmige Produkte von eingetrockneten Fäzes, Urin (z.B. von Hausstaubmilben).
    - Abscheidungen: Überwiegend Abschilferungen der Haut (Epithelien) und Haare; Mykotoxine.
  - *Organisches Material technischen Ursprungs* (überwiegend durch technische Prozesse entstanden oder freigesetzt):
    - Entstehung durch mechanische Behandlung: Holz-, Leder-, Getreidestaub, Mehl, Faserstäube (Wolle, Baumwolle, Hanf, Jute, Flachs, Stäube bei Textilienbearbeitung), Stäube bei Futter-, Nahrungsmittelverarbeitung.
    - Entstehung durch chemische Behandlung: Extrakte, Enzyme (Wasch-, Backmittel).

Gesundheitsgefährliche Eigenschaften

➤ **Zielorgane:** Aufgrund der Heterogenität der Stäube haben diese sehr unterschiedliche Eigenschaften. Wichtigste Zielorgane sind Lunge und Atemwege, wesentliche Voraussetzung zur Wirksamkeit ist die Alveolargängigkeit (aerodynamischer Durchmesser [S. 151] $< 7\,\mu m$). Weitere Zielorgane sind die Schleimhäute der oberen Atemwege, Konjunktiven und die Haut. Die Schwebefähigkeit von Stäuben steigt mit abnehmendem Durchmesser steil an, kleine Partikel verbleiben also unter Umständen sehr lange in der Atemluft!

➤ **Toxische Reaktion:** Auslösung durch organisches Material selbst oder dessen Bestandteile. Dabei sind die Wirkmechanismen bisher nur teilweise geklärt. Es wird eine entzündliche Reaktion an Schleimhäuten hervorgerufen.
  - *Endotoxine, Glukane:* Zerfallsprodukte aus der Zellwand gramnegativer Bakterien und Pilze, die aus Fragmenten der äußeren Zellwand (Lipopolysaccharid-Komplexe) bestehen. Sie treten dort auf, wo Bakterien und Pilze in großem Umfang absterben. Endotoxine und Glukane können das Komplementsystem aktivieren, Histamin und leukotaktische Substanzen freisetzen; Superantigen-Wirkung.
  - *Mykotoxine* (S. 405): Toxische Wirkung, die von eingeatmeten Schimmelpilzsporen beim Umgang mit verschimmeltem Material (Heu) oder auch von oral aufgenommenen toxischen Pilzen (Ergotismus) ausgeht. Aflatoxin wirkt lebertoxisch und kanzerogen (Verarbeitung von Nüssen, Getreide, Kompost).

- *Bestandteile im Holzstaub:* Insbesondere nicht einheimische Hölzer haben gesundheitsschädliche Wirkungen durch natürlicherweise vorkommende Substanzgruppen wie Alkaloide, Chinone, Cumarine, Flavone, Phenole, Stilbene und Terpene. Bei der Bearbeitung von Abachi, Kambala, Limba, Mahagoni, Palisander, Teak und Zeder können allergische und toxische Reaktionen auftreten, Vorkommen insgesamt selten. Das Wirkprinzip konnte bisher nicht eindeutig geklärt werden, möglicherweise spielen Biozide oder Mikroorganismen dabei eine Rolle.
- *Bestandteile in Faserstäuben*: Verarbeitung von Baumwolle (Berufskrankheit 4202), Flachs, Hanf, Sisal. Die Wirksubstanz konnte noch nicht eindeutig identifiziert werden, möglicherweise wird die toxische Reaktion durch Endotoxine verursacht. In Deutschland praktisch ohne Bedeutung (nur sehr wenige BeK-Anzeigen).

➤ **Allergische Reaktion:**
- *Allergene:* Überwiegend Proteine pflanzlichen oder tierischen Ursprungs.
- *Reaktionstypen:*
  - Reaktionen vom Soforttyp (Typ-I-Reaktion; IgE, Reagine): Auftreten überwiegend in Form von Atemwegsobstruktion (Asthma), vorausgehend häufig Konjunktivitis und Rhinitis allergica. Seltener akute Dermatitis mit Urticaria oder auch chronische Dermatitis.
  - Reaktionen vom verzögerten Typ (Typ-III-Reaktion, IgG, Präzipitine): Auftreten in Form von Alveolitiden.
  - Spätreaktion (Typ-IV-Reaktion): Allergisches Ekzem der Haut.
- *Mögliche prädisponierende Faktoren:*
  - Atopische Diathese: Atopiker scheinen eher zu allergischem Asthma gegenüber hochmolekularen Substanzen (z. B. Proteinen) zu neigen als Nicht-Atopiker.
  - Raucher scheinen kein höheres Risiko als Nichtraucher für allergisches Asthma zu haben.
  - Hyperreagibles Bronchialsystem: Eher Folge als (Mit-)Ursache für allergisches Asthma.

➤ **Irritation:** Reizwirkung mit Entzündungsreaktion der Schleimhaut durch große Staubmengen. Bei Vorliegen eines hyperreagiblen Bronchialsystems und anderen gleichzeitig wirkenden Reizen (z. B. Kälte) können Stäube (Holz-, Textilstäube) die Wirkung verstärken.

➤ **Kanzerogene Wirkung:** Stäube von Buchen- und Eichenholz gelten als gesicherte Ursache für Adenokarzinome der Nasenschleimhaut (Berufskrankheit 4203). Mykotoxine sind z. T. sehr wirksame Kanzerogene (Aflatoxin), der Kausalnachweis in einem BeK-Verfahren ist jedoch schwierig.

Erkrankungsrisiko

➤ **Allgemeines und berufliches Risiko:** Insgesamt ist das Risiko einer manifesten Erkrankung in den genannten Berufsgruppen relativ gering, wenn man die Zahl der Beschäftigten der Anzahl von bekannt gewordenen Krankheiten gegenüberstellt. Vermutlich gibt es jedoch eine „Dunkelziffer", da der Berufsbezug bei Erkrankung nicht hergestellt wird bzw. Krankheiten noch keinen Eingang in BeK-Liste gefunden haben. Mit gezielt eingesetzten immunologischen Methoden läßt sich aber zeigen, daß das Immunsystem vieler Menschen, die (beruflich oder privat) exponiert sind, spezifische Reaktionen zeigt, die man auch bei manifest Erkrankten findet.

➤ **Landwirtschaft, Tierproduktion, Tierpflege:** Exogen-allergisches Asthma durch Epithelien und Tierhaare, insbesondere bei Tierpflegern. Häufige Sensibilisierungen, ohne daß die Krankheit manifest wird. Entstehung von Asthma und exogen-allergische Alveolitis auch durch Pilze und Bakterien in Mist, Heu und Silagefutter. Hautkrankheiten bei Umgang mit Tieren.

➤ **Verarbeitung von Tierprodukten:**
- Exogen-allergisches Asthma: Durch Federn, Haare, Lederstaub.
- Exogen-allergische Alveolitis: Durch mit Schimmelpilz befallene Produkte (Häute, Rohleder).

➤ **Landwirtschaft, Pflanzenproduktion und -lagerung:**
- *Toxisches Asthma:* Bei Exposition gegen Getreidestaub (Endotoxin?; Drescher-, Korn-, Getreidefieber, *organic dust toxic syndrome ODTS*). Flachs-, Hanf-, Sisalarbeiterlunge, Byssinose und ähnliche Krankheitsbilder.
- *Exogen-allergisches Asthma:* Reaktion auf Getreidestaub, der auch Pollen, Pilze, Bakterien und Parasiten enthalten kann.
- *Exogen-allergische Alveolitis:* Durch Bakterien (Thermoactinomyces), Pilze (Aspergillen, Penicillium) bei Bearbeitung von verschimmeltem Material (Lagerung). Bekannteste Form ist die Farmerlunge, tritt aber auch (selten) als Kork-, Tabakarbeiterlunge und anderen Bezeichnungen auf. Die Entstehung einer Alveolitis ist auch durch Pflanzenallergene möglich (Pilzzüchterlunge).

➤ **Gartenbau, Floristen:**
- *Exogen-allergisches Asthma:* Pflanzenbestandteile (z.B. Schalenstaub von Narzissen, Tulpen), Pollen, Bakterien und Pilze.
- Exogen-allergische Alveolitis: Keimbelastung bei Herstellung und Verwendung von Kompost.

➤ **Nahrungsmittelproduktion und -verarbeitung**: Gefährdungen bestehen überall dort, wo Stäube und Tröpfchen-Aerosole entstehen.
- *Exogen-allergisches Asthma:* Wichtigste Berufskrankheit ist das „Bäckerasthma" auf Mehlbestandteile oder Backzutaten (auch bei Konditoren oder Müllern). Sehr selten treten Krankheiten bei Tabak-, Tee-, Kaffee- und Hopfenverarbeitung auf. Bei der Verarbeitung von Nüssen ist an das Freiwerden von Aflatoxin zu denken.
- *Exogen-allergische Alveolitis:* Entstehung durch Bakterien und Schimmelpilze bei einer Reihe von Tätigkeiten möglich (sehr selten): Käsewäscherlunge, Malzarbeiterlunge, Paprikaspalterlunge, Tomatenzüchterlunge, Obstbauernlunge, Winzerlunge. Allergische Reaktion auch auf Kornkäfer.

➤ **Holzbearbeitung, Tischler, Schreiner:** Durch Stäube kann es zu irritativen (bei vorgeschädigten Atemwegen), allergischen (Zedernholz; Asthma, Alveolitis, „Holzarbeiterlunge") oder toxischen Wirkungen (Tropenhölzer, s.o.) sowie zu allergischen Ekzemen kommen. Durch Buchen- und Eichenholzstäube kann ein Adenokarzinom der Nasennebenhöhlen hervorgerufen werden. Stäube anderer Hölzer werden ebenfalls eines kanzerogenen Potentials verdächtigt.

➤ **Chemische Industrie:** In der Waschmittelindustrie kommt es neben Irritationen durch andere Stäube zu allergischem Asthma durch Enzyme. Auch in der pharmazeutischen Industrie ist die Entstehung eines allergischen Asthmas auf Enzyme (Bromelin, Pepsin, Pankreatin, Papain, Trypsin u.a.) möglich.

➤ **Metallindustrie**: Alveolitis bei Exposition gegen kontaminierte Schleifwässer (Hartmetallschleifen; eher aber „Hartmetall-Lunge") oder Kühlschmierstoffe (S. 322).

Bioorganische Stäube

- **Abfallwirtschaft**: Allergisches, toxisches Asthma und Alveolitis durch Keimbelastung insbesondere in Kompostieranlagen. Irritatives Asthma durch Staubbelastung in Umladestationen, Abfallbunkern, auf Deponien oder bei Kompostkonfektionierung, insbesondere bei Beschäftigten mit hyperreagiblem Bronchialsystem. Reizung von Bindehaut und Schleimhäuten bei Sortierung.

Regelungen

- Siehe Biologische Noxen, Grundlagen, S. 391.

Definition

- Erzeugung einer Immunität gegen Infektionskrankheit(en):
  - Aktive Immunisierung: Einbringung eines Antigens in den Organismus, um eine Immunantwort (humoral/zellulär) zu erzeugen.
  - Passive Immunisierung: Gabe von Antikörpern gegen Antigene von Infektionserregern präexpositionell (bei zu erwartender Infektionsgefahr, wenn eine aktive Immunisierung nicht möglich ist) oder postexpositionell, um eine Infektionskrankheit zu verhindern.

Impfstoffe

- **Ziel einer Impfung:** Erreichen eines möglichst hohen Grades der Immunisierung unter Vermeidung von Nebenwirkungen und Spätreaktionen.
- **Lebendimpfstoffe:** Verwendung von Keimen, die in ihrer Virulenz abgeschwächt wurden (attenuiert), oder die nicht humanpathogen, aber durch Kreuzimmunität wirksam sind. Rekombinante Lebendimpfstoffe exprimieren auf apathogenen Keimen die gewünschten Antigene. *Beispiele:* BCG-Impfung (Tbc), Impfung gegen Typhus (oral), Gelbfieber, Masern, Mumps, Polio, Röteln.

Tabelle 108 Impfungen: Übersicht

Impfung	Lebendimpfstoff	Totimpfstoff (voll)	Totimpfstoff (teil)	Toxoid	Gabe
Viren					
Gelbfieber	+				s.c.
Masern	+				s.c.
Mumps	+				s.c.
Polio (Sabin)	+				oral
Röteln	+				s.c.
Varizellen	+				s.c.
FSME		+			i.m.
Hepatitis A		+			i.m.
Polio (Salk)		+			i.m.
Rabies		+			i.m.
Hepatitis B			+		i.m./s.c.
Influenza		+	+		i.m.
Bakterien					
BCG	+				i.c.(!)
Salmonellose	+				oral
Cholera		+			s.c.
Meningitis			+		s.c.
Diphtherie				+	i.m.
Tetanus				+	i.m.

Schutzimpfungen

➤ **Totimpfstoffe:** Bestehen aus nicht vermehrungsfähigen Keimen („Vollkeim"-Impfstoffe) oder Extrakten, in welchen als Antigene wirksame Determinanten (Epitope) enthalten sind, die eine Immunantwort auslösen. *Beispiele:* Zelluläre Totimpfstoffe werden z. B. bei Cholera-, FSME-, Pertussis-, Rabies-Impfung eingesetzt. Ein Extraktimpfstoff ist der Meningokokkenimpfstoff. Ein „Subunit"-Impfstoff trägt nur das gewünschte Antigen (Hepatitis B: HBs-AG).

➤ **Toxoidimpfstoffe:** Einsatz bei Krankheiten, deren Symptomatik wesentlich durch die von den Bakterien abgegebenen Exotoxinen bestimmt wird (siehe Bakterien, S. 397). Der Impfstoff besteht aus gereinigten Exotoxinen, die keine toxische, aber noch immunogene Wirkung haben. Es entsteht *antitoxische* Immunität. *Beispiele:* Tetanus, Diphtherie.

➤ **Kombinationsimpfstoffe:** Mischung verschiedener Impfstoffe zur Vermeidung zahlreicher Einzelimpfungen. Voraussetzung ist gute Verträglichkeit „in vitro", niedrige Nebenwirkungsrate und eine ausreichende Immunantwort, entsprechend den Einzelimpfungen. Häufig verwendete Kombinationsimpfstoffe:
- *MMR-Impfstoff* (Masern, Mumps, Röteln).
- *DPT-Impfstoff* (Diphtherie, Polio, Tetanus).
- *DT- oder Td-Impfstoff* (Diphtherie, Tetanus; bei Td nur 1/10 der Toxoidmenge).

Ausführung

➤ **Transport und Lagerung:** Impfstoffe reagieren z. T. sehr empfindlich auf Milieubedingungen. Ihre Antigenität und damit der Impferfolg kann durch ungünstige Bedingungen beeinträchtigt werden! Daher sollten die Herstellerinformation unbedingt eingehalten werden und alle am Transport und der Lagerung Beteiligten aufgeklärt werden. Das Verfallsdatum ist zu beachten, die Anwendungsfristen sind im Vergleich zu Arzneimitteln kurz.

Tabelle 109 Transport und Lagerung von Impfstoffen (nach Mertens)

Impfstoff	Transporttemperatur (°C)	Lagerungstemperatur (°C)	Bemerkung
Lebendimpfstoffe	0 – + 8	+ 2 – + 8	z. T. lichtempfindlich, versehentliches Einfrieren unschädlich
Gelbfieber	max. – 20	max. – 20	
Totimpfstoffe	maximal Raumtemperatur	+ 2 – + 8	Adsorbatimpfstoffe nicht einfrieren (Wirkungsverlust)

➤ **Aufklärung:** Der Proband muß *vor* dem Impfvorgang über die Art der Impfung, Wirkung und insbesondere Nebenwirkungen aufgeklärt werden. Diese Aufklärung kann bei Einzelimpfungen in Form eines Gespräches, vor Impfkampagnen durch kollektive Aufklärung im Rahmen einer vorausgehenden Personalversammlung oder bei Impfsprechstunden mit Broschüren erfolgen. Impfbroschüren werden von Berufsgenossenschaften, von Impfstoffherstellern und vom Grünen Kreuz zur Verfügung gestellt. Es empfiehlt sich, die Aufklärung vom Impfprobanden per Unterschrift bestätigen zu lassen.

- **Anamnese und Untersuchung:** Eine Anamnese muß grundsätzlich bei jedem Probanden erfolgen. Sie umfaßt Fragen nach früheren Impfungen (Impfbuch), Impfreaktionen, bekannten Allergien, vorausgegangenen und zur Zeit bestehenden Krankheiten (Infekten, Krankheiten, welche Immunkompetenz beeinträchtigen können), Einnahme von Arzneimitteln und bestehender *Schwangerschaft*. Ergeben sich Hinweise auf mögliche Kontraindikationen, erfolgt eine weitergehende Anamnese und Untersuchung, Anforderung von Arztberichten bzw. Zurückstellung von der Impfung. Bei kostspieligen Impfungen (Hepatitis B) oder bei höherem Durchseuchungsgrad (Hepatitis A, Röteln) empfiehlt sich eine Untersuchung über einen evtl. bereits bestehenden ausreichenden Schutz.
- **Impftechnik**: Je nach Impfstoff (siehe Tab. 108) oral, subkutan (s. c., bei Lebendimpfstoffen), intrakutan (i.c., bei BCG), intramuskulär (i. m.) oder subkutan (bei Totimpfstoffen).
  - *Impfort:* Überwiegend Oberarm (M. deltoideus) aufgrund der stärkeren Wirksamkeit.
  - *Desinfektion:* Bei jeder Impfung ist die Desinfektion der Impfstelle erforderlich.
  - *Resuspension*: Vor dem Öffnen muß die Impfampulle kräftig geschüttelt werden, da der Wirkstoff z. T. an der Glaswand haftet. Erst danach wird die Suspension aufgezogen.
  - *Applikation*: Zur Vermeidung einer versehentlichen i. v.-Gabe sollte nach Einstich durch die Haut aspiriert werden. Erst danach wird der Impfstoff eingespritzt. Durch kreisenden Druck mit einem Tupfer auf der Impfstelle wird der Impfstoff im Gewebe zu verteilt.
  - *Dokumentation:* Die Impfung wird mit Datum, Chargen-Nummer, Verfallsdatum und Applikationsart im Impfbuch vermerkt (rechtliche Absicherung).
  - *Mehrfachimpfungen (Simultanimpfungen):* Hierbei dürfen die Impfstoffe *nicht* in der Spritze gemischt werden. Für jede Impfung wird ein anderer Impfort gewählt (Oberarm/Hüfte/rechts/links).
- **Erstimmunisierung:** Erstimpfungen erfolgen meist als 3fach-Impfung. Die Abstände werden entsprechend der Empfehlung des Herstellers gewählt.
- **Impfabstände**: Die Abstände zwischen Impfungen mit verschiedenen Impfstoffen sind von der Art der Impfstoffe abhängig:
  - *Impfungen mit mehreren Totimpfstoffen:* Hierbei müssen keine zeitlichen Abstände eingehalten werden.
  - *Impfungen mit einem Lebend- und einem oder mehreren Totimpfstoffen:* Es müssen ebenfalls keine Zeitabstände eingehalten werden.
  - *Impfungen mit mehreren Lebendimpfstoffen:* Zwischen den Einzelimpfungen müssen jeweils 4 Wochen liegen. 2 Ausnahmen:
    - Zwischen Polioimpfung (als 1. Impfung) und Typhusimpfung (als 2. Impfung müssen mindestens 2 Wochen liegen. Umgekehrt reichen 3 Tage.
    - Nach Gelbfieberimpfung kann bereits 2 Wochen später eine weitere Lebendimpfung ausgeführt werden.
  - s. auch Reiseimpfungen, S. 468.

Arbeitsmedizinische Impfindikationen

- **Besondere berufliche Exposition** (Tab. 110): Zusätzlich zur allgemeinen Impfindikation (Regelimpfung) bestehen bei entsprechender beruflicher Exposition besondere Indikationen (Sonderimpfung) bzw. sollte auf die Durchführung auch allgemein indizierter Impfungen besonderer Wert gelegt werden.

Schutzimpfungen

- **Freiwilligkeit**: Impfungen sind grundsätzlich freiwillig. Bei Verweigerung der Impfung bleibt auch bei vom Unfallversicherungsträger empfohlenen Impfungen der Versicherungsschutz bestehen. Es ist jedoch im Einzelfall zu prüfen, ob eine gefährdende Tätigkeit ohne Expositionsschutz dann wegen des gesundheitlichen Risikos überhaupt noch ausgeführt werden darf (z.B. Tätigkeit auf Dialysestation).
- **Impfpflicht:** Besteht in Deutschland generell nicht mehr, kann jedoch in Gefahrensituationen angeordnet werden (§ 14 BSeuchG). Ausnahme: Für Soldaten besteht eine Impfpflicht für Tetanus. Für beruflich Exponierte müssen vom Arbeit-

Tabelle 110 Impfindikationen bei besonderer beruflicher Exposition

Berufszweig mit Exposition	Impfung
Gesundheitswesen	
Allgemein	Hepatitis B[1]
Kinderstationen	Hepatitis A[1], Hepatitis B[1], Röteln[1], Mumps, Masern, Polio, Varizellen
Spezielle Infektionsstationen und mikrobiologische Laboratorien	Hepatitis A[1], Hepatitis B[1], Pertussis, Röteln[1]
Erziehungswesen	
Schulen, Jugend-Erziehungsheime	Röteln
Kindergärten	Röteln, Mumps, Masern, Polio, Varizellen
Behinderteneinrichtungen für Kinder und Jugendliche	Hepatitis A, Hepatitis B, Röteln, Mumps, Masern, Polio, Varizellen
Bau- und Tiefbauberufe. Gartenbau, Landwirtschaft	Tetanus
Reinigungswesen	
Allgemein	Tetanus
Gesundheitsdienst (bei speziellen Aufgaben siehe Gesundheitswesen)	Hepatitis B
Abfall-, Abwasserbeseitigung	
Allgemein	Hepatitis A, Hepatitis B, Tetanus
Stadtreinigung (manuell)	Hepatitis A, Hepatitis B, Tetanus
Forstberufe	
Jäger, Förster	FSME, Tetanus (Rabies)
Forstwirt, Waldarbeiter	FSME, Tetanus
Tierpfleger	Tetanus
(in Tierstationen, in welchen infizierte Tiere gehalten werden, können u. U. besondere Impfungen erforderlich sein)	

[1] Obligatorische Prüfung zu Beginn der Tätigkeit, ob ausreichender Schutz besteht. Bei Schwangerschaft Kontrolle der Immunität, ggf. Exposition vermeiden.

geber Impfungen kostenlos angeboten werden, wenn dies in der zuständigen Unfallverhütungsvorschrift vorgesehen ist (z. B. UVV „Gesundheitsdienst").

- **Öffentlich empfohlene Impfungen:** Gemäß § 14 BSeuchG, nach jeweiliger Länderempfehlung. Sie werden z. T. kostenlos von Gesundheitsämtern angeboten. Eventuell auftretende Impfschäden werden dann über Versorgungsämter entschädigt (§§ 51 – 55 BSeuchG).
- **Postexpositionelle Impfung (Inkubationsimpfung):** Je früher die Impfungen erfolgen, desto besser. Bei Tot- oder Toxoidimpfstoffen Durchführung meist als Simultanimpfung in Verbindung mit passiver Immunisierung (Hepatitis B, Rabies, Tetanus). Bei Lebendimpfstoffen ist eine Simultanimpfung aufgrund der Neutralisierung der Keime durch das Immunglobulin des Passivimpfstoffs wenig zweckmäßig. Bei Masernexposition Aktivimpfung.
- **Reiseimpfungen:** Bei Aufenthalt in tropischen Ländern, siehe Aufenthalt in den Tropen, S. 468.

Impfkontrolle

- **Grad der Immunisierung:** Der Immunisierungsgrad nach einer Impfung ist individuell sehr unterschiedlich, generell jedoch bei Lebendimpfstoffen höher als bei Toxoidimpfstoffen, bei diesen wiederum höher als bei Totimpfstoffen. Mit zunehmendem Alter sinkt die Impfreaktion.
- **Kontrolluntersuchung:** Bei Hepatitis B-Impfung erfolgt üblicherweise eine Kontrolle des Immunisierungsgrads 4 Wochen nach der letzten Impfung. Die Festlegung des nächsten Kontrolltermins erfolgt je nach Antikörper-Konzentration. Auch nach anderen Impfungen sind Kontrollen empfehlenswert.
- **Nachimpfung, Auffrischungsimpfung:** Bei sehr niedrigem Titer nach Hepatitis B-Impfung wird eine Nachimpfung (nach 3facher Erstimpfung), ggf. eine Auffrischungsimpfung durchgeführt. Sonst Auffrischung nach Empfehlung.

Kontraindikationen

- **Absolute Kontraindikationen** für arbeitsmedizinisch indizierte Impfungen:
  - *Schwangerschaft* (s. u.).
  - *Hyperergische Reaktion* nach Impfung in Anamnese (ausgeprägte Lokalreaktion oder Allgemeinreaktion).
  - *Impfkomplikationen* in der Anamnese.
  - *Allergische Reaktion* gegen Impfstoff oder -bestandteile.
  - *Akute Krankheiten*, insbesondere Infektionskrankheiten.
  - Kurz vor oder nach *Operationen* (Abstand: 6 Wochen).
  - *Abwehrschwäche* (bei Impfung mit Lebendimpfstoffen).

Schwangerschaft

- **Lebendimpfstoffe:** Sind in der Schwangerschaft generell kontraindiziert (z. B. Röteln). Ausnahme ist die Polio-Wiederholungsimpfung. Die Gelbfieberimpfung ist eine relative Kontraindikation; bei zwingend notwendigen Reisen in Gebiete mit Infektionsgefährdung ist sie erforderlich, sollte jedoch erst nach dem 4. Schwangerschaftsmonat durchgeführt werden.
- **Tot- und Toxoidimpfstoffe:** Impfungen sind prinzipiell möglich. Auch die Hepatitis B-Impfung bei Schwangeren ist möglich, es ist allerdings zu prüfen, ob trotz bestehender Indikation zur Impfung die Schwangere überhaupt an gefährdetem Arbeitsplatz verbleiben darf.

Schutzimpfungen

- **Passive Immunisierung**: Bei Schwangeren nicht kontraindiziert, insbesondere unter Berücksichtigung der Indikation für die passive Immunisierung.

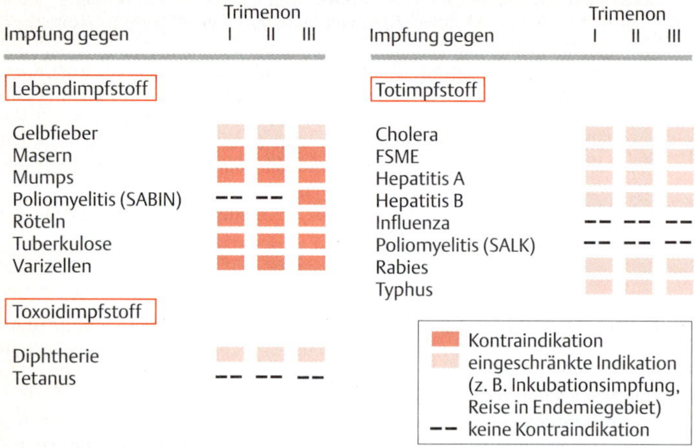

Abb. 32 Kontraindikationen für Schutzimpfungen in der Schwangerschaft (nach Enders, 1991).

Passive Immunisierung

- **Vorkommen:** In der betriebsärztlicher Praxis vergleichsweise selten, da bei einer wesentlichen Indikation (Simultanimpfung nach Unfall/Verletzung) überwiegend der Notarzt oder Durchgangsarzt tätig wird.
- **Indikation:** Überwiegend bei postexpositioneller Impfung, meist in Zusammenhang mit einer aktiven Impfung, soweit Tot- oder Toxoidimpfstoff eingesetzt wird (Simultanimpfung; z. B. Tetanus, Hepatitis B, Rabies).
- **Substanzen:**
  - *Heterologe Antikörper:* Gewinnung aus tierischem Immunglobulin. Wegen der Sensibilisierung des Empfängers heute auf wenige Indikationen beschränkte Anwendung bei Fehlen eines homologen Antikörper-Präparats (z. B. Seren gegen Schlangen- oder Skorpiongift).
  - *Homologe Antikörper:* Gewinnung aus menschlichem Immunglobulin. Im allgemeinen gut verträglich, selten Sensibilisierungen. Präparate zur i. v.- oder i. m.-Gabe.
    - Standard-Immunglobulin: Gewinnung aus Spenderpool, durchschnittlicher Gehalt an Antikörpern (IgG).
    - Hyperimmunglobulin: Gewinnung aus Pool von ausgewählten Spendern, hoher Gehalt an spezifischen Antikörpern.
    - Monoklonale Antikörper: Noch in Entwicklung.

Regelungen

- In der Arbeitsmedizin existiert bisher mit Ausnahme des Gesundheitsdienstes (UVV „Gesundheitsdienst", *VBG 103*) keine verbindliche Regelung.
- **Europäische Richtlinie 90/679/EWG** („Schutz der Arbeitnehmer gegen Gefährdung durch Biologische Arbeitsstoffe bei der Arbeit"): Sieht die Verpflichtung des Arbeitgebers vor, Impfungen anzubieten (Art. 14 [3]). Die dazu ergänzend erlassenen Richtlinie *93/88/EWG* präzisiert dies im Anhang VII („Empfohlene Verhaltensregeln bei Impfung"). Danach ist eine Schutzimpfung anzubieten, wenn ein gesundheitliches Risiko für den Arbeitnehmer besteht und ein wirksamer Impfstoff erhältlich ist. Die Richtlinie soll in nationales Recht umgesetzt werden („Bioarbeitsstoffverordnung").

Zeitliche Organisation der Arbeit: Schicht- und Nachtarbeit

Grundlagen

➤ **Definitionen:**
- *Schichtarbeit:* Arbeit zu wechselnder Tageszeit (z. B. Früh-, Spät- und Nachtschichten) oder Arbeit zu konstanter, aber ungewöhnlicher Tageszeit (z. B. Dauernachtschicht). Aus arbeitsmedizinischer Sicht ist hierbei entscheidend, ob die Schichtsysteme Nachtschichten miteinschließen (Arbeitszeitgesetz, S. 30).
- *Kontinuerliche Arbeitsweise:* Der Betrieb „läuft" 168 Stunden pro Woche (7× 24 Stunden).
- *Diskontinuerliche Arbeitsweise:* Produktionsbetrieb von weniger als 168 Stunden pro Woche, das Wochenende bleibt in der Regel frei.
- *Nachtarbeit:* Jede Arbeitszeit zwischen 23 und 6 Uhr, die länger als 2 Stunden dauert.
- *Nachtarbeitnehmer:* Arbeitnehmer, die Nachtarbeit (s. o.) in Wechselschicht oder an mindestens 48 Tagen im Kalenderjahr leisten.

➤ **Gründe für Einführung von Schichtarbeit:**
- Kontinuierliche Nutzung von Maschinen bei Produktionsprozessen, Amortisation von Anlagen (technologische und wirtschaftliche Vorteile).
- Kontinuierliche Versorgung der Bevölkerung mit Dienstleistungen.
- Tarifliche Arbeitszeitverkürzungen.

Formen der Schichtarbeit, Schichtplangestaltung

➤ **Permanente Systeme:** Gleichbleibende tageszeitliche Lage der Arbeitszeit (bevorzugte Arbeitsform in den USA).

➤ **Wechselschicht-Systeme:** Wechselnde Lage der Arbeitszeit (bevorzugte Arbeitsform in Europa):
- *Systeme ohne Nachtarbeit:*
  - Zweischichtsysteme ohne Wochenendarbeit.
  - Zweischichtsysteme mit Wochenendarbeit (z. B. mit Springern oder verdünnten Schichten).
- *Systeme mit Nachtarbeit (diskontinuierliche Arbeitsweise):*
  - Regelmäßige Systeme: Zweischichtsystem (z. B. 12 Stunden Tagschicht, 12 Stunden Nachtschicht; 3 Schichtbelegschaften), Dreischichtsystem (z. B. 3× 8 Stunden, 3 Schichtbelegschaften).
  - Unregelmäßige Systeme: Variationen von Schichtbelegschaften, Schichtdauer, Schichtwechselzeiten, Schichtwechselzyklen.
- *Systeme mit Nacht- und Wochenendarbeit (kontinuierliche Arbeitsweise):*
  - Regelmäßige Systeme: 3 Schichtbelegschaften (z. B. Schiffswachen), 4 Schichtbelegschaften (z. B. 8- oder 12-Stunden-Schichten; kombiniert als sog. „Schwedenschicht"), 5 oder 6 Schichtbelegschaften (z. B. bei zusätzlichen Tagdiensten für Wartungsarbeit oder Weiterbildung).
  - Unregelmäßige Systeme: Variationen von Schichtbelegschaften, Schichtdauer, Schichtwechselzeiten, Schichtwechselzyklen.

➤ **Schichtplangestaltung:**
- *Schichtplanlänge:* Dauer des einzelnen Zyklus.
- *Rotationsrichtung:* Reihenfolge des Wechsels zwischen den Schichten:
  - „Vorwärts": Früh-, dann Spät-, dann Nachtschicht.
  - „Rückwärts": Nacht-, dann Spät-, dann Frühschicht.

- *Periodizität der Nachtschichten:* Aufeinanderfolge der Nachtschichten (z.B. 2 oder 7 Nachtschichten hintereinander).

Grundlagen der arbeitsphysiologischen Bewertung von Schichtarbeit

➤ **Zirkadianperiodik:** Zahlreiche physiologische Funktionen des menschlichen Organismus zeigen Minima und Maxima innerhalb des 24-Stunden-Rhythmus. Während für die meisten höheren Lebewesen der Hell-Dunkel-Wechsel (Sonnenstand) der wichtigste Zeitgeber ist, scheint für den Menschen der soziale Bezug, d.h. das Bewußtsein vom „normalen" Leben der anderen, bestimmend zu sein. Eine Umkehr der Zirkadianperiodik findet beim Menschen in Dauernachtschicht nur unvollkommen statt (frustrane Adaptation):
- Bei vielen physiologischen Körperfunktionen (Körpertemperatur, Adrenalinspiegel, 17-Ketosteroidausscheidung, Reaktionszeit, Handkraft, Fingerklopfgeschwindigkeit) kommt es lediglich zu einer Teilanpassung.
- Die physische und die mentale Leistungsfähigkeit (insbesondere die Aufmerksamkeit) bleibt in der Nachtarbeit reduziert. Dies gilt auch für Fahr-, Steuer- und Überwachungstätigkeiten (S. 450), bei denen nachweislich eine erhöhte Fehlerquote besteht.

Gesundheitliche Beeinträchtigungen

➤ **Beeinträchtigung von Schlafdauer und Schlafqualität** (nach Knauth): Die folgenden Faktoren führen zu einer Akkumulation eines Schlafdefizits im Verlauf einer Nachtschichtwoche:
- Der Tagschlaf ist signifikant kürzer als der normale Nachtschlaf.
- Im Durchschnitt findet sich eine kürzere REM-Latenz, d.h. kürzere Dauer vom Schlafbeginn bis zur ersten REM-Periode sowie mehr REM-Schlaf in der ersten Häfte des Tagschlafes (REM-Schlaf = rapid eye movement-Schlaf).
- Die Gesamtdauer des REM-Stadiums ist im Tagschlaf verkürzt.
- Für die Non-REM-Rhythmik ergeben sich keine signifikanten Unterschiede zwischen Tag- und Nachtschlaf in bezug auf Amplitude und Periode.
- Die Gesamtdauer des Stadiums II im Tagschlaf ist verkürzt.
- Die Gesamtdauer bzw. der Gesamtanteil des Tiefschlafes im Vergleich zum Nachtschlaf ist unverändert.

➤ **Magen-Darm-Beschwerden, Appetitstörungen:** Sie gelten als Leitsymptome bei Schichtarbeit. Nach umfangreichen Literaturzusammenstellungen ergeben sich folgende Prävalenzen:
- Tagarbeiter: 10–40%.
- Wechselschicht ohne Nachtschicht: 10–40%.
- Wechselschicht mit Nachtschicht: 5–55%.
- Dauernachtschicht: 40–50%. Dabei ist berücksichtigt, daß langfristig in (Nacht-) Schichtarbeit Tätige eine Selektion hin zu den Arbeitnehmern mit geringen Beschwerden darstellen. Bei ehemaligen Schichtarbeitern ist die Prävalenz mit 30–60% entsprechend hoch.

➤ **Störungen des sozialen Lebens:** Aus einer Reihe von Studien geht hervor, daß ausschließlich Schichtarbeit *mit Nachtschicht* zu meßbaren Beeinträchtigungen führt. Es kommt zu Einschränkungen in folgenden Lebensbereichen:
- Kontakt zu schulpflichtigen Kindern.
- Partnerschaftliche Beziehungen.

- Kontakt zu Freunden und Verwandten.
- Teilnahme an sportlichen, kirchlichen oder kulturellen Abendveranstaltungen.
- Teilnahme an Wochenendaktivitäten.
- Teilnahme an Weiterbildungskursen: Insbesondere die verschlechterten Fortbildungsmöglichkeiten (innerhalb und außerhalb des Betriebes, einschließlich der Einweisung in neue Technologien durch außerbetriebliche Lieferanten und deren Service) sind ein Problem. Der Arbeitgeber hat Nachtschichtarbeitnehmern den gleichen Zugang zur betrieblichen Weiterbildung und zu aufstiegsfördernden Maßnahmen wie für die übrigen Arbeitnehmer sicherzustellen (ArbZG).

Präventive Maßnahmen

➤ **Aufgaben des Betriebsarztes:** Die Einführung von Nachtschichtarbeit erfordert die Mitarbeit des Betriebsarztes in 2 Bereichen:
  - *Beratung des Arbeitgebers bei der Schichtplangestaltung:* Arbeitsphysiologische, arbeitspsychologische und sonstige ergonomischen Fragen, insbesondere im Hinblick auf Arbeitsrhythmus, Arbeitszeit, Pausenregelung, Gestaltung der Arbeitsplätze, Arbeitsablauf und Arbeitsumgebung (§ 3 ASiG [1] 1 d).
  - *Arbeitsmedizinische Vorsorgeuntersuchungen.*

➤ **Schichtplangestaltung:** Da es bei Menschen immer nur zu einer Teiladaptation an die Nachtarbeit kommt, kann es kein perfektes Schichtsystem geben. Der Betriebsarzt sollte, ausgehend von der Zirkadianperiodik, diejenigen Organisationsformen bevorzugen, die die genannten gesundheitlichen Beeinträchtigungen zu reduzieren vermögen. Ärztliche Kriterien für die Beurteilung von Schichtplänen sind demnach völlig unabhängig von wöchentlicher Arbeitszeit und Größe der Schichtbelegschaft:
  - *Zeitliche Folge/Anzahl von Nachtschichten:*
    - Eingestreute Nachtschichten sind besser als viele hintereinander liegende Nachtschichten.
    - Eine sog. Gewöhnung an die Nachtschicht ist kein Zeichen einer biologischen Anpassung.
    - Höchstens 3 aufeinanderfolgende Nachtschichten können wegen der Akkumulation des Schlafdefizits vertreten werden, 7 Nachtschichten hintereinander sind biologisch ungünstig.
  - *Freischichten:*
    - Auf jede Nachtschicht sollte eine 24 stündige Freischicht folgen. Nur so ist gewährleistet, daß Schlafstörungen in der ersten Ruhephase nach der Nachtschicht wieder ausgeglichen werden.
    - Bei kontinuierlicher Schichtarbeit sollten Freischichten möglichst einmal in der Woche als Block von 48 Stunden auftreten und im Schichtzyklus möglichst häufig wenigstens einen Tag des Wochenendes miteinschließen.
    - Die Anzahl der Freischichten darf bei Schichtarbeitern insgesamt nicht geringer sein als bei Nicht-Schichtarbeitern.
  - *Schichtlängen:* Die Länge einer Schicht sollte von der Arbeitsschwere abhängen. Arbeitszeiten von 6–12 Stunden sind zumutbar, wenn so eine bessere Schichtplangestaltung möglich wird.

- *Schichtzyklus:* Die Dauer eines Schichtzyklus sollte für den Beschäftigten überschaubar bleiben, damit er im privaten/sozialen Bereich selbst planen kann.
- *Schichtfolge:* Die Vorwärtsrotation (Früh- → Spät- → Nachtschicht) ist der Rückwärtsrotation vorzuziehen.
- Die genannten gesundheitsbezogenen Gesichtspunkte werden nicht automatisch von den Beschäftigten als ihr eigenes Interesse wahrgenommen. Einfache Schichtsysteme (mit Ausgleichsregelungen) wie z.B. 1 Woche Frühschicht, 1 Woche Spätschicht, 1 Woche Nachtschicht, 1 Woche frei sind klar und einprägsam. Oftmals werden aus der Familiensituation heraus (Versorgung kleiner Kinder) Wünsche geäußert, die von daher zwar verständlich, aus ärztlicher Sicht aber eher abzulehnen sind.

➤ **Vorsorgeuntersuchungen bei Schichtarbeit:** Siehe Arbeitszeitgesetz, S. 31.

Gesetzliche Regelungen

➤ Gesetzliche Regelungen zur zeitlichen Organisation der Arbeit finden sich neben den Tarifverträgen im Arbeitszeitgesetz, Mutterschutzgesetz, Jugendarbeitsschutzgesetz und der Gewerbeordnung.

➤ **Arbeitszeitgesetz (ArbZG**, S. 30):
- Einheitliche Schutzvorschriften für alle Mitarbeiter.
- Mindestruhezeit von 11 Stunden nach Beendigung der täglichen Arbeitszeit. Ausnahmeregelungen für den Gesundheitsdienst, Verkehrsbetriebe u. a.. EU-Vorschriften für Kraftfahrer können geringere Mindestruhezeiten zulassen als im deutschen Gesetz vorgegeben.
- Nachtarbeitnehmer haben das Recht auf eine 3jährige arbeitsmedizinische Untersuchung, ab dem 50. Lebensjahr auf eine jährliche Untersuchung.
- Der Arbeitgeber muß den Nachtarbeitnehmer auf dessen Wunsch von der Nachtschicht freistellen, wenn dies arbeitsmedizinisch indiziert ist.

➤ **Mutterschutzgesetz (MuSchG**, S. 55): Werdende und stillende Mütter dürfen in der Zeit von 20.00 Uhr bis 6.00 Uhr nicht beschäftigt werden (§ 8). *Ausnahmen:* Arbeitserlaubnis in den ersten 4 Monaten der Schwangerschaft:
- Bis 22.00 Uhr in Gast- und Schankwirtschaften und im übrigen Beherbergungsgewerbe.
- Bis 23.00 Uhr für Künstlerinnen bei Aufführungen.
- Ab 5.00 Uhr in der Landwirtschaft (Melken von Kühen).

➤ **Jugendarbeitsschutzgesetz (JArbSchG**, S. 52): Generelles Verbot von Nachtarbeit (20.00 – 6.00 Uhr). *Ausnahmen:* Soweit zur Erreichung des Ausbildungszieles erforderlich:
- Ab 5.00 Uhr in Bäckereien/Konditoreien (17jährige in Bäckereien ab 4.00 Uhr).
- Ab 6.00 Uhr in Molkereien, in der Binnenfischerei und in Bergbau/Hüttenbetrieben.
- Weitere Ausnahmen (§ 14 [3]): Gaststätten, Schaustellergewerbe (bis 22.00 Uhr), Kinderheime, Landwirtschaft (ab 5.00 oder bis 21.00 Uhr), in mehrschichtigen Betrieben (bis 23.00 Uhr), bei außergewöhnlicher Hitze, bei Theater/Film/Fernsehen u. a.

Arbeitsstrukturierung

➤ **Definitionen:**
- *Fließbandarbeit*: Grundsätzlich besagt der Ausdruck, daß das Material, das vom Arbeitnehmer im Rahmen seiner kleineren oder größeren Arbeitsaufgabe bearbeitet werden muß, automatisch zu ihm hin und wieder von ihm weg transportiert wird. Über zeitliche Vorgaben (Bandgeschwindigkeit) entsteht daraus Akkordarbeit.
- *Akkordarbeit:* Bei der klassischen Akkordarbeit steigt der Lohn proportional zur Stückzahl, z.B. ergeben 20% erhöhte Mengenleistung oder 20% Zeitersparnis (über die Normalleistung hinaus) einen um 20% höheren Arbeitslohn. Diese Form der Akkordarbeit ist sozial unerwünscht, Regelungen sehen ein Abflachen des Mehrverdienstes bei steigender Mehrleistung vor.
- *Gruppenakkord:* In der Praxis gibt es nur wenig Arbeitsplätze mit Einzelakkord. Gruppen von Arbeitnehmern bewältigen eine größere zusammengehörige Arbeitsaufgabe. Die Geschwindigkeit (Stückzahl pro Zeit) wird in % der Normalleistung, z.B. für ein Montageband ausgehandelt. Werden 125% festgelegt, so bedeutet dies, daß pro Schicht mehr produziert wird. Der Einzelne hat im Rahmen der Gruppe keine unmittelbare Möglichkeit zur Einflußnahme.

Gestaltung der Arbeit

➤ **Gesetzliche Regelungen:** Die §§90 und 91 des Betriebsverfassungsgesetzes machen die Forderungen nach Erweiterung und Bereicherung der Arbeitsinhalte verbindlich. Diese Forderungen sollen der Gefahr begegnen, daß über eine Fragmentierung der Arbeit das Arbeitsobjekt für den einzelnen fremd wird und dadurch Arbeitszufriedenheit und Arbeitsmotivation leiden, unphysiologische Beanspruchungen und Monotonie entstehen.

➤ **Motivationspsychologische Maßnahmen:** Ziel ist eine Humanisierung des Arbeitslebens:
- *Job enlargement:* Erweiterung der Arbeitsinhalte, wobei differenziertere und komplexere Arbeitsvorgänge von insgesamt längerer Dauer beherrscht werden.
- *Job enrichment:* Aufwertung der Arbeit durch höherwertige Tätigkeit.
- *Job rotation:* Wechsel der Tätigkeit, wie es z.B. von „Springern" verlangt wird.

Grundlagen

- **Definition:** Arbeitsunterbrechungen zwischen Tätigkeiten. Pausen sollen der Erholung dienen.
- **Pausenformen:**
  - *Gesetzlich oder tarifrechtlich festgelegte Pausen:*
    - Ruhepausen und Ruhezeit (§§4, 5, 6 Arbeitzeitgesetz, S. 30): Zählen nicht zur Arbeitszeit (Ausnahmen: Arbeiten in Druckluft [DruckluftV, S. 17], Arbeiten mit Atemschutz [S. 553]). Mindestdauer 15 Minuten (Ruhepause) bzw. 11 Stunden (Ruhezeit).
    - Festlegungen in den einzelnen Tarifverträgen: z. B. Kurzpausen (s. u.) und persönliche Verfügungszeit im Rahmen von Akkordarbeit (z. B. Metallindustrie). Zählen zur Arbeitszeit.
  - *Kurzpausen:* Dauer 1 – 5 Minuten; besonders günstige Relation zwischen Erholungswert und Zeitdauer.
  - Arbeitsablaufbedingte Wartezeiten.
  - *Kaschierte (maskierte) Pausen:* Der Arbeitnehmer verrichtet zur Erholung Nebentätigkeiten, die eine geringere Arbeitsintensität erfordern (z. B. Reinigung von Geräten, Naseputzen u. a.).

Pausenindikationen, Pausenbedarf

- **Pausenindikationen:**
  - *Nahrungsaufnahme:* Frühstückspause mit einer Dauer von 15 Minuten (Mindestzeitdauer für eine Arbeitspause), Mittagspause mit einer Dauer von 30 Minuten.
  - *Erholung:* Wegen des weit höheren Erholungswertes der ersten Minuten einer Pause sind wiederholte Kurzpausen günstiger als zusammengelegte, längere Pausen. Der Neigung zur Zusammenlegung der Pausen, evtl. an das Ende einer Schicht, um die Arbeitsstelle eher verlassen zu können, sollte entgegengewirkt werden.
  - *Verhinderung der Ermüdung:* Erhaltung eines genügenden Aufmerksamkeits- und Konzentrationsniveaus.
  - *Leistungssteigerung:* Von „lohnender Pause" wird gesprochen, wenn der Verlust (an gefertigten Stücken) durch die Pause selbst durch die Mehrleistung nach der Pause mehr als ausgeglichen wird.
- **Pausenbedarf:**
  - *Verfahren zur Abschätzung des Pausenbedarfs:* Bei einzelnen, arbeitswissenschaftlich gut erfaßbaren Tätigkeiten (Haltearbeit, dynamische Muskelarbeit) wurden entsprechende Verfahren entwickelt, die jedoch in der Praxis kaum Anwendung finden.
  - *Schätzungen des Pausenbedarfs:* Beruhen im wesentlichen auf Erfahrungswerten. Kriterien sind neben der Art der Tätigkeit (energetische, statische, geistige Belastung) Aufmerksamkeit, Monotonie sowie Umgebungseinflüsse (Hitze, Kälte, Lärm, Beleuchtung u. a.).
  - *Parameter des Pausenbedarfs:*
    - Muskuläre Arbeit: Pulsfrequenz, Blutlaktatkonzentration.
    - Fahr-, Steuer- und Überwachungstätigkeiten: Steigende Fehlerhäufigkeit (z. B. Fehlablesungen in der Leitwarte, Fahrfehler).

Organisation, Regelungen

➤ **Pausenorganisation:** Pausen müssen organisiert sein, d.h. in ihrer zeitlichen Lage und Dauer bekannt, z.B. durch akustische Signale erkennbar gemacht werden. In der so offiziell ausgewiesenen Pause kann sich der Arbeitnehmer wirksam entspannen und erholen.

➤ **Regelungen:**
- *Arbeitszeitgesetz* (ArbZG, S. 30).
- *Jugendarbeitsschutzgesetz* (JArbSchG, S. 52).
- *Druckluftverordnung* (DruckluftV, S. 17).
- *TRgA 415:* Tragezeitbegrenzung für Atemschutz (S. 553).

Grundlagen

- **Definition:** Tätigkeiten, die große körperliche Anstrengung erfordern. Die Arbeitsleistung ist hierbei durch den notwendigen Energieverbrauch und die Beanspruchung von Atmung und Herz-Kreislauf-System begrenzt.
- **Messung von Schwerarbeit:** Anhand der Messung des gesteigerten Energieverbrauchs und der gesteigerten Pulsfrequenz als Ausdruck einer erhöhten Herz-Kreislauf-Belastung (s. u.) kann die Arbeitsschwere eingeschätzt werden.

Energieverbrauch

- **Indirekte Energieumsatzbestimmung:** Da der Verbrauch von 4,8 kcal einem Sauerstoffverbrauch von ca. 1 Liter entspricht, kann durch Messung und Berechnung des Sauerstoffverbrauches (Differenz zwischen aufgenommener und abgegebener Sauerstoffmenge) der Energieumsatz bestimmt werden.
- **Grundumsatz:** Zur Erhaltung der Organfunktionen notwendiger Energieumsatz, abhängig von Alter, Geschlecht, Körperoberfläche, Hormonfunktion.
  - *Grundumsatz beim Mann (70 kg):* Ca. 1700 kcal/24 h (7140 KJ/24 h).
  - *Grundumsatz bei der Frau (60 kg):* Ca. 1400 kcal/24 h (5880 KJ/24 h).
- **Arbeitsenergieverbrauch:** Energieverbrauch bei körperlicher Arbeit, der über den Grundumsatz hinausgeht. Anhand des Arbeitsenergieverbrauches kann körperliche Arbeit in leichte, mittelschwere, schwere und schwerste Arbeit eingeteilt werden (Tab. 111, 112).

Tabelle 111 Arbeitsenergieverbrauch bei leichter, mittelschwerer, schwerer und schwerster Arbeit

Arbeits-kalorien	leichte Arbeit	mittelschwere Arbeit	schwere Arbeit	schwerste Arbeit
(kcal)	0–1 000	1 000–1 600	1 600–2 200	2 200– 3 000
(KJ)	0–4 200	4 200–6 700	6 700–9 200	9 200–12 600

Tabelle 112 Beispiele für den Energieverbrauch bei unterschiedlichen Tätigkeiten

Tätigkeit	Energieverbrauch
Gehen mit Rückenlast:	
ebener Weg, 10 kg, 4 km/h	3,6 kcal/min (15,2 KJ/min)
ebener Weg, 30 kg, 4 km/h	5,3 kcal/min (22,3 KJ/min)
Treppensteigen:	
ohne Last, 17,2 m/min	13,7 kcal/min (57,1 KJ/min)
mit 20 kg Last, 17,2 m/min	18,4 kcal/min (77,3 KJ/min)
Hammerarbeit:	
15 Schläge/min, 4,4 kg Hammergewicht	7,3 kcal/min (30,7 KJ/min)
Schaufeln:	
Wurfweite 2 m, Wurfhöhe 1 m, 10 Hübe/min	7,8 kcal/min (32,8 KJ/min)

Schwerarbeit

- **Höchstwerte des Energieverbrauchs :** 4800 kcal, pro Arbeitstag im Jahresdurchschnitt (5,2 kcal/min). Kurzzeitig, Tage bis wenige Wochen, können höhere Werte erreicht werden (Schaufelarbeit, Waldarbeit, Transportarbeit). Der Trainingsgrad spielt eine entscheidende Rolle. In der Leistungsphysiologie wird er als maximale Sauerstoffaufnahme pro Minute oder auch als Sauerstoffpuls berechnet.

Pulsfrequenz bei körperlicher Arbeit

- **Definitionen:**
  - *Ruhepulsfrequenz:* Durchschnittliche Pulsfrequenz vor der Arbeit in Ruhe.
  - *Arbeitspulsfrequenz:* Durchschnittliche Pulsfrequenz während der Arbeit.
  - *Arbeitspuls:* Differenz von Arbeitspulsfrequenz und Ruhepulsfrequenz.
- **Dauerleistungsgrenze:** Sie liegt für einen 8 stündigen Arbeitstag bei einem Arbeitspuls von 35 (Männer) bzw. 30 (Frauen).
- **Betriebsärztliche Praxis:** Die Pulsfrequenz ist ein geeigneter Parameter zur Einschätzung der Beanspruchung durch Arbeit, da sie auch von den Bedingungen, unter denen eine Arbeitsleistung erbracht wird, abhängt (Tab. 113):
  - Umgebungswärme.
  - Anteil statischer bzw. dynamischer Muskelarbeit.
  - Einsatz weniger großer oder zahlreicher kleiner Muskelgruppen.
  - Trainingsgrad.

Tabelle 113 Beurteilung der Arbeitsbelastung aufgrund entsprechender Reaktionen des Stoffwechsels, der Atmung und der Herzfrequenz

Beurteilung der Arbeitsbelastung	Sauerstoffverbrauch (l/min)	Lungenventilation (l/min)	Rektaltemperatur (°C)	Herzfrequenz (Schläge/min)
sehr niedrig (Ruhelage)	0,25 – 0,3	6 – 7	37,5	60 – 70
niedrig	0,5 – 1	11 – 20	37,5	75 – 100
mäßig	1 – 1,5	20 – 31	37,5 – 38	100 – 125
hoch	1,5 – 2	31 – 43	38 – 38,5	125 – 150
sehr hoch	2 – 2,5	43 – 56	38,5 – 39	150 – 175
extrem hoch (Sport)	2,5 – 4	60 – 100	> 39	> 175

Alltagspraktische Beurteilung

Tabelle 114 Klassifizierung der körperlichen Beanspruchung an Arbeitsplätzen (nach REFA*)

Stufe	Bezeichnung	Stufendefinition
0	–	Arbeiten ohne besondere Beanspruchung.
I	leicht	Leichte Arbeiten, wie Handhaben leichter Werkstücke und Handwerkszeuge, Bedienen leichtgehender Steuerhebel und Kontroller oder ähnlich mechanisch wirkender Einrichtungen; auch langdauerndes Stehen oder ständiges Umhergehen.
II	mittelschwer	Mittelschwere Arbeiten, wie Handhaben etwa 1 – 3 kg schwergehender Steuereinrichtungen, unbelastetes Begehen von Treppen und Leitern, Heben und Tragen von mittelschweren Lasten in der Ebene (10 – 15 kg) oder Hantierungen, die den gleichen Kraftaufwand erfordern. Ferner: Leichte Arbeiten, entsprechend Stufe I, mit zusätzlicher Ermüdung durch Haltearbeit mäßigen Grades, wie Arbeiten am Schleifstein, mit Bohrwinden und Handbohrmaschinen.
III	schwer	Schwere Arbeiten, wie Tragen von ca. 20 – 40 kg schweren Lasten in der Ebene oder Steigen unter mittleren Lasten und Handhaben von Werkzeugen über 3 kg Gewicht, auch von Kraftwerkzeugen mit starker Rückstoßwirkung, Schaufeln, Graben, Hacken. Ferner: Mittelschwere Arbeiten, entsprechend Stufe II, in angespannter Körperhaltung, z. B. in gebückter, knieender oder liegender Stellung. Höchstmögliche Dauer für Körperbeanspruchung in diesem Schweregrad bei sonst günstigen Arbeitsbedingungen (Umwelteinflüsse) 7 Stunden.
IV	schwerst	Schwerste Arbeiten, wie Heben und Tragen von Lasten über 50 kg oder Steigen unter schwerer Last, vorwiegender Gebrauch schwerster Hämmer, schwerstes Ziehen und Schieben. Ferner: Schwere Arbeiten, entsprechend Stufe III, in angespannter Körperhaltung, z. B. in gebückter, kniender oder liegender Stellung. Höchstmögliche Dauer für Körperbeanspruchung in diesem Schweregrad bei sonst günstigen Arbeitsbedingungen (Umwelteinflüsse) 6 Stunden.

* Verband für Arbeitsstudien

Heben und Tragen

Grundlagen

- **Definition:** Unter manueller Handhabung von Lasten wird jedes Befördern oder Abstützen einer Last durch menschliche Kraft verstanden. Im einzelnen umfaßt dies folgende Tätigkeiten:
  - Heben.
  - Absetzen.
  - Bewegen (Aufnehmen, Übernehmen).
  - Tragen.
  - Halten.
  - Schieben.
  - Ziehen.
- **Günstige und ungünstige Bedingungen für die manuelle Handhabung von Lasten:**
  - *Relativ günstige Bedingungen:* Last körpernah ohne Seitneigung und ohne Verdrehung des Rumpfes.
  - *Ungünstige Bedingungen:*
    - Heben und Absetzen am Boden.
    - Ruckartiges Heben.
    - Beidhändiges Heben nicht möglich.
    - Kniebeugen und Heben zwischen den Beinen nicht möglich.
    - Drehbewegungen der Wirbelsäule erforderlich.
    - Last schwer handhabbar, z. B. tiefer als 50 cm, breiter als 60 cm, keine Tragegriffe.
    - Rutschiger Boden, schwere körperliche Arbeit, Hitze.
    - Schlechte Sichtverhältnisse.
- **Berufskrankheiten:** Durch die Berufskrankheiten 2108 und 2109 ist erstmals in Deutschland die Möglichkeit einer kausalen Beziehung zwischen dem Heben oder Tragen schwerer Lasten und Erkrankungen der Lenden- und Halswirbelsäule dem Prinzip nach anerkannt. Hinzu kommt die Berufskrankheit 2110 „Erkrankungen der Lendenwirbelsäule durch langjährige, vorwiegend vertikale Einwirkung von Ganzkörperschwingungen im Sitzen“ (S. 317).
- **Gesetzliche Regelungen:** Die Lastenhandhabungsverordnung (Umsetzung einer entsprechenden EU-Einzelrichtlinie) gibt den rechtlichen Rahmen für präventive Maßnahmen. Danach sind zum Schutz der Beschäftigten bestimmte Maßnahmen zu treffen:
  - Geeignete *organisatorische Maßnahmen*. Nach dem Anhang zur Verordnung zählen dazu:
    - Arbeitstempo.
    - Ruhe- und Erholungszeit.
    - Unterweisung.
  - Geeignete *Arbeitsmittel*, insbesondere mechanische Ausrüstungen.
  - Besondere *Arbeitsbedingungen* gemäß Anhang zur Verordnung:
    - Merkmale der zu handhabenden Last (Größe, Gewicht, Form, Zugriffsstellen usw.).
    - Merkmale der Arbeitsaufgabe (Körperhaltung, Entfernung des Transports, Kraftaufwand, persönliche Schutzausrüstung usw.).
    - Merkmale des Arbeitsplatzes (Raum, Höhenunterschiede, Bodenbeschaffenheit, arbeitshygienische Faktoren).
  - Die *körperliche Eignung* des Beschäftigten ist zu berücksichtigen. Eine spezielle Vorsorgeuntersuchung ist nicht vorgesehen.

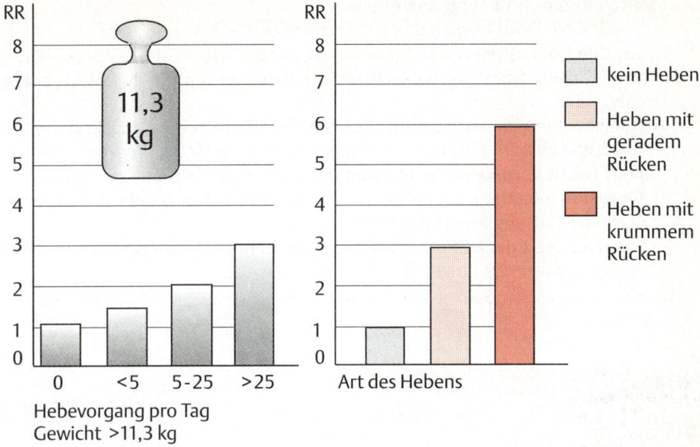

Abb. 33 Das relative Risiko (RR) für einen lumbalen Bandscheibenprolaps in Abhängigkeit von der Zahl der Hebevorgänge (über 11,3 kg Gewicht) und von der Art des Hebens (nach Kelsey und Mitarb., 1984).

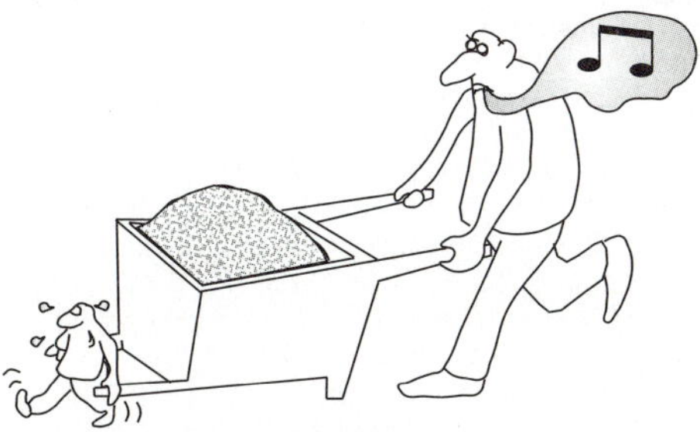

Abb. 34 Objektive und subjektive Beanspruchung: Die objektive Belastung ist für beide Träger dieselbe, die subjektive Beanspruchung ist jedoch für beide sehr unterschiedlich (nach Laurig).

Präventive Maßnahmen

- **Technische Maßnahmen:**
  - Reduktion der Lastgewichte.
  - Einsatz von Hebehilfen.
  - Ergonomische Gestaltung der Arbeitsplätze (Höhe der Stellflächen bzw. der Arbeitstische, Vermeiden der Notwendigkeit von Körperdrehungen).

Heben und Tragen

- **Richtige Hebe- und Tragetechniken:**
  - *Grundregel:* Beim Bücken und Heben möglichst nah an den zu hebenden Gegenstand herantreten und in die Hocke gehen. Last dicht am Körper halten und tragen, Knie als Umladestation benutzen, Arme gestreckt halten (Abb. 35).
  - Es besteht ein eindeutiger Zusammenhang zwischen der Druckkraft auf die Bandscheibe L 5/S 1 und dem Rumpfneigungswinkel (*Grundregel:* Gerade stehen! Leicht vornübergebeugte und stark gebeugte Haltung vermeiden!) sowie der Armhaltung (*Grundregel:* Gestreckte Arme! Hängende oder angewinkelte Armhaltung vermeiden! [Abb. 33, 36]).
  - Die Häufigkeit der Hübe soll 500 pro Schicht nicht übersteigen, der einzelne Hebevorgang nicht länger als 4 Sekunden dauern.

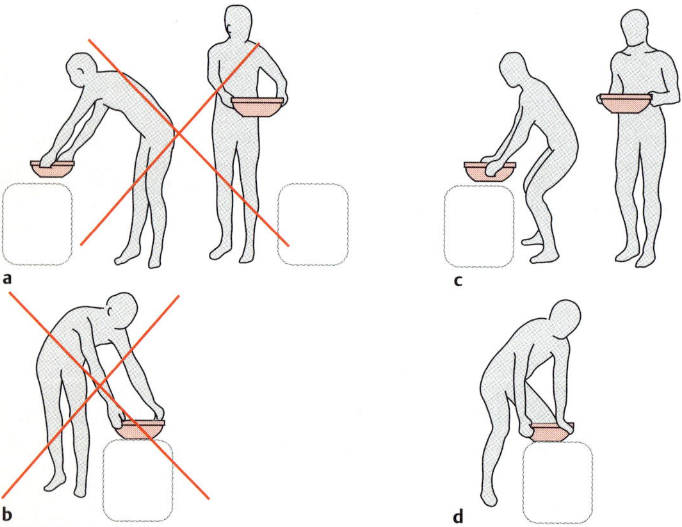

So ist es falsch:
Die Schüssel wird mit einer Drehbewegung des Rumpfes mit fast geraden Beinen aus dem Rücken heraus angehoben. In der Phase **b**, beim Umsetzen, ist die Schüssel viel zu weit vom Körper entfernt. Der gleiche Fehler wie in **a** wird beim Absetzen wiederholt.

So ist es richtig:
Die Schüssel wird mit geradem Kreuz und angewinkelten Beinen angeboben, man steht direkt vor dem anzuhebenden Gegenstand. Die Drehbewegung wird durch kleine Schritte vollzogen, der Rumpf bleibt dabei gerade. In **d** wird die Schüssel direkt am Körper gehalten. Auch beim Absetzen steht man frontal zum Gegenstand. Die Körperhaltung ist die gleiche wie in **c**.

Abb. 35 Anleitungen aus der Rückenschule zur Vermeidung von Wirbelsäulenschäden am Arbeitsplatz (aus: Krämer, J., Bandscheibenschäden: Vorbeugen durch Rückenschule. Heyne, München 1994, 4. Auflage).

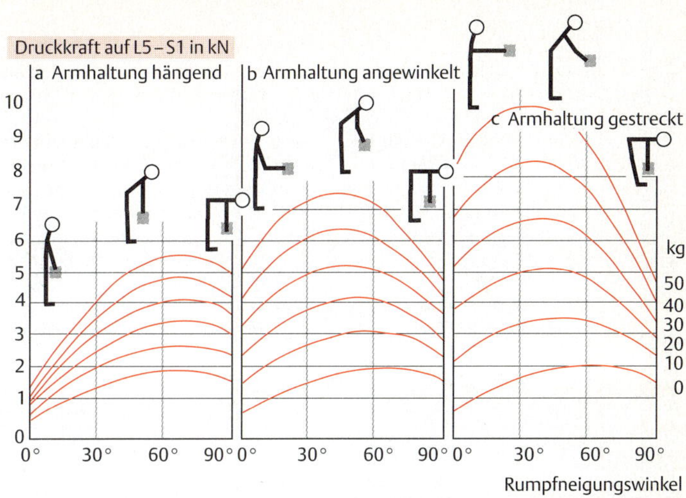

Abb. 36 Druckkraft am Lenden-Kreuzbein-Übergang in Abhängigkeit von der Armhaltung.

- **Einhaltung von Grenzlasten** (Tab. 115):
  - Allgemein sollten Frauen keine Lasten über 40 kg, Männern keine Lasten über 50 kg allein tragen.
  - Zur Berechnung von Grenzlasten existieren Empfehlungen (BMA-Empfehlung 1981) und Formelvorschläge (z. B. VDI-Tabellen, „Grundsätze für die Beurteilung schweren Hebens und Tragens" der Großhandels- und Lagerei-BG; weitere Informationen, z. B. zu Tages- und Lebensbelastungsdosis sind entsprechenden Handbüchern zu entnehmen). In die Berechnungen von Grenzlasten gehen folgende Faktoren ein:
    - Griffausgangshöhe.
    - Hubweg.
    - Waagerechter Abstand.
    - Hubfrequenz (Hübe pro Zeiteinheit).
    - Rumpfdrehung.
    - Faßbarkeit.
    - Individuelle Faktoren (Alter, Geschlecht, Konstitution).
- **Heben und Tragen in der Schwangerschaft:**
  - Nach §4 des Mutterschutzgesetzes (MuSchG) sind schweres Heben und Tragen sowie allgemein schwere körperliche Arbeit in der Schwangerschaft grundsätzlich zu vermeiden.
  - Empfohlene Höchstgrenzen:
    - Gelegentliches Heben (max. 2×/Stunde): < 10 kg.
    - Häufiges Heben: < 5 kg.

Tabelle 115 Grenzwerte beim Heben und Tragen, bei deren Einhaltung die Entwicklung einer Berufskrankheit nicht anzunehmen ist, auch wenn die Tätigkeiten über mehr als 10 Jahre und während der überwiegenden Zahl von Schichten verrichtet wurde (Auszug aus einer geplanten Unfallverhütungsvorschrift „Manuelle Handhabung von Lasten“)

Heben unter günstigen Bedingungen:			
Alter	15 – 17 Jahre	18 – 39 Jahre	≥ 40 Jahre
Frauen	bis 10 kg, bis 500 H./S. bis 40 kg, bis 125 H./S.	bis 15 kg, bis 500 H./S. bis 30 kg, bis 250 H./S.	bis 10 kg, bis 500 H./S. bis 40 kg, bis 125 H./S.
Männer	bis 15 kg, bis 500 H./S. bis 40 kg, bis 180 H./S.	bis 25 kg, bis 500 H./S. bis 50 kg, bis 250 H./S.	bis 20 kg, bis 500 H./S. bis 50 kg, bis 200 H./S.
Heben unter ungünstigen Bedingungen: Abzug der o. g. Werte in Höhe von 10 – 40 %.			
Tragen auf Rücken oder Schultern:			
Alter	15 – 17 Jahre	18 – 39 Jahre	≥ 40 Jahre
Frauen	bis 10 kg, bis 66 Min. bis 40 kg, bis 16 Min.	bis 15 kg, bis 66 Min. bis 40 kg, bis 24 Min.	bis 10 kg, bis 66 Min. bis 40 kg, bis 16 Min.
Männer	bis 15 kg, bis 66 Min. bis 50 kg, bis 20 Min.	bis 25 kg, bis 66 Min. bis 50 kg, bis 34 Min.	bis 20 kg, bis 66 Min. bis 50 kg, bis 26 Min.

H. = Hübe, S. = Schicht

Regelungen

- **90/269/EWG:** EU-Richtlinie über Sicherheit und Gesundheitsschutz bei der manuellen Handhabung von Lasten, die für die Arbeitnehmer insbesondere eine Gefährdung der Lendenwirbelsäule mit sich bringt.
- **LasthandhabV:** Verordnung über Sicherheit und Gesundheitsschutz bei der manuellen Handhabung von Lasten bei der Arbeit (Lastenhandhabungsverordnung, 20. Dezember 1996).
- **BMA-Empfehlung:** Gesundheitsgefährdung beim Heben und Tragen von Lasten. Schreiben vom 1. Oktober 1981 – IIIb 1 – 3708, Bundesarbeitsblatt 11 (1981), S. 26.
- **HVBG:** Leitfaden des Hauptverbands der gewerblichen Berufsgenossenschaften für die Beurteilung von Hebe- und Tragetätigkeiten (1995). Eine UVV „Manuelle Handhabung von Lasten" ist geplant.
- **BAfAM:** Leitfaden der Bundesanstalt für Arbeitsmedizin über Sicherheit und Gesundheitsschutz bei der manuellen Handhabung von Lasten. Sonderschrift 9 (1994).

Hitzearbeit

Grundlagen

- **Definition:** Unterschieden werden muß zwischen einem Büroarbeitsplatz an der Sonnenseite eines Gebäudes und den Bedingungen bei schwerer körperlicher Arbeit bei Hitze. Von einem *Hitzearbeitsplatz* spricht man, wenn schon bei körperlicher Ruhe die Regulation der Körpertemperatur über das Schwitzen erfolgt. Dies entspricht, bei geringer Luftbewegung und mittlerer Feuchte, einer Lufttemperatur von 25–30 °C.
- **Korrigierte normale Effektivtemperatur (CNET**, S. 526): Genaues Maß der äußeren Wärmebelastung eines bekleideten Menschen. Bei der Bestimmung der CNET werden neben der Trockentemperatur die Luftbewegung, die relative Feuchte und die Strahlungstemperatur berücksichtigt.

Tabelle 116 G 30 (Hitzearbeiten): Höhe der CNET in Abhängigkeit von der muskulären Belastung

muskuläre Belastung	kurzzeitig	dauernd
leicht	35 °C	32 °C
mittelschwer	33 °C	30 °C
schwer	30 °C	28 °C

Physiologische Grundlagen

- **Formen der Wärmeabgabe:** Bei körperlicher Arbeit steigt die Körpertemperatur des Menschen in Abhängigkeit von der Schwere der Arbeit an, er ist auf Wärmeabgabe angewiesen. Dies geschieht durch:
  - *Konduktion (Leitung):* Abgabe von Wärme an die Luftschicht unmittelbar an der Körperoberfläche.
  - *Konvektion:* Abgabe von Wärme an die am Körper vorbeistreichende Luft.
  - *Wärmestrahlung:* Infrarotstrahlung zu/von den den Körper im Raum umschließenden Flächen (Wänden) (Siehe auch S. 153).
  - *Wasserverdunstung:* Perspiratio insensibilis und Schweißbildung. Mit steigender Umgebungstemperatur (> 30 °C) erfolgt die Wärmeabgabe fast ausschließlich durch Schweißverdunstung.
- **Regulationsmechanismen bei Wärmebelastung:**
  - *Kreislaufreaktionen:* Verbesserter Wärmetransport durch erhöhte Blutzirkulation (Blutdruckanstieg, Anstieg der Herzfrequenz) und Vasodilatation.
  - *Schwitzen:* Übersteigt die Wärmeproduktion und die Wärmeaufnahme aus der Umgebung die Wärmeabgabe, muß der Körper seine wichtigste Regulationsmöglichkeit, das Schwitzen, verstärken:
    - Mechanismus: Beim Verdunsten des Schweißes auf der Körperoberfläche entsteht Verdunstungskälte. Ein leichter Luftzug (z. B. 1–2 m/s) bewirkt eine rasche Abfuhr der mit Feuchtigkeit beladenen Luft und sorgt so für bessere Kühlung. Das gleiche gilt für die trockene Luft mit dem höheren Wasseraufnahmevermögen.
    - Schweißmenge: Kurzfristige Anstiege auf > 1000 g/Stunde sind möglich. Im Schichtmittel gelten 750 g/Stunde als Obergrenze.

- Hitzeadaptation: Die Schweißdrüsen können sich an längerfristige Belastungen adaptieren. Sie steigern einerseits die Schweißmenge, andererseits sinkt dann die Salzkonzentration auf 1/10 ab. Die Adaptationszeit beträgt ca 2 Wochen. Der zusätzlich zum Flüssigkeitsverlust auftretende Salzverlust wird unter normalen Arbeitsbedingungen (nicht bei Hochleistungssportlern mit Dauerleistungen und Hitzearbeitern) durch das Essen wieder ausgeglichen. Mineralwasser ohne hohen Kohlensäuregehalt ist ausreichend.

Gesundheitliche Beeinträchtigungen

➤ **Allgemeine Folgen der Hitzebelastung:** Vermehrte Beanspruchung des Herz-Kreislaufsystems, Flüssigkeitsverlust sowie ein Nachlassen der Aufmerksamkeit.

➤ **Gesundheitliche Folgen übermäßiger Wärmebelastung** (S. 362):
- *„Hitzekollaps":* Führt die periphere Gefäßerweiterung zu einer Minderdurchblutung des ZNS, kommt es zum Kreislaufkollaps mit Schwindel, Schwächegefühl, Übelkeit, Kopfschmerz und Ohnmacht. In der Regel reicht die Verbringung des Patienten in eine kühle Umgebung aus.
- *„Hitzschlag":* Schwere zentrale Hyperthermie mit Gewebsschädigung im ZNS, hohe Letalität!
- *„Sonnenstich":* Lokale Überwärmung des ZNS mit i. a. vorübergehender Störung der Hirnfunktion.

Präventive Maßnahmen

➤ **Technische und organisatorische Schutzmaßnahmen:**
- *Abschirmung, klimatechnische Maßnahmen, Flüssigkeitszufuhr:* Nach der Arbeitsstättenrichtlinie 6/1.3 (S. 473) soll die Raumtemperatur (ausgenommen sind Arbeitsstätten mit Hitzearbeitsplätzen) 26 °C nicht überschreiten. In jedem Fall ist für einen Ausgleich des Flüssigkeitsverlustes durch Bereitstellung geeigneter Getränke zu sorgen.
- *Hitzeschutzkleidung* (S. 568).
- *Arbeitsorganisation:*
  - Durchführung schwerer körperlicher „out door"-Arbeiten in den kühleren Morgenstunden.
  - Vorverlegen des Arbeitsbeginns in den Sommermonaten (auch wegen der Ozonbelastung!).
  - Einhaltung von Entwärmungspausen.

➤ **Arbeitseinsätze in den Tropen** (S. 459): Wegen der erst allmählich erfolgenden Adaptation ist es sinnvoll, diese bei der Planung bereits zu berücksichtigen. Günstig sind Aufenthalte mit einer wesentlich längeren Dauer (> 2 – 3 Wochen) als die Adaptationszeit. Bei nur wenige Tage dauernder Unterbrechung (Heimaturlaub) geht die Adaptation wieder verloren.

➤ **Beschäftigungsverbote:** Bestehen für Jugendliche und werdende oder stillende Mütter.

➤ **Arbeitsmedizinische Vorsorgeuntersuchung nach G 30 (Hitzearbeiten):**
- *ZH 1/600.30:* Kriterien für die Auswahl des zu untersuchenden Mitarbeiterkreises im Hinblick auf die gesundheitliche Gefährdung und Schutz vor den Folgen übermäßiger Hitzebelastung (s. o.).

- *KlimaBergV:* Untersuchungen bei Umgebungstemperaturen > 28 °C (trocken) bzw. 25 °C (effektiv). Nachuntersuchungen alle 2 Jahre, bei Temperaturen > 29 °C (effektiv) bzw. 46 °C (Salzbergwerk; trocken) jährlich.
- *Dauernde gesundheitliche Bedenken:* Werden empfohlen bei folgenden Krankheiten:
  - Herz-Kreislauf-Krankheiten.
  - Pneumokoniosen mit Krankheitswert.
  - Aktive oder ausgedehnte inaktive Lungentuberkulose.
  - Chronische, insbesondere chronisch-obstruktive Bronchitis, Bronchialasthma.
  - Anfallsleiden.
  - Diabetes mellitus.
  - Diabetes insipidus.
  - Schilddrüsenfehlfunktion mit Krankheitswert.
  - Pankreaskrankheiten.
  - Gelenkrheuma.
  - Glaukom.
  - Alkohol-, Rauschmittel-, Medikamentenabhängigkeit.
  - Arteriosklerose.
  - Erkrankungen der harnbereitenden und/oder harnableitenden Organe.
  - Chronische Magen-Darm-Krankheiten.
  - Chronische Leberkrankheiten.
  - Übergewicht von > 30% nach Broca (kg Sollgewicht = Körpergröße in cm − 100).
  - Starkes Untergewicht.
  - Hautkrankheiten (Mykosen, Intertrigo).

Regelungen

- **KlimabergV:** Bergverordnung zum Schutz der Gesundheit gegen Klimaeinwirkungen; gilt für untertägige Betriebe.
- **ZH 1/174:** Arbeiten unter Hitzebelastung (erhältlich bei der Arbeitsgemeinschaft der Metall-Berufsgenossenschaften, Kreuzstraße 45, 40210 Düsseldorf).

Definition

- **Kältearbeitsplatz:** Als Kältearbeitsplätze im Sinne des Arbeitsschutzes gelten Räume, in denen Temperaturen unter –25 °C vorherrschen. Für eine Tätigkeit dort sind ärztliche Vorsorgeuntersuchungen zwingend vorgeschrieben (VBG 20). Eine kurzzeitige Tätigkeit von < 15 Minuten Dauer in Kälteschutzkleidung gilt nicht als Einwirkung.
- **Kühlräume:** Räume oder Behälter, in denen mittels einer Kälteanlage eine Temperatur unter + 10 °C gehalten wird (VBG 20).

Physiologische Grundlagen

- **Regulationsmechanismen:**
  - *Kreislaufreaktionen:* Bei Kältebelastung kommt es zu einer Kontraktion der peripheren Gefäße und nachfolgend zu einem Blutdruckanstieg. Die Hauttemperatur, üblicherweise um 30 °C, nimmt ab. Eine Kälteempfindung an einer Extremität, z. B. an den Füßen, tritt bei einer Hauttemperaturdifferenz zwischen Stirn und Fußsohle von > 4 °C auf.
  - *Reaktionen/Folgen bei Absinken der Körperkerntemperatur:*
    - ≥ 35 °C: Kältezittern.
    - ≥ 33 °C: Starke Verminderung der Reaktionsfähigkeit.
    - ≥ 30 °C: Bewußtseinsverlust.
- **Erhöhte Gefahr der Erfrierung ungeschützter Körperteile:**
  - Außentemperaturen –30 – –35 °C und Windstille.
  - Außentemperaturen –5 – –10 °C und Windgeschwindigkeiten um 10 m/s.
- **Akklimatisation:** Über eine Akklimatisation an Kälte ist wenig bekannt. Eine verbesserte Kältetoleranz dürfte auf ein geübteres Umgehen mit der Belastung, z. B. hinsichtlich des Kälteschutzes (Bekleidung) beruhen.

Gesundheitliche Beeinträchtigungen

- Die gesundheitlichen Belastungen durch Kälte spielen, im Vergleich zur Hitzebelastung, eine geringere Rolle. Der Mensch kann sich durch seine Bekleidung in der Regel gegen alle in der Natur oder an Arbeitsplätzen vorkommende tiefen Umgebungstemperaturen hinreichend schützen (s. u.). In körperlicher Ruhe ist er dabei mehr gefährdet, da die endogene Wärmeproduktion durch Arbeit entfällt.
- Kälte führt zu einer Abnahme der Handgeschicklichkeit (Muskelsteifigkeit) und zu einem Leistungsrückgang, besonders deutlich bei einem Rückgang der Hauttemperatur von normal um 30 °C auf Werte < 15 °C.

Präventive Maßnahmen

- **Schutzkleidung** (siehe auch Persönliche Schutzausrüstung, S. 555, 568):
  - *Körperschutz:* Die notwendige Bekleidung hängt vom Energieumsatz ab. Der Isolationswert der Bekleidung wird in clo angegeben. 1 clo entspricht bei etwa 20 °C, Windstille und sitzender Tätigkeit der normalen Straßenbekleidung (lange Hosen). Maximal tragbar sind, von Sonderfällen abgesehen (Polareis, Weltraum) 5 clo, da darüber hinaus das Gewicht der notwendigen Bekleidung zu groß wird. Die Schutzkleidung kann um so leichter sein, je mehr endogene Wärme durch Muskelarbeit erzeugt wird. Bei –20 °C wird die Zu-

mutbarkeit auch bei körperlicher Arbeit wegen der Notwendigkeit einer Bekleidung mit 6 clo überschritten.
- *Extremitätenschutz:* Ein Schutz der Hände ist bis zu –30 °C bei leichter Arbeit über 2–3 Stunden gerade noch durch Handschuhe realisierbar. Es sind jedoch Aufwärmpausen erforderlich.
- *Beschäftigungsverbote:* Bestehen für Jugendliche und werdende oder stillende Mütter.

➤ **Arbeitsmedizinische Vorsorgeuntersuchung (G 21):**
- Untersuchung: Keine speziellen Funktionstests vorgesehen, Umfang der Untersuchungen Ermessensfrage des Arztes (s. u.). Nachuntersuchungen im Abstand von 6, dann 12 Monaten (–25 – –45 °C) bzw. 3, dann 6 Monaten (< –45 °C).
- *Dauernde gesundheitliche Bedenken:* Werden empfohlen bei folgenden Erkrankungen:
  - Chronische Erkrankungen des Herzens und des Kreislaufsystems.
  - Chronische Erkrankungen der Atmungsorgane.
  - Chronische Erkrankungen des Blutes.
  - Chronische Erkrankungen der Haut, falls sie die Durchblutung beeinflussen.
  - Chronische Erkrankungen der Niere und ableitenden Harnwege.
  - Chronische Erkrankungen des rheumatischen Formenkreises und damit verwandte Zustände.
  - Chronische Erkrankungen des äußeren Auges.
  - Epilepsie und andere Anfallsleiden.
  - Neigung zu Überempfindlichkeitsreaktionen bei Kälteeinwirkung (z. B. Kälteurtikaria, Kältehämoglobinurie).
  - Nicht ausgeheilte Schädel- und Hirnverletzungen.
  - Neigung zu Alkoholmißbrauch, Betäubungsmittelabhängigkeit und anderen Suchtformen.

Regelungen

➤ **VBG 20:** Unfallverhütungsvorschrift „Kälteanlagen, Wärmepumpen und Kühleinrichtungen".

Definition

- Arbeitsplatz, bei welchem als bestimmendes Element ein Bildschirm als Arbeitsinstrument eingesetzt wird. Kommunikations„partner" ist überwiegend ein Rechner (Personal Computer, Zentralrechner, Netz), kann aber auch eine Filmkarte (Mikrofilmleser) sein. Die Tätigkeit ist durch das verwendete Gerät charakterisiert, nicht durch Arbeitsinhalte und -aufgaben. Sie ist durch eine weitgehend unbewegte Körperhaltung gekennzeichnet. Hierdurch können – auch bei optimal eingerichteten Arbeitsplätzen – gesundheitliche Beschwerden auftreten.

Formen der Bildschirmarbeit

- Die Entwicklung schreitet schnell fort und es entstehen immer „intelligentere" Arbeitsplätze. Einzug der Rechner und Bildschirme auch ins Privatleben, so daß immer mehr Menschen immer stärker dadurch belastet sind.
- **Datenausgabe:** Nur Lesen von Daten. Selten, besonders in Leitständen, Überwachung von Anlagen und Analyse von deren Funktion. Zählen häufig nicht zu BSA, da nur Anzeigen abgelesen werden. Überwachungsstände mit Datendarstellung auf Bildschirm und weitergehenden Abfragemöglichkeiten in Funktionseinzelheiten sollten als BSA im Sinne der Definition der EU-Richtlinie gelten.
- **Dateneingabe:** Selten gewordene Arbeitsplätze, bei denen Daten (Belege) eingegeben werden. Erfordern hohe Dauerkonzentration, da Zahlenreihen die Anschaulichkeit eines Textes fehlt. Werden durch Belegleser ersetzt.
- **Dialog-Arbeitsplatz:** Kommunikation mit Rechnern in beiden Richtungen (Eingabe und Abfragen). Beispiele für Dauertätigkeiten sind Entwicklungsarbeitsplätze wie Computer Aided Design (CAD), Computer Aided Engineering (CAE), Computer Aided Manufactoring (CAM).
- **Mischarbeitsplätze:** Diskontinuierliche Arbeit am Bildschirm (ebenfalls Dialog), die zusammen mit Bildschirm-freier Tätigkeit ausgeführt wird. Heute überwiegende Tätigkeit am Büroarbeitsplatz. Kommunikation mit anderen Beschäftigten und Datenbanken über Netze (Kommunikationssysteme).
- **Textverarbeitung:** Überwiegend Dateneingabe (Phonodiktate), erfordert ständig hohe Konzentration.
- **Keine Bildschirmarbeitsplätze** sind:
  - Monitoren zur Steuerung von Anlagen und Fahrzeugen sowie Anzeigen von Meßwerten und Betriebszuständen (Ausnahme s.o.).
  - Laptops und ähnliche Geräte, wenn sie nicht dauernd am Arbeitsplatz eingesetzt werden.
  - Schreibmaschinen mit Display.
  - Monitoren für Benutzung durch die Öffentlichkeit.
  - Bildmonitoren zur Überwachung und zur Kommunikation mit anderen Personen.
  - Rechenmaschinen, Registrierkassen und andere Geräte mit kleinerem Display (z.B. Handrechner).

Bildschirmarbeitsplatz (BSA)

Gerätetechnik (Bildschirme)

- **Kathodenstrahlröhre (Braunsche Röhre, cathode ray tube = CRT):** Kathodenstrahl (= Elektronenstrahl) in luftleerer Röhre, wird durch Magnetfelder abgelenkt, trifft am Bildschirm auf aufleuchtende Fluoreszenzschicht. Bildaufbau mittels schneller zeilenweiser Ablenkung des Strahls und gleichzeitiger Modulation der Intensität. Erforderlich ist der Aufbau einer hohen Spannung zwischen Kathode und Anode (10–25 kV). Durch die Technik entstehen vielfältige Arten von elektrischen Feldern und elektromagnetischer Strahlung bis zu Röntgenstrahlung (s. u.). Schwarz-weiß-Schirme, monochrome Farbmonitoren (werden immer seltener) und Farbbildschirme (nehmen immer mehr zu).
- **Flüssigkristall-Bildschirme (LCD, liquid crystal display):** Flachbildschirme, überwiegend in Laptops und ähnlichen tragbaren Geräten. Vorteil: flach, leicht, geringer Stromverbrauch. Eine dünne Schicht einer transparenten Flüssigkeit mit ausgerichteten Molekülen zwischen 2 durchsichtigen leitenden Platten bildet bei lokaler elektrischer Anregung Turbulenzen, Trübung und veränderte Reflexion des auftreffenden Lichts.
- **Plasma-Schirme:** Flachbildschirme, (schwach) selbstleuchtend. Vorteil: flach, leicht, geringer Stromverbrauch. Anregung von Leuchtstoff durch lokale Gasentladung zwischen feinem durchsichtigen Anodengitter und Kathode (Plasmazellen). Schirmbildgröße bisher noch begrenzt; teuer, aber mit Zukunft.
- **Mattscheiben zur Projektion von Mikrofilmen (Vergrößerungsapparate):** Haben als Arbeitsplatz zahlenmäßig keine Bedeutung, da sie überwiegend für gelegentliche und kurzzeitige Abfragen verwendet werden. Qualität der Darstellung hauptsächlich durch Mikrofilmqualität bestimmt.
- **Zukunftsausblick:** Fortschreitende Entwicklung wird vermutlich in relativ kurzer Zeit die bisher verwendeten klobigen und schweren Bildschirme ablösen, neue Formen der Darstellung bzw. der Kommunikation zwischen Mensch und Rechner bringen und damit auch neue Tätigkeiten erschließen.

Biologische Wirkungen

- **Strahlenexposition (Kathodenstrahlröhre):** Durch die Art der Technik werden elektromagnetische Felder aufgebaut bzw. Strahlen emittiert:
  - *Statische Felder:* Hohe Spannung und Elektronenstrahl führen zur Aufladung der Bildschirmoberfläche. Zwischen dem Kopf eines Beschäftigten und dem Schirm kann sich ein elektrisches Feld aufbauen, dessen Stärke von Röhrenspannung, Distanz, Luftfeuchtigkeit abhängt. Das Feld kann an den Akren (Nase, Kinn Stirn) mehrere (bis 20) kV erreichen, nimmt aber mit zunehmender Entfernung schnell ab. Entladungen und unangenehme Sensationen im Gesicht sind möglich. Führt auch zu vermehrter Staubablagerung auf dem Bildschirm.
  - *Technische Felder:* Durch Netzspannung (50 Hz und dazugehörige „Oberfrequenzen"), geringe Werte um 10–65 V/m, 0.8 A/m.
  - *Radiowellen:* Die Frequenzen werden bestimmt durch den Bildaufbau (Bild, Zeilen, Bildpunkte). Im allgemeinen bestehen trotz großer Variationen zwischen den Geräten niedrige Werte (um 1 V/m, maximal bis 1800 V/m direkt an Oberfläche gemessen), erheblich unter den Werten anderer häufig benutzter Elektro-Haushaltsgeräte (Tab. 117 und 118).

Tabelle 117 Elektromagnetisches Feld < 10 MHz

Gerät	**Feldstärke**	
	elektrisch (V/m)	magnetisch (A/m)
Elektroherd	4	400 – 800
Farbfernseher	30	80 – 400
Haartrockner	40	800 – 200
Toaster	40	8 – 80
Kühlschrank	60	0,08 – 0,8

Tabelle 118 Elektromagnetisches Feld > 10 MHz

	elektrische Feldstärke (mV/m)	**Energiedichte (μW/cm²)**
Bildschirm (0,2 – 1,5 m Abstand)	100 – 0,2	10^{-3} – 10^{-8}
Fernseher	1	3×10^{-8}
Hintergrund Stadt, USA	3 100	10 000

- *Optische Strahlung (IR, UV):* Vernachlässigbar geringe Emissionen im optischen Bereich.
- *Ionisierende Strahlung:* Emission sehr weicher Röntgenstrahlen. Dosis hängt ab von Spannung (Farbgeräte mehr als monochrome Geräte), Nutzungsdauer, Entfernung zum Gerät (ungefähr lineare Abnahme mit zunehmender Entfernung), Bildhelligkeit, bleibt jedoch insgesamt vernachlässigbar klein. Wegen der geringen Energie der Strahlen praktisch vollständige Absorption in der Haut, keine Gefährdung von Feten (Schwangerschaft). Geräte mit Betriebsspannung über 20 kV sind „Störstrahler" im Sinne der Röntgenverordnung (Typ-Prüfung durch Physikalisch-Technische Bundesanstalt).

➤ **Mechanische Exposition:** Die Ausübung der Bildschirmtätigkeit erfolgt in einer Position ohne viel Bewegung, überwiegend sitzend. Dadurch kommt es zu einer einseitigen Dauerbelastung des Halte- und Bewegungsapparats. Sitzen (S. 503) ist eine grundsätzlich unphysiologische Körperhaltung. Langes Sitzen führt zu einseitiger muskulärer Belastung (isometrisch, lokale Minderdurchblutung) und Gelenkbelastung (Bandscheiben: Minderdiffusion, Kompression). Kurzzeitige Belastungen werden kompensiert. Durch den dauernden Zwang zur Ruhighaltung (Blick auf Bildschirm, Halteposition zur Tastatur) bleibt jedoch die Belastung bei immer gleicher Körperhaltung bestehen. Bei Kyphosierung der LWS hohe Druckbelastung der Zwischenwirbelscheiben.

Bildschirmarbeitsplatz (BSA)

Gesundheitliche Auswirkungen

- Eine Reihe von gesundheitlichen Beschwerden bzw. Effekten wurde bzw. wird immer wieder auf die Bildschirmtätigkeit zurückgeführt. Dazu zählen:
- **Asthenopische Beschwerden**: Augenbrennen, Flimmern, unscharfes verschwommenes Sehen, bisweilen verbunden mit Kopfschmerzen. Ursache sind meistens falsch aufgestellte Geräte, unzureichende Beleuchtung, zu hohe Kontraste im Gesichtsfeld, Reflexe auf dem Schirm, ungünstige Zeichendarstellung, mangelhafte Arbeitsorganisation (Pausen). Eine mit zunehmendem Alter sich entwickelnde *Presbyopie* (ab 45 Jahren) manifestiert sich häufig zuerst mit solchen Symptomen bei der Arbeit am Bildschirm, der dann die Schuld am sich verschlechternden Sehvermögen zugeschoben wird. Ursache ist aber häufig die schicksalhaft immer geringer werdende Akkommodationsbreite und erhöhte Blendempfindlichkeit durch Trübung der Augenmedien.
- **Embryonale Mißbildungen**: Gehäuftes Auftreten von Mißbildungen bzw. Fehlgeburten in kleinen Fallgruppen hat zu dem Verdacht geführt, daß es durch das Zusammenwirken von elektromagnetischen Strahlen und Feldern des Bildschirmgeräts zu Schädigungen der Frucht kommen könnte. In mehreren großen epidemiologischen Studien konnte der Verdacht nicht bestätigt werden. Elektromagnetische Emissionen sind zu schwach; Beobachtungen lassen sich auch als statistisch zufällige Häufungen erklären.
- **Grauer Star (Katarakt):** Als Ursache wurde die dauernde Einwirkung ionisierender und optischer Strahlen angenommen. Die Intensität ist jedoch zu gering, um auch nach langer Einwirkungszeit einen Effekt zu haben.
- **Hautausschläge:** In relativ wenigen Fällen wurden Erytheme, Rosazea und Papeln auf der Haut des Gesichts beschrieben. Vermutete Ursache: verstärkter Partikel(Bakterien-)transport im elektrischen Feld. Besserung durch Erhöhung der Luftfeuchtigkeit.
- **Repetitive Strain Injury (RSI):** Verletzung durch wiederholte Überbelastung. Krankheitsbild unklarer und komplexer Genese bei Vielschreibern (Textverarbeitung, Dateneingabe) mit hoher Anschlagszahl. Äußert sich in Schmerzen, Parästhesien in Hand- und Ellenbogengelenken, Armen, Schultern, Nacken und Kopf bis hin zu Bewegungseinschränkungen. Disponierende Persönlichkeitsfaktoren scheinen bei der Entstehung eine Rolle zu spielen. Als Ursache werden unzureichend gestalteter Arbeitsplatz, aber auch mangelhafte Arbeitsorganisation und zu hohe Arbeitsbelastung vermutet. Nicht zu verwechseln mit Erkrankungen der Sehnenscheiden und des Sehnengleitgewebes (Berufskrankheit 2101), welche früher bei Verwendung mechanischer Schreibmaschinen am Beginn der Tätigkeit oder bei hohen Belastungsphasen auftraten.
- **Zerebrale Krampfanfälle:** Durch Flimmereffekte sollen in seltenen Fällen am Fernsehschirm Anfälle ausgelöst worden sein. Die Bildwiedergabefrequenz am Bildschirm ist mit 50 – 70 Hz allerdings zu hoch, da zur Auslösung überwiegend Frequenzen von 8 – 14 Hz erforderlich sind. Bei Bildschirmen mit Frequenzen von 70 Hz und höher fallen außerdem die störenden Flimmereffekte (besonders bei hellem Bild) weg.

Allgemeine ergonomische Aspekte

- Siehe auch Grundlagen der Ergonomie (S. 499).
- **Rechtliche Regelung:** Die Bildschirmarbeitsverordnung legt die Anforderungen an die Gestaltung des Bildschirmarbeitsplatzes und der Arbeit fest (§4 in Verbindung mit dem Anhang):
  - *Bildschirmgerät* und Tastatur.
  - Sonstige *Arbeitsmittel* (Tisch, Stuhl, Vorlagenhalter, Fußstütze).
  - *Arbeitsumgebung* inklusive elektromagnetischer Strahlung, Lärm, Wärmebelastung.
  - *Software-Ergonomie.*
  - *Pausenregelung* (§5).
  - *Untersuchung des Sehvermögens*, ggf. Korrektion.
- **Arbeitsplatzgestaltung:** Gerade weil am Bildschirmarbeitsplatz wenig physikalische Arbeit geleistet wird und eher weitgehende Bewegungsarmut vorherrscht, ist eine gute Gestaltung des Arbeitsplatzes wichtig. Wer den Bildschirm nur gelegentlich und kurzzeitig als Arbeitsmittel benutzt, macht sich keine Vorstellung von den verschiedenen Beschwerden, die bei Dauerbenutzung auftreten können. Sie führen zu abnehmender Arbeitszufriedenheit, Leistung und zunehmender Fehlerhäufigkeit, Krankheitsausfällen. Ein ergonomisch gestalteter Arbeitsplatz kann daher zu erheblicher Kosteneinsparung beitragen.
- **Sitzende Tätigkeit** (S. 503): Die Einrichtung des Arbeitsplatzes sollte so erfolgen, daß die Muskulatur bei der Arbeit möglichst weitgehend entspannt bleiben kann. Die Arbeitsplatzelemente müssen entsprechend eingerichtet sein (s. u.).
  - *Dynamisches Sitzen:* Auch ein optimal gestalteter Stuhl führt bei andauernder gleicher Sitzhaltung zu Beschwerden. Die Sitzhaltung sollte daher regelmäßig gewechselt werden. Die geschieht im allgemeinen schon unwillkürlich, kann jedoch auch durch eine jeder Sitzhaltung (vordere, mittlere, hintere) folgende Rückenlehne, Dreh- und Fahrbarkeit des Stuhls gefördert werden. Es reicht nicht aus, einen gut gestalteten Stuhl zu beschaffen, es müssen auch die möglichen Sitzhaltungen gelernt und geübt werden.
  - *„Bewegtes Büro“* (S. 502): Die Einrichtung eines Stehbereichs am Arbeitsplatz ermöglicht Arbeiten abwechselnd in sitzender und stehender Position. Hierzu gibt es platzsparende Vorrichtungen, die am Schreibtisch befestigt und mit Ablageelementen bzw. Arbeitsplatte ausgerüstet sind. Durch die Möglichkeit, wechselnde Positionen einnehmen zu können, wird nicht nur Bewegungsspielraum vergrößert, sondern kann auch Vigilanz in Phasen geringerer Leistungsbereitschaft erhöht werden.
  - *Körpermaße:* Arbeitsplatz muß an Menschen anpaßbar sein. Deshalb einfach handhabbare Verstellmöglichkeiten für Stuhl, Tisch, Plazierung der Arbeitselemente. Auch muß hier mit den Benutzern des Arbeitsplatzes die Anpassung an die Körpermaße geübt werden.
- **Beleuchtung und Blendung** (siehe auch Licht, Beleuchtung, S. 519): Bildschirmtätigkeit erfordert ein hohes Maß an Sehleistung. Unzureichende Beleuchtung kann deshalb zu Augenbeschwerden und Leistungsreduktion führen. Besonders ist zu achten auf:
  - *Helligkeit:*
    - Bei den nur noch selten verwendeten „Negativ“-Bildschirmen (helle Zeilen auf dunklem Grund) darf die Umfeldbeleuchtung nicht sehr groß sein (maximal ~ 500 lx), da sonst ein zu geringer Kontrast zwischen Zeichen

und Hintergrund besteht. Diese geringe Arbeitsplatzbeleuchtung kann unter Umständen hinderlich bei der Arbeit sein (z. B. Lesen von Akten). Abhilfe durch individuelle Arbeitsplatzbeleuchtung, abgestimmt auf Raumbeleuchtung.

- Bei „Positiv"-Darstellung (dunkle Zeichen auf hellem Grund) auf modernen lichtstarken Bildschirmen ist Anpassung auch an helle Umgebung gut möglich. Trotzdem muß Schutz vor direktem Tageslicht gegeben sein (maximal 2000 lx).

– *Blendung:* Wesentliche Ursache ist ein zu hoher Kontrast. Kontraste dürfen daher keinen zu hohen Wert erreichen, sondern sollten bei unmittelbaren Helligkeitsübergängen im zentralen Gesichtsfeld 1 : 3, im parafovealen Gesichtsfeld 1 : 10 betragen. Höhere Kontraste führen zu schnellerer Ermüdung und geringerer Leistung (erhöhte Adaptationszeit bei Blickwechsel).

– *Reflexe:* Die Blendwirkung verhält sich umgekehrt proportional zum Blendwinkel (S. 521). Bei Reflexbildung auf dem Bildschirm bestehen extrem niedrige Blendwinkel. Bei Bildschirmen mit polierter Oberfläche entsteht ein scharfes Abbild einer Blendquelle (z. B. Leuchte, heller Gegenstand, Fenster), welches die Lesbarkeit der Informationen auf dem Bildschirm erschwert. Bei matter Oberfläche kommt es zur unscharfen Abbildung der Blendquelle bis hin zur starken Kontrastverminderung (besonders bei Negativ-Darstellung). Reflexe werden oft unterbewertet, da sie bei kurzdauernder Tätigkeit am Bildschirm wenig stören. Bei dauernder Tätigkeit können sie lästig sein und zur Leistungsminderung führen.

– *Tageslicht:* In seiner Qualität sehr stark wechselnd, muß deshalb bei der Planung von BSA unbedingt mitberücksichtigt werden. Besonders ist an die Möglichkeit direkter (tiefstehende Wintersonne) oder indirekter Sonneneinstrahlung (helle Wandflächen benachbarter Gebäude oder des Arbeitsraums) zu denken. Bei der Auswahl von Blendschutz an Wirkung (Transmissionsgrad des Lichts) denken. Tageslicht muß durch künstliche Beleuchtung ergänzbar sein. Durch Pflanzen, Stellwände und Farbgebung (siehe Farbe, S. 507) kann Kontrast- und Reflexbildung vermindert werden.

➤ **Arbeitsorganisation:**

– *Pausen* (S. 423): Die Festlegung von Pausen erfolgt abhängig von den Aufgaben. Bei Tätigkeiten, die eine hohe Dauerkonzentration verlangen (z. B. Textverarbeitung, Dateneingabe) sind regelmäßige Pausen erforderlich. Ansonsten werden selbständig Pausen eingelegt, um der Ermüdung zu entgehen. Diese werden oft durch Nebentätigkeiten kaschiert. Durch Gewährung von Kurzpausen (z. B. 3–4 Minuten jede Stunde) kann Erholung gewährleistet und unregelmäßigen Spontanpausen vorgebeugt werden. Die BildscharbV fordert, daß tägliche Arbeit an Bildschirmgeräten regelmäßig durch andere Tätigkeit oder durch Pausen unterbrochen wird, um die Belastung zu verringern (§ 5). Dies gilt insbesondere für Textverarbeitung und Dateneingabe.

– *Software:* Die Standardisierung erlaubt Wechsel an andere Arbeitsplätze ohne große Umgewöhnung. Standardisierung ist als wesentliches Benutzerproblem erkannt und wird deshalb schnell vorangetrieben. Trotzdem ist eine ausreichende Schulung der Beschäftigten bei Einführung oder wesentlichen Änderungen wichtig, ebenso wie die Anleitung zur Selbsthilfe bei Problemen im Umgang mit den Programmen. Grundsätze ergonomischer Dialoggestaltung (DIN 66 234, Teil 8) sind:

- Aufgabenangemessenheit (Unterstützung ohne unnötige Arbeitsbelastung).
- Selbstbeschreibungsfähigkeit (Erläuterung von Einsatzzweck, Dialogschritten, Funktionsumfang).
- Steuerbarkeit (Ablauf, Geschwindigkeit, Reihenfolge, Auswahl der Arbeitsmittel).
- Erwartungskonformität bezüglich der Schulung des Benutzers.
- Fehlerrobustheit (möglichst kein Abstürzen bei Fehlbedienung; Beschreibung des Fehlers, der Korrektur).
- Individualisierbarkeit.
- Lernförderlichkeit.

Spezielle ergonomische Aspekte, Arbeitsplatzelemente

- Siehe auch Grundlagen der Ergonomie (S. 499).
- **Arbeitsstuhl** (S. 503): Höhenverstellbar (am besten stufenlos), dreh-, fahrbar (5-Stern-Fuß), abgebremste Rollen. Günstig ist ein Stuhl, der das dynamische Sitzen erleichtert (kippbar, Rückenlehne mit Nackenstütze, federnd und fixierbar, Kippachse in Hüftgelenkhöhe). Die Rückenlehne sollte den ganzen Rücken stützen.
- **Weitere Sitzmöglichkeiten:**
  - *Kniehocker:* Verhindert durch „physiologische" Stellung der Wirbelsäule frühzeitige Ermüdung und Schmerzen in der LWS. Nachteile sind die Kniebelastung und das schwierige Aufstehen bzw. Hinhocken (Unfallgefährdung). Trainings- und gewöhnungsbedürftig.
  - *Sitzball:* Erfordert „aktives" Sitzen durch den Zwang, die Haltung ständig auszubalancieren. Nachteil: Ständiges Aufrechterhalten eines Muskeltonus in der Haltemuskulatur (Ermüdung, Unfallgefahr).
- **Arbeitstisch:** Absenken der Arbeitsfläche durch „Europanorm" auf 72 cm. Bei großen Menschen ist deshalb eine Höhenverstellbarkeit besonders komfortabel. Verzicht nur dann, wenn eine Fußstütze (s. u.) vorgesehen ist. Weitere Eigenschaften des Tisches:
  - Ausreichende Tiefe (mindestens 80 cm), wegen Bildschirmabstand.
  - Kabelkanäle für Daten- und Energieleitungen.
  - Koppelbarkeit von mehreren Tischelementen zur flexiblen Gestaltung.
  - Beinfreiheit durch nach hinten versetzte Tragelemente anstatt Eckbeinen.
  - Helle Oberfläche, diffuse Reflexion.
- **Fußstütze:** Erforderlich, wenn kein höhenverstellbarer Tisch zur Verfügung steht. Verstellbar in Höhe und Neigung, große Stellfläche. Fußbedienungselemente sollten integrierbar sein.
- **Bildschirm:** Maximale Höhe, wenn die Oberkante des Schirms in Augenhöhe liegt, besser etwas tiefer. Er muß leicht dreh- und neigbar sein. Die Oberflächenbeschaffenheit spielt bei lichtstarken Schirmen nicht mehr die Rolle wie früher, ebenso gehören Probleme mit Zeichengröße, Kontrast, Zeilenabstand, Unterscheidbarkeit der Zeichen meistens der Vergangenheit an (Tab. 119). Moderne Geräte haben eine hohe Auflösung, sind flimmerfrei, Farben, Helligkeit und Kontrast sind einstellbar:
  - *Flimmern:* Tritt besonders bei hellen Schirmen auf, da die Flimmerempfindlichkeit des Auges dann höher ist. Verschwindet bei hoher Bildfolgefrequenz. Bildschirme sind dann teurer, aber wegen geringerer Ermüdung (Fehler, asthenopische Beschwerden) letztlich rentabel.

Bildschirmarbeitsplatz (BSA)

Tabelle 119 Zeichendarstellung

Größe	16–22"
50 cm Abstand	2,3–2,9 mm
67 cm Abstand	3,1–3,9 mm
Polarität	positiv besser als negativ
Proportionen (Höhe : Breite)	1 : 0,7
Schärfe	Darstellung z. B. von M, m, W, w
Strichbreite	1/6–1/12 Höhe
Unterscheidbarkeit	z. B. T–Y, O–Q, g–q, C–G

- *Farbe:* Eine Auswahl für Zeichen und Hintergründe ist meistens nach eigenem Geschmack möglich. Farbe sollte sparsam genutzt werden, keine Farben in hoher Sättigung; die Farbwahl sollte informativen Wert haben.
- *Reflexe:* Können auch bei lichtstarken Bildschirmen störend sein. Abwendung am besten durch Veränderung der Beleuchtungssituation. Eine reflexmindernde Vergütung der Bildschirme ist hilfreich, der Bildschirm muß jedoch sauber gehalten werden (störende Fingerabdrücke). Mikronetz (micromesh) senkt Helligkeit und Kontrast herab, durch Verstaubung zusätzliche Kontrastminderung.
- *Größe:* Je größer die Bildschirmfläche, desto größer kann auch die Zeichendarstellung sein (Augenabstand kann vergrößert werden) oder desto mehr Einzelheiten lassen sich abbilden. Umgekehrt kann auch mehr auf den Bildschirm gebracht werden (Windows-Programme). Bei Textverarbeitung kann zur besseren Darstellung einer Seite ein Bildschirm im Hochformat zweckmäßig sein.

➤ **Tastatur:** Auch hier hat die Standardisierung zu erheblichen Verbesserungen geführt (Form, Farbe, Mattigkeit, Tastenanordnung). Versuche, ergonomisch besser gestaltete Formen anzubieten, waren bisher nicht erfolgreich. Bei Auswahl der Tastatur ist zu achten auf:
- *Gestaltung:* Bauhöhe niedrig, Neigung gering (5–10°), Handauflage ca. 5 cm tief, Tasten konkav.
- *Oberfläche:* Hell, matt, Tastatur hell mit dunkler Beschriftung, farbliche Gliederung.
- *Tastennutzung:* Gleicher Auslösewiderstand und Auslöseweg bei allen Tasten. Auslösung akustisch (Klick) oder haptisch (Widerstandsänderung) rückgemeldet.

➤ **Dialog** (Maus, Rollball, Joystick, Touchscreen): Nach Einüben der Koordination leichterer und schnellerer Umgang mit der Maus als mit den Cursortasten bzw. Zeichenbefehlen.
- *Maus:* Ausreichend Platz auf der Seite der Bedienerhand muß vorhanden sein. Mausfeld mit hoher Haftreibung.
- *Rollball* („stationäre“ Maus, Drehen einer Kugel in einer Halterung): Erfordert bessere Feinmototrik als Maus. Eine gute Handauflage muß gewährleistet sein.
- *Joystick* (Steuerstab, der in verschiedenen Richtungen bewegt wird): Bei Dauerbenutzung anstrengend, da die Handauflage schlechter möglich ist.

- *Touchscreen* (Berührung von auf Schirm dargestellten sensitiven Feldern bewirkt Kommando): Unüblich bei Bildschirmarbeitsplätzen. Bei den gegenwärtig genutzten Schirmen auch deshalb nicht möglich, weil bei Dauernutzung die notwendige Arm- und Handhaltung sehr belastend und ermüdend wäre.

➤ **Drucker:** Jetzt überwiegend Tintenstrahl-(inkjet-) oder Laser-Drucker, die geräuscharm sind. Die früher genutzten Matrixdrucker sterben glücklicherweise aus. Bei Tisch-Laserdruckern ist auf Gebläserichtung zu achten (nicht auf Sitzplatz richten).

➤ **Zuordnung der Arbeitselemente zueinander:** Erfolgt entsprechend der Aufgabenstellung (s. Abb. 37 a – d). Bei den häufigen Mischarbeitsplätzen ist eine ausreichende Tischfläche für die verschiedenen Teiltätigkeiten vorzusehen.
- Wichtigstes Arbeitselement sollte direkt vor dem Beschäftigten sein.
- Abstände zwischen den Arbeitselementen (Vorlage[n], Bildschirm, Tastatur) und den Augen möglichst gleich, zur Verringerung der Akkommodationsarbeit.
- Helligkeitsunterschiede nicht sehr groß, um unnötige Adaptationsarbeit zu vermeiden.
- Zwangshaltung des Kopfes (z. B. dauernd seitwärts gedreht) muß vermieden werden.

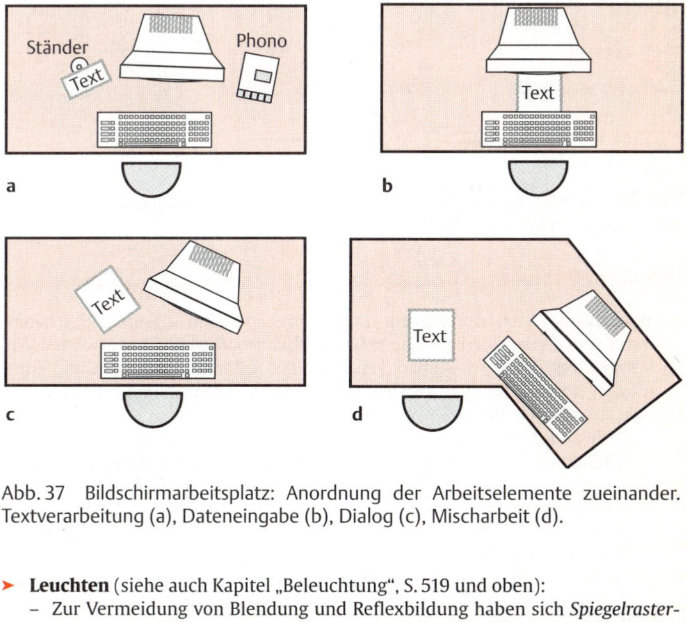

Abb. 37 Bildschirmarbeitsplatz: Anordnung der Arbeitselemente zueinander. Textverarbeitung (a), Dateneingabe (b), Dialog (c), Mischarbeit (d).

➤ **Leuchten** (siehe auch Kapitel „Beleuchtung“, S. 519 und oben):
- Zur Vermeidung von Blendung und Reflexbildung haben sich *Spiegelrasterleuchten,* hierbei am besten polierte Metallraster bewährt (darklight). Eine diffuse Allgemeinbeleuchtung sollte zur Verhinderung allzu großer Kontraste vorhanden sein. Linienleuchten parallel zur Blickrichtung, aber nicht so installieren, daß sie über Bildschirm verlaufen (Reflexe).

- Wird nur *Indirektbeleuchtung* installiert, so darf die Leuchtdichte an reflektierenden Flächen nicht zu hoch werden.
- Arbeitsplatzbeleuchtung (kleine Linienleuchten) zur Ergänzung bei Bedarf.

➤ **Aufstellung der Bildschirme:** Möglichst fensterfern, Blickrichtung nicht in Richtung auf das Fenster hin (zu starke Kontraste, Blendung) oder davon weg gerichtet (direkter Einfall des Lichtes auf den Schirm; Reflexe, Kontrastverminderung).

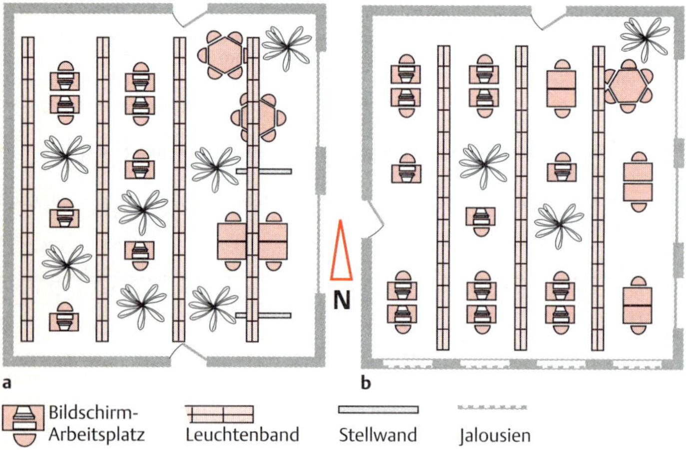

Abb. 38 Aufstellung von Bildschirmen. Lösung mit Fenstern im Osten (a), Lösung mit Fenstern im Süden und Osten (b).

Schutzmaßnahmen

➤ **Prävention:** Nach derzeitigem Erkenntnisstand sind Gesundheitsschäden durch spezifische Einwirkungen bei der Bildschirmarbeit nicht zu erwarten. Zur Vermeidung von Beschwerden, Erhaltung der Arbeitszufriedenheit und eines möglichst hohen Leistungsniveaus sollten die oben genannten Gesichtspunkte beachtet werden. Weitere Aspekte sind:

- *Korrektionsbrille:* Wegen der hohen visuellen Anforderungen führen Einschränkungen der Sehleistung und Sehfehler zur schnelleren Ermüdung, häufigen Fehlern und asthenopischen Beschwerden. Sehfehler und Presbyopie sollten sorgfältig korrigiert werden. Die Beschaffung von Korrekturbrillen, die ausschließlich für die Bildschirmarbeit benötigt werden, müssen zur Verfügung gestellt werden (§ 6 [2] BildscharbV). Bei Presbyopie ist im allgemeinen jedoch grundsätzlich Korrektion erforderlich, daher erfolgt in solchen Fällen keine Kostenerstattung durch den Arbeitgeber, wenn normale Korrektionsbrille indiziert ist.
- *Sitzschulung*: Sehr häufig treten Schmerzen des Kopfes, des Nackens, der Schultern und des Rückens auf. Ursache kann mangelhafte Sitzhaltung sein. Zur Verhinderung der sitzbedingten Beschwerden ist zu empfehlen:

- Ergonomische Arbeitsplatzgestaltung (s. o.).
- Unterrichtung der Beschäftigten über richtiges Sitzen (dynamisches Sitzen), Einstellung des Arbeitsstuhls und Aufstellung des Bildschirms.
- Pausen mit regelmäßigen gymnastischen Ausgleichsübungen unter Anleitung.
- Ausreichende Information der Beschäftigten über Zusammenhänge zwischen Arbeit, Sitzen und Beschwerden.

– *Arbeitsmedizinische Vorsorgeuntersuchung:* Ist den Beschäftigten anzubieten (§ 6 BildscharbV). Nach dem BG-Grundsatz 37 („Bildschirmarbeitsplatz"). Findet in 5jährigem, bei über 40 Jahre alten Probanden in 3jährigem Abstand statt. Wichtige Untersuchungsbestandteile sind:
  - Prüfung der Sehfunktion: Visus (Bildschirmabstand, i.a. 50 – 60 cm), Stereopsis, Schielneigung, Farbsehen. Bei stärkeren Visuseinschränkungen ist ein *ermächtigter Augenarzt* für eine Ergänzungsuntersuchung zu konsultieren. Kostenübernahme i.a. durch Arbeitgeber.
  - Befragung zu Beschwerden der Augen, des Halte- und Bewegungsapparats, anderen Krankheiten, Medikamenteneinnahme, Arbeitsplatzverhältnissen.
  - Arbeitsmedizinische Beratung.

– *Fachärztliche Untersuchung:* Bei Krankheitszeichen und pathologischen Befunden ist im allgemeinen die Konsultation eines Facharztes (Augenarzt, Orthopäde) erforderlich, mit dem zusammen festgestellt werden muß, ob und unter welchen Bedingungen der Proband (weiter)arbeiten kann.

Regelungen

- **EWG/90/270:** EU-Richtlinie über Mindestvorschriften bezüglich Sicherheit und Gesundheitsschutz bei der Arbeit an Bildschirmgeräten.
- **BildscharbV:** Verordnung über Sicherheit und Gesundheitsschutz bei der Arbeit an Bildschirmgeräten (Bildschirmarbeitsverordnung). Die BildscharbV gilt sofort für alle Arbeitsplätze, die nach dem 20. Dezember 1996 eingerichtet werden. Für länger bestehende Arbeitsplätze gilt sie ab 1. Januar 2000.
- **ZH 1/535:** Sicherheitsregeln für Bildschirmarbeitsplätze (GUV 17.7).
- **ZH 1/600.37:** Auswahlkriterien für spezielle arbeitsmedizinische Vorsorge nach G 37.
- **ZH 1/618:** Sicherheitsregeln für Bildschirmarbeitsplätze im Bürobereich (GUV 17.8).
- **GUV 23.3:** Merkblatt „Bildschirm-Arbeitsplätze".
- **G 37:** BG-Grundsatz für arbeitsmedizinische Vorsorgeuntersuchungen „Bildschirmarbeitsplätze".
- **DIN EN 29241:** Ergonomische Anforderungen für Bürotätigkeiten mit Bildschirmarbeitsplätzen (17 Teile).
- Eine UVV „Bildschirmarbeitsplätze" ist in Planung.

Fahr-, Steuer-, Überwachungstätigkeiten (FSÜ-Tätigkeiten)

Definition

- Tätigkeiten, bei welchen Arbeitsprozesse von Maschinen ausgeführt werden. Dem Menschen kommen dabei nur noch Steuer- und Überwachungsfunktionen zu:
  - *Fahrtätigkeiten:* Auf Fahrzeugen aller Art (von Straßen- und Schienenfahrzeugen über Schiffe, Flugzeuge, Baustellenfahrzeuge bis zu Hoch- und Brükkenkränen, Manipulatoren, Chargiermaschinen).
  - *Steuertätigkeiten:* Auf stationären Maschinen und Anlagen, in denen Arbeitsprozesse mechanisiert ablaufen, die einer dauernden Steuerung bedürfen (z. B. Seil- und Förderbahnen, Mischmaschinen).
  - *Überwachungstätigkeiten:* An Maschinen und Anlagen, in welchen Arbeitsprozesse überwiegend oder vollständig automatisch ablaufen. Überwachung des Regelablaufs, Eingriff bei Unregelmäßigkeiten oder Störfällen.

Belastungsfaktoren

- **Kennzeichen dieser Arbeitsform:** Fehlen körperlicher Arbeit. Der Ausführende setzt mit Kommandos, Steuerhebeln oder -rad große Kräfte in Bewegung, von denen er Vorstellung und für die er Gefühl haben muß, ohne jedoch unbedingt unmittelbar die Arbeitsabläufe verfolgen zu können. Die Belastung liegt hier im psychomentalen Bereich, was die Verantwortung für den Arbeitsprozeß selbst, für den Anlagenwert und besonders für Personen (z. B. Fahrtätigkeit) betrifft. Sie ist gekennzeichnet durch dauernde Aufnahme, Erkennen und regelrechte Verarbeitung von Informationen und Umsetzung in steuernde Aktivitäten (spezifische Leistung):
- **Informationsaufnahme:** In erster Linie Beanspruchung der Sehfunktionen, in zweiter Linie des Gehörs. Die Belastbarkeit dieser Organe ist zwar erheblich größer als die psychomentale Belastbarkeit, ihre Funktionsfähigkeit muß jedoch ausreichend sein.
- **Psychomentale Belastung:** Dauernde (!) gleichbleibend hohe *Konzentration* erforderlich, insbesondere bei Fahr- und Steuertätigkeiten. Entscheidungen müssen schnell und situationsgemäß getroffen werden, die Ausführung exakt geschehen. Es muß vorausschauend gehandelt werden können. Überwachungstätigkeiten (aber auch bisweilen Fahrtätigkeiten) sind durch Mangel an Sinnesreizen gekennzeichnet (*Monotonie*). Bei Störfällen müssen aber Informationen sofort richtig und in ihrer Bedeutung erkannt werden können, so daß zielgerichtet gehandelt wird. Die Grenzen der Belastbarkeit zeigen sich in Konzentrationsmängeln und Ermüdung mit Zunahme der Fehlerhäufigkeit.
- **Bewegungsmangel:** Die Ausführung der Tätigkeit erfolgt überwiegend im Sitzen, wobei, im Unterschied zu anderen Sitztätigkeiten, die Körperhaltung nur wenig geändert bzw. durch kurzes Aufstehen verändert werden kann. Durch Konzentration auf die Tätigkeit wird oft eine Körperhaltung eingenommen, die mit Dauerbelastung einiger Muskelpartien verbunden ist. Das gilt besonders dann, wenn der Arbeitsplatz nicht ausreichend ergonomisch gestaltet ist (siehe auch Ergonomie, S. 503).
- **Zusatzbelastungen:** Im Zusammenhang mit der Tätigkeit auftretende Belastungen, welche die psychomentale Belastbarkeit einschränken können:
  - *Schicht- und Nachtarbeit* (S. 418): Vorkommen bei FSÜ-Tätigkeiten häufig, da Nachtfahrten gemacht, Anlagen durch Schichtarbeit ausgelastet werden oder ihre automatischen Funktionen auch außerhalb der Arbeitszeiten überwacht

werden müssen. Bei Fahr- und Steuertätigkeiten spielt hierbei die dauernde Wachheit und die Aufrechterhaltung der Konzentration bzw. das Vermeiden von Fehlern bei dauernder Belastung eine Rolle, bei Überwachungstätigkeiten die Erfordernis, im Bedarfsfall (Störung) sofort und zielgerichtet auf unerwartetes Ereignis zu reagieren. Da der Schlaf-Wach-Rhythmus nicht vollständig beeinflußbar ist, muß durch Pausen-, Schicht- und Besatzungsregelungen, bei reinen Überwachungstätigkeiten, durch Nebenarbeiten versucht werden, einen ausreichenden Aufmerksamkeitspegel zu erhalten.

- *Lärm* (S. 301): Weiterer Belastungsfaktor, häufig in Fahrzeugen, jedoch auch in Anlagen, wobei gehörschädigende Schallpegel erreicht werden können. Lärm mindert die Konzentrationsfähigkeit und fördert die Ermüdung (z. B. gleichbleibendes Brummen).
- *Vibrationen* (S. 313): Ebenfalls häufig in Fahrzeugen (Baufahrzeuge, Brückenkräne mit Fahrkabine). Es handelt sich um stochastische Vibrationen, die bei mangelnder Federung gesundheitsschädigendes Ausmaß erreichen können. Bei neueren Fahrzeugen sollten durch entsprechende Sitzgestaltung keine schädigenden Vibrationen mehr auftreten.
- *Klima* (S. 434, 526): Besonderes Problem in Fahrzeugen. *Hitze* bei Sonnenschein und/oder hohen Außentemperaturen führt zu Innentemperaturen, die am stationären Arbeitsplätzen nicht erlaubt wären (ArbStättV, ASR 6/1,3: 2.4), dabei wird jedoch Daueraufmerksamkeit verlangt! Hitze fördert Ermüdung und setzt Belastbarkeit herab. *Kälte* (S. 437): für Anlagensteuerung im Freien, aber auch für stehende Fahrzeuge (wartender Fahrer) ein ernstzunehmender Belastungsfaktor.

Gesundheitliche Auswirkungen

- FSÜ-Tätigkeiten sind nicht gesundheitsgefährdend. Sie können jedoch durch ihre Eigenart Befindensstörungen hervorrufen bzw. fördern, die sich auch auf die Tätigkeit selbst auswirken können.
- **Ermüdung:** Bei andauernder monotoner Tätigkeit ohne Auftreten besonderer äußerer Reize. Gefördert wird Ermüdung durch den Biorhythmus (Phasen verminderter Leistungsbereitschaft am Nachmittag und nachts), durch Schichtarbeit, mangelnde Pausen, dauerndes Sitzen, Wärme und gleichmäßigen Geräuschpegel (Motorbrummen). Folgen sind zunehmende Fehlerhäufigkeit und Einschlafgefahr mit erhöhtem Unfallrisiko.
- **Muskelverspannungen:** Durch dauernde Einhaltung einer bestimmten Sitzposition werden Muskelverspannungen gefördert (Muskelermüdung durch statische Haltearbeit). Dies gilt besonders, wenn der Arbeitsplatz, wie Sitz, Gestalt und Position von Arbeitsmitteln, Arbeitsplatzumgebung (Blendung durch unzureichende Beleuchtung, Zugerscheinungen bei mangelhafter Belüftung) nicht ausreichend gestaltet sind. Dabei ist zu beachten, daß der Arbeitsplatz oft über die ganze Schichtlänge eingenommen werden muß. Auch Unzulänglichkeiten des Arbeitsplatzes, die bei kurzer Nutzung keine Beschwerden hervorrufen, können von Belang sein.
- **Assoziierte Beschwerden/Krankheiten (LWS):** Vergleichsweise gehäuft bei Ausübung von FSÜ-Tätigkeiten, insbesondere Fahrtätigkeiten, auftretende Beschwerden bzw. Krankheiten. Sie sind in der Bevölkerung weit verbreitet:
  - *Beschwerden des Bewegungsapparates (LWS):* Sie äußern sich überwiegend in Muskelschmerzen. Häufig sind Lumbagines und dauernde Rückenschmerzen. Erkrankungen des Bewegungsapparats sind deshalb auch der häufigst

genannte Grund für Fahruntauglichkeit bei Busfahrern. Auch Übergewichtigkeit (s. u.) trägt zu den Beschwerden bei.

- *Herz-Kreislauf-Krankheiten:* Gehäuftes Auftreten einer arteriellen Hypertonie, daneben Schwindelgefühl, „Kreislaufstörungen"; Bei Fahrern der zweithäufigste Grund für Fahruntauglichkeit.
- *Ernährung und Fettstoffwechselstörungen:* Übergewicht findet sich häufig bei Fahrern (bei ca. 20% Broca-Index > 20%), ebenso Hypercholesterinämie (bei ca. 25% Cholesterin > 260 mg/dl), Hyperlipidämie (bei ca. 15% Triglyzeride > 300 mg/dl), und Hyperurikämie (bei ca 20% Harnsäure > 7 mg/dl) (nach Haas et al. BAU-Forschungsbericht 597, 1989).
- *Krankheiten der Verdauungsorgane:* Hier werden bei Fahrern häufig Magenbeschwerden angegeben. Neben den Belastungen durch Schichtdienst und unregelmäßige Ernährung kann dies auch durch die sitzende Tätigkeit und die psychomentale Belastung bedingt sein.

Arbeitsmedizinische Vorsorgeuntersuchung: Konzept

- **G 25 (Fahr-, Steuer- und Überwachungstätigkeit):** Ausführung der Untersuchung nach dem berufsgenossenschaftlichen Grundsatz 25. Für spezielle FSÜ-Tätigkeiten gibt es weitere Regeln und Empfehlungen (siehe Untersuchungen, S. 111).
- **Untersuchungskonzept:** Herleitung aus einem fiktiven physiologischen Modell (Abb. 39). Eine spezifische Leistung erfordert ein Mindestmaß an bestimmten Funktionen. Primär sind es die Funktionen der informationsaufnehmenden (Auge, Ohr), der steuernden (Zentralnervensystem) und der ausführenden (peripheres Nervensystem, Bewegungsapparat) Organe. Voraussetzung zu deren

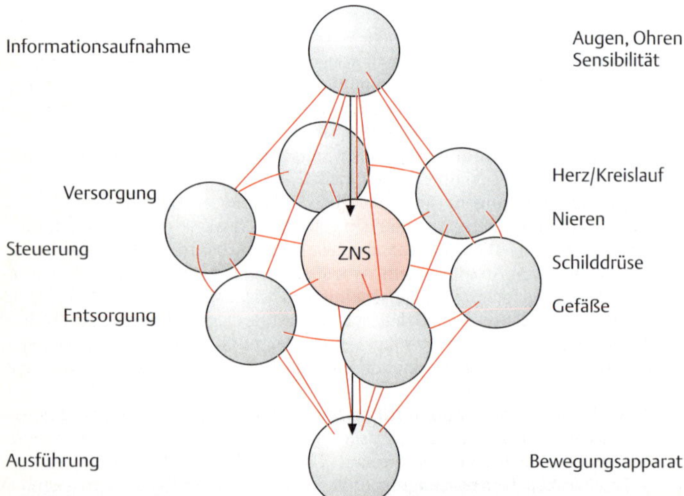

Abb. 39 Fahr-, Steuer-, Überwachungstätigkeit: physiologisches Modell.

regelrechter Funktion schaffen die sekundären Versorgungsorgane (Herz-Kreislauf, Lunge, Leber, Niere usw.), deren ausreichende Funktion gewährleistet sein muß.

- **Ziele der Untersuchung:**
  - *Feststellung der Tauglichkeit:* Bestehen zum Zeitpunkt der Untersuchung Hinweise auf Gesundheitsstörungen, die zu Gefährdungen für den Probanden oder Dritte führen? Hierzu zählen:
    - Gesundheitsstörungen, die dauernd die spezifische Leistung mindern (z.B. zerebrovaskuläre Insuffizienz, Hirnleistungsschwäche).
    - Gesundheitsstörungen, die das Risiko eines plötzlichen Ausfalls durch Bewußtseinsverlust stark erhöhen (z.B. Hypoglykämierisiko bei insulinpflichtigem Diabetes, zerebrales Anfallsleiden).
    - Gesundheitsstörungen, die zu einer Ablenkung der Aufmerksamkeit führen (z.B. Schmerzen bei Koliken, psychiatrische Krankheiten).
  - *Prognostische Beurteilung:* Die Beurteilung des Gesundheitszustandes bis zur nächsten vorgesehenen Untersuchung ist erforderlich.
- **Primärpräventive Gesichtspunkte:** Bei arbeitsmedizinischen Vorsorgeuntersuchungen hinsichtlich der spezifischen Leistungsfähigkeit müssen auch primärpräventive Gesichtspunkte beachtet werden, um anhand von Risikofaktoren und Frühindikatoren frühzeitig Risiken aufzudecken, die die Tauglichkeit zu einem späteren Zeitpunkt beeinträchtigen könnten (leider nicht Bestandteil des G 25).
- **Untersuchungsinhalte, -frequenz:** Die Untersuchung beinhaltet Funktionsprüfungen von Seh- und Gehörqualitäten sowie die körperliche Untersuchung mit Anamnese.
  - *Funktionsprüfungen:* Mindestanforderungen dürfen nicht unterschritten werden. Die Mindestanforderungen sind tätigkeitsspezifisch definiert; je höherwertiger und risikoreicher die Tätigkeit, desto höher die Anforderungen in den Funktionstests.
  - *Umfang der Untersuchung:* Ärztliche Ermessenssache. Es werden Kriterien aufgezählt, bei denen gesundheitliche Bedenken geäußert werden sollten.
  - *Untersuchungsfrequenz:* Die zeitlichen Abstände der Untersuchungen betragen maximal 3 Jahre.

Arbeitsmedizinische Vorsorgeuntersuchung: Inhalte und Bewertungen

- **Funktionsprüfungen:** Bezüglich der Sehschärfe sind Nah- und Farbensehen bedeutsam bei Steuer- und besonders bei Überwachungstätigkeiten. An das Hörvermögen werden nur bei Überwachungstätigkeiten (Erkennung von Warnsignalen) besondere Anforderungen gestellt, an den Lichtsinn nur im Straßenverkehr. Im G 25 sind die Anforderungsstufen für jede Funktion tätigkeitsspezifisch definiert:
  - *Auge* (Funktionsprüfungen siehe Optometrie, S. 171): Beachtet werden müssen auch „Randfunktionen" des Auges, also Augenlider (Ptosis), Tränenapparat (Über-, Unterfunktion), Konjunktiva (Entzündungen, allergische Kojunktivitis, Chemosis), Kornea, Skleren und der Muskelapparat (Augenbeweglichkeit, Doppelbilder).
  - *Gehör* (Funktionsprüfungen siehe Audiometrie, S. 176): Bedeutung nur für Überwachungstätigkeiten; bei Fahrern im öffentlichen Personenverkehr muß auch an Verständigung bei Umgebungslärm gedacht werden!

- **Herz-Kreislauf-System:** Im G 25 sind keine speziellen Untersuchungen vorgesehen. Wegen der Häufigkeit von Herz-Kreislauf-Krankheiten werden jedoch grundsätzliche Empfehlungen zur Beurteilung von einigen wichtigen Krankheiten gegeben.
  - *Herz-Kreislauf-Krankheiten* (S. 229):
    - Koronare Herzkrankheit: Nicht von vorneherein Grund zur Untauglichkeit, eher zur engmaschigeren ärztlichen Überwachung (Einbeziehung des behandelnden Arztes!). Bei Vorliegen einer klinisch gesicherten Angina pectoris Ausschluß für Personenbeförderung, ansonsten muß fallabhängig entschieden bzw. Bedingungen für die Tätigkeit definiert werden.
    - Zustand nach Myokardinfarkt: Zunächst Ausschlußgrund; nach 6 Monaten sollte jedoch geprüft werden, ob die Tätigkeit nicht wieder aufgenommen werden könnte. Kriterien sind Krankheitsverlauf, Belastbarkeit und Veränderungen im Ruhe-EKG.
    - Herzrhythmusstörungen: Hierbei muß die Grundkrankheit beachtet werden (z. B. Rhythmusstörungen bei koronarer Herzkrankheit prognostisch ungünstig, daher Ausschlußgrund für Fahrtätigkeiten, besonders im Verkehr). Wichtig ist die Symptomatik. Besteht ein erhöhtes Risiko für Kreislaufschwäche/-stillstand und Bewußtseinsverlust, müssen gesundheitliche Bedenken geäußert werden. Besonders kritisch müssen Blockbilder betrachtet werden. Ein Karotissinus-Syndrom ist z. B. besonders dann Ausschlußgrund, wenn in der Vergangenheit bereits Adams-Stokes-Anfälle diagnostiziert wurden. Herzschrittmacher sind Ausschlußgrund bei Fahrtätigkeiten mit Personenbeförderung.
    - Herzinsuffizienz: Ab NYHA-Stufe 3 absoluter Ausschlußgrund, zuvor muß entsprechend der Tätigkeit und Symptomatik individuell entschieden werden.
  - *Untersuchungsverfahren* (siehe auch Ergometrie, S. 165):
    - Blutdruckmessung: Immer erforderlich.
    - Belastungs-EKG: Empfohlen bei höherwertiger Tätigkeit (Fahrtätigkeit) ab 45 Jahren, da in diesem Alter eine stark zunehmende Häufigkeit von Herz-Kreislauf-Krankheiten beobachtet wird. Ein Belastungs-EKG kann Aufschluß über eine asymptomatische Myokardischämie (Tab. 120) geben, deren Vorhandensein auf eine koronare Herzkrankheit schließen läßt. Die Ergometrie sollte daher als Provokationstest eingesetzt werden.

Tabelle 120 Altersabhängige Prävalenz der asymptomatischen Myokardischämie (nach Diamond, 1979)

Altersgruppe (Jahre)	Prävalenz (%)
30–90	1,9
40–49	5,5
50–59	9,7
60–69	12,3

- *Gesundheitliche Bedenken:* Nach den Beurteilungskriterien unter folgenden Umständen zu äußern:
  - Bewußtseins- und Gleichgewichtsstörungen sowie Anfallsleiden jeglicher Ursache.
  - Dauerbehandlung mit Medikamenten, die die Fahrtüchtigkeit einschränken.
  - Erkrankungen und Veränderungen des Herzens oder des Kreislaufs mit erheblicher Einschränkung der Leistungs- oder Regulationsfähigkeit, Blutdruckveränderungen stärkeren Grades.

➤ **Stütz- und Bewegungsapparat:** Die Funktionsfähigkeit muß entsprechend den Aufgaben gewährleistet sein (für Fahrtätigkeiten im Verkehr siehe dazu auch Verkehrsgutachten, S. 222). Besonders berücksichtigt werden müssen chronische Schmerzen und Auftreten akuter Schmerzattacken (S. 278).

➤ **Diabetes mellitus:** Das Vorliegen eines insulinpflichtigen Diabetes mellitus ist ein Ausschlußgrund für Fahrtätigkeiten mit Personenbeförderung. Ansonsten abhängig von Tätigkeit (z. B. Schichtarbeit, gefährliche Tätigkeit, Arbeit ohne Kontrolle durch andere Personen), Führung (Einstellung und Kontrolle der Blutzuckerwerte; Blutzuckerpaß) und Krankheitsverlauf (siehe auch Diabetes mellitus, S. 220).

➤ **Sonstige Organkrankheiten:** Beurteilung unter den oben genannten Gesichtspunkten (Feststellung der Tauglichkeit). Erst wenn die Erkrankung negative Auswirkungen auf die spezifische Leistungsfähigkeit hat bzw. ein erhöhtes Risiko für Bewußtseins- und Aufmerksamkeitsverlust in sich birgt, können gesundheitliche Bedenken geäußert werden.

➤ **Anfallsleiden:** Grundsätzlich Ausschluß bei Fahrtätigkeit im öffentlichen Verkehr, bis einige Jahre Anfallsfreiheit nachgewiesen werden können. Die Medikamenteneinnahme kann Nebenwirkungen ergeben, die die Tätigkeit ebenfalls beeinträchtigen. Für andere FSÜ-Tätigkeiten muß unter Berücksichtigung von Tätigkeit, Persönlichkeit und Symptomatik entschieden werden (siehe auch zerebrale Anfallsleiden, S. 223).

➤ **Psychiatrische Krankheiten:** Hier müssen, zumindest im Straßenverkehr, enge Maßstäbe angelegt werden. I.a. Ausschlußgrund für FSÜ-Tätigkeiten, weil Aufmerksamkeit und Vigilanz nicht ausreichend sind oder unerwartete oder inadäquate Reaktionen auftreten. Eine Medikamenteneinnahme ist oft ebenfalls Ausschlußgrund.

➤ **Alkohol:** Die psychomentale Leistungsfähigkeit wird durch Alkohol erheblich beeinträchtigt, gehäuftes Auftreten von Fehlentscheidungen (schon ab 0,2 – 0,3 Promille). Ein zu hoher Alkoholkonsum findet sich häufig, ebenso die falschen oder ungenauen Angaben der Betroffenen. Da bisher keine genügend gesicherten Tests mit ausreichend hoher Spezifität und Sensitivität (CDT-[Carbohydrate-Deficient-Transferrin-]Test vielversprechend, siehe S. 268) existieren, müssen zur Beurteilung viele Faktoren herangezogen werden (siehe Alkoholabhängigkeit, S. 263).

➤ **Medikamente:** Medikamente können einerseits die Fahrtüchtigkeit beeinträchtigen, andererseits kann durch Medikamente jedoch die Fahrtüchtigkeit auch wiederhergestellt werden. Einteilung von Medikamenten bezüglich Fahrtüchtigkeit nach Staak (1984):

- *Unmittelbar psychotrope Arzeimittel:* Bei einigen Medikamenten ist Psychotropie erwünscht. Psychotropie zeigt sich in veränderter Orientierungs- und Reaktionsfähigkeit und kann intellektuelle und affektive Fähigkeiten beeinflussen. Akute und chronische Wirkungen (Persönlichkeitsveränderungen) müssen beachtet werden.
- *Mittel mit psychotropen Nebenwirkungen:* Antihistaminika (bei Pollinosis), bestimmte Antihypertonika (Clonidin, Reserpin, α-Methyl-Dopa u.a., einige β-Blocker), bisweilen auch bestimmte Analgetika. Auch Lokalanästhetika, besonders in Verbindung mit sedierenden Medikamenten und im Zusammenhang mit einem Eingriff, wirken leistungshemmend. Deshalb 24 Stunden Karenz!
- *Mittel mit anderen Wirkprinzipien:* Antidiabetika können ein hypoglykämisches Koma hervorrufen. Atropin, Anticholinergika beeinflussen die Akkommodation (Mydriasis). Farberkennungsstörungen werden durch Antimalariamittel und Digitalis verursacht, Gesichtsfeldeinschränkungen durch Chinin.

➤ **Beachte:** Nach Krankheit und/oder Neueinstellung mit Medikamenten muß eine Vorstellung des Probanden beim ermächtigten Arzt erfolgen! Berufsfahrer im öffentlichen Verkehr müssen bei Einnahme von Medikamenten, bei denen eine Beeinträchtigung der Fahrtüchtigkeit, auch nur gelegentlich, bekannt ist, evtl. eine Karenzzeit zur Beobachtung einlegen.

Präventive Maßnahmen

➤ **Pausenregelungen:** Wegen des hohen Konzentrationsniveaus sollten häufig kleine Pausen mit Bewegung (Gymnastik) eingelegt werden, um einer Ermüdung vorzubeugen (siehe auch Pausen, S. 423).

➤ **Schichtregelung:** Dauerschichten sollten möglichst vermieden werden, da der Zirkadianrhythmus nicht verschoben werden kann. Am besten sind täglich wechselnde Schichten mit dazwischenliegenden ausreichenden Ruhezeiten (siehe auch Schicht- und Nachtarbeit, S. 418).

➤ **Zusatztätigkeiten:** Bei Überwachungstätigkeiten mit Nachtschicht sollte die nötige Vigilanz durch leichte, jederzeit zu unterbrechende Tätigkeiten erhalten werden.

➤ **Klima:** Zur Erhaltung von der notwendigen Konzentration und Aufmerksamkeit bei Fahrern sollte in Fahrzeugkabinen eine Klimatisierung erfolgen. Das gilt besonders für Fahrzeuge, die vollschichtig von einem Fahrer bedient werden. Bei PKWs, in denen es häufig bei stehendem Motor zu längeren Wartezeiten kommt, ist eine Standheizung erforderlich.

➤ **Lärm:** Kann dem Problem der Lärmdämpfung in Fahrzeugen und Anlagen durch technische Maßnahmen nicht abgeholfen werden, ist ein persönlicher Gehörschutz, ggf. mit Sprechfunk, erforderlich (Gehörschutz, S. 546).

➤ **Sitzgelegenheit:** Auf gute ergonomische Eigenschaften und leichte Verstellbarkeit ist Wert zu legen. Die Benutzer müssen in die Verstellmöglichkeiten eingehend eingewiesen und von der Notwendigkeit, den Arbeitsplatz an ihre Körpermaße anzupassen, überzeugt werden.

➤ **Ernährung:** Anpassung an die fehlende körperliche Belastung und die geringe Bewegung, um Übergewicht und Verdauungsstörungen zu vermeiden. Leichte und ballaststoffreiche Kost (S. 492).

Fahr-, Steuer-, Überwachungstätigkeiten (FSÜ-Tätigkeiten)

Regelungen

- Siehe auch Untersuchungsformen, Übersicht (S. 110).
- **StVZO:** Straßenverkehrszulassungsordnung: Regelt Erlaubnis bzw. Wegfall der Erlaubnis zum Führen von Fahrzeugen.
- **BOStrab:** Verordnung über den Bau und Betrieb von Straßenbahnen: Eignung der Fahrer ist durch regelmäßige ärztliche Untersuchungen (alle 3 Jahre) festzustellen (§ 56[3]). Dazu VÖV-Richtlinien mit Kriterien zur Feststellung der Tauglichkeit (ähnlich G 25).
- **Krankheiten und Kraftverkehr:** Gutachten des gemeinsamen Beirats für Verkehrsmedizin, Schriftenreihe des Bundesministers für Verkehr, Bonn, Heft 71 (1992).
- **Sehvermögen und Kraftverkehr:** Gutachten des Bundesgesundheitsamtes, Kirschbaum-Verlag, Bonn (1972) (trotz weiterhin bestehender Aktualität leider nicht mehr im Handel erhältlich).
- **G 25:** „Fahr-, Steuer- und Überwachungstätigkeiten", in Verbindung mit ZH 1/600.25 (Auswahlkriterien).

Definition

- Tropen sind die äquatornahen Gebiete innerhalb der Wendekreise. Die hier das ganze Jahr über herrschenden besonderen klimatischen Verhältnisse (hohe Temperatur, hohe Luftfeuchtigkeit) und die dort zumeist bestehenden allgemeinen wirtschaftlichen Verhältnisse führen zu einer Reihe von gesundheitlichen Risiken. Solche Risiken werden aber auch u.a. durch das Verhalten des Reisenden, präventive Maßnahmen und den eigenen Gesundheitszustand beeinflußt.
- Dieses Kapitel lehnt sich inhaltlich eng an die jährlich erscheinenden Impf- und Reiseempfehlungen der WHO an (s. Regelungen).

Gesundheitliche Belastungen und Gefährdungen/Risiken

- **Flugbedingte gesundheitliche Beschwerden:** Das Flugzeug ist übliches Verkehrsmittel, um in tropische Länder zu gelangen. Jedoch kann schon der Flug unter Umständen Probleme mit sich bringen:
  - Akute Beschwerden durch Druckveränderungen (z.B. Blähungen, Zahnschmerzen, Mittelohrbeschwerden, siehe Unterdruck, S. 377).
  - Gesundheitliche Risiken durch langes Sitzen (Durchblutungsstörungen, Thrombosen).
  - Verringerte gesundheitliche Belastbarkeit und Krankheiten können unter Umständen zur eingeschränkten *Reisefähigkeit* oder Nichteignung führen. Die IATA (International Air Transport Association) empfiehlt deshalb, Passagiere von der Beförderung auszuschließen, die eine Infektionsquelle darstellen oder sich selbst oder Dritte gefährden. Eine vorhergehende medizinische Untersuchung und Beurteilung ist erforderlich, wenn die Gesundheit des Reisenden durch die geplante Reise und den Aufenthalt besonders gefährdet ist. Bei bestehenden Erkrankungen ist zu prüfen, ob z.B. Ansteckungsgefahr für andere besteht, ob der Reisende ein erhöhtes Gesundheitsrisiko für sich und andere eingeht und ob sich der Gesundheitszustand durch den oder beim Flug verschlechtern kann.
- **Zeitzonen-Verschiebung („jet-lag"):** Störung des Zirkadianrhythmus. Je nach Zeitdifferenz unterschiedliche Dauer der Anpassung (bis zu 1 Woche). Nach Hin- und Rückreise sind deshalb Ruhetage einzuplanen. Medikamenteneinnahme zu bestimmten Tagesstunden ist an den neuen Rhythmus zu adaptieren (z.B. Insulin).
- **Klima:** Hohe Temperatur und Luftfeuchtigkeit sind auch schon in körperlicher Ruhe eine Belastung für Herz und Kreislauf. Wasserverlust durch starkes Schwitzen.
- **Essen und Trinken:** Nahrungsumstellung und mikrobiell kontaminierte Nahrungsmittel führen häufig zu Beschwerden und Krankheiten:
  - *Diarrhöen:* Häufigstes Symptom bei Tropenreisenden (20–50%) (Tab. 121). Viele Ursachen, deshalb keine allgemeingültige Therapie. Von prophylaktischer Einnahme von Antibiotika wird abgeraten. Beim Auftreten ist jedoch sofortige Behandlung besonders wegen des Wasser- und Salzverlustes erforderlich. Der Vorbeugung, soweit sie möglich ist, kommt die größte Bedeutung zu. Rohe Nahrungsmittel und Getränke (auch ungekochtes Wasser) vermeiden (s.u., Prävention).

- **Infektionskrankheiten:**
  - 3 wichtige *Infektionsquellen:*
    - Nahrungsmittel: s.o.
    - Insekten: Stich, Biß.
    - Mensch: Sexuelle Kontakte, aerogene Infektion, indirekt über Schmierinfektion.
  - *Häufige Krankheiten:*
    - Malaria.
    - Akute Atemwegs-Infektionen.
    - Hepatitis A und B (s.u.).
    - Gonorrhoe.
  - *Inkubationszeiten:* Zum Teil lange Inkubationszeiten, so daß einige Krankheiten erst nach Rückkehr in die Heimat auftreten können.
- **Häufigkeit von gesundheitlichen Beschwerden (nach WHO):** Siehe Tab. 121.
- **Medizinische Infrastruktur:** Bei Urlaubsreisen in die Tropen ist beim Auftreten von Krankheiten zumeist für sofortige ausreichende medizinische Hilfe gesorgt. Bei längeren Aufenthalten, besonders in Gegenden ohne Infrastruktur, muß erste Behandlung oft ohne fachmedizinische Hilfe erfolgen.
  - *Medical report:* Bei Behandlung durch einen Arzt oder medizinisches Fachpersonal ist eine Dokumentation über Untersuchungsbefunde, (Verdachts-) Diagnose und eingeleitete Behandlung wichtig, um sachgemäß zu Hause weiterbehandeln zu können und eventuelle Ansprüche (Berufskrankheiten-Verfahren) dokumentiert zu haben.
  - *Stand-by-Therapie:* Selbstmedikation bei fehlender Behandlungsmöglichkeit. Eine Reiseapotheke sollte entsprechend der zu erwartenden medizinischen Infrastruktur zusammengestellt und der Proband über Indikation und Anwendung instruiert werden (z.B. mit Merkblatt).

Klimatische Belastung

- Die klimatische Belastung in tropischen Ländern entspricht im Prinzip der Belastung an Hitzearbeitsplätzen (S. 434).
- **Besonderheiten der klimatischen Belastung in tropischen Ländern:**
  - Dauernd erhöhte Temperaturen (i.a. nicht so hoch wie bei Hitzearbeitsplätzen, dafür aber nicht nur auf wenige Stunden am Tag begrenzt).
  - Wenig Strahlungshitze (Infrarot-Strahlung), zumindest nicht außerhalb direkter Sonneneinstrahlung.
  - Dauernd hohe Luftfeuchtigkeit. Die Schweißabgabe steigt zwar bei hohen Lufttemperaturen, hat jedoch nur einen geringen Effekt (siehe Klimasummenmaße, S. 526).
- **Herz-Kreislauf-Belastung:** Durch feucht-heißes Klima kommt es infolge der gesteigerten Durchblutung der Peripherie zur Erhöhung der Wärmeabgabe auch schon in Ruhe zu einer unter Umständen beträchtlichen Beanspruchung des Herz-Kreislauf-Systems. Bei physischer Arbeit führt zusätzliche Belastung zur insgesamt verminderten Leistungsfähigkeit und früheren Erschöpfung. Ist die Leistungsfähigkeit (z.B. krankheitsbedingt) reduziert, kann auch schon in Ruhe oder bei geringen Belastungen die bestehende Restleistungsfähigkeit überbeansprucht werden.

Aufenthalt in den Tropen

Tabelle 121 Geschätzte Inzidenz von Gesundheitsbeschwerden bei Tropenreisenden

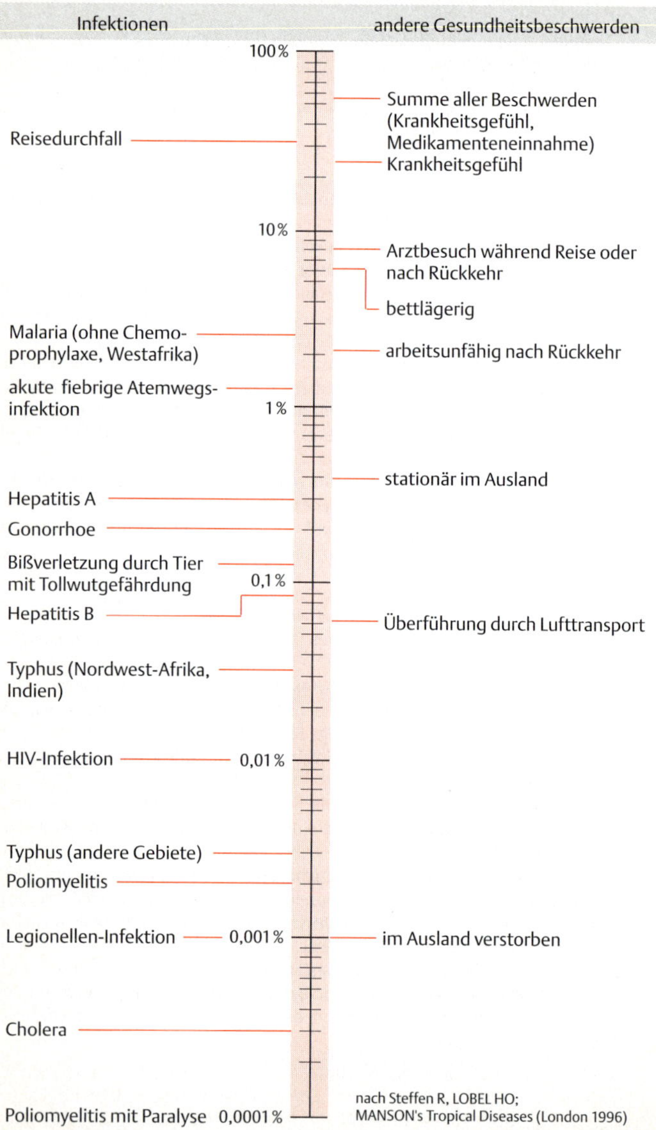

nach Steffen R, LOBEL HO; MANSON's Tropical Diseases (London 1996)

- **Akklimatisation** (S. 435): Bei Daueraufenthalt in tropischem Klima tritt im Verlauf einiger Wochen eine Anpassung physiologischer Reaktionen auf, die bei ausbleibender Wärmebelastung wieder verloren geht. Die Ausprägung ist individuell verschieden:
  - Vermehrung der Schweißabgabe bis maximal auf die doppelte Menge bei Abnahme des Salzgehaltes bis auf minimal 1/10 der ursprünglichen Konzentration.
  - Abnahme der Herzfrequenz bei gleicher Belastung.

Infektionsgefahren

- Infektionskrankheiten sind die häufigsten unfreiwilligen Mitbringsel bei und nach Aufenthalt in den Tropen. Zahlreiche Infektionsgelegenheiten mit neuen Krankheitserregern bestehen in einer neuen Umgebung mit vielen nicht wahrgenommenen Risiken (Nahrung, Getränke, soziale Kontakte). Eine Reihe von Krankheiten tritt nur in den Tropen auf, viele Krankheiten sind aber auch auf der ganzen Welt anzutreffen, jedoch ist das Erkrankungsrisiko in den Tropen höher.
- **Infektionsquellen:**
  - *Tiere:* Tierbisse führen neben Verletzungen möglicherweise zu Infektionen (Rabies, Tetanus). Daneben Schlangen- und Skorpionbisse mit artspezifischen Giften.
  - *Insekten:* Überträger von verschiedenen Infektionskrankheiten (Tab. 122); Zusätzlich auch lokale oder allgemeine Reaktionen aufgrund von Insektengiften in der Wunde.
  - *Nahrungsmittel:* Häufigste Infektionsquelle (bei 20 – 50% aller Reisenden tritt Durchfall auf). Durch rohe, unzureichend oder vor zu langer Zeit gekochte Speisen und nicht abgekochte bzw. pasteurisierte Getränke oder durch nicht geschältes Obst. Daneben orale Infektionen durch Schmierkontaminationen. Erreger sind Bakterien (z. B. Salmonellen, Shigellen, Listerien, Staphylokokken, Vibrionen, Yersinien), Viren (z. B. Hepatitis A), Protozoen (Entamoeba) und Würmer.

Tabelle 122 Verschiedene Infektionskrankheiten und Überträger

Insekten	Infektionskrankheiten
Moskitos (Anopheles)	Malaria
Moskitos (Aedes u. a.)	Gelbfieber, Denguefieber, virale Enzephalitis
Tsetse-Fliege	Schlafkrankheit
Schmetterlingsmücken (Phlebotomen)	Leishmaniasis
Läuse, Flöhe	Rückfallfieber, Pest, Fleckfieber

Protozoen

- Protozoen sind Erreger der wichtigsten Tropenkrankheiten (Malaria). Insgesamt Neigung zu langwierigen Verläufen. Inkubationszeiten variieren erheblich und können von wenigen Wochen bis zu mehreren Jahrzehnten reichen (s. Krankheiten nach Rückkehr, S. 465).

Aufenthalt in den Tropen

- **Malaria:** Durch Plasmodien hervorgerufene fieberhafte Infektionskrankheit. Übertragung durch Stechmücken (Anopheles). Jährliche weltweite Inzidenz ca. 200 Mio. Fälle. Infektionen überwiegend aus Afrika, an zweiter Stelle aus Asien. In Deutschland ist mit einer Inzidenz von ca. 5000 Fällen pro Jahr zu rechnen, davon werden etwa 900 gemeldet.
  - *Formen:*
    - Malaria tropica: Lebensbedrohende Erkrankung für Erstinfizierte. Leitsymptome sind hohes Fieber und Hämolyse. Kein Fieberrhythmus wie bei anderen Malariaformen. Eine besondere Gefahr stellen Komplikationen dar, die auftreten, wenn keine adäquate Behandlung erfolgt: Anämie, Thrombozytopenie, hämolytischer Ikterus, Niereninsuffizienz, Hyperglykämie, ZNS-Symptome, Lungenödem.
    - Malaria quartana: Gutartig verlaufende Form mit Auftreten von Fieber, typischerweise alle 72 Stunden (Synchronisation der Parasitenvermehrung).
    - Malaria tertiana: Gutartige Form; Auftreten von Fieber, typischerweise alle 48 Stunden.
  - *Diagnostik:* Dicker Tropfen zur Anreicherung von Schizonten auf das 15fache. Bluttropfen auf Fläche von 15 – 20 mm Durchmesser verrühren, trocknen lassen. Mit destilliertem Wasser Hämolyse herbeiführen. Danach Giemsa-Färbung. Diagnostische Grenze bei 20 Parasiten/μl Blut. Blutversand ins Labor mit EDTA-Röhrchen. So kann zusätzlich die etwas empfindlichere Mikrohämatokrit-Anreicherung durchgeführt werden.
  - *Therapie:* Im allgemeinen nicht Aufgabe des Betriebsarztes, sondern sollte unter Anleitung eines in der Tropenmedizin erfahrenen Arztes erfolgen. Dies ist besonders deshalb wichtig, da eine zunehmende Resistenz, insbesondere von Plasmodium falciparum (Chloroquinresistenz), festzustellen ist, und deshalb gezielt die richtigen Medikamente anzuwenden sind (Therapiekontrolle). Gerade die M. tropica neigt sehr schnell zu Komplikationen. Behandlung unter Umständen deshalb auch stationär.
  - *Chemoprophylaxe und Prävention* (s. u.): Impfstoff in Entwicklung, jedoch derzeit noch nicht anwendbar.

Tabelle 123 Formen und Häufigkeiten der Malaria (nach Haas, J., Knobloch, J.: in Konietzko, Handbuch Arbeitsmedizin, Landsberg 1992)

Erreger	Malariaform	Häufigkeit
Plasmodium falciparum	Malaria tropica	46 %
Plasmodium vivax/Plasmodium ovale	Malaria tertiana	42 %
Plasmodium malariae	Malaria quartana	3 %
unbestimmt		9 %

- **Amöbiasis** (Amöbenruhr): Durch Entamoeba histolytica hervorgerufene, sehr häufige Infektion, meistens aber blande verlaufend. Wird durch Schmierinfektion oral übertragen. Im Erkrankungsfall überwiegend Colitis, gelegentlich Leberabszeß. Chemotherapie mit Metronidazol und verwandten Präparaten. Sanierung von gesunden Zystenträgern mit Diloxanidfuroat.

➤ **Trypanosomiasis:** Von Trypanosomen hervorgerufene Krankheiten. Zu unterscheiden sind die afrikanische (Schlafkrankheit) und südamerikanische T. (Chagas-Krankheit). Diagnose hämatologisch (Dicker Tropfen) oder immunologisch und molekularbiologisch (PCR).
  - *Schlafkrankheit:* Überträger ist die Tsetse-Fliege. Nach Generalisation (unspezifische Zeichen, Fieber) ZNS-Symptomatik („Schlafkrankheit").
  - *Chagas-Krankheit:* Überträger sind Raubwanzen. Primäraffekt, Generalisationsstadium mit Fieber. Lymphknotenschwellungen, Organmanifestationen. Chronisches Stadium durch Vergrößerungen von Organen (Kardiomegalie, Megakolon u. a.) gekennzeichnet.

➤ **Leishmaniosen:** Überträger sind Schmetterlingsmücken (Phlebotomen). Kutane, mukokutane und viszerale (Kala Azar) Verlaufsformen sind zu unterscheiden. Auftreten vergleichsweise selten.

Viren

➤ **Dengue-Fieber** (5-Tage-Fieber): In den gesamten Tropen auftretende, von Stechmücken (Aedes) übertragene und durch Arboviren hervorgerufene fieberhafte Krankheit mit Exanthem. Derzeit noch kein Impfstoff verfügbar.

➤ **Gelbfieber:** Durch RNA-Virus hervorgerufene fieberhafte Krankheit. Übertragung durch Stechmücken (Aedes, Haemagogus). Auftreten in Zentralafrika und Amerika. Wegen der Impfpflicht für viele Länder spielt Gelbfieber heute als Risiko während des Auslandsaufenthaltes keine große Rolle mehr (s. Impfung, S. 468).

➤ **Hepatitis A** (S. 255): Durch Hepatitis-A-Viren (HAV) hervorgerufene Infektionskrankheit. Übertragung durch Schmierinfektion. Hoher Manifestationsindex. Wegen der relativ geringen Durchseuchung in den hochentwickelten Ländern ist die Suszeptibilität entsprechend hoch. So sind ca. 50% der Rückkehrer aus tropischen Ländern nach beruflichem Aufenthalt seropositiv.

➤ **Hepatitis B** (S. 256): Durch Hepatitis-B-Viren (HBV) hervorgerufene Infektionskrankheit. Übertragung parenteral, insbesondere durch sexuelle Kontakte, bei Beschäftigten in medizinischen Diensten durch Stichverletzungen, Hautdefekte. Gefährdung auch iatrogen (ärztliche, zahnärztliche Behandlung). Gehäuftes Auftreten in allen tropischen Ländern; (siehe auch S. 394, 411, 468).

➤ **Hepatitis E:** In Ostafrika, Arabien, Südasien endemisch vorkommend. Übertragung oral (Wasser). Akuter Verlauf, keine Chronifizierung, jedoch häufig fulminant. Keine Immunprophylaxe möglich (S. 262).

Rickettsien

➤ **Fleckfieber:** Durch R. prowazekii hervorgerufene, von der Kleiderlaus dermal übertragene akute Infektionskrankheit. Auftreten häufig in tropischen Bergländern (z. B. Äthiopien). Spätrezidive nach 20–40 Jahren möglich.

➤ **Weitere Formen der Rickettsieninfektion:** Murines Fleckfieber, Felsengebirgsfleckfieber, Tsutsugamushi-Fieber und die im allgemeinen leicht verlaufenden indischen und australischen Zeckenbißfieber. Alle werden von Arthropoden übertragen. Fieber und Exanthem sind die wichtigsten klinischen Zeichen, zum Teil ist auch eine ZNS-Symptomatik oder Lymphknotenbeteiligung zu beobachten.

Aufenthalt in den Tropen

Bakteriell

Bakterien

➤ An erster Stelle stehen die oral übertragenen Krankheiten. Aufnahme der Keime durch Nahrungsmittel oder Getränke. Als Erreger sind hierbei E. coli, Salmonellen, Shigellen, Vibrionen zu nennen, welche akute Durchfallerkrankungen hervorrufen können. Weitere wichtige bakterielle Erkrankungen (Tab. 124):

Tabelle 124 In den Tropen auftretende wichtige bakterielle Erkrankungen

Krankheit	Erreger	Vektor	Vorkommen	Übertragung
Cholera	Vibrio cholerae		überall in den Tropen	verschmutztes Wasser
Epidemisches Rückfallfieber	Borrelia recurrentis	Läuse	Äthiopien, Sudan, Peru	dermal
Endemisches Rückfallfieber	Borrelia duttoni	Zecken	Sudan, Ostafrika	durch Biß
Lepra	Mycobacterium leprae	Mensch	weltweit (fokal)	dermal, aerogen
Pest	Yersina pestis	Flöhe	weltweit (fokal)	durch Stich (Beulenpest) oder aerogen (Lungenpest)

Pilze

➤ Die meisten Pilzkrankheiten treten ubiquitär auf, jedoch ist in den Tropen ihre Ausbreitung begünstigt. Typische Vetreter von tropischen Pilzkrankheiten (Tab. 125):

Tabelle 125 Typische Vertreter tropischer Pilzerkrankungen

Krankheit	Erreger	Vektor	Vorkommen	Übertragung
Nordamerikanische Blastomykose	Blastomyces dermatitidis	Erde, Pflanzen	Nordamerika (Afrika)	aerogen
Paracoccidioidomykose	Blastomyces brasiliensis	Erde, Pflanzen	Süd-, Mittelamerika	aerogen, dermal
Amerikanische Histioplasmose	Histoplasma capsulatum	Erde, Vogelkot	Amerika	aerogen, dermal (?)
Afrikanische Coccidioidomykose	Coccidioides immitis		Afrika	

Würmer

➤ An dieser Stelle werden nur die durch tropentypische Erreger verursachten Erkrankungen aufgeführt (Tab. 126), auch wenn andere, weltweit verbreitete, Wurmkrankheiten in den Tropen gehäuft vorkommen. Eosinophilie ist ein typisches Symptom, welches den Verdacht auf einen Wurmbefall begründet. Bei Therapie kann es durch Abtötung der Würmer zu einem Antigenschub mit schweren allergischen Reaktionen kommen.

Tabelle 126 Typische Vertreter tropischer Wurmerkrankungen

Krankheit	Erreger	Vektor	Vorkommen	Übertragung
Schistosomiasis (Bilharziose)	Schistosoma mansoni	Süßwasserschnecken	Afrika, Arabien, Karibik	dermal
	S. haematobium	Süßwasserschnecken	Afrika, Mittlerer Osten	dermal
	S. japonicum	Süßwasserschnecken	China, Philippinen	dermal
Filariasis	Wuchereria bancrofti	Stechmücken	Tropen	parenteral (Stich)
	Brugia malayi	Stechmücken	Südostasien	parenteral (Stich)
	B. timori	Stechmücken	Indonesien	parenteral (Stich)
Loiasis	Loa loa	Bremsen	Afrika	parenteral
Onchozerkose	Onchocera volvulus	Kriebelmücke	Afrika, Mittel-, Südamerika	parenteral
Drakunkulose	Dracunculus medinensis	Cyclops (Hüpferlinge)	West-, Ostafrika	oral

Krankheiten nach Rückkehr

➤ Viele Infektionskrankheiten können lange Inkubations- oder Latenzzeiten haben oder es können Spätkomplikationen auftreten. Treten Beschwerden auf, so sollte immer nach einem Tropenaufenthalt gefragt werden. Möglicherweise sind noch besondere Ereignisse (z. B. lokale Dermatitis nach Stich) oder besondere Aktivitäten (z. B. Baden in Süßwasserseen) erinnerlich.

➤ **Tropenkrankheiten mit langen Inkubations- oder Latenzzeiten:**
- *Fleckfieber:* Spätrezidiv (Brill-Zinsser-Krankheit) 3 – > 40 Jahre nach Erstinfektion.
- *Lepra:* Inkubationszeit bis zu 20 Jahren.
- *Malaria:* Bei Malaria tertiana (Plasmodium vivax, Plasmodium ovale) Rückfälle bis zu 8 Jahren, bei Malaria quartana (Plasmodium malariae) bis zu 50 Jahren Latenzzeit.
- *Amöbiasis:* Inkubationszeit bis zu mehreren Jahren.
- *Leishmaniosen:* Inkubationszeit 10 Tage – 4 Monate, aber auch Jahre.
- *Schistosomiasis:* Inkubationszeit bei akuter Form 3 Wochen – 2 Monate, bei chronischer Form 6 Monate – mehrere Jahre.

- *Filariosen:* Inkubationszeit 3 – 16 Monate.
- *Loiasis:* Inkubationszeit 2 – 12 Monate.
- *Onchozerkose:* Inkubationszeit 1 – 2 Jahre.

Gesundheitliche Beurteilung

➤ **Feststellung der gesundheitlichen Tauglichkeit:** Nach dem BG-Grundsatz 35 (Arbeitsaufenthalt im Ausland unter besonderen klimatischen und gesundheitlichen Belastungen). Vorerkrankungen müssen berücksichtigt werden, dazu auch die Reisefähigkeit. Bei Frauen muß an bestehende oder beabsichtigte Schwangerschaften gedacht werden. Wichtig ist die Vorstellung beim Arzt *nach der Rückkehr*, auch wenn keine gesundheitlichen Beschwerden vorliegen.

➤ **Vorsorgeuntersuchung** (G 35): Sehr umfangreiche Untersuchung, da die Funktionen aller Organsysteme untersucht werden sollten, abhängig von Arbeitsaufgabe, Dauer des Aufenthaltes und zu erwartender medizinischer Grundversorgung. Zweck der Untersuchung ist auch die Erhebung von Referenzbefunden für spätere Untersuchungen. Obligatorisch ist jedoch nur Urinbefund!

- *Basisuntersuchung:*
  - Ausführliche Anamnese (einschließlich Arbeitsanamnese) und körperliche Untersuchung.
  - Blutbild und Differentialblutbild.
  - Röntgenaufnahme des Thorax.
  - Ruhe-EKG (s. a. Funktionsprüfungen, EKG/Ergometrie, S. 165): Wünschenswert und aussagekräftiger ist eher eine ergometrische Untersuchung, besonders bei Personen > 45 Jahren.
  - Klinisch-chemische Untersuchung (Substrate und Enzyme).
  - Serologie: Anti-HBc (anti-HBs nach vorangegangener Impfung), anti-HAV, HIV-Test (nach schriftlicher Einwilligung durch Probanden).
  - Gynäkologische Untersuchung.
  - Hämoccult bei Personen > 45 Jahren.
  - Durchführung weiterer Untersuchungen entsprechend den vorliegenden Befunden nach Ermessen des Arztes.
- *Organfunktion:* Die am Aufenthaltsort zu erwartende stärkere Belastung der Organsysteme muß berücksichtigt werden:
  - Herz-Kreislauf-System: Belastung durch Klima.
  - Gastro-Intestinal-System: Belastung durch Ernährung.
  - Immunsystem: Belastung durch Infektionskrankheiten.
  - Nieren und Harnwege (Wasser- und Elektrolythaushalt): Belastung durch erhöhte Schweißabgabe, Durchfallkrankheiten.
- *Berücksichtigung besonderer Probleme:* Allgemein schlechtere medizinische Versorgung, besonders bei Notfällen. Zusätzliche Probleme können entstehen durch:
  - Allgemeine Risiken, die auch unter normalen Voraussetzungen bestehen, deren Beherrschung jedoch unter den besonderen Bedingungen Schwierigkeit machen könnte (z. B. Nierensteine, Entgleisung der Diabeteseinstellung, Gicht).
  - Eine evtl. erforderliche Chemoprophylaxe und Therapie von Infektionskrankheiten mit ihren unerwünschten Wirkungen (z. B. Häufung von Anfällen bei Anfallsleiden).

- Gehäuftes Auftreten von Zwischenfällen bei bzw. Exazerbation von bestehenden Krankheiten (gilt für viele anfallsweise auftretenden Episoden, wie z.B. Angina pectoris, Koliken, Glaukom, Asthma).

➤ **Nachuntersuchungen:** Die Durchführung ist schwierig zu terminieren (höchstens, wenn sie am Aufenthaltsort durchgeführt werden können). Bei fehlenden gesundheitlichen Beschwerden erfolgen die Nachuntersuchungen alle 2–3 Jahre. Hier muß auf Expositionen und besondere Beobachtungen, über die der Proband berichtet, auf Beschwerden und Symptome eingegangen werden. Sonst inhaltlich mit Erstuntersuchung übereinstimmend.

➤ **Rückkehruntersuchungen:** Durchführung innerhalb der ersten 8 Wochen nach Beendigung eines Auslandsaufenthalts (> 3 Monate). Eine Rückkehruntersuchung ist auch nach kürzerer Aufenthaltsdauer empfehlenswert, besonders bei gesundheitlichen Beschwerden und ungünstigen Einsatzbedingungen.

➤ **Schwangerschaft:** Unter Beachtung der sonst üblicherweise Beschäftigungsverboten zugrundeliegenden Risikoabschätzungen ist eine bestehende Schwangerschaft Kontraindikation für einen Arbeitsaufenthalt in den Tropen (s. Mutterschutzgesetz, S. 55). Grundsätzlich muß mit einem erhöhten Risiko für Infektionskrankheiten gerechnet werden. Unter bestimmten Umständen können jedoch Ausnahmen gemacht werden, z.B. bei einem kurzen Aufenthalt, geringer körperlicher Belastung und guter medizinischer Betreuung. Kontraindikationen:
  - Einsatz im Gesundheitsdienst.
  - Tätigkeit in Gebieten mit erhöhter Infektionsgefährdung, insbesondere Malaria. Bei Chemoprophylaxe ist darauf zu achten, daß kein Doxycyclin, Halofantrin und Mefloquin eingenommen werden. Umgekehrt muß eine Schwangerschaft während der Einnahme und bis zu 3 Monaten nach Absetzen (bei Doxycyclin bis 1 Woche nach Absetzen) vermieden werden.
  - Impfung mit Lebendvakzine (s. Biologische Noxen, Schutzimpfung, S. 415, 468).

Prävention

➤ **Primäre Prävention:** Eine primäre Prävention im engeren Sinne ist nicht möglich, da mit einem Tropenaufenthalt alle widrigen Umstände in Kauf genommen werden müssen. Primäre Prävention im weiteren Sinne ist durch bestimmte Vorsichtsmaßnahmen zur Verhinderung von Krankheiten eingeschränkt möglich. Schutzimpfungen, Chemoprophylaxe und Eignungstests (Vorsorgeuntersuchung, s. oben) sind Maßnahmen der sekundären Prävention.

➤ **Verhaltensregeln:** Sollten jedem Probanden vor einem Tropenaufenhalt mitgegeben werden:
  - *Allgemeine Akklimatisation:* Arbeit nicht sofort im vollen Umfang aufnehmen (Klima, Höhe, jet-lag).
  - *Nahrungsaufnahme:* Keine Zufuhr von Speisen oder Getränken, die nicht gekocht, geschält bzw. verschlossen importiert sind (Flaschengetränke). Speisen nur in frisch gekochtem Zustand essen („Koche es, schäle es oder lasse es"). Wichtig ist die ausreichende Zufuhr von Flüssigkeit.
  - *Infektionsprophylaxe:* Schutz vor stechenden und saugenden Insekten. Schlafen unter Moskitonetz. Repellentien haben nur beschränkte Wirkung. Barfußlaufen vermeiden. Schwimmen und Waten in Süßwasser (Seen, Bäche, Flüsse) kann zu Infektionen mit Würmern führen.
  - *Soziale Kontakte:* Sexuelle Kontakte zu Einwohnern des jeweiligen Landes vermeiden oder nur mit Schutz (Kondom) ausüben. In einigen Ländern allge-

Aufenthalt in den Tropen

mein hohe HIV-Prävalenz (Afrika), in anderen bei besonderen Gruppen (Prostituierten).

- **Impfungen:** Die Gelbfieber-Impfung ist die einzige vorgeschriebene Impfung in vielen Ländern. In einigen Ländern wird sie auch von Transitreisenden verlangt, wenn sie aus einem als Endemiegebiet betrachteten Land kommen. Zusätzlich empfehlen sich je nach Reiseziel weitere Impfungen, wobei bei Lebendimpfstoffen auf Kontraindikationen und die erforderlichen zeitlichen Abstände zu anderen Impfungen geachtet werden muß.
- **WHO-Empfehlungen:** WHO hat Impfliste mit erforderlichen, empfohlenen und anderen (ratsam für spezielle Umstände) Impfungen aufgestellt.
  - *Erforderliche Impfungen:* Gelbfieber (attenuierter Lebendimpfstoff). Einmalimpfung.
  - *Empfohlene Impfungen* (Tab. 127).
  - *Impfabstände:* Müssen bei Verabreichung von Lebendimpfstoffen beachtet werden (Tab. 128)

Tabelle 127 Empfohlene Impfungen vor einem Aufenthalt in den Tropen (WHO)

Impfung	Impfstoff	Grundimmunisierung
Diphtherie*	Totimpfstoff	3fach-(2fach-)Impfung
Hepatitis A	Totimpfstoff	2fach-Impfung
Hepatitis B	Totimpfstoff	3fach-Impfung
Masern	Lebendimpfstoff	1fach-Impfung
Pertussis*	Totimpfstoff	3fach-(2fach-)Impfung
Poliomyelitis	Lebendimpfstoff (oral)	3fach-Impfung
Poliomyelitis	Totimpfstoff	3fach-Impfung
Tetanus*	Totimpfstoff	3fach-(2fach-)Impfung
Typhus	Lebendimpfstoff (oral)	3fach-Impfung
Typhus	Totimpfstoff	1fach-Impfung

* Werden als bi- oder trivalenter Impfstoff angeboten

Tabelle 128 Impfabstände (in Wochen) bei Verabreichung von Lebendimpfstoffen (STIKO 1994)

Nach Impfung gegen: (nach Gabe von:)	zu Gelbfieber	zu Masern/Mumps	zu Polio (oral)	zu Immunglobulin
Gelbfieber	–	4	4	1
Masern/Mumps	4*	–	4	2
Poliomyelitis (oral)	4*	4	–	
Immunglobulin	12*	12		–

* Die Gelbfieberimpfung darf ausnahmsweise auch zu anderen Zeitpunkten gegeben werden, ohne daß eine Beeinträchtigung des Impfschutzes zu erwarten ist.

- *Impffahrplan:* Bei bereits erfolgter Grundimmunisierung (Polio, Tetanus, Diphtherie): Siehe Tab. 129.

Tabelle 129 Impffahrplan (nach „Ärztemerkblatt 1995" Deutsches Grünes Kreuz)

Zeitpunkt vor Reiseantritt	Impfung
5 Wochen	1. Hepatitis A, 1. Hepatitis B, Gelbfieber, Typhus (Schluckimpfung, 3× 1 Kps. an den Tagen 1–3–5) oder Typhus Injektion (1×)
4 Wochen	1. Tollwut, 1. Cholera (Schluckimpfung)
3 Wochen	Tetanus-Diphtherie-Auffrischung (Td), 2. Cholera, 2. Tollwut
1 Woche	2. Hepatitis A, 2. Hepatitis B, 3. Tollwut, Hepatitis A-Prophylaxe (Immunglobulin, wenn keine Aktivimpfung), mit Chemoprophylaxe gegen Malaria beginnen

➤ **Malariaprophylaxe:** Chemoprophylaxe zur Verhinderung von Malaria. Keine Chemoprophylaxe kann allerdings einen vollkommen sicheren Schutz bieten. Sie beginnt eine Woche (bei Proguanil und Doxycyclin einen Tag) vor Reiseantritt und wird noch bis 4 Wochen nach Rückkehr fortgesetzt. Kontraindikationen und Nebenwirkungen, insbesondere bei bestimmten Krankheiten, sind zu beachten.
- Präparate (Tab. 130)
- Gebiete, in denen die Anwendung der Präparate empfohlen wird (Tab. 131).

Tabelle 130 Präparate zur Durchführung einer Malariaprophylaxe

Präparat	Handelsname*	Dosis	Bemerkungen
① Chloroquin	Resochin	300 mg/Woche	Einnahme immer am gleichen Wochentag
② Proguanil	Paludrine	200 mg/Tag	
③ Mefloquin	Lariam	250 mg/Woche	
④ Doxycyclin	Vibramycin	100 mg/Tag	Einnahme immer am gleichen Wochentag

* Die Präparate werden auch unter einer Reihe von anderen Handelsnamen verkauft

Aufenthalt in den Tropen

Tabelle 131 Gebiete mit empfohlener Malariaprophylaxe

	Gebiet	**Präparat** 1. Wahl	2. Wahl
A	Zentralamerika (Mexiko bis Nord-Panama), Peru, Bolivien, Mauritius, Naher und Mittlerer Osten, nordwestliches Saudi-Arabien, Nord- und Zentraliran, China, Hongkong	①	
B	Oman, Aden, südwestliches Saudi-Arabien, Südiran, Ost-Afghanistan, Pakistan, Indien, Nepal, Malaysia, Indonesien, Philippinen	① + ②	
C	Amazonasbecken, Süd-Panama, Kolumbien, Nord-Equador, Venzuela, Surinam, Guayana, tropisches Afrika und Madagaskar, Bangladesch, Assam, Bhutan, Myanmar*, Thailand*, Laos, Kambodscha*, Vietnam, südlichstes China, Neuguinea und Westiran	③	① + ②
	* in Grenzgebieten Myanmar, Thailand, Kambodscha	④	

Regelungen

- **WHO:** International Travel And Health; Vaccination Requirements And Health Advice. World Health Organization, Geneva (1996).
- **Ärztlicher Ratgeber für Auslandsaufenthalte:** Eng an die WHO-Empfehlung angelehnter Ratgeber, herausgegeben vom Medizinischen Dienst der LTU und BAD, Gesundheitsvorsorge und Sicherheitsdienst (Adresse: LTU, c/o Dr. Immelmann, Parsevalstr. 7 A, 40468 Düsseldorf).
- **G 35:** BG-Grundsatz für Arbeitsmedizinische Vorsorgeuntersuchungen bei Arbeitsaufenthalt im Ausland bei besonderen klimatischen und gesundheitlichen Belastungen.
- **ZH 1/600.35:** Auswahlkriterien für spezielle arbeitsmedizinische Vorsorge, BG-Grundsatz 35.
- **ZH 1/203:** Malaria-Merkblatt.
- **BGA Nr. 27:** Merkblatt Nr. 27 des Bundesgesundheitsamtes (jetzt Robert-Koch-Institut): Infektionskrankheiten und Schutzimpfungen im internationalen Reiseverkehr (Merkblätter für Ärzte).

Definition

- Mindestanforderungen an die Gestaltung und die arbeitshygienischen Bedingungen, die an Arbeitsräume und dazugehörige Nebenräume gestellt werden müssen. Dadurch sollen Unfallgefahren verringert und räumliche bzw. Umgebungsbedingungen geschaffen werden, welche Wohlbefinden und Leistungsfähigkeit am Arbeitsplatz fördern. Die meisten Regeln finden sich in der Arbeitsstättenverordnung (ArbStättV). Bestimmte Regeln gelten auch für Arbeitsstätten im Freien, auf Binnenschiffen oder auf Baustellen.

Allgemeine Regeln

- Auf die in den einzelnen Kapiteln ausführlich dargestellten Regeln und Empfehlungen wird verwiesen. Hier nur eine Synopsis über die für den Betriebsarzt wichtigsten Regelungen der ArbStättV.

Lüftung

- **„Gesundheitlich zuträgliche" Atemluft** (§ 5, Tab. 132): Unter Berücksichtigung der Arbeitsverfahren und Beanspruchung. Die Regelung betrifft die Zufuhr (Bereitstellung) von Luft. Diese muß „Außenluftcharakter" haben. Auftreten von Gasen, Dämpfen und Stäuben am Arbeitsplatz wird in § 14 angesprochen. Lüftungstechnische Anlagen (RLT) müssen jederzeit funktionsfähig sein bzw. müssen Störungen dem Zuständigen angezeigt werden. Inhalte der Regelung:
  - Einhaltung von Grenzwerten (MAK, TRK), soweit bei den Arbeitsverfahren Gase, Dämpfe und Stäube freiwerden, für die Grenzwerte bestehen.
  - Für Arbeitsplätze, die in keinem Zusammenhang mit diesen Arbeitsverfahren zu sehen sind (z.B. Büroarbeitsplätze, Lager, andere Produktionsbereiche), gelten diese Grenzwerte nicht unbedingt! Hier können eventuell auch

Tabelle 132 Mindest-Luftwechselzahl in gefahrstoffbelasteten Bereichen (modifiziert nach ZH 1/140)

Arbeitsstätte	Luftwechselzahl n
Beizeraum	5 – 10
Druckerei	6 – 15
Färberei	3 – 15
Küche	15 – 30
Laborraum	8 – 15
Lackiererei	10 – 30
Lagerraum (keine Lebensmittel)	1 – 2
mechan. Werkstätte	3 – 6
Schweißerei	5 – 8
Textilindustrie: Faserverarbeitung	4 – 100
Textilindustrie: Konfektionierung	4 – 20
Wäscherei	4 – 6

empfohlene Richtwerte für Innenraumkonzentrationen (z.B. des ehem. Bundesgesundheitsamtes) herangezogen werden.

- **Lüftungsformen:**
  - *Freie Lüftung:* Lüftung ohne mechanische Hilfe oder maschinelle Luftförderung. Natürlicher Luftaustausch, allein mittels Wind oder Temperaturunterschieden, durch Fenster, Türen, Dachaufsätze, Öffnungen etc. Auch durch geschlossene Fenster und Türen findet ein Luftaustausch statt, bei nicht abgedichteten Fenstern ungefähr 1 vollständiger Luftwechsel pro Stunde. Die freie Lüftung kann als einseitige Lüftung oder als Querlüftung (zwei Öffnungen) erfolgen. Grenzen der freien Lüftung sind bedingt durch Raumgröße, -tiefe, -lage und -nutzung (Einzelheiten siehe ASR 5).
  - *Raumlufttechnische Anlagen* (RLT, S. 530): Maschinelle Luftbeförderung, mit oder ohne Zusatzeinrichtungen (z.B. Reinigung, Kühlung, Befeuchtung).
  - *Dimensionen:* Mindestgröße der Querlüftung und Notwendigkeit der RLT werden in ASR 5 festgelegt. Siehe auch S. 531.
- **Luftstrom:** Eine Mindestmenge an Luftzufuhr pro Person ist festgelegt (Tab. 133). Bei besonderen Belastungen (Tabakrauch, Gerüche) ist eine Erhöhung der Luftzufuhr um 10–20 m^3/h und Person erforderlich. Bei hohen und niedrigen Außenlufttemperaturen kommt es zu einer temperaturabhängigen Verminderung der Luftströme.
- **Luftwechselzahl (Luftwechselrate):** Gibt an, wie viele Male pro Stunde das Raumluftvolumen ausgetauscht worden ist (S. 531).

Tabelle 133 Mindest-Außenluftstrom (ASR 5)

Tätigkeit	Außenluftstrom (pro Person)
überwiegend sitzend	20–40 m^3
überwiegend nicht sitzend	40–60 m^3
körperlich schwer	> 65 m^3

- **Luftgeschwindigkeit:** Zugluft ist zu vermeiden. Normalerweise kommt es bei Luftgeschwindigkeiten < 0,2 m/s nicht zu Zuglufterscheinungen. Bei hohen Temperaturen sind höhere Luftgeschwindigkeiten erwünscht (Ventilatoren).
- **Luftfeuchtigkeit:**
  - *Unterer Grenzwert:* Trotz vielfacher Befindlichkeitsbeschwerden bei zu trockener Luft in der ArbStättV nicht angegeben. Als Anhaltswert kann jedoch eine relative Luftfeuchtigkeit von 25–30% gelten.
  - *Obere Grenzwerte* (Tab. 134): Orientieren sich an der Trockentemperatur. Die Luft sollte um so trockener sein, je höher die Trockentemperatur liegt (siehe Klimasummenmaße, S. 526).
- **Luftreinigung:** Werden RLT verwendet, so muß die *Zuluft* (= Außenluft + Umluft) durch Filter gereinigt werden. Dabei hängt die Art der Filter vom Verschmutzungsgrad der Zuluft ab. Wartung und Prüfung erfolgen spätestens alle 2 Jahre (§53 [2]), u.U. sind auch kürzere Fristen erforderlich, die dann festgelegt und eingehalten werden müssen! Für Sanitärräume bestehen besondere Regeln.

Tabelle 134 Relative Luftfeuchtigkeit: obere Grenzwerte (ASR 5)

Trockentemperatur der Luft	relative Luftfeuchtigkeit
20 °C	80%
22 °C	70%
24 °C	62%
26 °C	55%

Raumtemperaturen

- **ArbStättV** (§ 6): Eine gesundheitlich zuträgliche Temperatur muß gewährleistet sein.
- **Maximale Temperatur:** In Arbeitsräumen 26 °C (ausgenommen Hitzearbeitsplätze).
- **Besonders hohe Außentemperaturen:** An den in unseren Breitengraden eher wenigen Tagen des Jahres mit sehr hohen Außentemperaturen gelten diese Regeln nicht. Bei Räumen, die nicht gekühlt werden können, muß dann eine höhere Temperatur hingenommen werden. Abhilfe kann durch folgende Maßnahmen geschaffen werden:
  - *Ventilatoren* (Tisch- oder Decken-): Kühlung durch höhere Luftgeschwindigkeit.
  - *Arbeitszeit- und Pausenregelung:* Arbeitsanfang vorverlegen, so daß die Arbeitszeit früher endet. „Siesta", d. h. lange Mittagspause mit Arbeit in Vormittags- und frühen Abendstunden, wird in Deutschland leider nicht akzeptiert. Vermehrte kleine Pausen können ebenfalls erholsam (und damit leistungsfördernd) sein.
  - *Arbeitsbefreiung von Kranken:* Bei Herz-Kreislauf-Kranken kann unter Umständen körperliche Arbeit bei hohen Temperaturen gefährlich werden (Hitzearbeitsplatz). Hier muß im Einzelfall unter Heranziehung des Betriebsarztes die Arbeitsfähigkeit geprüft werden.
- **Mindestraumtemperaturen** (Tab. 135): Müssen bei *Nutzungsbeginn* erreicht sein.

Tabelle 135 Mindestraumtemperaturen (nach ASR 6/1,3)

Art der Tätigkeit	Trockentemperatur
Bürotätigkeit	20 °C
Verkaufstätigkeit	19 °C
überwiegend sitzend	19 °C
überwiegend nicht sitzend	17 °C
schwere körperliche Tätigkeit	12 °C
Dusch-/Baderäume	24 °C
Sozial- und Sanitärräume	21 °C
Verbindungsgänge (von Hitzearbeitsplätzen zu Sozial- und Sanitärräumen)	18 °C

- **Sonderregelungen:** Für spezielle Räume, z. B. Kühl- und Tiefkühlräume zur Lagerung (Schlachthäuser) oder Hitzarbeitsplätze bei Stahlerzeugung, sind Sonderregelungen zu beachten. Hier müssen durch Schutzkleidung, Pausenregelung und Prüfung der Tauglichkeit der Beschäftigten (G21, G30) Ersatzmaßnahmen ergriffen werden.

Beleuchtung

- **Sichtverbindung nach außen:** In Arbeits-, Sozial- und Sanitätsräumen vorgeschrieben (Ausnahmenregelung siehe „Beleuchtung", S. 519). Sichtverbindung bedeutet Klarglas in Fenstern, die einen Blick in die äußere Umgebung gestatten (also keine Oberlichter oder Glaskuppeln). Bei Räumen bis 600 m² sollte die Fensterfläche $^1/_{10}$ der Raumfläche betragen. Einzelheiten in ASR 7/1.
- **Art der Beleuchtung:** Richtet sich nach der Sehaufgabe. Die Beleuchtungsstärken für zahlreiche Arbeitsplätze sind in ASR 7/3 festgelegt (Prinzipien der Beleuchtungsgestaltung siehe Beleuchtung, Gestaltungsgesichtspunkte, S. 521). Neben der Beleuchtungsstärke sind die Vermeidung von *Blendung* und ausreichende *Farbwiedergabe* wichtige Aspekte, die beachtet werden müssen.
  - *Nennbeleuchtungsstärke:* Alterung und Verschmutzung einer Beleuchtungsanlage bedingen ein Nachlassen der Beleuchtungsstärke. Die Nennbeleuchtungsstärke berücksichtigt diese Veränderung. Sie bezeichnet einen mittleren Alterungszustand der Beleuchtung. Sie ist gleichzeitig ein Mittelwert in bezug auf die Helligkeitsverteilung im Raum.
  - *Planbeleuchtungsstärke:* Die bei der Planung konzipierte Beleuchtungsstärke. Sie entspricht der Beleuchtungsstärke bei Inbetriebnahme der Beleuchtungsanlage. Wegen des Nachlassens der Beleuchtungsstärke (Alterung) soll die Planbeleuchtungsstärke 125% der Nennbeleuchtungsstärke betragen.
- **Sicherheitsbeleuchtung:** Notbeleuchtung zur Orientierung an Arbeitsplätzen und auf Verkehrswegen, wenn bei Ausfall der Beleuchtung Unfallgefahren für Beschäftigte drohen. Die Beleuchtungsstärke muß $^1/_{100}$ der Nennbeleuchtungsstärke oder 1 lx betragen. Anforderungen an Sicherheitsbeleuchtung siehe ASR 7/4.

Raumbeschaffenheit

- **Fußböden:** Müssen so gestaltet sein, daß Stolpern und Ausrutschen vermieden werden. Sie müssen leicht zu reinigen sein, insbesondere bei Umgang mit Gefahrstoffen. Einzelheiten in ASR 8/1, ZH 1/571.
  - *Griffige und rutschfeste Böden* (z. B. Bodenbelag mit Noppen, aufgerauhte Oberfläche): Bei Nässe und Umgang mit Flüssigkeiten Neigung des Bodens und Bodenablauf, bei Fetten und Schmierstoffen Roste und Gitter.
  - *Chemische Beständigkeit:* Bei Umgang mit Säuren, Laugen oder chemisch aggressiven Substanzen.
  - *Reinigung:* Wird mit gesundheitsgefährdenden Stoffen umgegangen, die sich in Ecken und Winkeln sammeln können, muß die Reinigung des Bodens leicht vonstatten gehen. Verwendung von Kehlfugen. Auch das Mobiliar sollte so aufgestellt sein, daß eine gründliche Reinigung leicht möglich ist.
  - *Wärmedämmung:* Die Fußböden müssen ausreichend wärmegedämmt sein. Ist dies nicht möglich, muß eine zu hohe Wärmeabfuhr an Arbeitsplätzen durch wärmedämmende zusätzliche Beläge (Roste, Matten) verhindert werden.

- Regeln über Beschaffenheit von Wänden, Glaswänden, Decken und Dächern, Türen und Toren in §§ 8, 10 und 11 ArbStättV und den dazugehörigen ASR.
- **Fenster** (§ 9 ArbStättV):
  - Fenster dürfen in geöffnetem Zustand keine Gefährdung an Arbeitsplätzen und auf Verkehrswegen sein.
  - Fenster müssen Schutz vor unmittelbarer Sonneneinstrahlung bieten.
- **Schutz vor besonderen Unfallgefahren** (Absturz, herabfallende Gegenstände, Entstehungsbrände): Festgelegt in §§ 12 und 13 ArbStättV.
- **Schutz vor sonstigen unzuträglichen Einwirkungen** (Vibrationen, elektrostatische Aufladung, schlechte Gerüche, Zugluft, unzuträgliche Wärmestrahlung): Festgelegt in § 16 ArbStättV.
- **Schutz vor Gasen, Nebeln, Dämpfen, Stäuben in unzuträglicher Konzentration** (§ 14 ArbStättV):
  - *Unzuträglichkeit:* Orientiert sich an Grenzwerten (MAK-, TRK-Werten), die eingehalten werden müssen. Dabei gilt, in erster Linie für Arbeitsplätze, an denen Emissionen entstehen bzw. die sich aus produktionstechnischen Gründen in unmittelbarer Nähe der Entstehungsorte befinden müssen, das Minimierungsgebot der GefStoffV (§ 19 [1]). In Büroräumen oder an Montierarbeitsplätzen ohne Emission von Stoffen können auch niedrigere Werte herangezogen werden.
  - *Absaugung:* Sollte sich möglichst an der Entstehungsstelle der Emissionen befinden (Siehe auch § 19 [2] GefStoffV). Warnvorrichtungen und Schutzeinrichtungen für Beschäftigte bei Störungen der Absauganlagen müssen vorhanden sein.
- **Lärmschutz:** Minimierungsgebot. Höchstgrenzen werden entsprechend den geistigen Anforderungen am Arbeitsplatz festgelegt. Die absolute Höchstgrenze eines Beurteilungspegels am Arbeitsplatz liegt bei 90 dB(A). Bei der Bestimmung des Beurteilungsschallpegels müssen auch außerbetriebliche Schallquellen berücksichtigt werden. Zu beachten ist, daß hier von einem Beurteilungspegel die Rede ist, also dem Mittelwert über 8 h! Ein Momentanwert kann durchaus höher liegen.

Tabelle 136 Höchstgrenzen für Beurteilungspegel in Arbeitsräumen (§ 15 ArbStättV)

Art der Tätigkeit	Beurteilungsschallpegel
überwiegend geistig	55 dB(A)
einfache Büroarbeit, überwiegend mechanisierte Büroarbeit	70 dB(A)
einfache Tätigkeiten (vergleichbar mit einfacher Büroarbeit)	70 dB(A)
andere Tätigkeiten	85 dB(A)
andere Tätigkeiten (wenn 85 dB[A] für Betrieb nicht einhaltbar)	90 dB(A)
Sozial-, Liege- und Sanitätsräume	55 dB(A)

Allgemeine Regeln

- **Weitere Regelungen:** Betreffen Verkehrswege, Fahrtreppen und -steige, Steigleitern und Steigeisengänge, Laderampen und Rettungswege (§§ 17–21 ArbStättV).

Regelungen

- **ArbStättV:** Arbeitsstättenverordnung (Allgemeine Anforderungen: §§ 5–22) mit den zugehörigen Arbeitsstättenrichtlinien (ASR).
- **DIN 1946:**
  - *Teil 2:* Raumlufttechnik, gesundheitstechnische Anforderungen.
- **DIN 5035:**
  - *Teil 2:* Innenraumbeleuchtung mit künstlichem Licht, Richtwerte für Arbeitsstätten.
  - *Teil 5:* Innenraumbeleuchtung mit künstlichem Licht, Notbeleuchtung.
- **DIN 18228:** Gesundheitstechnische Anlagen in Industriebauten.
- **Weitere Regelungen:** Siehe Arbeitsräume, S. 482.

Definition

- Räume mit Arbeitsplätzen ohne Nebenräume entsprechend §2 (1) Nr. 1 ArbStättV. Allgemeine Anforderungen, siehe S. 471. Die zusätzlichen besonderen Anforderungen an Arbeitsplätze werden im 2. Abschnitt der Verordnung beschrieben.

Besondere Anforderungen

- **Raumabmessungen:** Im §23 ArbStättV werden Mindestwerte für Grundflächen und Luftraum genannt (Gilt nicht für Steuerkabinen und Pförtnerlogen; §26):
  - *Mindestgrundfläche:* 8 m^2.
  - *Mindesthöhe:* 2,5 m. Die Mindesthöhe wächst abhängig von der Fläche bis 3,25 m. Räume mit Schrägdecken (ausgebaute Dachräume) dürfen dort, wo Arbeitsplätze oder Durchgänge sind, ebenfalls nicht niedriger als 2,5 m sein. In Sonderfällen darf um 25 cm nachgegeben werden, die lichte Höhe muß jedoch 2,5 m betragen.
  - *Mindestluftraum* (netto!): Beträgt für jeden Arbeitnehmer:
    - 12 m^3 bei überwiegend *sitzender* Tätigkeit, z. B. Büro, leichte Montierarbeiten u.ä.
    - 15 m^3 bei überwiegend *nichtsitzender* (stehender, oder mit tändig wechselnder Körperhaltung verbundener) Tätigkeit, z.B. die meisten Arbeitsplätze in der Produktion.
    - 18 m^3 bei *körperlich schwerer* Tätigkeit.
    - 10 m^3 für jeden weiteren Arbeitnehmer, der *zeitweise*, aber nicht ständig in dem Raum beschäftigt ist und sich nicht nur vorübergehend in dem Raum aufhält (gilt für Räume mit natürlicher Lüftung).
- **Bewegungsfläche:** Auslegung für eine ungehinderte Bewegung erforderlich (§24):
  - *Mindestbewegungsfläche:* Mindestens 1,5 m^2. Ist dies nicht möglich, muß eine ebenso große Ausgleichsfläche in Arbeitsplatznähe bereitstehen.
  - *Mindestabstände:* 1 m (Durchgangsbreite).
- **Sitzgelegenheiten** (§25 [1]): Für Arbeiten im Sitzen müssen geeignete Sitzgelegenheiten zur Verfügung stehen (S. 503), gegebenenfalls müssen Sitzgelegenheiten in der Nähe des Arbeitsplatzes bereitgestellt werden, wenn der Arbeitsablauf gelegentliches Sitzen gestattet. Gilt nicht für Arbeitsplätze, bei denen aus betrieblichen Gründen dauernd nicht gesessen werden kann!
- **Abfallbehälter** (§25 [2]): Abfallbehälter müssen zur Verfügung stehen. Bei leicht entzündlichen, unhygienischen oder übelriechenden Abfällen müssen die Behälter verschließbar sein.
- **Erhöhte Unfallgefahr** (§27): Liegen Arbeitsplätze außerhalb Ruf- und Sichtweite zu anderen, sind Rufeinrichtungen erforderlich.
- **Nicht allseits umschlossene Arbeitsräume** (§28): Nur dort erlaubt, wo unbedingt nötig. Schutz gegen Witterungseinflüsse muß gewährleistet sein.

Empfehlungen für die Planung bestimmter Arbeitsräume

- Siehe auch Planung, S. 76.
- **Büroräume:** Großraum-, Gruppen- oder Einzelbüros. Bei Bildschirmarbeitsplätzen (S. 439, vermutlich fast alle der Büroarbeitsplätze) muß an Beleuchtung (Art, Stärke, Ort), Tageslicht, Sonneneinstrahlung (Himmelsrichtung, Sonnenstand in bestimmten Jahreszeiten, Blendschutz, Wärmeschutz), Belüftung, Geräuschentwicklung gedacht werden. Bei Standorten für Bürotechnik (Kopierer, Drucker, Fax) muß Be- und Entlüftung sowie Schallschutz beachtet werden. Weiterhin sind Nichtraucherschutz, arbeitsgerechtes Mobiliar und dessen richtige Aufstellung, Farbgebung (S. 509), Raumaufteilung und Gestaltung wichtig.
- **Produktionsarbeitsplätze:** Im Rahmen der Planung sollten Informationen über grundsätzliche arbeitshygienische Größen wie Licht, Lärm, Luft sowie die Art der zu verrichtenden Arbeiten eingeholt werden. Hier lassen sich Erfahrungen aus Mitteilungen von Beschäftigten bei Vorsorgeuntersuchungen und aus Begehungen einbringen. Vorher ist zu prüfen, ob es nicht anwendbare Unfallverhütungsvorschriften (UVV) gibt.
  - *Arbeitsplätze mit Auftreten chemischer Noxen:* Art und zu erwartende Höhe der Emissionen sollte bekannt sein. Wirksame Be- und Entlüftung abhängig von Tätigkeiten vorsehen. Absaugung möglichst am Entstehungsort. Sammelplatz für Gefahrstoffe und gefährliche Abfälle sicherheitstechnisch und gut erreichbar einplanen. Auch Wartungs- und Reinigungsarbeiten berücksichtigen.
  - *Arbeitsplätze mit Auftreten physikalischer Noxen:* Bei Lärm (S. 307) Kapselung, räumliche Trennung der Schallquellen von anderen Arbeitsplätzen und andere allgemeine Schutzmaßnahmen, um Ausbreitung von Körperschall und Luftschall zu reduzieren (Rangfolge der Schutzmaßnahmen!). Schallreflexionen an Wänden, Fenstern durch entsprechende Maschinenaufstellung vermindern.
  - *Elektromagnetische Strahlungsquellen* (Magneten, Generatoren etc; siehe auch physikalische Noxen, S. 351): Abstände zu Arbeitsplätzen halten, Abschirmung soweit wie möglich.
  - *Wärme:* Sonneneinstrahlung beachten, ebenso IR-Strahlung oder konvektive Wärme von Anlagen, Maschinen, ggf. Kapselung oder für wirksame raumlufttechnische Anlage (RLT, S. 530) sorgen.
  - *Kälte:* Kältebrücken wie Metalltüren nach außen, Betonfußböden bei fehlender Unterkellerung, nicht isolierte Decken und Wände, Einfachfenster in Arbeitsplatznähe möglichst vermeiden. Isolationsmöglichkeiten erörtern.
- **Raumaufteilung:**
  - Räumliche Abtrennung von Arbeitsplätzen mit gesundheitsgefährdenden Emissionen (Schall, chemisch, physikalisch).
  - Schaffung von Übersichtlichkeit.
  - Auf kurze, schnelle und sichere Wege bei Ver- und Entsorgung achten. Materialzufluß und Produkttransport stehen bei der Raumplanung meistens im Vordergrund, Abfallzwischenlagerung und -beseitigung erfahrungsgemäß weniger. Hierfür muß ausreichend Platz vorgesehen werden.
  - Planung von Nebenräumen für Lagerung und technische Einrichtungen, Wartung und Unterhaltung der Anlage.

- **Fußböden:** Folgende Gesichtspunkte müssen unter Berücksichtigung der Funktion und Belastung der Böden beachtet werden:
  - *Sicherheit* (Rutschen, Stolpern).
  - *Reinigung* (und ggf. Desinfektion).
  - *Mechanische Belastung* durch Fahrzeuge, Rollen, schwere Lasten mit hohen Drücken, Scherbelastungen.
  - *Klimatische Belastung*, Frost, Wasser.
  - *Chemische Belastung* durch Säuren, Laugen, Lösemittel u. a.
  - *Verkehr* (Leistung, Übersichtlichkeit durch Farbgebung, Leitfunktion von Markierung und Grundfarbe, S. 508).
  - Treppen, Rampen (Markierung, Übersichtlichkeit wegen frühzeitiger Wahrnehmung, Geländergestaltung).
  - *Behindertengerechte Planung*.
- **Beleuchtung** (siehe auch Licht, Beleuchtung, S. 519): Aufgabengerechte Beleuchtung, Blendfreiheit, Raumgestaltung durch Beleuchtung, Leitfunktion, Verkehrswegebeleuchtung.
- **Klima** (siehe auch Klima, S. 526): Neben baulichen Maßnahmen (Wärme-, Kälteisolierung, Zugerscheinungen) muß bei der Planung geprüft werden, ob die Arbeitsaufgabe zwingend eine Be- und Entlüftung erfordert, z.B. bei Wärmeproduktion, Emission von toxischen oder irritativ wirkenden Stoffen.
- **Nebenräume:** Räume für technische Unterhaltung, Wartung und Reinigung müssen vorgesehen werden. Ausreichende, gut erreichbare Betriebswerkstätten.
  - *Wartung von Betriebsanlagen:* Alle Orte gut begeh- und erreichbar. An ausreichende Beleuchtung und Energiezufuhr sollte gedacht werden.
  - *Kontrollräume* Ausreichend groß und hell planen.
  - *Fremdfirmen:* An regelmäßig arbeitende Mitarbeiter von Fremdfirmen denken, notwendige Einrichtungen schaffen (Arbeitsplatz, Abstellraum für Materialien und Geräte, Sozialraum).
  - *Reinigung:* Für Reinigungspersonal Stauraum für Geräte und Verbrauchsmaterial vorsehen (Abgußbecken, Wasseranschluß); Sanitär- und Sozialraum.

Regelungen

- **ArbStättV:** Arbeitsstättenverordnung mit:
  - *ASR:* Arbeitsstättenrichtlinien.
- **VBG 1:** UVV „Allgemeine Vorschriften".
- **ZH 1/83:** Merkblatt Wärmebelastete Arbeitsplätze.
- **ZH 1/113:** Merkblatt für Treppen.
- **ZH 1/119:** Richtlinien für Laboratorien.
- **ZH 1/140:** Sicherheitsregeln für Anlagen zur Luftreinhaltung am Arbeitsplatz.
- **ZH 1/190:** Sicherheitsregeln für künstliche Beleuchtung von Arbeitsplätzen.
- **ZH 1/381:** Merkblatt: auf Nummer Sicher gehen – Stolpern und Ausrutschen vermeiden.
- **ZH 1/535:** Sicherheitsregeln für Büroarbeitsplätze.
- **ZH 1/551:** Merkblatt Glastüren, Glaswände.
- **ZH 1/564.x:** Merkblatt-Reihe: Lärmschutz-Arbeitsblätter (1 – 20).
- **ZH 1/571:** Merkblatt für Fußböden in Arbeitsräumen und Arbeitsbereichen mit Rutschgefahr.
- **ZH 1/640:** Broschüre: Innerbetriebliche Verkehrswege.

Wasch- und Toilettenräume

Definition

- Zu den Arbeitsstätten gehörige Nebenräume (§2 [2] Nr. 4 ArbStättV), mit Umkleideräumen zu Sanitärräumen zusammengefaßt. Räumlicher Zusammenhang von Umkleide-, Waschräumen und Toiletten. Waschräume müssen zur Verfügung gestellt werden, wenn Art der Tätigkeit oder gesundheitliche Gründe es erfordern (§35 [1], GefStoffV §22).

Besondere Anforderungen an Waschräume

- **Trennung:** Getrennte Waschräume für Männer und Frauen.
- **Raumtemperaturen:** Müssen mindestens 21 °C betragen (§6 [3]).
- **Anzahl der Waschgelegenheiten:**
  - *Mäßig schmutzige Tätigkeit:* 1 Stelle für 5 Arbeitnehmer.
  - *Andere Tätigkeiten, bei denen eine Bereitstellung erforderlich ist:* 1 Stelle für 4 Arbeitnehmer.
  - *Stark schmutzende Tätigkeit:* $^{1}/_{3}$ der Waschgelegenheiten in Form von Duschen; es muß mindestens 1 Dusche vorhanden sein. Bei sehr starker Verschmutzung oder Umgang mit gesundheitsschädlichen Substanzen: 1 Dusche für 4 Arbeitnehmer.
  - Die Anzahl richtet sich nach der größten Anzahl von Arbeitnehmern, die gleichzeitig mit ihrer Arbeitsschicht aufhören (Gelegenheit zur Nutzung der Waschräume).
- **Abmessungen:**
  - *Mindesthöhe:* 2,3 m.
  - *Mindestfläche:* 4 m^2. Die freie Bodenfläche vor jeder Waschgelegenheit sollte 0,5 m^2 betragen, so daß ungehindertes Waschen möglich ist.
- **Ausstattung:**
  - *Fußboden und Wände:* Abspritzbares Material bis zu einer Höhe von 1,8 m, rutschfester Fußboden.
  - *Beleuchtung:* Mindestnennbeleuchtungsstärke 100 lx; die Installation von 300 lx wird jedoch sehr empfohlen.
  - *Belüftung:* Querlüftung möglich. Bei RLT mindestens 10facher Luftwechsel pro Stunde. Rückführung von Abluft in Arbeitsräume nicht erlaubt.
  - Regelungen für Fenster, Bodenablauf, Heizung und elektrische Anlagen, Gestaltung der Waschgelegenheiten, Reinigungsmittel, Trocknungsgelegenheiten, Fußwaschstand und Lüftungsform siehe ASR 35/1 – 4.

Waschgelegenheiten

- Dort, wo Waschräume nicht erforderlich sind, müssen in der Nähe der Arbeitsplätze Waschgelegenheiten mit fließendem Wasser vorhanden sein (§35 [5] ArbStättV).
  - *Entfernung von Arbeitsstätten:* Höchstens 100 m oder 1 Geschoß.
  - *Ausstattung:* Hygienische Reinigungsmittel und Einmalhandtücher.
  - Einzelheiten siehe ASR 35/5.

Besondere Anforderungen an Toiletten

- **Trennung:** Getrennte Toiletten müssen für Männer und Frauen bei ≥ 5 Arbeitnehmern verschiedenen Geschlechts (Sollbestimmung) zur Verfügung stehen, jedoch nur für Betriebsangehörige.

- **Anzahl:** Siehe Tab. 137. Wenn möglich, sollten nicht mehr als 10 Zellen und Urinale pro Toilettenraum installiert werden.

Tabelle 137 Anzahl von Toiletten und Urinalen

Beschäftigte	Frauentoiletten	Männertoiletten	Urinale
≤ 5	1	1	
10	1	1	1
20	2		
25		2	2
35	3		
50	4	3	3
65	5		
75		4	4
80	6		
100	7	5	5
120	8		
130		6	6
140	9		
160	10	7	7
190		8	8
220		9	9
250		10	10

- **Ausstattung:**
  - *Beleuchtung:* Mindestnennbeleuchtungsstärke 100, besser 300 lx.
  - *Belüftung:* Querlüftung möglich. Bei RLT mindestens 5facher Luftwechsel pro Stunde, 30 m^3 pro Toilette und 15 m^3 pro Urinal.
  - Beschaffenheit von Trennwänden, Fußboden und Wänden, Aufteilung, Abmessungen und Lüftungsformen siehe ASR 37/1.

Empfehlungen für die Planung von Wasch- und Toilettenräumen

- Siehe auch Planung, S. 76.
- **Erreichbarkeit:** Wasch- und Toilettenräume sollten sich im gleichen Gebäude, nicht > 100 m entfernt, höchstens 1 Stockwerk weiter befinden.
- **Gestaltung und Ausstattung:** Ausreichende Größe (Mindestgrößen und -ausstattung in ArbStättV siehe auch ASR 35/1 – 4 und 37/1), abhängig von den Aufgaben:
  - *Räumliche Nähe:* Wasch-, Toiletten- und Umkleideräume sollten immer in enger räumlicher Nähe zueinander liegen.

Wasch- und Toilettenräume

- *Reinigung:* Leichte Durchführbarkeit, am besten geflieste Wände und Böden, glatte Flächen, keine Schmutzecken. Toiletten sollten als Hängetoiletten geplant werden. Kehlfugen sind besser zu reinigen als Stoßfugen.
- *Beleuchtung:* Auch in Toiletten ausreichende Beleuchtung! Toiletten sind keine Dunkelkammern. An Reinigung denken!
- Keine Verwendung von *Holz*decken, -wänden, -rosten in Naßräumen (Waschen, Duschen)! Trennpaneelen (z.B. zwischen Toilettenkabinen) mit Abstand vom Boden montieren, versiegelte Schnittseiten (Quellungsgefahr und Schimmelbildung durch Wassereintritt).

Regelungen

- **ArbStättV:** Arbeitsstättenverordnung mit:
  - *ASR:* Arbeitsstättenrichtlinien.
  - *ASR 35/1–4:* Waschräume.
  - *ASR 35/5:* Waschgelegenheiten außerhalb von erforderlichen Waschräumen.
  - *ASR 37/1:* Toilettenräume.
- **ZH 1/381:** Merkblatt: auf Nummer Sicher gehen – Stolpern und Ausrutschen vermeiden.
- **ZH 1/571:** Merkblatt für Fußböden in Arbeitsräumen und Arbeitsbereichen mit Rutschgefahr.

Definition

- Neben Waschräumen sind Toiletten zu den Sanitärräumen gehörig. Umkleideräume sind zur Verfügung zu stellen, wenn besondere Arbeitskleidung getragen werden muß und es den Arbeitnehmern nicht zuzumuten ist, sich in einem anderen Raum umzukleiden. Dies ist der Fall, wenn gesundheitliche Gründe (z. B. kontaminierte oder verschmutzte Kleidung, GefStoffV §22) oder sittliche Gründe (z. B. Notwendigkeit, sich teilweise entkleiden zu müssen) vorliegen.

Besondere Anforderungen an Umkleideräume

- **Trennung:** Getrennte Umkleideräume für Männer und Frauen.
- **Raumtemperaturen:** Müssen mindestens 21 °C betragen (§6 [3] ArbStättV).
- **Anzahl der Umkleideschränke:** Richtet sich nach Anzahl der Beschäftigten, die einen Schrank benötigen. Bei Schwarz-Weiß-Anlagen (s. u.) muß die doppelte Anzahl vorhanden sein.
- **Abmessungen:**
  - *Mindesthöhe:* 2,3 m.
  - *Mindestfläche:* 6 m^2. Die freie Bodenfläche vor jeder Kleiderablage sollte 0,5 m^2 einschließlich Verkehrsfläche betragen, so daß ungehindertes Umkleiden möglich ist.
- **Ausstattung:**
  - *Fußböden und Wände:* Sollten leicht zu reinigen, abwaschbar und mit einem Kehlsockel versehen sein. Böden müssen wasserfest und im feuchten Zustand rutschhemmend sein.
  - *Beleuchtung:* Mindestbeleuchtungsstärke 100 lx.
  - *Belüftung:* Querlüftung möglich. Bei RLT mindestens 4- bis 8facher Luftwechsel pro Stunde, keine Rückführung der Abluft in Arbeitsräume erlaubt. Bei unmittelbarem Übergang von Umkleide- in Waschräume soll im Umkleidebereich leichter Überdruck herrschen.
  - *Trocknung:* Wird die Arbeitskleidung nicht nur gelegentlich feucht und ist bei üblicher Aufbewahrung bis zur nächsten Schicht nicht zu trocknen, müssen spezielle Trockeneinrichtungen (Trocknungsraum, -schrank) bereitgestellt werden.
  - *Kleiderwäsche* (wenn stark verschmutze Kleidung nicht zur Wäsche fortgegeben wird): Bereitstellung einer Waschmaschine. Ist dies nicht möglich, besonderer Raum mit Waschmöglichkeiten und fließend heißem und kaltem Wasser.
  - *Aufbewahrung der Kleidung:* Kleidung sollte in abschließbaren Schränken, Kleideraufzügen oder in Bügelgestellen, die in Kleinschränke oder bewachte Räume gegeben werden, aufbewahrt werden. Die Mindestmaße von Kleiderschränken dürfen eine Breite von 60 cm, eine Tiefe von 50 cm und eine Höhe von 180 cm nicht unterschreiten, bei Doppelschränken reichen 30 cm Breite aus. Ablagefach, ständige Durchlüftung.
  - *Sitzgelegenheit:* 1 Sitzgelegenheit für je 4 Schrankeinheiten. Gute Lösung: Durchgehende Bank vor Umkleideschränken.
  - Abfallbehälter und Spiegel.
  - Hinweise über Aufteilung und Gestaltung der Umkleideräume siehe ASR 34/1–5 Nr. 9.

Empfehlungen für die Planung von Umkleideräumen

- Siehe auch Planung, S. 76.
- **Erreichbarkeit:** Umkleideräume sollten um so leichter erreichbar sein, je wichtiger die benötigte Schutzkleidung für die Arbeit ist. Bei Hitzearbeitsplätzen müssen Umkleideräume in der Nähe von Arbeitsplätzen sein (maximal 100 m oder 1 Geschoßhöhe). Wege im Freien sollten vermieden werden. Räumlicher Zusammenhang zwischen Umkleideraum, Waschraum und Toiletten.
- **Schwarz-Weiß-System** (Trennung von sauberem [weißen] und schmutzigem [schwarzen] Bereich): Die Gestaltung erfolgt je nach Notwendigkeit, verschiedene Formen (Abb. 40 – 42):
  - *Doppelschränke* (Abb. 40): Einfachste und kostengünstigste Form sind Doppel-Umkleideschränke für Arbeits- und Privatkleidung. Geeignet für mäßig schmutzige Arbeiten, ohne daß eine besondere Gesundheitsgefährdung besteht.
  - *2-Raum-System:* Weiß-Raum für Privatkleidung, Schwarz-Raum für Arbeitskleidung. Ein Wasch- und Duschraum muß sich in unmittelbarer Nähe befinden. Die Passage von Schwarz nach Weiß erfolgt am besten durch den Waschbereich oder direkt daran vorbei. Weiß- und Schwarz-Bereich werden jeweils durch einen eigenen Eingang betreten. Das 2-Raum-System ist für sehr schmutzige Arbeiten, Arbeiten mit Gefahrstoffen (entsprechend § 22 GefStoffV), Reinräume und OP-Bereiche erforderlich.

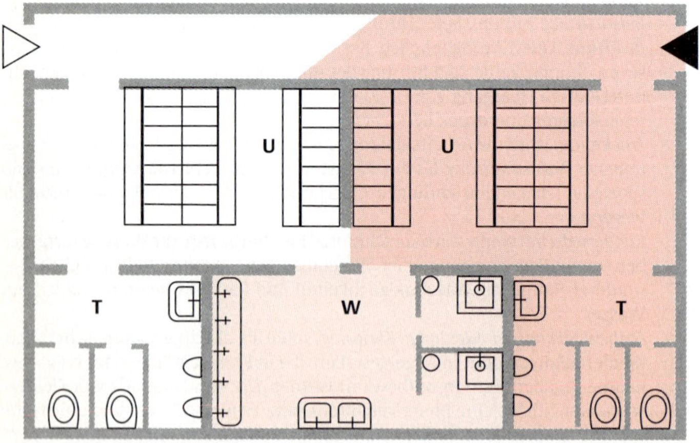

P = Putzgeräte T = Toiletten U = Umkleide W = Waschraum

Abb. 40 Schwarz-Weiß-System.

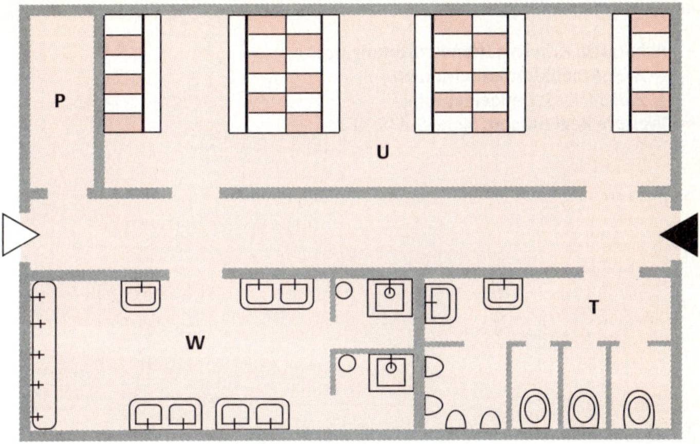

P = Putzgeräte T = Toiletten U = Umkleide W = Waschraum

Abb. 41 Doppelschrank-System.

- **Schleusensystem:** Die Passage von Schwarz nach Weiß (und umgekehrt) erfolgt zwangsweise durch eine Schleuse (Waschraum, Dusche). Vollständiger Wechsel der Kleidung. Ein Schleusensystem ist nur für spezielle Zwecke wie Gen- und Biotechnik mit hoher Sicherheitsstufe, Arbeiten mit hochinfektiösen oder hochgiftigen Stoffen, eventuell in Reinsträumen notwendig.

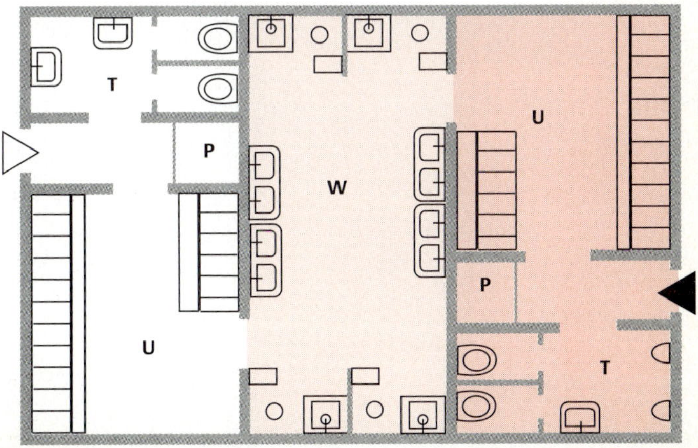

Abb. 42 Schleusensystem.

Umkleideräume

Regelungen

- **ArbStättV:** Arbeitsstättenverordnung mit:
  - *ASR:* Arbeitsstättenrichtlinien.
  - *ASR 34/1 – 5:* Umkleideräume.
- **Weitere Regelungen:** Siehe S. 479, 482.

Definition

- Ruheräume für Arbeitspausen. Pausenräume müssen zur Verfügung gestellt werden, wenn > 10 Arbeitnehmer beschäftigt werden oder bei < 10 Arbeitnehmern gesundheitliche Gründe (§22 GefStoffV) oder die Art der Tätigkeit (z. B. manuelle Fertigung, Werkstatt-Tätigkeiten, Kundenverkehr, fensterlose Arbeitsräume) dies erfordern. Pausenräume müssen *nicht* bei Arbeitsräumen, wie Büro- und vergleichbare Räume, in denen die Voraussetzung zum Pausieren ebenso gegeben ist, zur Verfügung gestellt werden.

Besondere Anforderungen an Pausenräume

- **Raumtemperaturen:** Müssen mindestens 21 °C betragen.
- **Lärmschutz** (§ 15): Der Beurteilungspegel darf maximal 55 dB(A) betragen. Das gilt jedoch nur für die technischen Geräusche, also Geräusche, die durch Betriebseinrichtungen innerhalb und außerhalb des Pausenraums auftreten.
- **Lage:** Pausenräume sollten innerhalb von 5 Minuten von den Arbeitsplätzen zu erreichen sein (keine zweckmäßige Regelung, s. u.). Unter Umständen kann es sinnvoll sein, in Produktionsbereichen *Pausenbereiche* zu schaffen. Diese sollten aber dann optisch abgegrenzt sein und die übrigen Bedingungen von Pausenräumen weitgehend erfüllen.
- **Unzuträgliche Einwirkungen** (§ 16):
  - *Schwingungen* (Vibrationen): Sind so gering wie möglich zu halten.
  - *Elektrostatische Aufladungen:* Sind so weit wie möglich zu verhindern.
  - *Unzuträgliche Gerüche:* Das Auftreten ist so weit wie möglich zu verhindern (Minimierungsgebot). Man kann sich hier nicht an den MAK-Werten orientieren.
  - *Wärmestrahlung:*, Sie ist, sofern sie unzuträglich ist, zu verhindern oder zu vermindern.
- **Abmessungen:**
  - *Mindesthöhe:* 2,5 m. Gleiche Regeln wie bei Arbeitsräumen (S. 477).
  - *Mindestfläche:* 6 m². Für jeden Arbeitnehmer, der den Raum nutzen soll, ist eine Fläche von mindestens 1 m² vorzusehen. Bei Räumen für > 50 Personen sollte die Fläche aufgrund des größeren Bedarfs an Verkehrsfläche auf 1,1 m² vergrößert werden.
- **Ausstattung:**
  - *Fußboden:* Eben, leicht zu reinigen, rutschhemmend.
  - *Wände:* Leicht zu reinigen, wärmeisoliert (§8).
  - *Beleuchtung:* Mindestnennbeleuchtungsstärke 100 – 200 lx (Kantinen; ASR 7/3). Es muß eine Sichtverbindung nach außen bestehen.
  - *Belüftung:* Keine Angaben, jedoch ist eine Orientierung an den Regeln für Arbeitsräume (Bürotätigkeit) empfohlen. Zuglufterscheinungen müssen so weit wie möglich vermieden werden (§16 [4]). Es besteht Nichtraucherschutz (§ 32)!
- **Einrichtung:** Stühle oder Bänke, Rückenlehne. Eine Reihe von Einzelheiten sind in der ASR 29/1 – 4 in Nr. 5 geregelt. Ein Abfallbehälter muß ebenfalls vorhanden sein. Kühlschrank und Herd (Ofen, Mikrowelle) müssen zur Verfügung stehen, wenn keine Betriebskantine existiert.

Pausen- und Liegeräume

- **Nutzung:** Die Räume können außerhalb der Pausen auch anders genutzt werden (nicht als Arbeitsräume, jedoch z.B. zu Unterrichtszwecken, für Besprechungen, Betriebsfeste usw.), müssen aber dann wieder in einen sauberen Zustand gebracht werden.

Besondere Anforderungen an Liegeräume

- **Zweck:** Liegeräume sind in erster Linie als Ruheräume für werdende und stillende Mütter gedacht. Sie sind jedoch auch als Ruheräume für weibliche Beschäftigte gedacht, die an Arbeitsplätzen arbeiten, an welchen es von der Art der Arbeit her nicht möglich ist, sich zeitweise zu setzen.
- **Anforderungen:** Bezüglich *Raumtemperaturen*, *Lärmschutz*, *Schutz vor unzuträglichen Einwirkungen* und *Nichtraucherschutz* gelten die gleichen Anforderungen wie bei Pausenräumen.
- **Anzahl der Liegen** (Tab. 138): Richtet sich nach der Zahl der im Betrieb *gleichzeitig* beschäftigten Arbeitnehmerinnen.

Tabelle 138 Mindestanzahl von Liegen (ASR 31)

Anzahl Arbeitnehmerinnen	Anzahl Liegen	Bemerkungen
≤ 20	1	a
50	2	b
100	3	b
300	4	c
500	5	c
750	6	c
1 000	7	c
> 1 000	8	c

Bemerkungen:
a Geeignete Liegemöglichkeit in geeignetem Raum muß bereitstehen, kein eigener Liegeraum.
b Liegeraum kann auch für andere Zwecke genutzt werden.
c eigener Liegeraum (ausschließliche Nutzung).

- **Beschaffenheit:** Richtet sich nach Zahl der Liegen. Für jede Liege soll ein Mindestluftraum von 10 m^3 (bei 2,5 m Raumhöhe entspricht das 4 m^2 Fläche) zur Verfügung stehen.
- **Sichtverbindung nach außen:** Eine Sichtverbindung nach außen muß vorhanden sein, der Raum muß jedoch gegen Einsicht von außen geschützt sein. Notfalls durchscheinendes Glas verwenden.
- **Liegen:** Sollten eine Länge von mindestens 1,9 m sowie eine Breite von mindestens 0,7 m besitzen (besser etwas länger und breiter!), gepolstert und mit sauberem wasch- oder wegwerfbaren Belag bedeckt sein. Höhenverstellbares Kopf- und Fußteil.
- **Nutzung:** Raum mit 2–3 Liegen kann auch anderweitig genutzt werden, die Nutzung als Liegeraum hat jedoch jederzeit Vorrang. Räume mit ≥ 4 Liegen dürfen nur als Liegeräume genutzt werden.

Empfehlungen für die Planung von Pausenräumen

- Siehe auch Planung, S. 76.
- **Allgemeines:** Sollen leicht ereichbar sein, nicht mehr als 5 Minuten Fußweg. Beachte: Fußwege, die mehrere Minuten in Anspruch nehmen, werden nur bei großen Pausen, z. B. mit Gang in die Kantine, akzeptiert. Der Kreis der Kollegen muß überschaubar und von Arbeit her bekannt sein, sonst werden Pausenräume nicht angenommen und (hygienisch oft zweifelhafte) Ersatzlösungen gesucht.
- **Gestaltung:** In Produktionsbereichen räumliche, zumindest optisch klare Trennung vom Produktionsbereich. Mindestanforderungen in ASR 29/1 – 4.
- **Ausstattung:**
  - Besteht kein räumlicher Zusammenhang zu Toiletten, sollte ein Handwaschbecken vorgesehen sein.
  - Kühlschrank, Waschbecken, Elektroanschluß für Kaffeemaschine, Wasserkocher und Mikrowelle sollten möglichst vorgesehen sein, ebenso Stauraum für Geschirr etc.
  - Die Einrichtung sollte leicht zu reinigen sein.
  - Die Gestaltung sollte Pausencharakter betonen (keine Arbeitsplatzatmosphäre).

Regelungen

- **ArbStättV:** Arbeitsstättenverordnung mit:
  - *ASR:* Arbeitsstättenrichtlinien.
  - *ASR 29/1 – 4:* Pausenräume.
  - *ASR 31:* Liegeräume.
- **VBG 1:** UVV „Allgemeine Vorschriften".
- **ZH 1/190:** Sicherheitsregeln für künstliche Beleuchtung von Arbeitsplätzen.
- **ZH 1/551:** Merkblatt Glastüren, Glaswände.

Betrieb

Vorbemerkung

- Die ArbStättV enthält nicht nur Regeln für die Gestaltung von Arbeitsstätten, sondern auch Grundregeln über den Betrieb, um Sicherheit zu gewährleisten.

Betrieb

- **Freihalten von Arbeitsplätzen und Verkehrswegen** (§52 ArbStättV):
  - *Verkehrswege:* Dürfen nicht verstellt werden. Notausgänge müssen kenntlich sein und dürfen ebenso nicht verstellt werden.
  - *Arbeitsplätze:* Stoffe und Gegenstände dürfen nur in solcher Menge aufbewahrt werden, daß für die Beschäftigten keine Gefährdung besteht. Gefährliche Stoffe dürfen nur in solchen Mengen bereitgehalten werden, wie für den Arbeitsfortgang benötigt werden (Tages- oder Wochenbedarf).
  - *Sanitär-, Pausen-, Bereitschafts- und Sanitätsräume:* Sie müssen ihrem Zweck entsprechend geführt werden und dürfen nicht z.B. als Lagerräume genutzt werden.
- **Lagerung von Gefahrstoffen:** Erfolgt entsprechend ihrem Gefährlichkeitsgrad (§24 GefStoffV):
  - „*Giftige und sehr giftige Stoffe* sind so aufzubewahren, daß nur fachkundige Personen Zugang haben“. Ständige Aufbewahrung in abgeschlossenem Schrank.
  - *Andere Gefahrstoffe* müssen so aufbewahrt werden, daß Gesundheit und Umwelt nicht gefährdet werden. Mißbrauch und Fehlgebrauch muß verhindert werden. Außerhalb der Arbeitszeit hat die Aufbewahrung unzugänglich zu erfolgen.
- **Instandhaltung und Prüfung** (§53 ArbStättV):
  - *Mängel:* Die Beseitigung hat umgehend zu erfolgen. Dringende Gefahr durch bestehende Mängel erlaubt die Einstellung der Arbeit, wenn eine Beseitigung nicht sofort möglich ist.
  - *Notfalleinrichtungen:* Sicherheitsbeleuchtung, Brandschutzeinrichtungen, Notaggregate und technische Schutzeinrichtungen wie Absaugungen, RLT mit Luftreinigung müssen regelmäßig gewartet und geprüft werden. Jährliche Prüfung, bei RLT und Feuerlöschanlagen Prüfung alle 2 Jahre. Erste-Hilfe-Material und -Einrichtungen müssen regelmäßig geprüft werden (Medizinproduktegesetz, MPG).
- **Reinhaltung** (§54):
  - Regelmäßige, den hygienischen Anforderungen entsprechende Reinigung. Die Aufstellung von Reinigungsplänen ist üblich und sinnvoll, insbesondere beim Einsatz von Fremdfirmen. Verunreinigungen, die eine erhöhte Gefährdung mit sich bringen, müssen so bald wie möglich beseitigt werden.
  - Hygieneplan: Aufstellung für besondere Bereiche, z.B. Gesundheitseinrichtungen (Krankenhäuser, Praxen).
- **Flucht- und Rettungsplan** (§55):
  - Müssen aufgestellt werden, wenn durch Anlage und Art des Betriebs erhöhtes Risiko besteht.
  - Zweckmäßig ist die regelmäßige Durchführung von *Katastrophenübungen:* Im Unglücksfall kann schnell Panik ausbrechen. Fluchtwege und Sammelplätze, die übungshalber begangen wurden, bleiben im Gedächnis und werden im Notfall benutzt. Bei Übungen lassen sich auch andere wichtige Regeln des Katastrophenschutzes weitervermitteln.

Regelungen

- **MPG:** Medizinproduktegesetz.
- **ArbStättV:** Arbeitsstättenverordnung VII: Betrieb der Arbeitsstätten.
- **GefStoffV:** Gefahrstoffverordnung:
  - §24: Aufbewahrung, Lagerung.
  - §26: Sicherheitstechnik.
- **VBG 103:** UVV „Gesundheitsdienst“ §9: Hygieneplan.
- **VBG 1:** UVV „Allgemeine Vorschriften“ III: Betriebsanlagen, -regelungen.

Kantinenverpflegung

Grundlage

- In Deutschland nehmen werktäglich ca. 12 Millionen Menschen eine Mahlzeit in Form der Außer-Haus-Verpflegung zu sich. 10 – 15% aller Männer und ca. 3% der Frauen essen regelmäßig in einer Kantine. Generell wird sowohl zu Hause als auch außer Haus eine *zu hohe Energie-(Kalorien-)menge mit überhöhtem Fettanteil* aufgenommen.
- **Prävention:** Über die Gemeinschaftsverpflegung kann ein großer Teil der Bevölkerung an ein gesundheitskonformeres Ernährungsverhalten herangeführt werden. Dies gelingt nur bei ausreichender Akzeptanz des Kantinenangebots.
- **Aufgaben des Betriebsarztes:** Der Betriebsarzt hat eine Verantwortung für die Kantinenverpflegung wahrzunehmen. Sie beinhaltet folgende Bereiche:
  - *Ernährungsphysiologie:* Quantität, bedarfsgerechte Zusammensetzung.
  - *Hygiene:* Verhütung von Infektionen im Lebensmittelbereich.

Ernährungsphysiologie (Betriebsgastronomie)

- **Empfehlung der Deutschen Gesellschaft für Ernährung:**
  - Tageskost: 1980 kcal (8320 kJ).
  - *Mittagessen:* 30% des Tagesbedarfs, d. h. 660 kcal (2770 kJ), verteilt auf:
    - Protein: 33 g
    - Fett: 22 g
    - Kohlenhydrate: 83 g
    - Ballaststoffe: 10 g
  - *Höherer Kalorienbedarf:* z. B. bei körperlicher Schwerarbeit sollte vor allem der Kohlenhydratanteil erhöht werden.
  - *Mineralien und Vitamine:* Magnesium, Calcium, Zink, Eisen, Jod, Vitamin A, B_1, B_2, B_6, Folsäure, Vitamin C. Sie werden in Form von Gemüse und Jodsalz zugeführt. Auf einen größtmöglichen Erhalt thermolabiler Inhaltsstoffe bzw. die Vermeidung von Auslaugverlusten ist zu achten.
- **Erhöhung des Genußwertes:** Hierzu tragen neben einem bedarfsgerechten Nährstoffangebot folgende Faktoren bei:
  - *Sensorische Anforderungen:*
    - Erhalt von Farbe, Geschmacks- und Aromastoffen.
    - Notwendigkeit geringer Salzmengen.
    - Erhalt der „Textur" der Lebensmittel (z. B. verkochtes Gemüse, eingefallener Salat).
    - Einsparung von Fett bei der Zubereitung.
  - *Anforderungen an das Ambiente.*
  - *Auswahlmöglichkeiten, Abwechslung in der Speisefolge:* Auswahlessen, Vollwertkost, vegetarische Gerichte, saisonale Angebote, Aktionswochen.

Hygiene

- **Arbeitsschritte (Prozeßstufen) der Kantinenverpflegung:**
  - Einkauf und Lagerung.
  - Vorbereitung.
  - Zubereitung.
  - Ausgabe/Verteilung.
  - Entsorgung und Reinigung.

- **Keimbelastung von Lebensmitteln:** Lebensmittel sind Keimträger (Tab. 139).
  - *Keimvermehrung:* In Abhängigkeit von der Generationsdauer und der Temperatur (Tab. 140) können aus 1 Keim innerhalb von 5 Stunden 1 Million Keime entstehen. Die Vermehrung thermophiler Keime wird erst bei Temperaturen über 60 °C wirkungsvoll gestoppt.

Tabelle 139 Normale Keimgehalte verschiedener Lebensmittel und Bedarfsgegenstände sowie der Hände (nach Berg, Thiel und Frank)

Lebensmittel	Gesamtkeimzahl je 10 cm^2
Kopfsalat (ungewaschen)	10.000 – 1.000.000
Kopfsalat (gewaschen)	1.000 – 100.000
Frische Erdbeeren	1.000 – 1.000.000
Schweinefleisch (frisch)	100.000
Schweinefleisch (abgehangen)	100.000.000
Waagschale (Metzgerei)	750 – 4 000
Küchentisch	300
Küchenbesteck (sauber)	10 – 250
Handunterseite (gründlich gewaschen)	10 – 250
	Gesamtkeimzahl je Gramm bzw. Milliliter
Tartar (mit Ei und Gewürzen)	100.000 – 30.000.000
Leberwurst (auf Brötchen)	500.000
Italienischer Salat (hausgemacht)	3.000.000
Zwiebeln (gehackt)	20.000
Pfeffer (gemahlen)	30.000 – 1.000.000
Trinkmilch (pasteurisiert)	bis 10.000

Tabelle 140 Verhältnis von Temperatur zur Generationsdauer einiger Keime

Keime	Temperatur	Generationsdauer
Enterobacteriaceen	37 °C	15 – 30 Min.
Escherichia coli	37 °C	20 Min.
Staphylococcus aureus	37 °C	30 Min.
Pseudomonas fluorescens	5 °C	6 Std.
Alcaligenes bockeri	5 °C	4,5 Std.
Bacillus Stamm	20 °C	3 Std.
Bacillus Stamm	10 °C	6 Std.
Bacillus Stamm	0 °C	23 Std.

Kantinenverpflegung

- *Vermeidung von Infektionen:*
  - Einhaltung der Kühlkette: Fehler bei der Kühlung (Tab. 141) bedingen am häufigsten Infektionskrankheiten im Lebensmittelbereich.
  - Erhitzen der Nahrungsmittel (z. B. Hühnereier) über 60 °C.
- *Salmonellenenteritis (Serovar PT 4):* Die Salmonellosen machen ca. 80% aller Infektionen im Lebensmittelbereich aus. Wichtigster Ausgangspunkt scheinen infizierte Hühnereier zu sein. Speisen aus rohen Eiern (z. B. Tiramisu), die nicht ausreichend erhitzt wurden (mindestens 4–5 Minuten bei 72 °C) müssen spätestens 2 Stunden nach der Herstellung ausgegeben werden. Andernfalls sind sie auf mindestens 7 °C zu kühlen und dann innerhalb 24 Stunden abzugeben.

➤ **Überwachung des Personals, Vorsorgeuntersuchungen:**
- *Gesetzliche Regelung (§§ 17 und 18 Bundesseuchengesetz):*
  - Personen, die an übertragbaren Krankheiten leiden, dürfen beim gewerbsmäßigen Herstellen, Behandeln oder In-Verkehr-Bringen von Lebensmitteln nicht tätig sein, wenn sie mit diesen in Berührung kommen können.
  - Vor der erstmaligen Tätigkeit muß ein nicht mehr als 6 Wochen altes Gesundheitszeugnis vorgelegt werden (in der Regel vom zuständigen Gesundheitsamt; der Betriebsarzt kann sich jedoch auch ermächtigen lassen). Wiederholungsuntersuchungen sind nach Darmerkrankungen (z. B. Durchfall während des Urlaubs in südlichen Ländern) empfohlen.
- *Umfang der Vorsorgeuntersuchungen:*
  - Intrakutaner Tuberkulintest: zum Ausschluß von Tbc; bei positivem Ausfall zusätzlich Röntgen-Thorax.
  - Ausschluß infektiöser Hauterkrankungen.

Tabelle 141 Höchsttemperaturen zur Aufbewahrung leicht verderblicher Lebensmittel

Lebensmittel	Maximale Temperatur
Milch und Milcherzeugnisse	8 °C
Käse	8 °C
Torten	8 °C
Fisch-, Krusten-, Schalen- und Weichtiererzeugnisse	7 °C
Mayonnaise, Feinkostsalate u.ä. Erzeugnisse	7 °C
Frisches Fleisch, Fleisch von großem Haarwild	7 °C
Lebensmittel aus Automaten	6 °C
Hackfleisch	2 bzw. 4 °C
Geflügel, Kaninchen und kleines Haarwild	4 °C
Nebenprodukte der Schlachtung (Innereien)	3 °C
Krusten-, Schalen- und Weichtiere in frischem Zustand	2 °C
Frischer Fisch	Eis/2 °C
Gefrorenes Geflügel und Fleisch	- 12 °C
Tiefgefrorene Lebensmittel	- 18 °C
Eier grundsätzlich gekühlt aufbewahren!	

Tabelle 142 Häufigste Lebensmittelvergifter, klinisches Erscheinungsbild und mögliche Quellen

Erreger **Erkrankung**	**I: Inkubationszeit** **D: Dauer der Krankheit** **S: Symptome**	**Lebensmittel, mit denen die Erreger am häufigsten übertragen werden**
Salmonellen **Salmonellose**	I: 5 – 72 Stunden D: einige Tage S: Durchfall, Bauchschmerzen, Schüttelrost, Fieber, Erbrechen	Fleisch, Geflügel, Eier und daraus hergestellte Erzeugnisse
Staphylococcus aureus	I: 1 – 7 Stunden D: 1 – 2 Tage S: plötzliche Übelkeit, Erbrechen, Durchfall, Bauchkrämpfe, Schweißausbruch, allgemeine Schwäche, meist kein Fieber	Fisch- und Fleischprodukte, Geflügel, Milch, Käse, Soßen, Puddings, Desserts
Bacillus cereus	I: 8 – 16 Stunden D: 1 Tag S: Übelkeit, wäßriger Durchfall, evtl. Erbrechen	Getreideerzeugnisse, Eierspeisen, Puddings, Soßen, zerkleinerte, erhitzte Fleischerzeugnisse
Clostridium botulinum **Botulismus**	I: 2 Stunden– 6 Tage D: bis zu 8 Monaten S: Übelkeit, Erbrechen, Bauchschmerzen, Doppeltsehen, Verlust des Pupillenreflexes, Schluckbeschwerden, Verstopfung, Atemlähmung, Hohe Todesrate innerhalb kurzer Zeit!	Unzureichend erhitzte Fleisch-, Misch- und Gemüsekonserven (hausgemachte Konserven), große Rohschinken
Clostridium perfringens (Typ A)	I: 8 – 24 Stunden D: 1 – 2 Tage S: Durchfall, evtl. Erbrechen	Zubereitete Fleisch- und Geflügelgerichte, die bei Zimmertemperatur aufbewahrt wurden oder langsam ausgekühlt sind, Mischgerichte

- Stuhluntersuchung: Ausschluß von Cholera, Enteritis infectiosa, Paratyphus, Shigellenruhr, Typhus abdominalis, Virushepatitiden (Hepatitis A, Impfempfehlung S. 414).
- Hepatitisserologie (Hepatitis B).

– *Stuhluntersuchungen:* Grundsätzlich sollte der Betriebsarzt den Arbeitgeber dahingehend beraten, daß Stuhluntersuchungen beim Küchen- und Kantinenpersonal routinemäßig jährlich durchgeführt werden sollten, obwohl diese im Bundesseuchengesetz nicht vorgeschrieben sind.

➤ **Begehungen:** Dienen der Überwachung und Kontrolle der Einhaltung von Hygienegeboten in folgenden Bereichen:
– *Personalhygiene:* Arbeitskleidung, Kopfbedeckung, Handschuhe, Schuhe, Handwaschbecken, Rauchverbot, Essensverbot u. a.
– *Raumhygiene:* Unreine und reine Seite, Lagerung, Vorbereitung, Kühlräume, Produktionsräume, Sanitärbereich, Kantinenbereich, Entsorgung, Reinigungsplan (Tab. 143) u. a.
– *Gerätehygiene:* Kochgruppe, Kühl- und Gefriergeräte, Gewürzlager, Küchenkleingeräte, Spülmaschine, Spültemperatur, Abfallbehälter, Reinigungsplan u. a.
– *Produktionshygiene:* Unreine Seite für Zurüsten, Waschen, Entsorgen; reine Seite für Zerkleinern, Zubereiten, Portionieren, Anrichten, Warmhaltung, Kühlen, Kühlkette, Lager, Entsorgen.

Tabelle 143 Reinigungs- und Desinfektionsplan für die Küche (nach Knoll)

WAS	WANN	WIE
Hände	vor Arbeitsbeginn, beim Wechsel in einen anderen Arbeitsbereich, nach Umgang mit rohem Fleisch, Gemüse und Salat, nach Toilettenbesuch	Hände und Unterarme sorgfältig waschen und mit Papiertuch abtrocknen. 3 – 5 ml Desinfektionslösung auf Hände und Unterarme verreiben. Auf Hautpflege achten! Bei Kontakt mit Desinfektionsmitteln müssen Handschuhe getragen werden (UVV der BG)
Arbeitstische, Ablagen, Auftauwannen	nach jedem Arbeitsgang abwaschen, bei Fleisch, Geflügel und schmutzigem Gemüse desinfizieren	desinfizierende Naßreinigung mit Einmaltüchern, nach der Einwirkzeit bzw. vor Benutzung mit Wasser von Trinkwasserqualität abspülen und mit Papiertuch abtrocknen (Lebensmittel-Gesetz)
Hackklötze, Schneidebretter	nach Gebrauch	gründliche, desinfizierende Reinigung bzw. Spülmaschine, bei Zerfurchung abziehen lassen

(Fortsetzung ▶

Tabelle 143 (Fortsetzung)

WAS	WANN	WIE
Küchenmaschinen, Schneidemaschinen, Fleischwolf, Salatschleuder	nach jedem Arbeitsgang, mindestens 1× täglich	zerlegen, gründlich reinigen und desinfizieren bzw. Einzelteile in die Spülmaschine
Messer, Sägen, Siebe u.ä.	nach jedem Gebrauch, mindestens täglich	desinfizierende Naßreinigung, besser Spülmaschine
Kochkessel, Bratpfannen	nach Gebrauch	gründlich reinigen
Gargeräte, Öfen	täglich	gründlich reinigen, bei Bedarf Grillreiniger
Abfallbehälter	nach Entleerung	desinfizierende Naßreinigung innen und außen
Portionierbänder	täglich	desinfizierende Naßreinigung
Spülmaschine	mindestens 1× täglich, besser nach jedem Spülgang	Reinigung der Tanks und der Siebe, Wasserdüsen und Lamellen herausnehmen, in Lösung legen und gründlich reinigen, Innenraum mit Wasser unter Druck abspülen (Türen innen nicht vergessen), Außenflächen reinigen
Fußböden	bei Bedarf, mindestens 1× täglich	desinfizierende Naßreinigung, Hochdruckreiniger, 3-Scheiben-Maschine
Reinigungsutensilien, Bürsten, Mops, Tücher u.ä.	täglich	desinfizierende Wäsche (Waschmaschine 95 °C, Spülmaschine) oder Einlegen in Lösung
Wände	täglich, 14 tägig	desinfizierende Reinigung (Armhöhe), Grundreinigung
Bodenabläufe, Siphons	bei Bedarf, 1× wöchentlich	Gitter abnehmen und säubern, Abflußreiniger
Kühlschränke, Kühlräume	14 tägig	desinfizierende Naßreinigung

Zusatzstoffe und Schadstoffgehalt

- **Zusatzstoffe:** Kennzeichnungspflicht (E-Nummern), damit Personen, die an Allergien bzw. Unverträglichkeiten leiden, die entsprechenden Nahrungsmittel meiden können.
- **Schadstoff- und Pestizidgehalt:** Bei einer ausgewogenen Ernährung soll keine Gesundheitsgefährdung bestehen. Eine gesundheitliche Bewertung der derzeitigen Belastungssituation kann anhand einer Risikoabschätzung annähernd vorgenommen werden:
  - *ADI-Wert* (acceptable daily intake nach WHO/FAO) bzw. *DTA-Wert* (Duldbare tägliche Aufnahmemenge): Diese Werte sind mit einem Sicherheitsabstand von meist 100 zum No-Observed-Effect-Level (Konzentration in der Nahrung, bei der bei lebenslanger Exposition im Tierversuch keine Wirkung mehr gefunden wird) festgelegt. Der Grad der „Ausschöpfung" des ADI-Wertes in % ist ein mögliches Maß für die Bewertung:
    - Schwermetalle: Für Blei, Cadmium und Quecksilber ist der ADI-Wert zu 30 – 60% ausgeschöpft. Insbesondere Fischmahlzeiten erhöhen die Quecksilberaufnahme. Grenzwertüberschreitungen der entsprechenden Höchstmengenverordnungen für die einzelnen Lebensmittel kommen bei Fischdauerwaren aus Konserven vor.
    - Dioxine: Für Polychlorierte Dibenzodioxine und Dibenzofurane (PCDD, PCDF) ist der ADI-Wert überschritten. Aufgrund des Sicherheitsabstandes hat dies keine gesundheitlichen Folgen. Eine Reduktion der Aufnahme durch gezielten Einkauf oder eine besondere Nahrungszusammenstellung ist derzeit nicht möglich.

Regelungen

- Bundesseuchengesetz.
- Abfallbeseitigungsgesetz.
- Arbeitsstätten-Verordnung.
- Bauverordnung.
- Gaststättengesetz.
- Unfallverhütungsvorschriften der Berufsgenossenschaft (UVV der BG).
- DIN- und VDI-Vorschriften.
- Fleischhygienegesetz.
- Geflügelfleischhygienegesetz.
- Milchgesetz.
- Blei- und Zinkgesetz.
- Farbengesetz.
- Fleischhygiene-Verordnung.
- Hackfleisch-Verordnung.
- Vorzugsmilch-Verordnung.
- Käse-Verordnung.
- Speiseeis-Verordnung.

Grundlagen

- **Definition:** Wissenschaft von der menschengerechten Gestaltung der Arbeit, d. h. der Anpassung von Arbeitsmitteln, Arbeitsanforderungen und Arbeitsumgebung an den Menschen. Der Ausdruck „Mensch – Maschine – System" stellt Mensch und Maschine scheinbar gleichrangig nebeneinander; vorrangig ist jedoch immer die Anpassung der Maschine an den Menschen.
- **Voraussetzungen:** Die Ergonomie setzt umfassende Kenntnisse der Anatomie, insbesondere der Anthropometrie sowie der Physiologie, vor allem der Sinnes- und der Neurophysiologie voraus.
- **Ziele und Ansatzpunkte:** Die Ergonomie hat eine starke Wurzel in der Rationalisierungsforschung, deren Ziel die Erhöhung der Stückzahl pro Zeiteinheit, also eine Leistungssteigerung, ist. Es hat sich gezeigt, daß mit den Rationalisierungen meist auch eine Arbeitserleichterung durch eine bessere Gestaltung der Arbeit einhergeht, oft auch mit Verlagerung der Anforderungen in den mentalen Bereich (Aufnahme, Verarbeitung und Abgabe von Information).
- **Inhalte der Ergonomie:**
  - Arbeitsraum und Körperhaltung (Arbeitsplatzgestaltung, s. u.).
  - Gestaltung der Arbeitsmittel, d. h. der Werkzeuge, Griffe und Bedienteile (s. u.).
  - Gestaltung der Arbeitsumgebung (Beleuchtung, S. 519; Klima, S. 526; Lärm, S. 297; Schwingungen, S. 309; Strahlung, S. 351; Schadstoffe, S. 320).
  - Anforderungen an die Sinnesorgane (S. 171, 176, 180).
  - Aufnahme, Verarbeitung und Abgabe von Information (S. 450).

Arbeitsplatzgestaltung

- **Anthropometrie:** Die Dimensionierung von Arbeitsplätzen richtet sich nach den Körpermaßen des Menschen. Diese müssen bekannt sein, d. h. sie müssen regelmäßig neu erhoben werden (Problem der Akzeleration). Wichtig ist hierbei nicht der jeweilige Mittelwert, sondern der Bereich zwischen 5. und 95. Perzentile (90% Vertrauensbereich). Bei der endgültigen Gestaltung und Normierung werden dann lediglich die 5% Kleinsten und die 5% Größten nicht berücksichtigt.
- **Arbeitshöhe:**
  - *Stehend ausgeführte Arbeiten:* Am günstigsten sind Höhen von 5 – 10 cm unter Ellbogenhöhe, entsprechend 95 – 100 cm für Männer und 88 – 93 cm für Frauen. Zu Berücksichtigen sind hierbei auch die Feinheit der Arbeit (Sehabstand) und der erforderliche Kraftaufwand (Abb. 43). Sofern die Arbeitstische nicht höhenverstellbar sind, sollen grundsätzlich eher die größeren Beschäftigten berücksichtigt werden, da Beschäftigte mit geringerer Körpergröße durch Podeste, Roste und ähnliches eine Anpassung herbeiführen können.
  - *Sitzend ausgeführte Arbeiten:* Hier ist der notwendige Knieraum und die Untergrenze der Tischplatte zu beachten:
    - Empfohlene Tischhöhe bei Büroarbeit: 72 – 75 cm.
    - Empfohlene Höhe des Schreibmaschinentisches: 65 cm.
    - Gestaltung eines Bildschirmarbeitsplatzes siehe Seite 443.

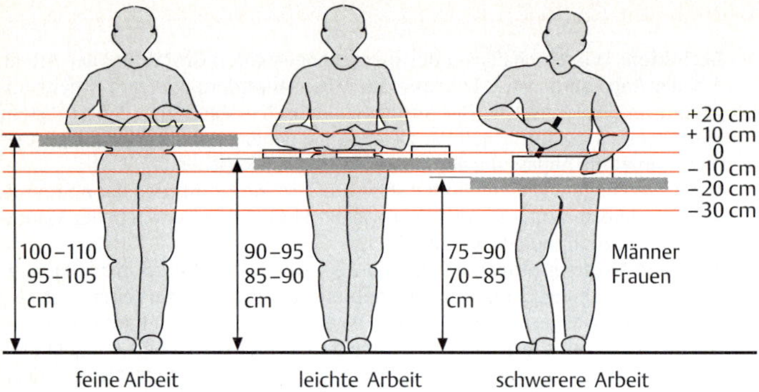

Abb. 43 Empfohlene Tischhöhen bei stehender Arbeit. Das Bezugsmaß ist die Ellenbogenhöhe, die der 0-Linie entspricht und die im Durchschnitt bei Männern 105 cm und bei Frauen 98 cm über dem Boden liegt.

➤ **Greifraum:** Werkstücke, Bedienelemente, Werkzeuge, sonstige Hilfsmaterialien und Abstellflächen sollen leicht erreichbar angeordnet sein:
- *Vertikaler Greifraum* (Abb. 45): Greifraum in der sagittalen Ebene.
- *Horizontaler Greif- und Arbeitsraum* (Abb. 44).
- *Kleiner Greifraum* (Abb. 44): Arbeitsraum innerhalb der Distanz Ellbogen – Greifhand.
- *Maximaler Greifraum* (maximaler Griffbereich, Abb. 44): Arbeitsraum innerhalb der Distanz Schulter – Greifhand. Durch die Einbeziehung von Rumpf und Schultern in die Greifbewegung kann der maximale Greifraum um rund 15 cm erweitert werden.
- *Maximale Reichhöhe* (Tab. 144): Anordnung von Regalen, Handgriffen und Bedienelementen in der Höhe. Die maximale Reichhöhe errechnet sich aus Körperlänge (cm) × 1,24.

Tabelle 144 Maximale Reichhöhen für Männer und Frauen

Geschlecht, Größe	Perzentile	Fingerspitzen (cm)	Greifhöhe (cm)
Frauen			
große	95	213	201
mittlere	50	200	188
kleine	5	186	174
Männer			
große	95	228	216
mittlere	50	213	201
kleine	5	198	186

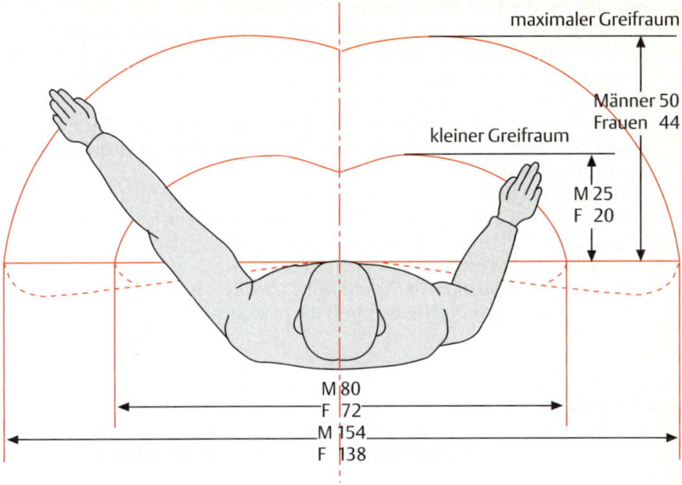

Abb. 44 Maße des horizontalen Greifraumes in cm bei Männern (M) und Frauen (F). Schnitt in normaler Arbeitshöhe (nach Stier und Rutenfranz).

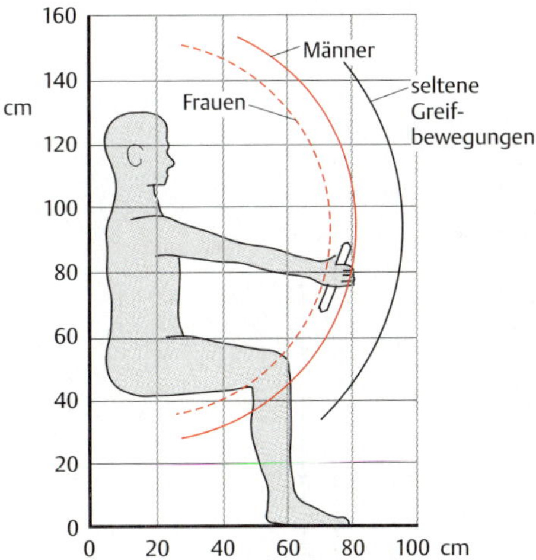

Abb. 45 Der vertikale Greifraum in der sagittalen Ebene. Die Maßzahlen berücksichtigen die 5. Perzentilen für Körpermaße der kleinen Männer und Frauen. Für seltene Greifbewegungen kann der Greifraum um ca. 15 cm erweitert werden, da die gelegentliche Einbeziehung von Rumpf und Schultern in die Greifbewegung ohne Nachteile möglich ist.

- **Arbeiten im Wechsel zwischen Stehen und Sitzen:**
  - *Prinzip:* Für gesunde Personen, aber erst recht für Personen mit Rückenbeschwerden, sind Arbeitsplätze, die einen beliebigen Wechsel von Stehen und Sitzen zulassen, im Hinblick auf die wechselnde Muskelbelastung und Kompression der Bandscheiben sehr günstig.
  - *Allgemeine Voraussetzungen:* Zu beachten sind Blickwinkel (Blickneigung) und Kopfneigung (Tab. 145). Zur Einhaltung der optimalen Neigungswinkel sind erhöhte Sitzflächen geeignet (Abb. 46).
  - *Voraussetzungen bei Feinarbeiten:* Die Blickneigungen reichen bei feinen Arbeiten wie z. B. Zeichnen auf flachen (ebenen) Tischen nicht aus. Daraus ergeben sich folgende Anforderungen an Zeichentischplatten:
    - Höhe und Neigung sollen verstellbar sein.
    - Höhenverstellbarkeit der Vorderkante über dem Boden: 65 – 135 cm.
    - Verstellbarkeit der Neigung zur Horizontalebene: 0 – 75°.

Tabelle 145 Empfohlene Blick- und Kopfneigung bei alternierender sitzender und stehender Arbeitsweise

	Blickneigung	Kopfneigung
Stehen	30 ± 7,5°	8 – 22°
Sitzen	38 ± 6,3°	17 – 29°

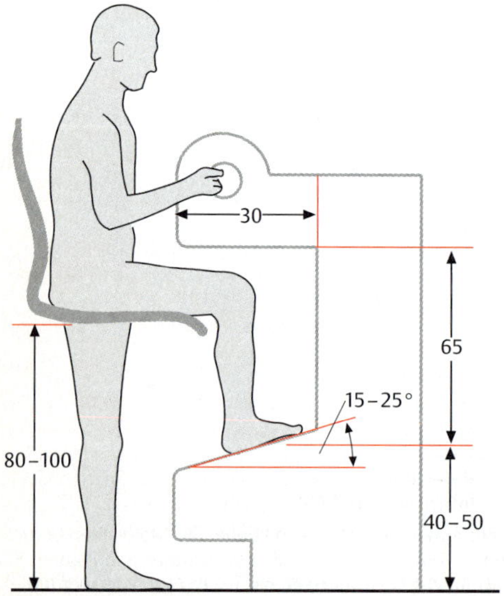

Abb. 46 Alternierende sitzende und stehende Arbeitsweise.

Arbeitssitz

- **Besonderheiten bei sitzender Tätigkeit:** Die Mehrzahl der Beschäftigten verrichtet die Berufstätigkeit im Sitzen. Da im Vergleich zur Arbeit im Stehen und Gehen beim Sitzen ein Großteil der statischen Haltearbeit entfällt, kommt es weniger schnell zu einer Ermüdung. Andererseits führt eine sitzende Tätigkeit zu einer besonderen Belastung der Wirbelsäule bzw. der Bandscheiben. Arbeiten, die eine größere Kraftanstrengung erfordern, können im Sitzen kaum ausgeführt werden.
- **Sitzhaltung:**
  - *Sitzhaltungen bei Büroarbeiten* (nach Grandjean):
    - Vordere Sitzhaltung (Kontakt mit dem vorderen Teil der Sitzfläche): Ca. 15% der Arbeitszeit.
    - Mittlere Sitzhaltung: Ca. 50% der Arbeitszeit.
    - Hintere Sitzhaltung: Ca. 33% der Arbeitszeit. Diese Haltung ist als Entspannungshaltung zu werten.
  - *Haltungsänderungen:* Die Sitzhaltung wird aus anatomisch-physiologischen Gründen von Zeit zu Zeit verändert. Der auf die Bandscheiben einwirkende Druck ist bei der hinteren Sitzhaltung mit entspanntem Rücken am niedrigsten, bei der vorderen Sitzhaltung mit Schreibmaschinenarbeit oder Kraft erfordernder manueller Tätigkeit am höchsten. Der Wechsel zwischen vorgeneigter Haltung und Entspannung wirkt sich günstig auf den Stoffwechsel der Bandscheibe aus. Für diese Haltungsänderungen ist eine ebene Sitzfläche prinzipiell am besten geeignet. Der Balans-Stuhl (Kniehocker) führt durch Öffnung des Sitzwinkels zwar auch zu einer Wirbelsäulenentlastung, beansprucht jedoch vermehrt die Kniegelenke und läßt Änderungen der Sitzhaltung nur sehr begrenzt zu (siehe auch Bildschirmarbeitsplatz, S. 443, 445).
- **Durch Sitzen verursachte gesundheitliche Beschwerden:**
  - *Formen, Häufigkeit* (nach Grandjean/Burandt):
    - 57% Rückenbeschwerden.
    - 14% Nacken- und Schulterbeschwerden.
    - 16% Gesäßbeschwerden.
    - 19% Beschwerden der Oberschenkel.
    - 29% Beschwerden der Knie und Füße.
  - *Hauptursachen:*
    - Zu hohe Arbeitsfläche (Nacken- und Schulterbeschwerden).
    - Fehlende Fußstützen, vor allem bei Personen mit kurzen Beinen in vorderer Sitzhaltung.
    - Zu lange (tiefe) Sitzfläche und Fehlen einer abgebogenen Vorderkante (Oberschenkel).
    - Zu weiche Polsterung, so daß sich die Belastung unterschiedslos auf die gesamte Gesäßfläche verteilt, eine Entlastung zur Verbesserung der Durchblutung ist nicht möglich.
- **Kriterien für die Auswahl eines Arbeitssitzes:** Für Büroarbeiten mit dem häufig erforderlichen Wechsel der Körperachse (Hinwendung zur Schreibfläche, zum Bildschirm, zur Schreibvorlage, zum Telefon, zu Besuchern usw.) ist der bewegliche Stuhl auf 5 Rollen nach der DIN-Norm als Standard anzusehen:
  - *Sitzfläche:*
    - Form: Leicht konkav geformt (von vorn gesehen), abgebogene Vorderkante, im hinteren Sitzbereich leicht angehoben.

  - Höhe: 44–54 cm, Distanz zur Arbeitsfläche 27–30 cm, Orientierung an der Beinlänge.
  - Tiefe: 35–40 cm, nicht näher als 10 cm an die Kniekehle heranreichend, verstellbare Becken- und Rückenstütze.
  - Breite: 40–45 cm.
  - Neigung: Optimale Verstellbarkeit, d.h. von 2 Neigungen nach vorn bis 4 Neigungen nach hinten. Das Auflegen eines Keiles mit einer Neigung von 30° über die ganze Sitzfläche führt zu einer Entlastung der Lendenwirbelsäule durch Öffnung des Sitzwinkels; es ist jedoch nur in Einzelfällen zur Erprobung zu empfehlen. Besser ist eine fest in den Stuhl eingebaute Lendenstütze.
  - Polsterung: Rutschfester, wasserdampfdurchlässiger Bezug (Wärmeabgabe). Die Hauptlast soll auf den Sitzhöckern des Beckens ruhen, daher sollte keine tiefe, weiche Polsterung verwendet werden.
- *Rückenlehne:*
  - Höhenverstellbarkeit.
  - Verstellbarkeit der Beckenstütze (Lendenbausch).
  - Höhe: Mindestens 30 cm (siehe auch Bildschirmarbeitsplatz, S. 445).
  - Breite: Ca. 38 cm.
  - Neigung: Verstellbarkeit, sie sollte zur Entlastung der Bandscheiben mit jeder Sitzhaltung „mitgehen“ (sog. dynamisches Sitzen).
- *Fußstütze:* Besonders empfohlen für kleine Personen, Platte mit einem Neigungswinkel von 25°.
- *Armlehnen:* Sollten grundsätzlich vorhanden sein, individuelle Wünsche und Besonderheiten bezüglich der Arbeit müssen jedoch berücksichtigt werden.

Regelungen

➤ Viele Einzelregeln (DIN, VDI, BG-Regeln) sind in anderen Kapiteln (z.B. über Lärm, Beleuchtung, Klima) zu finden. Hier nur einige Regeln zur Arbeitsplatzgestaltung.

➤ **DIN 33400:** Gestalten nach arbeitswissenschaftlichen Erkenntnissen – Begriffe und allgemeine Leitsätze. Die DIN-Reihe 334xx enthält weitere wichtige Regeln, u.a.:
- *DIN 33401:* Stellteile.
- *DIN 33402:* Körpermaße des Menschen.
- *DIN 33406:* Arbeitsflächen-, Sitzflächen-, Fußstützenhöhe im Produktionsbereich.
- *DIN 33407:* Arbeitsbereichsanalyse, Merkmale.
- *DIN 33411:* Körperkräfte des Menschen; Begriffe, Zusammenhänge.

➤ **DIN 4549:** Büromöbel; Schreibtische, Schreibmaschinentische – Außenmaße.

➤ **DIN 4551:** Büromöbel; Bürodrehstuhl mit verstellbarer Rückenlehne mit oder ohne Armstützen.

Definitionen

- **Werkzeuge:** Aktive Arbeitsmittel, durch die Veränderungen am Werkstück herbeigeführt werden.
- **Maschinen:** Passive Arbeitsmittel, die das Werkstück halten, führen und stützen.
- **Handseite des Arbeitsmittels:** Griff oder Halterung eines Werkzeugs, Bedienelemente einer Maschine.
- **Regelungen:** Siehe Grundlagen, Arbeitsplatzgestaltung, S. 504.

Griffgestaltung von Werkzeugen

- **Statische (Halte-)Arbeit:** Die Formgebung des Griffes soll der Hand möglichst angepaßt sein (Formschluß), z. B. der Revolvergriff bei einer Filmkamera.
- **Dynamische Arbeit:** Gefordert sind, z. B. beim Schraubenzieher, Drehung und Druck. Oberflächen- und Umfangsgestaltung siehe Abb. 48.
  - *Rollschalengriff* (Abb. 47 b): Vermeidet das Nachfassen beim Schließen.
  - *Gelenkschenkelgriff* (Abb. 47 c): Hebt die Weglängendifferenz von Daumen- und Kleinfingerseite beim Schließen der Zangenschenkel auf.

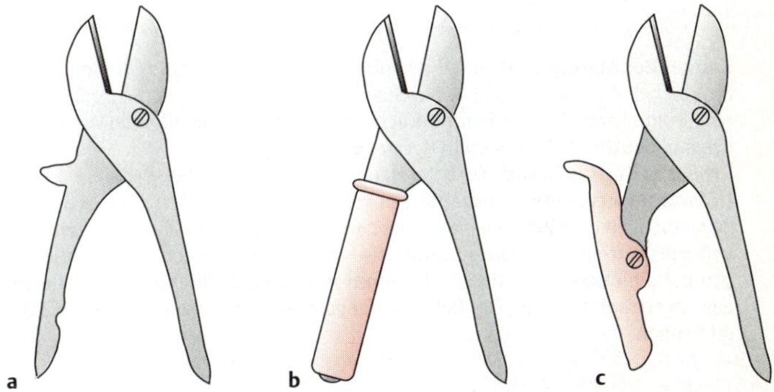

Abb. 47 Gegenüberstellung zweier neu entwickelter Griffformen mit dem Standardgriff üblicher Bauweise (nach Preuschen): Standardgriff (a), Rollschalengriff (b), Gelenkschenkelgriff (c).

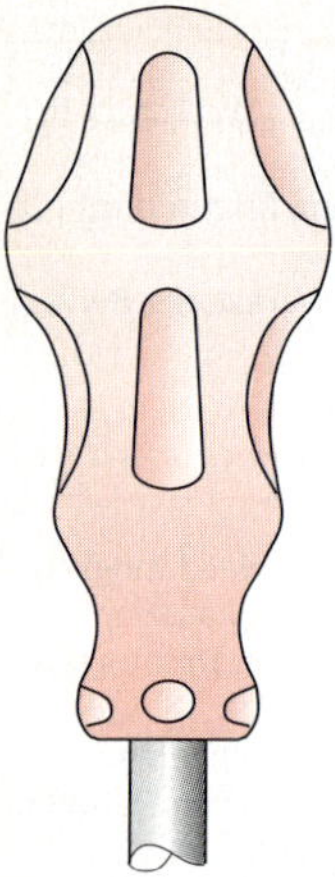

Abb. 48 Neugestaltete Grifform eines Schraubenziehers.

Bedienknöpfe

- **Kleine Betätigungskräfte:** Druckknöpfe, Drehknöpfe, Kippschalter, kleine Handhebel. Zu achten ist auf ausreichenden seitlichen Abstand (Schreibmaschine!), eindeutige Wegstrecken, deutliches Überwinden eines kleinen Widerstandes und deutliches Einrasten in der neuen Stellung (S. 446).
- **Größerer Kraftaufwand:** Kurbeln, Handräder, größere Hebel, Pedale.
- **Hilfsmittel aus der Ergotherapie:** Für Personen mit Behinderungen, z. B. in der Beweglichkeit der Hand oder der Finger, verfügt die Ergotherapie über eine Fülle von Hilfsmitteln wie Moosgummigriffe, Griffverlängerungen und -verdickungen u. a. Behinderte werden in der Regel in den Rehabilitationseinrichtungen damit vertraut gemacht. Der Betriebsarzt sollte davon wissen und die Hilfsmittel kennen.

Anzeigevorrichtungen

- **Formen:**
  - *Qualitative Anzeigen:* Signalisierung bestimmter Ereignisse durch festgelegte Formen oder Farben, z. B. rot = Gefahr, grün = Funktionsbereitschaft (S. 510).
  - *Quantitative Anzeigen* (Abb. 49):
    - Horizontale Skalen.
    - Vertikale Skalen.
    - Kreisförmige Skalen.
    - Halbkreisförmige Skalen.
    - Offenes Fenster.
  - *Checkreading:* Anzeigevorrichtungen, bei denen neben dem aktuellen Wert auch die Tendenz des angezeigten Prozesses abgelesen werden kann (fallend oder steigend, z. B. bei der Temperatur).

- **Gestaltung:** Die Fehleranalyse beim Ablesen von Anzeigevorrichtungen führte zu Gestaltungshinweisen wie z. B. Gestaltung der Skalen mit Menge und Anordnung der Zahlen, das jeweils sichtbare Feld der Anzeige, die Gestaltung des Zeigers u. a. Sehgewohnheiten und die Sinnfälligkeit der Anordnung spielen bei der Gestaltung ebenfalls eine große Rolle. *Beispiel:* Kreisrunde Anzeigen assoziieren das Zifferblatt der Uhr, d. h. bei 90° sollte die Zahl 3 stehen, bei 180° die Zahl 6 usw. Die Abb. 49 zeigt das Ergebnis einer bekannten Studie zur Häufigkeit von Fehlablesungen. Hier ist das „offene Fenster" allen anderen Anordnungen überlegen.
- **Überwachungsaufgaben:** Müssen mehrere Anzeigen gleichzeitig überwacht werden (Leitwarten, Steuervorrichtungen), sollte der normale Betriebszustand, der kein Eingreifen erfordert, durch eine *gleichgerichtete* Stellung aller Anzeigen gekennzeichnet sein. Das Abweichen einer einzelnen Funktion fällt so leicht auf.

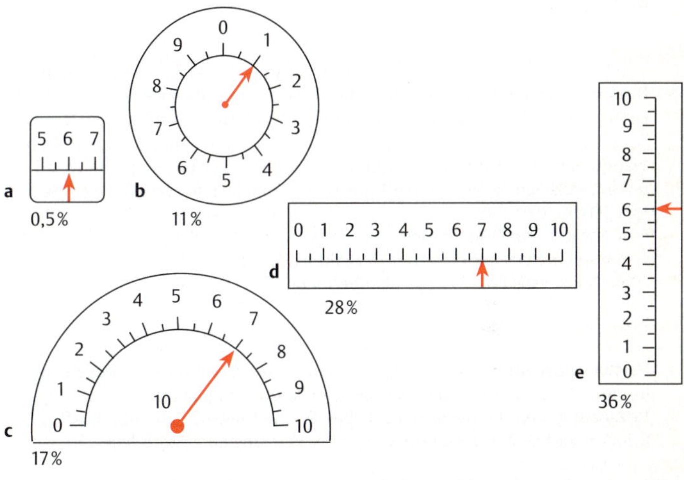

Abb. 49 Die Auswirkung der Form von Meßskalen auf die Genauigkeit der Ablesung. Die Zahlen geben die Fehlablesungen in % der Darbietungen an bei einer Expositionszeit von 0,12 Sekunden: offenes Fenster (a), kreisförmige Skala (b), halbkreisförmige Skala (c), horizontale Skala (d), vertikale Skala (e).

Farbgestaltung

Grundlagen

- **Farbeindruck:** Wird aus der Gesamtheit von emittiertem oder reflektiertem Licht mit seinen Spektralbereichen, die vom Auge bzw. vom ZNS wahrgenommen werden, gebildet. Das Auge vermag nicht zwischen reinen und zusammengesetzten Farben zu unterscheiden (*metamere Farben*, die bei unterschiedlichen Spektren zur gleichen Farbempfindung führen).
- **Farbvalenz:** Die farbige Wirkung von Licht wird bestimmt durch:
  - *Farbton:* Läßt sich durch Angabe des entsprechenden Spektralbereichs (Wellenlänge) charakterisieren, z. B. rot, gelb, grün.
  - *Farbsättigung:* Buntheit einer Farbe; eine Farbe kann „satt", d. h. sehr intensiv, oder „blaß", „unbunt" erscheinen.
  - *Farbhelligkeit:* Ausdruck der Leuchtdichte eines lichtemittierenden oder -reflektierenden Körpers, z. B. hell, dunkel.
- **Standardisierung:** In Deutschland nach DIN 6164 oder RAL (Reichs-Ausschuß für Lieferbedingungen).

Aufgabe

- Die Informationsaufnahme erfolgt beim Menschen überwiegend visuell. Der Farbe kommt dabei eine wichtige Aufgabe als Informationsträger zu. Nicht nur kognitive, sondern auch die Emotion ansprechende Informationen werden wahrgenommen. Farbwahrnehmung beeinflußt daher das Empfinden und den gefühlsmäßigen Bezug zu einer Umgebung. Aufgabe einer bewußt eingesetzten Farbgebung ist daher:
  - Kodierung zur *Orientierung*.
  - *Hinweisgebung* auf Gefahren, Verhaltensweisen.
  - *Gestaltung* als Beitrag zum Wohlbefinden.

Kodierung/Orientierung

- **Verkehrsführung:** Durch farbige Symbole, Streifen an Verkehrswegen, farbige Verkehrsflächen (auch durch farbgetönte Beleuchtung möglich).
- **Kodierung von Hinweisen** (z. B. bei Rohrleitungen, Tab. 146; Gasflaschen, S. 333): Zur leichteren Identifizierung bei Wartung oder Störfällen.

Tabelle 146 Kodierung von Rohrleitungen

Farbe für Kennzeichnungen	Durchflußstoff
rot	Wasserdampf
orange	Säuren
gelb	brennbare Gase
grün	Wasser
blau	Sauerstoff
violett	Laugen
grau	Luft
braun	brennbare Flüssigkeiten

- **Kodierung von bestimmten Bereichen:** An Informationsstellen, Aus-, Durchgängen, Gefahrenstellen, Pausenplätzen, Getränkeautomaten, Telefonen u. a.
- **Kennzeichnung von Gefahrenstellen oder Bedienelementen:** An Geräten und Maschinen.

Unfallverhütung

- **Sicherheitszeichen** (Abb. 50): Besondere Form der Kodierung durch Farbe als Informationsträger, verbunden mit einer bestimmten Formgebung. Hoher Standardisierungsgrad und Wiedererkennungswert. Form- und Farbauswahl orientieren sich hierbei an Verkehrszeichen, aber auch an farbpsychologischen Gesichtspunkten (gelb = Warnung, grün = keine Gefahr, aber Hilfe). In UVV „Sicherheitskennzeichnung…" und EG-Richtlinie 92/58/EWG dargestellt.

geometrische Form / Sicherheitsfarbe		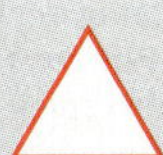	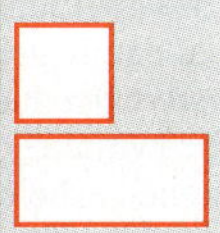
Rot	Verbot		Material und Einrichtungen zur Brandbekämpfung
Gelb		Warnung Vorsicht!	
Grün			Rettung Erste Hilfe
Blau	Gebot		Hinweis

Abb. 50 Farbe und Form bei Sicherheitszeichen (nach VBG 125)

Gesichtspunkte der Gestaltung

- **Vermeidung störender Farbgebungen:** Als unangenehm und leistungsmindernd empfunden werden:
  - *Helligkeitskontraste* von mehr als 3 : 1/1 : 3 im näheren Blickbereich (10°) und 1 : 10/10 : 1 im Gesichtsfeld. Scharfe Helligkeitsübergänge oder Streifen können unangenehme Wirkung haben (Beleuchtung, S. 521).

Farbgestaltung

  - *Farbkontraste*, insbesondere bei gesättigten Komplementärfarben, können aufgrund der unterschiedlichen Brechung durch verschiedene Akkommodationsweiten zum „Springen" beim Betrachten führen.
  - *Flächen mit gesättigten Farben* führen zur Wahrnehmung von Komplementärfarben an ihren Rändern (simultaner Farbkontrast), was äußerst störend wirken kann. Weiterhin können nach längerer Wirkung von gesättigten Farben auf das Auge Nachbilder auftreten, ebenfalls in der Komplementärfarbe, besonders deutlich vor weißem Hintergrund (sukzessiver Farbkontrast).
- **Schaffung oder Unterstützung eines Raumcharakters:** Ziel ist ein Arbeitsraum, der der Arbeitsaufgabe angemessen ist bzw. das Wohlbefinden fördert:
  - *Gestaltung des Raums durch Farbgebung*, z. B. Betonung der Höhe durch helle Decken, dunklere Wände, Verkleinerung eines Raums durch dunkle Farben.
  - *Gliederung und Unterteilung eines großen Raums* durch Verwendung verschiedener Farben als Beitrag zur Verminderung der Anonymität.
  - *Führung* durch farbige Wandgestaltung, verschiedenfarbige Bodenbelagsteile, z.B Verkehrswege in Großraumbüros oder in Produktionshallen, Stockwerkskennfarben. Dient damit gleichzeitig der Orientierung.
  - *Einflußnahme auf Befindlichkeit* durch Farbgebung und Kombination von Farben (psychologische Farbwirkung). Dabei spielt die Art der Beleuchtung eine große Rolle. Bei monotonen Arbeiten sind anregende Farben angebracht, bei Aufgaben, die Konzentration erfordern, sollte zurückhaltend mit Farben umgegangen werden.

Tabelle 147 Psychologische Farbwirkung (nach Grandjean 1991)

Farbe	Wirkung bezüglich Abstand	Temperatur	psychische Stimmung
rot	Nähe	Wärme	beunruhigend, aufreizend
orange	große Nähe	viel Wärme	beunruhigend
gelb	Nähe	Wärme	anregend
grün	Entfernung	Kühle, Kälte, neutral	stark beruhigend
blau	Entfernung	Kälte	beruhigend
violett	große Nähe	Kälte	aggressiv, beunruhigend, entmutigend
braun	große Nähe, Einengung	neutral	anregend

- **Empfehlungen zur Farbgebung:**
  - Bevorzugung wenig gesättigter Farben für große Flächen.
  - Aufeinander abgestimmte Farben.
  - Auswahl weniger Farben.
  - Auswahl stärker gesättigter Farben nur bei kleinen Flächen, wie Türen, Säulen. Verwendung von Warnfarben nur für Warn- und Rettungseinrichtungen; auch hier kann zu große Vielfalt zur Unübersichtlichkeit führen!
  - Funktionsbetonte Farbgebung, z.B. bestimmte Türfarben für Durchgänge oder Zugänge zu Treppenhäusern.
  - Deckenfarbe hell, bei indirekter Beleuchtung (Deckenstrahler, Lichtreflexion über Decke in den Raum) weiß.

Regelungen

- **VBG 125:** UVV „Sicherheits- und Gesundheitsschutzkennzeichnung am Arbeitsplatz".
- **92/58/EWG:** Richtlinie des Rats über Mindestvorschriften für die Sicherheits- und/oder Gesundheitsschutzkennzeichnung am Arbeitsplatz.

Licht, lichttechnische Begriffe

Definition

➤ **Licht:** Der Teil des Spektrums elektromagnetischer Strahlung, für welches ein spezieller Rezeptor (Auge) besteht. Sichtbare Wellenlängen liegen zwischen 380 (rot) und 720 nm (blau-violett). Die höchste Empfindlichkeit des Auges liegt bei 555 nm (Zäpfchen) bzw. 510 nm (Stäbchen): Farbempfindung gelb-grün.

Lichttechnische Grundgrößen

➤ **Lichtstrom (ϕ):** Die von einer Lichtquelle ausgehende gesamte Lichtleistung (Abb. 51). Einheit: Lumen (lm). Beispiele:
- *Glühlampe 100 W:* 1300 lm
- *Leuchtstofflampe 40 W:* 1700 – 3000 lm.
- *Natriumdampfhochdrucklampe 70 W:* 6000 lm.
- *Xenon-Langbogenlampe 20 kW:* 500 000 lm.

Abb. 51 Lichtstrom.

➤ **Lichtausbeute (η):** Maß für Leistungsfähigkeit einer Lampe (Lichtleistung pro Watt). Einheit: Lumen/Watt (lm/W). Beispiele (nach Buschendorf):
- *Glühlampe:* 10 – 15 lm/W.
- *Halogen-Glühlampe:* 20 lm/W.
- *Quecksilberdampfhochdrucklampe:* 42 – 52 lm/W.
- *Leuchtstofflampe:* 80 – 90 lm/W.
- *Natriumdampfhochdrucklampe:* 85 – 120 lm/W.
- *Theoretisch maximale Lichtausbeute:* 680 lm/W.

➤ **Lichtstärke (I):** Der von einer Lichtquelle in eine bestimmte Raumrichtung ausgesandte Lichtstrom (Abb. 52). Einheit: Candela (cd).
- *Glühlampe 100 W:* 110 cd.
- *Leuchtstofflampe 40 W:* 180 – 330 cd.
- *Fahrradlampe:* 1 cd.
- *Fahrradlampe mit Reflektor:* 100 cd.
- *Natriumdampfhochdrucklampe:* 500 cd.
- *Sonne:* 3×10^{27} cd.

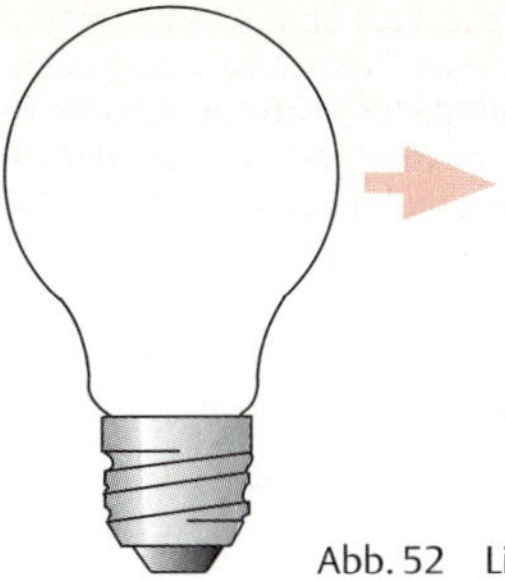

Abb. 52 Lichtstärke.

➤ **Polardiagramm (Lichtstärkeverteilungskurve):** Gibt die Lichtstärkeverteilung einer Lampe im Schnittbild an. Ablesbar ist die unter jedem Winkel abgestrahlte Lichtstärke. Wichtig bei der Auswahl von Leuchten, da hierdurch Lichtstärkeverteilung wesentlich beeinflußt wird (Abb. 53):

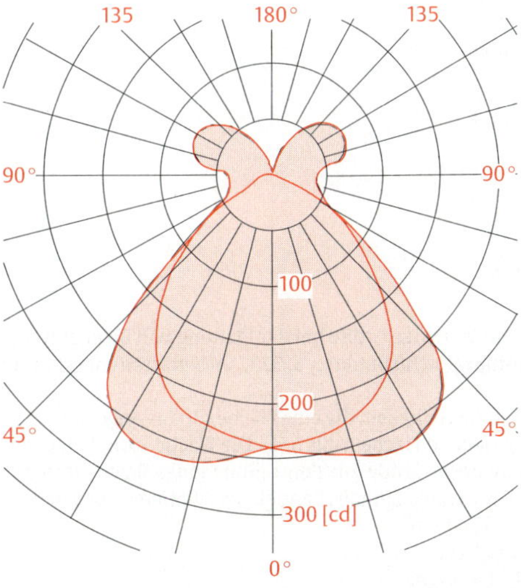

Abb. 53 Polardiagramm (Lichtstärkeverteilungskurve) für Wanne aus Prismenglas.

Licht, lichttechnische Begriffe

- **Beleuchtungsstärke (E):** Maß für die Intensität des auf eine Fläche auftreffenden Lichtstroms. Die Beleuchtungsstärke gibt *nicht* den vom Auge wahrgenommenen Helligkeitseindruck wieder (siehe Leuchtdichte, Reflexionsgrad), ist aber einfach zu messen und daher die wichtigste meßtechnische Größe der Beleuchtung (Arbeitsstättenverordnung). Einheit: lux (lx) = Lumen/m^2. Beispiele:
  - *Sonniger Tag im Freien:* 100 000 lx.
  - *Bedeckter Sommerhimmel:* 20 000 lx.
  - *Trüber Wintertag:* 3000 lx.
  - *Arbeitsplatzbeleuchtung:* 100 – 1000 lx.
  - *Straßenbeleuchtung:* 5 – 20 lx.
  - *Mond:* 0,2 lx.

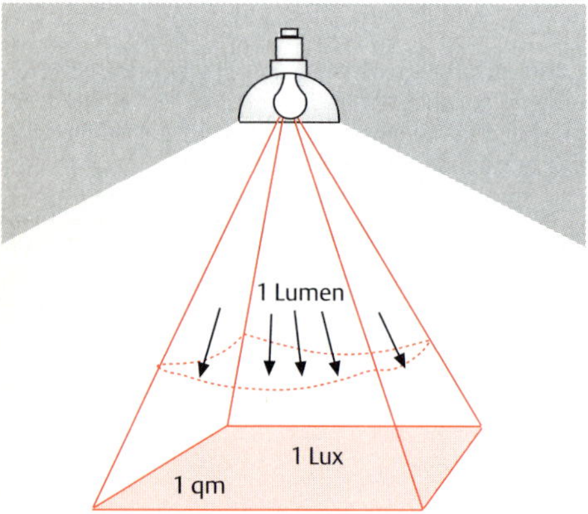

Abb. 54 Beleuchtungsstärke.

- **Nennbeleuchtungsstärke:** Wichtige Größe bei der Planung von Beleuchtungsanlagen (siehe Gestaltungsgesichtspunkte, S. 523, Arbeitsstättengestaltung S. 474).
- **Leuchtdichte (L):** Maß für die Helligkeit, die eine Fläche für das Auge hat (Lichtstärke, bezogen auf die gesehene Fläche [Abb. 55]). Die Fläche kann beleuchtet oder selbstleuchtend sein. Beste Größe zur Beurteilung eines Beleuchtungseffekts, jedoch aufwendige Messung. Einheit: Candela/cm^2 (cd/cm^2). Beispiele:
  - *Glühlampe klar:* 100 – 250 cd/cm^2.
  - *Glühlampe matt:* 5 – 50 cd/cm^2.
  - *Leuchtstofflampe:* 0.4 – 1.5 cd/cm^2.
  - *Schriftzeichen Bildschirm:* 0.002 – 0.02 cd/cm^2.
  - *Engere Arbeitsfläche:* 0.01 – 0.02 cd/cm^2.
  - *Sonne:* 150 000 cd/cm^2.
- **Reflexionsgrad (α):** Verhältnis von auf Fläche auftreffendem zu reflektiertem Lichtstrom (Tab. 148). Unterscheidung von gerichteter und ungerichteter (diffuser) Reflexion (Abb. 56). Gerichtete Reflexion führt unter Umständen zur Blendung, besonders bei kleinem Blendwinkel (siehe gesundheitliche Auswirkungen, S. 524).
- **Messung** siehe Licht- und Beleuchtungsmessung, S. 157.

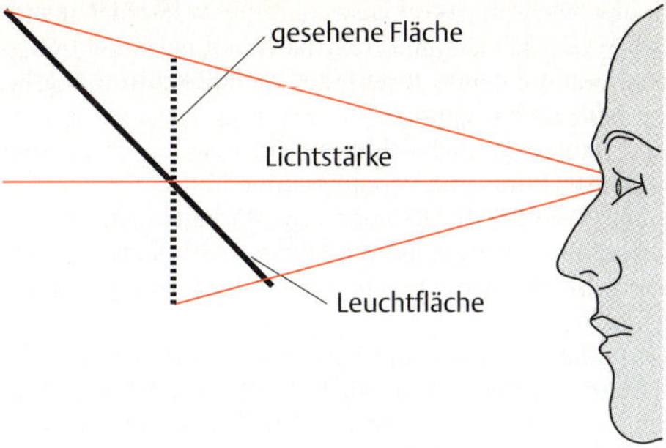

Abb. 55 Leuchtdichte.

Tabelle 148 Reflexion

Material	gerichtet	diffus
Metallspiegel	95–99%	
Silber, poliert	90–92%	
Fensterglas	6–8%	
weißes Papier		70–85%
helles Holz		30–40%
dunkles Holz		10–25%
schwarzer Samt		0,5–4%

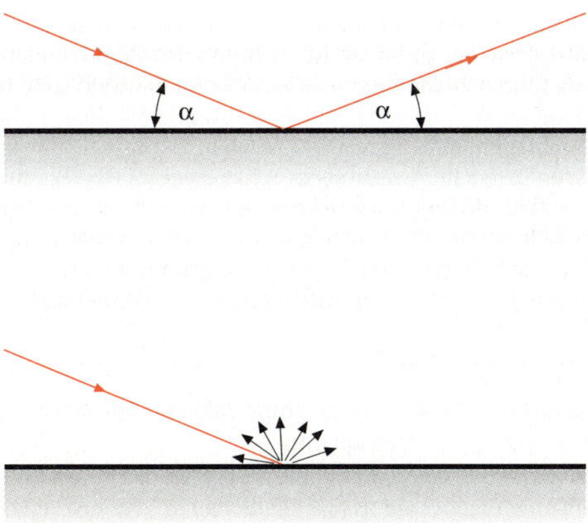

Abb. 56 Reflexionsgrad: gerichtet und diffus.

Licht, lichttechnische Begriffe

- **Lichtfarbe:** Farbeindruck, der entsteht, wenn Licht auf eine weiße Fläche auftrifft. Die Lichtfarbe beeinflußt das Wohlempfinden, daher sollte das Licht möglichst einen ausreichenden Rotanteil haben. Je geringer die Beleuchtungsstärke, desto größer der Rotanteil. Übliche Einteilung:
  - *ww:* warmweiß (hoher Rotanteil, ähnlich Glühlampe).
  - *nw:* neutralweiß (für Arbeits-, Büro- und Verkaufsräume üblich).
  - *tw:* tageslichtweiß (hoher Blauanteil für Beleuchtungsstärken > 1000 lx).
- **Farbwiedergabe:** Eigenschaft einer Lampe, verschiedene Objektfarben richtig (d.h. dem Tageslicht entsprechend) wiederzugeben. Der Farbwiedergabeindex (s.u.) stuft die Qualitäten ab.
- **Farbwiedergabeindex (R_a):** Maßzahl zur Benennung der Farbwiedergabe von Objekten, die von der zu beurteilenden Lichtquelle beleuchtet werden. Der Index ergibt sich aus der über alle Farben gemittelten Farbabweichung. Bezugsstrahler ist ein „schwarzer Strahler" von 5000 K oder Tageslicht.

Tabelle 149 Farbwiedergabestufen

Stufe	Farbwiedergabeindex	Eigenschaft	Lichtquelle (Beispiele)
I	85 – 100	sehr gut	Glühlampen, Leuchtstofflampen deLuxe (hohe Qualität)
II	70 – 84	gut	Leuchtstofflampen weiß, Halogen-Metalldampflampen
III	40 – 69	genügend	Natriumdampfhochdrucklampen
IV	< 40	schlecht	Quecksilberdampf-Hochdrucklampen ohne Leuchtstoff

- **Leuchtdichtekontrast:** Relativer Leuchtdichteunterschied zwischen benachbarten Teilen des Gesichtsfeldes. Bei zu hohen Kontrasten entstehen Blendeffekte, zu geringe Kontraste führen zu Monotonie. Kontraste im Blickfeld sollten maximal 1 : 3, im Umfeld maximal 1 : 10, von Blickfeld zu Umfeld maximal 1 : 10 betragen (Gestaltungsgesichtspunkte, S. 521).
- **Schattigkeit:** Verhältnis von Beleuchtungsstärke im Schatten eines Objekts zur Beleuchtungsstärke im Umfeld. Wichtiger Gesichtspunkt bei lichttechnischer Gestaltung von Räumen sowie bei Arbeitsplatzbeleuchtung. Vollkommen diffuse Beleuchtung ergibt keine Schattigkeit (wichtig z.B. im graphischen Gewerbe), erschwert aber Erkennung von Oberflächenstrukturen (z.B. Webfehler).

Regelungen

- Zum Thema Licht und Beleuchtung bestehen eine große Zahl von DIN-Normen. In diesem Zusammenhang wichtige werden genannt:
  - *DIN 5032:* Lichtmessung.
  - *DIN 5033:* Farbmessung.
  - *DIN 5039:* Licht, Lampen, Leuchten; Begriffe, Einteilung.
  - *DIN 6169:* Farbwiedergabe.

Definition

➤ **Lampen:** Künstliche Lichtquellen in technischer Ausführung, die der Beleuchtung dienen. Bei den üblichen elektrisch betriebenen Lampen werden 2 Formen unterschieden: Glühlampen und Gasentladungslampen.

Glühlampen

➤ **Prinzip:** Ein Wolframdraht (oder Wendel, Doppelwendel) wird in einem luftleeren oder mit einem Inertgas (Stickstoff, Edelgas) gefüllten Kolben zum Glühen gebracht (Kolbenlampe).
- *Vorteile:* Geringer Preis, einfache Handhabung, gleichmäßig helles Licht unabhängig von der Außentemperatur, gute Farbwiedergabe (Farbwiedergabeindex Stufe I), warme Lichtfarbe.
- *Nachteile:* Kurze Lebensdauer, geringer Wirkungsgrad, meistens Punktstrahler (Schattenbildung), hohe Leuchtdichte, großer Rotanteil im Lichtspektrum, großer Anteil an Infrarotstrahlung (S. 362).

➤ **Halogenlampen:** Durch Beimengung von Jod oder Brom wird die Verdampfung des Glühdrahts unterbunden. Dieser kann deshalb mit einer höheren Glühtemperatur betrieben werden. Die Innentemperatur im Kolben muß allerdings sehr hoch sein, was durch einen kleinen Kolben erreicht wird.
- *Vorteile:* Höhere Lichtausbeute, weißeres Licht, längere Lebensdauer als Glühlampen, geringe Größe (besondere Beleuchtungseffekte möglich).
- *Nachteile:* Eigenes Niederspannungsnetz erforderlich, Verbrennungsgefahr wegen hoher Kolbentemperatur, Quarzglaskolben (erforderlich wegen hoher Betriebstemperatur) läßt Ultraviolettlicht passieren (siehe Licht, gesundheitliche Auswirkungen, S. 524).

Entladungslampen

➤ **Prinzip:** Durch elektrische Entladungsvorgänge im Inneren eines Kolbens oder einer Röhre werden gasförmige, flüssige oder feste Stoffe zur Strahlungsemission gebracht. Sie leuchten entweder direkt („Neonröhre") oder indirekt durch fluoreszierende Leuchtstoffe (übliche Leuchtstoffröhre).
- *Vorteile:* Hohe Lichtausbeute (guter Wirkungsgrad), lange Lebensdauer, viele Lichtfarben möglich.
- *Nachteile:* Hoher Preis, temperaturabhängiger Lichtstrom (Optimum 20–25 °C), Vorschaltgeräte erforderlich (z. T. in die Lampe integriert).

➤ **Niederdruckentladungslampen:**
- *Leuchtstofflampen (Quecksilberdampflampen):* Gebräuchlichste Form. Die UV-Strahlung im Inneren der Lampe regt die Fluoreszenzschicht auf der Röhreninnenwand zum Leuchten an. Kein kontinuierliches Spektrum, jedoch durch Variation des Fluoreszenzmaterials viele Möglichkeiten der Farbwiedergabe. Stab-, U-Form, Kompaktform (schraubbar). Bei Qualitätslampen (deLuxe) gute Farbwiedergabe. Geringe Leuchtdichte.
- *Natriumdampf-Niederdrucklampen:* Erzeugung eines monochromen gelben Lichtes. Wegen der schlechten Farbwiedergabe bei hoher Lichtausbeute sind diese Lampen nur zur Beleuchtung von Verkehrswegen und freien Flächen geeignet.

Lampen

- **Hochdruckentladungslampen:** Durch Beimischung von Halogenen kann nicht nur ein Linienspektrum, sondern ein annähernd kontinuierliches Spektrum erreicht werden, dadurch verbesserte Lichtfarbe und Farbwiedergabe. Hochdruckentladungslampen sind jedoch nach dem Verlöschen nicht sofort wieder schaltbar.
  - *Quecksilberdampflampe:* Bläuliches Licht, Verbesserung durch Leuchtstoffe, dadurch hohe Lichtausbeute. Verwendung zur Verkehrsbeleuchtung. Insgesamt schlechte Farbwiedergabe.
  - *Natriumdampflampe:* Gold-weißes Licht, gute Lichtausbeute, mäßig gute Farbwiedergabe. Verwendung zur Verkehrs- und Hallenbeleuchtung.
  - *Xenonlampen:* Hohe Leistungsaufnahme (bis 20 kW), tageslichtähnliches Licht. Verwendung zu speziellen Zwecken (Kino, Filmstudio).

Wahl der Lampenart

- **Zu berücksichtigende Aspekte:** Sehaufgaben, technische und wirtschaftliche Gesichtspunkte.

Tabelle 150 Wahl der Lampenart (nach Hoppe G: Die Sicherheitsinformation -Licht-, ecomed-Verlag Landsberg/L [1979])

Lampenart	Leistung (Watt)	Lichtstrom (Lumen)	Effizienz lm/W (max)	Lichtfarbe	Fwi R_a	Anlaufzeit (Min)
Glühlampe	25–2000	250–40000	20	ww	1	–
Halogenlampe	500–2000	15000–45000	22	ww	1	–
Leuchtstofflampe	4–65	150–5200	67	ww nw tw	1	–
Na-Dampf-Niederdruck	35–200	4500–32000	144	gelb	4	10
Hg-Dampf-Hochdruck	50–2000	2000–130000	63	nw	3	3
Na-Dampf-Hochdruck	210–1000	17000–130000	119	ww	3	3

Lichtfarbe siehe S. 516, F_{wi} = Farbwiedergabeindex siehe S. 516.

Regelungen

- **DIN 5039:** Licht, Lampen, Leuchten; Begriffe, Einteilung.
- **DIN 49800:** Elektrische Lampen; Einteilung. Dazu eine Reihe weiterer DIN-Normen über spezielle Lampen.

Definition

- **Leuchten:** Vorrichtungen zum Verteilen, Filtern und Umformen des Lichtstroms aus Lampen. Sie dienen der Befestigung und Ausrichtung der Lampe und stellen gleichzeitig eine Schutzvorrichtung und Energieversorgung dar. Eine Leuchte bildet zusammen mit einer Lampe eine Beleuchtungsanlage.

Lichtverteilung im Raum

- **Leuchtenwirkungsgrad:** Verhältnis des Lichtstroms, der eine Leuchte verläßt, zum Lichtstrom der in der Leuchte vorhandenen Lampe. Im allgemeinen zwischen 0.45 und 0.9.
- **Beleuchtungswirkungsgrad:** Verhältnis von Lichtstrom, der auf der interessierenden Fläche auftrifft, zum Lichtstrom der Lampe.
- **Lichtverteilung:** Mit einer Leuchte kann Licht „gelenkt" und nach Wunsch verteilt werden:
  - *Direkt*: Ein Reflektor erhöht die Beleuchtungsstärke an einer gewünschten Stelle (z. B. Arbeitstische, Maschine).
  - *Vorwiegend direkt*: Ein kleinerer Teil des Lichts fällt an die Decke.
  - *Direkt-indirekt*: Gleichmäßige Verteilung des Lichts (z. B. durch Kugelleuchte).
  - *Vorwiegend indirekt*: Vorwiegend wird die Decke bestrahlt, ein kleinerer Teil strahlt nach unten.
  - *Indirekt*: Durch einen Reflektor strahlt Licht an die Decke, der Raum wird ausschließlich indirekt beleuchtet.
- **Leuchtdichte:** Verringerung der Leuchtdichte (S. 514) einer Lampe (z. B. durch matte Wannenleuchte).
- **Schattigkeit:** Bei völlig diffuser Beleuchtung herrscht Schattenlosigkeit und Monotonie, Raum- und Körperwirkung gehen verloren (S. 516). Bei direkter Beleuchtung, besonders bei Punktbeleuchtung, erfolgt eine starke Schattenbildung, Schlagschatten mit hohem Kontrast. Meist wird eine gewisse Schattigkeit gewünscht, die Raum- und Körperstruktur erkennen läßt, ohne große Kontraste.
- **Horizontal- und Vertikalbeleuchtung:** Da Arbeitsflächen horizontal sind, ist die Horizontalbeleuchtung üblich. Bei senkrecht stehenden Flächen und Gegenständen (Regale, Wandkarten) ist auch die vertikale Komponente wichtig. Eine gute Vertikalbeleuchtung besteht bei einem Verhältnis der Beleuchtungsstärke vertikal:horizontal von 1 : 2, allerdings kann es hier zu Blendeffekten kommen.
- **Allgemeinbeleuchtung und Einzelplatzbeleuchtung:** Einzelplatzbeleuchtung ist am sparsamsten, führt jedoch zu starken Umfeldkontrasten und schlechter Allgemeinbeleuchtung (Unfallgefährdung). Reine Allgemeinbeleuchtung ist nur in Büroräumen (z. B. Großraumbüro) oder einfachen Montagearbeitsplätzen (Fließband) erforderlich. Für Arbeitsplätze mit hoher Sehanforderung sowie für Bildschirmarbeitsplätze (S. 443) wird eine Beleuchtung aus 2 Bestandteilen in Form einer ausreichenden Allgemeinbeleuchtung (Grundhelligkeit des Raumes) und einer zusätzlichen darauf abgestimmten Einzelplatzbeleuchtung empfohlen.
- **Tageslichtbeleuchtung:** Abhängig von Sonnenstand, Tages-, Jahreszeit und Wetter ist die Tageslichtbeleuchtung stark schwankend und daher nur in kleinen Arbeitsräumen ausreichend. In den meisten Räumen ist eine Ergänzungs-

beleuchtung erforderlich. Die Arbeitsstättenverordnung (siehe Arbeitsstättengestaltung, S. 474) verlangt eine Sichtverbindung nach außen (bei Räumen < 2000 m^2). Bei Räumen < 600 m^2 soll die Fensterfläche $^1/_{10}$ der Raumgrundfläche, mindestens jedoch 1,25 m^2 betragen.

- **Tageslichtergänzungsbeleuchtung:** In Räumen, die keine ausreichende Tageslichtbeleuchtung haben, wird die fensterfern geringe Beleuchtungsstärke des Tageslichts durch eine zuschaltbare Allgemeinbeleuchtung ergänzt. Das Beleuchtungsgefälle des Tageslichts sollte jedoch grundsätzlich bestehen bleiben.

Leuchtenarten

- **Wannenleuchten:** Matte opake Wannen sorgen für eine starke Herabsetzung der Leuchtdichte und damit für eine diffuse Beleuchtung, sie verhindern Blendeffekte. Kugelleuchten haben bei Punktstrahlern den gleichen Effekt. Wenig geeignet für Bildschirmarbeitsplätze (Kontrastverminderung, S. 443).
- **Rasterleuchten:** Der Abstrahlwinkel des Lichtes wird durch vorgesetzte Gitter- oder Lamellenraster reduziert, das Licht wird gezielt auf die Arbeitsfläche gelenkt. Dadurch wird eine Blendungsbegrenzung erreicht.
- **Spiegelrasterleuchten:** Der Lampenkörper (meist Leuchtstoffröhre) wird von einem Parabolspiegel umgeben. Mit einem Raster wird ein gerichteter Lichtstrom auf die Arbeitsfläche gelenkt. Wenige Winkelgrade daneben ist die Lichtquelle nicht mehr direkt wahrnehmbar („Schwarzlicht"). Diese Art der Beleuchtung ist besonders in Mehrplatzbüros mit Bildschirmarbeitsplätzen zu empfehlen.
- **Schutzklassen:** 3 Klassen nach VDE (Verein Deutscher Elektroingenieure) und IEC (International Electrotechnical Commission [Genf]), die die elektrische Sicherheit von Leuchten gewährleisten. Sie haben sicherheitstechnische Bedeutung.
- **Schutzarten:** Einteilung nach Berührungs- und Fremdkörperschutz, Wasserschutz. 6 Klassen Berührungs- und Fremdkörperschutz, 8 Klassen Wasserschutz. *Beispiel:* IP 34 bedeutet „interelement protection" Klasse 3 (Schutz vor Eindringen fester Fremdkörper > 2,5 mm Durchmesser und Berühren mit Werkzeugen), Klasse 4 (Schutz gegen Spritzwasser). Kennzeichnung nach DIN 40050.

Regelungen

- **ArbStättV:** Arbeitsstättenverordnung (§ 7 „Beleuchtung"). Dazu Ausführungsbestimmungen in Arbeitsstättenrichtlinien:
  - *ASR 7.1:* Sichtverbindung nach außen.
  - *ASR 7.3:* Künstliche Beleuchtung.
  - *ASR 7.4:* Sicherheitsbeleuchtung.
  - *ASR 41/3:* Künstliche beleuchtung für Arbeitsplätze im Freien.
- **UVV 1:** Unfallverhütungsvorschrift „Allgemeine Vorschriften" (GUV 0.1), § 19.
- **DIN IEC 598:** Leuchten (auch DIN 57 711 und VDE 0711).
- **DIN 5034:** Innenraumbeleuchtung mit Tageslicht.
- **DIN 5035:** Innenraumbeleuchtung mit künstlichem Licht.
- **DIN 5040:** Leuchten für Beleuchtungszwecke.

Blendung

- **Definition:** Herabsetzung des Sehvermögens mit subjektiver Störung des Sehens durch Adaptionsschwierigkeiten der Netzhaut. Auftreten asthenopischer Beschwerden (Gesundheitliche Aspekte, S. 524).
- **Ursachen:**
  - *Helligkeit:* Zu hohe Leuchtdichte (Helligkeit) im Gesamtgesichtsfeld. Beschwerden entstehen bei Beleuchtungsstärken über einigen 1000 Lux (individuell unterschiedlich; altersabhängig). Deshalb sollten die Beleuchtungsstärken an Arbeitsplätzen zwischen 300 und 1000 Lux liegen. Höhere Beleuchtungsstärken werden nur bei besonderen Aufgaben eingesetzt.
  - *Kontraste:* Zu hohe Kontraste im Gesichtsfeld. Daher sollten Unterschiede im Gesichtsfeld 1 : 3, in der Umfeldhelligkeit maximal 1 : 10 betragen (Abb. 57). Bei Tageslichtbeleuchtung auf Blendschutz achten. Rollos, Jalousien, Lamellenvorhänge u. ä. Himmelsrichtung der Fenster, Sonnenstand im Winter berücksichtigen. Nachts entstehen ohne Vorhänge starke Kontraste durch die schwarze Fensterfläche bei künstlicher Beleuchtung. Viel Licht geht verloren.
  - *Reflexblendung:* Verursacht durch helle Lichtquellen oder Reflexe mit geringem Blendwinkel (Winkel Sehobjekt – Auge – Blendquelle). Die Blendwirkung nimmt einerseits mit der Helligkeit der Blendquelle sowie andererseits quadratisch proportional mit abnehmendem Blendwinkel zu. Bei Reflexblendung ist der Blendwinkel häufig besonders klein (Bildschirmarbeitsplatz, Glanz auf Arbeits- und Buchflächen). Grundsätzlich sollten matte Oberflächen mit diffuser Reflexion gewählt werden!

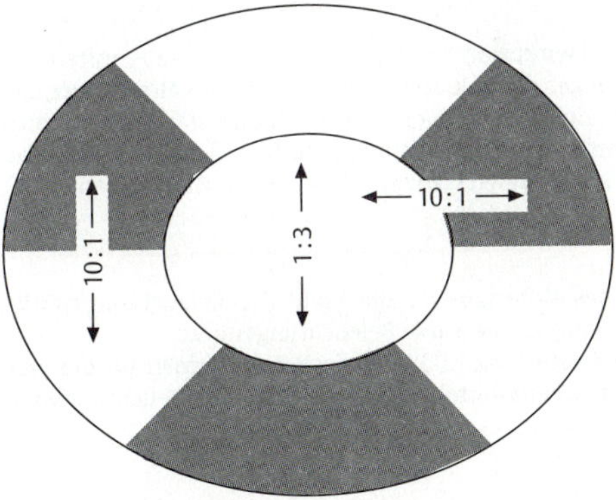

Abb. 57 Maximale Kontraste in Gesichts- und Umfeld.

Flimmern

- **Definition:** Durch periodische Folge von Lichtreizen niedriger Frequenz zustandekommender störender Lichteindruck. Mit zunehmender Frequenz Flimmerverschmelzung (≈ 50 Hz). Abhängig von Helligkeit, Fläche, Leuchtdichtedifferenz und Winkel zu Blickachse (Empfindlichkeit der Netzhautperipherie im allgemeinen höher).
- **Ursachen, Flimmerquellen:**
  - *Leuchtstoffröhren:* Flimmerfrequenzen 100 Hz (nicht sichtbar). Bei alten und defekten Röhren oft niedrigere Frequenzen (≈ 30 Hz) oder Flackern. Führt zur Ermüdung und zu asthenopischen Beschwerden.
  - *Schnellaufende Teile:* Der stroboskopische Effekt bei schnellaufenden Teilen (Rädern) kann störend wirken oder einen falschen Bewegungseindruck hervorrufen; dies führt zu erhöhter Unfallgefährdung.
  - *Bildschirme:* Bei Bildschirmen mit niedriger Bildwechselfrequenz. Bei hellem Bild (Positivdarstellung) kann Flimmern ermüdend wirken (siehe Bildschirmarbeitsplatz, S. 445).
  - *„Unsichtbares Flimmern“:* Bei Überschreitung der Flimmerverschmelzungsfrequenz ist Flimmern nicht mehr wahrnehmbar. Die gesundheitlichen Auswirkungen sind umstritten. Bei Leuchtstofflampen mit 100-Hz-Flimmern soll es zu einem gehäuften Auftreten von Kopfschmerzen kommen, die bei Erhöhung der Frequenz (Duoschaltung, Dreiphasenschaltung) oder Verringerung der Modulation (Differenz zwischen dunkelster und hellster Phase beim Flimmern) geringer werden.

Farbwirkung

- Licht mit großem Rotanteil wirkt warm, mit großem Blauanteil kalt (unfreundliche Atmosphäre). Je geringer die Beleuchtungsstärke, desto kälter, fahler, unwohnlicher wirkt weißes Licht. Je niedriger die Beleuchtungsstärke, desto höher sollte deshalb der Rotanteil in der Beleuchtung sein. Tageslichtweiße Beleuchtung (tw) kann nur bei Beleuchtungsstärken > 750 Lux erreicht werden.

Beleuchtungsstärke

- **Sehaufgabe:** Wesentliches Kriterium für die Wahl der Beleuchtungsstärke. Schwierige Aufgaben verlangen eine große Beleuchtungsstärke.
- **Mindestbeleuchtungsstärken** (Tab. 151): Eine Festlegung erfolgt für die meisten Arbeitsplätze in der Arbeitsstättenverordnung („ Nennbeleuchtungsstärke“, S. 474).

Tabelle 151 Beleuchtungsstärken in Abhängigkeit von der Sehaufgabe

Sehaufgabe	Nennbeleuchtungsstärke E_n (Lux)
Orientierung (Verkehrswege)	20
Leichte Sehaufgaben (Lagerhallen)	100
Einfache Leseaufgaben, Anlagenüberwachung, grobe Details	200
Feine Maschinenarbeiten, Mechanik, mittlere Details, Büro	500
Schwierige Sehaufgaben, Lackiererei, Technisches Zeichnen, Großraumbüro	750
Feinste Details, Farbprüfung, Schmuckherstellung	1 000
Höchste Sehanforderung, Optiker, Uhrmacher, Qualitätsprüfer	1 500 – 2 000
Ständig besetzte Arbeitsplätze	> 200

Spezielle Probleme

- **Alterung:** Bei einer neuen Beleuchtungsanlage werden zuerst hohe Beleuchtungswerte (Planbeleuchtungsstärke E_p) erreicht. Durch Alterung (Verschmutzung, Verschleiß) kommt es zum Nachlassen der Beleuchtungsstärke. Daher erfolgt die Orientierung an der *Nennbeleuchtungsstärke* (E_n) entsprechend 80% E_p, die den mittleren Alterungszustand der Beleuchtung beschreibt. An äußerst ungünstig gelegenen Arbeitsplätzen darf die Beleuchtungsstärke nicht < 50% E_n liegen (ASR 41/3, DIN 5035.1).
- **Fensterlose Arbeitsräume:** Eine Sichtverbindung nach außen muß im Regelfall (§7 ArbStättV) vorhanden sein. Ausnahmen sind betriebstechnische Gründe, Verkaufs- und Schankräume im Untergeschoß sowie Arbeitsräume mit > 2000 m^2 Fläche und Oberlichtern.

Merkmale guter Beleuchtung

- Ausreichende Beleuchtungsstärke.
- Vermeidung von starken Kontrasten.
- Blendungsbegrenzung.
- Orientierung der Lichtverteilung an Tageslicht, ausgewogenes Verhältnis zwischen vertikaler und horizontaler Beleuchtung, Schattigkeit.
- Angenehme Lichtfarbe, gute Farbwiedergabe.
- **Regelungen:** Siehe Lampen (S. 518), Beleuchtung (S. 520).

Allgemeine Folgen schlechter Arbeitsplatzbeleuchtung

➤ Gesundheitsschädigungen durch Arbeitsplatzbeleuchtung sind bisher nicht bekannt. Gesundheitliche Beschwerden durch unangemessene Beleuchtung sind jedoch häufig, oft wird jedoch die Ursache nicht erkannt. Schlechte Beleuchtung setzt Arbeitsleistung und Arbeitsfreude herab, führt zu mehr Fehlern und Unfällen, trägt möglicherweise zu mehr Krankheitsfällen bei und kann das Wohlbefinden beeinträchtigen.

Laser

➤ **Prinzip:** Vorrichtung zur Lichtverstärkung.
➤ **Gefährdung:**
- Kohärenter scharf gebündelten Lichtstrahl von hoher Energiedichte (z. B. 10^{12} w/cm^2).
- Weitere Fokussierung des Strahls durch Brechung an den Augenmedien.
- Gerichtete Reflexion durch Reflexe an glatten Oberflächen. Anschmelzen von matten Flächen kann ebenfalls zu gerichteter Reflexion führen.

➤ **Folgen:** Entzündung, Zerstörung von Netzhautarealen, Narbenbildung.

Halogenlampen

➤ **Prinzip:** Durch höhere Glühtemperatur wird eine höhere Lichtausbeute und weißeres Licht erreicht. Technisch ist daher ein kleiner Kolben mit hoher Wandtemperatur (250 °C) erforderlich (Quarzglaskolben).
➤ **Gefährdung:** UV-Durchlässigkeit. Die UV-Bestrahlung ist abhängig von Leuchtenart, Abstand und Beleuchtungsdauer. Halogenlampen mit Schutzglas halten bei gebrauchsüblichem Abstand (30 cm) einen 8-Stunden-Grenzwert ein (Tab. 152).
➤ **Folgen:** Erythem ab 250 J/m^2 gewichteter Strahlendosis. Rechnerisch Steigerung des Hautkrebsrisikos.

Tabelle 152 Zulässige Dauer der Bestrahlung in Stunden (Bundesamt für Strahlenschutz)

Lampenart	Abstand (cm) 120	60	30
50-W-Flutreflektorlampe ohne Schutzglas	21 – 6	5 – 1,5	1,3 – 0,3
50-W-Stiftsockellampe ohne Schutzglas	12	3	0,8
50-W-Flutreflektorlampe mit Schutzglas	> 181	> 45	> 11

Asthenopische Beschwerden

- **Definition:** Beschwerden durch Ermüdung des Sehapparates infolge zu großer Belastung durch die Sehaufgabe. Äußert sich in Augenbrennen, Augentränen, Verschwommensehen, Bindehautreizung, Kopf- und Augenschmerzen.
- **Ursachen von Seiten des Arbeitsplatzes:**
  - Blendung.
  - Zu helle oder zu schwache Beleuchtung.
  - Schattenbildung im Mittelfeld des Sehens.
  - Zu hohe Kontraste in Mittel- und Umfeld.
  - Zu geringe Zeichengröße.
  - Dauerbelastung.
- **Ursachen von Seiten der Augen:** Fehlende oder mangelhafte Korrektur einer Fehlsichtigkeit, insbesondere Weitsichtigkeit oder Alterssichtigkeit (Entwicklung besonders im 5. Lebensjahrzehnt!).
- **Mängelbeseitigung:**
  - Korrektur der Beleuchtungsmängel.
  - Korrektur der Arbeitsmittel (z. B. Bildschirmarbeitsplatz).
  - Pausenregelung (Kurzpausen bei Dauerbelastung!).
  - Sehtest und Überweisung zum Augenarzt; Korrektur der Fehlsichtigkeit.

Altersveränderungen

- **Sehleistung:** Mit zunehmendem Alter für gleiche Sehaufgaben stärkere Lichtdichte erforderlich (Erhöhung der Beleuchtungsstärke). Gleichzeitig jedoch erhöhte Blendempfindlichkeit (s. u.). Sehschärfe nimmt ab.
- **Blendung:** Mit zunehmendem Alter kommt es zu einer zunehmenden Blendempfindlichkeit gegenüber Reflexen und hohen Leuchtdichten. Grund dafür sind Einlagerungen in den Augenmedien, die zu einer Streulichtbildung führen. Dies führt zu einer Kontrastverminderung des Netzhautbildes.
- **Presbyopie:** Herabsetzung der Fähigkeit zum Nahsehen. Das Lesen von kleinen Zeichen ist erschwert, besonders bei mäßiger oder geringer Helligkeit (300 Lux). Grund dafür ist die nachlassende Akkommodationsfähigkeit des Auges, die sich jenseits des 50. Lebensjahres auf nahezu Null reduziert. Eine Presbyopie macht sich häufig zuerst bei Bildschirmarbeit oder Feinarbeiten bemerkbar. Eine Korrektur durch eine Lesebrille ist erforderlich.
- **Kontrastwahrnehmung:** Die Wahrnehmung minimaler Kontraste nimmt mit zunehmendem Alter ab.

Klima, Bewertung

Grundlagen

- **Definition:** Zustand der Atmosphäre am Arbeitsplatz, bestimmt durch Faktoren der Umgebungsluft und Strahlungsquellen. Entsprechend dem Wert und dem Zusammenwirken dieser Faktoren, der Kleidung und dem Aktivitätszustand (Ruhe, Arbeit) wird das Klima als behaglich (s.u.) eingestuft. Klimatechnische Begriffe siehe Klimamessung (S. 153).
- **Komfortklima:** Anpassung des Raumklimas an die physiologischen und hygienischen Ansprüche des Menschen, unter Berücksichtigung der zu leistenden Arbeit und saisonaler Aspekte (Sommer, Winter).
- **Klimafaktoren:** Zur Beurteilung sind heranzuziehen:
  - *Luft:* Trockentemperatur, Feuchtigkeit, Strömungsgeschwindigkeit.
  - *Wärmestrahlung:* Durch Sonne, warme Körper.
  - *Isolation:* Durch Kleidung.
  - *Arbeit:* Wärmeproduktion durch physiologische Arbeit.
- **Kompensationsmöglichkeiten:** In bestimmten Grenzen können sich die Faktoren kompensieren:
  - Ansteigende Raumtemperatur kann z.B. durch ansteigende Strömungsgeschwindigkeit der Luft oder sinkende Luftfeuchtigkeit (Erleichterung des Schwitzens als Regulationsmöglichkeit der Körpertemperatur) kompensiert werden.
  - Stärkere körperliche Arbeit kann z.B. durch erniedrigte Raumtemperatur kompensiert werden.
- **Klimasummenmaße:** Angaben, die jeweils mehrere Einzelfaktoren (Meßparameter) integrieren. Die Ermittlung erfolgt anhand von Nomogrammen.

Einzelne Klimasummenmaße

- **Basiseffektivtemperatur (BET, °C):** Trockentemperatur, Feuchttemperatur und Windgeschwindigkeit werden integriert. Zahlenwert für die Temperaturempfindung von Personen mit unbekleidetem Oberkörper.
- **Normaleffektivtemperatur (NET, °C):** Integrierter Zahlenwert für die Temperaturempfindung von Personen mit Straßenbekleidung (Tab. 153).
- **Korrigierte Normaleffektivtemperatur (CNET, °C):** Die Korrektur gegenüber den genannten Begriffen besteht in der Verwendung der Globe-Temperatur (S. 153 Klimamessung) anstelle der Trockentemperatur. Damit wird die Wärmestrahlung (Wärmestromdichte gemessen in W/m^2) berücksichtigt, d.h. der Wärmeaustausch des Körpers mit den den Raum umgebenden Flächen (Wänden) über Infrarotstrahlung.
- **Heat-Stress-Index, Predicted 4-hour Sweat-Rate-Index, Wet-Dry-Index:** Stellen weitere Summenmaße dar, die für klimatische Extrembelastungen (Hitze) geschaffen wurden und in der Praxis selten verwendet werden.
- **Empfohlene Klimawerte**: Sie sind in Abhängigkeit vom Ausmaß der körperlichen Arbeit zu sehen (Tab. 154).
  - *Relative Feuchte:* 40–60%.
  - *Luftgeschwindigkeit:* Bei ca. 20 °C bis zu 1 m/s; ab 0,2 m/s Zugerscheinungen.
  - Δ_t: Differenz zwischen Außenluft und Innenluft im Sommer: bis zu 4 °C.

Tabelle 153 Kombinationen von Raumtemperatur, relativer Luftfeuchtigkeit und Windgeschwindigkeit, die der gleichen Normaleffektivtemperatur (NET = 25 °C) entsprechen (nach Yaglou)

Raumtemperatur °C	Relative Feuchte %	Windgeschwindigkeit m/s	Effektivtemperatur NET °C
25	100	0,1	**25**
26	100	0,5	
28	100	2,0	**25**
30	100	5,5	
27	75	0,1	
29	50	0,1	**25**
32	25	0,1	
28	80	1,0	
32	45	2,0	**25**
37	10	3,0	

Tabelle 154 Beispiele empfohlener Klimawerte

Art der Tätigkeit	Lufttemperatur °C Min.	Opt.	Max.	Rel. Luftfeuchte % Min.	Opt.	Max.	Luftbewegung m/s Max.
Büroarbeit	18	21	24	30	50	70	0,1
leichte Handarbeit im Sitzen	18	20	24	30	50	70	0,1
leichte Handarbeit im Stehen	17	18	22	30	50	70	0,2
Schwerarbeit	15	17	21	30	50	70	0,4
Schwerstarbeit	14	16	20	30	50	70	0,5

Behaglichkeit

➤ **Thermische Behaglichkeit:** Klimabedingungen, die, durch die genannten Einzelfaktoren des Klimas charakterisiert, subjektive Behaglichkeit bedeuten. In einer Gruppe von Menschen weist das Behaglichkeitsempfinden große individuelle Unterschiede auf. Im Idealfall sind bis zu 65% der Befragten mit dem Klima zufrieden; von den verbleibenden 35% empfinden je die Hälfte der Befragten das Klima als zu warm bzw. zu kalt (Abb. 59). In Nomogrammen werden Behaglichkeitszonen angegeben (Abb. 60).

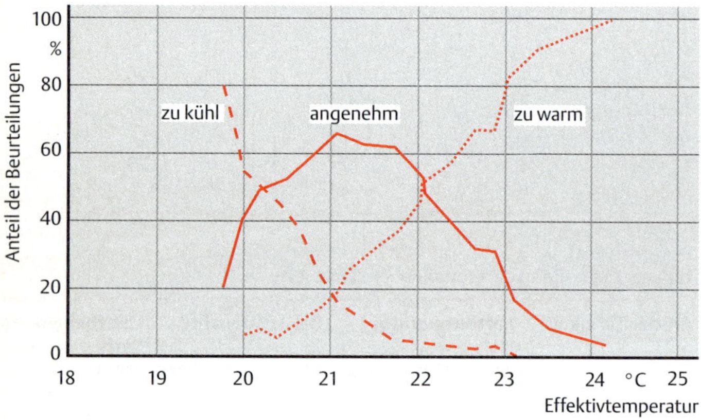

Abb. 59 Gefühlsmäßige Beurteilung verschiedener Klimazustände durch 745 normal bekleidete Personen bei Büroarbeit (nach McConnell und Spiegelmann).

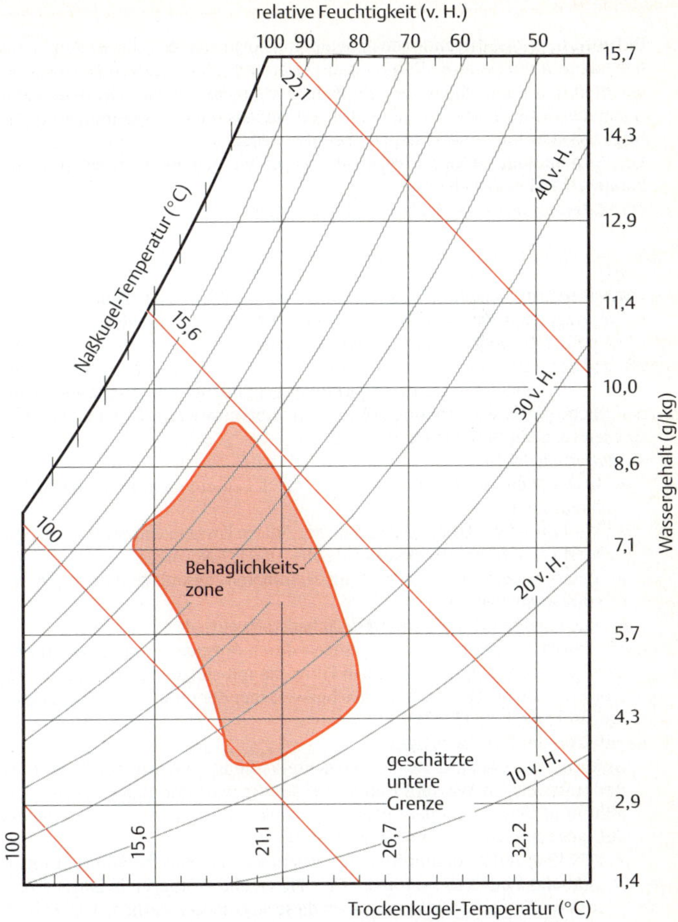

Abb. 60 Behaglichkeitsdiagramm für normal bekleidete, nicht körperlich arbeitende Personen (nach Roberts) (Trockenkugeltemperatur: Raumlufttemperatur, Naßkugeltemperatur: Die in Abhängigkeit vom Wassergehalt der Luft niedrigere Temperatur an einem befeuchteten Meßfühler (Verdunstungskälte).

Regelungen

- **ArbStättV:** Arbeitsstättenverordnung (§ 6, Raumtemperaturen).
- **ASR 6/1.3:** Arbeitsstättenrichtlinie „Raumtemperaturen".
- **DIN 33 403:** Klima am Arbeitsplatz und in der Arbeitsumgebung.

Raumlufttechnische Anlagen (RLT-Anlagen)

Grundlagen

- **Definition:** Raumlufttechnische Anlagen sind Vorrichtungen, die die Regulation der Raumlufttemperatur (Kühlen und Erwärmen), der relativen Feuchte (Befeuchten und Entfeuchten), der Windgeschwindigkeit und Luftwechselrate in Gebäuden ermöglichen. Ziel der Lüftung ist es, ausreichend gesundheitlich zuträgliche Atemluft am Arbeitsplatz bereitzustellen.
- Von **Klimaanlage** sollte nur dann gesprochen werden, wenn es sich um eine komplette RLT-Anlage handelt.
- **Teilsysteme:** Heizungs-, Lüftungs-, Kühlanlagen.

Funktionen Raumlufttechnischer Anlagen

- **Luftansaugung:** Installation möglichst an schadstoff- und partikelarmer Stelle. Luftansaugungen für klinische Einrichtungen sollten sich mindestens in 3,5 m Höhe befinden, wenn möglich an der Nordseite.
- **Filter:** Raumlufttechnische Anlagen enthalten unterschiedliche Filter an mehreren Stellen, die der Entfernung partikulär gebundener Kontaminationen dienen. Nicht-partikulär gebundene Kontaminationen wie z.B. Gase und Gerüche werden i.a. nicht durch Filter entfernt.
  - *Plazierung der Filter:*
    - In der Nähe der Luftansaugung befindet sich ein Grobfilter (meist Rollbandfilter).
    - Vor Eintritt der Luft in die Kanäle der Anlage Passage von Feinfiltern, definiert nach ihrem Abscheidegrad (DIN- und EU-Normen).
    - Weitere Feinfilter nach Passage der Aufbereitungsanlage und vor Einblasung in die Räume.
    - Auch die Abluft muß, sofern sie Schadstoffe enthält, filtriert werden.
  - *Filterwechsel:* meist technisch geregelt durch Anzeigevorrichtungen für die Druckdifferenz vor und nach dem Filter, die mit steigender Verschmutzung steigen. Auch bei Leckagen und nachgewiesener Kontamination ist ein Filterwechsel angezeigt (S. 472).
- **Regulation der Luftfeuchtigkeit:**
  - *Befeuchtung:* Standard ist die Befeuchterkammer („Wäscherkammer"), wo der Luftstrom an Wasserdüsen vorbeigeführt wird und dabei Feuchtigkeit aufnimmt. Das verwendete Wasser soll kalk- und salzarm sein. Die Hygiene des Befeuchterwassers muß gewährleistet sein:
    - DIN 1946 Teil 2: Raumlufttechnik, gesundheitstechnische Anforderungen: „ Um das Wachstum von Bakterien, Pilzen und Protozoen in Luftbefeuchtern bekämpfen zu können, sollen diese so gestaltet werden, daß sie in allen Teilen, einschließlich der Tropfenabscheider, für eine gründliche Reinigung und eine Desinfektion zugänglich sind. Das Wasser darf nur physikalisch oder mit nachweislich toxikologisch unbedenklichen Stoffen behandelt werden."
    - Standardbiozide sind Methylisothiazolone.
    - Problemkeime stellen Legionellen, Klebsiellen und Pseudomonaden dar.
    - Durch die Technik der Dampfbefeuchtung, die vor allem im Krankenhausbereich eingesetzt wird, entfallen diese mikrobiologischen Probleme.
  - *Entfeuchtung:* Da warme Luft (z.B. schwüle Sommerluft) wesentlich mehr Wasser aufnehmen kann als kalte Luft, erfolgt die Entfeuchtung der Luft durch Abkühlung bis zur Unterschreitung des Taupunktes.

- **Regulation von Windgeschwindigkeit und Luftwechselrate:**
  - Windgeschwindigkeit (Luftbewegung): Entsteht durch Ansaugen und Einblasen von Luft in den Raum mittels Ventilatoren.
    - Zur Vermeidung von Zugerscheinungen sollte sollte die Windgeschwindigkeit im Mittel bei 20–24 °C im Winter 0,15 m/s, im Sommer 0,25 m/s nicht überschreiten.
    - Aufgrund des durch die Ventilatoren entstehenden Lärms ist eine Schalldämpfung zu belüfteten Räumen und nach außen notwendig.
  - *Luftwechselrate:* Die Zuluftmenge soll in den Räumen einen ca. 5fachen Luftwechsel pro Stunde garantieren (im häuslichen Bereich meist weniger als 1 x/h). Je nach Emission im Raum selbst kann ein Luftwechsel bis zu 20 x/h und mehr erforderlich werden. Dabei kann es bei ungünstiger Durchströmung des Raumes zu Zugerscheinungen kommen (Tab. 132).
- **Außenluftstrom:** Anteil der Außenluft an der Raumzuluft. Hängt von Tätigkeiten der Personen im Raum, zusätzlichen Verschmutzungsquellen, Publikumsverkehr und Außentemperatur ab (Tab. 133, 155). Bei abnehmender Außentemperatur lineare Verminderung bis auf mindestens 50 % (≤ -12 °C).

Tabelle 155 Außenluftstrombedarf

Tätigkeit	Außenluftstrom (m^3/[h • Person])
Überwiegend sitzende Tätigkeit	20–40
Überwiegend nicht sitzende Tätigkeit	40–60
Schwere körperliche Arbeit	> 65
Zusätzlich bei Rauchern	10
Zusätzlich bei intensiver Geruchsbelästigung	20

- **Abluft:** Lage meist über Dach. Wegen der Möglichkeit eines Luftkurzschlusses sollte die unmittelbarer Nähe einer Ansaugung zur Abluft vermieden werden.
- **Umluft:** Ein Teil der „genutzten" Luft kann nach Aufbereitung (Filtration, ggf. Entfeuchtung) wieder als Zuluft verwendet werden. Dies wird insbesondere im Winter und an Wochenenden praktiziert, wenn Gebäude wenig genutzt werden, die Anlage jedoch in Betrieb bleiben muß, um einer Abkühlung der Räume bzw. ihrer Wände entgegenzuwirken.
- **Wartung:** Regelmäßige Wartung und Pflege der RLT. Reinigung der Luftführungsschächte und Auslaßöffnungen, wenn erhöhte Keimbelastung auftritt oder Partikel freigesetzt werden. Wartungsintervalle mindestens alle 2 Jahre (ArbStättV § 3 [2]).
- **Zweikanal-Klimaanlagen:** Der Transport von Luft unterschiedlicher Temperatur in die Räume erfolgt über 2 Kanäle. Vor Ort kann durch ein entsprechendes Mischungsverhältnis eine von Einheit zu Einheit verschiedene Lufttemperatur geschaffen werden. Andere Anlage arbeiten mit oder ohne zentrale Luftaufbereitung und mit oder ohne zusätzliche Stockwerkszentralen (Abb. 61).

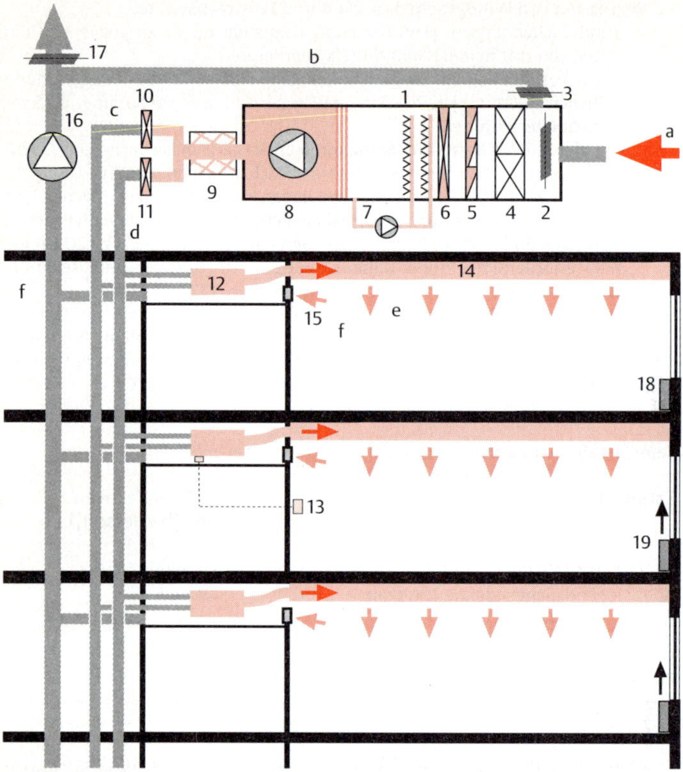

Abb. 61 Zweikanal-Klimaanlage: a = Außenluft, b = Umluft, c = Warmluft, d = Kaltluft, e = Zuluft, f = Abluft/Fortluft, 1 = Luftaufbereitungszentrale, 2 = Außenluftklappe, 3 = Umluftklappe, 4 = Vorfilter, 5 = Nachfilter, 6 = Vorwärmer, 7 = Befeuchter, 8 = Zuluftventilator, 9 = Schalldämpfer, 10 = Nachwärmer, 11 = Kühler, 12 = Mischapparat, 13 = Raumthermostat, 14 = gelochte Doppeldecke, 15 = Abluftgitter, 16 = Fortluftventilator, 17 = Fortluftklappe, 18 = Radiator, 19 = Fensterluftheizung.

Raumluftkontamination

- In der Luft und im Wasser sind, in geringer Zahl, immer Keime vorhanden: Viren, Bakterien, Pilze und Algen.
- **Tolerierbare Keimbelastung am Arbeitsplatz:** Die Arbeitsstättenverordnung fordert eine „ausreichende gesundheitlich zuträgliche Atemluft".
  - *Außenluft:* 100 – 500 Keime pro m^3 gelten als sauber bzw. unbelastet.
  - *Innenraumluft:* Beim Betrieb von Luftbefeuchtungsanlagen können 3 Gefährdungsklassen definiert werden:

- I: Keimzahl pro m^3 Luft am Arbeitsplatz unter 1000; gefährliche, krankheitserregende Keime sind nicht enthalten, keine Gesundheitsgefährdung, trotzdem regelmäßige Wartung und Reinigung. Zufriedenstellende Betriebshygiene.
- II: Keimzahl pro m^3 Luft am Arbeitsplatz über 1000 oder mehr als 100 Schimmelpilze. Im Zweifelsfall sind Überprüfungsmaßnahmen erforderlich. Wartungs- und Reinigungsmaßnahmen sind erforderlich.
- III: Keimzahl pro m^3 Luft am Arbeitsplatz über 10000 oder mehr als 100 Schimmelpilze. Sanierungsmaßnahmen sind unverzüglich durchzuführen. Anschließend regelmäßige Wartung und Reinigung.

➤ **Bestimmung der Keimbelastung:** Schnelltests können z. B. mit Hilfe eines Eintauchnährbodens vom Betrieb selbst durchgeführt werden. Die Auswertung erfolgt jeweils nach 2 und 4 Tagen. Regelrechte Messungen durch erfahrene Meßeinrichtungen nach Standards (z. T. noch in Entwicklung).

➤ **Empfohlene Handlungsrichtlinien:**
- *Raumluft in Betrieben* (siehe auch Biologische Noxen, S. 390):
  - Mehr als 1000 KBE (Koloniebildende Einheiten)/m^3: Baldmöglich Wartung und Reinigung der Luftbefeuchtungsanlage.
  - Mehr als 10000 KBE/m^3 bzw. mehr als 1000 Hefen und/oder Schimmelpilze: Akuter Handlungsbedarf.
- *Sonderfall Krankenhausluft:* Zulässige Grenzwerte der Erregerkonzentrationen (DIN 1946/4):
  - Transplantationsbereich: Weniger als 10 KBE/m^3.
  - Operationsbereich: Weniger als 70 KBE/m^3.
  - Sonstige Bereiche: 300–400 KBE/m^3.

Regelungen

➤ **ArbStättV:** Arbeitsstättenverordnung (§ 5, Lüftung).

➤ **ASR 5:** Arbeitsstättenrichtlinie „Lüftung“.

➤ **DIN 1946 (Teil 2):** Raumlufttechnik – gesundheitstechnische Anforderungen.

➤ **DIN 1946 (Teil 4):** Raumlufttechnische Anlagen in Krankenhäusern.

Sick Building Syndrome (SBS)

Grundlagen

- **Synonyme:** „Building sickness", „tight building syndrome", „office illness". Einen entsprechenden deutschsprachigen Ausdruck gibt es nicht. Der sicher auch im Englischen unglücklich gewählte Begriff ‚sick building syndrome (SBS) hat sich im Deutschen durchgesetzt (*nicht*: Bürokrankheit!).
- **Definition:** Das „sick-building-syndrome" ist kein Syndrom im medizinischen Sinn, sondern ein Begriff, der die Situation kennzeichnet, daß im Inneren von Gebäuden, insbesondere an Büroarbeitsplätzen tätige Personen über allgemeine und unspezifisch irritative Symptome klagen. Diese Symptome verschwinden gewöhnlich nach Verlassen des Gebäudes (NATO/CCMS Pilot Study on Indoor Air Quality).
- **Arbeitsmedizinische Aspekte:** Allgemein ist der Aufenthalt von Personen in Bürogebäuden (Einzel-/Großraumbüros) ein Thema der Arbeitsmedizin geworden, das über die Beachtung der klassischen Parameter des Raumklimas hinausgeht und die Belastung mit Schadstoffen einbezieht (Tab. 156). Das SBS tritt nicht nur in klimatisierten Räumen auf!
- **Summenmaße der Raumluftbelastung:** Diese Maße haben lediglich eine Bedeutung für die Normierung, nicht jedoch für die betriebsärztliche Praxis.
  - *Olf:* Maß für die Verunreinigung der Raumluft die von einem sitzenden Erwachsenen ausgeht (lediglich als Bezugsgröße!); beinhaltet auch Emissionen, die z. B. von Akten oder Photokopiergeräten ausgehen können.
  - *Decipol:* Maß für die empfundene Luftverunreinigung (Luftqualität). 1 decipol ist die Luftqualität, die in einem Raum mit der Emission von 1 olf entsteht, der mit 10 l/s unverschmutzter Luft belüftet wird.

Ursachen

- **NIOSH-Studie:** In dieser Erhebung an ca. 350 Gebäuden zeigten sich folgende Ursachen des SBS und deren Häufigkeiten:
  - *50%:* Funktion der Raumlufttechnischen Anlage (RLT-Anlagen, S. 530) gestört oder nach Stillstand am Wochenende noch nicht wieder einreguliert.
  - *Ca. 15%:* Tabakrauch (Aldehyde, CO), Reinigungsmittel, Klebstoffe (Lösemittel), Raumbenutzer.
  - *Ca. 15%:* Baumaterial und Einrichtungsgegenstände (Monomere aus Kunststoff, Formaldehyd aus Möbeln).
  - *Ca. 5%:* Bakterien und Pilze.
  - *Ca. 15%:* Außenluftbedingungen.
  - Rest unbekannt.
- **Weitere Ursachen:**
  - *Mangelnde Baulüftung:* Fehlendes Ausgasen von Teppichklebern oder sonstigen Lösemitteln bei zu raschem Bezug neuer Gebäude.
  - *Mangelnde Bautrocknung:* Pilzwachstum kann die Folge sein.
  - *Psychologische Komponente:* Ohnmachtsgefühl gegenüber einer beherrschenden Technik, keine Möglichkeit der Selbstregulation.
  - *Schlechtes Betriebsklima:* Klagen über schlechte Luft können hierfür ein Indikator sein.
  - *Infraschall:* Bei RLT-Anlagen (große, lange Luftführungssysteme mit geringer Eigenfrequenz, S. 305).

Symptome

- **Mißempfindungen an Augen, Nase, oberen Luftwegen:**
  - Trockenheit der Schleimhäute.
  - Stechen, Brennen oder Jucken.
  - Heiserkeit, veränderte Stimmlage.
- **Hautreizungen:**
  - Hautrötungen.
  - Stechen, Brennen oder Jucken.
  - Trockene Haut.
- **Neurologische bzw. neurotoxische Symptome:**
  - Geistige Ermüdung, Erschöpfung, Lethargie.
  - Gedächtnis- und Konzentrationsstörungen.
  - Kopfschmerzen.
  - Benommenheit, Schwindel.
- **Unspezifische allergische Symptome:**
  - Laufende Nase, tränende Augen.
  - Asthmoide Symptome bei Nichtasthmatikern.
  - Geruchs- und Geschmackstörungen.
- **Beachte:** Auftreten der Symptome in wechselnder Kombination!

Diagnose

Tabelle 156 Stufenweises Vorgehen für die Untersuchung von Gebäuden bei SBS-Verdacht (nach Seifert)

Stufe	Aktivität	Methodik
1	Übersicht über die Art und den Umfang der Beschwerden erlangen technische Charakteristika des Gebäudes zusammenstellen	Offene Gespräche mit der Belegschaft; Fragebogenaktionen Besichtigung; Gespräche mit Betriebstechnikern
2	Gebäude und RLT-Anlage eingehender untersuchen	Vergleich von Soll-(Planungs-) und Ist-Zustand; genaue Inspektion aller Teile des Gebäudes und der RLT-Anlage mit Fehlerkorrektur
3	Messung von Schadstoffkonzentrationen, Klimaparametern und anderen physikalischen Größen	Einsatz von Methoden der chemischen, biologischen und physikalischen Analytik
4	Erfassung des Gesundheitszustands der Beschäftigten	Medizinische Diagnostik

Differentialdiagnose

- Infektionskrankheiten wie Legionellenpneumonie, Pontiac-Fieber.
- Befeuchterfieber, Befeuchterlunge.
- „Gebäudebezogenes Asthma“, „gebäudebezogene Rhinitis“.

Grundlagen

Definition

- Eine ausführliche Definition findet sich in der 8. Verordnung zum GSG (S. 33) und in der PSA-Benutzungsverordnung.
- **Persönliche Schutzausrüstungen (PSA):** Am Körper getragene Kleidungsstükke oder andere Vorrichtungen und Mittel, die eine Person vor Gefahren durch die Arbeit und gesundheitsschädlichen Einwirkungen aus der Arbeitsumgebung schützen sollen. Zu diesen PSA gehören auch:
  - (Kleidungs-)Stücke, die selbst nicht schützen, die aber mit einem schützenden Teil verbunden sind und mit diesem getragen werden (z. B. Brille, die gleichzeitig Schutzbrille ist).
  - Auswechselbare Teile von PSA, die für deren Wirksamkeit erforderlich sind (z. B. Filter bei Atemschutzmasken).
  - Einheiten aus mehreren Teilen, die insgesamt Körperschutz darstellen (z. B. Vollschutzanzug).

Aufgaben

- **Aufgaben des Arbeitgebers:** Der Arbeitgeber ist dazu verpflichtet, geeignete PSA zur Verfügung zu stellen, für ausreichende Reinigung und Instandhaltung zu sorgen. Dazu bestehen Verpflichtungen nach:
  - *Arbeitsschutzgesetz und PSA-Benutzungsverordnung (PSA-BV),* Begriffsbestimmung, Bereitstellung und allgemeine Qualitätsanforderungen.
  - *UVV „Allgemeine Vorschriften"* (VBG 1), §§ 4,45: Für den Fall, daß Unfall- und Gesundheitsgefahren bestehen.
  - *Einzel-UVV:* Legen für bestimmte Tätigkeiten mit gesundheitlicher oder Unfallgefährdung Bereitstellung von PSA fest.
  - *Gefahrstoffverordnung* (GefStoffV, § 19[5]): Bei Umgang mit Gefahrstoffen, soweit Grenzwerte (MAK, BAT, S. 135) überschritten werden. Schutzkleidung muß gebrauchsfähig und hygienisch einwandfrei sein. Bei besonders gefährlichen Stoffen (sehr giftig, giftig, kanzerogen, mutagen, reproduktionstoxisch) weitergehende Regelungen bezüglich Aufbewahrung, Reinigung, Entsorgung (§ 22[3]). Regelung für Störfälle § 26(3). Für Einzelstoffe weitere Sonderregelungen in Anhängen und TRGS.
  - *Strahlenschutzverordnung* (StrlSchV), § 53[2]): Beim Umgang mit offenem radioaktiven Material.
  - Geplant: *UVV „Persönliche Schutzausrüstungen"* (VBG 101): Berufgenossenschaftliche Umsetzung der EU-Richtlinie (s.u).
- **Aufgaben des Arbeitnehmers:** Der Arbeitnehmer ist dazu verpflichtet, die zur Verfügung gestellten PSA zu tragen, wenn das notwendig ist. Dies ergibt sich aus:
  - *Arbeitsschutzgesetz* (ArbSchG), § 3, 4, 5 und PSA-BV, § 2.
  - *UVV „Allgemeine Vorschriften"* (VBG 1), § 14.
  - *Gefahrstoffverordnung* (GefStoffV) im Rahmen von Störfällen (§ 26[5]).
  - Grundsätzlich gilt, daß Schutzkleidung, wenn sich die Notwendigkeit zu ihrer Benutzung ergibt, getragen werden *muß*, auch wenn dies nicht ausdrücklich in der Vorschrift steht (denn diese wendet sich in der Regel an den Arbeitgeber); das ergibt sich auch aus UVV 1 und aus dem ArbSchG.
- **Aufgaben des Betriebsarztes und der Sicherheitsfachkraft:** Diese haben gemäß ihrem Aufgabenkatalog (§§ 3,6 ASiG) den Arbeitgeber „bei der Auswahl und Erprobung von Körperschutzmitteln zu beraten", weiterhin die „Durchfüh-

rung des Arbeitsschutzes zu beobachten“ und „auf die Benutzung von Körperschutzmitteln zu achten“. Dies bedeutet:
- *Untersuchung*, wo welche PSA erforderlich sind (Bericht an Arbeitgeber).
- *Verfahren zur Erprobung* der PSA vorschlagen.
- *Empfehlung*, welche PSA schließlich eingesetzt werden sollen, vielleicht Festlegung in einer „Schutzausrüstungs-Vereinbarung“ (Betriebsvereinbarung).
- *Aufklärung* der Beschäftigten über Notwendigkeit, PSA zu benützen (allgemeine Unterweisung; spezielle Unterweisung im Einzelfall ist Aufgabe der direkten Vorgesetzten, im Rahmen der Unterweisungen).
- *Vorschläge* über Reinigung und Instandhaltung.
- Bei Begehungen und Arbeitsplatzbesichtigungen auf *richtiges Tragen* der PSA achten. Hier besteht die Möglichkeit, mit einzelnen Beschäftigten zu sprechen und zu erfahren, warum Schutzkleidung nicht getragen wird. Die Antworten sollten bei der Auswahl berücksichtigt werden.
- *Stand der Technik* bewahren. Eventuell Ersatz alter PSA durch neue, die besseren Schutz bzw. mehr Komfort bieten.
- *Beratung der Arbeitnehmervertretung.*

➤ **Rechte der Arbeitnehmervertretung:** Ergeben sich aus dem BetrVG und ASiG. Danach bestehen:
- *Mitbestimmungsrechte* in Fragen der Auswahl von PSA (§87[1] BetrVG; Regelungen über Unfallverhütung und Gesundheitsschutz), insbesondere, wenn einer „menschengerechten Gestaltung der Arbeitsplätze“ offensichtlich widersprochen wird (§91).
- *Mitwirkungspflicht* bei der Durchführung von Arbeitsschutzregelungen (§89[1]).
- *Unterrichtungs- und Beratungsrecht* bei Planung von Arbeitsverfahren und -plätzen (§90) bzw. durch Betriebsarzt und Sicherheitsfachkraft nach §9 ASiG.
- *Betriebsvereinbarungen* über zusätzliche Schutzmaßnahmen können getroffen werden (§88).

➤ **Rangfolge der Schutzmaßnahmen:** Persönlicher Schutz ist dann erforderlich, wenn technischer Schutz nicht oder nur unter unzumutbar aufwendigen Umständen möglich wäre. Dies gilt z. B. für nur gelegentliche und kurzzeitig auszuführende Arbeiten, Arbeiten an wechselnden Einsatzorten, Notfallmaßnahmen. Die Rangfolge ist festgelegt in:
- *Arbeitsschutzgesetz* (§4).
- *UVV „Allgemeine Vorschriften“* (VBG 1) §45(2).
- *Gefahrstoffverordnung* (GefStoffV) §19(2).

Anforderungen

➤ **Regelungen über Qualtätsstandards von PSA:** Getroffen in der 8. GSGV (Verordnung über das Inverkehrbringen von PSA). Diese Verordnung setzt eine EU-Richtlinie (89/686/EWG) in deutsches Recht um. Weiterhin bestehen zahlreiche Normen über Beschaffenheit und Schutzanforderungen von bestimmten PSA; 8. GSGV legt Qualitätsmaßstäbe fest, an denen sich Hersteller und Einführer zu orientieren haben. Voraussetzungen zum Inverkehrbringen sind:
- *CE-Kennzeichnung* (S. 34) zur Bestätigung von Sicherheitsanforderungen an die PSA. Bei PSA, welche gegen schwerwiegende oder lebensbedrohende Gefahren schützen soll, sind dazu EG-Baumusterprüfung und Qualitätssicherungsnachweise zu erbringen (Kategorien s. u.).

- *Information in deutscher Sprache*, die der PSA beigefügt sein muß.
- *Bereithaltung von Unterlagen* über Konformitätserklärungen, Baumusterprüfung und Qualitätssicherung sowie technische Unterlagen für zuständige Behörden (Gewerbeaufsicht).

➤ **Regelungen über Benutzung von PSA:** Bisher noch in keiner deutschen Rechtsnorm zusammengefaßt zu finden (Bereitstellung: s. PSA-BV). In einzelnen UVV und in GefStoffV gibt es jedoch Bestimmungen über die zu einer bestimmen Aufgabe zu tragende PSA. In Zukunft können staatliche Verordnungen über das ArbSchG erlassen werden. Eine UVV „Persönliche Schutzausrüstungen" ist in Vorbereitung. Damit soll zusammen mit der PSA-BV die EU-Richtlinie über Mindestvorschriften bei der Benutzung von PSA (89/656/EWG) umgesetzt werden.

➤ **Kategorien:** PSA werden entsprechend ihrer Schutzaufgabe in 3 Kategorien unterteilt:
- *Kategorie I:* Einfache PSA, die vor geringen Gefahren schützen sollen (z. B. Handschuhe gegen geringe mechanische Verletzungen wie Gartenhandschuhe, zum Schutz vor Detergentien wie Spül- und Putzhandschuhe, PSA gegen Sonneneinstrahlung, gegen Witterungsschutz, Schutz vor heißen Teilen [< 50°C]). CE-Kennzeichnung erforderlich, Baumusterprüfung und Qualitätssicherung entfallen.
- *Kategorie III:* PSA, die gegen tödliche Gefahren oder schwere und irreversible Gesundheitsschäden schützen sollen, insbesondere wenn Gefahr nicht unmittelbar erkannt werden kann. Dazu gehören z. B. Atemschutzgeräte mit Filter, Preßluftatmer, Schutz gegen aggressive chemische Einwirkung oder ionisierende Strahlen, gegen hohe Temperaturen (> 100 °C), gegen Absturzgefahr und gegen elektrischen Strom, Hochspannung. CE-Kennzeichnung, Baumusterprüfung und Qualitätssicherung sind erforderlich.
- *Kategorie II:* Hierhin gehört der Rest: PSA, die weder in Kategorie I noch III eingestuft werden. Dazu gehören z. B. Schutzhelme, Schutzschuhe, Gehörschutz. Erforderlich sind CE-Kennzeichnung und Baumusterprüfung.

➤ **Kennzeichnung:** CE-Kennzeichnung (s. Gerätesicherheitsgesetz, S. 34) nach Konformitätsbewertung, d. h. Prüfung, ob Objekt den Anforderungen (Normen) gerecht wird. Die Konformitätsbewertung ist Pflicht. Bisher galt in Deutschland das GS-Zeichen als Prüfzeichen, es kann zukünftig auf freiwilliger Basis weiter vergeben werden. Kennzeichnung:
- *Kategorie I:* CE-Zeichen.
- *Kategorie II:* CE-Zeichen + Jahreszahl, in welchem das Zeichen angebracht wurde.
- *Kategorie III:* CE-Zeichen + Jahreszahl, in welchem das Zeichen angebracht wurde + Kennummer (4 stellig) der zertifizierenden Stelle (Qualitätssicherung).
- Zusätzlich weitere Angaben über Nutzung, Typ, Größenbezeichnung, Pflege etc in Form von Zahlen- und Buchstabencodes.

➤ **Anforderungen an PSA:**
- *Gestaltung:* So, daß der Benutzer unter den zu erwartenden Einsatzbedingungen seine Tätigkeit normal und mit bestmöglichem Schutz durch PSA ausführen kann.
- *Geringes Benutzungsrisiko:* Von PSA selbst dürfen keine Gefahren ausgehen, wie beispielsweise Trage-Behinderung, Verletzung oder Schädigung durch chemische Bestandteile oder Zersetzungsprodukte. Der Schutz vor Gesundheitsrisiken muß größer sein als die Risiken, welche durch das Benutzen der PSA entstehen.

- *Tragekomfort:* PSA müssen bequem anzulegen bzw. zu tragen sein (soweit dies möglich ist) und an gewünschter Position am Körper bleiben (passende Größe).
- *Produktinformationen:* Der PSA müssen Informationen beigefügt sein. Sie enthalten Angaben über Hersteller, Schutzleistung, Gebrauch, Lagerung, Reinigung, Haltbarkeit, Ersatzteile u. a.

Auswahl und Beschaffung

➤ **Auswahl der PSA:** Aufgabe des Arbeitgebers, der diese zur Verfügung stellen muß. Dabei stehen natürlich wirtschaftliche Überlegungen im Vordergrund. Es sollte aber dabei bedacht werden, daß PSA auch getragen werden müssen, wenn sie ihren Zweck erfüllen sollen. Ein Hinweis auf die Tragepflicht hilft nur wenig.

➤ **Erreichen einer höchstmöglichen Akzeptanz:** Zu diesem Zweck sollten folgende Gesichtspunkte beachtet werden:
- *Bewertung:* Vor Auswahl muß festgestellt werden, welche Eigenschaften PSA für die vorgesehene Nutzung aufweisen muß. Hierzu kann eine Mitteilung der EU-Kommission über sicherheitsbezogene Bewertung von PSA (89/C 328/02) herangezogen werden.
- *Erprobung:* Vor der Beschaffung von PSA sollten nach Auswahl geeigneter Fabrikate mehrere Stücke verschiedener Fabrikate zur Erprobung durch betroffene Beschäftigte beschafft und eine angemessene Zeit benutzt werden. Bewertung der Beschäftigten kann als Grundlage der Auswahl gelten.
- *Optische Gestaltung:* Wesentlicher Gesichtspunkt für Auswahl. PSA bestimmt das Erscheinungsbild des Beschäftigten. Wirkt er lächerlich darin (und wird gehänselt), so trägt er die PSA nicht! Plumpe und unansehliche Schutzkleidung oder Schutzstücke, welche die Schutzaufgabe allzusehr betonen, werden nicht angenommen. PSA, die sich an modischen Vorbildern insbesondere von Sportartikeln und -kleidung orientieren, werden eher akzeptiert.

➤ **Beschaffung:** Kann zentral erfolgen (beste und auch wirtschaftlichste Form, garantiert Qualitätssicherheit) oder dem einzelnen Beschäftigten selbst überlassen werden. Dabei muß aber geprüft werden, daß PSA mit erforderlichen Schutzeigenschaften beschafft wird. Wenig zweckmäßig ist die Bezahlung eines „Kleidergeldes", wenn nicht Beschaffung der richtigen und geeigneten PSA und deren Erneuerung überprüft wird.

Anwendung

➤ **EU-Richtlinie 89/656/EWG:** Befaßt sich mit der Anwendung von PSA und bildet die Grundlage für deutsche Regelungen (PSA-BV). Enthält eine Liste von PSA (Anhang II) und von Arbeiten bzw. von Arbeitsbereichen, in welchen die Anwendung von PSA notwendig ist (Anhang III). Gesichtspunkte, die bei der Benutzung von PSA zu beachten sind:
- *Persönliche PSA:* PSA sollte für jeweils eine Person zur Verfügung stehen, wegen Paßgenauigkeit und Hygiene. Benutzen mehrere Personen die PSA, so muß für ausreichende Reinigung gesorgt werden.
- *Reinigung, Pflege, Ersatz:* Genaue Regelung bzw. Organisation erforderlich. Ausreichende Anzahl zum Wechseln muß zur Verfügung stehen. Die Nutzungszeit bei Filtern, Wechselfrequenz bei Kleidung muß beachtet werden. Vorgaben über Wechsel sollten dazu gemacht werden.

Grundlagen

- *Information der Beschäftigten:* Eine Information über Schutzzweck, Art der Anwendung, Anwendungsdauer und Pflege muß erfolgen; bei komplexen PSA, deren einwandfreie Funktion überdies lebenswichtig sein kann, ggf. auch Schulungen.
- *Situations- und zweckbezogene Anwendung:* Die Verwendung der PSA darf nur für den vorgesehenen Zweck erfolgen. Die Anwendung von PSA birgt ihrerseits gesundheitliche Risiken (z. B. Hitzestau bei Schutzkleidung, Atemwiderstands-Erhöhung und Gesichtsfeldeinschränkung bei Atemmasken, Unfallgefährdung mit Handschuhen bei rotierenden Maschinenteilen), so daß Anwendung nur dort gerechtfertigt ist, wo noch größere Gesundheitsrisiken ohne Anwendung der PSA bestehen.

Regelungen

- **89/656/EWG:** EU-Richtlinie über Mindestvorschriften für Sicherheit und Gesundheitsschutz bei Benutzung persönlicher Schutzausrüstungen durch Arbeitnehmer bei der Arbeit.
- **89/686/EWG:** EU-Richtlinie zur Angleichung der Rechtsvorschriften der Mitgliedsstaaten für persönliche Schutzausrüstungen.
- **89/C 328/02:** Mitteilung der Kommission über die nach Richtlinie 89/656/EWG vorzunehmende sicherheitsbezogene Bewertung persönlicher Schutzausrüstungen in Hinblick auf ihre Auswahl und Benutzung.
- **ArbSchG:** Arbeitsschutzgesetz (§§ 3, 4, 5, 15)
- **ASiG:** Arbeitssicherheitsgesetz (§§ 3, 6).
- **BetrVG:** Betriebsverfassungsgesetz (§§ 87 – 91).
- **PSA-BV:** Verordnung über Sicherheit und Gesundheitsschutz bei der Verwendung persönlicher Schutzausrüstungen bei der Arbeit (PSA-Benutzungsverordnung vom 20. 12. 96).
- **GefStoffV:** Gefahrstoffverordnung (§§ 19, 22, 26).
- **StrlSchV:** Strahlenschutzverordnung (§ 53).
- **8. GSGV:** Verordnung über das Inverkehrbringen von persönlichen Schutzausrüstungen.
- **VBG 1:** UVV „Allgemeine Vorschriften".
- **VBG 101:** UVV „Persönliche Schutzausrüstung" (in Planung).

Definition

➤ Vorrichtungen zum Schutz der Augen und des Gesichts vor gefährlichen Einwirkungen: Schutzbrillen, Schutzmasken, Schutzschilde, Schutzschirme, Schutzhauben. *Nicht* zu Schutzbrillen zählen Brillen für die Benutzung an Bildschirmarbeitsplätzen, da sie zur Korrektur einer Fehlsichtigkeit dienen, nicht aber dem Schutz vor gefährlichen Einwirkungen.

Formen

➤ **Brillen:** Verbinden Korrektur von Sehfehlern und Schutz der Augen. Brillen bestehen aus Tragkörper (Fassung), Traghilfe (z. B. Bügel, Schlaufen) und Sichtscheiben (Gläser) und können durch Erweiterungsteile (z. B. Seitenschutz) ergänzt werden. *Korbbrillen* haben einen weichen biegsamen Tragkörper, der sich an Periorbitalraum eng anschließt (z. B. Taucherbrillen).
➤ **Schutzschilde:** Vorrichtungen, die Gesicht und Hals schützen. Sie werden mit der Hand gehalten. Bestehen aus lichtdichtem mechanisch resistenten Material. Ein Fenster (Sichtscheibe) ist eingelassen. Überwiegend finden sie als Schweißerschutzschilde Verwendung.
➤ **Schutzschirme:** Vorrichtungen zum Schutz von Gesicht und Hals. Je nach Schutzwirkung aus Kunststoff (Spritzschutz), festem undurchsichtigem Material (Wärmeschutz) oder aus Drahtgeflecht (mechanischer Schutz). Sie werden an Helm oder mit Kopfband direkt am Kopf getragen.

Schutzwirkungen

➤ **Schutz gegen mechanische Einwirkung:** Fremdkörper, Staub, Flüssigkeitsspritzer. Bei Materialbearbeitung (Holz, Stein, Metall u. a.) auch als brennende oder glühende Spritzer. Sichtscheiben müssen ausreichende mechanische Festigkeit und eventuell Einbrennschutz bei glühenden Spritzern besitzen. Bei herumfliegenden Teilchen (Forstarbeiten: Äste) ist Gitterschutzschirm notwendig.
➤ **Schutz gegen chemische Einwirkung:** Säuren und Laugen, auch feste Körper, die sich erst in der Tränenflüssigkeit lösen. Wichtig ist die Schutzwirkung der Brille durch ausreichende Erweiterungsteile, so daß Spritzer oder Teile auch nicht von seitlich ins Auge gelangen können. Beim Auftreten von Gasen müssen Brillen mit Dichtungsrand getragen werden.
➤ **Schutz gegen optische Strahlung:** Filterwirkung gegen zu erwartende Strahlung:
  - *UV-Strahlung* (S. 364): Führt zu Konjunktivitis und Keratitis. Gefahr überwiegend beim Schweißen, aber auch z. B. durch Sonnenlicht. Sehscheiben mit verschieden starker Filterwirkung (Schutzstufen) je nach Anwendung.
  - *Infrarot-Strahlung* (S. 362): Wärmestrahlung; der kurzwellige Anteil erreicht die Netzhaut, der langwellige wird in Hornhaut, vorderer Augenkammer und Linse absorbiert (Feuerstar). Strahlung geht von heißen Gegenständen (Schmelzen, Schweißstellen) oder offenem Feuer aus. Verschiedene Filterstufen.
  - *Sichtbares Licht/Laser:* Lichtstrahlen können als Sonnenlicht zumindestens störend sein und damit Unfallgefahr erhöhen. Je nach gewünschter Wirkung verschiedene Filterstufen, auch in Kombination mit Infrarot-Schutz. Laserstrahlung ist wegen der starken Bündelung (kohärentes Licht) besonders

energiereich und kann bei ausreichender Intensität durch schnelle, starke Erwärmung zur sofortigen Gewebszerstörung führen. Besondere Gefahr droht durch Reflexe, da die reflektierende Stelle erst durch Schmelzen (Erwärmung durch Laserstrahl) gerichtet reflektiert. Verschiedene Filterstufen je nach Laserart und -intensität.

- **Schutz vor thermischer Wirkung:** Thermische Wirkung tritt als Strahlungswärme (meistens Infrarot-Strahlung), als konvektive Wärme (austrocknend) oder in Form von heißen Spritzern, Teilchen (verletzt oder zerstört Teile des Auges) auf. Durch Kältewirkung (im Freien oder Kühlhaus) kommt es zu Augenreizungen und Erfrierungen.
- **Beachte:** Kombinationen von schädigenden Einwirkungen erfordern Kombination der Schutzwirkung!

Auswahl und Anwendung

- **Arbeitserschwernis:** Augen- und Gesichtsschutz führen zu einer mehr oder weniger starken Beeinträchtigung durch:
  - Reduzierung des Gesichtsfeldes.
  - Verminderung des Luftaustausches (verstärktes Schwitzen, Innenbeschlagen) bei geschlossenen Brillen.
  - Außenbeschlagen bei Temperaturwechsel.

Tabelle 157 Anwendungsbereiche von Augen- und Lichtschutz

Einwirkung	Beispiel	Gestell, Tragkörper	Sichtscheiben
Optische Strahlung	Sonnenlicht, UV-Licht	Seitenschutz	Sonnenschutz-, UV-Filter
	Glasbläser, Schmelzofen, IR-Licht	lichtdichter Seitenschutz	IR-Filter
	Laser	lichtdichter Seitenschutz, an Gesicht anliegend	Filterwirkung je nach Erfordernis
Chemische Einwirkung	Gase, Feinstaub	fest an Gesicht anliegend (gasdicht)	Sicherheitsscheiben
	Flüssigkeitstropfenspritzer	an Gesicht anliegend	Sicherheitsscheiben
Mechanische Einwirkung	Grobstaub	an Gesicht anliegend	Sicherheitsscheiben
Stoßbelastung	geringe Belastung		Sicherheitsscheiben
	starke Belastung (spanabhebende Tätigkeit)	Seitenschutz	Sicherheitsscheiben, Nichthaften von Schmelzmetall

- Irritationen durch Spiegelungen.
- Unter Umständen schlechte Trageeigenschaften (schlechter Sitz, hohes Gewicht).
- Bildverzerrung, Farbwiedergabe bei Filterglas gestört.

➤ **Korrektionen:** Ausgleich von Sehschwächen durch korrigierende Sehscheiben. Möglichkeit, über normale Korrektionsbrille großvolumige Schutzbrille zu tragen oder einen Vorstecker (mit Seitenschutz) auf vorhandene Brille aufzustekken. Bei dauernder Tragepflicht oder bei besonderen Schutzaufgaben der Brille müssen jedoch spezielle angepaßte Korrektionsschutzscheiben unveränderbar angepaßt werden (Optiker). Die Kosten hat der Arbeitgeber zu tragen.

➤ **Anwendungsbereich:** (Siehe Tab. 157.) Beim Schweißen (Gas, Lichtbogen) werden üblicherweise Schutzschilde verwendet. Bei Brillengestellen sind lichtdicht verschließende Tragkörper zu verwenden. Filter in großer Auswahl, müssen je nach Schweißverfahren, angewendeter Stromstärke oder Gasverbrauch (Lichtintensität) und anderen schweißspezifischen Gesichtspunkten ausgewählt werden.

➤ **Kennzeichnung:** CE-Konformitätszeichen erforderlich. Die meisten Schutzbrillen zählen zu Kategorien I und II.
- *Sichtscheiben:* Kennzeichnung nach Norm EN 169:
  - Schutzstufe: Art und Wirkstärke des Filters.
  - Identifikation des Herstellers.
  - Optische Klasse (3 Klassen nach Schwierigkeitsgrad der Sehaufgabe).
  - Zertifizierungszeichen.
  - Kurzzeichen für mechanische Festigkeit (falls erforderlich).
  - Kurzzeichen für Nichthaften von Schmelzmetall (falls erforderlich).
- *Tragkörper:* Kennzeichnung je nach Schutzaufgabe und mechanischer Festigkeit.
- *Laserschutzbrillen:* Besondere Kennzeichnung.

➤ **Umgang:** Anfängliche Widerstände gegen das Tragen müssen mit Argumenten und Vorbild überwunden werden. Bei Schäden (Kratzer, Trübungen, Beschädigung des Tragekörpers) muß Schutz ausgewechselt werden. Geeignete Reinigungsmethoden müssen bekannt gemacht werden. Zur Aufbewahrung empfiehlt sich Etui (vermeidet Kratzer). Steht Beschaffung von mehreren Brillen an, besonders wenn verschiedenartige Brillen eingekauft werden sollen, so empfiehlt sich die Einschaltung einer Herstellerfirma, welche Vertreter in Firma schickt, Auswahl, Anpassung und Service übernimmt.

Regelungen

➤ **Allgemeine Regelungen:** Siehe PSA, Grundlagen (S. 540).

➤ **ZH 1/703:** Regeln für den Einsatz von Augen- und Gesichtsschutz; enthalten EN- und DIN-Normen über persönlichen Augenschutz, Filter etc..

Gehörschutz

Definition

- Schutz des Gehörs vor schädigender Schalleinwirkung. Von schädigender Schalleinwirkung wird bei einem Schallpegel von > 85 dB(A) ausgegangen.

Formen

- **Kapselgehörschützer:** Kapseln mit weichem Dichtungsring und schalldämmender Füllung, verbunden über einen elastischen Bügel. Umschließen beim Tragen die Ohrmuscheln. Unterschieden werden:
  - *Konventionelle Kapseln:* Mit Kopf- oder Nackenbügel.
  - *Spezielle Kapseln:* Mit pegelabhängiger Schalldämmung zum besseren Wortverständnis, mit Kommunikationseinrichtung (Funk) zur Informationsübertragung oder mit aktiver Geräuschkompensation.
  - *Kapseln in Kombination mit anderen PSA* (z. B. Kopf- und Gesichtsschutz).
- **Gehörschutzstöpsel:** Am häufigsten benutzte Form, überwiegend als Einmalstöpsel. Unterschieden werden:
  - *Geformte Stöpsel*: In mehreren Größen aus weichem Material erhältlich. Eine Anpassung ist notwendig, Mehrfachbenutzung durch eine Person. Vorteil: Gute Anpassung, daher auch wenig Belästigung. Nachteil: Gehen leicht verloren, Reinigung unterbleibt häufig.
  - *Otoplastiken*: Individuelle Formung nach Ohr und Gehörgang des Trägers, dadurch beste Trageeigenschaften.
  - *Gehörschutzwatte*: In einfachen formenden Kunststoffhüllen, die sich. der Form des Gehörgangs anpassen. Für den einmaligen Gebrauch bestimmt.
  - *Schaumstoffstöpsel*: Elastisches Material, welches zusammengedrückt und in den Gehörgang geschoben wird. Bei Ausdehnung passen sie sich der Gangform an.
  - *Bügelstöpsel:* Fertig geformte Stöpsel, die durch Bügeldruck im Gehörgang gehalten werden.
  - *Schnurstöpsel*: Werden durch eine Schnur verbunden, gehen so nicht verloren.
- **Schallschutzhelme:** Für hohe Schallpegel muß der Kopf insgesamt umhüllt werden, um die Knochenleitung zu verringern. Stärkste Schutzwirkung bei hohen Frequenzen.
- **Schallschutzanzüge:** Für besondere Zwecke mit höchsten Expositionen (> 120 dB[A]).

Schutzwirkung

- **Dämmwirkung:** Abhängig von der Art des Schallschutzes. Die verschiedenen Formen haben konstruktions- und frequenzabhängig unterschiedliche Wirkung:
  - *Konstruktionsabhängige Wirkung:* Die Schalldämmung wird von der Art des Gehörschutzes und der Materialauswahl bestimmt. Kapseln und Helme haben bei tiefen Frequenzen im allgemeinen eine geringere Wirkung als Stöpsel (Tab. 158).
  - *Frequenzabhängige Wirkung*: Die größte Dämmwirkung liegt im allgemeinen im hohen Frequenzbereich (Abb. 62). Dadurch kommt es allerdings zu einer Veränderung der Klangmuster, die das Ohr noch erreichen (Verzerrung der Klangmuster, Reduzierung der Verständlichkeit).

Tabelle 158 Dämmwirkung verschiedener Schallschutzformen

Art des Schallschutzes	schützt bis maximal (dB)
Stöpsel aus Watte	105
Stöpsel aus elastischer Kunststoffmasse	110
Kapseln	120
Helme/Schutzanzüge	> 120

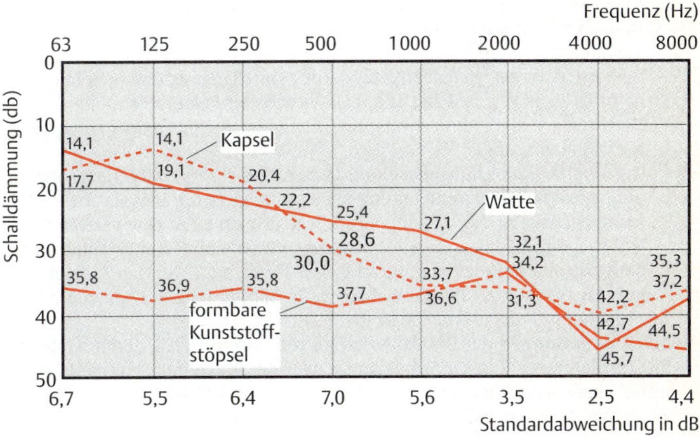

Abb. 62 Dämmwerte in dB (nach Bilsom).

➤ **Notwendigkeit:** Bei Schallpegeln > 85 dB(A) muß Gehörschutz zur Verfügung gestellt werden, bei > 90 dB(A) muß er von Beschäftigten getragen werden. Dies ist unabhängig vom Beurteilungsschallpegel (siehe Lärmmessung, S. 155), gültig ist der an einem Arbeitsplatz herrschende Schallpegel. Bei hohen Belastungen > 120 dB(A) Gefährdung durch Knochenleitung, deshalb ist hier ein Schallschutzhelm oder Schallschutzanzug erforderlich.

Auswahl und Anwendung

➤ **Arbeitserschwernis**:
- *Belästigung:* Besonders bei hohen Temperaturen können Kapseln wegen der Schweißbildung störend sein. Abhilfe schaffen Einmaleinlagen aus saugfähigem Papier, die auf den Dichtungsring gelegt werden, alternativ Verwendung von Stöpseln. Kapseln verursachen bei längerem Tragen einen unangenehmen Druck auf die Ohrmuschel.

- *Hygiene*: Kapseln und geformte Stöpsel müssen regelmäßig gereinigt werden. Plastische Schaumstoffstöpsel und Wattestöpsel sollen nicht mehrfach genutzt werden. Für Kapseln gibt es Einmalpapiereinlagen (s.o.). Austauschen der Dichtungsringe mindestens alle 6 Monate.
- *Krankheiten des äußeren Ohrs:* Ekzeme am Ohr und des Gehörgangs, dauernder Ausfluß und allergische Reaktionen sind Kontraindikation zum Tragen von Gehörschutz und damit zur Beschäftigung in Arbeitsbereichen mit einem Beurteilungspegel > 85 dB(A).

➤ **Signalerkennung**:
- Die Erkennung von akustischen Warnsignalen kann beeinträchtigt sein. Bei schon bestehender Hörschädigung kann unter Umständen der Signalton unterhalb der Hörschwelle liegen! Abhilfe wird durch Verstärkung der Signale, zusätzliche optische Signale oder Kapseln mit eingebautem Signalempfang geschaffen.
- Gestörte Wahrnehmung der Veränderung von Klangmustern (z.B. bei Verarbeitung eines Werkstücks), die u.U. wichtig zur Fehlererkennung oder als Warnzeichen sind. Abhilfe schafft ein Gehörschutz mit frequenzunabhängiger Dämmwirkung.
- Die Verständigungsmöglichkeit durch Sprache ist wegen frequenzabhängig unterschiedlicher Dämmwirkung beeinträchtigt (s.o.). Dies gilt besonders, wenn bereits eine Hörschädigung vorliegt. Prinzipiell ist eine Verständigung jedoch möglich, da der Sprachschallpegel mit oder ohne Gehörschutz immer einige dB oberhalb des Hintergrundpegels liegen muß. Der Gehörschutz setzt nur den Schallpegel für das Gehör herab. Abhilfe schaffen Sprechfunk und Kapseln mit Empfangsmöglichkeit.

➤ **Schalldämmung in der Praxis:** Aufgrund von Leckagen, z.B. durch schlechten Sitz (Brillenträger!), ist die Schalldämmung in der Praxis meistens niedriger, als unter Versuchsbedingungen gemessen (im Mittel 9 dB bei Stöpseln, 5 dB bei Kapseln). Daher müssen die Träger über die richtige Anwendung informiert werden.

➤ **Auswahl**: Zu berücksichtigen sind Art, Stärke und Häufigkeit des Schalls, Informationshaltigkeit, Hörbarkeit von Warnsignalen, Kommunikationsbedarf, Umgebungstemperatur, Staubbildung und Kontraindikationen zum Tragen von Gehörschutz:
- *Kapselgehörschutz*: Anwendung bei häufiger kurzzeitiger Lärmexposition, wenn der Gehörschutz dazwischen abgelegt werden kann (auch Bügelstöpsel geeignet) sowie bei Unverträglichkeit von Ohrstöpseln (enger Gehörgang, Ekzeme).
- *Spezieller Kapselgehörschutz*: Ist eine gute Erkennung von Informationen, Sprache oder Warnsignalen notwendig, wird ein Kapselgehörschutz mit pegelabhängiger Schalldämmung verwendet. Müssen Anweisungen gehört werden, wird ein Kapselgehörschutz mit Kommunikationseinrichtung verwendet (z.B. Fahr-, Steuer- und Überwachungstätigkeit).
- *Gehörschutzstöpsel*: Anwendung bei Dauerlärm, hohen Temperaturen, Tragen von (Schutz-)Brille oder anderen erforderlichen Schutzausrüstungen sowie bei Entzündungen an der Ohrmuschel (Kapseln können nicht getragen werden). Otoplastiken sind hinsichtlich Verträglichkeit und Schutzwirkung bei Dauereinsatz optimal. Schnurstöpsel sind in der Nähe von bewegten Maschinenteilen nicht geeignet.
- *Kombination:* Ein Kapselgehörschutz kann mit einem Schutzhelm kombiniert werden (auf CE-Zeichen achten).

- **Schwerhörigkeit:**
  - *Schalleitungsschwerhörigkeit:* Hier kann ein geringer wirkender Schutz gewählt werden, um die Schallwahrnehmung nicht gänzlich zu unterdrücken. Eine Schalleitungsschwerhörigkeit stellt selbst einen Schallschutz dar.
  - *Schallempfindungsschwerhörigkeit:* Die Erhaltung der Hörreste und somit ein ausreichender Hörschutz ist unbedingt notwendig! Bei hohen Schallpegeln ist daher auch eine Umsetzung zu erwägen, wenn durch technische Maßnahmen eine wesentliche Reduzierung des Schallpegels nicht möglich ist. Einzelfallentscheidung.
- **Prüfung und Pflege:** Alle mehrfach zu verwendenden Gehörschützer sind regelmäßig mit Reinigungsmitteln zur Entfernung von Fetten und Schmutz zu reinigen (Prävention von Hautreizungen und -ekzemen). Bei Materialdefekten muß neuer Gehörschutz beschafft bzw. defektes Teil augetauscht werden.
- **Motivation und Information:**
  - Bei der Einführung von Gehörschutz sollten die Beschäftigten über die Lärmwirkung aufgeklärt werden (Gespräch bei Untersuchung nach G 20 anhand der Hörkurve des Probanden, Film bei Betriebsversammlung).
  - Vor der Einführung von Gehörschutz sollte eine Auswahl von Gehörschutzmitteln zum Ausprobieren an die Beschäftigten verteilt werden.
  - Bei der Einführung von Gehörschutz sollte eine intensive Betreuung der Beschäftigten während der Einführungsphase durch Betriebsarzt und Sicherheitsfachkraft stattfinden.
  - Beachtung der Vorbildfunktion im Lärmbereich! Vorgesetzte sollten im Lärmbereich grundsätzlich Gehörschutz tragen.

Regelungen

- **VBG 121:** Unfallverhütungsvorschrift Lärm.
- **ZH 1/565.4:** Merkblatt für die ärztliche Beratung zur Anwendung von Gehörschützern.
- **ZH 1/567:** Gehörschutz-Kurzinformation für Personen mit Hörverlust.
- **ZH 1/705:** Regeln für den Einsatz von Gehörschützern.
- **DIN EN 458:** Gehörschützer: Empfehlungen für Auswahl, Einsatz, Pflege und Instandhaltung.

Atemschutz

Definition

- Vorrichtung zum Schutz vor Einwirkung von gefährlichen Stoffen (Gase, Stäube, Nebel) auf Lunge und Atemwege bzw. zum Schutz vor Sauerstoffmangel. Atemschutzgeräte filtrieren die Atemluft und absorbieren Schadstoffe oder haben eine von der Umgebungsluft unabhängige Luftquelle. Sie reichen vom Vollschutzanzug über Vollmaske, Halbmaske bis zur Viertelmaske.

Formen

- **Einteilung der Atemschutzgeräte:** 2 Gruppen:
  - Filtergeräte: Wirkung abhängig von der Umgebungsatmosphäre.
  - Isoliergeräte: Wirkung unabhängig von der Umgebungsatmosphäre durch eigene Atemluftquelle.
- **Atemanschluß:** Herstellung des Kontakts zwischen Filter bzw. Luftquelle und Träger (üblicherweise als Maske bezeichnet). Formen:
  - *Vollmaske:* Umschließt das ganze Gesicht, Innenmaske (Nase und Mund), um ein Beschlagen des Sichtfensters zu verhindern. Wichtig ist ein dichter Abschluß gegenüber der Umgebungsluft. Modelle mit oder ohne Ein- und Ausatmungsventile.
  - *Halbmaske*: Umschließt Mund, Nase und Kinn. Zur Aufrechterhaltung der Dichtigkeit darf der Filter nicht mehr als 300 g wiegen.
  - *Viertelmaske*: Umschließt Mund und Nase, sonst wie Halbmaske.
  - *Filtrierende Halbmaske*: Der Maskenkörper ist gleichzeitig Filter oder unlösbar mit dem Filter verbunden. Kennzeichnung FF.
  - *Mundstückgarnitur*: Mundstück zwischen Lippen und Zähnen, die Nase wird mit einer Klemme abgedichtet. Da das Mundstück richtig gehalten werden muß und Sprechen nicht möglich ist, nur für kurze Tragezeit geeignet.
  - *Atemschutzhaube*: Umhüllt den Kopf. Die Atemluft wird meistens von außen zugeführt und sorgt für einen geringen Überdruck, so daß keine Umgebungsluft in die Haube eindringen kann. *Sonderformen*: Atemschutzhelm (Haube mit Kopfschutz), Fluchthaube (schnell über Kopf ziehbarer Atemschutz mit Filter zur Selbstrettung).
  - *Atemschutzanzug*: Ganzkörpervollschutz, mit Isoliergerät oder belüftet.
- **Filtergeräte:** Filter dienen der Zurückhaltung bestimmter Bestandteile der Umgebungsluft. Dies können Partikel verschiedener Art und Größe, Gase, Nebel sein. Bei gleichzeitigem Auftreten mehrerer Schadstofffe müssen unter Umständen Kombinationsfilter eingesetzt werden.
  - *Partikelfilter*: Kennfarbe weiß. Je nach Abscheidevermögen werden unterschieden:
    - Filter mit geringem Abscheidevermögen: P1, FFP1, TM1 P.
    - Filter mit mittlerem Abscheidevermögen: P2, FFP2, TM2 P.
    - Filter mit hohem Abscheidevermögen: P3, FFP3, TM3 P.
  - *Filter gegen Gase und Dämpfe:* Es stehen mehrere Filterarten für verschiedene Anwendungsgebiete zur Verfügung. Daneben Einteilung in 3 Filterklassen mit unterschiedlicher Aufnahmekapazität für Schadstoffe. Im Unterschied zu Partikelfiltern ist das Abscheidevermögen bei den verschiedenen Klassen gleich, d.h. der Durchlaßgrad ist gleich hoch. Filter mit großer Aufnahmekapazität können jedoch bei hohen Konzentrationen über längere Zeit eingesetzt werden. Die Filterarten sind durch Symbole und Kennfarben (Tab. 159) gekennzeichnet. Gasfiltrierende Halbmasken haben keine Kennfarbe! Die

Gasfilterklasse (Tab. 160) gibt die höchstzulässige Gaskonzentration an, bei der sie angewendet werden sollte.

- *Kombinationsfilter*: Besteht aus Partikelfilter und nachgeschaltetem Gasfilter. Ihr Einsatzbereich ergibt sich aus der Kennzeichnung.
- *Filtergerät mit Gebläse*: Besteht aus Atemanschluß (z. B. Maske), Gebläse (batteriebetrieben) und Filter(n). Das Gebläse befindet sich entweder direkt an der Maske oder ist über einen Schlauch mit der Maske verbunden (wird z. B. am Gürtel getragen). Nachteil: höheres Gewicht, Zufuhrschlauch kann bei Arbeit stören, Batteriekapazität nach wenigen Stunden erschöpft. Vorteil: Atemwiderstand durch Filter entfällt. Kennzeichnung: TM (Turbo-Maske) oder TH (Turbo-Helm/Haube).

Tabelle 159 Kennfarben verschiedener Filterformen

Typ	Kenn-farbe	Anwendungsbereich
A	braun	organische Gase mit Siedepunkt > 65 °C
AX	braun	organische Gase mit Siedepunkt < 65 °C
B	grau	anorganische Gase (z. B. Cl_2, H_2S, HCN), jedoch *kein* CO!
E	gelb	saure Gase (z. B. HCl, SO_2)
K	grün	Ammoniak und organische Ammoniakverbindungen
NO	blau	nitrose Gase (NO_x); als NO P3 mit Partikelfilter P3 (Kennfarbe blau-weiß)
Hg	rot	Quecksilber; als Hg P3 mit Partikelfilter P3 (Kennfarbe rot-weiß)
CO	schwarz	Kohlenmonoxid
Reaktor	orange	radioaktives Jod, Jodmethan; mit Partikelfilter P3 (Kennfarbe orange-weiß)

Tabelle 160 Gasfilterklassen

Gasfilterklasse	höchstzulässige Konzentration
1	1 000 ppm
2	5 000 ppm
3	10 000 ppm

➤ **Isoliergeräte**: Wirkung unabhängig von der Umgebungsluft; ortsabhängige Schlauchgeräte oder frei tragbare ortsunabhängige Isoliergeräte.

- *Frischluft-Schlauchgerät:* Bei Zufuhr der Frischluft über einen Saugschlauch saugt der Anwender die Luft über den Schlauch (maximale Länge 20 Meter je nach Durchmesser) an. Bei Zufuhr über einen Druckluft-Schlauch sorgt am Endstück des Schlauchs ein Gebläse oder eine Druckluftflasche für leichten Überdruck, Schlauchlänge maximal 50 Meter.

- *Druckluft-Schlauchgerät:* Anschluß an eine Druckluftflasche oder -leitung. Vorteil: wegen des höheren Drucks können dünnere Schläuche gewählt werden. Maximale Länge 50 Meter.
- *Preßluftatmer:* Druckluftflaschen mit 200 – 300 bar (20 – 30 MPa). Je nach Volumen (500 – 2000 l) und physischer Belastung des Trägers ist der Vorrat für 25 – 60 Minuten ausreichend. Nachteil: Gerätegewicht und -größe setzen die Leistungsfähigkeit des Trägers herab. Vorteil: Der Träger ist frei beweglich ohne Abhängigkeit von einem Zuführungsschlauch.
- *Regenerationsgerät*: Die Ausatemluft wird nicht wie bei einem Preßluftatmer an die Umgebung abgegeben, sondern aufbereitet. Das CO_2 wird entzogen, verbrauchter Sauerstoff aus einer Vorratsflasche mit Drucksauerstoff (oder chemisch gebundenem Sauerstoff) ersetzt. Vorteil: Längere Nutzungsdauer.
- *Chemikal-Sauerstoffgeräte:* Geräte mit Pendelatmung. Sauerstofffreisetzung durch chemische Reaktion. Für Kurzzeiteinsätze (15 bis maximal 60 Minuten). Sog. „Selbstretter".

Schutzwirkung

➤ **Partikelfilter** (Tab. 161): Schutz gegen Partikel; die Filter werden je nach Bedarf ausgewählt.

Tabelle 161 Einsatzbereich verschiedener Partikelfilter

Filterklasse	Anwendung	Maximale Umgebungskonzentrationen (Vielfaches des Grenzwertes [MAK, TRK])			
		Vollmaske, Mundstückgarnitur	Halbmaske	Gebläsemaske	Helme, Hauben
P1	inerte Stäube, quarzhaltige Stäube	4	4	10	2
P2	feste und flüssige Partikel, gesundheitsschädliche Stoffe mit hohem MAK-Wert (> 0,1 mg/m³), Asbestpartikel	15	10	100	20
P3	feste und flüssige Partikel, sehr giftige und giftige Stoffe, Stoffe mit niedrigem MAK-Wert (< 0,1 mg/m³), Partikel mit krebserzeugenden Stoffen, Partikel mit radioaktiven Stoffen, Viren, Bakterien, Pilze (Sporen)	400	30	500	100

- **Filter gegen Gase und Dämpfe** (Tab. 162): Die Filterwahl ist abhängig von Art des Schadstoffes (s. o.). Je nach Maskenart unterschiedliche Schutzwirkung.
  - *Vollmasken:* Sie bieten den besten Schutz, da sie die geringste Leckage haben. Wichtig ist jedoch dabei ein guter Sitz der Maske.
  - *Masken oder Hauben mit Gebläse:* Die Schutzwirkung hängt von der Leistungsklasse ab, die durch die mögliche Leckage bestimmt wird. Schutzwirkung reicht von 10- bis 500fachen des Grenzwertes bei Masken und 5- bis 100fachen des Grenzwerts bei Hauben.

Tabelle 162 Einsatzbereich verschiedener Filter gegen Gase und Dämpfe

Art des Atemanschlusses	Maximale Umgebungskonzentrationen (Vielfaches des Grenzwertes [MAK, TRK])
Gasfiltrierende Halbmasken	30
Halbmaske mit Gasfilter	30
Vollmaske, Mundstückgarnitur	400

- **Isoliergeräte** (Tab. 163): Kein Filter erforderlich, da Atemluft umgebungsunabhängig zur Verfügung steht. Allein die Leckage bestimmt die Auswahl.

Tabelle 163 Einsatzbereich verschiedener Isoliergeräte

Art des Geräts	Maximale Umgebungskonzentrationen (Vielfaches des Grenzwertes [MAK, TRK])
Druckluft-Schlauch- und Frischluft-Schlauchgeräte	
– mit Haube und Helm	100
– mit Halbmaske	30
– mit Vollmaske oder Mundstückgarnitur	1 000
Frischluft-Sauggeräte mit Vollmaske	1 000
Preßluftatmer, Regenerationsgeräte	(unbegrenzt)

Auswahl und Anwendung

- **Arbeitserschwernis**: Die Benutzung von Atemschutz bedeutet grundsätzlich eine Arbeitserschwernis, bei Bestehen von Leistungseinschränkungen oder bestimmten Krankheiten auch ein gesundheitliches Risiko. Deshalb ist das Tragen von Atemschutz auf das unbedingt notwendige Ausmaß zu begrenzen. Die Tauglichkeit zur Benutzung muß zuvor festgestellt werden (s. u.). Die wichtigsten Erschwernisse sind:

- Verschlechterung der Verständigungsmöglichkeiten, insbesondere des Sprachverständnisses.
- Einschränkung des Gesichtsfelds (Filter).
- Einschränkung des Bewegungsspielraums durch Gerätevolumen (bei Isoliergeräten) durch Schlauchlänge und Beschädigungsgefahr (bei Schlauchgeräten), durch Filterkörper (bei Arbeiten in engen Räumen).
- Gerätegewicht (Isoliergeräte, aber auch Maske mit Filter).
- Behinderung der Wärmeabgabe und Schweißabsonderung (allgemein bei Schutzanzügen, lokal am Sitz der Maske).
- Erhöhter Atemwegswiderstand (bei Filtergeräten ohne Gebläseunterstützung). Widerstandserhöhung bei Benutzung durch Feuchtigkeit der Atemluft.

➤ **Anwendungszweck**: Anwendung dort, wo in gesundheitsschädlichem Ausmaß Partikel (Stäube), Gase, Dämpfe und Nebel entstehen und technische Vorrichtungen nicht oder nicht ausreichend eingesetzt werden können:
- *Mobile Arbeitsplätze*: Technische Vorrichtungen bringen keinen ausreichenden Schutz oder sind nur unter unverhältnismäßig hohem Aufwand einsetzbar (z. B. Bau, Sanierung von Anlagen, offenen Bereichen, Schädlingsbekämpfung, Steinbruch).
- *Rettungssituationen:* Hilfe in Not- und Störfällen (z. B. Feuerwehr).
- *Kurzzeitige und gelegentliche Expositionen:* Wenn zu ihrer Vermeidung die Installation technischer Vorrichtungen unzweckmäßig wäre (z. B. Reparaturarbeiten, Silobefüllungen, Umfüllarbeiten in Lägern und in Produktion, Exposition bei verschiedenen handwerklichen Arbeiten).
- *Sensibilisierung, Hyperreagibilität:* Bei bestimmten Personen, die durch Sensibilisierung auf bestimmtes Agens oder Hyperreagibilität der Atemwege erheblich empfindlicher reagieren als nicht Sensibilisierte (z. B. Schweißrauch, bioorganische Stäube [S. 339, 407]). Allerdings sollte in diesen Fällen die Atemschutztauglichkeit besonders geprüft werden.
- Arbeiten, bei denen trotz technischer Schutzmaßnahmen kein ausreichender Schutz besteht (z. B. Lackierarbeiten).

➤ **Kennzeichnung:** Atemschutzgeräte werden mit CE-Zeichen gekennzeichnet. Bei Kategorie III (siehe PSA, Grundlagen, S. 538; häufig bei Atemschutzgeräten) ist zusätzlich die Nummer der Zertifizierungsstelle vermerkt. Die Kennzeichnung erfolgt nach einem Kodierungsschlüssel:
- *Atemschutzgeräte:* Kennzeichnung mit Typbezeichnung, Hersteller, Schutzstufe, Gerätegröße und Ablaufzeitraum (wenn Benutzungsdauer begrenzt ist) notwendig.
- *Filter:* Kennzeichnung mit Art, Typ, Klasse und Ablaufdatum notwendig.

➤ **Gesundheitliche Tauglichkeit:** Feststellung durch spezielle arbeitsmedizinische Vorsorgeuntersuchung (BG-Grundsatz 26). Prüfung der spezifischen Leistungsfähigkeit (siehe Untersuchung, SAV, S. 124). Das Risiko durch Funktionsminderung oder -ausfall darf nicht wesentlich über dem Normalmaß liegen. Mit zunehmender Gerätegröße kommt es zu wachsender Belastung, damit ist eine ausgedehntere Untersuchung erforderlich (Tab. 164).
- *Gerätegruppen:*
  - Gruppe 1: Geräte ≤ 3 kg Gewicht. Dazu zählen Filtergeräte mit Partikelfilter (P1, P2) und partikelfiltrierende Halbmasken, gebläseunterstützte Filtergeräte, Druckluft-Schlauchgeräte und Frischluft-Schlauchgeräte.
  - Gruppe 2: Geräte ≤ 5 kg Gewicht. Dazu zählen Filtergeräte mit Partikelfilter P3, mit Gas- oder Kombinationsfiltern aller Klassen, kleine Rege-

nerationsgeräte, Frischluft-Saugschlauchgeräte, Strahlenschutzgeräte, Schlauch- und Filtergeräte in Verbindung mit Schutzanzügen.
  - Gruppe 3: Geräte > 5 kg Gewicht. Dazu zählen tragbare Isoliergeräte, Regenerationsgeräte, isolierende Schutzanzüge.
- *Weitere Kriterien:*
  - Eine radiologische Untersuchung des Thorax wird für die Gruppen 2 und 3 empfohlen.
  - Zahnprothesenträger sind nicht tauglich für die Benutzung von Atemschutz mit Mundstückgarnitur.
- *Nachuntersuchungen:* Durchführung alle 3 Jahre, bei Personen > 50 Jahren alle 2 Jahre, ebenso bei Gruppe 2, bei Gruppe 3 sogar jährlich (soweit nicht schon altershalber gesundheitliche Bedenken bestehen).

Tabelle 164 Funktionstests in Abhängigkeit von der Gerätegruppe

Funktionstest	Gruppe 1	Gruppe 2	Gruppe 3
Ergometrie	–	(+)	+
Spirometrie	+	+	+
Sehtest (Sehschärfe)	–	+	+
Hörtest	–	+	+

➤ **Tragedauer** (Tab. 165): Hinweise auf Tragedauer gibt es in TRgA 415 (gilt nicht für Rettungs- und Noteinsätze!). Die Tragedauer sollte so kurz wie möglich gehalten werden. Erholungspausen sind einzuschieben.

Tabelle 165 Tragedauer von Atemschutzgeräten

Gerät	maximale Einsatzdauer (min)	Erholungszeit (min)	Einsätze pro Vollschicht (8 h)
Schutzanzug (isolierend, kein Wärmeaustausch)	≤ 30	≥ 90	2 bei leichter Arbeit < 20 min: 3
Preßluftatmer		30	4
– leichte bis mittelschwere Arbeit	> 30		
– schwere Arbeit	≤ 30	60	4
Regenerationsgerät > 5 kg	≤ 120*	120	2
Regenerationsgerät < 5 kg	entsprechend O_2-Vorrat	so lange wie Einsatzdauer	4
Schlauchgerät	≤ 120*	≤ 30	unbegrenzt
Filtergeräte	≤ 120*	≤ 30	unbegrenzt
CO-Filter-Arbeitsgeräte	≤ 240	60	2

* abhängig von Arbeitsschwere und -umständen (Klima)

Atemschutz

- **Voraussetzungen zur Benutzung:** Der Träger muß die Fähigkeit besitzen, mit dem Gerät unter Einsatzbedingungen umzugehen. Vor Benutzung ist deshalb eine eingehende Einweisung und Schulung am Gerät erforderlich (ZH 1/701). Dabei muß regelrechtes An- und Ablegen, Prüfung der Dichtigkeit und Funktionsfähigkeit, Verhalten bei Störfällen und Tragen unter Einsatzbedingungen geübt werden, insbesondere bei Isoliergeräten und Geräten für den Rettungseinsatz.
- **Lagerung, Wartung, Pflege:** Aufgrund der unbedingt erforderlichen Funktionssicherheit der Atemschutzgeräte ist zuverlässige und sorgfältige Wartung und Pflege nach jedem Einsatz sehr wichtig. Die Aufgabe muß vom Arbeitgeber verantwortlich übertragen werden. Geräte müssen gereinigt, desinfiziert, ggf. repariert werden. Sie müssen auf ihre Funktionsfähigkeit geprüft und diese dokumentiert werden. Druckluftflaschen bzw. Druckgasflaschen müssen regelmäßig von Sachverständigen geprüft werden.

Regelungen

- **Allgemeine Regelungen:** Siehe PSA, Grundlagen (S. 540). Es bestehen eine Reihe von europäischen Normen für Atemschutzgeräte, die hier nicht aufgeführt werden können.
- **TRgA 415:** Tragezeitbegrenzungen von Atemschutzgeräten und isolierenden Schutzanzügen ohne Wärmeaustausch bei der Arbeit (zu GefStoffV).
- **G 26:** BG-Grundsatz für arbeitsmedizinische Vorsorgeuntersuchungen „Atemschutzgeräte".
- **ZH 1/600.26:** Auswahlkriterien für spezielle arbeitsmedizinische Vorsorgeuntersuchungen; hier für G 26.
- **ZH 1/606:** Verzeichnis geprüfter Atemschutzgeräte.
- **ZH 1/701:** Regeln für den Einsatz von Atemschutzgeräten.

Definition

➤ Schutz des Kopfes (und des Nackens) vor gesundheitsgefährdenden Einwirkungen. Es werden Arbeitsschutzhelme und Haarschutznetze (Haarschutzkappen) unterschieden.

Formen

➤ **Arbeitsschutzhelm:** Schutz insbesondere vor mechanischen Stößen (herabfallende Gegenstände, Anstoßgefährdung). Kombination mit anderen Schutzstükken möglich (Gehörschutzkapseln, Schutzschild, Belüftungssystem zum Atemschutz, Nackenschutzschild). Besteht aus Helmschale und Tragevorrichtung (Innenausstattung).
- *Helmschale:* Verschiedene Formen, z. B. Kappenformen, umlaufender Rand oder Rinne. Bestehend aus Kunststoffmaterialien:
  - Duroplaste (Polyester oder Phenolharze, faserverstärkt): Überwiegend verwendetes Material. Duroplaste sind wärmeresistent (bis 500 °C), chemisch, gegen UV-Licht und Alterung beständig.
  - Thermoplaste (ABS, Polyamid, Polycarbonat, Polyethen): Weniger beständig; bei Temperaturen über 70 °C geht die Formbeständigkeit verloren.
- *Innenausstattung*: Eine Bänderkombination bildet ein Sternennetz, welches auf dem Kopf aufliegt. Das Kopfband ist je nach Kopfumfang verstellbar, es wird von einem auswechselbaren Schweißband umschlossen (Hygiene). Zwischen Tragebändern und Helmschale bleibt ein Prellraum frei.
- *Zusatzausstattung*: Kälteschutz, Kinnriemen, Nackenschutz, Gehörschutz, Gesichtsschirm, Gebläse oder Luftführungssystem (Atemschutzhelm). Auch mit Zusatzausstattung muß das Helmgewicht < 1000 g liegen.

➤ **Haarschutznetze, -kappen:** Zum Schutz der Haare.

Schutzwirkung

➤ **Allgemeine Schutzwirkung:** Überwiegend Schutz vor mechanischer Belastung, herabfallenden Gegenständen, vor Verletzungen durch Anstoßen an Ekken, Kanten und in niedrigen Räumen. Aufgabe ist Stoßdämpfung (durch Elastizität) und Resistenz gegen eine Perforation (durch Zähigkeit des Materials).

➤ **Sonderausführungen:**
- *BU:* Kopfschutz mit Leuchte und Verbindungsstück für Batterie für Untertagearbeiten.
- *E:* Kopfschutz aus thermoplastischem Material für Arbeiten in elektrischen Anlagen bis 1000 V. Besonders hohe Isolierfähigkeit.
- *F:* Kopfschutz mit Belüftungsöffnungen und Regenrinne für Forstarbeiten. Anschluß von Gesichtsschirm und Gehörschutzkapseln möglich.
- *K:* Kopfschutz für Arbeiten in Kälte. Stoßfestigkeit und Zähigkeit auch bei niedrigen Temperaturen.
- *W:* Kopfschutz aus Polyester für Arbeiten in Hitze. Auch bei hohen Temperaturen Stoßfestigkeit und Zähigkeit notwendig.
- *Sonderformen:* Zahlreiche Sonderformen hinsichtlich Material, Gestalt und Zusatzausstattung (z. B. für Feuerwehr, THW, Motorrad-/Radfahrer). Bei Behinderungen und Verletzungen am Kopf Anfertigung einer besonderen Innenausstattung möglich.

Kopfschutz

Auswahl

- **Arbeitserschwernis:** Besonders bei hohen Temperaturen durch Schweißbildung am Trageband. Bei zu eng eingestelltem Band entstehen Kopfschmerzen, bei zu weitem Rand hat der Helm keinen Halt.
- **Tragepflicht:** Besteht bei bestimmten Arbeiten (z. B. Bau). Dies geht aus den entsprechenden UVV hervor. Eine Tragepflicht für Haarnetze oder -kappen besteht nur bei langen Haaren aus hygienischen Gründen oder bei besonderen Unfallgefahren (z. B. drehende Maschinenteile).
- **Nutzungsdauer:** Abhängig von Art der Nutzung. Bei thermoplastischem Material kommt es bei Einwirkung von UV-Licht (Sonnenlicht, Schweißflamme) zur Versprödung. Die Tragedauer beträgt hier maximal 5 Jahre. Bei Duroplasten unbegrenzte Nutzungsdauer, nach starker Beanspruchung (z. B. durch heftigen Stoß) muß der Helm jedoch ausgewechselt werden!
- **Umgang:** Obwohl der Helm ein einfaches Gerät ist, gibt es hinsichtlich des Aufbaus Unterschiede. Hinweise über Tragerriemen-Einstellung, Aufbewahrung und Prüfung (Benutzungsdauer, Beschädigung) sind daher notwendig.

Kennzeichnung

- **Vorgeschriebene Kennzeichnung:** Schutzhelme werden mit einem CE-Konformitätszeichen gekennzeichnet. Vorgeschrieben sind Angaben über Größe, Material, Zusatzanforderungen, Herstellerdatum (Monat, Jahr), Identifikation des Herstellers.
- **Kennzeichnung des Trägers:** Farbgebung, Aufkleber am Helm.

Regelungen

- **Allgemeine Regelungen:** Siehe PSA, Grundlagen (S. 540).
- **ZH 1/704:** Regeln für den Einsatz von Industrieschutzhelmen.

Definition

- Schutz der Hände vor schädigenden Einwirkungen durch spezielle, der jeweiligen Einwirkung entsprechende Handschuhe. Diese dürfen ihrerseits die Handtätigkeit so wenig wie möglich beeinträchtigen.

Formen

- **Materialien:** Entsprechend den jeweiligen Anforderungen an den Handschutz werden verschiedene Materialien zur Handschuh-Herstellung eingesetzt. Wichtig bei der Wahl ist neben der Schutzfunktion des Handschuhs auch die Beachtung der Tätigkeit, die damit ausgeübt, die Umstände, unter welchen gearbeitet wird, die Zeitdauer, über die sie getragen werden sollen, den Tragekomfort für den Benutzer (Akzeptanz) und auch die materialinhärente Fähigkeit zur Sensibilisierung (z. B. Latex).
  - *Lederhandschuhe:* Die dichte Faserstruktur verleiht mechanische Festigkeit (besonders Spaltleder), gute Temperaturbeständigkeit und Isolierfähigkeit. Zudem ist Leder gut wasserdampfdurchlässig. Nachteile: Das Material muß ausreichend dick sein, dadurch Behinderung des Tastgefühls. Nässe führt zur Aufquellung und Verminderung der Festigkeit. Chromgegerbte Leder können zur Sensibilisierung oder bei bestehender Chromatallergie zur Dermatitis führen.
  - *Gummihandschuhe:* Gummi besteht aus vulkanisiertem Kautschuk (vernetztes Elastomer) natürlichen oder synthetischen Ursprungs. Gummihandschuhe sind Flüssigkeits- und gasundurchlässig. Durch Schichtaufbau mit Gewebeschichten (Textilfasern) wird die relativ geringe mechanische Belastbarkeit und Formstabilität erhöht. Es besteht Resistenz gegen anorganische Säuren und Laugen, weniger gegen organische Lösemittel (s. u.). Hohe Scherfestigkeit, daher auch extrem dünne flüssigkeitsdichte Ausführungen möglich, die viel Tastgefühl erlauben, (medizinische Anwendung). Folgenden Materialien werden eingesetzt:
    - Butylkautschuk (IIR).
    - Chloroprenkautschuk (CR).
    - Fluorkautschuk (FKM).
    - Naturkautschuk (NR, Latex): Latexhandschuhe enthalten einen sensibilisierenden Bestandteil, der häufig Ekzeme, aber auch Typ-I-Allergien hervorrufen kann.
    - Nitrilkautschuk (NBR): Kaum Entstehung von Allergien durch das Material selbst.
    - Beachte: *Gleitpuder* kann allergieauslösend sein, daher sollten besser puderfreie Handschuhe verwendet werden!

- *Kunststoffhandschuhe:* Verwendet werden hauptsächlich Polyvinylchlorid (PVC) oder Polyethylen (PE). Kunststoff ist thermoplastisch (d. h. er erweicht bei Erwärmung), beständig gegen Chemikalien (materialabhängig unterschiedlich!) und flüssigkeitsdicht. Kunststoff kann auch als Beschichtung auf Trägermaterial (Gewebe) aufgebracht werden (Verbesserung der Trageeigenschaften). PVC besitzt Elastizität (weniger als Latex), während PE mangels Elastizität leicht aufreißt.
- *Textilhandschuhe*: Verwendung von Naturfasern (Baumwolle) oder Chemiefasern. Reine Textilhandschuhe dienen als Wärmeschutz oder als Innenhandschuh zur Verbesserung des Tragekomforts bei flüssigkeitsundurchlässigen Handschuhen. Gewebe wird auch als Trägermaterial zur Beschichtung (s. o.) benutzt. Geringe mechanische Festigkeit (Ausnahme: Kevlar, schnittfest und wärmeisolierend), kein Schutz gegenüber Flüssigkeiten aller Art.
- *Metallhandschuhe*: Handschuhe aus Metallringgeflecht, die zur Anwendung kommen, wenn Stich- oder Schnittfestigkeit verlangt wird (Schlachtarbeiten). Durchstichfestigkeit durch Einlage von Metallplättchen oder Kevlar in Gummi- oder Kunststoffhandschuh.

➤ **Ausführungen:**

- *Fausthandschuhe:* Anwendung zum Schutz der Hände vor thermischen und mechanischen Einwirkungen bei groben Arbeiten, die kein Fingerspitzengefühl erfordern. Eine Variante ist der Dreifingerhandschuh (Zeigefinger separat) für etwas feinere Arbeiten (S. 438).
- *Fünffingerhandschuh:* Für Arbeiten, die Beweglichkeit der Finger erfordern.
- *Stulpenhandschuh:* Zum Schutz der Unterarme vor thermischen, mechanischen, elektrischen und chemischen Einwirkungen.
- *Armschutz:* Schutz der Unterarme wie eine Stulpe, jedoch getrennt vom Handschuh. Im weitesten Sinne zum Handschutz zu rechnen. Anwendung besonders bei Gefahr durch Stich- und Schnittverletzungen. Materialien sind Leder, Metallgeflecht.

Schutzwirkung

Tabelle 166 Handschutz: Verschiedene Materialien, Eigenschaften und Indikationen

Einwirkung	Material	Bemerkungen
biologisch	Gummi	bei Anwendung zu medizinischen Zwecken sehr dünnes Material, welches durch Scherkräfte, Stiche leicht beschädigt werden kann
chemisch	Gummi, Kunststoff, richtige Wahl hängt von einwirkender Noxe ab	Gasdichtigkeit materialabhängig sehr unterschiedlich, Flüssigkeitsdichtigkeit materialabhängig, bei Lösemitteln nur eine bestimmte Zeitdauer!
elektrischer Strom	Gummi, Kunststoff, Leder	Isolationswirkung; bei bestimmten Arbeiten ist Armschutz vorgeschrieben
ionisierende Strahlung:		
Röntgenstrahlung	Kombi (Gummi, bleiverstärkt)	schwer, unhandlich, mit Stulpe
Radioisotope	wie oben oder Gummi, Kunststoff	abhängig von Isotop, bei Strahlung mit geringer Energie (Tritium) sind flüssigkeitsdichte Handschuhe ausreichend
mechanisch		
Schnitte, Stiche	Metallringgeflecht, Kombi (Metall in Kunststoff), Kevlar	
stumpfe Belastung	Leder, Kombi (Polsterung)	schützt auch vor scharfen und spitzen Gegenständen
Druck, Scherwirkung	Leder, Kombi (textilverstärkter Gummi)	
Vibration	wie oben	Polsterung wesentlich
thermisch	Leder (eventuell beschichtet)	schwer, unhandlich. Beschichtung zur Reflexion von Wärmestrahlung

Auswahl und Wartung

- **Arbeitserschwernis:** Vielfältige Behinderung des Trägers durch:
  - *Mechanische Belastung*: Beweglichkeit der Hand und Tastgefühl der Finger vermindert.
  - *Unfallgefährdung*: Einziehgefahr bei drehenden Maschinenteilen (Bohrer, Fräsen, Sägen, Walzen). Haltemöglichkeit reduziert (Hand rutscht aus Handschuh).
  - *Thermische Belastung*: Bei warmer Umgebung unangenehmer Hitzestau.
  - *Hautschädigung*: Insbesondere flüssigkeitsdichte Handschuhe haben Okklusionseffekt. Schweiß kann nicht verdunsten und führt zur Hautquellung. Die Haut ist dadurch mechanisch verletzbarer, Allergene (Handschuh-Bestandteile!) können leichter in die Haut eindringen und zur Sensibilisierung führen. Bei vorhandenen (Mikro-)Verletzungen entstehen leichter Hautinfektionen.
- **Anwendungszweck:** In Unfallverhütungsvorschriften wird bei bestimmten Arbeiten das Tragen von Schutzhandschuhen gefordert (Schutzwirkung s. u.).
- **Mechanische Beständigkeit**: Siehe Abb. 63.

Eigenschaft	Handschuhmaterialien					
	IIR	CR	FKM	NR	NBR	PVC
Reißfestigkeit	gut bis befriedigend	gut bis befriedigend	gut bis befriedigend	gut bis befriedigend	sehr gut	gut bis befriedigend
Reißdehnung	gut bis befriedigend	sehr gut	gut bis befriedigend	sehr gut	gut bis befriedigend	mäßig
Durchstichkraft	gut bis befriedigend	gut bis befriedigend	gut bis befriedigend	mäßig	sehr gut	gut bis befriedigend
Kälteflexibilität	gut bis befriedigend	gut bis befriedigend	gut bis befriedigend	sehr gut	gut bis befriedigend	mäßig
Hitzebeständigkeit	gut bis befriedigend	gut bis befriedigend	sehr gut	mäßig	gut bis befriedigend	gut bis befriedigend
Alterungsverhalten (O_2, O_3)	gut bis befriedigend	gut bis befriedigend	sehr gut	mäßig	gut bis befriedigend	gut bis befriedigend

sehr gut | gut bis befriedigend | mäßig

Abb. 63 Mechanische Beständigkeit verschiedener Handschuhmaterialien (vereinfacht nach Geerissen, 1992). IIR = Butylkautschuk, CR = Chloroprenkautschuk, FKM = Fluorkautschuk, NR = Naturkautschuk, NBR = Nitrilkautschuk.

- **Beständigkeit gegenüber Chemikalien** (Abb. 64): Wesentlich sind Quellbeständigkeit (Quellung beeinflußt mechanische Festigkeit und Größe) und Permeationsverhalten (Durchbruchzeitdauer) gegenüber den verschiedenen Chemikalien. Bei PVC-Handschuhen kann es durch Herauslösen von Weichmachern zu einer Verhärtung kommen. Manche Handschuhe werden durch konzentrierte oxidierende Säuren zerstört.

Stoffgruppe	Handschuhmaterialien					
	IIR	CR	FKM	NR	NBR	PVC
Aceton	gut	gut	nicht beständig	gut	mäßig	nicht beständig #
Aliphaten	nicht beständig	mäßig	gut	mäßig	gut	nicht beständig #
Aliphaten, halogeniert	nicht beständig	nicht beständig	gut	nicht beständig	nicht beständig	nicht beständig
Alkohole	gut	gut	gut	gut	gut	nicht beständig #
Alkylester	gut	mäßig	nicht beständig	nicht beständig	mäßig	nicht beständig
Benzol, Toluol, Xylol	nicht beständig	nicht beständig	gut	nicht beständig	nicht beständig *	nicht beständig #
Diethylether	mäßig	mäßig	nicht beständig	nicht beständig	mäßig	nicht beständig
Fette, Mineralöle, Treibstoffe	nicht beständig	gut *	gut	nicht beständig	gut	nicht beständig #
Laugen	gut	gut	gut *	gut *	gut	gut
NItroverdünner	gut	nicht beständig	mäßig	gut	nicht beständig	nicht beständig #
pflanzliche Öle, Fette	gut	mäßig	gut	nicht beständig	gut	nicht beständig #
Salzlösungen	gut	gut	gut	gut *	gut	gut
Säuren	gut	gut *	gut *	gut *	gut *	gut *
Säuren, oxidierend (konz.)	gut	nicht beständig	gut	nicht beständig *	nicht beständig	mäßig #
tierische Öle, Fette	nicht beständig	mäßig	gut	nicht beständig	gut	nicht beständig #
Wasserstoffperoxid	gut	gut	gut	gut	gut	gut
Einzelstoffe						
Anilin	gut	nicht beständig	gut	nicht beständig	nicht beständig	nicht beständig #
Cyclohexan	nicht beständig	nicht beständig	gut	nicht beständig	gut	nicht beständig
Formaldehyd	gut	gut	gut	gut	gut	gut
Terpentin	nicht beständig	mäßig	gut	nicht beständig	gut	nicht beständig

gute Beständigkeit — mäßige Beständigkeit — nicht beständig
* gilt nicht für alle Stoffe der Gruppe
# verhärtet

Abb. 64 Beständigkeit von Handschuhmaterialien gegenüber Chemikalien. IIR = Butylkautschuk, CR = Chloroprenkautschuk, FKM = Fluorkautschuk, NR = Naturkautschuk, NBR = Nitrilkautschuk.

- **Kennzeichnung:** Die Kennzeichnung erfolgt mit CE-Konformitätszeichen, außerdem Herstellerhinweise zur Identifizierung, Größenbezeichnung, Schutzzweck (Piktogramme; siehe Schutzkleidung, S. 566). Chemikalien-Schutzhandschuhe müssen auf Dichtigkeit geprüft sein.
- **Prüfung:** Bei mechanischer, elektrischer und thermischer Einwirkung genügt im allgemeinen eine visuelle Prüfung der Brauchbarkeit.
- **Tragdauer:** Wegen der o.g. Gründe (Arbeitserschwernis) sollte das Tragen auf die unbedingt notwendige Zeit begrenzt werden.
  - Bei *Umgang mit Chemikalien* auf Hinweise des Herstellers achten (Permeationszeit). Bei chemischer Einwirkung ist die Tragedauer begrenzt, auch bei fehlender äußerer Beschädigung!

Handschutz

- Im *medizinischen Bereich* ist ein häufiger Wechsel entsprechend dem Gebrauch nötig (Einmalhandschuh).
- Bei flüssigkeitsdichten Handschuhen regelmäßiger Wechsel, wobei die Hände gewaschen, getrocknet und gepflegt werden sollten. Maximale Tragedauer 2 Stunden.
- Bei Arbeiten in warmer Handumgebung (z. B. Spültätigkeit) sollten häufiger Pausen eingelegt sowie Unterhandschuhe aus Baumwolle getragen werden.

➤ **Hautpflege:** Die Hände werden mit fetthaltiger Creme gepflegt. Bei starker Schweißbildung können auch prophylaktisch gerbsäurehaltige Präparate angewendet werden (Verminderung der Schweißbildung, Hautschutz s. o.).

Regelungen

➤ Siehe auch Persönliche Schutzausrüstung, Grundlagen, S. 540.
➤ **TRGS 150:** Unmittelbarer Hautkontakt mit Gefahrstoffen.
➤ **ZH 1/706:** Regeln für den Einsatz von Schutzhandschuhen.
➤ **ZH 1/711:** Regeln für den Einsatz von Metallringgeflechthandschuhen und Armschützern.
➤ **GloSaDa**: EDV-gestütztes Informationssystem für Schutz der Hände (glove safety data, Dr. Geerißen, Idstein).

Definition

- Schuhe oder Stiefel zum Schutz der Füße, Knöchel, bei Bedarf auch der Unterschenkel bis über das Knie vor schädigenden Einwirkungen bei der Arbeit. Die Schutzwirkung muß mit Tragekomfort einhergehen und darf nicht ihrerseits zu Beschwerden, Unfallgefährdung und Krankheiten führen.

Formen

- Große Formenvielfalt bezüglich Bau, Schutzfunktion und Schutzgrad, festgelegt durch eine Reihe europäischer Normen.
- **Grundanforderungen (Einteilung aller Schuharten):** Grundsätzlich müssen Sicherheits- und Schutzschuhe rutschsicher und kraftstoffbeständig sein.
  - *Sicherheitsschuh*: Schuh mit Zehenkappe für hohe Belastungen (Prüfenergie 200 J; Kurzbezeichnung S).
  - *Schutzschuh*: Schuh mit Zehenkappe für mittlere Belastungen (Prüfenergie 100 J; Kurzbezeichnung P).
  - *Berufsschuh*: Schuh ohne Zehenkappe oder mit Zehenkappe ohne besondere Schutzanforderung (Kurzbezeichnung O).
- **Materialien, Fertigungsformen, Anforderungen:**
  - *Grundmaterialien:* Je nach Schutzanforderung und Einsatzgebiet werden Grundmaterialien ausgesucht und müssen bestimmte Grundanforderungen erfüllen. Zusatzanforderungen müssen entsprechend den weiteren Gefährdungen oder Belastungen erfüllt werden:
    - Leder: Bestes Material für Schuhoberteil (geringe Plastizität, hohe Festigkeit, Scher- und Durchstichfestigkeit, Zähigkeit, wasserdampfdurchgängig.
    - Gummi, Kunststoff: Wasser- und weitgehend chemikaliendicht (stoff-abhängig), aber wasserdampfundurchlässig. Mäßige Zähigkeit, hohe Elastizität, verschleißfest. Oft verstärkt durch Textilgewebe.
  - *Fertigungsformen:* Grundsätzlich kann nach 2 Fertigungsformen klassifiziert werden, die dann auch besondere Eigenschaften mit sich bringen:
    - I Schuhe nach üblichen Schuhfertigungsmethoden aus verschiedenen Materialien zusammengefügt (geklebt oder genäht, z. B. Lederschuhe).
    - II Schuhe in der Presse vollständig geformt oder vulkanisiert (z. B. Kunststoff- oder Gummischuhe).
  - *Grundanforderungen:* Betreffen den Bau des Schuhs, Eigenschaften des Oberteils, des Futters, der Brand- und der Laufsohle. Flüssigkeitsdichtigkeit bei Ausführung II.
  - *Zusatzanforderungen:* Betreffen neben der Zehenkappe die Sohlen (Durchtrittfestigkeit, Isolationsvermögen gegen Hitze/Kälte, elektrischen Strom), den Schaft (Hitze-, Kälte-, Flüssigkeitsschutz, mechanischer Schutz), Fersen- und Mittelfußschutz.
- **Ausführungen:**
  - Halbschuh.
  - Niedriger Stiefel.
  - Stiefel halbhoch.
  - Stiefel hoch.
  - Stiefel oberschenkelhoch (mit variabler Verlängerung).

Fußschutz

Schutzwirkung

➤ **Besondere Anforderungen:**
- *A:* Schuh muß antistatisch sein (elektrischer Widerstand zwischen 10^5 und 10^9 Ω), Berührung elektrisch geladener Teile muß möglich sein.
- *C:* Schuh muß leitfähig sein, zur Verhinderung elektrostatischer Aufladung (elektrischer Widerstand 10^5 Ω). Das Berühren elektrisch geladener Teile muß ausgeschlossen sein.
- *CI:* Schuhe mit kälteisolierendem Unterbau.
- *E:* Energie-Aufnahmefähigkeit im Fersenbereich erhöht (für Benutzung von Leitern, beim Gerüstbau).
- *HI:* Schuhe mit wärmeisolierendem Unterbau (Kontakttemperatur 150 °C, Der Schuh darf nach 30 Minuten maximal eine Temperatur von 45 °C im Inneren haben.
- *HRO:* Laufsohle beständig gegen Kontaktwärme.
- *P:* Durchtrittsichere Sohle.
- *WRU:* Begrenzter Wasserdurchtritt/begrenzte Wasseraufnahme möglich.
- *R1:* Normale Rutschsicherheit gemäß Grundanforderung.
- *R2:* Erhöhte Rutschsicherheit.
- *Weitere Sondereigenschaften:* z. B. für Arbeiten mit Kettensäge, Arbeiten unter elektrischer Spannung.

➤ **Kombinationen von Eigenschaften:** Wegen der möglichen Kombinationen-Vielfalt gibt es ein vereinfachtes Einteilungssystem (Tab. 167).

Tabelle 167 Sicherheitsschuhe: vereinfachtes Einteilungssystem für Kombinationen von Eigenschaften

Merkmal	Kennzeichnung*				
	S1 P1 O1	S2 P2 O2	S3 P3 O3	S4 P4 O4	S5 P5 O5
Grundanforderungen	I	I	I	II	II
Geschlossener Fersenbereich	I	I	I		
Antistatische Eigenschaften *A*	I	I	I	II	II
erhöhte Energieaufnahmefähigkeit (Ferse) *E*	I	I	I	II	II
Wasserdurchtritt und -aufnahme möglich *WRU*		I	I		
Durchtrittsicherheit *P*			I		II
Profilierte Laufsohle *R2*					II

* S = Sicherheitsschuh, P = Schutzschuh, O = Berufsschuh, I = Fertigungsform I, II = Fertigungsform II

Auswahl

➤ **Arbeitserschwernis, prophylaktische Maßnahmen:** Bei Auswahl richtiger Qualitätsschuhe geringe Erschwernis (und damit Akzeptanz). Schuhe mit hohem Tragekomfort finden im allgemeinen wenig Ablehnung. Unter bestimmten

Umständen (wie z.B. Arbeiten mit schwerem Schuhwerk bei hoher Temperatur, dauerndes Tragen von Gummistiefeln) müssen zur Vermeidung von Beschwerden (Fußschweiß mit Hautquellung, Geruchsbildung) und Krankheiten (Fußpilz) Vorbeugemaßnahmen getroffen werden. Hierzu gehören regelmäßige Wäsche der Füße, geeignetes Strumpfmaterial, häufiger Wechsel der Strümpfe, eventuell Behandlung der Füße mit gerbstoffhaltigem Hautschutzmittel (Hautschutz, S. 574), Auswahl von Schuhen mit antimikrobieller Ausrüstung bzw. nachträgliche antimikrobielle Behandlung der Schuhe (Spray).

- **Benutzung:** Die Schuhe sollten grundsätzlich nur von *einer* Person benutzt werden, eine Weitergabe muß aus hygienischen Gründen und der Anpassung an die individuelle Fußform vermieden werden. Die Tragedauer ist nicht allgemein festlegbar und sollte vom Zustand der Schuhe, insbesondere der besonderen Schutzeinrichtungen abhängig gemacht werden.
- **Pflege, Instandhaltung:** Zur längeren Erhaltung ist Reinigung und Pflege notwendig. Bei häufigen Verschmutzungen von Gummistiefeln können diese in einer Stiefelwaschanlage gereinigt werden. Bei Lederschuhen sollten eine Trocknungsmöglichkeit (nicht Heizkörper!) und Mittel zur Pflege (Fettcreme) vorhanden sein. Schnürsenkel sollten zur Verfügung gestellt werden.
- **Orthopädisches Schuhwerk:** Kostenträger für vorgeschriebenen Fußschutz ist der Arbeitgeber. Bei Beschäftigten, welche besonderen, auf ihre Umstände zugeschnittenen Fußschutz benötigen, trägt der jeweilige Kostenträger für die berufliche Rehabilitation die über die Grundkosten zur Beschaffung von normalem Fußschutz hinausgehenden Kosten (Tab. 168). Beachte: Das Arbeitsamt kommt gegenwärtig nicht als Kostenträger in Frage (Rechtsstreit).

Tabelle 168 Zuständige Kostenträger bei Notwendigkeit von orthopädischem Fußschutz

Kostenträger	Voraussetzung zur Kostenübernahme
Unfallversicherung (Berufsgenossenschaft)	Arbeitsunfall, Berufskrankheit
Rentenversicherung (LVA, BfA)	Angeborene oder erworbene Behinderung, wenn Unfallversicherung als Kostenträger ausscheidet Versicherungszeit von 15 Jahren oder MdE-Rente
Hauptfürsorgestelle	Angeborene oder erworbene Behinderung, wenn Unfall- oder Rentenversicherung als Kostenträger ausscheiden
Sozialhilfe	Angeborene oder erworbene Behinderung, wenn Unfall- oder Rentenversicherung als Kostenträger ausscheiden
Kriegsopferfürsorge	Nach dem Bundesversorgungsgesetz erfüllte Voraussetzungen

Regelungen

- **ZH 1/702:** Regeln für den Einsatz von Fußschutz.

Körperschutz

Definition

- Schutz von Rumpf, Armen und Beinen **(Schutzkleidung)** vor Unfallgefahren oder Gefahren durch biologische, chemische, klimatische, mechanische, physikalische Einwirkung oder Kombinationen von Einwirkungen. Auch Kleidung mit Warnwirkung zählt zur Schutzkleidung.
- **Abgrenzung von Arbeits- und Berufskleidung:** Diese müssen keine Schutzfunktion haben!
  - *Arbeitskleidung:* Kleidung zum Schutz der Privatkleidung bei der Arbeit, zum Schutz von Fertigungsteilen oder Menschen (Patienten) vor Verunreinigungen oder Kontaminationen durch Privatkleidung (z. B. bei Reinraumarbeiten, in Nahrungsmittel-, pharmazeutischer Industrie, Gesundheitswesen).
  - *Berufskleidung:* Berufsspezifische Kleidung mit Erkennungsfunktion (z. B. Uniform). Auch Schutz- oder Arbeitskleidung kann Erkennungsfunktion haben (z. B. durch bestimmte Farbgebung der Kleidung bei bestimmten Aufgaben oder hierarchischen Stufen).

Formen

- **Grundmaterial:**
  - *Naturfasern*:
    - Baumwollgewebe: Hoher Tragekomfort und gute Isolationswirkung, jedoch nur mäßige mechanische Belastbarkeit, Einlaufen beim Waschen, verhältnismäßig gut brennbar (mit Verkohlung). Die Ausrüstung (s. u.) kann beim Waschen verloren gehen.
    - Wolle: Gute Isolationswirkung, im allgemeinen guter Tragekomfort (cave: Wollunverträglichkeit), schlecht brennbar. Schlecht waschbar (nicht > 40 °C).
  - *„Chemiefasern"*: Bezeichnung für alle durch industrielle chemische Prozesse gewonnen Fasern, aus natürlichen (Viskose, Acetat) oder künstlichen Polymeren (Polyamid, Polyester, Aramid, Polyethen u. a.). Für Schutzkleidung wegen des gegenüber Naturfasern geringeren Komforts weniger geschätzt. Dafür höhere mechanische, physikalische und chemische Belastbarkeit. Insbesondere höhere Flammenresistenz und Hitzebelastbarkeit einiger Materialien.
  - *„Spezialfasern"*: Fasermaterial mit besonderen Eigenschaften, z. B.:
    - Asbest: Früher als Hitze-, Kälte-, Flammschutz häufig verwendet, jetzt in Schutzkleidung völlig verboten!
    - Glasfasern: Schutz gegen glühende Materialien, jedoch schlechte mechanische Eigenschaften, die aber durch Beschichtung der Fasern mit Kunststoff verbessert werden können.
  - *Gummi* (Kautschuk): Geringer Tragekomfort, jedoch hohe Elastizität, Flüssigkeitsdichtigkeit und chemische Beständigkeit. Schlechter Wärmeschutz.
  - *Kunststoff (Folie):* Als Grundmaterial wegen geringer Reißfestigkeit häufig in Verbindung mit Textilgewebe verwendet. Wasser- und (bedingt) chemikaliendicht, dadurch jedoch geringer Tragekomfort. Wasserdampfdurchlässiges Material ist inzwischen auch auf dem Markt.
  - *Leder*: Große Qualitätsunterschiede, abhängig von Herkunft, Behandlung, Dicke. Reißfest, formbeständig, relativ gut stich- und schnittfest. Gute Isolation (gegenüber Dampf, glühenden Materialien). Chemikalienbeständig. Guter Tragekomfort durch Wasserdampfdurchlässigkeit.

- *Metall*: Verwendung als Zusatz im Gewebe (antistatische Kleidung), als Beschichtung auf anderen Materialien (Strahlenreflexion), als Ringgeflecht oder als Verknüpfung von Schuppenplättchen (stich- und schnittabweisend). Metall sollte immer zusammen mit anderer Schutzkleidung und nur für besonders gefährdete Körperteile (Hand, Arm, Rumpfvorderfläche) angewendet werden.

➤ **Verarbeitung:**
- *Gewebe*: Im allgemeinen Verbindung von Fasersystemen zu einem textilen Flächenmaterial. Die Webweise nimmt neben der Wahl des Grundmaterials erheblich Einfluß auf die Eigenschaften des Produkts. Auch Mischgewebe (verschiedene Fasermaterialien) werden verwendet.
- *Vlies* (non-woven): Flächenmaterial, welches nicht gesponnen, sondern aus Fasern ohne oder mit Bindemittel gefügt wird (z.B. Filz, Papier).
- *Beschichtung*: Aufbringen eines flüssigen oder folienartigen Beschichtungsmittels auf ein Grundmaterial zur Verbesserung der chemischen Beständigkeit, mechanischen Belastbarkeit oder der Flüssigkeitsdichtigkeit.
- *Ausrüstung*: Chemische oder physikalische Bearbeitung von Fasern oder Flächenmaterial zur Verbesserung der Eigenschaften, z.B. geringere Entflammbarkeit, Verbesserung des Tragekomforts. Die Ausrüstung wird unter Umständen durch Waschen oder Reinigen entfernt und muß danach wieder aufgetragen werden.

➤ **Materialeigenschaften:**
- *Brennverhalten*: Entzündbarkeit, Brennbarkeit, Veränderungen beim Brennen (Schrumpfen, Schmelzen, Verkohlen), Wärme-, Rauch- und Gasentwicklung.
- *Stoffdurchgang*: Passage von Stoffen (fest, flüssig, gasförmig) durch Flächenmaterial makroskopisch (durch Nähte, Maschen, Gewebezwischenräume = Penetration) oder mikroskopisch (im molekularen Bereich = Diffusion, Permeation). Durchbruch bezeichnet das Erscheinen eines Stoffes nach Permeation auf der anderen Seite des Flächenmaterials.
- *Wasserdampfdurchgangswiderstand* (R_{et}): Gibt Auskunft über Wasserdampftransportvermögen des Flächenmaterials, also über die Atmungsaktivität des Gewebes und bestimmt somit wesentlich den Tragekomfort.
- *Wärmedurchgangswiderstand* (R_{ct}): Gibt Auskunft über den Wärmefluß (Konduktion, Konvektion, Strahlung) und bestimmt damit wesentlich den Wärmeisolationsgrad (Klimatechnische Begriffe, S. 153).
- *Tragekomfort*: Zusammenfassende Bewertung einer Schutzkleidung. Der Tragekomfort ist um so höher, je weniger der Benutzer beim Tragen behindert wird. Er wird bestimmt durch Luft-, Wärme-, Wasserdampfdurchlässigkeit, zusätzlich durch Gewicht, Schnitt, Biegsamkeit. Der Tragekomfort von schwerer Schutzkleidung wird durch die von der Schutzaufgabe geforderten Eigenschaften beeinträchtigt.

Schutzwirkung

➤ Die Eigenschaften der Schutzkleidung können das Wohlgefühl des Trägers zum Teil erheblich einschränken, manchmal sogar zur gesundheitlichen Belastung werden. Schutzkleidung sollte deshalb nur dort angelegt werden, wo dies wegen der Gefährdung notwendig ist.

- **Schutz vor sich bewegenden Teilen:** Verhinderung von Verletzungen, die dadurch entstehen, daß Teile von Kleidungsstücken von sich (gegeneinander) bewegenden Maschinenteilen erfaßt und Körper bzw. Körperteile in die Maschine gezogen werden. Die Kleidung muß eng anliegen, eine gute Paßform haben, keine Außentaschen besitzen und eine verdeckte Knopfleiste (z. B. Overall, Latzhose, Bundjacke) haben.
- **Schutz gegen Flammen, glühende Materialien:** Schwer entflammbares Material, welches zusätzlich wärmeisolierend wirkt, wie z. B. Leder und besonders ausgerüstete Textilien.
- **Schutz gegen Wärmestrahlung (Hitze):** Hohe Wärmeisolation, Schutz gegen Flammen. Je höher die Schutzwirkung, desto geringer der Tragekomfort. 2 Formen:
  - *Leichte Beanspruchung* (< 1 W/cm^2 Wärmestromdichte): Wärmeisolierende Jacke, Hose, Schürze, die über die Länge einer ganzen Arbeitsschicht ohne besondere Unterbrechung getragen werden.
  - *Schwere Beanspruchung* (< 2 W/cm^2 Wärmestromdichte): Aus metallisierten strahlenreflektierenden Textilien bestehende Mäntel, Jacken, Hosen, Schürzen, Gamaschen, Ärmel, Gesichts- und Kopfschutz (Haube), die über leichter Wärmeschutzkleidung mindestens 30 Minuten lang getragen werden.
- **Schutz gegen Heißdampf**: Aus Rindsleder bestehende, Rumpf und Extremitäten bedeckende, seitlich verschlossene Kleidung (kann deshalb nicht offen getragen werden), die ein schnelles Ausziehen gewährleistet.
- **Schutz gegen Kälte:** Kleidung, die für Arbeiten bei Temperaturen < -5 °C, z. B. in Kühlhäusern, geeignet ist. Hoher thermischer Isolationsgrad bei möglichst guter Wasserdampfdurchlässigkeit. Wichtig (in Außenbereichen) ist Winddichtigkeit, da die Luftgeschwindigkeit die Auskühlung des Körpers wesentlich beeinflußt (siehe Klima, S. 526).
- **Schutz gegen Wetter:** Kleidung, die für Arbeiten bei Nässe, Wind, Temperaturen > -5 °C Umgebungstemperatur geeignet ist. Gefordert ist hoher Tragekomfort, Wasserdampfdurchlässigkeit (R_{et}), Windschutz und ggf. Regenschutz. Es werden je nach R_{et}-Wert 3 Klassen unterschieden. Tragezeitbegrenzung je nach Klasse und Umgebungstemperatur. In der Realität wird bei Außenarbeiten Kleidung je nach Bedarf durch vorrätig gehaltene Kleidungsstücke (z. B. Kälte- oder Regenschutz) ergänzt oder ersetzt werden müssen.
- **Schutz vor Chemikalien:** Da die Gefährdung sehr verschiedenartig ist, reicht das Angebot von einfachen Schutzkitteln („Chemikerkitteln") bis zu Vollschutzanzügen. Material und Ausführung müssen sich nach den Eigenschaften der Gefahrstoffe richten (siehe Handschutz, S. 561). Einteilung:
  - *Vollschutzanzüge:* Typ 1 für den Gebrauch gegen flüssige und gasförmige Chemikalien, Flüssigkeitsaerosole, feste Partikel. Für schwere Beanspruchung:
    - Typ 1 A: Unbelüftete umhüllende Schutzkleidung mit gasdichten Übergängen.
    - Typ 1 B: Unbelüftete Schutzkleidung mit gasdichten Übergängen.
    - Typ 1 C: Druckluftversorgte Schutzkleidung mit gasdichten Übergängen.
    - Typ 2: Gebrauch wie Typ 1, jedoch für leichte Beanspruchung. Druckluftversorgte Schutzkleidung mit nicht gasdichten Übergängen.
  - *Schutzkleidung gegen flüssige Chemikalien:*
    - Typ 3: Mit flüssigkeitsdichten Verbindungen zwischen den einzelnen Kleidungsteilen.
    - Typ 4: Spraydichte Verbindungen zwischen den verschiedenen Teilen.
    - Typ 5: Kleidungsstücke, die Teile des Körpers bedecken.

- *Schutzanzüge für schwere Beanspruchung:* Schutz vor direktem Kontakt mit Gefahrstoffen. Im allgemeinen feste Kombination von Overall-ähnlichem Anzug mit Kapuze, Schutzhandschuhen und Schutzstiefeln. Der Körper wird bis auf das Gesicht vollständig geschützt. Ein Atemschutz kann innerhalb oder außerhalb des Anzugs getragen werden. Tragezeitbegrenzung (s. o.).
- *Schutzanzüge für leichte Beanspruchung:* Schutz vor gelegentlichem Kontakt mit Gefahrstoffen für eine begrenzte Zeitspanne. Die Schutzanzüge können über eine volle Arbeitsschicht getragen werden (eine Begrenzung ist aber durch Art des Atemschutzes möglich!).
- *Schutzanzüge für die Anwendung von Pflanzenbehandlungsmitteln:* Bei festen (staubförmigen) Mitteln Verwendung eines Chemikalienschutzanzugs Typ 2, bei flüssigen Mitteln Typ 1. Eine Permeationsfestigkeit gegenüber dem Wirkstoff ist erforderlich, die Tragedauer ist begrenzt.

➤ **Schweißerschutzanzüge**: Aus Leder, flammhemmend ausgerüstetem Gewebe (natürliche oder künstliche Fasern) bestehende Schutzanzüge zum Schutz gegen UV-Strahlung, kurzzeitig gegen Flammen und gegen Metallspritzer. Sie müssen während einer ganzen Arbeitsschicht getragen werden können. Verhindert werden muß das Eindringen von Schweißperlen (durch Faltenabdeckung, Schutzärmel, Gamaschen u. a.).

➤ **Strahlerschutzanzüge:** Sie sollen zusammen mit einem Atemschutz verhindern, daß Strahlmittel durch den Anzug an den Körper bzw. in die Atemwege gelangen können. Der Anzug muß leicht zu reinigen sein und darf keine Taschen haben.

➤ **Schutz gegen Kontamination mit radioaktivem Material:** Schutz vor Kontamination, jedoch kein Strahlenschutz! Je nach Aufgabe werden unbelüftete Schutzanzüge mit oder ohne Atemschutz oder belüftete Schutzanzüge verwendet.

➤ **Schutz gegen elektrischen Strom:** Isolation vor Durchströmung bei Arbeiten an unter Spannung stehenden Teilen bis 1000 V.

➤ **Antistatische Schutzanzüge:** Zur Verhinderung der Aufladung, soweit antistatische Schuhe nicht ausreichen.

➤ **Schutz gegen Krankheitserreger:** Reicht vom einfachen Kittel bis zum weitgehenden Körperschutz mit Atemschutz und Handschuhen. In Pflege- und Behandlungsbereichen der klinischen Medizin soll Schutzkleidung auch oder überwiegend dem Schutz der Patienten vor mikrobieller Kontamination dienen. Schutzkleidung muß entsprechend der Belastung gewählt werden, Grundanforderungen sind in der UVV „Gesundheitsdienst“ genannt: die Vorderseite des Rumpfes muß bedeckt sein, die Kleidung muß desinfizierbar, flüssigkeitsdicht bei Einwirkung von Nässe und antistatisch sein sowie ein bestimmtes Brennverhalten besitzen.

➤ **Warnkleidung:** Kleidung/Kleidungsstücke in Warnfarben (fluoreszierendes Gelb, Orangerot, Rot) mit rundherum aufgebrachten Reflexstreifen für Arbeiten im Verkehrsraum. Ausführung in 3 Klassen:
- *Klasse 1:* Reflexgeschirr, Rundbundhose. Beachte: Je größer die Farbfläche, desto besser kann sie erkannt werden. Deshalb sollte das Geschirr nur für Sonderzwecke verwendet werden.
- *Klasse 2:* Weste, Überwurf, Latzhose.
- *Klasse 3:* Einteiliger Anzug, Jacke mit Ärmeln. Kleidung der Klasse 3 muß meist zusätzlich Wetterschutz bieten.

- **Weitere Sonderkleidung:**
  - *Schutzschürzen:* Zum Schutz der Körpervorderseite gegen verschiedene Einwirkungen (mechanisch, thermisch, Nässe, Chemikalien, Röntgenstrahlen). Das Material wird entsprechend der Einwirkung gewählt. Bei schweren Schürzen (Leder-Bleischürzen) sind besondere Träger erforderlich. Die Verschlüsse müssen sich schnell öffnen lassen, damit die Schürze im Gefahrfall schnell abgelegt werden kann.
  - *Schutzkleidung für Umgang mit Kettensägen:* Das Material verhindert Körperverletzungen durch Schnittfestigkeit oder Blockade der Kette.
  - *Unterwäsche:* Auch auf die richtige Auswahl der Unterwäsche muß Wert gelegt werden, insbesondere bei Vollschutzanzügen (feuchtigkeitsaufsaugend) und bei Kälte- und Wetterschutz (isolierend).
- **Einmalschutzkleidung (Einwegkleidung):** Nach ein- (oder mehr-)maligem Gebrauch erfolgt die Vernichtung. Einwegkleidung kann über Arbeitskleidung getragen werden. Vorteil: Sehr leicht, erspart bei beschränktem Einsatz Beschaffungs- und Wartungskosten für Mehrfach-Schutzkleidung, jedoch nicht für jeden Einsatz geeignet! Die mechanische Belastbarkeit ist gering. Als Materialien dienen Vlies oder Folie, daher kein besonderer Tragekomfort. Anwendung als Schutzkleidung gegen Chemikalien, biologische Arbeitsstoffe. Einteilung in Typen wie Chemikalienschutzanzüge, daneben luftdurchlässige Formen und Körperteilschutz.

Auswahl und Anwendung

- **Arbeitserschwernis:** Die Schutzwirkung steht im Vordergrund, daher besteht bei einigen Formen eingeschränkter Tragekomfort, insbesondere wenn körperliche Arbeit geleistet werden muß. Erschwernis durch:
  - Gewicht der Kleidung, besonders in Kombination mit Atemschutz.
  - Geringe oder fehlende Wasserdampfdurchlässigkeit. Schweiß kann nicht verdunsten. Abhilfe durch Belüftung des Schutzanzugs.
  - Hohe Wärmeisolation, dadurch Hitzestau. Abhilfe durch Belüftung, bei schwerer Arbeit und Einwirkung von Wärme Wasserkühlung, Tragezeitbegrenzung.
  - Unter Umständen erhöhte Unfallgefährdung, wenn die erwünschte Schutzwirkung z. B. mit mangelnder Beweglichkeit einhergeht.
- **Auswahl:** Erfolgt entsprechend den Bedürfnissen bzw. der Erfordernis nach Unfallverhütungsvorschriften oder Technischen Regeln. Soweit möglich, sollte den Trägern selbst Gelegenheit zur Auswahl im Rahmen der geforderten Schutzwirkung gegeben werden (siehe PSA, Grundlagen, S. 539). Schutzkleidung soll in der richtigen Größe getragen werden, die vom Arbeitgeber bereitgehalten werden muß.
- **Kennzeichnung** (Abb. 65): Sie umfaßt Herstellername, Typ der Kleidung, Größe, CE-Konformitätszeichen, Nummer CEN-Norm, Piktogramm, Leistungsstufe und muß gut lesbar und waschresistent sein. „i“ bedeutet „Information“ und enthält zu beachtende Angaben des Herstellers. Ein durchgestrichenes Piktogramm bedeutet, daß das Kleidungsstück die besonderen Leistungsmerkmale für einen bestimmten Zweck nicht erfüllt. Weiterhin Textil- und Pflegekennzeichnung.

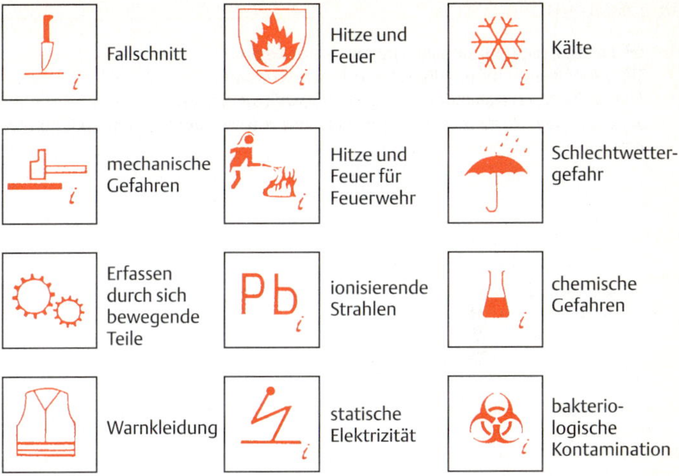

Abb. 65 Piktogramme zur Kennzeichnung von Körperschutz.

➤ **Benutzung:**

- *Tragezeitbegrenzung*: Kleidung zum Schutz vor starken Belastungen (z.B. thermisch, chemisch), die wegen ihrer Schutzwirkung geringen oder keinen Feuchte- bzw. Wärmeaustausch ermöglicht, kann nur begrenzte Zeit, maximal 30 Minuten, getragen werden, danach ist eine Pause von 90 Minuten vorzusehen. Dieses Reglement kann 1× pro Vollschicht wiederholt werden. Auch die Tragezeitbegrenzung für Atemschutz ist zu beachten (S. 553). Bei Wetterschutzkleidung wird die Begrenzung durch Klasse und Umgebungstemperatur bestimmt.
- *Information:* Beschäftigte müssen über Notwendigkeit, Schutzwirkung, Arbeitserschwernis und Anwendung (Anlegen, Ausziehen, Verhalten in Notfällen, Aufbewahrung, Reinigung und Pflege) unterrichtet werden. Das ist um so wichtiger, je größer Schutzwirkung bzw. je größer die gesundheitliche Gefährdung ohne Schutzkleidung ist. Information über Betriebsanweisung.
- *Prüfung:* Schutzkleidung muß in ordnungsgemäßem Zustand vom Arbeitgeber zur Verfügung gestellt werden. Die Prüfung der Kleidung ist jedoch Sache des Trägers (Sichtprüfung), der dann gegebenenfalls die Instandsetzung veranlassen muß.
- *Pflege/Reinigung:* Aufgabe des Arbeitgebers. Die Art der Reinigung hängt von der Einwirkung ab. Sollten Kleidungsstücke mit Schadstoffen (chemisch, biologisch) kontaminiert sein, so dürfen sie zur Reinigung nicht dem Arbeitnehmer mitgegeben werden. Die Reinigung erfolgt durch den Betrieb selbst oder durch eine spezielle Wäscherei/Kleiderreinigung. Im Anschluß muß die Ausrüstung des Gewebes evtl. erneuert werden.

Körperschutz

Regelungen

- **ZH 1/700:** Regeln für den Einsatz von Schutzkleidung.
- **ZH 1/707:** Regeln für den Einsatz von Stechschürzen.
- **DIN EN 340:** Schutzkleidung: Allgemeine Anforderungen.
- Daneben viele Normen über Anforderungen von besonderen Schutzkleidungsformen.

Definitionen

- **Hautschutz:** Maßnahmen zum Schutz der Haut vor schädigenden Einwirkungen durch die oder bei der Arbeit. Dazu gehören organisatorische (Hautschutzplan) und logistische Maßnahmen (Angebot von Präparaten, Spendersysteme) sowie die Information der Beschäftigten über Vermeidung von Hautschädigungen und Anwendung von Hautschutzmitteln.
- **Hautschutzmittel:** Präparate in Form von Cremes, Salben, Lotionen und anderen Zubereitungsformen zum Auftragen auf die Hautregionen, welche dem schädigenden Faktor ausgesetzt sind. Im weiteren Sinne gehören zum Hautschutz auch alle Maßnahmen zur Reinigung und Pflege der beanspruchten Haut. Schutzausrüstung siehe Handschutz (S. 557).

Natürliche Schutzfunktion der Haut

- **Barrierefunktion:** Die Haut hat eine natürliche Schutzfunktion. Durch Bildung einer Hornschicht aus den obersten abgestorbenen Hautzellen, die dann langsam abgeschilfert werden, treffen Noxen aus der Umwelt zunächst auf diese Barriere. Verschiedene Schutzfunktionen:
  - *Biologischer Schutz:* Die Haut ist von Mikroorganismen besiedelt (natürliche Hautflora; siehe auch Bakterien, S. 398). Durch den physiologischen „Säuremantel“ der Haut (pH 5.5 – 6) wird diese Flora reguliert, ein Eindringen von Noxen wird verhindert, eine Ansiedlung fremder Mikroorganismen erschwert.
  - *Chemischer Schutz:* Vorübergehender Schutz vor unspezifisch schädigender Wirkung (Säuren, Laugen) durch Hautfette und Hornschichten. Allerdings können Stoffe durch Hautschichten diffundieren, fettlösliche (lipophile) besser als wasserlösliche (hydrophile). Bei Entfernung der lipophilen Substanzen (z. B. durch organische Lösemittel) ist durch die entstehende Entzündung der Haut (subtoxisch-kumulatives Ekzem) und Verlust von Strukturlipiden die Barrierefunktion vermindert. Damit ist auch Permeationsmöglichkeit für Allergene verbessert (Sensibilisierung).
  - *Mechanischer Schutz:* Durch besonderen Aufbau der verschiedenen Hautschichten von subkutaner Fettschicht bis zur Hornschicht ist Elastizität und Verteilung des von außen wirkenden Drucks und Stoßes gewährleistet.
  - *Physikalischer Schutz:* Schutz vor optischer Strahlung. Je kürzer die Wellenlänge, desto höher die Absorption in der Haut. Der Schutz vor UV-Licht erfolgt zusätzlich durch Hautverdickung („Lichtschwiele“) und Pigmentierung. Ionisierende Strahlung durchdringt mit zunehmender Energie jedoch immer besser die Haut. Wärmeschutz der Haut durch isolierende Wirkung der Hautschichten (kurzzeitig) und Wärmeabfuhr durch das Blut. Kälteschutz durch Verringerung der Durchblutung.

Formen und Wirkungsweise

- **Hautschutzpräparate:** Die Schutzwirkung ist nicht universell, sondern je nach Präparat nur gegen einzelne schädigende Faktoren. Bei Einwirkung mehrerer Faktoren muß ein Kompromiß gefunden werden. Die Präparate wirken nach bestimmten Prinzipien:

- *Chemische Wirkung:* Hier gibt es verschiedene Wirkprinzipien. Zur Festigung der Haut werden Gerbstoffe eingesetzt, die an der Hautmatrix gebunden werden und einen adstringierenden Effekt haben. Dies bewirkt eine erhöhte mechanische Festigkeit, Verminderung der Quellung bei Okklusion und Zersetzung von Schweiß sowie einen erhöhten Reibungskoeffizienten (besserer Griff). Die Wirkung schadstoffinaktivierender Schutzmittel ist jedoch aufgrund der sehr geringen auftragbaren Wirkstoffmenge pro Flächeneinheit äußerst begrenzt.
- *Physikalische Wirkung:* Die Präparate bewirken die Bildung einer für den Schadstoff schwer penetrierbaren Schicht. Bei Einwirkung von polaren wasserlöslichen („hydrophilen") Noxen wird eine Schutzschicht durch wasserunlösliche Präparate mit hohem Fettanteil gebildet. Bei Einwirkung von unpolaren wasserunlöslichen („lipophilen") Noxen besteht die gebildete Schutzschicht aus fettarmen, viele Feststoffe und Polymere enthaltenden Präparaten. Strahlenschutz kann durch Hinzufügung von UV-Licht reflektierenden Substanzen (Feststoffen) erzielt werden.
- *Mischpräparate*: Als Schutzmittel gegen verschiedene Noxen (z. B. als Schutz gegen Öle *und* wasserlösliche Substanzen). Kompromißlösung mit eingeschränkter Wirksamkeit.

➤ **Hautpflegepräparate:** Sie dienen der Wiederherstellung und Beibehaltung der Schutzfunktionen der Haut durch Förderung der natürlichen Regeneration.
- *Hydratation:* Wichtig für den regelrechten Hautzustand ist eine ausreichende Hydratation. Der Hornschicht sollen Wasser (Hydratation) und Fettstoffe (Okklusion durch Verdunstung des Wasseranteils an Oberfläche und Bildung einer Fettschicht, Schmiereffekt) zugeführt werden. Dies geschieht durch Öl-in-Wasser-(O/W) oder Wasser-in-Öl-(W/O)Emulsionen. Hierzu sind Emulgatoren notwendig. Weiterhin ist ein Zusatz von Duftstoffen, Konservierungsmitteln und entzündungshemmenden Wirkstoffen möglich.
- *Auswahl der Präparate:* Wichtig ist hierbei die Beachtung des Hautzustandes. Bei bestehender Entzündung (nässend) und bei fetter Haut sollte eine trockene Grundlage, bei trockener Haut eine fette Grundlage gewählt werden.

➤ **Hautreinigungspräparate:** Abstimmung auf Art und Grad der Verschmutzung und der enthaltenen Schadstoffe. Reinigungsmittel können aufgrund ihrer zur Reinigung erforderlichen Eigenschaften nicht völlig hautschonend sein, sondern führen zur Hautbelastung. Deshalb ist je nach Zweck die Auswahl des jeweils hautschonendsten Präparates notwendig. Zusammensetzung nach chemischen, mechanischen und physikalischen Wirkprinzipien:
- *Waschaktive Substanzen* (WAS, Tenside, Detergentien): Wesentliche Aufgabe ist die Emulgierung von wasserunlöslichen Substanzen und deren Ablösung von der Hautoberfläche. Große Wirkstoffvielfalt:
  - Anionische Tenside: Carboxylate (Seifen), Phosphate, Sulfalte, Sulfonate. Sie werden überwiegend eingesetzt, der pH-Wert sollte im sauren Bereich (5,5) liegen.
  - Kationische Tenside: Quarternäre Ammoniumverbindungen, Betaine, Imidazoline. Einsatz nur zu Spezialzwecken oder in Kombination.
  - Nichtionische Tenside: Oxylethylate von Fettsäuren oder Fettsäurederivaten. Einsatz nur zu Spezialzwecken oder in Kombination.

- *Lösemittel*: Verwendung zur Ablösung von Farben und Lacken. Sie dürfen nicht toxisch und stark hautschädigend sein, keinesfalls dürfen chlorierte, niedrigsiedende Kohlenwasserstoffe, Aromaten oder Ketone verwendet werden. Überwiegend werden n-Alkane ($< C_{10}$) und Ester eingesetzt. Bei Terpenen besteht ein Sensibilisierungspotential.
- *Reibemittel*: Sie sollen Grobschmutz mechanisch entfernen, ohne dabei die Hornschicht zu schädigen. Reibemittel bestehen überwiegend aus Kunststoffpartikeln (PUR, PE), da diese chemisch inert und mikrobiell unbedenklich sind. Von Quarzsand (Abrasion der Hornschicht) und Holzmehl (mikrobielle Kontamination, Allergengehalt) sollte abgesehen werden.
- *Reduktionsmittel*: Chemischer Effekt zur Beseitigung von Hautfärbung bei Arbeit mit Farbstoffen.

Schutzwirkung

- **Prophylaxe:** Verhinderung von Hautkrankheiten (toxisch-degenerativen oder allergischen Ekzemen, Mykosen, Hautkrebs) oder anderen Hautschädigungen. Erleichterung der Reinigung. Auswahl entsprechend der schädigenden Einwirkung.
- **Hautschutz:** Siehe Tab. 169.
- **Hautreinigung:** Die Wahl der Mittel ist abhängig vom Verschmutzungsgrad. Basis sind waschaktive Substanzen (WAS, s. o.). Hinzu können Reibemittel und/oder Lösemittel kommen. Die drei Bestandteile können je nach Reinigungsaufgabe in verschieden hohen Anteilen vertreten sein.
- **Hautpflege:** Öl-in-Wasser-Emulsionen oder -Cremes mit hohem Lipidanteil (bis 20%). Für trockene und rissige Haut empfehlen sich Wasser-in-Öl-Präparate.

Auswahl und Anwendung

- **Vorbedingung:** Vor Auswahl von Hautschutzmitteln ist Kenntnis der Arbeitsbedingungen und der Hautgefährdung an den verschiedenen Arbeitsplätzen erforderlich. Hinsichtlich der Akzeptanz, möglichen Nebenwirkungen und Kosten sollte immer das schonendste Präparat für Schutz und Reinigung gewählt werden. Ein einheitliches Präparat gibt es höchstens für Hautpflege, für Schutz und Reinigung müssen aufgabenspezifische Präparate gewählt werden. Die Zugabe von Stoffen in die Präparate (z. B. Korrosionsschutz in Reinigungsmitteln) sollte unterbleiben (Sensibilisierungsgefahr).
- **Spendersysteme:**
  - *Stationäre Arbeitsplätze:* Empfohlen werden einfach handhabbare Spender zur dosierten und hygienischen Abgabe von Hautschutzmitteln. Hierbei können an den gewünschten Orten (Waschräume, -gelegenheiten) die jeweils geeigneten Spender montiert und eindeutig markiert werden. Dies ist jedoch nur sinnvoll bei genügend hoher Anwenderzahl (mindestens 10 – 15).
    - Vorteile: Hygienisch saubere Abgabe einer dosierten Menge (Spareffekt), Kontrolle über die vorhandene Menge, ständige Verfügbarkeit.
    - Nachteile: Anfängliche Investitionskosten, fehlende Kompatibilität zwischen Spendersystemen der verschiedenen Herstellerfirmen, Nachschub und gründliche Reinigung vor neuer Befüllung muß organisiert werden.

Hautschutz

Tabelle 169 Arbeitsmedizinische Noxen und empfohlener Hautschutz (nach Tronnier)

Gefährdung	schützendes Präparat
Mechanische Gefährdung	
Stäube (Holz-, Farb-, Stein-), Mineral- und Glaswolle	H3
Metallstaub, -abrieb, Rost	H1 +
Physikalische Gefährdung	
Hitze	H3
Feuchtigkeit, Wasser, Trockenheit, Kälte	L1
Okklusion (Tragen von Gummihandschuhen oder -stiefeln)	H3
Strahlen (UV, IR)	H4
Chemische Gefährdung	
Unpolare Lösemittel, einfach (z. B. halogenierte Kohlenwasserstoffe, Aliphaten, Aromaten)	H1 +
Unpolare Lösemittel, zusammengesetzt (z. B. Altöle, Benzine, Farben, Fette, Kaltreiniger, Kleber, Lacke, Schmieröle, -stoffe, Terpentine, Verdünner)	H1 +
Polare Lösemittel, einfach (z. B. Säuren, Laugen, Salzlösungen)	L1
Polare Lösemittel, zusammengesetzt (z. B. Desinfektionsmittel, Detergentien, Flußmittel, Galvanik-Bäder, wassergemischte Kühlschmierstoffe)	L1
Harze, Kleber	H1
Alkohole	H2
Formaldehyd und andere Aldehyde, aldehydhaltige Lösungen	L2
Metallstäube (Aluminium, Zink)	H1 +
Teere, Peche, Bitumen und deren Zubereitungen	H4
nicht wassergemischte Kühlschmierstoffe	H1

Eigenschaften der Hautschutzmittel:
H1 = wasserlöslich, hoher Feststoffanteil
H1 + = wasserlöslich, hoher Feststoffanteil, Spezialemulgatoren
H2 = wasserlöslich, Gerbstoffe
H3 = wasserlöslich, Emulsion (synthetische Gerbstoffe)
H4 = wasserlöslich, reflektierende Feststoffe
L1 = nicht wasserlöslich
L2 = nicht wasserlöslich, Aldehyd-bindend
Quelle: Tronnier et al.: Haut und Beruf, Grosse-Verlag, Berlin (1989). Hier findet sich auch eine umfangreiche alphabetische Liste von Noxen und dazu empfohlener Hautschutz, -reinigung und -pflege.

- *Mobile Arbeitsplätze* (Fahrzeuge): Hierfür wurden leider noch keine kompletten Hautschutz- und -reinigungssysteme entwickelt. Es muß auf Tuben und Dosen zurückgegriffen werden.
- *Hygiene:* Bestehen besondere hygienische Anforderungen (z. B. im Krankenhaus), stehen Spendersysteme ohne bakterielle Kontaminationsmöglichkeit zur Auswahl. Werden Dosen oder Tuben ausgegeben, so sollte jeder Arbeitnehmer sein „persönliches" Gebinde erhalten. Insbesondere bei Dosen besiedelt sich der Inhalt schnell, daher nicht geeignet für Bereiche mit besonderen hygienischen Anforderungen.

➤ **Hautschutzplan:** Aufstellung über arbeitsbereichsorientierte Hautgefährdung und die dort erforderlichen speziell abgestimmten Präparate für Schutz, Reinigung und Pflege. Die Präparate sollten unter Mitwirkung des Betriebsarztes ausgewählt werden. Durch Erfassung der verschiedenen Arten der Hautgefährdung in einem Betrieb können die notwendigen Präparate ermittelt werden. Nach Erstellung des Plans ist die Beschaffung der Präparate von einem über ein ausreichendes Programm verfügenden Hersteller sinnvoll. Der Aushang des Hautschutzplans erfolgt an Stellen, an denen die Präparate hauptsächlich benutzt werden (z. B. Waschräume).

➤ **Kennzeichnung:** Die Mittel bzw. Spender müssen eindeutig gekennzeichnet und benannt werden. Dies erfolgt mittels einer allgemein akzeptierten Farbkodierung (Tab. 170). Weiterhin sollte die Anwendungsindikation (z. B. „Lackierarbeiten", „Metallbearbeitung") oder Nennung von Bestandteilen (z. B. „reibemittelhaltig", „lösemittelhaltig") vermerkt sein.

Tabelle 170 Hautschutz: Farbkennzeichnung

Kennfarbe	Präparat
blau	Hautschutzmittel
grün	Hautreinigungsmittel
rosa	Hautpflegemittel

➤ **Information:** Unterrrichtung der Beschäftigten über regelrechten Hautschutz, -reinigung und -pflege, Art der anzuwendenden Präparate, Zeitpunkt und Häufigkeit. Dies kann anhand eines Hautschutzplans oder im Rahmen von regelmäßigen Unterrichtungen anhand von Betriebsanweisungen (siehe GefStoffV, S. 44) geschehen.

➤ **Nebenwirkungen:** Auch Hautschutzpräparate können unerwünschte Wirkungen haben. Diese können beim Werkstoff oder beim Beschäftigten selbst auftreten:
- Bei Schutz- und Pflegemitteln Übertragung von Material auf den Werkstoff möglich. Dies kann bei Lackierarbeiten, bei feinmechanischen Tätigkeiten, in der Elektronikindustrie, Nahrungsmittelproduktion (Parfüm) oder beim Druck zu Qualitätsminderung oder Fehlern führen.
- Kontamination von Hautschutzmitteln durch ungeeignete Entnahme. Folge ist Bakterienwachstum, Zersetzung, Geruchsbildung.

Hautschutz

- Hautirritation durch häufige Reinigung; mechanisch durch Reibemittel, physikalisch durch WAS. In gewissem Umfang unumgänglich, jedoch durch ausreichende Nachpflege in Schranken zu halten.
- Eine Sensibilisierung gegenüber bestimmten Bestandteilen von Präparaten, z.B. Perubalsam oder Isothiazolidinderivaten (Konservierungsstoffen) ist möglich.

Regelungen

- **UVV:** In einigen UVV wird Hautschutz gefordert (z.B. UVV „Gesundheitsdienst"; VBG 103).
- **TRGS 150:** Unmittelbarer Hautkontakt mit Gefahrstoffen.
- **TRGS 531:** Feuchtarbeiten.
- **ZH 1/132:** Merkblatt: Hautschutz.
- **ZH 1/467:** Hautschutz in Eisen- und Metallbetrieben.
- **ZH 1/708:** Regeln für den Einsatz von Hautschutz.
- **GUV 50.0.11:** Hautkrankheiten und Hautschutz.

Grundlagen

- **Definition:** Unmittelbare Leistungen an Verletzten und Erkrankten zur Abwendung akuter Gesundheits- und Lebensgefahren. Sie dienen einer vorläufigen medizinischen Versorgung und schließen den Transport zu einer für die Heilbehandlung geeigneten Einrichtung ein. Erste Hilfe wird im Betrieb in der Regel von medizinischen Laien, die zu Ersthelfern ausgebildet wurden, geleistet.
- **Gesetzliche Grundlagen:**
  - *Allgemeine Vorschriften:* Die Erste Hilfe ist Teil der allgemeinen Verpflichtung des Unternehmers zu Fürsorge, Arbeitssicherheit und Unfallverhütung. Aufgrund allgemeiner Rechtsvorschriften hat ein Unternehmer (Arbeitgeber, Dienstherr) seinen Betrieb so zu gestalten, daß die Beschäftigten gegen Gefahren für Leben und Gesundheit geschützt sind (§628 BGB, §62 Handelsgesetzbuch, §4 Arbeitsschutzgesetz, §61 Bundesberggesetz, §80 Seemannsgesetz, §28 Jugendarbeitsschutzgesetz).
  - *Schutzvorschriften:* Die allgemeinen Vorschriften werden durch die Schutzvorschriften konkretisiert, vor allem im §14 SGB VII (S. 19), worin die Träger der Unfallversicherung verpflichtet werden, „mit allen geeigneten Mitteln für die Verhütung von Arbeitsunfällen ... und für eine wirksame Erste Hilfe zu sorgen“. Zu diesem Zweck wurden Unfallverhütungsvorschriften erlassen:
    - UVV „Erste Hilfe“ (VGB 109): gültig in Betrieben aller gewerblichen Berufsgenossenschaften (Ausnahmen: Seeschiffahrt, Bergbau).
    - GUV „Erste Hilfe“ (0.3): gültig im öffentlichen Dienst (z.B. Kommunen).
    - Zusätzliche Ausführungen finden sich in der Arbeitsstättenverordnung (§38–49) und der Arbeitsstättenrichtlinie 38/2.
    - Die Erste Hilfe hat nach anerkannten Regeln zu erfolgen, die in Merkblättern festgehalten sind (siehe Regelungen, S. 584).

Aufgaben, Verantwortlichkeit

- **Aufgaben des Unternehmers:**
  - *Persönliche Verantwortung:* Beschaffung und Unterhalt der Ersten Hilfe-Einrichtungen, organisatorische Maßnahmen, Einsatz der Helfer.
  - *Verantwortliche Personen:* Je nach Betriebsform Inhaber, vertretungsberechtigte Gesellschafter, Geschäftsführer einer GmbH. Bei juristischen Personen: persönlich haftende Gesellschafter, Geschäftsführer. Auch wenn, was in der Regel der Fall ist, die Aufgaben an Beauftragte delegiert sind, bleibt die Aufsichtspflicht beim Unternehmer. Die Delegation muß in schriftlicher Form erfolgen (§12, UVV „Allgemeine Vorschriften“ [VBG 1]).
- **Aufgaben des Betriebsarztes:** festgelegt im Arbeitssicherheitsgesetz (AsiG):
  - Allgemeine Regelung: §1 Abs. 1 ASiG: Der Betriebsarzt hat die Aufgabe, den „Arbeitgeber ... beim Arbeitsschutz und bei der Unfallverhütung zu unterstützen“.
  - §3 Abs. 1 Nr. 1 e ASiG: Der Betriebsarzt hat den Arbeitgeber und die sonst für Arbeitssicherheit verantwortlichen Personen „bei der Organisation der Ersten Hilfe im Betrieb“ und damit des betrieblichen Rettungswesens, zu beraten.
  - §3 Abs. 4: Betriebsärzte haben „alle im Betrieb Beschäftigten ... über die Einrichtungen und Maßnahmen zur Abwendung dieser Gefahren (d.h. Unfall- und Gesundheitsgefahr) zu belehren und bei der Schulung der Helfer in Erster Hilfe und des medizinischen Hilfspersonals mitzuwirken“.

Sanitätsräume

- **Definition:** Zu Arbeitsstätten gehörige Nebenräume (§ 2 [2] Nr. 5 ArbStättV), an die neben allgemeinen Anforderungen an Arbeitsräume weitere besondere Anforderungen gestellt werden. Sanitätsräume sind Räume, in denen für Verunfallte oder Erkrankte Erste Hilfe geleistet oder ärztliche Erstversorgung durchgeführt wird und die dafür notwendigen Einrichtungen vorhanden sind. Ersatzweise auch Sanitätswagen oder Sanitätsbereich z. B. in betriebsärztlicher Ambulanz. Sanitätsräume sind erst ab 1000 Arbeitnehmer oder bei „besonderer Unfallgefährdung" ab 100 Arbeitnehmer vorgesehen (§ 38 ArbStättV, § 5 UVV „Erste Hilfe" (VBG 109), Einrichtung siehe ASR 38/2).
- **Besondere Anforderungen an Sanitätsräume:**
  - *Raumtemperaturen:* Müssen mindestens 21 °C betragen (§ 6 [3]).
  - *Lage:* Gute Erreichbarkeit, am besten im Erdgeschoß mit gerader Verbindung zum Eingang. Kellerräume sind unzulässig.
  - *Kennzeichnung:* Weißes Kreuz auf grünem Grund. Hinweisschilder im Betrieb mit weißem Kreuz und Richtungspfeil auf grünem Grund.
  - *Schall:* Maximaler Schallpegel (von außen) 55 dB(A).
  - *Abmessungen:*
    - Fläche: 4 × 5 m (20 m^2).
    - Höhe: 2,8 m (Regelangaben, keine Verpflichtung!).
  - *Ausstattung:*
    - Fußboden und Wände: Bodenbelag undurchlässig, rutschsicher, verschleißfest, hochgezogen an den Kanten (Kehlfuge), leicht wisch- und desinfizierbar. Wände abwischbar gestrichen oder gekachelt. Decke wischfest.
    - Zugang: Türe mindestens 1,6 m breit und 2,2 m hoch, feststellbar. Zugang stufenlos. Höhenunterschiede sind durch Rampen auszugleichen. Möglichst Überdachung beim Haltepunkt für Rettungswagen (3,2 m Höhe).
    - Beleuchtung: Sichtverbindung nach außen, jedoch keine Einsichtmöglichkeit nach innen (mattiertes oder geriffeltes Glas). Beleuchtungsstärke in der Mitte des Raumes mindestens 600 lx.
    - Belüftung: Frischluft muß temperiert sein (20 – 22 °C). Keine Vorgaben für RLT. Wegen seltener und nur vorübergehender Nutzung sollte ein 4- bis 5facher Luftwechsel pro Stunde ausreichend sein.
    - Sanitäre Installationen: Fließendes kaltes und warmes Wasser (bis 60 °C), Mischbatterie. Es sollte eine Dusche mit beweglicher Brause (Augenspülung, Spülen von Körperteilen) im Raum und eine Toilette in nächster Umgebung sein.
    - Telefonanschluß: Empfohlen wird ein direkter Anschluß an das allgemeine Netz, da eine schnelle Verbindung zum nächsten Krankenhaus nicht an Überlastung der Telefonzentrale scheitern darf.
    - Steckdosen: Müssen in ausreichender Anzahl (mindestens 3) vorhanden sein. Sinnvoll ist auch ein Anschluß an eine betriebliche Notstromversorgung, falls vorhanden.
    - Spezielle Ausstattung: Inventar, Rettungstransportmittel und Erste-Hilfe-Material, Pflegegeräte, Bereitschaftstasche und Zusatzaustattung werden in ZH 1/507 (ASR 38/2) detailliert beschrieben.

Organisation und Durchführung

- **Rettungskette:** Die Sofortmaßnahmen am Notfallort, während des Krankentransportes und in der Notaufnahmestation der Klinik bilden die Glieder der Rettungskette.
- **Gesetzliche Grundlage:** Jeder ist zur Hilfeleistung verpflichtet (§323 c StGB), auch wenn er nicht in Erster Hilfe ausgebildet ist, von jedem wird die Alarmierung von Hilfskräften verlangt, jeder hat das Erste Hilfe-Personal bei seinem Einsatz auf dessen Verlangen hin zu unterstützen. Darauf hinzuweisen ist Teil der Belehrungs- und Unterweisungsaufgabe des Betriebsarztes.
- **Ersthelfer, Alarm- und Meldeeinrichtung, Erste-Hilfe-Material:**
  - *Ersthelfer:* in Erster Hilfe ausgebildete medizinische Laien.
    - Grundausbildung: 2 × 8 Stunden Unterricht auf der Grundlage der „Vereinbarung über die Ausbildung zu Ersthelfern und die dafür zu zahlenden Teilnehmergebühren". Die kardiopulmonale Reanimation ist in den Grundkurs integriert.
    - Wiederholungskurse („Erste-Hilfe-Training"): 8 Unterrichtsstunden zur Auffrischung der Inhalte der Grundausbildung sind alle 2 Jahre erforderlich.
    - Zusätzliche Weiterbildungen: Erste Hilfe bei betriebsspezifischen Gefährdungen.
    - Ausbildende Institutionen: Die Ausbildung erfolgt nach den „Berufsgenossenschaftlichen Grundsätzen für die Anerkennung als Stelle zur Ausbildung in Erster Hilfe" gemäß VBG 109 durch Ausbilder mit Lehrberechtigung durch Arbeitersamariterbund (ASB), Deutsches Rotes Kreuz (DRK), Johanniter-Unfall-Hilfe und Malteser-Hilfsdienst. Ausbildung durch den Betriebsarzt oder einen anderen Ausbilder mit von der BG anerkannter Lehrberechtigung ist ebenfalls möglich.
    - Zahl der Ersthelfer: 10% der Beschäftigten müssen als Ersthelfer zur Verfügung stehen, in Verwaltungs- und Handelsbetrieben 5%. Die Zahl der Ersthelfer kann im Einvernehmen mit der BG unter 10 bzw. 5% reduziert werden. Es sind mindestens 2 Ersthelfer auszubilden, um auch in kleinen Arbeitsgruppen beim Ausfall eines Ersthelfers durch Krankheit oder Urlaub die Erste-Hilfe-Versorgung kontinuierlich sicherzustellen. Jeder Beschäftigte ist grundsätzlich verpflichtet, sich zum Ersthelfer ausbilden zu lassen, sofern keine persönlichen Einschränkungen vorliegen (physische oder psychische Ungeeignetheit). Grundlage hierfür ist die allgemeine Pflicht zur Erste-Hilfe-Leistung und die Loyalitätspflicht gegenüber dem Arbeitgeber (§ 16 ArbSchG).
  - *Alarm- und Meldeeinrichtung:* Ein Ersthelfer sollte immer verfügbar sein (Rufnähe). Dies ist auch im Schichtdienst organisatorisch sicherzustellen. Die Alarmierung erfolgt über entsprechende Meldeanlagen (Telefon, Alarmknopf) und sollte beinhalten:
    - Angabe des Standortes (ggf. automatische Erkennung).
    - Alarm in der Leitzentrale und/oder der für den betrieblichen Rettungsdienst verantwortlichen Stelle.
    - Ggf. weitere Alarmierungen (Notarzt, Rettungswagen)
  - *Erste-Hilfe-Material:*
    - Gesetzliche Vorschriften: §6 VGB 109, §39 Arbeitsstättenverordnung, §35 Straßenverkehrszulassungsordnung.

- Mittel zur Ersten Hilfe: mindestens 1 Verbandkasten nach DIN 13 169 (Arbeitsstättenrichtlinie 39/1,3); weitere Abstufungen je nach Betriebsstätte, z. B. DIN 13 164 bei Arbeitsstätten, in denen überwiegend Bürotätigkeiten oder vergleichbare Tätigkeiten ausgeübt werden.
  In Betrieben (ausgenommen Verwaltungsbetriebe) mit mehr als 100 Beschäftigten ein zusätzlicher Verbandkasten je angefangene 100 Arbeitnehmer. Die Wegstrecke von der Arbeitsstätte zum Erste-Hilfe-Mittel darf höchstens 100 m oder 1 Etage betragen.
- Einrichtungen zur Ersten Hilfe: Krankentrage (DIN 13 024), bei schwierigen räumlichen Verhältnissen Krankentransport-Hängematte (DIN 13 023) oder Bergetuch (DIN 13 040). Auf Baustellen mit mehr als 20 Beschäftigten (Arbeitsstättenverordnung) und im Bergbau sind Krankentragen bindend vorgeschrieben. Die Aufbewahrungsstellen müssen durch ein weißes Kreuz auf quadratischem oder rechteckigem grünen Feld mit weißer Umrandung (DIN 4189) angezeigt sein. Hinweise durch Rettungspfeil (liegender weißer Pfeil auf grünem Feld, DIN 4189).

➤ **Fachpersonal, Rettungsdienst, Transport:**
- *Betriebssanitäter:* Erforderlich ist eine Grundausbildung in Erster Hilfe sowie Wiederholungskurse mindestens alle 2 Jahre (S. 581). Je nach Betrieb muß geprüft werden, ob eine Mindestausbildung genügt (§ 2 Nr. 8 VBG 109) oder ob eine höhere Qualifikation erforderlich ist (Rettungssanitäter, Rettungsassistent, Krankenschwester/-pfleger). Die Einstellung eines Betriebssanitäters ist Pflicht:
  - In Betrieben ab einer Betriebsgröße von > 1500 Beschäftigten (§ 9 VBG 109).
  - In Betrieben mit > 250 Beschäftgten, sofern Art, Schweregrad und Anzahl der Unfälle den Einsatz von Sanitätspersonal erfordern.
  - Auf Baustellen mit > 100 Beschäftigten.
- *Rettungsdienst, Transport:* Der Unternehmer hat dafür Sorge zu tragen, daß der Verletzte unverzüglich zu einem Arzt gelangt. Der Transport muß fachgerecht erfolgen. Beauftragt werden kann der öffentliche Rettungsdienst oder ein betriebseigener Rettungsdienst (ebenfalls ausschließlich mit zugelassenem Krankenkraftwagen). Beim Krankentransport ist mindestens ein Rettungssanitäter einzusetzen, bei der Notfallrettung mindestens ein Rettungsassistent.

➤ **Weiteres Vorgehen, D-Arzt, Klinikaufnahme:**
- *Entscheidung über das weitere Vorgehen nach einem Betriebsunfall:*
  - Bei leichteren Verletzungen, bei denen keine Arbeitsunfähigkeit zu erwarten ist, erfolgt die Vorstellung bei einem niedergelassenen Arzt oder dem Betriebsarzt.
  - Bei zu erwartender Arbeitsunfähigkeit ist ein D-Arzt aufzusuchen.
  - Schwere Verletzungen bedürfen einer Behandlung im Krankenhaus (Verletzungsarten-Verfahren, „BG-Fall"). Nach Klinikaufnahme des Verletzten ist die Erste Hilfe abgeschlossen.
- *Verantwortungsträger:* Betriebsärztliche Ambulanz, Vorgesetzte, Sanitäter, Ersthelfer.

➤ **Dokumentation:** Jede Erste Hilfe ist zu dokumentieren (Verbandbuch in den Verbandkästen in der Peripherie, in der betriebsärztlichen Dienststelle, evtl. durch den D-Arzt). Die Dokumentation bildet die Basis für die Unfallmeldung und das ggf. später erforderliche Begutachtungsverfahren durch den Unfallversicherungsträger (gewerbliche BGen, GUV). Die Aufzeichnungen dienen auch zur Analyse des gesamten betrieblichen Unfallgeschehens, das überwiegend nicht aus meldepflichtigen Arbeitsunfällen besteht (meldepflichtig ist ein Arbeitsunfall, wenn er mehr als 3 Tage Arbeitsunfähigkeit zur Folge hat). Wichtig für die Untersuchung von Unfall- bzw. Verletzungsschwerpunkten!

Empfehlungen für die Planung von Erste-Hilfe-Einrichtungen

➤ Siehe auch Planung, S. 76.
➤ **Grundsätzliche Planungsaspekte:** Bei der Planung sind Erste-Hilfe-Einrichtungen im Gesamtzusammenhang mit anderen medizinischen (und sozialen) Einrichtungen des Betriebs zu sehen:
  - Räume für Betriebsarzt.
  - Sanitärräume.
  - Liegeräume.

➤ **„Erste-Hilfe-Raum“:** Obwohl in den Regelungen nicht vorgesehen, erfreut sich dieser als „Sanitätsraumersatz“ einer gewissen Beliebtheit, weil die Anforderungen niedriger liegen können. Bei mittleren Betrieben, für die ein Sanitätsraum nicht zwingend notwendig ist, sollte ein Erste Hilfe-Raum unter Beachtung der Erfüllung folgender Forderungen in der Planung vorgesehen werden:
  - *Erreichbarkeit:* Eine gute Erreichbarkeit innerbetrieblich und von außerhalb (Rettungswagen) sollte gewährleistet sein, d. h. Lage im Erdgeschoß in Eingangsnähe, wenige Kurven, möglichst keine Stufen.
  - *Geräumigkeit:* Ausreichender Platz (kein „Schlauch“), es muß notfalls auch eine Behandlung durchgeführt werden können. Der Eingang sollte ausreichend breit sein.
  - *Installationen:* Warmes/kaltes Wasser, Telefonanschluß in Außennetz, ausreichend helle Beleuchtung, Heizung.
  - *Stauraum:* Für notwendige Behandlungsmittel (großer Verbandskasten), Transporttragen, evtl. auch für Vorräte von EH-Material im Betrieb, sollte ausreichend Raum deutlich erkennbar vorgesehen werden.
  - *Wandflächen:* Sollten für Informationen und Telefon vorgesehen werden.

➤ **Transportwege und Zugänglichkeit von Arbeitsstätten:** Sollten bereits bei der Planung im Hinblick auf Unfälle oder plötzliche Krankheitsfälle berücksichtigt werden.
➤ **Notduschen, Augenduschen:** Sollten bereits bei der Planung berücksichtigt werden. Bei Notduschen Bodenabfluß und rutschfesten Bodenbelag vorsehen. Augenduschen als Installation am Waschbecken vorsehen, ebenso Platz für Helfer (keine Nischen oder Ecken).

Erste Hilfe

Regelungen

- **ArbStättV:** Arbeitsstättenverordnung mit:
  - *ASR:* Arbeitsstättenrichtlinien.
  - *ASR 38/2:* Sanitätsräume.
  - *ASR 39/1,3:* Mittel und Einrichtungen zur Ersten Hilfe.
- **VBG 109:** UVV „Erste Hilfe" (GUV 0.3).
- **ZH 1/142:** Erste Hilfe im Betrieb.
- **ZH 1/143:** Anleitung zur Ersten Hilfe bei Unfällen.
- **ZH 1/146:** Merkblatt für Erste-Hilfe-Material.
- **ZH 1/175:** Merkblatt für Erste Hilfe bei Einwirkung gefährlicher chemischer Stoffe.
- **ZH 1/311:** Merkblatt für Erste Hilfe bei Unfällen.
- **ZH 1/507:** Merkblatt für Sanitätsräume und Sanitätscontainer in Betrieben.
- **ZH 1/546:** Merkblatt für Erste Hilfe bei erhöhter Einwirkung ionisierender Strahlen.
- **ZH 1/608:** Regeln für den Einsatz von Betriebssanitätern.

Grundlagen

➤ **Definition:** Die Arbeitspsychologie befaßt sich mit dem menschlichen Verhalten und Erleben in allen auf die Arbeit bezogenen Aspekten.

➤ **Arbeitspsychologische Kenntnisse in der betriebsärztlichen Praxis:** Erforderlich entsprechend dem § 3 des ASiG vor allem in den folgenden Bereichen:
- Beratung des Arbeitgebers in Fragen der Arbeitsgestaltung; Beratung in arbeitsphysiologischen, arbeitspsychologischen und sonstigen ergonomischen und arbeitshygienischen Fragen.
- Untersuchung von Arbeitnehmern und deren arbeitsmedizinische Beratung und Beurteilung; Mitwirkung beim Arbeitsplatzwechsel und bei der Eingliederung und Wiedereingliederung von Behinderten in den Arbeitsprozeß.
- Mitwirkung bei der Durchführung des Arbeitsschutzes und der Unfallverhütung, durch Erkennung der Unfallgefährdungen, durch Verhaltensbeeinflussung und Unterweisung über Gefahren und deren Beseitigung.

Analyse der Arbeitsbedingungen

➤ **Aufgabenanalyse:**
- *Art der Tätigkeit* (z. B. Herstellung, Überwachung, Organisation). Beispiele:
  - Überwiegend motorische Arbeitshandlungen (Heben, Schrauben etc.).
  - Aufgaben der Informationsaufnahme und -verarbeitung.
  - Aufgaben im Bereich Kommunikation und/oder Arbeitsorganisation.
- *Materielle Voraussetzungen*. Beispiele:
  - Akustische und optische Signale (Signalton, Verkehrszeichen, Bildschirm).
  - Stellteile (Hebel, Schalter, Werkzeuge, Arbeitshilfen).

➤ **Anforderungsanalyse:** Welche Voraussetzungen muß jemand mitbringen, um der Aufgabe entsprechen zu können? Die Liste der Anforderungen ist besonders im Bereich der Arbeitsorganisation (für den Organisator und den „Organisierten") lang.
- *Erhebungsinstrumente:*
  - AET: Arbeitswissenschaftliches Erhebungsverfahren zur Tätigkeitsanalyse.
  - FAA: Fragebogen zur Arbeitsanalyse.
  - ABBA: Analysebogen für bergmännische Arbeiten.
- *Generelle Eignungsanforderungen* (Anforderungsmerkmale nach Burkhard):
  - Sprachlich gebundene Intelligenz.
  - Abstrakt-logisches Denken.
  - Numerisch-rechnerische Intelligenz.
  - 2- und 3 dimensionale Orientierung.
  - Gedächtnis und Merkfähigkeit.
  - Technisches Verständnis.
  - Motorische Schnelligkeit.
  - Sensomotorische Koordination.
  - Motorische Genauigkeit.
  - Farbsehen.
  - Tiefensehen.
  - Aufmerksamkeit.
  - Soziale Anpassung.
  - Zuverlässigkeit vs. Sorglosigkeit.

- *Psychische Anforderungen:*
  - Planung.
  - Gruppenarbeit.
  - Entscheidungsnotwendigkeiten.
  - Streß durch Zeitdruck.
  - Besonders hohe Qualitätsansprüche.
  - Ungenügende Qualifikation der Mitarbeiter.
  - Verantwortung.
  - Wachsamkeit.
  - Überwachungs-, Kontroll- und Steuertätigkeit (S. 450).

➤ **Analyse der Leistungsvoraussetzungen:** Besitzt die konkrete Person die Eigenschaften, die nötig sind, um die Arbeitsaufgabe mit ihren Anforderungen erfolgreich durchführen zu können? Beispiele:
- Schwindelfreiheit bei Arbeiten in großen Höhen.
- Farbsehen bei Tätigkeiten in Signalanlagen.
- Sachwissen, Gruppenfähigkeit, Führungsqualität.

➤ **Analyse der Leistungsfähigkeit:** Entspricht eine bestimmte Person mit ihrem Können und Wissen dem Anforderungsprofil, insbesondere hier bezüglich der psychischen Anspannung (z. B. ausreichende Ausbildung auch im Hinblick auf [zu erwartende] neuartige Maschinen und Arbeitsabläufe, sicheres Auftreten)? Die Arbeitspsychologie hat für die Feststellung des individuellen Zurechtkommens mit den obigen Anforderungsmerkmalen Testverfahren entwickelt, die jedoch nicht für die betriebsärztliche Praxis gedacht sind. In der Regel wird der Betriebsarzt auch bei der Untersuchung nach G 25 ohne solche Tests auskommen. Sie müssen jedoch eine Rolle bei der Berufsfindung und der Wiedereingliederung Behinderter spielen und dem Betriebsarzt daher in ihren Grundzügen bekannt sein.

➤ **Aufmerksamkeitsumfang:** Hier ist besonders zu beachten, auf wie vielen Ebenen gleichzeitig Aufmerksamkeit erforderlich ist: ein einziges optisches bzw. akustisches oder taktiles Signal, mehrere Signale, mehrere zeitliche Abläufe, mehrere Personen, mehrere Tätigkeiten bzw. Zuständigkeiten? Welche Informationsmenge muß verarbeitet werden?

➤ **Änderungen der Leistungsvoraussetzungen:** Führen insbesondere psychische Belastungen zu einer Änderung der Verhältnisse, wie sie zu Beginn beschrieben und erfaßt wurden? Hierzu zählen auch Umstände, die zu einer psychischen Ermüdung führen:
- Monotonie bei Arbeitssituationen, die durch eine große Gleichförmigkeit von Tätigkeiten oder Signalen bestimmt sind.
- Sättigung, Einströmen zu vieler gleichartiger Reize in das Bewußtsein.
- Reizarmut, wenige Signale, Arbeit in Leitwarten, „wachsame Faulheit".

Betriebsklima, Motivation und Arbeitszufriedenheit

➤ **Motivation:** Bereitschaft, das individuelle Leistungspotential zur Erreichung eines Zieles (einer Bedürfnisbefriedigung) einzusetzen. Dabei spielen das Arbeitsergebnis sowie die Bewertung der eigenen Anstrengung (eigener Nutzen) eine Rolle. In der Bedürfnishierarchie stehen die Grundbedürfnisse zur Sicherung des Überlebens (Existenz) an erster Stelle, gefolgt von dem Bedürfnis nach Kontakt, menschlicher Zuwendung und Anerkennung, und schließlich gefolgt von dem Bedürfnis nach Selbstentfaltung und Befriedigung individueller Wünsche.

➤ **Arbeitszufriedenheit:** Mitarbeitereinsatz und Arbeitsstrukturierungsmaßnahmen sollen nicht nur der einfachen Leistungssteigerung dienen, sondern auch der Möglichkeit der Persönlichkeitsentwicklung und Selbstentfaltung des Individuums. Arbeitszufriedenheit ergibt sich aus der Bewertung der mitmenschlichen Beziehungen am Arbeitsplatz (Betriebsklima) und äußert sich auch in Häufigkeit von Fehlzeiten, Stellenwechseln und schließlich der Produktionsrate. Für die Arbeitszufriedenheit sind allgemein entscheidende Faktoren:
- Gehalt.
- Betriebsklima.
- Kommunikationsstruktur.
- Arbeitsinhalt und -zeit.
- Aufstiegschancen.
- Sicherheit des Arbeitsplatzes.

Streß am Arbeitsplatz

➤ **Definitionen:**
- *Stressoren:* Belastungsfaktoren, die als positive (Eustress) oder inadäquate, mühevolle, über- oder unterfordernde Herausforderung (Distress) erlebt werden.
- *„coping":* Bewältigung von Stressoren, Streßabwehr.

➤ **Stressoren** (systematische Auflistung nach Graf Hoyos):
- *Stressoren aus Arbeitsaufgaben:*
  - Zu hohe qualitative und quantitative Anforderungen.
  - Fehlende Eignung, mangelnde Berufserfahrung.
  - Zeit- und Termindruck.
  - Informationsüberfluß.
  - Arbeitstempo.
  - Unklare Aufgabenübertragung, widersprüchliche Instruktionen.
  - Unerwartete Unterbrechungen und Störungen.
  - Defekte Arbeitsmittel.
  - Fehlende Erholung und Entspannung.
- *Stressoren aus der sozialen Rolle:*
  - Verantwortung.
  - Konkurrenzverhalten unter den Mitarbeitern.
  - Fehlende Unterstützung und Hilfeleistung.
  - Enttäuschung, fehlende Anerkennung.
  - Konflikte mit Vorgesetzten und Mitarbeitern.
  - Belastungen durch Führungspositionen.
- *Stressoren aus der materiellen Umgebung:*
  - Umgebungseinflüsse: Lärm, mechanische Schwingungen, Kälte, Hitze usw.
  - Gefahren, Notsituationen.
- *Stressoren aus der sozialen Umgebung:*
  - Betriebsklima.
  - Wechsel der Umgebung, der Mitarbeiter und des Aufgabenbereiches.
  - Strukturelle und räumliche Veränderungen im Betrieb.
  - Informationsmangel.

- *Stressoren aus dem „behavior setting":*
  - Isolation.
  - Dichte.
- *Stressoren aus dem Person-System:*
  - Angst vor Aufgaben, Mißerfolgen, Tadel und Sanktionen.
  - Familiäre Konflikte.

➤ **Durch Streß besonders gefährdete Personen:** Distress am Arbeitsplatz ist insbesondere zu vermeiden bei Personen mit arterieller Hypertonie, koronarer Herzkrankheit, nach Herzinfarkt, Personen mit psychischen und/oder neurotischen Störungen, Anfallsleiden.

Halbfette Seitenzahlen = Haupttextstellen

A

AAS (Atomabsorptionsspektroskopie) **146**
AAV (Allgemeine arbeitsmedizinische Vorsorgeuntersuchung) **122**
Abbrennstumpfschweißen 331
Abbruchkriterien, Ergometrie 166
A-Bewertung 297
Abfallbehälter 477
Abfallwirtschaft, Bakterien 402
– biologische Noxen 389
– bioorganische Stäube 410
– Pilze 406
– Schutzimpfung 414
Abhängigkeit 270
Abluft 531
ABM (Arbeitsbeschaffungsmaßnahme) 28
Abmahnung, Drogenmißbrauch 274
Abrißfraktur, Wirbelsäule 215
Absaugung 475
– biologische Noxen 387
Abschirmung 353
Absturzgefahr 114, 169, 174
Abwasserbereich, Bakterien 402
– biologische Noxen 389
– Hepatitis A 255
– Pilze 406
– Schutzimpfung 414
– Viren 396
Aceton 329
Acute mountain sickness 377
Adaptation, frustrane 419
– Hitze **435**
– Höhe 378
Additive 320
Adenokarzinom 216, 409
Adenoviren 395
ADI-Wert (acceptable daily intake) 498
Adsorptionsröhrchen 145
Aflatoxin 409
AGS (Ausschuß für Gefahrstoffe) 46, 48
AGW (Atemgrenzwert) 160
AHB (Anschlußheilbehandlung) 285, 286
Airways resistance 160
Akklimatisation, Tropen 461
Akkordarbeit **422**
– Diabetes mellitus 221
– Nierenkrankheiten 276
Akridin 247
Akrozyanose 192, 243
Akteneinsicht 134
Akzeptanz, Persönliche Schutzausrüstung 539
ALARA-Prinzip (as low as reasonably achievable) 373
Alarmeinrichtung **581**
Aldehyde 147
Alkaliresistenzprüfung 192
Alkohol, FSÜ-Tätigkeiten 455
Alkoholabhängigkeit **263**
Alkoholabstinenz 264
Alkohole 146, 147, 325
Alkoholentzugskur 269
Alkoholismus 263
Alkoholkonsum 263
Alkoholkranke, Selbsthilfegruppe 100
Alkoholverbot 266
Alkoteströhrchen 267
Alkylaryloxid 214
Alkyloxid 214
Allergene 239, 244, 245
Allergie 238
Allergische Dermatitis 195
Allgemein anerkannte Regeln 1
– – – TRGS 003 49
Allgemeinbeleuchtung 519
Allgemeine arbeitsmedizinische Vorsorgeuntersuchung (AAV) **122**
Alopezie 194
Alpha-Strahlung 368
Altersveränderung, Sehapparat 525
Alterung, Beleuchtungsanlage 523
Altstoffe 37
Aluminothermschweißen (AT-Schweißen) 331
Alveolarstaub 151
Alveolitis, exogen-allergische 216, 409
Alveolotis, exogen-allergische 402
AMD (Arbeitsmedizinischer Dienst) 67, 68, 107
Amine, aromatische 213
Aminoverbindungen, aromatische 114, 200
Amöbiasis 462
Amosit 343
Amphetamine 271
Amplitude 309
AMV (Atemminutenvolumen) 160
Analyseverfahren **139**, 140
Anemometer 154
Anfälle, extrapyramidale 223
Anfallsleiden, zerebrale **223**
– – FSÜ-Tätigkeiten 455
Anforderungsanalyse **585**
Angina pectoris 230
Angry-back-Reaktion 196
Anhörungsrecht, Betriebsrat 93
Anlagen, überwachungspflichtige 33
Anmeldestelle, Stoffe 37
Anmeldung, Stoffe 37
Anomalquotient (AQ) 172
Anordnung, ärztliche Maßnahmen 103
– Spezielle arbeitsmedizinische Vorsorgeuntersuchung (SAV) 125
– Vorsorgeuntersuchung 103
Anosmie 181
Anschlußheilbehandlung (AHB) 285, 286
Anschlußzwang 107
Anstreichmittel 325
Anthrazen 217
Anthropometrie 499
Antidiabetika, orale 220
Antioxidantien 245
Antiseptika 247
Anti-Vibrationssysteme (AV-Systeme) 318
Anwendung, Persönliche Schutzausrüstung 540
Anzeigepflicht, Berufskrankheit 21, 22
Anzeigevorrichtung **506**
AQ (Anomalquotient) 172
Äquivalentdosis 369
Arbeit, dynamische 505
– statische 505
Arbeitnehmerrechte 26
Arbeitnehmervertretung 64
– Arbeitssicherheitsgesetz 12
– Persönliche Schutzausrüstung 537

Arbeitsamt 283, 287
Arbeitsbedingungen 585
Arbeitsbelastung 426
Arbeitsbereichsanalyse **135**
– Dokumentation 142
Arbeitsbeschaffungsmaßnahme (ABM) 28
Arbeitsdruck 384
Arbeitselemente, Anordnung 447
Arbeitsenergie 425
Arbeitserprobung 107, 286
Arbeitserschwernis, Atemschutz 551
– Augenschutz 542
– Fußschutz 564
– Gehörschutz 545
– Gesichtsschutz 542
– Handschutz 560
– Kopfschutz 556
– Körperschutz 570
Arbeitsförderung 284
Arbeitsformen **418**
Arbeitsgestaltung **422**
Arbeitshöhe **499**
Arbeitskleidung 566
Arbeitsmedizin, Literatur 86
Arbeitsmedizinische Untersuchung 31
– – Gewerbearzt 104
– – Nachtschicht 31
Arbeitsmedizinischer Dienst (AMD) 20, 67, 68, 107
Arbeitsmittel 33, **505**
– technische 34
Arbeitsphysiologie, Literatur 87
Arbeitsplatz, Behinderte 28
Arbeitsplatzbegehung 73
Arbeitsplatzbeurteilung, Arbeitsschutzgesetz 7
Arbeitsplatzerprobung 288
Arbeitsplatzgestaltung 29, **499**
– Bildschirmarbeit 443
– Jugendarbeitsschutzgesetz 52
– Mutterschutzgesetz 55
Arbeitsplatzrichtwerte (ARW) 138
Arbeitsplatzuntersuchung 71
Arbeitsplatzwechsel 83
Arbeitspsychologie **585**
Arbeitspuls 426
Arbeitspulsfrequenz 426
Arbeitsraum **477**
Arbeitsschutz 7
Arbeitsschutzausschuß (ASA) 60, 75, 76, **78**
Arbeitsschutzgesetz (ArbSchG) **7**, 94, 101, 105, 536
Arbeitsschutzhelm 555
Arbeitsschutzmaßnahmen, Asbest 345
Arbeitssicherheit 78
Arbeitssicherheitsgesetz (ASiG) **10**, 63, 91, 93, 105
– – Prävention 292
Arbeitssitz **503**
Arbeitsstättenbetrieb 490
Arbeitsstättengestaltung **471**
– Planung 478, 481, 484, 489
Arbeitsstättenrichtlinien (ASR) 16
Arbeitsstättenverordnung (ArbStättV) **16**, 318, 471
Arbeitsstrukturierung **422**
Arbeitsstuhl 445
Arbeitstherapie 288
Arbeitstisch 445
Arbeitsunfähigkeit (AU) **72**, 207, 207
Arbeitsunfall 20
Arbeitsvertrag 64
Arbeitsweise, dikontinuierliche 418
– kontinuierliche 418
Arbeitszeit 30
Arbeitszeitgesetz (ArbZG) **30**, 111
– – Nachtarbeit 169
– – Schichtarbeit 421
Arbeitszeitregelung 473
Arbeitszufriedenheit **587**
ArbSchG (Arbeitsschutzgesetz) **7**, 94, 101, 105
– (Arbeitsschutzgesetz) 536
ArbStättV (Arbeitsstättenverordnung) **16**, 318, 471
ArbZG (Arbeitszeitgesetz) **30**, 111, 421
Archivare, Pilze 406
Armlehne 504
Armschutz 558
Aromate 146
Aromen 245
Arsen 113, 163, 193, 195, 199, 213
Arteriographie 231
Arthropathie 278
ARW (Arbeitsplatzrichtwerte) 138
Aryloxid 214
Arzt, ermächtigter 18, 211, 375
– nachgeordneter 57
Arztwahl, freie 126
ASA (Arbeitsschutzausschuß) 75, 76, **78**
Asbest 147, **343**
– TRGS 519 50
Asbestersatzstoffe **343**, **347**
Asbestfaser 343
Asbestose 216, 237, 344
– (BeK 4103) **240**
Asbeststaub 216
ASiG (Arbeitssicherheitsgesetz) **10**, 91, 93, 105
– – Prävention 292
ASR (Arbeitsstättenrichtlinien) 16
Asthenopische Beschwerden 442
Asthma bronchiale 237
– exogen-allergisches 409
– toxisches 409
Aszites 250
Atemanschluß 548
Atemgrenzwert (AGW) 160
Atemluft, gesundheitlich zuträgliche 471
Atemminutenvolumen (AMV) 160
Atemschutz 113, 164, 169, 174, 187, 199, **548**
– biologische Noxen 389
– Schweißen 341
Atemschutzanzug 548
Atemschutzhaube 548
Atemschutzhelm 548
Atemwegskrankheit, obstruktive 322
Atemwegskrankheiten 215, **237**
– Lösemittel 328
– Schweißen 339
Atemwegsobstruktion 113, 163, 199, 216
Atemwegswiderstand 159, 160
Atomabsorptionsspektroskopie (AAS) **146**
Atopie 192, 239, **242**
Atopiekriterien 242
Atopische Diathese 192, 242
ATPS (ambient temperature, pressure, saturated) 160
AT-Schweißen (Aluminothermschweißen) 331
Attributales Risiko 204
AU (Arbeitsunfähigkeit) 207, 207
Audiometer 176
Audiometrie **176**
– FSÜ-Tätigkeiten 453

Aufbewahrungstemperatur, Lebensmittel 494
Aufgaben **57**
- Betriebsarzt **70**
- - Arbeitsschutzgesetz (ArbSchG) 9
- - Arbeitssicherheitsgesetz (ASiG) 13
- - Arbeitszeitgesetz (ArbZG) 31
- - Berufskrankheitenverordnung (BeKV) 23
- - Betriebsverfassungsgesetz (BetrVG) 26
- - Chemikaliengesetz (ChemG) 38
- - Druckluftverordnung (DruckluftV) 18
- - Gefahrstoffverordnung (GefStoffV) 47
- - Gerätesicherheitsgesetz (GSG) 35
- - Gewerbeordnung (GewO) 14
- - Giftinformationsverordnung (ChemGiftInfoV) 40
- - Jugendarbeitsschutzgesetz (JArbSchG) 54
- - Mutterschutzgesetz (MuSchG) 56
- - Schwerbehindertengesetz (SchwbG) 29
- - Unfallverhütungsvorschriften (UVV) 24
- - Unfallversicherungsrecht (SGB VII) 21
- Betriebsrat 26, **93**
- Sicherheitsbeauftragter 98
- Sicherheitsfachkraft 95
Aufgabenanalyse **585**
Aufklärung, Allgemeine arbeitsmedizinische Vorsorgeuntersuchung (AAV) 123
- Schutzimpfung 412
Aufmerksamkeitsbeeinträchtigung, Lärm 301
Aufsichtsbehörde 31, 35, **101**
- Arbeitssicherheitsgesetz 12
Aufsichtspersonen 106
Auftragsschweißen 331
Augenarzt, ermächtigter 449
Augendusche **583**
Augenhintergrundspiegelung 172
Augenschutz **541**
Augenzittern 217
Aura 223
Ausbelastung, Ergometrie, maximale 166
- - submaximale 166
Auskunftspflicht 21
Auslandsaufenthalt 114, 169, 200
Auslöseschwelle 43, 124, **135**
Ausrüstung, Schutzkleidung 567
Ausschleusung 383
Ausschuß für Gefahrstoffe (AGS) 46, 48
- - Technische Hilfsmittel 35
Ausschüsse, Jugendarbeitsschutzgesetz 53
Außenluftstrom 472, 531
Auswahl, Persönliche Schutzausrüstung 539
Auswahlkriterien, Noxen 124
Auswurf 238
AV-Systeme (Anti-Vibrationssysteme) 318

B

Bacillus cereus 495
Bäcker, Kontaktekzem 245
Bäckerasthma 409
Bad, galvanisches 245
BAD-Arbeitsmedizin und Sicherheitstechnik 109, 109
Badekur 288
BAGUV (Bundesverband der Versicherungsträger der öffentlichen Hand) 108
Bakterien **397**
- Tropen 464
Bakterienwachstum 398
Balans-Stuhl 503
Balgspirometer 159
Ballettänzer, Pilze 406
Bandscheibenschaden 215, 278, 280
Barodontalgie 380
Barotrauma 380
Barrierefunktion, Haut 573
Basaliom 195
Basisdiagnostik 122
Basiseffektivtemperatur (BET) **526**
Basisuntersuchung 122
- Atemwege 237
- Herz-Kreislauf 229
- Leber 250
BAT-Wert (Biologischer Arbeitsstofftoleranzwert) **135**, 292
- TRGS 903 50
BAuA (Bundesanstalt für Arbeitsschutz und Arbeitsmedizin) 102
Bauarbeiter, Kontaktekzem 245
Bauberufe, Schutzimpfung 414
Baumarbeiten 164, 169
BCG-Impfung 411
Beantragung, Rehabilitationsmaßnahmen 287
Beauftragter für die Biologische Sicherheit 388
Bedenken, gesundheitliche 127
Bedienknopf **506**
Befähigungsuntersuchung 184
Befundmitteilung 133
Begasungen **43**, 180, 184
- TRGS 512 50
Begehung **73**
- Betriebsgastronomie 496
- Gewerbearzt 104
- Meßgeräte 74
- Nachbesprechung 75
- Protokoll 74, 75
- Teilnehmer 74
Begleitstoffe 320
Begriffe, lichttechnische **512**
- schalltechnische **297**
- schwingungstechnische **309**
Behaarungstyp 194
Behaglichkeit, thermische 528
Behindertenwerkstätten 286
Behinderung 28, 283
- Feststellung 28
- Selbsthilfegruppe 100
Beize 246
Bekleidung, Isolation 153, 437
BeKV (Berufskrankheitenverordnung) **22**, 209
- - Prävention 292
Belastung, klimatische 459
- psychomentale 450
- psychosoziale, Nierenkrankheiten 276
Belastungsdosis, Vibration 317
Belastungs-EKG 231
- FSÜ-Tätigkeiten 454
Belastungserprobung 288
Beleuchtung 474, 479, **519**
- Bildschirmarbeit 443
- künstliche 157
- Pausenraum 487
- Toiletten 481
- Umkleideraum 483
- Waschraum 480
Beleuchtungsanlage 519

Beleuchtungsmängel 524
Beleuchtungsmessung **157**
Beleuchtungsstärke 157, 514, 522
Beleuchtungsstärkemesser 157
Beleuchtungswirkungsgrad 519
Belüftung, biologische Noxen 387
- Pausenraum 487
- Toiletten 481
- Umkleideraum 483
- Waschraum 480
Belüftungsanlagen, Bakterien 403
Bends 381
Benutzungsrisiko, Persönliche Schutzausrüstung 538
Benzochinon 214
Benzol 113, 146, 213
Benzolhomologe 113, 199, 213
Beobachtungsstudie 202
Bequerel 368
Beratung 60, 70, 70
- schriftliche 133
Beratungsrecht 27
Bereitschaftsdienst 30
Bergbau, Augenzittern 217
- Bakterien 402
- Pilze 406
Bergbetriebe 63
Bergkrankheit 377
Bergleute, Wurmkrankheiten 215
Berufliche Rehabilitation 283, **288**
Berufsberatung, Atemwegskrankheiten 239
- Atopie 248
- Psoriasis 248
Berufsbildungswerke 286
Berufsfindung 107, 286, 288
Berufsfördernde Maßnahmen 283
Berufsförderungswerke 285
Berufsgenossenschaft (BG) **106**
Berufsgenossenschaftliche Grundsätze (BG-Grundsätze) **113**
- - - Alkoholabhängigkeit 268
- - - Bewegungsapparat 282
- - - Drogenmißbrauch 272
- - - Nierenkrankheiten 277
Berufsgenossenschaftliches Forschungsinstitut für Arbeitsmedizin (BGfA) 108
- Institut für Arbeitssicherheit (BIA) 108
Berufshilfe 20, 107
Berufskleidung 566
Berufskrankheiten (BeK) 20, 281
- - Atemwege 237
- - BeK 1317 326
- - BeK 2108 281
- - BeK 2109 281
- - BeK 2101 281
- - BeK 2102 281
- - BeK 2103 281
- - BeK 2105 281
- - BeK 2107 281
- - BeK 2103 315
- - BeK 2104 315
- - BeK 2108 428
- - BeK 2109 428
- - BeK 2110 281, 317, 428
- - BeK 2201 281
- Literatur 87
Berufskrankheitenanzeige 210
Berufskrankheitengutachten 211
Berufskrankheitenliste 22, 209, **213**
Berufskrankheitenverfahren 22, **209**
- Gewerbearzt 104
Berufskrankheitenverordnung (BeKV) **22**, 209
- - Prävention 292
Berufsschuh 563
Berufsunfähigkeit, Herzkrankheiten 232
Berufsvorbereitung 283, 288
Berufswahl, Diabetes mellitus 221
- Epilepsie 225
- Hepatitis B 257
- Nierenkrankheiten 277
Beryllium 147, 213
Beschaffung 71
- Persönliche Schutzausrüstung 539
Beschäftigte, Arbeitsschutzgesetz 7
Beschäftigungsbeschränkung, Jugendarbeitsschutzgesetz 52
Beschäftigungspflicht 28
Beschäftigungsverbote, Mutterschutzgesetz 55
- Aufsichtsbehörde 101
- biologische Noxen **389**
- Druckluftverordnung 17
- Gefahrstoffverordnung 43
- Hitzearbeit 435
- Jugendarbeitsschutzgesetz 52
- Kältearbeit 438
Bescheinigung, ärztliche 126, 133
- Jugendarbeitsschutzgesetz 54
Beschichtung, Schutzkleidung 567
Beschwerden, asthenopische 442, 525
- flugbedingte 458
- gesundheitliche, Sitzen 503
Beständigkeit, mechanische, Handschutz 560
Bestellung 91
- Betriebsarzt 58, **63**, **64**
- Sicherheitsbeauftragter 99
- Sicherheitsfachkraft 97, 97
Bestrahlungsstärke, effektive 153
BET (Basiseffektivtemperatur) 526
Betätigungskraft, Ergonomie 506
Betrieb 63
Betriebsart 63
Betriebsarzt, Aufgaben 10, **71**
- Bestellung 58
- Einsatzzeit 11, 59, 64, **65**, 67, 70, 82
- Fortbildung 29, 62, **84**
- hauptberuflicher 69
- Hautarztverfahren 218
- nebenberuflicher 67
Betriebsärztliche Sprechstunde 83
Betriebsbegehung 73, 98
Betriebsgastronomie 492
Betriebsgröße 63, 67
Betriebsklima 208
Betriebskrankenkasse 293
Betriebsordnung Straßenbahnen (BOStrab) 111
Betriebsrat 26, 64, 78, **93**, 97
- Alkohol 266
- Aufgaben 26
Betriebsräume 58
Betriebsrevision 101
Betriebssanitäter **582**
Betriebssicherheit 14
Betriebsvereinbarung 294
- Alkohol 266
- Drogenmißbrauch 274

Betriebsverfassungsgesetz (BetrVG) **26**, 93, 537
BetrVG (Betriebsverfassungsgesetz) **26**, 93, 537
Beurteilungsdauer, Schwingung 310
Beurteilungspegel 155, 297, 300
Beurteilungsschwingstärke 310
„Bewegtes Büro" 443
Bewegungsapparat, FSÜ-Tätigkeiten 455
– Krankheiten **278**, 451
Bewegungsfläche 477
Bewegungsmangel 450
Bewerber, Arbeitsplatz 120
Bewertungsfaktor, Strahlung 369
BfA (Bundesanstalt für Arbeit) 108
BG (Berufsgenossenschaft) **106**
BGfA (Berufsgenossenschaftliches Forschungsinstitut für Arbeitsmedizin) 108
BgVV (Bundesinst. f. gesundheitl. Verbraucherschutz und Veterinärmedizin) 39
BIA (Berufsgenossenschaftliches Institut für Arbeitssicherheit) 108
Bias 202
Bier 263
BildscharbV (Bildschirmarbeitsverordnung) 443, 449
Bildschirm 440, 445, 522
Bildschirmarbeit 174
Bildschirmarbeitsplatz 114
Bildschirmarbeitsplatz (BSA) 359, **439**
Bildschirmarbeitsverordnung (BildscharbV) 443, 449
Bildschirmaufstellung 448
Bildschirmfarbe 446
Bildschirmgröße 446
Binnenschiffahrtspatentverordnung (BSchPatentV) 111
Biologische Noxen **385**
Biologischer Arbeitsstofftoleranzwert (BAT-Wert) **135**
Biologisches Monitoring **144**
Biotechnologie 114, 163, 200, 385
Bioverfügbarkeit, Asbestersatzstoffe 347
Blastomykose 464
Blauasbest 343
Blei 113, 147, 187, 193, 199, 213
Blendung **521**, 525
– Bildschirmarbeit 443, 444
Blondiermittel 245
Blutdruckmeßgerät 165
Blutdruckmessung 166, 233
Blutdrucksteigerung, Lärm 301
Blutgasanalyse 231, 238
Bluthochdruck 233
Blutkrankheiten, Lösemittel 327
Borrelien 464
Borreliose 402
BOStrab (Betriebsordnung Straßenbahnen) 111
Botulismus 495
Boyle-Mariotte-Gesetz 379
Braunasbest 343
Brennverhalten, Schutzkleidung 567
Brille 541
Brill-Zinsser-Krankheit 465
Bronchiale Hyperreagibilität 164, **241**
Bronchialkarzinom 237
– Asbest 344
– Schweißen 339
Brucellose 401
Brustwarzenekzem 243
BSA (Bildschirmarbeitsplatz) **439**
BSchPatentV (Binnenschifffahrtspatentverordnung) 111
BSeuchG (Bundesseuchengesetz) 111, 200, 494
BTPS (body temperature, pressure, saturated) 161
Buchenholzstaub 114
Buckelschweißen 335
Bundesangestelltentarifvertrag 120
Bundesanstalt für Arbeit (BfA) 108
– – Arbeitsschutz und Arbeitsmedizin (BAuA) 102
Bundesausführungsbehörde, Unfallversicherung 108
Bundesinst. f. gesundheitl. Verbraucherschutz und Veterinärmedizin (BgVV) 39
Bundesseuchengesetz (BSeuchG) 111, 200, 494
Bundesverband der Versicherungsträger der öffentlichen Hand (BAGUV) 108
Büroraum 478
Butylacetat 146, 328
Butylphenol 214
Byssinose 216, 409

C

Cadmium 114, 147, 163, 187, 213
Caisson-Krankheit 381, 382
Candela 512
Candida albicans 196
Carbohyddrate deficient transferrin (CDT) 268
CB-Handgeräte (Cityband-Handgeräte) 358
CDT (Carbohyddrate deficient transferrin) 268
CE-Kennzeichnung, Persönliche Schutzausrüstung 537
CE-Zeichen 34
Chagas-Krankheit 463
Checkreading 506
Cheilitis 242
ChemG (Chemikaliengesetz) **36**
ChemGiftInfoV (Giftinformationsverordnung) **39**
Chemiefaser, Schutzkleidung 566
Chemikalienbeständigkeit, Handschutz 560
Chemikaliengesetz (ChemG) **36**
Chemikal-Sauerstoffgerät 550
Chemische Industrie, bioorganische Stäube 409
Cholera 411, 464
Cholestase 251
Choreoathetose, paroxysmale 223
Chrom 147, 213
Chrom-VI 113, 147, 163, 182, 199
Chronisch Kranke 27
– – Selbsthilfegruppe 100
Chrysotil 343
Cityband-Handgeräte (CB-Handgeräte) 358
Claudicato intermittens 230
Clo (clothing) 153, 437
Clostridium botulinum 495
– perfringens (Typ A) 495
CNET (Korrigierte Normaleffektivtemperatur) 434, 526
CO-Hb 147
Confounding 202

Coping **587**
Corporate identity 83

D

Dämmwirkung 544
Dämpfe 475
– Messung **145**
Dämpfung 309
D-Arzt (Durchgangsarzt) 582
Datenschutz, Unfallversicherung 21
Dauerleistungsgrenze 426
Dauerwellenmittel 245
Decipol 534
Defibrillator 165
Dekompression 379
Delegation 90
Delta-Radiometer 154
Dengue-Fieber 463
Denni-Morgan-Zeichen 242
Dentalchemikalien 245
Dermatitis, allergische 195
– infektiöse **196**
– kumulativ-subtoxische 195
– photoallergische 192
– phototoxische 192
– Protein-Kontaktdermatitis 196
– toxische 195
Dermographismus 190, 191
Desinfektion, biologische Noxen 388
– Ultraviolett 364
Desinfektionsmittel 245
Detergenzien 246
Deuteroanomalie 172
Deuteroanopie 172
Dezibel 297
Dezimeterwellen 358
Diabetes mellitus **220**
– – FSÜ-Tätigkeiten 455
Dialog, Bildschirmarbeitsplatz 446
Dialog-Arbeitsplatz 439
Diätplan 220
Diätverpflegung, Diabetes mellitus 220
Dicker Tropfen 462
Dielektrisches Verfahren 359
Dienstvertrag 64
Diffusionssammler 145
Diffusionsschweißen 331
Dimensionierung, Arbeitsplatz 499
Dimethylformamid 214
Diphtherie 411
„Dirty neck" 243
Disability 283
Diskopathie 278
Diskusschädigung, vibrationsbedingte (BeK 2110) 317
Dokumentation 61
– Erste Hilfe 583
Dokumentationspflicht 8
Dokumentationsschema (Keiser-Nielsen) 186
Dorsopathie 278
Dosimeter 374
Dosis, minimale 394
– Strahlung 369
Drakunkulose 465
Drescherfieber 409
Drittelregel 59, 70
Drogenabhängigkeit **270**
Drogenmißbrauch **270**
Drogenrausch 270
Drogenscreening 272
Drogenwirkungen 271
Druckausgleich 379, 382
Druckausgleichsstörung 380
Drucker 447
Druckgasflaschen, Farbkennzeichnung 333
Druckkabine 379
Drucklähmung, Nerven 214
Druckluft 215
Drucklufteinwirkung 381
Druckluft-Schlauchgerät 550
DruckluftV (Druckluftverordnung) **17**, 111, 382, 383
Druckluftverordnung (DruckluftV) **17**, 111, 382, 383
DTA-Wert (duldbare tägliche Aufnahmemenge) 498
Duftstoffe 247
Durchblutungsstörung, vibrationsbedingte 214
– – (BeK 2104) 315
Durchbruch, Probenahme 145
– Schutzkleidung 567
Durchgangsarztsystem 107
Durchmesser, aerodynamischer 151
Dyshidrose 243
Dyspnoe 230, 238

E

EAA (Exogen-allergische Alveolitis, BeK 4201) **241**
EBO (Eisenbahnbau- und Betriebsordnung) 111
ECD (Elektroneneinfangdetektor) 149
Echokardiographie 231
Ecstasy 272
Effekt, narkotischer 326
– phototoxischer 364
– pränarkotischer 326
– stroboskopischer 522
Effektivwert 309
Effloreszenz 191
EGKS (Europäische Gemeinschaft für Kohle und Stahl) 160
Eichenholzstaub 114
Eigenfrequenz 309
– Vibration 314
Eigenunfallversicherung (EUV) 108
Eignung 120, 122
Eingliederung, soziale 283
Einmalschutzkleidung 570
Einsatzzeit 59, 64, **65**, 67, 70, 82
– Betriebsarzt 11
– Sicherheitsfachkraft 11
– Spezielle arbeitsmedizinische Vorsorgeuntersuchung 127
Einstellungsrichtlinien, Diabetes mellitus 221
Einstellungsuntersuchung 82, **120**, 178
Einstufung, Stoffe 37
Einwirkdauer, Schwingung 309
Einwirkungen, unzuträgliche 487
Einwirkungsrichtung, Schwingung 314
Einzelplatzbeleuchtung 519
Eisenbahnbau- und Betriebsordnung (EBO) 111
EKA-Wert (Expositionsäquivalent für krebserzeugenden Arbeitsstoff) **135**, 292
EKG (Elektrokardiographie) 165, 230
EKG-Gerät 165
EKG-Veränderungen 352
Ekzem, endogenes 192
Elektrisierung 352, 355
Elektromagnetische Felder, Schweißen 338
Elektroneneinfangdetektor (ECD) 149
Elektronenstrahlschweißen 331

Elektroniker, Kontaktekzem 246
Elektrostreß 356
ELF (extremely low frequency) 354
Emphysem 237
Endokrine Störungen, Nierenkrankheiten 275
Endotoxine 321, 398, 407
Energiedosis 369
Energiegewinnung 371
Energieumsatz, Schwerarbeit 425
Energieverbrauch 426
Enfluran 146
Entamoeba histolytica 462
Enterotoxine 398
Entladungslampe 517
Entlüftung, biologische Noxen 387
Entscheidungen, EU-Entscheidungen 3
Entscheidungsablauf, innerbetrieblich 60
Enzephalopathie 214
- Alkohol 264
- Nierenkrankheiten 275
- toxische (BeK 1317) 326
Epidemiologie 71, **202**
Epidermophyton floccosum 196
Epikutantest 196, 247
Epilepsie 223
- fokale 223
- generalisierte 223
Erbgutverändernde Stoffe 45
Erdmagnetfeld 351
Erdung 353
Erforschung, Krankheitsursachen 106
Erfrierung 437
Ergebnismitteilung, Allgemeine arbeitsmedizinische Vorsorgeuntersuchung (AAV) 123
Ergometer 165
Ergometrie **165**
Ergonomie 443, **499**
- Bildschirmarbeit 445
- Literatur 87
Ergotherapie 506
Erholungswert 423
Ermächtigter Arzt, Berufskrankheitenverfahren 211
- - Strahlenschutzuntersuchung 375
- - Verfügbarkeit 18
Ermächtigung 110, **129**, 131
- Aufsichtsbehörde 101, 103, 112
- Gewerbearzt 104, 112
- Spezielle arbeitsmedizinische Vorsorgeuntersuchung (SAV) 126
Ermittlungspflicht, Gefahrstoffe 44
Ermüdung 451
Ernährung, FSÜ-Tätigkeiten 456
Ernährungsphysiologie, Betriebsgastronomie 492
Erntefieber 402
ERO (evoked response olfactometry) 180
Erreger, Lebensmittelvergiftung 495
Erste Hilfe 71, 107, **579**
Erste-Hilfe-Material **581**
Erste-Hilfe-Raum **583**
Ersthelfer 581
Erstickungsgase 213
Erstimmunisierung 413
Erstuntersuchung 125
Erwerbsfähigkeit 287
Erwerbsunfähigkeit, Herzkrankheiten 232
Erythrasma 196
Erzeugnisse 36
Erziehungswesen, Bakterien 403
- Schutzimpfung 414
- Viren 396
Ester 146, 325
Ethanol 146, 329
Ether 325
Ethylacetat 146, 328
Ethylbenzol 328
EU (Europäische Union) **3**
Europäische Union (EU) **3**
EUV (Eigenunfallversicherung) 108
EVC (Expiratorische Vitalkapazität) 159
EWG-Vertrag **3**
Exoenzyme 398
Exogen-allergische Alveolitis (EAA) 216
- BeK 4201 **241**
Exotoxine 398
Expiratorische Vitalkapazität (EVC) 159
Explosionstrauma 302
Explosivschweißen 331
Exposition 126, 136
- mechanische, Bildschirmarbeit 441
- Strahlung 375
Expositionsäquivalent für krebserzeugenden Arbeitsstoff (EKA-Wert) **135**
Extremely low frequency (ELF) 354
Extremitätenschutz, Kälte 438

F

Fachkunde, Betriebsarzt 11, 11, **63**, **129**
- „kleine" 64
- Sicherheitsfachkraft 11, 11, 96
- Unabhängigkeit 96
Facies atopica 242
Fahr-, Steuer- und Überwachungstätigkeiten (s. FSÜ-Tätigkeiten) **450**
Fahrdienst der Bahn, Hypertonie 236
Fahrtätigkeit 169
Faraday-Käfig 351
Farbbandgerät 149
Farbe 246
- metamere 508
Farbeindruck 508
Farbensehen 172
Farbentwickler 246
Farbgebung 509
Farbgestaltung **508**
Farbhelligkeit 508
Farbkodierung 508
Farbkontrast 509
Farborientierung 508
Farbsättigung 508
Farbton 508
Farbvalenz 508
Farbwiedergabe 516
Farbwiedergabeindex 516
Farbwirkung 510, 522
Farmerlunge 409
Faser 343
Faserjahre 344
Faserstaub 151, 408
Faserstäube, anorganische 348
- organische 349
Fausthandschuhe 558
Feiertagsarbeit 14
Feiertagsruhe 31
Feinarbeit 502
Feinstaub 151
Feld, elektrisches 355
- - körpereigenes 354
- magnetisches 356
- statisches, Bildschirm 440

Feld, technisches, Bildschirm 440
Feldfieber 402
Feldstärke, elektrische 354
– magnetische 354
Fellverarbeitung, Kontaktekzem 246
Fenster 475
Fentanyle 272
Festlandsockel-Bergverordnung (FlsBergV) 111
Fettleber 251, 253
Fettstoffwechselstörungen 452
Feuchtarbeiten, TRGS 531 50
Feuchte, relative 153
Feuchttemperatur 153
Feuerstar 363
FEV_1 (Sekundenkapazität) 160
FID (Flammenionisationsdetektor) 149
Fieber, rheumatisches 230
Filariasis 465
Filter, RLT-Anlage 530
Filtergerät 548
Fingerhandschuh 558
Fingerkuppen-Thermometrie 192
Fitneßprogramm 294
Flachsarbeiterlunge 409
Flammenionisationsdetektor (FID) 149
Fleckfieber 465
Fleckschatten 240
Fliegertauglichkeit 378
Fliesenleger, Kontaktekzem 245
Fließbandarbeit **422**
Flimmern **522**
– Bildschirm 445
Flimmerquelle 522
Florist, bioorganische Stäube 409
– Kontaktekzem 245
FlsBergV (Festlandsockel-Bergverordnung) 111
Flucht- und Rettungsplan 490
Fluchthaube 548
Flugreise 458
Fluor 114, 147, 163, 200, 214
Flußdichte 351
Flüssigkristall-Bildschirm 440
Folgeuntersuchung, Atemwege 237
– Herz-Kreislauf 229
– Leber 251
Forcierte expiratorische Vitalkapazität (FVC) 159
Fördermaßnahmen, berufsvorbereitende 286
Forstarbeiten 164, 169
– Bakterien 402
– Pilze 406
– Schutzimpfung 414
– Viren 396
Fortbildung 62, **84**
– Behinderte 29
– Gewerbearzt 105
– Unfallversicherungsträger 106
Fotolaborant, Kontaktekzem 246
Fowler-Test 177
Freihaltung, Arbeitsstätte 490
Freistellung, Fortbildung 84
Freiwilligkeit, Schutzimpfung 414
– Untersuchung 31
Fremdgefährdung 225
Fremdstoffe 321
Frequenzanalyse 297
Frischbeton 245
Frischluft-Schlauchgerät 549
Friseur, Kontaktekzem 245
– Pilze 406
Frühdiagnose, Spirometrie **163**
FSME 411
FSÜ-Tätigkeiten (Fahr-, Steuer- und Überwachungstätigkeiten) 113, 174, **450**, 276
Führungskraft 90
Funktionsdiagnostik, Gesundheitsförderprogramm 295
Funktionsprüfung, FSÜ-Tätigkeiten 453
Funktionsprüfungen **159**
Fusion 172
Fußboden 474, 479
Fußbodenleger, Kontaktekzem 246
Fußpfleger 406
Fußschutz **563**
– orthopädischer 565
Fußstütze 445, 504
Futtermittelstäube 246
FVC (Forcierte expiratorische Vitalkapazität) 159

G

GAA (Gewerbeaufsichtsamt) 102
Gallengangsverschluß 253
Galvanik, Kontaktekzem 245
Gamma-GT 268
Gamma-Strahlung 368
Ganzkörperplethysmographie 159
Ganzkörperschwingung 313
Gartenbau, Bakterien 402
– bioorganische Stäube 409
– Kontaktekzem 245
– Schutzimpfung 414
Gasaustausch 380
Gasaustauschstörung 381
Gasbrand 402
Gaschromatographie (GC) **146**
Gase 475
– Messung **145**
Gasembolie 381
Gasfilter 548
– Einsatzbereich 551
Gasschweißen 331, **332**
Gasspürröhrchen 145
Gastritis, Alkohol 264
Gastroenteritis 400
Gastronomie, Hepatitis B 257
Gaswaschflaschen 145
GBE (Gesundheitsberichterstattung) 71, **206**
GC (Gaschromatographie) **146**
GdB (Grad der Behinderung) 28, 289
Gebährfähige Frauen, Gefahrstoffverordnung 43
Gebäudesanierung, Asbest 345
Gebietsbezeichnung Arbeitsmedizin 57, 63
Gebläsefilter 549
Gefährdung, elektrische 335
Gefährdungsermittlung, Arbeitsschutzgesetz 8
Gefährdungskategorien, Epilepsie 224
Gefährdungsrisiko, Bakterien 398
– Viren 395
Gefahrenhinweise 42
Gefahrstoffe **36**
– hautresorbierende 143
– Kennzeichnung 42
– krebserzeugende 114
– Literatur 87
Gefahrstoffkataster 44
Gefahrstofflagerung, Arbeitsstätte 490
Gefahrstoffverordnung (GefStoffV) **41**, 94, 111, 536
Gefahrstoffverzeichnis, TRGS 222 50
Gefäßreaktion **192**
Gefäßveränderung **192**

GefStoffV (Gefahrstoffverordnung) **41**, 94, 111, 536
Gehörschutz **544**
Gehörschutzstöpsel 544
Gelbfieber 411, 463
Geldleistung 20, 212
Gelegenheitsursache 219
Gelenkschädigung, vibrationsbedingte (BeK 2103) 315
Gelenkschenkelgriff 505
Gemeindeunfallversicherungsverbände (GUV) 108
Genehmigung, Rehabilitationsmaßnahmen 287
Generationsdauer, Keime 493
Gentechniksicherheitsverordnung (GenTSV) 112
Gentechnologie 385
- biologische Noxen 389
GenTSV (Gentechniksicherheitsverordnung) 112
Gerätegruppen, Atemschutz 552
Gerätehygiene, Betriebsgastronomie 496
Gerätesicherheitsgesetz (GSG) **33**
Geräusch 297
Geräuschaudiometrie 177
Gerbstoffe 246
Geruchsprüfung **180**
Gesamtstaub 151
GesBergV (Gesundheitsschutz-Bergverordnung) 112, 164, 174, 318
Gesetze 1
Gesicherte arbeitsmedizinische Erkenntnisse 1
Gesichtsfeld 171
Gesichtsschutz **541**
Gestaltung, Persönliche Schutzausrüstung 538
Gestaltungsgesichtspunkte, Farbe 509
Gesundheitliche Betreuung, Jugendarbeitsschutzgesetz 53
Gesundheitsakte 61, 126
Gesundheitsbericht 294
Gesundheitsberichterstattung (GBE) 71, **206**
- betriebliche 207
Gesundheitserziehung 290
Gesundheitsfärderung 290
Gesundheitsförderprogramm 293, **294**
Gesundheitsförderung, Alkoholabhängigkeit 269
Gesundheitsindikatoren 206
Gesundheitsschutz-Bergverordnung (GesBergV) 112, 164, 174, 318
Gesundheitswesen, Bakterien 400
- biologische Noxen 389
- Hepatitis A 255
- Hepatitis B 257
- Hepatitis C 260
- Schutzimpfung 414
- Strahlenbelastung 371
- Viren 395
Gesundheitszirkel **293**
Getreidefieber 409
Gewebe, Schutzkleidung 567
Gewebewichtungsfaktor 369
Gewebsschädigung, Druckluft 381
Gewerbearzt **104**
- Berufskrankheitenverfahren 210
- Ermächtigung 112
- Hautarztverfahren 218
Gewerbeaufsichtsamt (GAA) 35, 101
Gewerbefreiheit 14
Gewerbeordnung (GewO) **14**, 101
Gewerbliche Berufsgenossenschaften (BG) 107
GewO (Gewerbeordnung) **14**, 101
Gewürze 245
Giftinformationsverordnung (ChemGiftInfoV) **39**
Gingiva 185
Glasbläser 363
Gleichgestellte 28
Gleitpuder, Gummihandschuhe 557
Globethermometer 153
Glockenspirometer 159
GLP (Good Laboratory Practice, Gute Labor Praxis) 37, 38
Glühlampe 512, 517
Glukane 407
GMT (Gute mikrobiologische Technik) 386
Good Laboratory Practice (GLP) 37
Grad der Behinderung (GdB) 28, 289
Grand Mal-Anfall 223
Grauer Star 215, 366, 442
Gray 369
Greifraum **500**
Grenzlasten 431
Grenzwerte, Atemluft 471
- biologische Noxen 391
- Infraschall 306
- ionisierende Strahlung 376
- Kühlschmierstoffe 323
- Lösemittel 328
- Luftfeuchtigkeit 472
- Mikrowellen 360
- Radiowellen 360
- Statische Felder 353
- Technische Felder 357
- TRGS 900 51
- Überdruck 383
- Ultraschall 304
- Ultraviolett 366
- Unterdruck 378
- Vibration 318
Grenzwerthypertonie 233
Griffgestaltung 505
Grünblindheit 172
Grundsätze, berufsgenossenschaftliche (BG-Grundsätze) 163
- - G 1 (Mineralische Stäube) 163
- - G 2 (Blei) 187, 199
- - G 4 (Hautkrebs) 199
- - G 5 (Nitroglyzerin) 169
- - G 6 (Schwefelkohlenstoff) 163, 163, 169, 173
- - G 7 (Kohlenmonoxid) 169
- - G 9 (Quecksilber) 187
- - G 10 (Methanol) 173
- - G 11 (Schwefelwasserstoff) 163, 170, 182, 199
- - G 12 (Weißer Phosphor) 187
- - G 13 (Tetrachlormethan) 170
- - G 14 (Trichlorethen) 170, 174, 178, 184
- - G 15 (Chrom-VI) 163, 182, 199
- - G 16 (Arsen) 163, 199
- - G 17 (Perchlorethen) 184
- - G 17 (Tetrachlorethen) 170
- - G 20 (Lärm) 178
- - G 21 (Kältearbeiten) 164, 169, 199, 438
- - G 22 (Säureschaden der Zähne) 187
- - G 23 (Atemwegsobstruktion) 163, 164, 199
- - G 24 (Hauterkrankungen) 198
- - G 25 (FSÜ-Tätigkeiten) 169, 174, 179, 226, **452**

Grundsätze, berufsgenossenschaftliche (BG-Grundsätze), G 26 (Atemschutz) 164, 169, 174, 179, 187, 199, 226, 552
– – G 27 (Isocyanate) 163, 164, 170, 199
– – G 29 (Benzinhomologe) 199
– – G 30 (Hitzearbeiten) 164, 169, 199, 226, **435**
– – G 31 (Überdruck) 164, 169, 169, 174, 179, 187, 199, 226, **382**
– – G 32 (Cadmium) 163, 187
– – G 33 (Aromat. Nitro- und Aminoverb.) 200
– – G 34 (Fluor) 163, 200
– – G 35 (Tropenaufenthalt) 164, 169, 200, **466**
– – G 36 (Vinylchlorid) 163, 200
– – G 37 (Bildschirmarbeit) 174
– – G 38 (Nickel) 163, 200
– – G 39 (Schweißrauche) 163, 164
– – G 40 (Krebserzeugende Arbeitsstoffe) 200
– – G 41 (Absturzgefahr) 169, 174, 179, 184, 226
– – G 43 (Biotechnologie) 163, 200
– Unfallverhütungsvorschriften 25
Grundstoffe 320
Grundumsatz, Schwerarbeit 425
Gruppenakkord 422
GSG (Gerätesicherheitsgesetz) **33**
GS-Zeichen 34
Gummi 246
– Schutzkleidung 566
Gummihandschuhe 245, 557
Gummihersteller, Kontaktekzem 246
Gummiverarbeiter, Kontaktekzem 246
Gummizusatzstoffe 246
Gutachten „Krankheit und Kraftverkehr" 222, 232
Gute Labor Praxis (GLP) 38
GUV (Gemeindeunfallversicherungsverbände) 108

H

Haare **194**
Haarfarben 245
Haarschutznetz 555
Haarverfärbung 194
Haftung **80**
– Unternehmer 90
Haftungsbeschränkung 91
HAG (Heimarbeitsgesetz) 56
Halbmaske, filtrierende 548
Halbwertszeit 369
Halogenkohlenwasserstoffe 213
Halogenlampe 364, 517, **524**
Halothan 146
Haltearbeit 505
Haltungsänderung 503
Händereinigung, biologische Noxen 388
Handfurchen 242
Handicap 283
Handlungsrichtlinien, Raumluftkontamination 533
Handschutz **557**
Hanfarbeiterlunge 409
Hartmetalle 216
Haschisch 271
Hasenpest 401
Hauptfürsorgestelle 29
– orthopädischer Fußschutz 565
Hauptverband der gewerblichen Berufsgenossenschaften (HVBG) 108
Haushaltsstrom 355
Haustaubmilbenallergie 242
Haut **190**
– Bewertung 198
– Infrarot 362
– Ultraviolett 365
Hautallergie **242**
Hautarzt 218
Hautarztbericht 218
Hautarztverfahren **218**
Hautausschlag 442
Hautdurchblutung 191
Hauterkrankungen 198
Hautinfektionen, rekurrente 242
Hautkontakt **136**
– TRGS 150 49, 136
Hautkrankheiten 113, 217, **242**
– Kühlschmierstoffe 321
– Lösemittel 328
Hautkrebs 113, 113, 199, 217
– Ultraviolett 365
Hautpflege, Handschutz 562
Hautpflegepräparate **574**
Hautreinigungspräparate **574**
Hautschädigung, Handschutz 560
– Schweißen 339
Hautschutz **573**
– Ultraviolett 366
Hautschutzmittel **573**
Hautschutzplan 323, 577
Hautschutzpräparate 573
Hautsekretionstyp 191
Hauttestverfahren 246
Hauttumor **195**
Hautuntersuchung **198**
HAV (Hepatitis-A-Virus) 255
HBV (Hepatitis-B-Virus) 256
HCV (Hepatitis-C-Virus) 260
HDV (Hepatitis-D-Virus) 262
Healthy worker effect **203**
Heben 215, 282, **428**
Hebetechniken 430
Heilbehandlung 20
Heilberufe, Kontaktekzem 245
Heilverfahren, stationäres 288
Heimarbeitsgesetz (HAG) 56
Helligkeit 521
Helligkeitskontrast 509
Henry-Dalton-Gesetz 380
Hepatitis 251
Hepatitis A 114, **255**, 411, 463
Hepatitis, alkohol-toxische 252
Hepatitis B 114, **256**, 262, 411, 463
– Schutzimpfung 258
– Verletzung 259
Hepatitis C **260**
Hepatitis, chronische 252
Hepatitis D **262**
Hepatitis E **262**, 463
Hepatitis-A-Virus 395
Hepatitis-A-Virus (HAV) 255
Hepatitis-B-Virus 395
Hepatitis-B-Virus (HBV) 256
Hepatitis-C-Virus (HCV) 260
Hepatitis-D-Virus (HDV) 262
Heroin 271
Herpes-simplex-Virus 196, 395
Herstellungsverbot, Gefahrstoffe 43
Herthoge-Zeichen 243
Herzberg-Zeichen 242
Herzinsuffizienz 229
– FSÜ-Tätigkeiten 454
Herzkatheteruntersuchung 231
Herzkrankheiten **229**

- Lösemittel 327
Herz-Kreislauf-Belastung, Tropen 459
Herz-Kreislauf-Krankheiten 452
- FSÜ-Tätigkeiten 454
Herz-Kreislauf-Programm 295
Herzrhythmusstörung 170, 352
Herzrhythmusstörungen, FSÜ-Tätigkeiten 454
Herzschrittmacher 352, 360
Heuschnupfen 242
Hilfspersonal, medizinisches 58
Hinterbliebenenrente 107
Hinweise der LBG **110**
- - H 1 (Lärm) 178
- - H 3 (Schweißrauche) 163
- - H 4 (Mineralische Stäube) 163
- - H 6 (Organische Stäube) 163, 164
- - H 7 (Atemschutz) 164, 169, 174, 179, 187, 199
- - H 8 (Forstarbeiten) 164, 169, 174, 179
- - H 9 (Baumarbeiten) 164, 169, 174, 179
- - H 10 (Kompostierarbeiten) 163, 164, 200
Hirnödem 377
Histioplasmose 464
Hitzeadaptation 435
Hitzearbeit **434**
Hitzearbeiten 113, 164, 169, 199
Hitzekollaps 435
- Infrarot 363
Hitzekrampf, Infrarot 363
Hitzschlag 435
Hochdruckentladungslampe 518
Höchstarbeitszeit, Jugendarbeitsschutzgesetz 52
Höhenanpassung 378
Höhenerythrozytose 377
Höheneuphorie 377
Höhen-Hyperventilation 377
Höhenkrankheit 377
Holz 246
Holzarbeiterlunge 409
Holzbearbeitung, bioorganische Stäube 409
- Kontaktekzem 246
- Pilze 406
Holzschutzmittel 246
Holzstaub 408
Honorierung 60, 65
- Spezielle Vorsorgeuntersuchung 110
Horizontalbeleuchtung 519
Hörprüfung 176
Hörschädigung 317
Hörschwellenabwanderung 302
Hörvermögen **176**
Hot spot 303, 359
Husten 238
HVBG (Hauptverband der gewerblichen Berufsgenossenschaften) 108
Hyalinosis complicata 240
Hydratation, Haut 574
Hygiene 292
- Betriebsgastronomie 492
Hygienemaßnahmen, Gefahrstoffe 45
Hygieneplan, biologische Noxen 387
Hygrometer 153
Hyperbilirubinämie 253
Hyperlinearität, palmare 243
Hyperosmie 181
Hyperpigmentierung 193
Hyperreagibles Bronchialsystem, Lösemittel 328
Hyperschall 303
Hypersomnie 223
Hypertonie, arterielle **233**
Hypertoniestadien 233
Hypoglykämie 220, 222
Hypopigmentierung 193

I

IgE-Nachweis 246
ILO-Schema (International Labour Organization), Asbestose 240
Immunisierung, aktive 411
- passive 411, 416
- - Schwangerschaft 416
Impairment 283
Impaktor 152
Impedanz 309
Impfabstand 413, 468
Impfanamnese 413
Impfempfehlung 415
Impffahrplan, Tropenaufenthalt 469
Impfindikation, arbeitsmedizinische 413
- berufliche Exposition 414
Impfkontrolle 415
Impfliste, Tropenaufenthalt 468
Impfpflicht 414
Impfstoff **411**
- Lagerung 412
- Transport 412
Impftechnik 413
Impfung, postexpositionelle 411, 415, 415
- präexpositionelle 411
Impfuntersuchung 413
Impinger 145
Impuls 298
Impulsschall 299
Indigo 194
Induktion, magnetische 354
Induktives Verfahren 359
Infektion, biologische Noxen 387
- Lebensmittel 494
Infektionskrankheiten 114
- Tropen 459
Infektionsprophylaxe, Tropenaufenthalt 467
Infektionsquelle, Tropen 461
Infektiöse Dermatitis **196**
Influenza 411
Information, Betriebsarzt 71
- Fortbildung 85
- Persönliche Schutzausrüstung 540
- Sicherheitsbeauftragter 98
Informationen, EU-Informationen 3
Informationsaufnahme **450**
Infrarot **362**
- IR-A 362
- IR-B 362
- IR-C 362
Infrarotspektrometer 149
Infrarot-Strahlung, Augenschutz 541
Infraschall **305**
Infrastruktur, medizinische, Tropen 459
Inhalationstest, arbeitsplatzbezogener 161
Inkubationszeit, Tropenkrankheiten 465
Inspiratorische Vitalkapazität (IVC) 159
Instandhaltung, Arbeitsstätte 490
Insulinbehandlung 220
Insulinpumpe 352
Interventionsstudie 202
Intoxikation, Chemikaliengesetz (ChemG) 37

Intoxikation, Giftinformationsverordnung (ChemGiftInfoV) 39
- Kohlendioxid 380
- Kohlenmonoxid 339
- Sauerstoff 380
- Stickstoff 380
Intrakutantest 196, 247
Inzidenz 204
Ionendosis 369
Irritantien 244, 245
Irritation 408
Isocyanate 113, 163, 170, 199, 241
Isolationswert, Kleidung 437
Isoliergerät 549
- Einsatzbereich 551
- Schweißen 341
IVC (Inspiratorische Vitalkapazität) 159

J

Jahresbericht 61
Jahresplan 61
JArbSchG (Jugendarbeitsschutzgesetz) **52**
JArbSchUV (Jugendarbeitsschutzuntersuchungsverordnung) 53, 54
Jet-lag (Zeitzonenverschiebung) 458
Job enlargement 422
- enrichment 422
- rotation 422
Joule 425
Juckreiz 243
Jugendarbeitsschutzgesetz (JArbSchG) **52**
- - Alkoholverbot 266
- - Schichtarbeit 420, 421
Jugendarbeitsschutzuntersuchung 83, 198
Jugendarbeitsschutzuntersuchungsverordnung (JArbSchUV) 54
Jugendliche, biologische Noxen 389
- Gefahrstoffverordnung 43

K

Kalibrierung 146
Kalorien 425
Kälte 478
- Nierenkrankheiten 276
Kälteakklimatisation 437
Kältearbeit **437**
Kältearbeiten 113, 164, 169, 199
Kaltpreßschweißen 331
Kaltreiniger 325
Kammerflimmern 352
Kantinenverpflegung **492**
Kanzerogene, Haut 201
- Stoffe 45
- TRGS 905 und 910 51
Kanzerogenese, Strahlung 372
Kapselbildung 398
Kapselgehörschutz 544
Kardiomyopathie, Alkohol 264
Kardiovaskuläre Störungen, Nierenkrankheiten 275
Karies 185
Karzinom, spinozelluläres 195
Käsewäscherlunge 409
Katarakt 366, 442
Kategorie A, Strahlenschutz 374
Kategorie B, Strahlenschutz 374
Kategorien, Lichtempfindlichkeit 191
- Persönliche Schutzausrüstung 538
- Strahlenschutzverordnung 124
Kathodenstrahlröhre 440
Kausalität, haftungsausfüllende 210
- haftungsbegründende 210
Kausalitätsprinzip 283
Kausalzusammenhang 210
Kehlkopfkrebs 216
Keimbelastung, Arbeitsplatz 532
- Lebensmittel 493
Keimvermehrung, Lebensmittel 492
Kennzeichnung, Gefahrstoffe , 42
- Persönliche Schutzausrüstung 538
- Stoffe 37
- Zubereitungen 42
Keratokonus 242
Keratose 195
Keratosis pilaris 243
Ketone 147, 325
Keuchhusten 400
KHK (Koronare Herzkrankheit) 229
KKS (Kühlschmierstoffe) **320**
Klang 298
Klebstoffe 246, 325
„Kleine Fachkunde" 64
Klima 479, **526**
- BergV (Klimabergverordnung) 187
- FSÜ-Tätigkeiten 456
- Tropen 458
Klimaanlage 530
Klimaanlagen, Bakterien 403
KlimaBergV (Klima-Bergverordnung) 112, 164
- (Klimabergverordnung) 174, 200, 436
Klima-Bergverordnung (KlimaBergV) 112, 164
Klimabergverordnung (Klima-BergV) 174, 187, 200, 436
Klimafaktoren 526
Klimamessung **153**
Klimasummenmaß **526**
Klimawerte, empfohlene 526
Knalltrauma 302
Kniehocker 445, 503
Knochennekrose, aseptische 278
Kobalt 194
Koch, Kontaktekzem 245
Kohlendioxidintoxikation 380
Kohlenmonoxid 113, 213
- Schweißen 338
Kohlenmonoxidintoxikation, Schweißen 339
Kohlenwasserstoffe, aliphatische 147, 325
- aromatische 148, 325
- halogenierte 146, 147, 325
Kokain 271
Kokereirohgase 216
Kolorimeter 149
Kombinationsfilter 549
Kombinationsimpfstoff 412
Komfortklima 526
Komplementärfarbe 510
Kompostierarbeiten 163, 200
Konditor, Kontaktekzem 245
Konduktion 153, 434
Kongresse 84
Konjunktivitis 243
Konservierungsstoffe 245
Konsultationen 85
Kontakt, Betriebsarzt 70
Kontaktekzem 195, **245**
- allergisches 321
- erhöhtes Erkrankungsrisiko 245
- prädisponierende Berufe 245
- toxisch-degeneratives 321
- toxisches 321

Kontamination, biologische Noxen 387
Kontinuität 68
Kontrast 521
– Farbe 510
Kontrastwahrnehmung 525
Kontrollbereich 373
Kontrollmeßpunkt 158
Kontrollmessung **142**
Konvektion 153, 434
Kopfschutz **555**
Kornfieber 409
Kornkäfer 409
Koronarangiographie 231
Koronare Herzkrankheit, FSÜ-Tätigkeiten 454
– Herzkrankheit (KHK) 229
Körperdosis 374
Körperreinigung, biologische Noxen 388
Körperschallübertragung 307
Körperschutz **566**
Körperschutzmittel 71
Körperverletzung 80
Korrektion 543
Korrektionsbrille 448
Korrigierte Normaleffektivtemperatur (CNET) 526
Kosmetiker, Pilze 406
Kosten-Nutzen-Analyse **82**
Kostenträger, Rehabilitation 283, 288, 289
Kostenübernahme, Fortbildung 84
– Rehabilitationsmaßnahmen 107, **288**
Kraftfahrzeugtauglichkeit, Diabetes mellitus 222
– Epilepsie 226
– Herzkrankheiten 232
– Hypertonie 236
Krampfanfälle, zerebrale 442
Krankenhäuser, berufsgenossenschaftliche 108, 108
Krankenkasse, gesetzliche 293
Krankenversicherung, gesetzliche 207, 284
Krankheiten, chronische **220**
– psychiatrische, FSÜ-Tätigkeiten 455
Krankheitserreger 43
Krankheitsfolgen, Indikatoren 206
Kreatinin 275
Krebserkrankung, Atemwege 322
Krebserzeugende Stoffe 45
Kriegsopferfürsorge, orthopädischer Fußschutz 565
Kriterien, berufsdermatologische 249
– Sucht (ICD 10) 270
Krokydolith 343
Küchenpersonal, Bakterien 403
– Hepatitis A 255
– Kontaktekzem 245
Kühlkette 494
Kühlraum 437
Kühlschmierstoffe (KKS) **320**
– nichtwassermischbare 320
– wassergemischte 320
– wassermischbare 320
Kühlschmierstoffe (KSS) 245
Kuhpocken 196
Kuhpockenvirus 396
Kumulativ-subtoxische Dermatitis 195
Kündigungsverbot, Mutterschutzgesetz 56
Kunstharze, unausgehärtete 245
Kunststoff 245
– Schutzkleidung 566
Kunststoffarbeiter, Kontaktekzem 245
Kunststoffhandschuhe 558
Kunststoffschweißen 332
Kupfer 147, 194
Kurzpause **423**
Kurzwellen 358
Kurzzeitmessung 139
Kurzzeitwert 137

L

Laborleistung 58
Lackierer, Kontaktekzem 246
Lagerung, Gefahrstoffe 45
Lampen **517**
Lampenart **517**
Länderausschuß für Arbeitssicherheit (LASI) 111
Landesanstalt für Arbeitsschutz 102
Landesausführungsbehörde, Unfallversicherung 107
Landesunfallversicherungskasse 108
Landmannshaut, Ultraviolett 365
Landwirtschaft, Bakterien 402
– biologische Noxen 389
– bioorganische Stäube 409, 409
– Schutzimpfung 414
Landwirtschaftliche Berufe, Kontaktekzem 246
– Berufsgenossenschaft (LBG) 107
Längsschnittstudie 202
Langwellen 358
Langzeit-EKG 230, 231
Lärm 113, 215, **297**, 451, 478
– extraaurale Effekte 301
– FSÜ-Tätigkeiten 456
– Schweißen 338
Lärmdosis 155, 300, 308
Lärmmessung **155**
Lärmpause 177
Lärmschutz 475
– Pausenraum 487
– technischer **307**
Lärmschwerhörigkeit 177, 215, **299**
Lärmtrauma, akustisches 302
Laser 524
– Augenschutz 541
LASI (Länderausschuß für Arbeitssicherheit) 111
Lasten 215, **428**
Lastenhandhabungsverordnung (LasthandhabV) 428, 433
LasthandhabV (Lastenhandhabungsverordnung) 433
Latenzzeit, Tropenkrankheiten 465
Lauge 244
Lautheitsausgleich 299
LBG (Landwirtschaftliche Berufsgenossenschaft) 107
LCD (liquid crystal display) 440
Leben, soziales 419
Lebendimpfstoff 411
– Schwangerschaft 415
Lebensmittel 245
Lebensmittelvergiftung 495
Leberkrankheiten **250**
– Alkohol 264
– Lösemittel 327
Leberschaden, toxischer 251
Lebertumor 253
Leberzirrhose 251, 252
– alkoholtoxische 263
Leder, Schutzkleidung 566
Lederhandschuhe 557
Lederverarbeitung, Kontaktekzem 246
Leerlaufspannung 333

Leishmaniose 463
Leistungen, Rehabilitation 285, 288
– Unfallversicherung 20
Leistungsbeurteilung, Ergometrie **167**
– Spirometrie 161
Leistungsdiagnostik, arbeitsmedizinische, Leberkrankheiten 254
Leistungserhöhung 83
Leistungsfähigkeit, Hepatitis 254
– kardiopulmonale 167, 229
– Leberzirrhose 254
– Nierenkrankheiten 275, 276
– Spirometrie **164**
Leistungsfähigkeitsanalyse **586**
Leistungsfall 20
Leistungssteigerung 499
Leistungsvoraussetzungsanalyse **586**
Leitender Betriebsarzt 57
Lepra 464
Leptospirose 402
LET (Linearer Energietransfer) 369
Leuchtdichte 157, 514, 519
Leuchtdichtekontrast 516
Leuchtdichtemesser 157
Leuchte **519**
– Bildschirmarbeitsplatz 447
Leuchtenart **520**
Leuchtenwirkungsgrad 519
Leuchtstofflampe 364, 517
Leuchtstoffröhre 522
Leukämie 356
Leukonychie 194
Lichenifikation 242
Licht **512**
Lichtausbeute 512
Lichtbogenhandschweißen 334
Lichtbogenschweißen 331, **333**
Lichtdermatose **192**
Lichtempfindlichkeit 191
Lichterzeugung 362
Lichtfarbe 516
Lichtmessung **157**
– Geräte 157
Lichtschutzmittel 247
Lichtschwiele 365
Lichtsinn 171
Lichtstärke 512
Lichtstärkeverteilungskurve 513
Lichtstrom 512
Lichtverteilung 519
Lidfalte, infraorbitale 242
Liege 488
Liegeraum **487**
Linearer Energietransfer (LET) 369
Lippenzyanose 238
Liquid crystal display (LCD) 440
Listeriose 401
Literatur **86**
Loiasis 465
Lösemittel 147, 182, 213
– Hautreinigung 575
– organische **325**
Löter, Kontaktekzem 246
Lötmittel 246
LSD 271
Luftansaugung 530
Luftbefeuchtung 530
Luftentfeuchtung 530
Luftfeuchtigkeit 153, 353, 530
– Grenzwerte 472
Luftgeschwindigkeit 472
Luftreinigung 472
Luftschalldämpfung 308
Luftschallübertragung 307
Luftstrom 472
lüftung, freie 472
Lüftungsform 472
Luftverkehrszulassungsverordnung (LuftVZO) 112
LuftVZO (Luftverkehrszulassungsverordnung) 112
Luftwechselrate 531
Luftwechselstrom 472
Luftwechselzahl 471, 472
Lumen, Lichtstrom 512
Lungenfibrose 216
Lungenfunktionsmessung, Geräte 159
Lungenkrankheiten **237**
– Schweißen 339
Lungenkrebs 216
Lungenödem, Schweißen 339
Lüscher-Test 177
Lux 514
Luxmeter 157
LWS-Beschwerden 451
Lyme-Disease 402

M

MAG (Metall-Aktivgas-Schweißen) 333
Magenbeschwerden 452
Magen-Darm-Beschwerden, Schichtarbeit 419
Magnesium 147
Magnetfeld 352, 356
Makroangiopathie, diabetische 220
MAK-Wert (Maximale Arbeitsplatzkonzentration) **137**, 292, 471
Malaria **462**
– quartana 462
– tertiana 462
– tropica 462
Malariaprophylaxe 469
Maler, Kontaktekzem 246
Malignes Melanom, Ultraviolett 365
Malzarbeiterlunge 409
Mangan 213
Maniküre, Hepatitis B 257
Maschine, Arbeitsmittel 505
Masern 411
Masern-Virus 395
Massenspektrometer (MS) 149
§3-Maßnahme 212
Maßnahmen, ambulante 288
– berufsfördernde 283
Maurer, Kontaktekzem 245
Maximale Arbeitsplatzkonzentration (MAK-Wert) **137**, 471
Maximaler expiratorischer Fluß (MEF) 160
MdE (Minderung der Erwerbsfähigkeit) 107, 210
MedGV (Medizingeräteverordnung) 35
Medical report 459
Medikamente 245
– FSÜ-Tätigkeiten 455
Medizingeräteverordnung (MedGV) 35
Medizinisch-berufliche Rehabilitation 285
Medizinische Rehabilitation 283, **288**
Medizinischer Arbeitsschutz 104
MEF (Maximaler expiratorischer Fluß) 160
Melatonin 355
Meldeeinrichtung **581**
Meldepflicht, Asbestose 240
Melkerknoten 196, 396
Meningitis 400, 411
Meniskusschaden 214, 278, 280

Merkblätter, Unfallverhütungsvorschriften 25
Mescalin 271
Mesotheliom 216, 344
Meßgeräte, Begehung 74
Meßprotokoll, Begehung 74
Meßskala 507
Meßstellen, TRgA 400 50
Messung, ortsgebundene 151
– personengebundene 152
Meßverfahren **139**
Metacholin-Test 161, 241
Metall, Schutzkleidung 567
Metall-Aktivgas-Schweißen (MAG) 333
Metallarbeiter, Kontaktekzem 245
Metalldampffieber, Schweißen 339
Metalle 213, 246
Metallhandschuhe 558
Metallindustrie, bioorganische Stäube 409
Metall-Inertgas-Schweißen (MIG) 333
Metallionen 245
Metallkleber 245
Metalloide 213
Metallschweißen 331
Metallunverträglichkeit 243
Methanol 113, 146, 173, 214
Met-Hb 147
Methoxyamphetamine 271
Methylendioxyamphetamine 272
Metzgerei, Hepatitis B 257
Metzgerwarzen 396
Microsporium gypseum 196
MIG (Metall-Inertgas-Schweißen) 333
Mikroangiopathie, diabetische 220
Mikrofilmleser 440
Mikroorganismen 321
Mikrowellen **358**
Mikrowellenofen 359
„Milchmythos", Schweißen 341
Milchschorf 242
Millimeterwellen 358
Milzbrand 401
Minderung der Erwerbsfähigkeit (MdE) 107, 210
Mindestbeleuchtungsstärke 522
Mindestluftraum 477
Minimalasbestose 240
Minimierungsgebot 373
Mischarbeitsplatz 439
Mißbildungen, embryonale 442
Mitbestimmung 26
Mitbestimmungsrecht 69
– Betriebsrat 64, 93, 97, 99
Mitgliedschaft, Unfallversicherung 21
Mitteilungspflicht, Stoffe 37
Mittelungspegel 155, 298
Mittelwellen 358
Mittelwert, energieäquivalenter 310
Mitwirkungsrecht 93
Monochlormethan 113
Morbiditätsindikatoren 206
Morbus Bechterew 278, 280
– Bowen 195
– Weil 402
Mortalitätsindikatoren 206
Motivation **586**
MS (Massenspektrometer) 149
Mumps 411
Mundhöhle **185**
Mundstückgarnitur 548
MuSchG (Mutterschutzgesetz) **55**
Muskelverspannung 451
Mutagene Stoffe 45
Mutterschutzgesetz (MuSchG) **55**
– – Schichtarbeit 421
MVV (maximal voluntary ventilation)
Mycetismus 405
Mycobacterium balnei 196
– leprae 464
– tuberculosis 402
Mykid 405
Mykoallergose 405
Mykose 404
– parunguale 197
Mykotoxikose 405
Mykotoxine 407, 409
Myokardinfarkt, FSÜ-Tätigkeiten 454

N

Nachgehende Untersuchung 125
Nachtarbeit 30, **418**, 450
– Diabetes mellitus 221
– Epilepsie 225
– Nierenkrankheiten 276
Nachuntersuchung 125
Nagelfalz 194
Nagelplatte 194
Nahfeld 354
Nahrungsaufnahme, Tropenaufenthalt 467
Nahrungsmittelproduktion, bioorganische Stäube 409
– Pilze 406
Nahrungsmittelumstellung, Tropenaufenthalt 458
Nahrungsmittelverarbeitung, biologische Noxen 389
– bioorganische Stäube 409
Narkolepsie 223
Narkose, Druckluft 381
Nasennebenhöhlen 216
Nässe, Nierenkrankheiten 276
Natriumdampfhochdrucklampe 518
Natriumdampfniederdrucklampe 518
Naturfaser, Schutzkleidung 566
Nebel 475
Nebenraum 479
„Negativ"-Bildschirm 443
Nennbeleuchtungsstärke 474, 514
Nephropathie, diabetische 220
Nephrotoxizität 276
NET (Normaleffektivtemperatur) 526
Netzhautablösung 317
Neurodermitis 192
Neurotoxizität, Lösemittel 326
Neutronenstrahlung 368
Nichtraucherschutz, Liegeraum 488
– Pausenraum 487
Nickel 114, 147, 163, 200, 216
Niederdruckentladungslampe 517
Niereninsuffizienz 275
Nierenkrankheiten **275**
– Lösemittel 327
NIOSH (National Institute for Occupational Safety and Health) 143
Nitroglykol 113
Nitroglyzerin 113, 169
Nitrosamine 321, 322
Nitrose Gase, Schweißen 338
Nitroverbindungen, aromatische 200
Nitrverbindungen, aromatische 114
Normaleffektivtemperatur (NET) 526
Normenhierarchie **2**

Notdusche **583**
Notfallausrüstung 165
Noxen, biologische **385**
– chemische 478
– physikalische 478
Nuklearindustrie 371
Nuklearlabor 371
Nüsse 409
NYHA (New York Heart Association) 239
Nykturie 230

O

Obmann 289
Obstbauernlunge 409
Obstruktion 238
Odds Ratio (OR) 204
ODIN (Organisationsdienst für nachgehende Untersuchungen) 108
ODTS (Organic Dust Toxic Syndrome) 405
Öffentlicher Dienst 66
Öffnungsklausel 209
Ohrragaden 243
Oktave 298
Öl 193
Ölakne 321
Olf 534
Olfaktometrie 180, 180
Onchozerkose 465
Ophthalmoskopie 172
Opium 271
Optometrie **171**
– FSÜ-Tätigkeiten 453
– Testgeräte 172
OR (Odds Ratio) 204
Ordnungswidrigkeit 81
Ordnungswidrigkeitengesetz (OWiG) 91
Organic Dust Toxic Syndrome (ODTS) 405
Organisation **67**
Organisationsdienst für nachgehende Untersuchungen (ODIN) 108
Organisationsform **67**, 82
Organisationspflicht 91
Orientierungswerte, biologische Noxen 391
Ornithose 401
Ösophagusvarizen 250
Osteoarthrose 278, 280
Oszillationsmethode 157
Oszillographie 231
Ott-Zeichen 278
OWiG (Ordnungswidrigkeitengesetz) 91
Ozon 352
– Schweißen 338
– Ultraviolett 366

P

PAH (Polyzyklische aromatische Hydrokarbone) 321, 322
Pankreaskrankheiten, Alkohol 264
Paracoccidioidomykose 464
Parasiten 215
Paravacciniavirus 396
Parodontalstatus 186
Paronychie 194
Parosmie 181
Partialdruck 380
Partikelfilter, Einsatzbereich 550
– Schweißen 341
PAS (Personal air sampler) 139
Pathogenität 386
Pausen **423**
– Bildschirmarbeit 444
– FSÜ-Tätigkeiten 456
– kaschierte 423
Pausenbedarf 423
Pausenbereich 487
Pausenindikation 423
Pausenorganisation 424
Pausenraum **487**
Pausenregelung 473
Peak flow (PEF) 160
Pech 193, 217
Pediküre, Hepatitis B 257
PEF (Peak flow) 160
Pentachlorethan 113
Perchlorethen 113, 182
Perimeter 171
Periodizität, Nachtschicht 419
Perlèche 243
Permanent threshold shift (PTS) 300
Permanentes System 418
Personal air sampler (PAS) 139
Personalhygiene, Betriebsgastronomie 496
Personalrat 64, 78
Personalüberwachung, Lebensmittelbereich 494
Personendosis 374
Persönliche Schutzausrüstung (PSA) 33, **536**
– – Verordnung 35
Pest 464
Pestizide 147, 213
Pestizidgehalt, Nahrung 498
Petit Mal-Anfall 223
Pflanzenproduktion, bioorganische Stäube 409
– Pilze 406
Pflanzenschutzmittel 245, 246
Pflanzenverarbeitung, bioorganische Stäube 409
– Pilze 406
Pflegeberufe, Kontaktekzem 245
Pflegeleistung 212
Pflichten **131**
Phasen, Rehabilitation 285
Phencyclidine 271
Phenetylamine 271
Phon 298
Phorie 171
Phosgen, Schweißen 338
– Ultraviolett 366
Phosphene 355
Phosphor 214
– (weiß) 113, 187, 213
Photoallergene 247
Photoallergische Dermatitis 192
Photoallergisierung 365
Photochemie 364
Photoionisationsdetektor (PID) 149
Photo-Patch 247
Photophobia 243
Photosensibilisierung **242**, 244, 365
Phototoxische Dermatitis 192
Phthalsäureanhydrid 241
PID (Photoionisationsdetektor) 149
Pigmentierung 365
Pigmentstörung **193**
Pikrinsäure 194
Pilze **404**
– Tropen 464
Pilzpräparat 190
Pilzsporen 241
Pilzzüchterlunge 409
Pityriasis alba 243
– versicolor 197
Planbeleuchtungsstärke 474
Planung 71, **76**
Plaque 185
Plasma-Schirm 440
Plasmodien 462
Plausibilität 202
Pleuraasbestose 240
Pleuraerguß 240

Pleuraerkrankung 216
Pleuramesotheliom 237
Pleuraplaques 240
Pleuritis 240
Pneumonitis, toxische 402
Pneumotachographenspirometer 159
Polardiagramm 513
Polio 411
Pollinosis 242
Polyneuropathie 214
- Alkohol 265
- Nierenkrankheiten 275
Polyzyklische aromatische Hydrokarbone (PAH) 321
„Positiv"-Bildschirm 444
Postexpositionelle Impfung 411
Präexpositionelle Impfung 411
Präkanzerose 195
Prävalenz 204
Prävention 83, **290**
- Alkoholabhängigkeit 266, 269
- Berufskrankheitenverordnung 22
- Betrieb **292**
- Herzkrankheiten 230
- Hypertonie 235
- primäre 290
- sekundäre 290
- tertiäre 291
- Tropenaufenthalt 467
- Unfallversicherung 20
Präventivmaßnahme 212
Presbyakusis 177
Presbyopie 442, 525
Preßluftatmer 550
Preßschweißen 331
Preßstumpfschweißen 331, 335
Pricktest 196, 247
Primär chronische Polyarthritis 278, 280
Primärstoffe 320
Probenahme, Gase 139, **145**
- Staub 151
Probensatz, Olfaktometrie 10.180
Prodine 272
Produktinformation, Persönliche Schutzausrüstung 539
Produktionsarbeitsplatz 478
Produktionshygiene, Betriebsgastronomie 496
Propanol 146
Protanomalie 172
Protanopie 172
Protein-Kontaktdermatitis 196
Protokoll, Begehung 74, 75
- Betriebsbegehung 61
Protozoen 461
Provokationstest, Ergometrie 164
- Spirometrie 161, **164**
Prozeßkontrolle, Strahlenbelastung 371
Prozeßstufen, Kantinenverpflegung 492
Prüfnachweis, Stoffe 37
Prüfröhrchen 145
Prüfung, Stoffe 37
Prurigo Besnier 192
PSA (Persönliche Schutzausrüstung) **536**
Pseudokuhpockenvirus 196
Pseudomonas aeruginosa 196
Psoralene 247
Psoriasis **242**, 244, 244
- arthropathica 244
Psychrometer 153
PTS (Permanent threshold shift) 300
Pulsmessung 166
Punktschweißen 334

Q

Q-Fieber 401
Qualitätssicherung **57**
Qualitätsstandard, Persönliche Schutzausrüstung 537
Quarzstaub 184, 215
Quasiberufskrankheiten 209, 211
Quecksilber 147, 187, 193, 213
Quecksilberdampflampe 517, 518
Querlüftung 472
Querschnittstudie 202

R

Rabies 411
Radartechnik 359
Radioaktivität 368
Radioderm 195
Radiowellen **358**
- Bildschirm 440
Randomisierung 202
Rangfolge, Persönliche Schutzmaßnahmen 537
Rasterleuchte 520
Rauchen 230, 238
Raumabmessung, Arbeitsraum 477
- Pausenraum 487
Raumaufteilung 478
Raumcharakter 510
Raumhygiene, Betriebsgastronomie 496
Raumluftbelastung 534
Raumluftkontamination 532
Raumlufttechnische Anlage (RLT-Anlage) 471, 472, **530**
Raumtemperatur **473**
- Pausenraum 487
- Umkleideraum 483
- Waschraum 480
Raynaud-Syndrom 192, 316
Reaktion, allergische 408
- toxische 407
Reanimationsbereitschaft 165
Recht **1**
Rechte **131**
Rechtstellung **57**
Recruitment 299
Reduktionsmittel, Hautreinigung 575
Reflexblendung 521
Reflexe, Bildschirmarbeit 444, 446
Reflexionsgrad 157, 514
Regelungen, biologische Noxen 391
Regenerationsgerät 550
Rehabilitation 71, 107, **283**
- Alkoholabhängigkeit 269
- berufliche 283, **288**
- Berufskrankheitenverordnung 22
- Bewegungsapparat 282
- Drogenabhängigkeit 274
- Epilepsie 225
- medizinisch-berufliche 285
- medizinische 283, **288**
- Nierenkrankheiten 277
- soziale 283
Rehabilitationsberatung 288
Rehabilitationseinrichtungen 285
Rehabilitationskrankenhäuser 285
Rehabilitationsmaßnahmen 212
- Beantragung 286, 287
- Genehmigung 287
Rehabilitationsphasen 285
Rehabilitationsverfahren, Ablauf 286
- ambulantes 288

Reibemittel, Hautreinigung 575
Reibetest 247
Reibungsschweißen 331
Reinhaltung, Arbeitsstätte 490
Reinigung, Toilettenraum 482
- Waschraum 482
Reinigungsdienst, Kontaktekzem 246
Reinigungsmittel 245
Reinigungspersonal, Hepatitis A 255
Reinigungsplan, Betriebsgastronomie **496**
Reinigungswesen, Schutzimpfung 414
Reisefähigkeit 458
Reisetauglichkeit 378
Rekompression 383
Relatives Risiko (RR) 204
Reliabilität 202
REM (rapid eye movement) 419
REM-Schlaf 419
Rentenausschuß 211
Rentenversicherung, gesetzliche 284
- orthopädischer Fußschutz 565
Repetitive Strain Injury (RSI) 442
Resonanz 309
Respiratorische Insuffizienz 237
Response 148
Restauratoren, Pilze 406
Restriktion 238
Retinopathie, diabetische 220
Rettungsdienst 582
Rettungskette 581
Rettungstransport 582
Rhinitis 242
Rhinopathie 216
Rhinoskopie, anteriore 181
Richtfunk 358
Richtlinien 1
- EU-Richtlinien 3, **4**
- Unfallverhütungsvorschriften 25
Richvermögen 180
Rickettsien 463
Riechstörung 180, **182**
Risiko 204
- genetisches, Strahlung 372
Risikobeurteilung, Ergometrie **167**
Risikofaktoren, Alkohol 265
- arbeitsmedizinisch relevante 122
- Bewegungsapparat 282
- Zivilisationskrankheiten 292
Risikogruppen, Bakterien 398
- biologische Noxen 385
- bioorganische Stäube 408
- Pilze 405
- Viren 395
Risikoindikatoren 206
Risikoziffer **204**
RLT-Anlage (Raumlufttechnische Anlage) 471, 472, **530**
Rohbaumwollstaub 216
Rohflachsstaub 216
Rohhanfstaub 216
Rohparaffin 217
Rollennahtschweißen 334
Rollschalengriff 505
Röntgenstrahlung 368
Röntgenverordnung (RöV) 112
Rotationsrichtung, Schichtarbeit 418
Rotaviren 395
Rotblindheit 172
Röteln 411
Rotz 401
RöV (Röntgenverordnung) 112
RR (Relatives Risiko) 204
R-Sätze (Gefahrenhinweise) 42
RSI (Repetitive Strain Injury) 442
Rubeola-Virus 395
Rückenlehne 504
Rückenschule 295, 430
Rückfallfieber 464
Rückkehruntersuchung 467
Ruhepause 30, **423**
Ruhepulsfrequenz 426
Ruheraum 487
Ruhezeit 30, **423**
- Jugendarbeitsschutzgesetz 52
Rundfunkwellen 358
Ruß 217
Rutil 334

S

Salmonellen 495
Salmonellenenteritis
Salmonellose 411, 495
Salpetersäureester 214
Sanierung, Asbest 345
Sanitätsraum **580**
Saprophyt 404
SAR (spezifische Absorptionsrate der Strahlung) 359
Sauerstoffaffinität 377
Sauerstoffintoxikation 380
Sauerstoffmangel, Unterdruck 377
Säure 244
Säureschäden, Zähne 113, 187, 214
SAV (Spezielle arbeitsmedizinische Vorsorgeuntersuchung) **124**
SBS (Sick Building Syndrome) **534**
Schäden, deterministische 371
- stochastische, Strahlung 372
Schädigung, toxische, Ergometrie **169**
Schädlingsbekämpfungsmittel 213
Schadstoffgehalt, Nahrung 498
Schafpockenvirus 396
Schall **297**, 298
Schalldämmung 308, 546
Schalldämpfung 308
Schalldruckpegel 298
Schalleistung 298
Schallentstehung 307
Schallintensität 298
Schallpegel 155, 545
Schallpegelmessung **156**
Schallschutzanzug 544
Schallschutzhelm 544
Schallübertragung 307
Schattigkeit 516, 519
Schichtarbeit 30, **418**, 450
- Diabetes mellitus 221
- Epilepsie 225
- FSÜ-Tätigkeiten 456
Schichtfolge 421
Schichtlänge 420
Schichtplangestaltung 418, 420
Schichtzyklus 421
Schistosomiasis 465
Schlaf 419
Schlafkrankheit 463
Schleimbeutelerkrankung 214
Schleusensystem 485
Schleusungszeiten 17
Schmelzofen 364
Schneeblindheit 365
Schneiden 335
Schober-Zeichen 278
Schockwirkung 352

Schreiner, bioorganische Stäube 409
Schuh 563
Schuhwerk, okklusives 196
- orthopädisches 565
Schuppenflechte 244
Schutzbrille 541
- Schweißen 341
Schutzgasschweißen 333
Schutzhelm **555**
- Schweißen 341
Schutzimpfung **411**
- Hepatitis B 258
- Kontraindikationen 415
- Tropenaufenthalt 468
Schutzimpfungen, empfohlene, Tropenaufenthalt 468
Schutzkleidung **566**
- biologische Noxen 388
- Kälte 437
- Kühlschmierstoffe 323
- Schweißen 341
Schutzmaßnahmen, Bildschirmarbeit 448
- biologische Noxen 387
- Schweißen 340
- Statische Felder 353
- Ultraviolett 366
- Vibration **318**
Schutzpflicht, Gefahrstoffe 44
Schutzschild 541
- Schweißen 341
Schutzschirm 541
Schutzschuh 563
Schutzschürze 570
Schwangerschaft, biologische Noxen 389
- Druckluftverordnung 17
- Gefahrstoffverordnung 43
- Heben 431
- Schutzimpfung 415
- Tropenaufenthalt 467
Schwarz-Weiß-System 484
SchwbG (Schwerbehindertengesetz) **28**
Schwefelkohlenstoff 113, 163, 169, 173, 214, 325
Schwefelwasserstoff 113, 163, 170, 182, 199, 213
Schweigepflicht 61, 81
- Alkoholabhängigkeit 269
- Allgemeine arbeitsmedizinische Vorsorgeuntersuchung (AAV) 123
- Spezielle arbeitsmedizinische Vorsorgeuntersuchung 127
Schweinehüterkrankheit 401
Schweinerotlauf 401
Schweißbildung 434
Schweißdrüsenfunktion 191
Schweißen **331**
- autogenes 331, **332**
Schweißflamme 364
Schweißrauche 114, 163, 336
Schweißspray 336
Schweißverdunstung 434
Schwellenwert, Alkohol 263
Schwerarbeit **425**
- Nierenkrankheiten 276
Schwerbehindertengesetz (SchwbG) **28**
Schwerbehindertenvertretung 29, 289
Schwerbehinderung 26, 28, 289
Schwerhörigkeit 547
Schwingstärke, bewertete 310
Schwingung **309**
- aperiodische 309
- periodische 309
- stochastische 309
Schwingungsbeschleunigung 309
Schwingungsdämpfung 318
Schwingungsfrequenz 309
Schwingungskavitation 303
Schwitzen 434
Scratchtest 247
Screening-Verfahren, Prävention 290
Sedimentabscheider 152
Seebetriebe 63
Seediensttauglichkeitsverordnung (SeeDTauV) 112, 164, 169, 174, 189, 200
SeeDTauV (Seediensttauglichkeitsverordnung) 112, 164, 169, 174, 189, 200
Seemannshaut, Ultraviolett 365
Sehapparat, Altersveränderung 525
- Ermüdung 525
Sehleistung 525
Sehnenscheidenerkrankung 214
Sehschärfe, Ferne 171
- Nähe 171
Seife 244
Sekundärstoffe 320
Sekundenkapazität (FEV_1) 160
Selbstgefährdung 225
Selbsthilfegruppe **100**, 294
- Alkoholabhängigkeit 269
Selbstkontrolle 221
- Diabetes mellitus 220
„Selbstretter" 550
Selektion 203
Seminare 85
Sensor, chemischer 149
Sferics 354
SGB (Sozialgesetzbuch) **19**
SGB VII (Sozialgesetzbuch VII) 106, 209
- - Unfallversicherungsrecht **19**
Sicherheitsbeauftragter 78, 95, **98**
Sicherheitsdatenblatt, TRGS 220 49
Sicherheitsfachkraft **95**
- Aufgaben 10
Sicherheitsingenieur 96
Sicherheitsmeister 96
Sicherheitsratschläge 42
Sicherheitsregeln, Unfallverhütungsvorschriften 25
Sicherheitsschuh 563
Sicherheitsstufen, biologische Noxen 386
- Gentechniksicherheitsverordnung 124
Sicherheitstechniker 96
Sicherheitstechnischer Dienst 20
Sicherheitszeichen 509
Sicherung, materielle 288
- soziale 283
Sichtscheibe, Gesichtsschutz 541
Sichtverbindung 474
- Arbeitsraum 523
Sick Building Syndrome (SBS) **534**
Siebtest 180
Sievert 369
Signalerkennung 546
Silikose 215
- (BeK 4101) **240**
Siliko-Tuberkulose 215
Silikotuberkulose 402
Simultanimpfung 413
Sisalarbeiterlunge 409
SISI-Test (short increment sensitivity test) 176
Sitzball 445
Sitzen 502, **503**
- Bildschirmarbeit 441
- dynamisches 443, 504
Sitzfläche 503
Sitzgelegenheit, Arbeitsraum 477
- FSÜ-Tätigkeiten 456

Sitzgelegenheit, Pausenraum 487
– Umkleideraum 483
Sitzhaltung 443, **503**
Sitzschulung 448
Skalierung 507
Software 444
Solarium 364
Sonnenbrand, Ultraviolett 365
Sonnenlicht, Infrarot 362
– Ultraviolett 364
Sonnenstich 435
– Infrarot 363
Sonntagsarbeit 14
Sonntagsruhe 31
Soziale Eingliederung 283
– Rehabilitation 283
Soziales Netz 283
Sozialgesetzbuch (SGB) **19**
Sozialgesetzbuch VII (SGB VII) 209
Sozialhilfe 284
– orthopädischer Fußschutz 565
Sozioakusis 300
Soziodemographie 206
Spannung, elektrische 352
Spätkomplikationen, Diabetes mellitus 220
Spendersystem 575
Sperrbereich 373
Spezialfaser, Schutzkleidung 566
Spezielle arbeitsmedizinische Vorsorgeuntersuchung (SAV) **124**
– Vorsorgeuntersuchung **110**
Spiegelrasterleuchte 520
Spirituosen 263
Spirometrie **159**
– EGKS-Normwerte 160
– Indikationen 161
Spitzenbegrenzungskategorie **137**
Spitzenwertbegrenzung, Vibration 318
Spondylitis, ankylosierende 278
Spondylosis 278, 280
Sprachaudiometrie 176
Sprachfeld 300
Sprechstunde, betriebsärztliche 83
Sprechzimmer, betriebsärztliches 58
1.Sprengstoffverordnung (1.SprengV) 112
1.SprengV (1. Sprengstoffverordnung) 112
Spritzen 331, 335
Sputumbakteriologie 238
S-Sätze (Sicherheitsratschläge) 42
Stabsfunktion 80, 91
Stand der Technik 138
Standardgriff 505
Stand-by-Therapie 459
Staphylococcus aureus 400, 495
Staphylokokken 196
Statische Felder **351**
– – elektrische 351
– – magnetische 351
Statisches elektrisches Feld 351
– magnetisches Feld 351
Staub, asbesthaltiger 113
– silikogener 113
Staubarten 149
Stäube **151**, 475
– anorganische 215
– Bioorganische **407**
– Messung **151**
– mineralische 163
– organische 163, 216
Stehen **502**
– Schweißen 339
Steinkohlebergbau 216
Stellung, Betriebsarzt 65, 70
Steptococcus pyogenes 400
Stereoskopie 171
Sterilisation 388
Sterilisierung 371
StGB (Strafgesetzbuch) 91
Stichprobe 203
Stickstoffintoxikation 380
Stiefel 563
Stillende, biologische Noxen 389
– Gefahrstoffverordnung 43
Stoffdurchgang, Schutzkleidung 567
Stoffe 36
– Gefährlichkeitsmerkmale **42**
Stoffgemisch 138
Stoffgemische 143
Stoffprüfung 37
Stoß, Schwingung 309
STPD (standard temperature, pressure, dry) 161
Strafgesetz 80
Strafgesetzbuch (StGB) 91
– – Alkohol 266
Strafrechtliche Haftung 80
Strahlen 215
Strahlenbelastung 370
Strahlenexposition 440
Strahlenfibrose 371
Strahlenkrankheit 371
Strahlenschutz **372**
– Betrieb 373
Strahlenschutzbeauftragter 373
Strahlenschutzbereich 373
Strahlenschutzuntersuchung 375, **375**
Strahlenschutzverantwortlicher 373
Strahlenschutzverordnung (StrlSchV) 112, 164, 169, 174, 188, 200
Strahlenstar 371
Strahlung, ionisierende 215, **368**
– – Bildschirm 441
– kosmische 368, 370
– Schweißen 338
– terrestrische 370
Strahlungsquelle, elektromagnetische 478
Strahlungstemperatur, mittlere 153
Straßenverkehrsordnung (StVO), Alkohol 266
Straßenverkehrszulassungsordnung (StVZO) 112
Streß, Arbeitsplatz **587**
Stressor **587**
StrlSchV (Strahlenschutzverordnung) 112, 164, 169, 174, 189, 200
Strom, elektrischer 335, 339
Studie, experimentelle 202
– prospektive 202
– retrospektive 202
Studienplanung 203
Stuhluntersuchung 496
Stulpenhandschuh 558
Sturz 224
Stütz-MdE 210
StVZO (Straßenverkehrszulassungsordnung) 112
Styrol 213, 329
Subsidiarität 283
Substanzen, nephrotoxische 276
– phototoxische 247
Sucht 270
Suchtkriterien (ICD 10) 270
Synkope 223
Systemreiniger 321
Systemreinigung 323
Stoffwechselsituation 222

T

Tageslicht, Bildschirmarbeit 444
Tageslichtbeleuchtung 519
Tageslichtergänzungsbeleuchtung 520
Tageslichthelligkeit 157
Tagungen 85
Tastatur 446
Tätigkeit, sitzende 443, 503
– stehende 500
Tätowierung, Hepatitis B 257
Tauchen 169
Taucher 379
Taucherflöhe 381
Tauglichkeit, Überdruck 382
Technische Felder **354**
– Regeln 1
– – für gefährliche Arbeitsstoffe (TRgA) 48
– – – Gefahrstoffe (TRGS) 41, **48**
– Richtkonzentration (TRK-Wert) **139**, 471
– Richtkonzentrationen, TRGS 102 49
Technischer Lärmschutz **307**
Teer 193, 193, 217
Teig 245
Teilkörperdosis 374
Teilkörperschwingung 313
Temporary threshold shift (TTS) 302
Tesla 351
Test, überschwelliger 176
Testbenzine 325
Tetanus 402, 411
Tetrachlorethan 113
Tetrachlorethen 113, 146, 170
Tetrachlorkohlenstoff 113
Tetrachlormethan 170
Textilhandschuhe 558
Textilunverträglichkeit 243
Textverarbeitung 439
Thallium 194, 213
Therapie, antiepileptische 225
Thermitschweißen 331
Thomasphosphat 216
Thoriumoxid 340
Tiefbau, Bakterien 402
Tiefbauberufe, Schutzimpfung 414
Tiefenrausch 381
Tierhaare 246
Tierhaltung, bioorganische Stäube 409
– Pilze 406
– Schutzimpfung 414
– Viren 396
Tierpflege, bioorganische Stäube 409
– Pilze 406
– Schutzimpfung 414
– Viren 396
Tierprodukteverarbeitung, Bakterien 401
– bioorganische Stäube 409
– Pilze 406
Tierproduktion, bioorganische Stäube 409
Tiffeneau-Test 160
Tinea barbae 197
– pedis 196
Tinnitus **300**
Tischler, bioorganische Stäube 409
– Kontaktekzem 246
Toilettenraum **480**
Toluol 113, 146, 328
Tomatenzüchterlunge 409
Ton 298
Tonschwellenaudiometrie 176
Totimpfstoff 412
– Schwangerschaft 415
Toxikologie, Literatur 87
Toxische Dermatitis 195
Toxoidimpfstoff 412
– Schwangerschaft 415
Tragedauer, Atemschutz 553
– Handschutz 561
Tragekomfort, Persönliche Schutzausrüstung 539
– Schutzkleidung 567
Tragen 215, 282, **428**
Tragepflicht, Kopfschutz 556
Tragetechniken 430
Tragezeitbegrenzung, Körperschutz 571
– TRgA 415 50
Transduktion 375
Transformation 385
TRgA (Technische Regeln für gefährliche Arbeitsstoffe) 48
TRGS (Technische Regeln für Gefahrstoffe) 41, **48**
Trichlorethen 113, 146, 170, 174
Trichomycosis palmellina 196
Trichophyton mentagrophytes 196
– rubrum 196
– verrucosum 196
Trinitrotoluol 194
TRK-Wert (Technische Richtkonzentration) **139**, 292, 471
Trockentemperatur 153, 153
Trommelfellruptur 379
Tropenaufenthalt 164, 200, **458**
Tropenkrankheit 215, 461
Tropenkrankheiten nach Rückkehr 465
Trypanosomiasis 463
Tryptamine 272
TTS (Temporary threshold shift) 302
Tuberkulintest 238
– Lebensmittelbereich 494
Tuberkulose 114, 238, 401, 411
Tularämie 401
Typhus 411

U

Überbetrieblicher Dienst **65**, 69
Überbetriebliches betriebsärztliches Zentrum (ÜBZ) 57, 59, 67, 67, 68
Überdruck 114, 164, 169, 174, 187, 199, **379**
Überdruckraum 379
Übergangsgeld 20, 107
Überlebensdauer, Bakterien 397
– Viren 394
Übertragung 386, 394
Überwachung, ärztliche, Strahlung 375
– Gewerbeaufsicht 101
– Unfallversicherungsträger 106
Überwachungsaufgabe 507
Überwachungsbereich 373
Überwachungspflicht, Gefahrstoffe 45
Überwärmung 360
ÜBZ (Überbetriebliches betriebsärztliches Zentrum) 57, 67, 68
ULF (ultralow frequency) 354
Ultrakurzwellen 358
Ultralow frequency (ULF) 354
Ultraschall **303**
Ultraviolett **364**
– UV-A 364
– UV-B 364
– UV-C 364

Ultraviolett-Strahlung, Augenschutz 541
Umgangsvorschriften, Gefahrstoffe 44
Umkleideraum **483**
Umluft 531
Umrüstung, PKW 107
– technische 107
Umschulung 107, 285, 288
Umsetzung, Arbeitsplatz 288
Unabhängigkeit 91
Unfall, akustischer 302
– Alkohol 263
Unfallverhütung, Farbgestaltung 509
Unfallverhütungsvorschriften (UVV) 106, 20, **24**
– UVV „Allgemeine Vorschriften" 266, 24, 94
– – „Arbeitsmedizinische Vorsorge" 24, 94
– – „Betriebsärzte" 24
– – „Erste Hilfe" 24
Unfallversicherung, gesetzliche 284, 207
– – orthopädischer Fußschutz 565
Unfallversicherungs-Einordnungsgesetz (UVEG) 19
Unfallversicherungskasse 108
Unfallversicherungsträger 19
Unfallversicherungsträger (UVT) **106**
– Hautarztverfahren 218
Unit-dose 344
Unit-risk 344
Unterdruck **377**
Unternehmer **90**
Unterpulverschweißen 334
Unterrichtung, Arbeitsbereichsanalyse 142
Unterrichtungsrecht 27
Unterstützungspflicht 91
Untersuchung **110**
– arbeitsmedizinische, Herz-Kreislauf 229
– – Leberkrankheiten 250
– – Sensibilisierungsnachweis 246
– Jugendarbeitsschutzgesetz **53**
Untersuchungsformen **110**
Untersuchungsnormen **110**
Untersuchungsraum, betriebsärztlicher 58
Untersuchungsstandard 110
Unterweisungspflicht 8
Unzuträglichkeit 475
UVEG (Unfallversicherungs-Einordnungsgesetz) 19
UV-Empfindlichkeit 191
UVT (Unfallversicherungsträger) **106**
UVV (Unfallverhütungsvorschriften) 106, 20, **24**

V

Validität 202
Vanadium 213
Varizellen 411
Varizellen-Virus 395
VBG-Vorschriften 25
– VBG 1 24
– VGB 100 24
– VGB 109 24
– VGB 123 24
Verantwortlichkeit 80
– Unternehmer **90**
Verantwortung, Delegation 90
– gesetzliche 90
Verbandbuch 583
Verbindungsschweißen 331
Verblitzen 365
Verbrennung 360
Verfahrens- und stoffspezifische Kriterien (VSK), TRGS 420 50, 139
Verfassung 1
Vergiftung 37
– ärztliche Mitteilung 39
Vergünstigungen, Schwerbehinderte 29
Verhaltensprävention 290
Verhaltensregeln, Tropenaufenthalt 467
Verhältnisprävention 290
Verletztengeld 20
Verletztenrente 107
Verletzung, Hepatitis B 259
Vermutungsklausel 209
Verordnung, elektromagnetische Felder 357
Verordnungen 1
– EU-Verordnungen 3
Verpflichtung, Überbetrieblicher Dienst 65
Verschlußmethode 159
Versicherte, Akteneinsicht 134
– Unfallversicherung 19, 209
Versorgung, arbeitsmedizinische, Arbeitsschutzgesetz 8
Versorgungsamt 28
Versorgungswesen 284
Vertäubung 177
Vertikalbeleuchtung 519
Verwendungsverbot, Gefahrstoffe 43
Very low frequency (VLF) 354
Veterinärmedizin, biologische Noxen 389
– Viren 396
Vibration **309**, 451
– Schutzmaßnahmen **318**
Vibrationsbedingtes vasospastisches Syndrom (VVS) 192, 316
Vibrationswahrnehmung 315
Vibrio cholerae 464
Vierfeldertafel 205
Viertelmaske 548
Vigilanz, Bildschirmarbeit 443
Vinylchlorid 113, 163, 200
Viren **394**
– Tropen 463
Virulenz 386
Virushepatitis 252
Visusprüfung 173
Vitalkapazität 159
Vitiligo 193
VLF (very low frequency) 354
Vlies, Schutzkleidung 567
Vogelhalterlunge 241
Vollmaske 548
Vollschutzanzug 568
Voraussetzungen, einschränkende 213
Vorleistungspflicht 283
Vorsorge, arbeitsmedizinische, Alkoholabhängigkeit 268
– – Bewegungsapparat 282
– – Drogenmißbrauch 272
– – Hautkrankheiten 248
– – Hepatitis A 255
– – Hepatitis B 257, 259
– – Hepatitis C 160
– – Hepatitis D 262
– – Kühlschmierstoffe 323
– – Lösemittel 330
– – Überdruck 382
– – Unterdruck 378
Vorsorgekartei 126, 131
Vorsorgeuntersuchung 61, 83
– Anordnung 103
– arbeitsmedizinische, Alkoholabhängigkeit 268
– – Atemschutz 552
– – Atemwegskrankheiten 239
– – Bildschirmarbeit 449
– – biologische Noxen 390
– – Druckluft 382
– – Druckluftverordnung 18

– – FSÜ-Tätigkeiten 452
– – Herzkrankheiten 232, 232
– – Hitzearbeit 435
– – Hypertonie 235
– – Kältearbeit 438
– – Nierenkrankheiten 277
– – Tropenaufenthalt 466
– Gefahrstoffverordnung 45
– Hypertonie 235
– Indikation 131
– Information 131
– Literatur 88
– Mitteilung **132**
– Prävention 291
– Schweigepflicht **126**
– Teilnahme **131**
– Unterrichtung **133**
– arbeitsmedizinische, Lebensmittelbereich 494
– – Asbest 345
Vortragsrecht 91
Voruntersuchung, Rückenschule 296
VSK (Verfahrens- und stoffspezifische Kriterien) 50, 139
VVS (Vibrationsbedingtes vasospastisches Syndrom) 192, 316

W

Waldarbeiten, Bakterien 402
Wannenleuchte 520
Wärme 478
Wärmeabgabe 434
Wärmebildung 359
Wärmedurchgangswiderstand 567
Wärmestrahlung 153, 215, 434
Warnkleidung 569
Wartung, RLT-Anlage 472, 531
Wartungsplan 322
Wartungszeitpunkt 158
WAS (Waschaktive Substanzen) 574
Waschaktive Substanzen (WAS), Hautreinigung 574
Waschgelegenheit 480
Waschraum **480**
Wasserdampfdurchgangswiderstand 567
Wasserlacke 325
Weber-Test 176
Wechselschicht-System 418
Wegeunfall 20
Wein 263
Weißasbest 343
Weißfingerkrankheit 316
Weiterbildung 57, 63, 129
Werkstoffprüfung, Strahlenbelastung 371
Werkzeug **505**
WG (Wolfram-Plasma-Schweißen) 334
WHO-Empfehlungen, Schutzimpfungen 468
Widerspruch, Spezielle arbeitsmedizinische Vorsorgeuntersuchung 127
Widerstandsschweißen 331, **334**
Wiedereingliederung, Herzkrankheiten 230
WIG (Wolfram-Inertgas-Schweißen) 334
Windgeschwindigkeit 153, 531
Winzerlunge 409
Wirkung, kanzerogene 408
Wohnungsumbau 107
Wolfram-Inertgas-Schweißen (WIG) 334
Wolfram-Plasma-Schweißen (WP) 334
Wundstarrkrampf 402
Wurmerkrankungen, Tropen 465
Wurmkrankheiten, Bergleute 215

X

Xenonlampe 518
Xerosis 243
Xylol 113, 146, 328

Y

Yersinia pestis 464

Z

Zahnabrasion 185, 215
Zahnbelag 185
Zähne **185**
Zahnfleischbluten 185
Zahnmedizin, biologische Noxen 389
Zahnpflege 185
Zahnstatus 185
Zahntechnik, biologische Noxen 389
– Kontaktekzem 245
Zahnverfärbung 185
Zeckenbiß 402
ZefU (Zentralstelle für Unfallverhütung und Arbeitsmedizin) 108
Zeitschriften 89
Zeitzonenverschiebung (jetlag) 458
Zement 245
Zentimeterwellen 358
Zentralstelle des Hauptverbands (ZH) 106
– für Unfallverhütung und Arbeitsmedizin (ZefU) 108
Zerfallskonstante 369
ZH (Zentralstelle des Hauptverbands) 106
ZH/1-Richtlinien 106
ZH/1-Verzeichnis 25
Zierpflanzen 245
Zimmerer, Kontaktekzem 246
Zink 147
Zirkadianperiodik 419
Zirrhose 251, 252
Zivilisationskrankheiten 292
Zivilrechtliche Haftung 80
ZNS, Alkohol 265
– Nierenkrankheiten 275
Zubereitungen 36
– Gefährlichkeitsmerkmale 42
– Kennzeichnung 42
Zusammenarbeit 26, **90**, 97
Zusammenhangsmaß **204**
Zusatzbezeichnung Betriebsmedizin 57, 63
Zusatzstoffgehalt, Nahrung 498
Zuständige Behörde 101
Zuweisung, Rehabilitationsmaßnahmen 287
Zwangshaltung, Schweißen 339
Zweikanal-Klimaanlage 531
Zyanose 238
Zyklon 152

Notizen